国家重点图书出版规划项目

20世纪中国知名科学家学术成就概览

总 主 编 钱伟长

本卷主编 刘德培

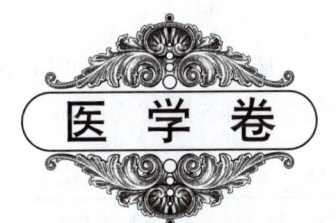

医 学 卷

临床医学与护理学分册

科学出版社

北 京

内 容 简 介

国家重点图书出版规划项目《20世纪中国知名科学家学术成就概览》，以纪传文体记述中国20世纪在各学术专业领域取得突出成就的数千位华人科学技术和人文社会科学专家学者，展示他们的求学经历、学术成就、治学方略和价值观念，彰显他们为促进中国和世界科技发展、经济和社会进步所做出的贡献。

《20世纪中国知名科学家学术成就概览·医学卷》按基础医学与预防医学、临床医学与护理学、药学、中医学与中西医结合学科方向结集卷册，卷首简要回顾20世纪的中国医学发展概况，卷尾附20世纪中国医学大事记。这与传文两相映照，力图反映出中国医学领域的百年发展脉络。全书以突出学术成就为重点，力求对学界同行的学术探索有所镜鉴，对青年学生的学术成长有所启迪。

医学卷记述了100多位医学家的研究路径和学术生涯，其中临床医学与护理学分册共收录了53位医学家。

图书在版编目(CIP)数据

20世纪中国知名科学家学术成就概览·医学卷·临床医学与护理学分册/钱伟长总主编；刘德培本卷主编．—北京：科学出版社，2015.1

国家重点图书出版规划项目　国家出版基金项目

ISBN 978-7-03-042943-8

Ⅰ.①2… Ⅱ.①钱…②刘… Ⅲ.①医学家-列传-中国-20世纪 ②临床医学-技术发展-成就-中国-20世纪 ③护理学-技术发展-成就-中国-20世纪　Ⅳ.①K826.1 ②N12

中国版本图书馆CIP数据核字（2015）第002555号

责任编辑：李　迪　娄朋逊/责任校对：张小霞
责任印制：肖　兴/封面设计：黄华斌

科学出版社 出版
北京东黄城根北街16号
邮政编码：100717
http://www.sciencep.com

中国科学院印刷厂 印刷

科学出版社发行　各地新华书店经销

*

2015年1月第 一 版　开本：889×1194　1/16
2015年1月第一次印刷　印张：36 1/4
字数：710 000

定价：188.00元

（如有印装质量问题，我社负责调换）

《20世纪中国知名科学家学术成就概览》
医学卷编辑委员会

主　编　刘德培

副主编　吴孟超　曾　毅

编　委　（按姓氏汉语拼音排序）

陈可冀　高润霖　郭应禄
洪　涛　胡亚美　刘德培
刘彤华　刘玉清　沈倍奋
孙　燕　王澍寰　吴孟超
吴咸中　吴祖泽　肖培根
谢立信　于德泉　曾　毅
张礼和　甄永苏　周宏灏

《20世纪中国知名科学家学术成就概览》
总　序

记得早在21世纪的新世纪之初，中国科学院、中国工程院和中国社会科学院的一些老同志给我写信，邀我来牵头一起编一套书，书名就叫《20世纪中国知名科学家学术成就概览》（以下简称《概览》）。主要目的就是以此来记录近代中国科技历史、铭记新中国科技成就，同时也使之成为科技创新的基础人文平台，传承老一辈科技工作者爱国奉献、不断创新、追求卓越的精神，并以此激励后人。我国是一个高速发展中的大国，世界上的影响力不断增强，编写出版这样一套史料性文献，可以总结中华民族对人类科技、文化、经济与社会所做出的巨大成就与贡献，从而最广泛地凝聚民族精神与所有炎黄子孙的"中华魂"，让中国的科技工作者能团结奋进，为共建和谐的祖国多做贡献，更可以激发年轻一代奋发图强，积极投身祖国"科教兴国"战略的伟大实践中。

在党和政府的高度重视和长期大力支持下，酝酿已久的《概览》项目终于被列为国家重点图书出版规划项目，并由科学出版社承担实施。

《概览》总体工程包括纸书出版、资料数据库与光盘、网络传播三大部分。全套纸书计划由数学、力学、天文学、物理学、化学、地学、生物学、农学、医学，机械与运载工程学、信息与电子工程学、化工冶金与材料工程学、能源与矿业工程学、环境与轻纺工程学、土木水利与建筑工程学，以及哲学、法学、考古学、历史学、经济学和管理学等卷组成。

《概览》纸书预计收录数千名海内外知名华人科学技术和人文社会科学专家学者，展示他们的求学经历、学术成就、治学方略、价值观念，彰显他们为促进中国和世界科技发展、经济和社会进步所做出的贡献，秉承他们在百年内忧外患中坚韧不拔、追求真理的科学精神和执著、赤诚的爱国传统，激励后人见贤思齐、知耻后勇，在新世纪的大繁荣、大发展时期，为中华民族的伟大复兴和全人类的知识创新而奋发有为。

在搜集整理和研究利用已有各类学术人物传记资料的基础上，《概览》以突出对学术成就的归纳和总结为主要特色。在整理传主所取得的学术成就的基础上，分析并总结他们所以取得这些学术成就的情境和他们得以取得这些学术成就的路径，如实评介这些学术成就对学术发展的承前启后的贡献和影响，以及这些学术成就给人类社会所带来的改变。从知识发生、发展的脉络上揭示他们创造、创新的过程，从而给当前的教育界在培养创新型人才方面，以及给年轻科技工作者自我成长方面有诸多启示。同时，《概览》还力求剖析这些海内外知名华人科学技术和人文社会科学专家学者之所以成才成家的内外促因，提供他们对当前科技和学术后继人才培养的独到见解，试图得出在科学史和方法论方面具有普遍性意义的结论，进而对后学诸生的个人成长和科技人才培育体系的优化完善有所裨益。

在世纪转型的战略机遇期，编写出版《概览》图书，可以荟萃知名专家学者宝贵的治学思想、学术轨迹和具有整体性的科技史料，为科研、教学、生产建设、科研管理和人才培养等提供一个精要的蓝本。

他们的英名和成就将光耀中华，垂范青史。

钱伟长

2009年1月9日

《20世纪中国知名科学家学术成就概览·医学卷》
前　言

　　20世纪百年的中国，随着政治、经济与科学文化的巨大变迁，医药卫生事业也发生了显著的变化。20世纪初，随着西方教会来中国传教，西方的近代科学和医学也传入中国。他们开始在中国建立西式医院和医学院校。1904年由英、美的教会联合创建北京协和医学堂，1915年由洛克菲勒基金会接收，1921年北京协和医学院举行了盛大的开学典礼。随后也有些医院、医学院校成立，但这些医院和院校对中国来讲仅仅是杯水车薪。这时不少爱国人士抱着强国强民的愿望出国学习西方的近代文化和先进技术。中国的制药业几乎为零。就在此时，有着千年历史的中医被一些推崇西方科学、提倡"全盘西化"的浪潮所影响，使中医学面临有史以来最为严酷的冲击。

　　20世纪50年代初国家确定了"预防为主"、"面向工农兵"、"中西医结合"、"卫生工作与群众运动相结合"的四大方针，为改善人们健康、稳步发展卫生事业奠定了基础。为了开展基础医学研究工作，先后成立了中国医学科学院、中国军事医学科学院、中国预防医学科学院及中国中医研究院。在全国各个省区建立了为当地培养医护人才的医学院校，从而使我国医护人才大批增加。

　　基础医学方面：20世纪50年代初一批富有爱国主义情怀的学子从欧美、苏联学成回国，他们成为骨干和领导人，参加到基础医学的各个领域进行基础建设，开展研究，培养人才和学术交流，为我国基础医学的全面发展奠定坚实基础。这主要体现在专业力量不断扩大，科研工作全面展开，学科蓬勃发展。随着社会经济的快速发展，伴随而来疾病谱的变化，老龄化、环境状况等诸多因素的改变等医学基础性问题越来越突出，根据这些实际变化，我国基础医学不仅在个体水平和细胞水平展开了综合研究，而且深入到了分子水平。

　　预防医学方面：依靠科学的进步，结合学科领域自身特点，紧密结合卫生防病工作，经过几代人的不懈努力，消灭或基本消灭了霍乱、鼠疫、天花等烈性传染病，控制了结核病、麻疹、脊髓灰质炎等传染病及克山病、大骨节病、地方性甲状腺肿等地方病。同时对恶性肿瘤、心脑血管病、乙型肝炎及重点地方病进行攻关研究和防治，不少方面达到了国际先进水平。

临床医学方面：原来我国医院规模很小，数量也很少。随着我国经济的发展，人民生活水平的改善，一大批综合医院、专科医院和社区医院应运而生，临床学科不断增加，科室设置逐渐细化。临床理念从经验向循证转变，从相对独立转向与其他学科不断交叉与融合。临床诊疗逐步规范化、系统化、个性化，加之诊疗新技术与新方法的不断涌现和广泛应用，重大疾病的临床研究不断取得突破，我国的疾病诊疗效率和水平显著提高，部分紧跟国际前沿。

药学方面：新中国成立初期药业、药学研究基础薄弱，经过药学工作者们不断努力，在新药研发、临床治疗和药学科学研究方面做出了举世瞩目的贡献，如抗疟药——青蒿素，抗血吸虫药——锑剂，治疗高血压、糖尿病等的新药。

中医药学方面：中医药学是中华民族灿烂文化的重要组成部分，以独特的诊疗方法、系统的理论体系、浩瀚的文献史料为特色，几千年来为保障中华民族的健康繁荣做出了卓越的贡献。自清朝末年，随着西方医学在中国的传播，中医学开始受到质疑和冲击，甚至一度陷入存与废的争论之中。新中国成立以后，在党和国家的重视和支持下，中医药学术得到健康发展。至今，全国大多数县级单位均有中医医院，综合医院设有中医科，有些地方还建立了中西医结合医院，新的学科不断出现。中药学、针灸学、民族医学等都得到了长足的发展。同时中西医兼习，逐渐演变成为有明确发展目标和独特方法论的学术体系，成为新的医学学科——中西医结合医学。

20世纪医学事业所取得的这些成就，离不开老一辈医学工作者们兢兢业业的努力和奉献。《20世纪中国知名科学家学术成就概览·医学卷》希望能够通过记录他们当中的代表人物来反映这一百年中，我国的医学工作者们为医疗卫生事业做出的突出贡献。从而使读者对这一脉络有较完整的认识，在铭记前人的同时能从中受到启发，并以史为鉴，继续前进。

本卷分为基础与预防医学、临床与护理医学、药学、中医与中西医结合四个分支学科，共收录了一百多位学者，包括2007年前当选的医药学界的两院院士及学部委员，学科创始人、学科开拓者和奠基人，以及为我国医药学领域的发展和壮大做出了突出贡献的人。入选学者名单由各学科的专家提名，本卷编委会经过充分讨论、严格把关，最终投票决定。在组稿过程中部分入选学者或本人自谦婉拒，或一时难以找到合适的撰稿人，未能及时收入本卷，希望以后再版时加以补充。无论是入选名单还是传文内容，难免有疏漏和不当之处，欢迎读者批评指正。

《20世纪中国知名科学家学术成就概览·医学卷》编委会

刘德培

2013年7月30日

目 录

《20世纪中国知名科学家学术成就概览》总序 ················ 钱伟长（ i ）
《20世纪中国知名科学家学术成就概览·医学卷》前言 ············ 刘德培（ iii ）
20世纪的中国医学 ··· （ 1 ）
20世纪中国知名医学家 ··· （ 37 ）
 毕华德（1891～1966） ··· （ 39 ）
 张孝骞（1897～1987） ··· （ 47 ）
 孟继懋（1897～1980） ··· （ 59 ）
 王淑贞（1899～1991） ··· （ 66 ）
 陈耀真（1899～1986） ··· （ 74 ）
 钟惠澜（1901～1987） ··· （ 84 ）
 林巧稚（1901～1983） ··· （ 95 ）
 朱宪彝（1903～1984） ··· （ 105 ）
 许英魁（1905～1966） ··· （ 115 ）
 罗宗贤（1905～1974） ··· （ 124 ）
 吴瑞萍（1907～1998） ··· （ 132 ）
 赵以成（1908～1974） ··· （ 139 ）
 王琇瑛（1908～2000） ··· （ 148 ）
 邓金鎏（1908～1973） ··· （ 155 ）
 张庆松（1908～1982） ··· （ 161 ）
 吴英恺（1910～2003） ··· （ 170 ）
 胡懋华（1912～1997） ··· （ 176 ）
 姜泗长（1913～2001） ··· （ 183 ）
 严仁英（1913～） ··· （ 190 ）
 周华康（1914～2011） ··· （ 202 ）
 曾宪九（1914～1985） ··· （ 213 ）
 张晓楼（1914～1990） ··· （ 222 ）
 苏鸿熙（1915～） ··· （ 235 ）
 王世真（1916～） ··· （ 244 ）

侯幼临（1917～1971） ……………………………………………………………（255）

陶寿淇（1918～2000） ……………………………………………………………（264）

林传骧（1918～2007） ……………………………………………………………（274）

尚德延（1918～1985） ……………………………………………………………（282）

盛志勇（1920～） …………………………………………………………………（291）

张金哲（1920～） …………………………………………………………………（305）

黄国俊（1920～） …………………………………………………………………（318）

黄志强（1922～） …………………………………………………………………（331）

吴孟超（1922～） …………………………………………………………………（342）

王云钊（1922～2010） ……………………………………………………………（353）

刘泰福（1923～） …………………………………………………………………（366）

胡亚美（1923～） …………………………………………………………………（376）

肖碧莲（1923～） …………………………………………………………………（384）

黎介寿（1924～） …………………………………………………………………（393）

陈灏珠（1924～） …………………………………………………………………（401）

王澍寰（1924～2013） ……………………………………………………………（412）

王忠诚（1925～2012） ……………………………………………………………（421）

史轶蘩（1928～2013） ……………………………………………………………（431）

孙　燕（1929～） …………………………………………………………………（440）

陈中伟（1929～2004） ……………………………………………………………（454）

汤钊猷（1930～） …………………………………………………………………（462）

李绍珍（1932～2001） ……………………………………………………………（475）

邱蔚六（1932～） …………………………………………………………………（482）

陈洪铎（1933～） …………………………………………………………………（492）

张震康（1934～） …………………………………………………………………（502）

戴尅戎（1934～） …………………………………………………………………（512）

王正国（1935～） …………………………………………………………………（523）

高润霖（1941～） …………………………………………………………………（533）

谢立信（1942～） …………………………………………………………………（542）

20世纪中国医学大事记 ……………………………………………………………（555）

20 世纪的中国医学

20 世纪的中国医学是在特殊的历史环境下孕育和发展的。源于本土的中国传统医学、传入中国的西方医学、中西合璧的中西医结合医学，不同的医学形式共生于 20 世纪的中国，这一进程与西方列强对中国的殖民侵略、西方宗教文化的传播以及国内的政治、经济、文化等社会变革因素紧密相关。20 世纪中国医学在发展的过程中，既见证了五四运动、抗日战争、解放战争等一系列重大历史事件对中国的影响，同时也实现了在中国共产党的领导下，新中国取得的众多的医学成就。

一、西方医学传入中国

（一）近代中国的社会状况

从 1840 年鸦片战争至 1949 年新中国成立，这百余年的历史是中国近代史上特殊而又重要的时期，是中国人民最终赢得解放，走向新世纪的关键时期。这期间，中国社会发生了巨大的变化，从清末到民国，从经济基础到上层建筑，从国内生活到国际关系，整个社会变革的广度和深度都是前所未有的。

清政府作为中国最后一个封建专制政权的代表，政治上黑暗腐败，军备上涣散废弛，经济上重农抑商，思想上推崇理学、盛行八股、考据成风，种种因素导致清政府的腐朽没落。而此时的西方社会发展迅速，为实现资本的原始积累疯狂地在世界范围内掠夺扩张。1840 年，英国发动侵略中国的第一次鸦片战争，强迫清政府签订了中国近代史上第一个不平等条约《南京条约》。此后，帝国主义国家纷纷掀起瓜分中国的狂潮。一系列丧权辱国的不平等条约使清政府一步步丧失了政治、经济、军事和外交的独立，由此带来的沉重灾难使中国陷入半殖民地半封建社会的深渊。

在资本主义国家利用坚船利炮打开中国大门的同时，一些觉醒的中国人也拉开了救亡图存的历史。中国的社会性质、政治制度、经济形式由此发生剧烈的变革，西方医学正是在这样的社会背景下进入中国并逐步建立与发展。

（二）教会活动对中国医学发展的影响

1. 建立西医诊所和医院

西方医学的传入与西方基督教势力的发展及传教士在华的活动密切相关。许多来华传教士发现，借医传教的方式更容易赢得中国人的信任和尊重。于是办医院、建学校成为传教士的主要传教手段。明末清初，来华传教士把基督教带到中国的同时，也带来了西方的科学和医学。如瑞士传教士邓玉函（Johann Terrenz）撰译《泰西人身说概》两卷，法国传教士巴多明（Dominique Parrenin）用满文译成《人体解剖学》，这两部书成为最早向中国介绍西方生理学和解剖学知识的著作。但由于当时西方医学在治疗技术上并无明显高于中国传统医学的优势，加之中国正处于明清两朝更替的时期，所以这些译著对中国传统医学的影响不大。鸦片战争之后，西方医学作为文化侵略工具开始大量传入中国。以牛痘接种法、眼病治疗及外科小手术的传入为始，西方医学在中国的传播日渐扩大。

1805年，英国东印度公司医生皮尔逊（A. Pearson）在广州进行牛痘接种，随着种牛痘技术的推广，中国各地陆续建立了许多种痘所，这些种痘所成为传播西方医学的重要场所。

第一个把医疗作为对华传教手段的教会团体是基督教美国公理会国外布道会，1830年该会开始向中国派出传教士，伯驾（Peter Parker，1804~1888）即为其一。伯驾毕业于美国耶鲁大学，1834年10月受美国基督教公理会的派遣来到广州，第二年在广州建立眼科医局，因为眼病是当时西医的治疗重点。伯驾在中国施教行医的同时，不忘传播基督教义，并组织成立了世界上第一个医务教会组织"中国医务传教会"。

英国传教士雒魏林（William Lockhart，1811~1896）在上海成立了雒氏诊所。为了拓展业务，其诊所多次搬迁，1832年正式将诊所命名为仁济医院。仁济医院不仅收治上海的居民，还接收来自苏州、松江等城镇的患者。在上海从事医药活动的教会多是英美的基督教会和法国天主教会。1847~1858年，美国各教会组织相继在上海开设多家诊所。

凭借与中国政府签订的不平等条约，来华教会组织首先在通商口岸建立教堂，然后由沿海向内地蔓延。借医传教成为传教士普遍采用的形式。据统计，1876年中国的教会医院有16所、诊所24个；1895年教会医生28人；1897年教会医院有60所；1905年有教会医院166所、诊所241个、教会医生301人，这些教会医院和诊所分布在中国20多个省。进入20世纪，教会医院在华数量不断增加。到1937年，法国天主教会在华开办的医院大约有 70 多所，床位 5000 余张；英美基督教会开办的医院约有 300 所，床位约 21 000 张，另外还有小型诊所约 600 处。此外，还有一些英美合办的医院，如山东齐鲁大学医院、成都华西协合大学医院和内地医院等。教会医院的建立，不仅成为西方医学传入中国的基地，也为中国建立西医院提供了示范。

2. 开办医学校

传教士在把西方医学传入中国的同时，也开始培训中国助手。他们在医院或诊所招收中国学徒，向中国学徒传授浅显的医学知识，目的是使学徒能够协助医生工作。1805 年东印度公司的皮尔逊来华后，为了更好地传播种痘术，开始招收华人学生。1837 年伯驾在眼科医局招收学徒。据有关文献记载，当时在华的 60 所教会医院中，有 39 所兼收学徒，但这些学徒式的训练方法成效不高，难以满足医疗需要。

19 世纪中叶至 20 世纪初，在华的传教士医生日渐增多，为开展系统的西医教学创造了条件。1866 年嘉约翰（John Glasgow Kerr，1824～1901）在博济医院设立"博济医校"，成为中国最早的教会医学校。1879 年博济医校从博济医院中分离，更名为"南华医学校"，学制四年，粤语教学。1887 年曼森（Patrick Manson，1844～1922）在香港创办"香港西医书院"，学制五年，英语教学。孙中山曾经于 1887 入香港西医书院就读。1904 年在双旗杆医院的基础上由伦敦公会、美国长老会、美国公理会、美以美会国外布道会、英国圣公会、伦敦教会医事协会等联合创建北京协和医学堂（北京协和医学院前身），1905 年正式在清政府注册，1915 年由洛克菲勒基金会接收，1921 年举行了盛大的开学典礼，成为当时规模最大的教会医学校。

《辛丑条约》签订后，教会医学教育发展迅速。1900～1915 年建立 23 所教会医学校，36 所护士学校、药学校、助产学校。

3. 发展西医护理学

伴随着西方医学的传入，西医护理学由传教士带入中国。1884 年 3 月，美国传教士麦克奇尼（Elizabeth Mckechnie）成为西方受过训练来华工作的第一位耶稣会护士。随着中国就诊患者的增加，传教士医生急需护士的帮助。1887 年麦克奇尼在中国率先开办护士训练班。1900 年以后，上海、北京、武昌、天津、广州、苏州、南京、福州、长沙、德州、汉口、成都、重庆、太原、沈阳、安庆、保定等地的教会组织与教会医院陆续建立护士学校，开展培训中国护士的工作。其中南京协和护士学校（1908 年）、湖南雅礼护士学校（1910 年）、北京协和护士学校（1920 年）都发挥了重要作用。

(三) 成立医学组织

学术团体是学科发展的重要因素,通过学术团体举办学术会议、出版学术刊物、组织专题研讨,达到促进学术交流、推动学科进步的目的。19世纪中叶,中国开始出现医学团体。

美国圣公会派入上海的传教士医生文恒理（H. W. Boone）鉴于医学传教活动日益扩大,急需通过学术团体来协调的状况,在《教务杂志》（*Chinese Record*）上撰文倡议成立"中国医务传教会"（China Medical Missionary Association）,简称"博医会",并推荐嘉约翰为主席,组织筹备委员会。1887年中国博医会成立,并在华北、上海、武昌、汉口、广州、福建、台湾等地设立分会。中国博医会设有出版及翻译、公共卫生、医学教育、医学研究、护士会、医院行政等专业委员会,开展了编译医书、统一中译医学名词、提倡公共卫生、推广医学教育、举行学术会议、出版医学杂志等活动。

1897年在上海成立的"上海医学会"是中国人创立的较早的西医学术团体。1904年万国红十字会在上海成立,1907年清政府将其改名为"大清红十字会",辛亥革命后又改名为"中国红十字会",1912年被接纳为国际红十字会会员国。1907年在日本留学的王焕文、伍晟、曾贞等发起成立"中国药学会",1912年迁至北京,编辑出版《中华药学杂志》。在美国护士信宝珠（C. E. Simpson）的倡议下,1909年中国护士会在江西成立,1920年创刊《中国护士四季报》。

1915年中华医学会在上海成立,成为中国人创立的最有影响力的西医学术团体。中华医学会以"巩固医家交谊、尊重医德医权、普及医学卫生、联络华洋医界"为宗旨,选举伍连德为首任会长,成立编辑部、会员部、医学名词部、公众卫生部,分别开展工作,为中国医学事业的发展做出了重要贡献。

此外,1915年成立的中华民国医药学会、1921年成立的中华卫生学会和上海医学联合会、1926年成立的中国生理学会和中国麻风协会、1933年成立的中国防痨协会、1935年成立的中国预防花柳病协会、1935年在南京成立的中国卫生教育社、1937年成立的中华麻风救济协会、1938年成立的中华天主教医师协会、1946年成立的中华营养促进会、1947年成立的中国解剖学会都是比较有影响的西医团体,促进了西医的学术交流,推动了西方医学在中国的传播和发展。

(四) 翻译医书出版刊物

翻译西医书籍是早期西方医学在中国传播的重要途径之一。1815年斯当顿法国天主教会在华开办的医院大约有 70 多所,床位 5000 余张;英美基督教会开办的医院约有 300 所,床位约 21 000 张,另外还有小型诊所约 600 处。此外,还有一些英美合办的医院,如山东齐鲁大学医院、成都华西协合大学医院和内地医院等。教会医院的建立,不仅成为西方医学传入中国的基地,也为中国建立西医院提供了示范。

2. 开办医学校

传教士在把西方医学传入中国的同时,也开始培训中国助手。他们在医院或诊所招收中国学徒,向中国学徒传授浅显的医学知识,目的是使学徒能够协助医生工作。1805 年东印度公司的皮尔逊来华后,为了更好地传播种痘术,开始招收华人学生。1837 年伯驾在眼科医局招收学徒。据有关文献记载,当时在华的 60 所教会医院中,有 39 所兼收学徒,但这些学徒式的训练方法成效不高,难以满足医疗需要。

19 世纪中叶至 20 世纪初,在华的传教士医生日渐增多,为开展系统的西医教学创造了条件。1866 年嘉约翰(John Glasgow Kerr,1824~1901)在博济医院设立"博济医校",成为中国最早的教会医学校。1879 年博济医校从博济医院中分离,更名为"南华医学校",学制四年,粤语教学。1887 年曼森(Patrick Manson,1844~1922)在香港创办"香港西医书院",学制五年,英语教学。孙中山曾经于 1887 入香港西医书院就读。1904 年在双旗杆医院的基础上由伦敦公会、美国长老会、美国公理会、美以美会国外布道会、英国圣公会、伦敦教会医事协会等联合创建北京协和医学堂(北京协和医学院前身),1905 年正式在清政府注册,1915 年由洛克菲勒基金会接收,1921 年举行了盛大的开学典礼,成为当时规模最大的教会医学校。

《辛丑条约》签订后,教会医学教育发展迅速。1900~1915 年建立 23 所教会医学校,36 所护士学校、药学校、助产学校。

3. 发展西医护理学

伴随着西方医学的传入,西医护理学由传教士带入中国。1884 年 3 月,美国传教士麦克奇尼(Elizabeth Mckechnie)成为西方受过训练来华工作的第一位耶稣会护士。随着中国就诊患者的增加,传教士医生急需护士的帮助。1887 年麦克奇尼在中国率先开办护士训练班。1900 年以后,上海、北京、武昌、天津、广州、苏州、南京、福州、长沙、德州、汉口、成都、重庆、太原、沈阳、安庆、保定等地的教会组织与教会医院陆续建立护士学校,开展培训中国护士的工作。其中南京协和护士学校(1908 年)、湖南雅礼护士学校(1910 年)、北京协和护士学校(1920 年)都发挥了重要作用。

（三）成立医学组织

学术团体是学科发展的重要因素，通过学术团体举办学术会议、出版学术刊物、组织专题研讨，达到促进学术交流、推动学科进步的目的。19世纪中叶，中国开始出现医学团体。

美国圣公会派入上海的传教士医生文恒理（H. W. Boone）鉴于医学传教活动日益扩大，急需通过学术团体来协调的状况，在《教务杂志》（*Chinese Record*）上撰文倡议成立"中国医务传教会"（China Medical Missionary Association），简称"博医会"，并推荐嘉约翰为主席，组织筹备委员会。1887年中国博医会成立，并在华北、上海、武昌、汉口、广州、福建、台湾等地设立分会。中国博医会设有出版及翻译、公共卫生、医学教育、医学研究、护士会、医院行政等专业委员会，开展了编译医书、统一中译医学名词、提倡公共卫生、推广医学教育、举行学术会议、出版医学杂志等活动。

1897年在上海成立的"上海医学会"是中国人创立的较早的西医学术团体。1904年万国红十字会在上海成立，1907年清政府将其改名为"大清红十字会"，辛亥革命后又改名为"中国红十字会"，1912年被接纳为国际红十字会会员国。1907年在日本留学的王焕文、伍晟、曾贞等发起成立"中国药学会"，1912年迁至北京，编辑出版《中华药学杂志》。在美国护士信宝珠（C. E. Simpson）的倡议下，1909年中国护士会在江西成立，1920年创刊《中国护士四季报》。

1915年中华医学会在上海成立，成为中国人创立的最有影响力的西医学术团体。中华医学会以"巩固医家交谊、尊重医德医权、普及医学卫生、联络华洋医界"为宗旨，选举伍连德为首任会长，成立编辑部、会员部、医学名词部、公众卫生部，分别开展工作，为中国医学事业的发展做出了重要贡献。

此外，1915年成立的中华民国医药学会、1921年成立的中华卫生学会和上海医学联合会、1926年成立的中国生理学会和中国麻风协会、1933年成立的中国防痨协会、1935年成立的中国预防花柳病协会、1935年在南京成立的中国卫生教育社、1937年成立的中华麻风救济协会、1938年成立的中华天主教医师协会、1946年成立的中华营养促进会、1947年成立的中国解剖学会都是比较有影响的西医团体，促进了西医的学术交流，推动了西方医学在中国的传播和发展。

（四）翻译医书出版刊物

翻译西医书籍是早期西方医学在中国传播的重要途径之一。1815年斯当顿

20 世纪的中国医学

20 世纪的中国医学是在特殊的历史环境下孕育和发展的。源于本土的中国传统医学、传入中国的西方医学、中西合璧的中西医结合医学，不同的医学形式共生于 20 世纪的中国，这一进程与西方列强对中国的殖民侵略、西方宗教文化的传播以及国内的政治、经济、文化等社会变革因素紧密相关。20 世纪中国医学在发展的过程中，既见证了五四运动、抗日战争、解放战争等一系列重大历史事件对中国的影响，同时也实现了在中国共产党的领导下，新中国取得的众多的医学成就。

一、西方医学传入中国

（一）近代中国的社会状况

从 1840 年鸦片战争至 1949 年新中国成立，这百余年的历史是中国近代史上特殊而又重要的时期，是中国人民最终赢得解放，走向新世纪的关键时期。这期间，中国社会发生了巨大的变化，从清末到民国，从经济基础到上层建筑，从国内生活到国际关系，整个社会变革的广度和深度都是前所未有的。

清政府作为中国最后一个封建专制政权的代表，政治上黑暗腐败，军备上涣散废弛，经济上重农抑商，思想上推崇理学、盛行八股、考据成风，种种因素导致清政府的腐朽没落。而此时的西方社会发展迅速，为实现资本的原始积累疯狂地在世界范围内掠夺扩张。1840 年，英国发动侵略中国的第一次鸦片战争，强迫清政府签订了中国近代史上第一个不平等条约《南京条约》。此后，帝国主义国家纷纷掀起瓜分中国的狂潮。一系列丧权辱国的不平等条约使清政府一步步丧失了政治、经济、军事和外交的独立，由此带来的沉重灾难使中国陷入半殖民地半封建社会的深渊。

在资本主义国家利用坚船利炮打开中国大门的同时，一些觉醒的中国人也拉开了救亡图存的历史。中国的社会性质、政治制度、经济形式由此发生剧烈的变革，西方医学正是在这样的社会背景下进入中国并逐步建立与发展。

(二) 教会活动对中国医学发展的影响

1. 建立西医诊所和医院

西方医学的传入与西方基督教势力的发展及传教士在华的活动密切相关。许多来华传教士发现,借医传教的方式更容易赢得中国人的信任和尊重。于是办医院、建学校成为传教士的主要传教手段。明末清初,来华传教士把基督教带到中国的同时,也带来了西方的科学和医学。如瑞士传教士邓玉函(Johann Terrenz)撰译《泰西人身说概》两卷,法国传教士巴多明(Dominique Parrenin)用满文译成《人体解剖学》,这两部书成为最早向中国介绍西方生理学和解剖学知识的著作。但由于当时西方医学在治疗技术上并无明显高于中国传统医学的优势,加之中国正处于明清两朝更替的时期,所以这些译著对中国传统医学的影响不大。鸦片战争之后,西方医学作为文化侵略工具开始大量传入中国。以牛痘接种法、眼病治疗及外科小手术的传入为始,西方医学在中国的传播日渐扩大。

1805年,英国东印度公司医生皮尔逊(A. Pearson)在广州进行牛痘接种,随着种牛痘技术的推广,中国各地陆续建立了许多种痘所,这些种痘所成为传播西方医学的重要场所。

第一个把医疗作为对华传教手段的教会团体是基督教美国公理会国外布道会,1830年该会开始向中国派出传教士,伯驾(Peter Parker,1804~1888)即为其一。伯驾毕业于美国耶鲁大学,1834年10月受美国基督教公理会的派遣来到广州,第二年在广州建立眼科医局,因为眼病是当时西医的治疗重点。伯驾在中国施教行医的同时,不忘传播基督教义,并组织成立了世界上第一个医务教会组织"中国医务传教会"。

英国传教士雒魏林(William Lockhart,1811~1896)在上海成立了雒氏诊所。为了拓展业务,其诊所多次搬迁,1832年正式将诊所命名为仁济医院。仁济医院不仅收治上海的居民,还接收来自苏州、松江等城镇的患者。在上海从事医药活动的教会多是英美的基督教会和法国天主教会。1847~1858年,美国各教会组织相继在上海开设多家诊所。

凭借与中国政府签订的不平等条约,来华教会组织首先在通商口岸建立教堂,然后由沿海向内地蔓延。借医传教成为传教士普遍采用的形式。据统计,1876年中国的教会医院有16所、诊所24个;1895年教会医生28人;1897年教会医院有60所;1905年有教会医院166所、诊所241个、教会医生301人,这些教会医院和诊所分布在中国20多个省。进入20世纪,教会医院在华数量不断增加。到1937年,法国天主教会在华开办的医院大约有 70 多所，床位 5000 余张；英美基督教会开办的医院约有 300 所，床位约 21 000 张，另外还有小型诊所约 600 处。此外，还有一些英美合办的医院，如山东齐鲁大学医院、成都华西协合大学医院和内地医院等。教会医院的建立，不仅成为西方医学传入中国的基地，也为中国建立西医院提供了示范。

2. 开办医学校

传教士在把西方医学传入中国的同时，也开始培训中国助手。他们在医院或诊所招收中国学徒，向中国学徒传授浅显的医学知识，目的是使学徒能够协助医生工作。1805 年东印度公司的皮尔逊来华后，为了更好地传播种痘术，开始招收华人学生。1837 年伯驾在眼科医局招收学徒。据有关文献记载，当时在华的 60 所教会医院中，有 39 所兼收学徒，但这些学徒式的训练方法成效不高，难以满足医疗需要。

19 世纪中叶至 20 世纪初，在华的传教士医生日渐增多，为开展系统的西医教学创造了条件。1866 年嘉约翰（John Glasgow Kerr，1824～1901）在博济医院设立"博济医校"，成为中国最早的教会医学校。1879 年博济医校从博济医院中分离，更名为"南华医学校"，学制四年，粤语教学。1887 年曼森（Patrick Manson，1844～1922）在香港创办"香港西医书院"，学制五年，英语教学。孙中山曾经于 1887 入香港西医书院就读。1904 年在双旗杆医院的基础上由伦敦公会、美国长老会、美国公理会、美以美会国外布道会、英国圣公会、伦敦教会医事协会等联合创建北京协和医学堂（北京协和医学院前身），1905 年正式在清政府注册，1915 年由洛克菲勒基金会接收，1921 年举行了盛大的开学典礼，成为当时规模最大的教会医学校。

《辛丑条约》签订后，教会医学教育发展迅速。1900～1915 年建立 23 所教会医学校，36 所护士学校、药学校、助产学校。

3. 发展西医护理学

伴随着西方医学的传入，西医护理学由传教士带入中国。1884 年 3 月，美国传教士麦克奇尼（Elizabeth Mckechnie）成为西方受过训练来华工作的第一位耶稣会护士。随着中国就诊患者的增加，传教士医生急需护士的帮助。1887 年麦克奇尼在中国率先开办护士训练班。1900 年以后，上海、北京、武昌、天津、广州、苏州、南京、福州、长沙、德州、汉口、成都、重庆、太原、沈阳、安庆、保定等地的教会组织与教会医院陆续建立护士学校，开展培训中国护士的工作。其中南京协和护士学校（1908 年）、湖南雅礼护士学校（1910 年）、北京协和护士学校（1920 年）都发挥了重要作用。

（三）成立医学组织

学术团体是学科发展的重要因素，通过学术团体举办学术会议、出版学术刊物、组织专题研讨，达到促进学术交流、推动学科进步的目的。19 世纪中叶，中国开始出现医学团体。

美国圣公会派入上海的传教士医生文恒理（H. W. Boone）鉴于医学传教活动日益扩大，急需通过学术团体来协调的状况，在《教务杂志》（*Chinese Record*）上撰文倡议成立"中国医务传教会"（China Medical Missionary Association），简称"博医会"，并推荐嘉约翰为主席，组织筹备委员会。1887 年中国博医会成立，并在华北、上海、武昌、汉口、广州、福建、台湾等地设立分会。中国博医会设有出版及翻译、公共卫生、医学教育、医学研究、护士会、医院行政等专业委员会，开展了编译医书、统一中译医学名词、提倡公共卫生、推广医学教育、举行学术会议、出版医学杂志等活动。

1897 年在上海成立的"上海医学会"是中国人创立的较早的西医学术团体。1904 年万国红十字会在上海成立，1907 年清政府将其改名为"大清红十字会"，辛亥革命后又改名为"中国红十字会"，1912 年被接纳为国际红十字会会员国。1907 年在日本留学的王焕文、伍晟、曾贞等发起成立"中国药学会"，1912 年迁至北京，编辑出版《中华药学杂志》。在美国护士信宝珠（C. E. Simpson）的倡议下，1909 年中国护士会在江西成立，1920 年创刊《中国护士四季报》。

1915 年中华医学会在上海成立，成为中国人创立的最有影响力的西医学术团体。中华医学会以"巩固医家交谊、尊重医德医权、普及医学卫生、联络华洋医界"为宗旨，选举伍连德为首任会长，成立编辑部、会员部、医学名词部、公众卫生部，分别开展工作，为中国医学事业的发展做出了重要贡献。

此外，1915 年成立的中华民国医药学会、1921 年成立的中华卫生学会和上海医学联合会、1926 年成立的中国生理学会和中国麻风协会、1933 年成立的中国防痨协会、1935 年成立的中国预防花柳病协会、1935 年在南京成立的中国卫生教育社、1937 年成立的中华麻风救济协会、1938 年成立的中华天主教医师协会、1946 年成立的中华营养促进会、1947 年成立的中国解剖学会都是比较有影响的西医团体，促进了西医的学术交流，推动了西方医学在中国的传播和发展。

（四）翻译医书出版刊物

翻译西医书籍是早期西方医学在中国传播的重要途径之一。1815 年斯当顿

(Staunton)将皮尔逊著的《种痘奇法》译成中文，1817年丘浩川将其编译成《引痘略》，被认为是西医文献在中国传播的起点。1851年英国传教士医生合信（B. Hobon，1816~1873）翻译《全体新论》，其后又编译四本医书，被合编为《合信医书五种》，成为中国近代比较系统介绍西方医学的启蒙著作。美国传教士医生嘉约翰编译《内科全书》、《病症名目》、《西药名目》等20余种医书，对于19世纪末传播西方医学起到积极的作用。1865年英国传教士医生傅兰雅（John Fryer，1839~1928）参加上海江南制造局翻译馆的工作，翻译了大量的医学著作，其中《医学法律》是在中国第一部介绍西方法医学的著作。1859年美国传教士在上海建立"美华书馆"，翻译了许多医书。丁福保致力于通过日文医书转译西医书籍，1914年编成《丁氏医学丛书》，内容包括西医基础医学和临床各科，有较高的实用价值。从19世纪50年代到辛亥革命前，翻译的西医书籍百余种。

传教士除翻译医书外，还编辑中外文医学杂志，较有影响的是1887年中国博医会在上海编辑出版的英文杂志 China Medical Missionary Journal（《博医会报》）。1932年1月《博医会报》与《中华医学杂志》英文版合并，更名为 Chinese Medical Journal（《中华医学杂志外文版》的前身），成为中国最悠久的西医学刊物。此外，中国博医会为支持在华护士之间的交流与联系，曾经免费在《博医会报》上提供1~2页篇幅，便于在华护士撰文发表。20世纪10年代以后，由于中国护理队伍的壮大，《博医会报》已经不能满足护士交流的需要，中华护士会决定创办护士自己的刊物，《中国护士四季报》由此诞生。

（五）早期的医学留学活动

洋务运动后，中国开始向国外派遣官费留学生。一些改良主义者和资产阶级革命派，为了寻求救国救民的道路纷纷出国留学。19世纪末20世纪初，中国近代史上出现了第一次留学高潮。

黄宽（1828~1878）是中国留学欧洲学习医学的第一人。祖籍广东香山，1847年进入马萨诸塞州的曼松学校（Monson Academy）学习。1850年转赴英国爱丁堡大学学习医科，获得医学博士学位。1857年回到广州博济医院，成为我国第一代西医医生。金韵梅（1864~1934）是中国第一位留学习医的女性。1881年进入美国纽约女子医学院学习，1885年毕业。回国后，曾在厦门、成都、天津行医，并创办护士学校。

1907年，日本和清政府签订接受中国留学生的协议，短时间内到日本留学的中国学生达数万人。见此情形，1908年美国将中国偿付的庚子赔款的半数作为派遣赴美中国留学生之用，留美的中国学生也显著增加。1906~1911年，许多医科留学生毕业，清政府根据留学生的成绩，赐予医科进士或举人。民国以后，赴欧美或德日留学的中国学生日益增加。这些海外留学生学成归国后，成为在中国传播和发展西方医学的主要力量。

二、医疗卫生体系逐渐确立

（一）建立教育体系

第二次鸦片战争后，暴露出中国在武器装备和军事技术上远远落后于西方的事实。19世纪60~90年代中国掀起了"师夷长技"的洋务运动，主张西学，提倡"新教育"。1862年清政府在北京设立同文馆。1865年在同文馆特设科学系，聘请英国传教士德贞（John Dudgeon，1837~1901）讲授西方医学，是中国仿照西方自办医学堂的开端。1881年李鸿章在天津设立医学馆，由英美海军外科医生负责教学工作，1894年更名为北洋医学堂。1902年袁世凯将北洋医学堂改为海军医学堂，同时还建立了北洋军医学堂，1906年后者更名为陆军军医学堂，这是中国陆军设立医学堂的开始。中国其他各省虽也相继开办医学堂，但这一时期的医学教育尚缺乏统一标准。

1912年中华民国教育部颁布《大学令》（壬子学制），废除封建教育体制，医学被正式列入近代教育体系中。1913年教育部颁布"壬子癸丑学制"，规定医科分为医学和药学二科。医学预科一年，本科四年；药学预科一年，本科三年。

这一时期，北京、直隶、江苏、浙江、广东等地先后成立一批国立医学校。如1912年北京成立北京医学专门学校、杭州成立浙江省立医药专门学校，1916年保定成立省立直隶医学专门学校，1927年成立国立同济大学医学院，1928年创办河南省立中山大学医科。与此同时，一批私立医学院校也相继开办，如1909年创办广东公医医科专门学校，1912年创办南通医学专门学校，1926年上海创办私立东南医科大学。据1949年统计，共有公立和私立医药院校56所，在校学生约14 000人，在教育制度、教学方法及教材内容方面，多沿袭国外，甚至聘用外籍教师，采用外语教学，反映出半殖民地、半封建社会背景下中国西医教育的特点。

（二）兴建研究机构

1911年以前，中国已有一些小规模的西医研究机构，如1892年香港设立天花疫苗研究所，1905年香港设立细菌学研究所，1909年成都设立法兰西细菌学研究所。1911年以后，随着近代教育和科学在中国的发展，很多高校中都设立了医学院系。

北洋政府时期设立了一些科学和医学研究机构，如中央防疫处等。1927年国民党南京政府成立后设立了中央研究院、北平研究院等国立学术机构。同时，允许在大学设立研究院。此外，来华的外籍学者也在中国建立了一些医学研究机构，如1923年拉斯瑞（Lassoarn）在天津建立巴斯德研究院，1929年雷氏德（H. Lester）信托会在上海建立雷氏德医学研究所。

（三）创建卫生机构

中国近代卫生管理事业开始于1905年，清政府在巡警部警保司内设置卫生科，负责医学堂的设置、医生考核、颁发执照、制定防疫计划、审定卫生保健章程等工作。1906年巡警部改为民政部，卫生科升为卫生司，下设保健、检疫、方术三科。北伐战争结束后，1927年国民党政府在内政部下设卫生司，1928年改称卫生部，另设中央卫生委员会为审议机构，其后陆续增设中央医院、中央卫生试验所、西北防疫处、蒙绥防疫处、麻醉药品经理处、公共卫生人员训练所及各海关检疫所等机构。中央卫生行政体制逐渐完备起来。

1900年天津设立都统衙门，附有卫生局，管辖地方卫生工作，成为中国地方卫生行政组织建设的开端。1905年巡警部建立时，各省尚未建立统一的卫生行政机构。1907年增设巡警道，各省的巡警制度也逐渐得到统一。到1947年，中国已有26个省设立了卫生处，医疗卫生机构达214个。设立市卫生局的城市有14个，10个市设有卫生处、11个市设有卫生事务所、8个市设有卫生科。据不完全统计，各市所管辖的卫生机构有248个。县级卫生院达1440所，区卫生分院353所，乡镇卫生所783所。县级医疗卫生机构共有病床11 226张。

（四）颁布卫生法规

1907年清政府陆续制定大清新刑律、民法等法典，其中包括医药卫生法规。

北洋政府时期，尚未建立医药管理制度，也无完善的卫生行政系统，医学学术、医学教育、医师管理归教育部负责；公共卫生归内政部警察总署负责；公共防疫和海关检疫归外交部负责。教会医学校和医疗机构不受北洋政府管辖。因此，中国的医药卫生管理处于松散状态。但北洋政府也颁布了一些法令和法规，对推动近代西医在中国的传播起到保护作用。如1913年颁布《解剖尸体规则》，使尸体解剖工作得以在医学院校和医院合法进行。1916年颁布《传染病预防条例》，规定霍乱、痢疾、肠伤寒、天花、斑疹伤寒、猩红热、白喉和鼠疫等八种传染病的上报制度，对防止传染病扩散起到一定预防作用。

1915年，中医界建议国家实行统一的中医药管理，北洋政府未予采纳。南京政府成立后，1929年中国医师联合会成立，至1948年，南京政府颁布了近百个有关医疗卫生法规和条例，推动了中国医疗卫生法规的建设。

三、中西医学论争

（一）关于两种医学的论争

西方医学最初传入中国并没有立即引发中西医学之间的论争，但鸦片战争后，以坚船利炮为代表的西方科技给中国知识分子极大的冲击，"师夷长技以制夷"的思想成为一部分先进知识分子试图改变民族命运的主张，并由此开始了对西方知识、技术、文化的译介和接受。"五四运动"中，知识界以更加革命与彻底的姿态批判封建文化、推崇近代科学，甚至提出"全盘西化"，中医学面临严酷的冲击。

1879年，俞樾发表《废医论》，之后发表《医药说》，提出"医可废，药不可尽废"的观点，这是近代"废医存药"思想的滥觞。1900年前后，思想界已出现否定五行学说的思潮。到民国时期，废止中医的主张在思想界乃至政界都引起激烈的争论。当时中国文化界最有影响的一些代表人物，如陈独秀、胡适、鲁迅、梁启超、郭沫若等人都曾经对中医学持否定态度，他们先后发表质疑中医药、否定中医理论的言论。余云岫更成为废医存药的医界典型代表。

在中国近代史上，曾经掀起三次废除中医的浪潮。

1. 漏列中医案

1912年北洋政府以中西医"致难兼采"为由，把中医排斥在《中华民国教育新法令》之外，这是中国近代史上著名的"教育系统漏列中医案"。消息传出，引起中医界轩然大波。扬州中西医学研究会创始人袁桂生率先发表言论，"教育部定章，于中医学校之课程，删中医科目，是可忍，孰不可忍。"由此拉开了中西医学第一次论争的序幕。1913年京师医学会代表要求将中医列入医学教育系统，遭到北洋政府教育部拒绝。于是，上海"神州医药总会"联合全国19个省市中医界和同仁堂、西鹤年堂等中药业人士，组织了"医药救亡请愿团"，赴京请愿。迫于压力，北洋政府一面称不会废除中医，一面仍拒绝将中医列入政府教育计划之中。

2. 废止中医案

19世纪中期至20世纪40年代，西方文化思潮和科学技术大量输入中国，中医学术作为中国传统文化的一部分，遭到越来越多的质疑和责难。余云岫在《灵素商兑》中以"医学革命"为旗号，从民族虚无主义和全盘西化的立场出发，以当时西方医学知识为尺度和武器，对《黄帝内经》中的阴阳、五行、脏腑、经络、病证、病因及切脉等中医基本理论，加以肢解和抨击，并断定中医学是虚玄的、不科学的。余云岫的观点对中医学术造成了严重的消极影响，直接导致1929年2月国民党政府通过了他提出的"废止旧医（中医）以扫除医药卫生之障碍案"，并规定了六项消灭中医的具体办法。这就是历史上著名的"废止中医案"。

消息传出，中医药界群情激愤。恽铁樵著《群经见智录》、杨则民著《内经之哲学检讨》、吴汉仙著《医界之警铎》，上海名医陆渊雷、陆士锷等积极参与论战。上海中医界还联络各地中医同行，组织抗议活动。1929年3月，中国各地的中医团体代表组织请愿团，前往南京请愿。在强大的舆论压力下，南京政府的反中医政策不得不暂缓执行。南京请愿取得了暂时胜利，虽然消灭中医的目的未能达到，但使中医受到严重的摧残。

3. 第三次论争

新中国成立后，1950年余云岫在全国卫生工作会议上，提出了"改造旧医实施步骤"的草案，将"废止中医"的观点变成"改造中医"。在这次会议上，针对中国医药卫生条件落后的状况，中共中央及时制定了卫生工作的三大方针，其中之一便是"团结中西医"。遗憾的是，这项政策在执行初期被理解为"把中医改造成西医"。20世纪50年代，中共中央发现"团结中西医"政策被错误地执行后，立即开展了一场自上而下的学习，以纠正对中医的偏见。十年"文化大革命"，中医再次饱受摧残。"文化大革命"结束后，中医才逐渐恢复了元气。直至1982年，在宪法中明确提出"发展医疗卫生事业，发展现代医药和我国传统医药"，终于给予中医和西医同等的地位。

（二）中西医学汇通

随着废止中医的声音的出现，一些思想开放的医学家从博采中西之长的立场出发，试图把中医学术与西医学术加以汇通。他们著书立说，历陈观点，形成了中国近代医学史上一个新的学术派别——中西医汇通派，代表人物有唐宗海、朱沛文、恽铁樵、张锡钝等。

唐宗海（1851～1908），字容川，四川彭县人，因父亲体弱多病，少年时即立志学医，遍览方书，多方求师，后成一代名医。唐宗海注意到西方医学"制造之巧，格致之精，实为中国所不及"，所以主张"去彼之短，用彼之长；以我之长，盖彼之短"。撰写《中西汇通医书五种》，明确提出"中西汇通"的主张。唐宗海是中国中医界倡导"中西医汇通"的第一人，他从保存和发扬中国传统医药学的愿望出发，力图证明中医并非不科学。他认为，中西医学由于产生的地域不同，理论体系各有千秋，说理方法也不尽相同，但究其义理，多可一致。唐氏汇通思想的初衷是维护传统中医学，虽有尊经崇古的倾向，但他大胆引用西医知识来印证和解释中医，汇通中西医学的革新精神是值得肯定的。

朱沛文（约生于19世纪中期），字少廉，又字绍溪，广东南海（今佛山）县人。出身于医学世家，自幼研读《黄帝内经》、《难经》等中医古籍。由于精通英文，得以阅读西医学书籍。朱沛文认为中医"精于穷理，而拙于格物"，但又"信理太过，而故涉于虚"。西医"专于格物，而短于穷理"。因此中西医"各有是非，不能偏主"，不能勉强把两种医学拼凑在一起。他主张在汇通中以临床经验为准则，亲验脏腑，反对空谈名理。他强调学习西医解剖知识，以弥补中医学对人体结构缺乏细致了解的不足。《华洋脏象约纂》是朱沛文的代表著作，该书系统全面地反映了中西医汇通的学术思想。

张锡纯（1860～1933），字寿甫，河北盐山人。世儒出身，幼年学习四书五经及医书，青年时已可为人诊病，30岁开始接受西医学说。著有《医学衷中参西录》，在辨证论治、选药立方上，注重实践，讲究疗效，他强调结合中西医理论和医疗实践，阐发医理。张锡纯对西方医学抱有欢迎的态度。他从维护中医的立场出发，提出"衷中参西"的主张，试图印证中西医理相通，并说明中医包括西医之理。他所倡导的中西医汇通，虽然存在片面性，但其重视临床并合用中西药的做法对后人有较大的影响。

恽铁樵（1878～1939），名树珏，江苏武进县人。因中年三子均亡于伤寒，于是努力钻研医书，对《黄帝内经》、《伤寒论》以及温病学说均有比较深刻的认识。既有旧学根底，又通晓英语。他指出：中医重形能、主气化，重视人体生理在大自然系统中随四时阴阳而发生的运动变化。而西医在生理上重解剖，在病理上重视细菌和局部病灶之研究。恽铁樵认为中医不应以《黄帝内经》为止境，要吸收近代科学来研究自然和人体的生理、心理和病理。他提出中西医学汇通应以中医为主，强调注重实际效果。

中西医学是在不同文化的背景下形成的两种不同的医学体系，在认识生命、健康、疾病等问题的角度和处理方法存在很大的差异。尽管中西汇通派的医家各有主张侧重，但他们都试图通过"汇通"的方法来适应当时的需要。由于历史条件和研究方法上存在形而上学思想的限制，汇通中医的活动未能取得明显的效果。

四、战争时期医疗卫生护理工作

中国共产党领导下的卫生护理工作在艰苦的环境中，从无到有，取得了很大发展，并为新中国成立后医护工作的开展奠定了基础。

（一）开展医疗卫生工作

1927年秋收起义中，红军团部以下设有卫生队。红军到达井冈山后，在茅坪建立了第一个红军后方医院，当时只有3名医生，12名护理人员。1931年春根据中共中央的指示，中国工农红军军事委员会总军医处成立，1932年改为总卫生部。1933年根据毛泽东的建议，为保障根据地军民的健康，在江西瑞金成立中央红色医院。

抗日战争时期，毛泽东提出"积极地预防和医治人民的疾病，推广人民的医药卫生事业"的方针。边区政府积极开展卫生工作，开办卫生训练班、培养乡村卫生员。

解放战争时期，1946年成立延安总部卫生部，统一领导各解放区的卫生工作，为了适应运动战和攻坚战的需要，各野战军建立了多所野战医院，提出了"高度运动、大量收容、阶梯战伤治疗"的医疗救护工作方针，有效地保证了部队的战斗力。

红军创建初期，为了保障人民和红军战士的健康，中共中央接连颁布了有关卫生防疫工作的决议和条例。1931年1月颁布《暂行防疫条例》，以后又颁布《中央军委关于开展卫生运动的训令》。1933年3月颁布《卫生运动纲要》，号召根据地军民开展卫生运动，以减少疾病的发生，与此同时中央军委颁布了《暂定传染病条例》，规定对霍乱、痢疾、伤寒、天花、鼠疫、斑疹伤寒、猩红热、白喉、流行性脑脊髓膜炎施行报告、检疫、隔离及消毒制度。

针对根据地和解放区缺乏医学专业人员的状况，工农红军、八路军、新四军在抗击国内外敌人的艰苦环境下，从1931年起先后建立各种类型的学校和训练班，培养医护人员。1931年11月经军委批准创办红军军医学校，1933年5月更名为红军卫生学校。1937年第四方面军所办的卫生学校与陕北中央红军卫校合并，不久改称八路军卫生学校。此外，还成立了延安西北医药专门学校、妇女学校助产训练班、延安制药厂附设药科学校、华中医科大学、晋察冀白求恩卫生学校、苏中卫生学校以及苏浙医务职业学校等，这些学校共培养了 3000 多名医药卫生人才。解放战争时期，医学院校有了进一步发展。1946 年 2 月，延安医科大学在赴东北途中合并了张家口医学院，7 月接收哈尔滨陆军军医学校，并在黑龙江兴山建立了新校园（今中国医科大学）。1947 年山东军区成立华东白求恩医学院。1949 年军委卫生部成立三所军医大学，各大军区成立了五所军医学院，各省军区也开办了多所卫生学校。中国军队卫生人员的力量不断壮大。

（二）发展护理工作

1927 年八一南昌起义后，中共中央制定了土地革命和武装起义的方针。在革命根据地创建的早期，几乎没有专门的地方卫生机构。在伤病员的护理方面，轻伤员随部队行动，自己照顾自己，或互相照料，重伤员多被安置在群众家中，由当地医院派人治疗或护理。这种就地疏散的方法成为战争时期完成护理工作的基本保障。这一时期的护理工作者（当时称"看护"）也在战争中积累了战伤救护和疾病防护的工作经验。

随着红军卫生机构和卫生体系的形成，护理组织也初步建立。1930 年中央红军在第一次反"围剿"中，护理工作逐渐自成体系，设有看护长、看护班、看护排、看护连和看护营，并初步建立医护分工制度、领药服药制度、护士换药制度、护士查房制度和医院管理制度，使护理工作的职能逐步明确和加强。随着红军部队日益壮大，部队医护人员的需求不断增长。为解决红军医护人员的不足，除红军卫生学校外，凡是有条件的医院、军团和军区卫生机关，都开办了看护学校或训练班。根据具体情况讲授简明解剖生理学、简明细菌学以及内科学、外科学、急救学、药物学、护理学、卫生学、绷带学、创伤疗法等课程，注重学用结合。红军培养的看护，意志坚强、吃苦耐劳、战伤救护和实践工作经验丰富，为保障红军战斗力做出了贡献。

1930~1933 年，蒋介石调动兵力，对中央根据地进行了四次大规模的"围剿"。这一时期，医护人员的主要任务是进入战场、救护伤员、护送伤员、转移后方。

1934 年 10 月，红军被迫开始长征，护理工作变得艰巨而繁重。医药贫乏，伤病员增加。在这种严酷的形势下，红军看护积极进行卫生宣传，指导战士正确穿草鞋、打绑腿，叮嘱战士行军中不要喝生水，休息时指导战士"倒脚"放松，增进下肢血液循环。宿营后，督促战士洗脚，烤干衣服，多休息。行军中，红军看护非常辛苦，既要携带医药物资，又要照顾伤病员，为红军完成长征做出了特殊贡献。

1937 年 7 月 7 日，抗日战争爆发以后，国共两党建立统一战线，中国工农红军改编为国民革命军第八路军。抗日战争开始时，八路军共有医院 8 所，到 1945 年抗日战争胜利时，八路军医院有 30 多所，新四军医院有 20 多所。由于各医院发展不平衡，护理工作形式也不尽相同。条件较好的医院，设立护士主任，全面负责护理工作。护士主任下设科护士长，负责本科室的护理工作。科护士长下辖护士、助理护士、清洁员等。这种护理组织形式成为军队医院护理组织模式的雏形。在抗日战争中，八路军、新四军主要是在敌后进行持久的游击战争。游击战有许多不同于一般战争的特点，部队常处于"扫荡"和"反扫荡"的状态，经常转移，这种情况给伤员救护工作带来许多困难。从 1943 年开始，敌后抗日根据地转入恢复和发展时期。医院和医疗护理工作的专科化得到不断加强。

抗日战争胜利后，中国的主要矛盾由民族矛盾转为国内矛盾。在解放战争中，护理工作在战伤救护、阶梯治疗、组织管理、护理训练、专业技术、规章制度、卫生防疫等方面都有不同程度的提高，救治、护理的伤病员（包括敌军伤病员）达 128 万余名。护理工作及时而有效的开展为部队补充了战斗力量，为解放战争的胜利做出了重要保障。

五、新中国主要医学成就

新中国成立后，医疗卫生事业得到蓬勃发展。严重危害人民生命和健康的传染病、寄生虫病和地方病得到了有效的控制，各种诊疗技术有了显著进步，医学研究取得了众多成果，有些医学领域步入世界先进行列，中医药与中西医结合事业成为中国医疗卫生事业的重要组成部分。

（一）卫生工作方针

新中国成立初期，各种急慢性传染病、地方病和寄生虫病严重威胁着人民的生命和健康。1950 年 8 月，中央政府卫生部与中央军委卫生部联合召开第一届全国卫生会议，确定了新中国卫生工作的三大方针：面向工农兵、预防为主、团结中西医。1952 年第二届全国卫生会议将"卫生工作与群众运动相结合"作为第四大卫生方针。"面向工农兵"反映了卫生工作的方向，"预防为主"反映了卫生工作的重点，"团结中西医"反映了中国医学的发展特点，"卫生工作与群众运动相结合"反映了卫生工作的方法。

经过几十年的努力，尤其是改革开放以来，中国社会生活的各个方面都发生了巨大的变化，卫生事业获得了发展的良机。

1979年全国卫生厅局长会议召开，探讨并制定了新时期卫生工作的具体方针和任务：第一，预防为主；第二，坚持中医、西医、中西医结合三支力量长期并存，共同发展；第三，当前中国医疗卫生工作的重点是农村，要解决好八亿农村人口的防病，同时做好工矿和城市的医疗卫生工作；第四，加强卫生工作的科学管理、经济管理和行政管理；第五，采取多种形式和途径搞活基层卫生工作。1997年2月，中共中央、国务院提出了中国今后15年卫生工作的奋斗目标和指导思想，即：以马克思列宁主义、毛泽东思想和邓小平理论为指导，坚持党的基本路线和基本方针，不断深化卫生改革，到2000年，初步建立起具有中国特色的包括卫生服务、医疗保障、卫生执法监督的卫生体系，基本实现人人享有初级卫生保健，国家健康水平进一步提高。到2010年，在全国建立起适应社会主义市场经济体制和人民健康需求的、比较完善的卫生体系，国民健康的主要指标在经济较发达地区达到或接近世界中等发达国家的平均水平，在欠发达地区达到发展中国家的先进水平。

（二）疾病防治

1. 严重传染病的防治

新中国成立初期，党和国家通过医疗专业队伍与群众相结合的形式，开展了大规模的传染病防治工作，实施计划免疫接种以来，有效地降低了传染病的发病率。一些严重流行的烈性传染病，如天花、霍乱、鼠疫、斑疹伤寒等，在20世纪50年代就被消灭或基本被消灭。1985年中国急性传染病的死亡率已经从首位下降到第十位。中国是世界人口大国，也是世界上疫苗的使用大国。1960年中国成功研制出脊髓灰质炎减毒活疫苗、麻疹减毒活疫苗。1968年中国研制的用地鼠肾细胞培养的灭活乙脑疫苗，取得了良好的预防效果，在大中城市儿童中乙脑已十分少见。质量更高、更安全的Vero细胞培养的乙脑疫苗也已经研制成功。1981年成功研制出乙肝疫苗，1992年中国自行研制开发的甲型肝炎减毒活疫苗正式应用，成本低，效果好，适合中国国情。

1981年中国加入世界卫生组织（WHO）全球扩大免疫规划，实施麻疹疫苗、脊髓灰质炎疫苗、卡介苗、百白破三联疫苗的接种，使儿童传染病发病率显著下降。1988年中国积极响应WHO提出的消灭脊髓灰质炎目标，先后制定了《1988～1995年消灭脊髓灰质炎规划》和《全国1996～2000年消灭脊髓灰质炎行动计划》，并积极采取行动。1998年国家消灭脊髓灰质炎证实委员会成立，在大量数据分析的基础上完成了《中华人民共和国消灭脊髓灰质炎证实报告》。2000年10月WHO证明脊髓灰质炎野病毒在中国的传播已被阻断，2001年中国卫生部首次公布中国已消灭脊髓灰质炎。

2. 寄生虫病的防治

中国幅员辽阔，自然条件千差万别，寄生虫病较常见。新中国成立后，寄生虫病防治工作被提到议事日程。首先对流行严重、危害最大的五种寄生虫病（疟疾、血吸虫病、丝虫病、黑热病、钩虫病）采取了积极的防治措施，取得了令人瞩目的成就。

疟疾是由疟原虫通过蚊子传播，再感染人体的消化道传染病。新中国成立初期每年的发病人数约3000万人，波及全国80%以上的县、市。经过30多年的防治，20世纪90年代发病人数降低至每年20万人，重点流行区的发病率下降到1‰以下，达到基本消灭的标准。血吸虫病流行于长江流域，新中国成立初期波及12个省（自治区、直辖市）的348个县，患者达1100万人以上。1950年毛泽东发出"一定要消灭血吸虫病"的号召，全国广大农村填旧沟，挖新渠，消灭钉螺，医务工作者深入农村进行防治，经过长期不懈的努力，血防工作取得巨大成绩。截至1986年，广东、福建、上海三地消灭了血吸虫病，在372个流行县市中，124个县市消灭了血吸虫病，154个县基本消灭血吸虫病。新中国成立初期淋巴丝虫病感染人数为3099万，到20世纪90年代，全国除1个省28个县外，均已达基本消灭的指标。黑热病曾经流行于长江以北16个省（自治区、直辖市）的665个县（市），患者达53万人，通过采取治疗患者和消灭媒介白蛉的措施，20世纪50年代末即得到全面有效的控制。新中国成立初期钩虫病的感染人数超过2亿人，病情严重者达数百万人，由于采取的措施得当也取得了有效的控制。

1988～1992年中国在台湾地区以外的30个省（自治区、直辖市），首次用统一标准和方法开展了多种寄生虫感染情况的随机抽样调查。1994年中国基本实现消灭丝虫病，1997年年底，1/3丝虫病流行省达到消灭丝虫病标准，中国防治丝虫病的经验已被WHO借鉴。从1999年起，中国根据山区的社会经济状况结合血吸虫病流行特点，制定了针对性防治对策，创用了氯硝柳胺土埋缓释灭螺、灭蚴法，处理易感环境，解决了山区防治血吸虫病的问题。寄生虫病的防治工作是一项长期而艰巨的工作，2000年中国提出"继续控制疟疾，实现基本消灭丝虫病，巩固和发展黑热病的防治成果、降低钩虫病等土源性蠕虫病及包虫病、绦虫病和囊虫病、华支睾吸虫病、肺吸虫病、旋毛虫病等的感染率和发病率"的总目标。提高寄生虫病血清学诊断的敏感性和特异性；巩固防治工作的成果，避免已基本消灭的寄生虫病的回升；疟疾和丝虫病防治后期的监测工作；晚期丝虫病患者的治疗；中间宿主和媒介节肢动物的消灭问题;以及从分子生物学水平探索寄生虫与宿主之间相互关系,探讨寄生虫病诊断技术;研制寄生虫病疫苗等新课题成为中国防治寄生虫病的重点。

3. 地方性疾病的防治

中国80%的地方有地方病分布,病种达70多种,克山病、大骨节病、碘缺乏病、地方性氟中毒、地方性砷中毒、鼠疫、布氏杆菌病等均被列入国家重点防治的地方病范畴。新中国成立前,地方病处于无控制状态,缺少可靠的统计数字。新中国成立后,加强了地方病的防治和研究工作,先后颁布了一系列方针、政策和措施,对地方病的防治工作起到指导作用。

1960年中国成立北方防治地方病领导小组(1981年改称地方病领导小组),按照地方病流行地区分设相应的领导小组和办公室。经过多年的防治,成效显著。地方性甲状腺肿已基本控制和消灭,克山病的流行范围和发病特点基本查明,大骨节病、地方性氟中毒也取得了良好的控制效果。

4. 其他疾病的防治

新中国成立后,中国把预防严重传染病等疾病置于首要地位,经过大规模的除害灭病工作,人民的生活得到改善,中国的人口死亡率从2000/10万下降到600/10万,平均预期寿命由新中国成立初期的40.8岁增加到71.4岁(2000年)。

随着国民经济的发展,中国人口的死因结构发生了很大变化,过去以传染病、寄生虫病、新生儿和婴幼儿疾病为主要死亡原因,现在逐渐代之以高血压病、脑卒中、冠心病、恶性肿瘤及糖尿病等疾病。1996年卫生部公布,城市居民前三位的死亡原因分别是脑血管病、恶性肿瘤和心脏病;农村居民的死亡原因依次是呼吸系统疾病、脑血管病、恶性肿瘤。中国政府及时将预防医学的重点转向对慢性病的监控和预防。

1973~1975年,中国开展29个省(自治区、直辖市)、395个地市和2392个县旗的癌症死亡回顾调查,基本摸清了十几种常见恶性肿瘤的发病情况和地区、人群分布特征,1979年完成《中国恶性肿瘤死亡率资料汇编》,1979年12月以中英文出版了《中华人民共和国恶性肿瘤地图集》和《中国恶性肿瘤死亡调查研究》。并根据肿瘤在中国的发病特点,确定了攻关重点,组织多部门、多学科的大协作,进行抗肿瘤药物和肿瘤基础理论研究。在某些恶性肿瘤的临床诊治方面,中国已接近或达到世界先进水平,特别是绒癌根治、舌癌、喉癌治疗的研究,肝癌、鼻咽癌的免疫学诊断、病因研究及手术疗法,食管癌的流行病学和病因学研究,已居世界前列。目前，脑瘤、喉癌的基因治疗已进入临床试验阶段，中子刀治疗癌症的技术引起国内外的重视。

对冠心病、肺心病和高血压病等疾病也开展了大规模的流行病学调查和防治，已基本消灭脚气性心脏病；贫血性心脏病、甲状腺功能亢进性心脏病、感染性心内膜炎和心包炎已大为减少，风湿性心脏病的发病率已明显降低，而冠心病的发病率则显著增高。1989年年底，中国完成了全国范围的脑血管病流行病学调查，绘制了《中华人民共和国脑血管病发病率、患病率、死亡率分布地图集》，这在国内外均属首次。此外，各种新型的检查方法逐步应用，心血管图像分析技术达到国际水平。闭式瓣膜分离术、心脏直视手术、人造瓣膜置换术得到推广，心肌梗死的溶栓治疗和冠状动脉成形术得到开展，主动脉冠状旁路移植手术和心脏移植术、冠状动脉搭桥术和血管内高速旋转打通堵塞血管手术、动脉支架手术，这些都标志着中国对心血管疾病的治疗手段已经达到国际水平。随着电子工业的发展，中国已能够生产出多种类型的人工心脏起搏器、心脏电复律器、机械辅助循环仪器和心脏监护仪。人工心脏也在研制中。

此外，对多发病、常见病和职业病也积极开展了防治工作，如对感冒、肺气肿、乙型脑炎、流行性脑膜炎、钩端螺旋体病、麻风、传染性肝炎、结核病、沙眼、子宫脱垂、新生儿破伤风、头癣等都取得了较好的效果。尽管对于危害人类健康的重大疾病的防治取得了很大成绩，但有些疾病仍未得到控制，加之自然灾害、人口流动、对外开放等原因，造成鼠疫、霍乱等烈性传染病在局部地区时有发生；血吸虫病、结核病、性病的发生有所回升；艾滋病、病毒性肝炎的威胁仍然存在。对重大疾病的防治，依然任重而道远。

（三）基础医学成就

中国基础医学的理论研究底子薄、基础差。20世纪以来，特别是新中国成立后，广大医学工作者共同努力，在解剖学、组织胚胎学、生物物理学、病理学、生理学、病生理学、细胞生物学、病毒学等方面获得进展，在生物化学、分子生物学、免疫学、遗传学等新兴学科方面开展科研工作，缩小了中国与国际水平的差距，促进了中国现代医学的全面发展。

1. 解剖学

解剖学是西方医学的基础，中国在19世纪末开展了解剖学教学。1881年天津医学馆设置人体解剖学课程。解剖学的研究领域主要包括人类学、人体解剖学、临床及应用解剖学、神经解剖学、细胞学、组织学、胚胎学等学科。

20世纪80年代以前,中国的解剖学研究多以体质调查为主。80年代中期以来,解剖学研究工作深入微观,同时展向宏观,自然科学特别是生物学、数学、物理学、化学不断向解剖学渗透。90年代以后,新技术的应用如基因重组、分子克隆、微量生化检测、生物工程技术、激光技术等,以及新设备的采用如同位素、CT、磁共振、电子显微镜、超声波、加速器、计算机图像分析等,打开了解剖学发展的新局面,使解剖学的定性、定位、定量研究更加准确而精密。

此外,解剖学与临床医学的结合产生了一门新的交叉学科——应用解剖学,成为现代解剖学发展的重要方向之一。20世纪80~90年代中国显微外科解剖学发展迅速,跨入世界先进行列。

2. 生理学

生理学是研究组织器官生理功能的科学。1928年林可胜发起创建中国生理学会,带领中国的生理学工作者开展了激素、循环、呼吸、消化、代谢和营养、内分泌、生殖生理学等领域的研究工作,取得了可喜的成就。1950年,神经生物学家张香桐发现了"光强化效应",1954年被国际生理学界称为"张氏效应"。1965年,他又揭示了针刺镇痛的机理,引起世界广泛关注。20世纪60年代中期,生理学家王志均用创造性的实验方法,证明体液因素参与胃液分泌的神经反射活动,结束了国际上长期争论的问题。20世纪70年代中国生理学工作者开始造血干细胞研究,80年代开展的视觉生理研究以及心脏内分泌研究都取得了显著进展,有些成果达到国际先进水平。

3. 生物化学

生物化学形成于19世纪末20世纪初,1924年吴宪在北京协和医学院成立生物化学系,开始中国的生物化学研究。20世纪20年代后期,吴宪在血液分析方面,创立了血滤液制备与血糖测定等方法,提出了蛋白质变性学说;在免疫化学上,首先采用定量分析方法,研究出抗原抗体反应的机制等,这些成果得到当时世界生物化学界的称赞。

1953年中国学者完成了牛胰岛素的全部氨基酸序列分析,1965年人工合成了具有生物活性的结晶牛胰岛素,1972年用X射线衍射研究的猪胰岛素的结构比国外更为精确;1983年用有机合成和酶促反应相结合的方法人工合成酵母丙氨酸转移核糖核酸(tRNA),标志着中国在核酸的人工合成方面位居世界先进行列。

1979年以来，通过普查和广泛协作，中国生物化学和分子遗传学工作者在全国20个省、市的60多万人中，从一级结构分析确证了10多种属世界首次发现的异常血红蛋白新变种。

4. 分子生物学

分子生物学是从分子水平研究生命现象的一门新兴学科，它是由遗传学、生物化学和微生物学、生物物理学相互渗透融合而形成的。20世纪50年代是生物化学向分子生物学发展的阶段。20世纪70年代后期，在重组DNA技术的推动下，中国科学院生物化学研究所、预防医学中心先后开展基因工程研究。80年代初完成了人干扰素在大肠杆菌中的高效表达，先后引进了DNA探针、核酸杂交技术、基因扩增技术、克隆技术、聚合酶链式反应技术，研制出多种诊断试剂盒。90年代初开始基因治疗研究，国家"863"计划设立了"人类重大疾病相关基因的分离、克隆、结构与功能"的研究。2000年4月中国科学家成功地破译了人类3号染色体（3000万个碱基对）中的部分遗传密码，提前完成了承担人类基因组计划（HGP）1%的测序任务。

分子生物学已经渗透到很多学科，自分子生物学建立以来，相继出现了许多新的学科分支，如分子生理学、分子病理学、分子免疫学、分子药理学等，这些学科的研究将为认识疾病和防治疾病提供新的途径。

5. 生物医学工程

20世纪50年代，中国开始人工器官的研究，如人工肾、人工心肺机、人工血管、塑料输液袋及心瓣膜的研究等。生物医学工程作为一门专业学科在中国起步于20世纪70年代，黄家驷院士是中国生物医学工程学科最早的倡导者。1977年中国协和医科大学创建生物医学工程专业，1980年中国生物医学工程学会成立，有力地推进了中国生物医学工程的发展。

在医疗器械方面，20世纪80年代末，中国已能够生产含钼不锈钢手术剪、显微手术器械、人工心肺肌纤维光束内窥镜、高速牙钻、脉象仪、超声切面显像仪、生理记录仪、彩色扫描仪、直线加速器、500mA和1000mA的X射线机、心脏起搏器等器械设备，颅脑CT也通过了鉴定，但多数医疗器械水平滞后先进国家。

在人工器官方面，中国高性能的金属和生物瓣膜、人工心脏瓣膜的研究达到国际水平。1981年"中国生物医学工程学会心脏起搏技术工程专业委员会"在吴英恺和黄家驷两位学部委员的关怀下在南京正式成立，成为中国心脏起搏事业的一个里程碑。

在生物材料的研究方面，筛选出一批具有优良生物相容性、血液相容性和一定机械性能的生物材料。在生物信息和控制方面，对神经网络理论和应用的研究已达到了较高的水平。在生物医学测量方面，研究出心脏超声三维成像及动态显示技术等。在医药生物工程技术上，工程菌（疫）苗的研究、单克隆抗体技术的应用等已接近或赶上国际先进水平，干扰素、白细胞介素等已广泛应用于临床诊断和治疗。在纳米生物工程方面，中国医科大学把纳米粒应用于医学研究，经过四年的努力，2000年完成了超顺磁性氧化铁超微颗粒脂质体的研究，对于肝癌的早期诊断、早期治疗有着十分重要的意义。

6. 免疫学

新中国成立以来，全国范围内推广使用的疫苗、菌苗、类毒素已达30多种，对白喉、麻疹、破伤风、结核、钩端螺旋体病都获得了有效控制。利用免疫学技术和成果，1958年中国基本控制了鼠疫，1961年消灭天花，2001年消灭脊髓灰质炎。

20世纪80年代是中国免疫学发展的重要时期。免疫学研究范围逐步扩大，其中对细胞因子的研究、HLA及抗原多态性的研究、免疫耐受与免疫重建的研究、免疫细胞分化的研究、单克隆抗体与导向药物的研究、中药免疫药理研究、白细胞分化抗原的研究、免疫性疾病的发病机理研究，以及临床免疫的有关研究等都取得了较好的成绩。在免疫学技术方面，血清学及免疫化学技术和各种标记技术都已广泛应用于生物医学研究的许多领域。单克隆抗体技术已相当成熟，基因工程技术也已在逐步推广开展。

随着免疫学领域的拓展，中国的现代免疫学已发展为包括免疫化学、免疫生物学、免疫遗传学、免疫病理学、免疫毒理学、临床免疫学、肿瘤免疫学和植物免疫学、中医免疫学等多个分支的学科体系。免疫学技术不断提高，免疫标记技术、单克隆抗体技术、淋巴细胞活化技术、超速离心技术、分子筛技术、转基因小鼠等先进技术已普遍采用。在基因工程干扰素和肝炎疫苗的研制方面都取得了显著成果。在细胞因子、细胞因子受体、细胞因子拮抗剂、白细胞分化抗原等国际免疫学热点问题的研究中也取得了一定成绩。

7. 神经科学

神经科学是20世纪70年代发展起来的一门跨学科的综合性学科，不仅对医学本身，而且对现代先进的科学技术，如信息处理加工、计算机、机器人及自动控制

系统等领域的理论和设计都有重要影响。1979年中国科学院上海脑研究所成立，广泛应用各种精密仪器对中枢神经介质和内分泌激素进行研究，近年来又研究了与针刺麻醉有关的神经生理。中国科学院上海生理研究所张香桐教授领导的实验室，在针麻原理神经机制的研究方面取得重大突破。1984年，中国科学院上海生理研究所视觉生理研究组，成功地鉴定了视网膜中接受绿色和蓝色信号的神经细胞，取得了中国在视觉生理研究领域的重要进展。

20世纪90年代以后，中国逐渐引入更多的先进技术、诊断方法、治疗措施及预防方法，开启了神经病学发展的新纪元。特别是神经放射影像学发展迅速，对诊断脑血管病、脑肿瘤、炎症、畸形、脑出血都极有价值，成为诊断神经系统疾病必不可少的辅助检查手段。

（四）临床医学成就

1. 内科

消化系统疾病。20世纪70年代以前消化道疾病治疗方法较少，70年代后伴随内窥镜技术的推广，消化内镜在临床上应用普遍。80年代以后，H_2受体拮抗剂和质子泵抑制剂的应用、幽门螺旋杆菌的发现使消化性溃疡的治疗发生了革命性变化，消化系统恶性肿瘤的早期诊断及筛查提高了患者的生存率，胃食管反流病、Barrett食管与食管腺癌发生的关系、胃肠激素和胃肠动力学的研究为消化系统疾病的诊断和治疗提供新方法，抑制肝炎病毒复制和肝纤维化的逆转研究也取得进展。

呼吸系统疾病。20世纪60～70年代，中国自主研制的苯唑西林和先锋霉素提高了对呼吸道疾病的治疗效果。80年代以后，对呼吸系统的疾病，如间质性肺炎、结节病、肺泡蛋白质沉积症、睡眠呼吸障碍综合征等疾病的认识越来越深刻，支气管检查技术在临床普遍应用。

循环系统疾病。20世纪70年代以前，治疗心血管疾病的药物不足15种，目前已经超过150种。心脏介入疗法发展迅速，1963年中国开始研制心脏起搏器，1976年开始使用埋藏式心脏起搏器，1982年首次运用经导管消融术和经皮穿刺球囊肺动脉瓣成形术，1984年开展冠状动脉成形术，1993年开展经皮穿刺冠脉内支架安置术。目前，已能够生产多种类型的人工心脏起搏器、心脏电复律器、机械辅助循环仪器和心脏监护仪，人工心脏也在研制中。

血液系统疾病。从20世纪50年代的单一药物治疗到联合化疗，60年代以后利用骨髓移植的方法治疗再生障碍性贫血、急性白血病、慢性粒细胞白血病取得较好的疗效。尤其是在儿童血液病治疗方面，90年代末儿童急性淋巴细胞性白血病五年无病生存率达70%~80%，急性髓性白血病达50%左右，儿童非霍奇金淋巴瘤无病生存率也大为提高。

内分泌系统疾病。甲状腺疾病和糖尿病的发病率逐年升高，发病年龄年轻化，引起了人们的普遍关注。经过多年研究，明确了中国甲状腺疾病的流行病学规律和发病机制，对糖尿病患者开展健康教育，并在有关垂体、肾上腺、甲状旁腺、性腺疾病、肥胖、痛风以及代谢综合征等疾病的研究和诊治方面都取得了不同程度的进展。

泌尿系统疾病。20世纪80年代后期对肾衰患者采取透析技术，包括血液透析、腹膜透析、连续动静脉血液滤过方法；90年代随着免疫学、遗传学、分子生物学的进展，对多种肾脏疾病的发病机理有了比较清楚的认识。

2. 外科

中国临床外科学发展较快，特别是在断指再植和大面积烧伤的治疗方面处于世界领先地位。1949年北京大学医学院附属医院（亦称北大医院）成立修复与再造外科，朱洪荫任科主任，虽然只有两张病床，但标志着新中国第一个成形外科的确立。1963年上海第六人民医院陈中伟等成功地完成断臂再植手术。在休克防治、烧伤感染与免疫、创面处理与皮肤保存、营养与代谢等方面积累了宝贵的临床经验。断肢再植对显微外科的形成和发展发挥了重要的推动作用，1964年崔之义、汤钊猷率先在中国开展了显微外科手术。目前中国的显微外科技术已广泛应用于整形外科、骨科、眼科、神经外科、心血管外科、泌尿外科、普通外科、妇产科和肿瘤外科的手术中。

20世纪70年代器官移植在中国兴起。1992年哈尔滨医科大学首次成功实施心肺移植。中国是世界上胰岛移植病例最多的国家，脾移植技术在世界上也处于领先地位。甲状旁腺、肾上腺、胸腺等多种类别的胚胎器官移植已全面开展。自1965年长海医院蔡用之教授主持世界第二例、国内首例人造瓣膜置换成功以来，中国的心脏瓣膜置换病例数已超过10万例，联合瓣膜置换手术等高难度技术日益成熟，手术死亡率低于10%。颅内动脉瘤和脑血管畸形的治疗、泌尿系统肿瘤的基础研究和经尿道膀胱切除手术、人工关节置换等手术均跻身世界先进行列。

20世纪90年代腹腔镜技术在中国逐渐开展，由于腹腔镜手术具有对机体干扰轻、恢复快、痛苦轻、切口不明显、住院时间短等优点，成为外科发展的新方向。目前中国的腹腔镜手术已广泛应用于腹部外科、泌尿外科、妇产科等领域。

3. 妇产科

新中国成立后，积极推广新法接生。1959年6月6日，北京妇产医院落成，成为我国第一所妇产专科医院，林巧稚出任第一任院长。1977年开始建立产前（遗传）咨询门诊，有效地减少了遗传缺陷病的发生，辅助生殖技术为不孕夫妇带来希望。1984年上海第二医学院首次利用人工授精技术治疗不孕症取得成功，此后，多个省、市开展了此项技术，并建立了精子库。1988年中国大陆第一例试管婴儿在北京医科大学第三附属医院诞生。

生育控制技术是国际重点发展的项目之一。1972年，上海研制成功V型宫内节育器，使用方便，避孕效果好。1982年，非甾体类男用避孕药棉酚投入使用，效果亦佳。此外输精管注射节育法也为计划生育提供了新途径。

在妇产科方面，除产科和妇科的临床工作外，中国开展了计划生育、优生医学、围产医学、防癌普查以及两病（子宫脱垂和尿瘘）防治等多项内容，取得不少成果。妇科普查使宫颈癌的患病率明显下降。

4. 儿科

20世纪初中国近代儿科学开始起步，1926年北京协和医院设立儿科，随后上海、广州、成都、武汉、济南、天津、沈阳等地相继设立儿科。儿科学家诸福棠毕生致力于儿童保健、儿童营养和儿科医疗工作，发明用胎盘球蛋白预防麻疹，并研究麻疹减毒活疫苗。1942年诸福棠、吴瑞萍、邓金鍙合建北平市私立儿童医院，1952年无偿捐献给国家，成为中国第一所专科儿童医院。至2000年，诸福棠主编的《实用儿科学》已经出版第六版，成为中国儿科学在医疗、教学、科研中的重要参考书。

在儿童保健方面，由于认真贯彻预防为主的方针，积极实行计划免疫，在小儿常见病和多发病方面取得了很大成就，使新生儿和婴儿的死亡率迅速下降。儿童医疗保健机构发展迅速，20世纪80年代省级儿童医院普遍建立，很多省市还成立了儿科研究所。

产前诊断和新生儿遗传代谢病的筛查工作从20世纪70年代末开展起来，对智障儿的防治起到重要作用。80年代以后，产前诊断技术有了新的发展，诊断水平不断提高。

5. 五官科

中国西医眼科学创建于19世纪末20世纪初。一些留学归来的学子开办眼科培训班，编写眼科学著作，为中国眼科学的发展奠定了基础。新中国成立后，眼科工作以防盲治盲为重点，1955年，汤飞凡、张晓楼在世界上首次利用鸡胚分离出沙眼衣原体，并因此获得国际沙眼防治组织金质奖章。通过大规模的沙眼防治工作，逐渐建立起三级防盲网，使中国的沙眼致盲率大大降低。对白内障患者，目前已普遍开展白内障囊外摘除术、人工晶体植入术、白内障超声乳化吸出术。此外，在屈光性角膜手术、青光眼诊治、糖尿病眼病方面都取得了可喜的进展。

1907年，南满铁路大连医院成立中国第一个耳鼻喉科。1912年，浙江杭州医学专门学校首次设置了耳鼻喉科课程。20世纪50年代后，在北京和上海先后建立了耳鼻喉科专科医院和专科研究所，推进了中国耳鼻喉科学的临床诊治和科研，一些手术如鼓室形成术、镫骨切除术逐渐在临床开展。1987年，中国首次残疾人抽样调查显示，听力言语残疾人超过1700万，其中聋哑儿童约有60万，为此成立了国家级和省级的聋儿康复研究中心，积极开展聋哑防治和康复工作。耳显微外科手术、耳神经外科手术、人工耳蜗植入术都已开展。1996年，成功研制出程控多道电子耳蜗，为耳聋患者带来了恢复听力的希望。

20世纪80年代中期，鼻内窥镜手术在临床开展，最初以治疗慢性鼻炎和鼻息肉根除性手术为主，以后发展为保存鼻腔和鼻窦功能的功能性内窥镜手术，并且在CT的协助下，不断扩大手术范围，包括鼻周围的肿瘤手术均可通过鼻内窥镜手术来完成。

6. 口腔科

1919年，四川成都华西协合大学最先成立了口腔医学专业，开始培养中国口腔医学的高级人才。新中国成立后，北京、上海、成都、南京等地的高等医学院校相继成立口腔医学系，当时仿照苏联的医学模式，分为口腔内科、口腔颌面外科、口腔矫形科三大专业。20世纪80年代以后，口腔基础医学和口腔临床医学齐头并进，口腔医学体系逐渐完善，在龋齿预防、义齿种植、颌面修复、错颌矫正、口腔材料等方面均已达到世界先进水平。牙齿的预防保健工作日益得到重视，1989年9月20日，中国设立首个爱牙日，旨在向全民普及口腔保健知识。

7. 急诊科

20世纪70年代以后危重病急救医学受到重视，主要由院前处理（急救中心）、医院急诊室、危重病人监护病房（ICU）三部分组成。1980年危重病急救医学在中国成为一门新的临床学科，1981年《中国急救医学》杂志创刊，1984年和1987年分别成立了中国中西医结合学会急救医学专业委员会和中华医学会急救医学分会，标志着中国急救医学进入到一个新的发展阶段。急救医学的工作重点是处理伤病急救阶段,主要是实施心、肺、脑的复苏,处理循环功能引起的休克、急性创伤、多器官功能的衰竭、急性中毒等紧急情况。

8. 皮肤科

20世纪初中国的皮肤科常常附属于内科或者是泌尿科,被称为"皮肤花柳科"。胡传揆、于光元、尤家峻、刘蔚同、杨国亮等留学归来的学者开辟了中国现代皮肤性病学。他们在临床工作和科研中取得了重要成果。胡传揆参与制定防治梅毒及头癣的方案,为消灭梅毒立下功勋;于光元在日光性皮炎、核黄素缺乏症的研究和防治雅司病方面贡献突出;尤家峻对麻风病和深部霉菌感染认识深刻。在这些学者的带领下,中国在以皮肤症状为主的传染病、性病、皮肤病方面取得了很大进展。目前皮肤病学的许多研究都进入到分子水平。

9. 临床诊断学

当西医学的诊断方法和诊断仪器在不断输入中国的同时,中国科学工作者也积极开发自主知识产权的诊断仪器。20世纪50年代,实验诊断学发展迅速,临床化学、医学微生物学、免疫学实验技术、血液学实验技术获得长足进步,临床诊断的准确性和灵敏性得到显著提高。1958年中国成功研制电子管心电图机。70年代以后,超声诊断仪、各式内窥镜和医用电子仪器更多地应用到临床,心血管图像分析技术达到国际水平。临床检验向微量化、自动化、快速化、智能化方向发展。

现代影像学丰富了临床诊断手段。20世纪70年代前的X线平片、胃肠道钡餐造影、泌尿系碘剂造影,70年代的CT(计算机断层扫描),80年代的MRI(磁共振成像)、MPCR(磁共振胰胆管成像)、MRU(磁共振输尿管成像)、ERCP(逆行胰胆管造影)、PTC(经内镜肝胆管造影术)等检查技术,不仅可以为诊断疾病提供准确的依据,还可帮助医生制订适宜手术方案。1990年中国已可自行制造核磁共振仪,并使用顺磁增强造影剂,对诊断脑内及颅内肿瘤尤有价值,对区分肿瘤位于硬膜内髓内、硬膜内髓外以及硬膜外有很大帮助。

10. 精神病学

新中国成立以前,广州、北京、苏州、上海、南京都建有精神病专科医院,但大多设备简单,治疗方法以镇静和睡眠疗法为主。新中国成立后,儿童精神健康问题日益受到重视,1955年南京最先开设了儿童精神科。1958年全国多数医学院校建立了精神病或神经病学教研组,并成立了精神病学研究中心。20世纪80年代以后,心理治疗和心理量表得到前所未有的普及，精神疾病的诊断和分类逐渐与国际接轨。通过开展精神疾病的流行病学调查，掌握了中国精神疾病的发表规律，老年和儿童精神疾病的研究和治疗得到重视。精神病学的研究领域不断扩展，司法精神病学成为精神病学的新领域，并为国家提供司法依据。精神病学的研究水平不断提高，生物精神病学、精神药理学等学科，为精神疾病的诊断和治疗不断提供新的信息和手段。

（五）药物学成就

近代西医药物学是从提取药物的有效成分开始的，中国的近代药物学研究主要也是从对中药的化学成分和药理作用研究开始的。1949年以前，归国学者对百余种中药进行了化学成分的研究，如王焕文关于茯苓成分的研究、陈克恢关于麻黄有效成分的研究都成为令世界瞩目的成就。对中药研究取得的成果奠定了中国西医药物学研究的基础。

新中国成立后，药物学研究以合成抗感染药物为主，并成功地开发了抗血吸虫病的有机锑剂，又发现了具有杀虫作用的非锑剂药物呋喃丙胺，为控制传染病和血吸虫病做出了贡献。同时我国医学工作者积极自主开发新药，能够生产青霉素、链霉素、金霉素、氯霉素、四环素、新霉素、万古霉素等多种抗生素。

现代生活中，肿瘤是人们面临的一道难题。1958年中国研制出第一个抗肿瘤药物氮芥，随后噻替哌、环磷酰胺、5-氟尿嘧啶等临床常用的化疗药物也陆续研制成功。抗肿瘤作用的抗生素药物、抗代谢类药物的抗肿瘤药物，以及传统中药的利用，为中国的抗肿瘤治疗开辟了多条道路。

中国的中草药资源丰富，中药治疗的历史悠久，对中草药的开发成为中国药物学研究的重要任务和一大特色。在中草药的药物剂型方面，进行了广泛的改良和研发，不但改进了传统剂型，而且从20世纪50年代后期开始，增加了滴丸、栓剂、微囊剂、膜剂、静脉注射制剂、气雾剂等多种新剂型。20世纪60年代，中国科学工作者从植物黄花蒿中成功地研制出抗疟新药青蒿素，成为继奎宁之后，抗疟药物的新突破，被称为"20世纪后半叶人类最伟大的发明之一"。此外，在中药栽培、新药开发、饮片炮制等方面也都取得了许多进展。

在中国高等医药院校中，大多开设了天然药物学、药理学、药物化学、药剂学、临床药学、药物分析、生物药物学、药效学、药事管理学等学科专业，不仅重视药物的基础研究和临床应用，而且注重加强药学人才的培养。

（六）预防医学成就

在预防为主的卫生工作方针指导下，中国的卫生防疫体系逐步健全，各省市都成立了独立或附设性的预防医学研究机构，1983年"中国预防医学中心"成立（2001年更名为"中国疾病预防控制中心"，简称CDC），成为国家级预防医学的独立机构，主要开展预防医学的技术理论和实践研究，卫生防疫和检疫监督、检测工作，组织制定有关法规、标准等，并负责预防医学情报的收集和交流，组织协调全国预防医学的科研工作，并为地方卫生防疫机构提供技术指导。

新中国成立以来，通过大规模地开展疾病防治工作，对传染病、地方病、流行病、多发病进行了大量的调查研究与防治，使各类疾病的发病率明显下降。在环境卫生、劳动卫生、食品和营养卫生、妇幼卫生、流行病学等方面也取得了显著成绩。

为改善劳动条件、保障劳动者的身体健康，制定了一系列劳动卫生标准，加强了健康监督、中毒急救、职业流行病学、卫生毒理学等方面的研究，开展了尘毒危害的治理和改造工作，有效地解决了光气、汞、铬、硫化烟气、粉尘、噪声等职业危害，对保护劳动者的健康起到积极的作用。在食品安全、营养卫生、妇幼卫生方面，积极开展宣传教育与监督管理工作。通过对食管癌、鼻咽癌、肝癌、克山病、大骨节病等高发区的流行病学调查，以及肺结核、糖尿病等较大规模的抽样调查，取得了大量的统计数据，为进一步开展相关防治工作提供了重要依据。

近年来，对心、脑血管病，尘肺等多种疾病进行调查研究，在大中城市对高血压、心脏病、糖尿病的"高危人群"采取干预措施，积极对健康人群开展健康教育，有效降低了相关疾病的发病率。

（七）中医学成就

中国传统医学是中华民族几千年来同疾病抗争的经验总结，蕴含着丰富的实践经验和理论知识，是中华民族的宝贵财富。新中国成立后，为了继承和发扬中国传统医学的宝贵遗产，党和政府制定了一系列方针政策，为传统中医学的发展提供了良好的条件。1982年宪法总纲中明确提出发展现代医药和传统医药，从国家根本大法上保证了中国传统医药学的继承和发展。1991年提出中西医并重的方针，使中国传统医学与现代医学互相补充，共同承担保护和增进人民健康的任务。2007年在党的十七大报告中重申了中西医并重的原则。

1. 中医教育与研究

为培养传统中医药人才，壮大传统中医学队伍，1956年在北京、上海、成都、广州建立四所中医学院,同时在西医高等院校增设中医药课程。中医教育被正式纳入中国高等教育的轨道内。

1955年中国中医研究院(2005年更名为中国中医科学院)在北京成立,此后大部分省、市、自治区都相继成立了中医研究机构,为发掘整理中医药文献、开展中医药科研工作提供了平台。近年来应用多学科综合的研究方法,在中医基础理论方面,如对肾本质及脾本质的研究、对脉诊的客观化和标准化研究,针灸穴位的标准化研究都取得了重要进展。对中医学"证"本质的探索成为中医临床诊治的关键问题。

中医文献是学习传统中医学的重要基础,在浩繁的中医学文献中,《黄帝内经》是必读著作。20世纪以来,在广泛挖掘和系统整理中医药文献的基础上,对中医药基础理论及各家学说的研究颇有建树。如研究《黄帝内经》的著作有:秦伯未的《内经类证》、杨则民的《内经之哲学检讨》、任应秋的《内经十讲》、吴考槃的《黄帝素灵类校勘》、郭霭春的《内经素问校注语译》、刘炳凡的《内经临证备要》及程士德的《内经理论体系纲要》、王洪图等编著的《黄帝内经研究大成》等。有关仲景学说、金元四家学说、明清温病学说的研究,以及有关脏腑理论、经络理论、气血理论及中医诊断、病理、体质、治法、方药等的系统研究和阐发,不胜枚举。

在中医古籍文献整理和中医药文献的编撰方面,硕果累累。1980年国家组织编写《本草图鉴》25册,绘制植物药、动物药、矿物药标本图谱5000张,不仅为保存传统中医文献和开发中医药做出了贡献,而且具有极高的科学价值。20世纪90年代国家组织编辑了大型医籍《中华大典》和《中华本草》,创造了中医古籍出版的繁荣阶段。中医文献的研究工作不仅为传承传统医学文化做出了贡献,而且为研究和发展中医药创造了条件。

随着中医药事业的发展,中医药学术交流也日趋活跃。1979年中华中医学会(1992年更名为中国中医药学会)成立,为全国各地的中医专家、中西医结合专家以及藏医、蒙医、维吾尔医的学者提供了交流合作的平台。此后,又成立了中医理论研究会、中医内科学会、中医外科学会、医古文研究会以及中华针灸学会等学术组织。这些中医学术组织积极开展学术活动,促进了中医药各学科及其与相关学科的学术交流,有力地推动了中医药的研究与发展。

2. 中药生产与研发

新中国成立后,中国成立了国家的中药材总公司,各省、市、自治区也先后建立药材经营机构,并组织力量查清本地的中草药资源,有计划地种植、采挖中草药,积极进行南药北种、北药南种以及进口药材的引种试种，变野生动植物为家养家种，有力地促进了中药材的生产和经营。

对中药材中微量金属元素的研究获得很多新进展。中医用药讲求"地道药材"，因为药材在特定的生态环境中，积累的微量金属元素会直接影响到药材的性质和效能。对地道药材进行研究证明，当归有补血作用得益于其补血物质维生素 B_{12} 中含有金属钴（Co）；黄芪的补气作用，除了与所含的有机成分有关外，还与丰富的锌（Zn）和硒（Se）有关，黄芪抗癌及治疗大骨节的疗效也与硒有关。这些研究成果为进一步开发和利用中药提供了可靠的依据。

以中医基本理论为指导，通过中医"证"的研究以及中医"证"的实验建立动物模型，应用现代科学的方法和手段，将实验研究与中医临床密切结合，对单味中药、中药复方和中成药的药理作用进行分析，阐明其作用机理，并在此基础上研制新药物是中药研究的重要任务。

此外，对中药炮制原理、中药复方、成药药理的研究也取得了一定成果，在中药剂型方面也进行了大胆的改革。

3. 中西医结合医学成就

中西医结合医学是中国医疗卫生事业发展的特色产物，是中国医疗卫生事业的重要组成部分。"团结中西医"是中国卫生工作的指导方针之一。从1955年开始，北京、上海、广州先后举办了学制为两年半的西医离职学习中医班，培养了一批热爱中医、学习中医、掌握中西两种医学知识的医生，成为从事中西医结合工作的骨干。1958年《人民日报》发表《大力开展西医学习中医的运动》的社论，将西医学习中医的运动推向高潮。但由于受到"左"的思潮的影响，"文化大革命"期间片面强调西医学习中医，使西医学习中医的运动出现了混乱，中西医结合流于形式。80年代后，中西医结合工作有了新发展，全国相继设立的中西医结合的博士点达28个，硕士点78个，1995年开始设立中西医结合专业的博士后流动站。

在中西医结合的理论与实践中，取得了很多令人瞩目的成就。20世纪50～60年代，中西医结合治疗骨折的成果证明，以小夹板局部外固定为特点，以手法整复和患者主动进行功能锻炼的中西医结合治疗骨折的新方法，具有治愈时间短、骨折对位好、功能恢复快、患者痛苦小和减少并发症的良好效果。中西医结合治疗急性阑尾炎、溃疡病急性穿孔、急性肠梗阻、急性胰腺炎、胆道蛔虫症、胆道结石及泌尿系统结石等，也取得了比较满意的疗效。大部分患者无需手术即可达到治愈的目的。针刺麻醉创造了医学史上新的一页。不仅适用于一般小手术，也可应用于开颅手术、心内直视手术、腹部手术、股骨颈三刃钉内固定等手术。中西医结合治疗白内障、传染病、外伤性截瘫等疾病，也取得了较好效果。

应用活血化瘀治则和方药治疗心脑血管疾病，如冠心病、脑梗死、周围血管病等，均取得很好的进展，"血瘀证与活血化瘀研究"获 2003 年国家科技进步奖一等奖，为新中国成立以来首个在中医药领域的最高奖项。

此外，中西医结合用现代科学知识和方法探索中医理论的阴阳学说、脏象学说、经络学说以及活血化瘀、扶正固本的治疗原则，对中医阴虚、阳虚、肾本质的研究，对抗疟等中药进行了多方面的实验和观察都取得了新进展。20 世纪 80~90 年代，中医证候动物模型的实验研究发展迅速，病证结合的动物模型纷纷建立，为深入研究中医理论和病机提供了帮助。

随着对外医学交流的日益加强，中国派出相当数量的中西医专家到国外讲学，传播中医学和中西医结合医学，同时吸收大量的进修生、留学生来中国学习，加强了中国与世界各国医学界之间的学术交流，促进了中医学和中西医结合医学事业的发展。

（八）护理学成就

1. 中华护理学会的作用

1909 年 8 月"中国看护组织联合会"在江西牯岭成立，1937 年更名为"中华护士学会"，1964 年确定"中华护理学会"名称，沿用至今。各地护理分会纷纷成立，推动了中国护理学科的发展和护理队伍的壮大。1953 年中华护士学会编印了第一期内部发行的《护士通讯》，1954 年《护理杂志》正式在全国发行。中华护士学会与各地分会积极组织形式多样的学术活动，促进了全国护士学习的积极性。1950 年 6 月朝鲜战争爆发，中华护士学会响应号召，组织护士教学队，为来自各医院的护士长和护校教员进行救护培训，并到鸭绿江边参与战场救护。

2. 护理教育概况

新中国成立前，全国护士有 32 800 余人。1950 年 8 月第一届全国卫生会议上提出：医学教育实行高、中、初三级制，以发展中级医学教育为主。1952 年把中等医学教育纳入了国家计划，护理教育被列为中级专业教育之中。当时中等护理教育主要有三种形式：独立的护士学校、中等卫生学校的护士专业、医院附设的护士学校。1954 年卫生部颁发了医士、护士、助产士、保育护士等八个专业的试行教学计划。中等医药学校招收初中毕业生，专业分为护士及保育护士，学制三年，县办护士学校的学制不少于两年。这些措施推动了护士学校的教学改革。

在"大跃进"的年代里,全国各地大办中等医学教育。中等护校多由医院兴办,实行半工半读、半农半读。各医院制定的教学计划带有随意性,且缺少固定的专业师资,教学质量普遍下降。中级护理教育的无序发展,削弱了社会对护理专业的关注。20世纪50年代后期,取消了医院办护校的形式,改由卫生学校实施护理教育。60年代停办了许多不符合办学条件的护士学校。这一时期医护招生比例失调,护士匮乏。

1977年一度中断的中华护理学会的工作得到恢复,调整和充实了全国理事会,并聘请邓颖超继续担任名誉理事长。1980年7月在天津召开第一次全国护理教育学术经验交流大会,一致建议提高中等护理教育水平,开展护理进修教育及高等护理教育。经过筹备,1983年天津医学院开始招收护理专业本科生,率先恢复护理本科教育。1984年教育部批准北京医科大学、协和医科大学、中山医科大学等10所高校招收护理本科生,学制4~5年,授医学学士学位。

1995年10月经国家教育委员会批准,协和医科大学护理学院正式成立,成为中国第一所重点大学的护理学院。按照护理专业要求,改变了传统的课程设置,减少了公共基础课,增加人文和社会科学内容,增设心理学、人类学、哲学、美学、逻辑思维与推理等课程。1996年以后,先后有上海医科大学、中山医科大学、湖南医科大学、华西医科大学、北京医科大学等医学院校成立护理学院。这些护理学院的成立大大推动了中国高等护理教育的发展。

伴随着高等护理教育的恢复,护理研究生制度也得到发展。1990年12月国务院学位委员会批准北京医科大学为护理专业硕士学位授予单位,1992年正式招生。此后,协和医科大学、上海医科大学、广州医科大学、西安医科大学和华西医科大学也相继获准为护理专业硕士研究生招生单位。2000年据国家教育部不完全统计,护理本科学校67所、专科学校50所,护理学硕士点19所。2003年,第二军医大学获得中国首个护理学博士学位授予权,2004年首届招生2名。随着中国护理高等教育的发展,护理专业研究生教育逐渐成为培养护理教学、护理科研及护理临床高级人才的主要渠道。

3. 中医护理的发展

"文化大革命"期间,大批医护人员被下放,中医护士学校遭遇停办。一些中医医护人员在艰苦的条件下,积极参加农村医疗队,为中医护理和中西医结合护理工作打下了基础。

十一届三中全会以后，随着中医事业的重新振兴，中医护理工作取得了可喜的成就。从 20 世纪 70 年代末到 90 年代中期，有 8 万余人在 2522 所中医医疗机构中从事中医护理工作，成为发展中医护理事业的主要力量，开展中医古籍中有关护理内容的挖掘、整理和研究工作，出版了中医、中西医结合方面的护理专著。中医护理科研工作得到大力支持，中医临床护理逐渐趋于规范化和标准化。1983 年中华护理学会第十九次理事会决定增设中医、中西医结合护理专业委员会，中医护理学术活动开始活跃起来，1986 年由国家中医药管理局等单位主办的《中医护理报》正式创刊。

六、中国医学发展展望

新中国成立后，医疗卫生事业获得迅速发展，公共卫生设施获得改善，医药卫生资源不断丰富，医药卫生领域取得许多令人瞩目的成果。

（一）完善卫生医疗体系

新中国成立之初，中国医疗卫生机构很少，分布不均衡。据统计，1949 年中国各级各类医疗卫生机构共计有 3670 个，医疗病床 8.46 万张（卫生技术人员 50.5 万人，其中医生 31.4 万人、护士 3.3 万人），妇幼保健所（站）9 个，药品检验所（站）1 个，医学科研机构 3 个。这些卫生机构大多集中在大城市和沿海地区，广大农村处于缺医少药甚至无医无药的状况。

新中国成立以后，创建了更多的卫生机构，医疗卫生队伍不断壮大。为了改变农村缺医少药的局面，从 1950 年起着手建立县级医疗卫生机构。以县级医疗卫生机构为中心，到 20 世纪 60 年代末至 70 年代初，逐步形成县、公社（乡）、大队（村）三级农村医疗预防保健网。县防疫站、妇幼保健站和乡镇卫生院的建设得到加强。改革开放以来，中国农村三级医疗保健网历经整顿、建设、改革、发展和提高的过程。截至 1998 年，全国的县医院 2037 所；乡（镇）卫生院 5.06 万个；村医疗点 72.88 万个，在全国 73 万个行政村中设置医疗点的村数占 89.51%。全国乡村医生和卫生员 132.76 万人，其中乡村医生占 74.59%。为实现世界卫生组织提出的"2000 年人人享有卫生保健"的目标奠定了良好的基础。

在城市，形成了市、区两级医院和街道门诊（所）三级医疗服务体系及相关卫生防疫体系；在农村，形成了以县医院为龙头、以乡（镇）卫生院为枢纽、以村卫生室为基础，集预防、医疗、保健功能于一体的三级医疗预防保健网。通过努力，中国已经逐步形成了包括医疗、预防、保健、康复、教学、科研等比较完整的医疗卫生服务体系。

（二）健全医疗保障制度

新中国成立以来，实行企业职工的劳保医疗制度及党政机关事业单位的公费医疗制度，20世纪50年代末到70年代中期在农村发展了农村合作医疗制度。这些医疗保障制度在计划经济条件下，为保障城市职工和广大农民的健康发挥了积极的作用。但是，由于缺乏有效的医疗费用制约机制、缺少合理的医疗经费筹措机制、医疗保障制度覆盖面较窄等因素，对医疗改革的呼声越来越高。特别是改革开放以后，中国社会逐步向市场经济转型。针对公费医疗和劳保医疗费用迅速上涨，国家和企业难以承担的状况，中国对原有的社会医疗保障体制进行了多种形式的改革尝试。1998年，国务院颁布《关于建立城镇职工基本医疗保险制度的决定》，要求在全国范围内建立与社会主义初级阶段生产力水平相适应、覆盖全体城镇职工、社会统筹和个人账户相结合的基本医疗保险制度，确定了医疗保险制度改革的基本目标、基本原则和主要政策。2000年，为了解决医疗保险制度改革中面临的体制性障碍，国务院决定同步推进医疗保险与医疗卫生体制和药品流通体制改革的决策和部署。虽然医疗改革困难重重，但是保障城镇职工的基本医疗需求是始终坚持的改革目标。

农村合作医疗是为广大农民提供医疗保健服务的一种互助互济的制度，既是中国医疗保障制度的特色，也是中国农村社会保障体系的重要内容。1959年卫生部召开全国农村卫生工作会议，肯定了农村合作医疗制度。至1965年年底，全国已有山西、湖北、江西、江苏、福建、广东、新疆等10多个省（自治区、直辖市）实行了合作医疗制度。60~70年代，农村合作医疗制度得到普及和推广。由于历史的原因，20世纪70年代末农村合作医疗制度走向低潮。1978年合作医疗制度被写入宪法，80年代初农村合作医疗的参合率达到90%。随着家庭承包责任制的实行，农村经济体制发生了巨大的变化。人民公社制度被废除，使合作医疗失去了赖以生存的经济基础。在相当长的一段时间内，农村合作医疗出现了萎缩。80年代末，农村合作医疗的参合率跌至4.8%。鉴于这种情况和历史经验，2002年10月，中共中央、国务院做出《关于进一步加强农村卫生工作的决定》，提出"逐步建立以大病统筹为主的新型农村合作医疗制度"。

总之，调整和完善医疗保障制度，任务艰巨，必须认真研究和解决目前存在的突出问题：第一，要建立健全规范的社会保障体系和确保成功的医疗保障标准。第二，医疗卫生部门要充分认识在提供医疗服务、保护劳动力等方面的社会责任，真正发挥医疗卫生部门的重要作用。卫生管理部门和医疗卫生单位要充分认识到医疗保障的地位和作用，明确责任，从全局和整体利益出发，适应新形势、不断深化卫生改革、完善政策、加强管理，不断提高中国的医疗卫生保障水平。

（三）加强医学教育与研究

新中国成立前，中国有高等医学院校38所，中等医药学校124所，主要集中在沿海大城市，1/5的院校接受国外资助或直接由国外教会组织掌控，学制和专业设置没有统一标准。新中国成立后，1949~1952年进行全国性院系调整。1953~1957年，仿照苏联模式对教学制度、内容、方法、组织等进行改革，统一了不同级别医学教育的教学大纲和培养目标。1957年，全国高等医药院校的专业为6种，中级卫生学校的专业为11种，编写各类医学教材145种，建立了大批教研室、实验室、研究室，扩建或新建了附属医院。1958~1960年"大跃进"时期，由于盲目发展，医学院校猛增到204所。1960年中央提出"调整、巩固、充实、提高"的方针，1962年对医学院校再次进行调整，将西医高等院校缩减为50所，中医学院缩减为18所，医学专科学校缩减为15所，中级卫生学校229所。1966~1976年"文化大革命"期间，医学教育遭受严重冲击。"文化大革命"结束后情况得以改进。1979年起中国开始接收外国留学生，与国外高等医学院校也逐步加强校际交流与科研合作。1981年起高等医药院校恢复招收硕士和博士学位研究生。2000年国家对高等教育进行第三次全面调整，一批高等医学院校并入综合性大学中。

在发展医学高等教育的同时，大力发展在职医师进修教育。从1982年起，全国陆续建立了7个卫生干部培训中心。1984年以后，各省、市陆续建立职工医学院，各县建立了县级卫生进修学校，初步形成了多层次、多形式的医学教育体系，为培养各类各级的医疗、卫生和科研人员孕育了土壤。

新中国成立之初，中国仅有三个医学科研机构，专职高等医药卫生科研人员不足300人。新中国成立后，国家重视医学科学的研究发展，1950年成立中央卫生研究院（1956年改称中国医学科学院）、1955年成立军事医学科学院及中国中医研究院、1983年成立中国预防医学中心等国家级医学科学研究机构。此外，还建立了各类医学科学研究咨询机构，共同构成了中国医学研究的重要保障。

中华医学会成立于1915年，是目前中国最主要的医学学术团体。下设二级、三级学会，遍布全国。截至2000年，共有76个专科分会，43万名会员。除中华医学会外，全国性的重要医药学术团体还有：中国药学会、中国中医药学会、中国中西医学会、中国生理学会、中国解剖学会、中国防痨协会、中国生物医学工程学会等。这些学术团体为发展中国的医药卫生事业、提高医学科学水平、推动医学各学科的研究起到了积极的作用,并与国际学术团体开展了广泛的学术交流与合作。

(四) 抓住机遇迎接挑战

20世纪的一百年,医学成为科学技术发展的主力军。在基础医学、临床医学、药学、预防医学和特种医学方面都取得了飞跃的进步。人类健康水平的提高、生命奥秘的揭示、尖端科学技术在医学领域的渗透与应用,将是未来医学发展的大趋势。在新世纪中,中国医学紧追世界医学的步伐,获得了巨大的发展,既面临着许多前所未有的机遇,也面临着很多严峻的考验。

首先,健康问题成为人们关注的焦点,公众对增进自身健康,提高身体素质的迫切愿望比以往任何时候都明显增强,因此医学工作者承载的责任比任何时期都艰巨。党和国家对医疗卫生事业给予高度重视,认识到健康是人类生存与发展的基础,是评价一个国家经济发展与社会进步的重要标志,因此医疗卫生工作成为政府工作的重点之一。

其次,国民经济持续、协调、稳定和快速地发展,为医疗卫生事业提供了物质保障。1950年中国的医疗卫生事业支出总计为5.59亿元人民币,占当年国家财政支出的1.5%。从1978年开始,中国的卫生事业费逐年上升,1978年卫生事业费21.77亿元,占财政支出的1.94%,1982年达到历史最高点2.96%(363.8亿元)。20世纪90年代后,卫生事业支出占国家财政支出的比例数虽然有所下降,但卫生事业费是逐年增加的。综合国力的增强,经济实力的提高,使国家对改善卫生状况,为公众提供卫生、文明、舒适的生存环境的能力得到提高。

最后,卫生领域的科学研究不断取得新突破。以基因工程、影像技术、人工器官、远程医学、计算机为代表的新技术、新材料和新方法的应用,对传统医学模式、思维方式和医疗方式带来了巨大的变革,为未来的医疗卫生事业提供了广阔的前景。

新中国成立以来,中国的医学发展和变化是深刻的。随着医学模式和健康观念的发展,传统的疾病模式发生了改变,人们逐渐把关注的焦点从已经发生的疾病转移到患者本身和人体的健康上来。在这个转变的过程中,反映出医疗卫生工作尚有许多不足之处,如医务人员的服务意识和服务理念有待转变,业务素质和技术水平有待提高,多层次的医学教育有待发展,医学人文的继续教育有待加强,医疗公平与公正问题有待改善,循证医学、转化医学、整合医学等新理念有待学习和应用……诸多问题需要医护人员与全社会共同面对和解决。

医学模式的转变和健康观念的更新使公众对护理的需求不断提高。护理工作需要由传统单一的以疾病为中心的功能制护理转变到以患者为中心的责任制护理及系统化整体护理的模式中。护理工作需要从临床护理扩展到防病保健，护士需要走出医院迈向社会，逐步深入到临终关怀、老年护理、康复保健、家庭护理、社区护理等不同领域。

困难与希望并存，机遇与挑战同在。中国的医疗卫生事业在跨入新世纪的时候，面临着许多新问题。第一，已经消灭的传染病、地方病在某些地方死灰复燃，甚至出现蔓延之势，新的危害较大的传染病在部分地区时有发生。第二，由于生活方式、工作方式、生态环境等因素引起的慢性非传染病性疾病，如心脑血管疾病、恶性肿瘤、精神性疾病等，已上升为主要的死亡原因。人口老龄化问题对医疗健康构成新挑战。第三，卫生经费投入不足与卫生资源严重浪费、诊疗费用不合理的现象并存。唯有进一步深化医疗卫生改革，才能更好地适应新时代的要求。

21世纪每一位医务工作者都将成为实现WHO提出的"人人享有健康"目标的主力军。医学科研人员、医师、护师、营养师、药剂师等医疗健康保健人员需要更加紧密配合，彼此成为平等的合作者，携手为维护人类的健康和开创中华医药新成就共同谱写新的篇章。

主要参考文献

中国医学百科全书编辑委员会. 1986. 中国医学百科全书·护理学. 上海：上海科学技术出版社.

中国医学百科全书编辑委员会. 1987. 中国医学百科全书·预防医学. 上海：上海科学技术出版社.

邓力群，马洪，武衡. 1988. 当代中国的卫生事业（上、下卷）. 北京：中国社会科学出版社.

邓力群，马洪，武衡. 1988. 当代中国的医药事业. 北京：中国社会科学出版社.

新中国预防医学历史经验编委会. 1988. 新中国预防医学历史经验. 北京：人民卫生出版社.

中国医学百科全书编辑委员会. 1997. 中国医学百科全书·临床医学. 上海：上海科学技术出版社.

中国医学百科全书编辑委员会. 1997. 中国医学百科全书·中医学. 上海：上海科学技术出版社.

中国医学百科全书编辑委员会. 1998. 中国医学百科全书·基础医学. 上海：上海科学技术出版社.

蔡景峰，李庆华，张冰浣. 2000. 中国医学通史·现代卷. 北京：人民卫生出版社.

程之范. 2000. 医学史. 北京：北京医科大学，中国协和医科大学联合出版社.

邓铁涛，程之范. 2000. 中国医学通史·近代卷. 北京：人民卫生出版社.

撰写者

甄橙（1970~），北京大学医史学研究中心博士、教授、博士研究生导师。中华医学会医史学分会常委兼副秘书长，《中华医史杂志》副总编辑。主要研究方向：医学专科史、中西医学比较史、女性与医学的历史。撰有《病与证的对峙》、《走进神奇医学》等著作，参加编写编译著作20余部，在 The Journal of Clinical Ethics、《中华医史杂志》、《医学与哲学》、《中国科技史杂志》等杂志发表学术论文40余篇，在《健康报》、《中国卫生画报》等报刊发表科普论文100余篇。

20世纪
中国知名医学家

毕华德

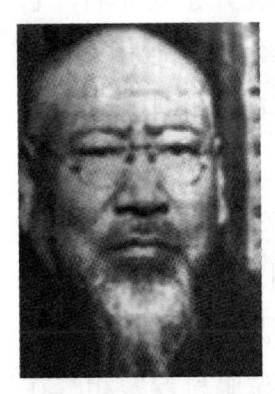

毕华德（1891~1966），北京人。眼科学家，医学教育家，中国现代眼科的主要奠基人。1918 年毕业于北京协和医学院。1918~1924 年任北京协和医院眼科助教。1924~1925 年在奥地利维也纳大学进修眼科，获科学博士学位。1932 年，他创办了中国最早的眼科学会——北平眼科学会，并任会长；1950 年创刊《中华眼科杂志》。1925~1942 年任北京协和医学院教授。曾任中华医学会常任理事、眼科学会主任委员。对眼屈光学有特殊的研究，著有《眼屈光学》。他所建立的诊断、处理方法，至今仍为人们所遵循。对沙眼、淋病性眼炎、梅毒性眼炎，以及青光眼、白内障等常见眼科病都有深入研究。在北京协和医院首次提倡用汉语讲课。他是中国第一位西医眼科医师，又是将中医眼科学用英语在外文杂志上发表的第一人，弘扬了祖国医学。

一、求学经历

1891 年 6 月 13 日，毕华德出生于北京朝阳区的一个平民家庭，当时正值清朝末年，社会动荡、连年混战、各种疾病大暴发，医疗水平低，甚至一些常见疾病也未能得到及时的救治。那时候的平民家庭根本无力供给一个孩子完成学业。随着清王朝的大门被炮火轰开，西方的文化迅速输入，很多基督教徒和传教士来到了中国。当时基督传教士为了在中国扎稳脚跟，在各地积极办起教会，通过教会来办学施善。毕华德渴望知识，志向远大，进入教会学习。在教会的帮助下，他以半工半读的方式完成了学业。他学习勤奋刻苦，成绩优良；更难得的是，在成长过程，他培养起了广泛的爱好、耿介的性格和兼济天下的情怀。他不仅精通英语，而且对中国古文化的研究也造诣颇深。

在教会学校完成基本学业后，毕华德在一所英文夜校谋得业余教师的职务。他希望借此机会继续深造，学习知识。果然教学相长，他在教学的同时，自己的英语水平也得到了很大的提高。

在那样一个水深火热的年代，人民被各种疾病痛苦折磨，毕华德因此立志学医。他通过努力，获得进入北京协和医学院学习的机会。1918 年，他顺利从北京协和医学院毕业，毕业之后留校任眼科助教。他对医疗工作认真负责，耐心细致，深得教授和患者好评。由于出色的表现，1924~1925年，毕华德在当时最负盛名的奥地利维也纳大学眼科进修，获得科学博士学位。归国后继续在协和医学院工作，升任副教授，并再获医学博士学位。

北京协和医学院是洛克菲勒基金会投资，1921年举行落成典礼并正式命名。它将美国当时最先进的约翰斯·霍普金斯医学院的教学计划和办学经验移植到中国来，把培养高质量、高水平的医学人才作为办学宗旨，形成一整套独具特色且行之有效的教学制度和方法。

北京协和医学院的眼科学系成立于1920年，是我国最早成立的眼科学系之一，眼科学系第一任主任是眼科学家Harvey Howard教授。在他任职期间（1920~1927），他首先敦请了世界眼科泰斗奥地利籍Ernst Fuchs教授来该系任职（1921~1922）。之后，有包括Ernst Fuchs之子Aalbert Fuchs（1923~1940）等多位眼科专家相继在协和眼科学系任职。在他们的领导下，创建了誉满全球的北京协和医学院眼科学系。当时，奥地利的维也纳是世界的眼科中心；在建系之初的20余年间，北京协和医学院眼科学系以其崇高的学术地位和医疗环境，赢得了"东方维也纳"的赞誉。

毕华德在北京协和医院任职的时候，正是协和医院眼科学系建系之初，也就是眼科学系最为辉煌的时代。他在得天独厚的协和医院受到了顶尖的培养。刚刚创办的眼科学系广泛开展临床、防盲和基础医学研究工作，重视人才的培养，造就了中国第一代眼科先辈，毕华德就是其中之一。这些先辈们开创和促进了中国眼科事业的发展。

二、学 术 成 果

毕华德在北京协和医学院工作的20年中，著有多篇论文，现能查到的以中、英文发表的论文共30多篇，内容主要包括三个方面：①有关中医眼科学研究及中外眼科学发展史方面的研究。由于毕华德能独立阅读医古文，又精通英语，中英文并茂，因此他用简练的英语表达了当时他所理解的中医眼科学的内容，受到中外眼科学者的重视。至今已近一个世纪过去，他的文章仍作为文献被引用。另外，在他所撰写的论文中，凡能查到的中文文献，不论中西医，均加以引证。关于这一点，我国老一辈眼科学家均有共识。眼科大家陈耀真教授也曾不止一次说过，写论文不能"数典忘祖"。②多与国情有关。当时中国人民处于水深火热之中，各种传染病流行。他的文章多涉及眼科方面的沙眼、淋病性眼炎、眼梅毒、眼结核、眼麻风等流行病，因维生素A缺乏所致的角膜软化症，青光眼、白内障、葡萄膜炎等症，以及因验光不规范而引起的并发症等问题，一片忧国忧民之心，跃然纸上。③在《中华医学杂志》上著文，呼吁当局重视眼科、发展眼科。例如在该刊1930年第1期上发表的题为《我国今日之眼科》一文中，毕华德指出"以我国人口之众，推算待治之眼科患者，将不下数千万，而眼科医师则寥寥无几，使大批患者就医无门"。他建议设立眼科研究院以培养人才、创办中文眼科杂志、建立地区性眼科学会，以提高眼科医师的技术水平。他的这些理想，直至新中国成立以后，在中国共产党的领导下，得以最终实现。

毕华德自己在享受丰厚的协和资源的同时，意识到想要在中国振兴一个学科不能仅仅只靠一个医院，还有广大的有志于学习眼科的全国广大的普通医院的医师，只有靠他们，这个学科才能在中国兴起，才能为更多的人民大众真正解决问题。但是，协和医院完全以英语为唯一的工作用语，而国内其他医院毕业的医师难以达到这一水平。他在积极协助李清茂教授开办眼科医师培训班时，提出使用中文授课；并协助李清茂译出《梅氏眼科学》为教材，之后又编译了《眼屈光学》一书，这两本书成为在中国流传最广的眼科书籍。先后参加李清茂的进修班有数十名眼科医师，其中不少人后来成为中国眼科的骨干，分别担任了全国各医学院的教授和主任。

为了使现代眼科学在中国得到发展，毕华德认为仅靠在课堂是给学生授课还远不能达到这一目的，必须有用中文书写的医学期刊和书籍。期刊和书籍是当时流传最广、最久的媒介，能使从事眼科的医师们不断有机会接受先进的继续教育，在提高医师知识水平的同时，也是他们了解眼科新进展的一个重要途径。在他的倡议下，1930年的《中华医学杂志》开始出刊《眼科专号》，每年1~2期，该期刊一直发行直至抗日战争爆发。

1932年，毕华德创办了北平眼科学会，并出任会长。该学会是全国第一所眼科学会。多年来他对眼科学会非常重视，坚持"开会必到、到必发言"，其中肯的评价常给与会者留下难忘的印象。毕华德性格耿介，无论是声望多高的专家，他点评的时候也是就事论事、不留情面。一次眼科学会上报告一例老妇患绝经期青光眼，先到某大医院就诊，经治医生行了抗青光眼手术，患者疼痛不减，遂转院来北大医院，当时虽然没有B型超声波等影像诊断方法，但是根据病情，毕华德已疑其为眼内肿瘤。后该例经手术摘除眼球，病理诊断果为眼球内黑色素瘤。讨论完毕后，毕华德当场质询该院已颇有名气的眼科主任，使其感到十分尴尬。这一严重误诊、误治的病例给人印象深刻，教育了全体与会者。

1949年新中国成立后，在中国共产党的领导下，国家安定，百业待兴，眼科学研究工作亦进入了快速发展阶段。毕华德积极响应号召，亲自编写教材，制作教具，讲授课程，带领查房，辅导实习。由于他讲解认真，检查细致，要求严格，教学效果良好，给青年医师们留下了深刻的印象。在此期间，他先后编写主编了《眼科学及护理》、中级《眼科学》、军医《眼科学》、《眼科手册》、《眼科全书》等书籍。《眼科全书》是当时国内唯一的大型眼科参考书，由全国 40 多位眼科专家执笔，全书共 12 卷。后因"文化大革命"，本书除第 1 卷在 1965 年得以出版外，其他各卷均被毁。毕华德本人也在 1966 年 12 月 31 日，因心脏病发作，与世长辞。稿佚人亡，遗憾殊深！

1950 年 8 月 25 日，在北京召开的中华医学会第八届全国代表大会眼科学会上，毕华德被推选为全国委员会主任委员，罗宗贤任副主任委员。同时，会议决定编辑出版《中华眼科杂志》，毕华德、罗宗贤两位教授兼任杂志的正、副总编。创刊时间定在当年的 10 月 1 日国庆节，暂为季刊，办刊经费的主要来源为会员的捐赠及募捐所得。《中华眼科杂志》创刊，时间紧，任务重。这一决定是如何产生的？如何实施的？在杨钧先生悼念毕华德的文章中，提及了这一盛事。会议是在一间向中法大学租借的普通教室内召开的。到会眼科医师约 60～70 人。因是新中国成立后第一次代表大会，全国知名眼科专家几乎全部到会，他们热情洋溢的讲话，给杨钧留下了深刻的印象。石增荣教授主张应尽快创办《中华眼科杂志》，不必有顾虑。周诚浒、陈耀真两位教授讲述了他们在日寇侵华时，如何克服困难，在艰苦的条件下坚持编辑出版《中华医学杂志》眼科专号的经历，他们认为今天全国已和平统一，创办《中华眼科杂志》势在必行。当时发言的还有张福星、张锡祺、郭秉宽、潘作新、张文山等教授，他们一致认为，要想提高我国现有眼科医师的业务水平，交流经验，提高技术，必须出版《中文眼科杂志》，并举办眼科学专题研究会。他们提议各位与会专家回去后，都要发动本会会员撰写文稿及捐款。本次会议结束时，大家意犹未尽。晚间宴会时，大家仍就创办《中华眼科杂志》的话题，纷纷献计献策直至深夜。

在毕华德的积极领导下，在全国眼科医师及有关领导的热情支持下，经过一个月的努力筹备，《中华眼科杂志》终于如期在 1950 年国庆节创刊，成为中国创刊最早的专科杂志之一，从此中国有了中文版的眼科专业杂志，广大眼科医师再不会因语言障碍而无法学习到最新的眼科知识。从此毕华德十余年如一日，以无比的热情，对每一篇将要刊出的稿件，亲自斟字酌句，加以修正，保证了《中华眼科杂志》的质量，使其成为了全国眼科医师业务学习的最佳材料，对眼科学术发展起到了重要作用！

当年《中华眼科杂志》发行量不过千册，如今已是每期数万册。多年来，《中华眼科杂志》对中国眼科学的每一项新技术、新发展均起到了极大的推动作用，成为记录我国眼科学发展的编年史，为新中国培养了一批又一批有成就的眼科专家，为防盲治盲工作的开展起到了推动作用。如今《中华眼科杂志》自身也有了巨大的发展，论著类文章均随文刊出中英文摘要，这是期刊融入国际信息交流的重要标志，影响深远。同时《中华眼科杂志》带动了眼科各专业的发展，《中华眼底病杂志》、《眼外伤职业眼病杂志》等 10 余种专业期刊，自创刊至今，内容已接近世界先进水平。

三、其他成果

（一）屈光学研究

眼屈光学是指从光学的角度来研究眼的光学结构；在正常和病理情况下的成像原理以及屈光成像异常的发病机制、诊断和治疗。对当代中国眼屈光学做出较大贡献的首推就是毕华德。

眼睛是心灵的窗户，对于每个人来说都是珍贵的器官。眼睛的屈光问题也是涉及一生健康的大问题，但是很多眼科医师往往忽视这一问题，马虎处理，导致不少病人由于没有得到正确的处理，产生了很大痛苦。毕华德在教学和医疗过程中，非常重视眼屈光的病例。不论是门诊还是住院者，对视力不良者，毕华德都会要求其检查屈光状态，有不少的疑难病例都是因此得到了解决。他所编著的《眼屈光学》一书于 1925 年第一次出版后，曾经再版三次。该书系统而全面地阐述了眼屈光的问题，强调这样一个被忽视的领域的重要性，也提高了医生对屈光学的认识。在当时，有许多人强调片面理由，在给病人验光时，拒不应用睫状肌麻痹药，而仅仅采用显然验光法或小瞳验光的方法，从而给患者造成了危害。毕华德在 1928 年在《中华医学杂志》上发表了《开瞳药于配眼镜之重要》一文，直到今日，仍然十分切合临床实际。文中所提到的开瞳剂的使用方法至今仍然被沿用，还有很多毕华德自己创导的方法，至今仍为多数眼科医师所使用。当今社会，很多眼镜公司为了盈利，对需要配眼镜的顾客采取不负责任的验光处理，不知对多少人的眼睛造成了伤害。社会需要像毕华德这样在每一个医疗环节都秉持科学态度的医学家和教育学家。

（二）眼科史研究

毕华德对历史很感兴趣，他花了大量的业余时间研究自己钟爱的眼科学的历史，为此他翻阅了大量史料，并收集整理。研究历史是为了"究天人之际，通古今之变"。毕华德所著中外眼科学史，都以史料真实、系统性强成为后学者最信服的资料。

他所撰《西医眼科在中国之起源》一文，是现有文献中对于该方面记录的唯一最完整的资料。文中所述 1834 年美国传教士医生伯驾来华在广州最先开设医院等史实，虽然各家所著医学史中都有记述，但因受各种因素影响，对其以批判为主，语焉不详。在毕华德的文章里，清晰明了地记录了伯驾如何以带徒弟的方式把医疗技术传授给中国人的情况。徒弟三人中关阿铎（字竹溪，Dr. Kuan A-to）医师最为突出，他不仅能做眼科白内障手术、翼状胬肉切除、睑内翻矫正等，还能做一般外科手术。由于该院手术不论大小都出自关氏之手，他的声誉一时驾于其师之上。甚至，当时的四川巡抚不远千里迎关氏到成都为其行白内障手术。因此，关阿铎是第一位接受西方医学训练的中国眼科医师，这也就是西医眼科在中国的起源。毕华德的对历史的研究，给后人留下了宝贵的精神财富。

（三）中医眼科学

尽管毕华德接受的西方医学教育，但是他对博大精深的中医也有钻研，并结合自己的西医知识，在中医眼科学中自创一派。中医眼科学是中医临床学科中不可缺少的一个重要组成部分，是在中医基本理论基础上利用眼部疾病的发生发展和体内脏腑经络的功能关系研究眼的生理、病理和眼病的临床表现、诊断、辨证、治疗与预防的专门学科。它的任务是防治眼病，维护人体视觉器官的健康。中医眼科，是中国宝贵文化遗产的一部分，是中国人民几千年来在与疾病作斗争的过程中，逐渐形成和发展起来的一门临床学科。中西医结合是将传统的中医中药知识和方法与西医西药的知识和方法结合起来，在提高临床疗效的基础上，阐明机理进而获得新的医学认识的一种途径。中西医结合是中华人民共和国建立后政府长期实行的方针。中西医结合是中、西医学的交叉领域，也是中国医疗卫生事业的一项工作方针。中西医结合发轫于临床实践，以后逐渐演进为有明确发展目标和独特方法论的学术体系。

毕华德早在 1920 年就开始发表有关中医眼科的文章，因此，他可说是中国既具有深厚西医基础，又研究中医眼科学第一人。他用流畅的英语所撰写的有关中医眼科学的文献，至今仍为国外研究中国医学史的专家所引用，这对中医眼科学向世界弘扬，起到了良好作用。他利用精通英语又懂医古文的优势，通读了中医及中医眼科名著，如《黄帝内经》、《证治准绳》、《针灸大成》、《银海精微》、《眼科大全》、

《目经大成》、《目科正宗》等多种医籍，用英语或中文发表了多篇有关中医眼科学内容的文章和中西医眼科学史的文章。这些著作至今仍为中外学者所推崇。他所著的论文或书籍的一大特点就是史料丰富、引经据典，读来引人入胜，收获颇丰。首先，他会将中医眼科对某种疾病的认识和了解娓娓道来，然后在论及人们对该病在历史发展中的认识和治疗的演变，最后还会兼顾其他国家对该病的认识和发展。

（四）眼科常见病

毕华德治学严谨，兴趣广泛，已发表的文献有30余篇，主要是在协和医院和北医工作期间所写。他所写文章多是对眼科常见病、多发病的研究。在那个年代，流行沙眼、淋病性眼炎、梅毒性眼炎、角膜软化症等，由于当时人民生活水平和医疗水平低下，这些眼科疾病的危害常常波及眼内部组织、甚至全身。他在《中国人之虹膜睫状体炎》一文中记述，117例住院眼病患者中，由梅毒、结核、淋病、麻风等引起者竟占80%。在提到老年性白内障发病率远较世界各国为低的原因时指出，这与当时中国人的平均寿命甚短及贫穷愚昧，惧怕开刀动手术，不愿到医院就医有关。在谈到成年人患角膜软化症在中国首次被发现的经过时提及，因人工喂养不当以致维生素A缺乏造成小儿角膜软化症是临床上比较常见的，而成年患者则属罕见。他所写的《小眼球高度近视眼》等数篇文献，被世界名著、英国Duke-Eldor著的《系统眼科学》收入。毕华德在眼科常见病方面的成就挽救了很多国人的健康，甚至生命。

民间还有关于毕华德的一个故事。当时正是军阀混战之际，北平分由两派军阀共同管辖，军队之间为了避免士兵冲突，各自封闭军营。一日，协和医院眼科门诊发现数名士兵来就诊，都被诊断为患角膜软化症。毕华德觉得奇怪，为什么这么多人同时患有这个疾病。后来他设法进入兵营后，发现有更多患有相同疾病的士兵。经过详细询问，毕华德了解到病因是士兵的军饷被克扣，每餐只有主食，完全没有蔬菜所致。毕华德通过孜孜不倦的探求和敏锐的职业触觉，解决了军队里角膜软化症流行的困扰。

他不仅仅是一位敬业的医生，也是一位著作等身的科研人员，还是一位历史研究爱好者，更是一位鞠躬尽瘁的教育家。他留给世人的资料并不详细，但从零星的记录中，可以窥见一位医学大师精湛的医术和博大的情怀。

四、毕华德主要论著

Pi H T. 1920. Native ophthalmic practice in China. Natl Med J China, 6：188.

Pi H T. 1925. The total peripheral aberration of the eye. Trans Ophthal Soc UK, 45 (pt1): 393.

Pi H T. 1927. Skias copy with cylinders. Chin Med J, 41: 1017.

Pi H T. 1928. The history of spectacles of China. Chin Med J, 42.

李清茂, 毕华德. 1928. 开瞳药于配眼镜之重要. 中华医学杂志, 14: 24.

Pi H T. 1929. A brief historical sketch of native ophthalmology in China. Nat 1 Med J China, 15: 604.

毕华德. 1930. 我国西医眼科之起源及现状. 中华医学杂志, 16: 341.

毕华德. 1930. 我国淋病眼炎之统计及其治疗. 中华医学杂志, 16: 439.

Pi H T. 1930. Syphilitic ocular diseases among the Chinese. Chin Med J, 44: 118.

毕华德. 1932. 我国人之虹膜睫状体炎. 中华医学杂志, 18: 766.

毕华德. 1932. 我国眼科今日之地位. 中华医学杂志, 18: 884.

毕华德. 1933. 中国眼镜史. 中华医学杂志, 19: 117.

毕华德. 1934. 外物由眼眶穿入嵌于筛窦及蝶窦致视神经萎缩. 中华医学杂志, 20: 239.

Pi H T. 1934. Cataract among the Chinese. Chin Med J, 48: 928.

Pi H T. 1936. Trachoma in China. Chin Med J, 50: 1456.

毕华德. 1949. 论中国之沙眼. 华北医刊, (2)

毕华德. 1954. 新型模型眼的设计和应用于屈光栓检查与检查眼底练习上的价值. 中华眼科杂志, 4: 325.

毕华德. 1955. 我国青光眼历史考证. 中华医学杂志, 4: 241.

毕华德, 罗宗贤. 1955. 眼科学 (军医参考丛书). 北京: 人民军医社.

毕华德. 1958. 眼科工作者应站在向沙眼做斗争的最前线. 中华眼科杂志, 8: 559.

主要参考文献

毕华德. 1932. 我国人之虹膜睫状体炎. 中华医学杂志, 18: 766.

杨钧. 1999. 忆毕华德教授. 中国眼耳鼻喉科杂志, (2): 66.

杨钧. 2002. 我国著名的眼科学家毕华德教授. 中华医史杂志, (1): 32.

邱洁. 2007. 北京协和医院——从历史一路走来. 健康大视野: 医药卫生, (4): 64.

撰写者

刘思茂 (1989~), 北京协和医学院医学博士。

张孝骞

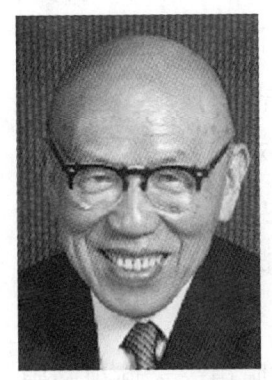

张孝骞（1897~1987），湖南长沙人。医学教育家，内科学家。中国现代医学先驱，中国胃肠学创始人。1955年当选为中国科学院学部委员（院士）。1921年毕业于湘雅医学专门学校，获医学博士学位。1956年起担任中华医学会《中华内科杂志》主编、常务理事和第一任内科学会主任委员。20世纪20年代，他在美国进修期间对血容量的研究成果：《测定循环血容量的一氧化碳法》和《糖尿病酸中毒时的血容量》两篇论文在美国的《临床研究杂志》上发表。论文提出的方法对于多种疾病的治疗，具有指导意义，引起国际医学界的高度重视。新中国成立后，在重新组建北京协和医院内科时，他前瞻性地提出了"各专科均衡发展，保持协和内科综合实力"的构想，即发展大内科的整体思想，使协和乃至中国临床医学的发展有了明确的方向；他将长期的临床医疗实践和辩证唯物主义理论相结合，总结出一套完整的实践临床医学的理论，形成辩证唯物的临床医学观，成为医师行医"法典"；他提出行医"如履薄冰，如临深渊"，"戒、慎、恐、惧"等名言警语，是对医德伦理的高度概括和总结，成为行医的"准则"；他对中国医学教育前瞻性的研究成果，成为中国医学院校办校的"章法"。

一、弃工从医

张孝骞，1897年12月28日出生于湖南长沙。祖父张泽邕为长沙乡村的一个自耕农，后来弃农经商办起一个家庭作坊。父亲张重虞，清末秀才，科举制度废除后，进湖南明德专科学校学习理化，毕业后做中学教员。低微的薪金，仅够全家糊口。

张家虽然生活拮据，但对孩子的教育一点儿也不马虎。还在张孝骞咿呀学语的时候，祖父就常常把他关在屋子里，教他认字，给他讲读书明理的好处，要求他必须以学问为立身之根本。张孝骞6岁时，祖父把他送进了一所私塾读书，开始读《三字经》、《百家姓》，后来读四书、五经。张孝骞虽然不懂得课文的内容，但是学得很认真，并且能按照先生的要求背诵下来。

祖父对他的要求很严格，立下很多规矩。有一次，他和同学结伴去岳麓山游玩，没按原来答应的按时回家温习功课，被祖父训斥为"说话不诚实"。"不诚实"几个字如利剑一般，深深刺痛了少年张孝骞的心，令他永生难忘。严格的家教，使张孝骞从小养成待人诚恳、实事求是、严于律己、勤俭节约的作风。

在私塾读书几年后，张孝骞凭借扎实的古文功底，进入湖南长郡公立中学，编入初三班。长郡中学是一所校风朴实、良师荟萃、人才辈出、富于革命传统的名校。张孝骞就读长郡中学期间，正是国内民不聊生、列强逼迫中国签订一系列丧权辱国的不平等条约后大肆掠夺的时候。当时人们思想受到了强烈冲击，涌起改变国势、振兴中华的热潮。学校的指导，现实的呼唤，进步的社会思潮，对张孝骞的影响很大，在他的心田里早早就撒下了救国救民的种子。在校期间，他参加了由易克嶷、周长宪等发起组织的"辅仁学社"。学社许多成员后来成为政治运动的主要组织领导者。

张孝骞14岁那年，瞒着祖父和父母报名参加学生军，但因右眼患先天性视网膜炎，体检未能通过。投笔从戎的理想破灭后，他便立志科学救国，准备毕业后报考工业院校，走工业救国的道路。

1914年12月，湘雅医学专门学校成立。时任长郡中学校长的彭国钧是该校的董事之一。他想起了那个做不起校服却成绩优异的学生张孝骞，便动员他报考。

在社会责任和家庭责任面前，在以工业救国还是以医术救民的两难选择之中，祖父的一席话，使张孝骞茅塞顿开。祖父告诉他，中国不单要摆脱贫穷，也要治疗疾病之祸，贫病交加使老百姓陷于绝境。治穷治病，都可以为社会造福；而且湘雅还有很优秀的教师和良好的教学设备。于是最终他选择了从医，以实现仁术报国的理想。

二、校园折桂

湘雅医学专门学校是中国现代史上第一所中美合作创办的高等医学教育机构。这是美国人——约翰·霍普金斯大学医学院毕业的医学博士胡美（Edward H. Hume），受美国雅礼会邀请，在长沙创办的一所新型的医科大学。胡美邀请美国耶鲁大学医学院毕业的博士颜福庆医师任第一任校长，胡美则任教务长兼湘雅医院院长。学校为七年制，医预科两年，医本科五年。教材、授课全部采用英文。

张孝骞经过入学考试，以总成绩第一的高分成为该校第一届28名学员中的一员。在两年医预科的学习阶段，学习了英语、化学、生物、物理等课程。授课的老师都是国内外资深教授。1916年6月，张孝骞以操行成绩列甲等、学期学业平均达

90分以上的成绩，顺利完成了医预科的学习，获得预科毕业证书，并以免缴下学期学费的待遇升入医本科学习。

在本科学习阶段，有3位老师对张孝骞影响最深。第一位是胡美博士，他讲授内科学，使用的教材是《奥氏内科学》。他在授课之外，经常给学生们讲述奥斯勒的故事，使张孝骞对内科学产生了浓厚的兴趣，从此张孝骞在以后几十年的生涯中沉湎于宽广而深邃的内科学研究领域，并为此奋斗了一生。第二位是病理学教授沈嗣仁。沈嗣仁是中国人，在为张孝骞等教授病理学的过程中，不幸染上了伤寒。临终前他留下特别遗言，将遗体解剖检查，作为学校师生进行病理学研究之用。沈嗣仁的奉献精神深深地激励了张孝骞。他在悲痛之余下定决心，将来一定要像沈嗣仁那样为医学事业奉献一切。张孝骞逝世后，子女们遵照他生前的叮嘱，将遗体交给了北京协和医院做病理解剖。第三位是眼科学、卫生学、预防医学的教授、校长颜福庆。他在为学生教授知识时，特别注意学生人格与毕业后择业的教育。他反复告诫学生们：医者，要关心国民的健康，提倡"公医制"和预防医学，切忌只顾个人福利，毕业后走个人开业之路。张孝骞在自己半个多世纪的从医生涯中，铭记着校长的教诲，不论生活情况困难与否，从未走私人开业的道路，一直工作在大型的医疗机构。

张孝骞就读湘雅医学院期间，并不是"两耳不闻窗外事，一心只读圣贤书"。他积极参加学校的学生会、体育会，积极组织和参加赈灾募捐活动。他多次为学生创办的进步刊物《新湖南》撰稿，并省下伙食费，和同学们一起为《新湖南》攒集经费。

五四运动期间，为声援京津学生，湖南各校学生罢课两周，他积极参加罢课活动。毛泽东主编的湖南学生联合会会刊《湘江评论》发行后，他是热心的读者。《湘江评论》被查封后，毛泽东应学生邀请，来湘雅编《新湖南》，也就是在这时他与毛泽东有了接触和思想交流。湘雅校园还有另一个由新湖南社出版的《新湖南》学术月刊，他是新湖南社14名社员之一。在该刊物上，他多次发表文章表述自己的报国之志。

宝剑锋从磨砺出，梅花香自苦寒来。经过七年寒窗苦读，经受五四运动浪潮的洗礼，张孝骞从稚气十足的中学少年，成长为风华正茂的青年。在学校首批10名毕业的学生中，他以毕业总成绩、毕业论文两项最高分名列首位，成了湘雅首届毕业生的状元，接受了校长和湘雅医学会会长共同签发的毕业证书，以及美国康涅狄克州政府授予的医学博士学位证书。

三、崭露头角

1921年6月，张孝骞从湘雅医学院毕业后，因成绩优异被留在湘雅医院，成为一名内科临床医生，1923年被提升为总住院医师。在当临床医生期间，他勤于探索，在《博医学杂志》第37卷第3~4期的合刊上，用英文发表了自己撰写的论文《腹膜腔内输注生理盐水》，这是湘雅医学院毕业生发表的第一篇论文。

1923年，张孝骞有幸到北京协和医学院进修班学习。他的才学和人品得到当时协和医学院内科主任、美国人罗伯逊的赏识，进修期满被挽留在协和工作。在协和，他良好的医学理论基础和敏捷的思维能力，得到淋漓尽致的发挥，仅做了半年住院医师，便晋升为助教。第二年，又升为总住院医师。就这样，张孝骞踏上了临床医学道路上的第二层阶梯。

1926年，张孝骞被选送到美国约翰·霍普金斯大学医学院深造。这是一所极有声望的医学院，是美国医学教育改革的策源地。它拥有最先进的科研设备和丰富的图书馆藏书，这正是张孝骞所十分神往的。

指导教师哈罗普（George A. Harrop, Jr.）根据张孝骞的实际情况，建议他做与临床有密切联系的血容量研究。张孝骞愉快地接受了导师的建议。他在约翰·霍普金斯大学活跃的学术气氛中，探索着医学领域的未知世界。在导师指导下，经过无数个不眠之夜，他在规定的一年进修期间完成了两篇高水平的临床研究论文。1927年，张孝骞在美国临床研究学会年会上宣读了《糖尿病酸中毒时的血容量》论文，引起医学界关注，认为论文提出的血容量测定对于相关疾病的治疗具有指导意义，特别是为糖尿病酸中毒的治疗提供了可靠的科学依据。

1927年，到了该回国的日子，他向导师哈罗普告别。哈罗普认为，张孝骞是个不可多得的人才。况且，他在血容量研究上的成功，已经为自己开辟了一条光明的道路，如果能在美国继续研究，一定会做出优异成绩，取得新的突破。可是，张孝骞心中的信念是"生命的泉，即使拌和着血与泪，也要在自己的国土上流淌"。早年张孝骞是为了贫病的同胞立志习医，倘若离开了他们，所拥有的一切，包括医术，又能有什么意义？留在美国就违背了他决心走医学救国道路的初衷，在良心上的煎熬是无法忍受的。他毅然做出回国的决定！

当张孝骞所撰写的《测定循环血容量的一氧化碳法》和《糖尿病酸中毒时的血容量》两篇论文在美国的《临床研究杂志》上发表的时候，他已回到了中国，回到了他热爱的协和医院的病房和实验室中。张孝骞在医学界崭露头角。他的成果受到了人们的重视，被医学教科书引用，他被提升为协和医学院的讲师。他没有陶醉在已有的成绩中，而是一头扎进了病房和实验室，继续从事血容量的研究，向新的目标攀登。

他的第一项实验，是测定甲状腺功能亢进和功能低下患者的血容量变化。从临床表现推断，甲亢患者有心跳快、烦躁、易疲乏等症状，说明其循环功能失常，血容量有可能增加，甲低患者则可能有相反的结果。当时，国际医学界有人正在做这项工作，然而并未得到明确的结论。张孝骞的实验很快证明了甲亢患者血容量增加，甲低患者血容量降低。这一结论为甲状腺功能亢进病的发病机制和治疗方法提供了科学依据，研究结果在美国《临床研究杂志》上发表。

第一个实验成功之后，张孝骞又进行了第二个实验，即研究水肿患者的血容量。这种患者，在临床并不少见。营养缺乏的人，可能出现"饥饿性水肿"，心力衰竭的患者，也可能产生水肿，水肿更可能由肾病等多种病症所引起。对于这类患者的血容量，当时医学界存在着争论。有人推断说，水肿患者表现为全身水分过多，血管里的水分也可能过多，血液被水稀释了，血容量应当增加。有人不同意这个观点，却也拿不出充足的依据。最终，张孝骞的实验结束了这场争论。他证明，一般的水肿患者的血容量大为降低，心力衰竭的水肿患者的血容量可能增加，但他没有来得及证明后一点。张孝骞还对水肿患者血容量降低的现象作了进一步研究，发现产生这种情况的原因，是由于此类患者血液中的血浆蛋白比正常人降低了，血管内保持水分的能力随之下降，从而使血液中的水分反而有所减少。这一结论为临床治疗指出了一个新的途径，即对于这类血容量下降的水肿患者，必须采取增加血浆蛋白的办法来医治。

张孝骞在血容量研究领域不断地开拓，他就像一匹骏马在医学领域里奔驰，成为血容量研究方面名副其实的专家。

20 世纪 30 年代初，主持协和医院内科工作的狄瑞德（Francis R. Dieuaide）把创建内科消化专业的重任担在张孝骞身上。在这一新的域，张孝骞再一次展示了他的过人才华。首先，他是我国第一个在临床上采用组胺方法进行胃液化验的人，比过去沿用的试餐法前进了一步。此后，他又系统地对多种发热病患者的胃分泌功能进行了探索，从病理生理学阐述发热患者胃部症状的部分机制，提出发热对胃分泌功能有抑制作用这一新论点，并对结肠病、阿米巴痢疾、消化性溃疡等多种消化系统疾病进行了深入细致的研究。他先后发表了《发热时胃酸缺乏的暂时性》、《胃液分析的组织胺法》、《维生素 A 缺乏症时的胃液分泌》、《肠系膜淋巴结核疑似胃器质性病》、《阿米巴痢疾的乙状结肠镜检诊断》等有影响的学术论文。

四、力挽狂澜

1937年7月7日，抗日战争全面爆发。此前，他曾接到协和医学院延续4年的聘书和湘雅医学院院长王子玕聘请他回湘雅当教务长兼内科教授的聘书。面对两份聘书，他婉谢了协和的续聘，响应母校的召唤，"绝不在敌人铁蹄下生活和工作"！毅然抛弃了在北平的住所，放弃了协和医院优良的工作条件，带着妻儿踏上了回归故乡的路。这一天是7月14日，刚好是七七事变后一个星期。

1938年夏，战火蔓延到长江流域。此时，湘雅医学院院长王子玕辞去院长职务。在全校师生的期盼中，张孝骞放弃了回湘雅只教书的念头，挑起了院长的重任。他认为在民族灾难深重的时刻，培养医学人才更是抗日救国的需要，便满腔热情地将全部精力投入这一艰巨而生疏的工作。不久，随着日本侵略军向南推进，湘雅已经无法在长沙生存下去，"只能西迁，以免医学院毁于敌手"。几经周折，在得知中央医院已由南京搬迁到了贵阳后，可以将中央医院作为学校的教学医院，张孝骞做出将学校搬迁到贵阳的决定。之后，他带领全校师生历经千辛万苦，克服重重困难，将学校搬迁到贵阳的一个小山村里。他们在那里盖起条件简陋的茅屋，在生活异常艰苦还要经常躲避敌机轰炸的情况下，坚持办学6年。小山村也由此得名为湘雅村。

1944年冬，日本侵略军逼近贵阳，学校人心惶惶，许多师生自动离校，湘雅又一次面临危机。在这生死关头，张孝骞力挽狂澜，再次带领师生踏上迁徙之路。他们最终来到重庆，在用竹子盖起的简陋教室和实验室里继续上课，直至抗战胜利。

八年抗战，张孝骞以坚韧的毅力和果敢的勇气，使湘雅医学院这座医学名校免遭毁灭，不仅保住了学校，还为抗战输送了急需的医学人才。

五、卓越贡献

1948年9月，湘雅医学院已经度过了最艰难的时期。张孝骞应北平协和医学院院长李宗恩的邀请回协和主持内科学系工作。经过战乱和停办，协和人才大量流失，物资极其匮乏。张孝骞想尽一切办法，从国内外召回一大批业务骨干，各专业组也相继恢复建立，协和从战争的创伤中逐渐恢复了元气。

之后的39年，他全身心投入到协和的医疗、教学、科研等工作中，继续实践他以仁术报国的理想，即使在"文化大革命"期间也没有放弃信念。多年的实践和积

累,他的医术炉火纯青,拯救了无数患者的生命;而他对中国医学和医学教育事业发展方向的远见卓识,以及临床经验和医德伦理的总结,更是对中国医学的重大贡献。

(一) 对临床医学发展方向的思考——发展大内科的整体思想

重新组建协和内科,是一项复杂的系统工程。他经过深入思考研究,提出了"各专科均衡发展,保持协和综合实力"的构想,即发展大内科的整体思想,使协和内科的发展有了明确的方向。

现代医学的形成与发展经历了由经验医学向实验医学,再由实验医学向系统医学转变的三个阶段。现代医学在实验医学阶段形成了完整的医学科学体系。专科得以快速向纵深发展,临床诊断和治疗的新技术层出不穷,患者享有高质量的专科治疗。然而实验医学分门别类的研究方式,在弄清细节的同时,却容易失去整体,导致医学思维的片面和僵化。人是一个多层次、多结构的整体,人的健康与疾病状态是受多种因素影响的,它们互相联系又互相制约,这要求人们必须以整体的观点重新审视实验医学的种种成就和不足。组建协和内科的初期,张孝骞就敏锐地根据临床医学的发展方向,提出发展大内科的整体思想。他反复强调,临床医学服务的对象是活生生的患者,必须时刻从整体的角度来看待临床问题。临床医师倘若囿于自己的专科知识,不从整体思考,有时会给患者带来灾难性的后果。在他的领导下,协和内科整体发展的综合优势凸显出来。一些在国内多家大医院不能明确诊断的疾病在协和得到确诊。例如,一位因胸痛发病的老年患者,在外院诊为冠心病、不稳定性心绞痛,并进行了冠状动脉造影和支架置入手术。可术后患者还是胸痛不止,心脏科专家建议用冠状动脉搭桥治疗。家属和患者抱着试一试的心态来到协和,病房的住院医师问诊时发现患者胸痛的特点不符合冠心病,细致查体后发现患者胸椎有压痛,影像学和手术病理最终证实病变为淋巴瘤侵犯胸椎。

(二) 对临床实践的总结——辩证唯物的临床医学观

1965年,张孝骞发表了《在临床工作中学习和应用〈实践论〉和〈矛盾论〉的体会》,这是他辩证唯物的临床医学观形成的重要标志。1982年他又发表了《临床医生要讲究思想方法的修养》,再次强调提高医疗认识水平和业务水平,关键在于运用辩证唯物主义的观点和方法。1982年,他在《基础、临床、社会实践》一文中明确指出:"辩证唯物主义的认识论和方法论,包括毛主席的《实践论》、《矛盾论》是完全适用于临床医学的。"张孝骞之所以成为享誉国内外的临床大家,对内科疑难杂症的诊断准确率很高，很少漏诊或误诊，正是他用正确的思想方法指导医疗工作的结果。

张孝骞辩证唯物的临床医学观主要包括以下几个方面：健康与疾病相互转换的关系；临床工作与患者的关系；临床医师基本功与正确诊断的关系；临床医师对检查手段的抉择原则；疾病的本质与现象之间的关系；疾病的共性与个性；对疾病诊断认识的阶段性；诊断与治疗的辩证关系；理论与实践的辩证关系；疾病发展过程的阶段性等。

在他的论述中，首要的是正确认识理论学习和临床实践的关系，强调实践是第一位的观点。他在《在临床工作中学习和应用〈实践论〉和〈矛盾论〉的体会》一文中指出："临床医师必须投身到医疗第一线，深入临床实际，才能从丰富的感性材料抽出理性认识，形成比较正确的诊断。""有些医师不大接触患者，不惯于临床操作，易满足于书面报告或片断材料，这样得出来的诊断，是无源之水，无本之木，是靠不住的。"在医疗工作中，他事必躬亲，花费很长时间采集病史、为患者做详细的查体、亲自查阅各种影像学资料和病理切片。由于掌握了大量临床资料，见人所未见，闻人所未闻，张孝骞创造了许多诊断奇迹。

他又指出："临床学习要通过实践，这不等于说学习可以偏废理论。临床理论知识是集体经验的总结，是疾病的一般规律，起着指导实践的作用，具有与医疗基本功相同的重要性。"因此，他总是用大量业余时间在图书馆查阅资料，跟踪医学发展前沿。有一种分泌激素物质并导致钙磷代谢异常的"间叶瘤"，是一种罕见病，当时全世界只有8例报道。这第八例的发现者就是张孝骞。患者就诊过多家医院，被诊断为："腰肌劳损"、"类风湿关节炎"、"骨软化症"。张孝骞仔细地询问了病史，查看了病历之后，伸出有着点点老年斑的手，在患者右侧腹股沟处触到一个黄豆大小的皮下结节。"这可能就是病根，我考虑这位患者得的是间叶瘤。"手术切除肿瘤后，患者逐渐康复。病理报告确认疾病为间叶瘤合并抗维生素D的低血磷软骨病。如果没有丰富的临床经验和对医学前沿的跟踪，不可能得出这样准确的结论。

张孝骞在几十年的医疗实践中，特别注意不断积累和总结经验。从20世纪50年代起，他就建立了"小本本"制度，每次查房或门诊都随身带着小本本，遇有重点疑难病历，就把患者的名字、病案号码、详细病情一一记录下来。过一段时间，便把记录下来的病例归类、对比、研究。长年累月，小本本积了一箱又一箱。他说："光有实践，不去大量系统地积累资料，总结、分析提高，临床医疗工作就只能永远停留在零碎的、片断的阶段，不能从感性认识上升到理性认识，更说不上发展、提高。"

（三）对医德理论的总结——"如履薄冰、如临深渊"

"古人讲，行医'如履薄冰，如临深渊'，这是什么意思？这就是对患者负责的精神。几十年的医疗实践中，我总是用'戒、慎、恐、惧'四个字要求自己。患者把生命都交给了我们，我们怎能不感到恐惧呢？怎么能不用戒骄戒躁、谦虚谨慎的态度对待呢？可见，实事求是，不仅涉及临床医生的思想方法，也是一个对患者有无感情的问题。"这段发表在《医学与哲学》1982年第1期，题为《临床医生要讲究思想方法的修养》一文中的话，是张孝骞的至理名言，也是他的医德理论的高度概括和总结。

张孝骞的医德理论概括起来有：全心全意为人民服务的精神；"三折肱"的献身精神；"如履薄冰，如临深渊"的行医态度。

他在《高尚的医德是社会主义卫生事业的重要支柱》（原题为《学点医学伦理学》）一文中指出："医德是行医的基础和保证，医德和医术是完全统一的，因为一切是为了患者。医患之间首先要建立起深厚的感情和亲切的战友般情谊，为此而争取主动的必须在医方。这就要求所有医务工作者，包括医师、护士和医院一切成员都以己饥己溺的胸怀，和蔼可亲、热情周到的态度对待每一个病员，这既是医德的崇高表现，也是赢得病员的信任并与之共同向疾病作斗争的必要条件。医务人员之间，医院行政与业务部门之间，只要一切以患者为出发点，就能精诚团结，通力合作，结成高效率的医疗集体。""全心全意为病员服务的医德，又是医务人员精研医术的强大动力，有了它才能养成严谨负责、一丝不苟的医疗作风，在业务上热爱本职工作，精益求精，遇到疑难重症，更能深入探讨，刻苦钻研，有锲而不舍的科学态度，从而具有求知的紧迫感。""我认为学习和服务是分不开的。有人说某某同志医疗技术不错，可说他的医疗态度不好。我不相信，医疗态度不好就不可能有好的医疗。"他还说："伤病员是特殊的服务对象，医务人员受着救死扶伤的重托，必须以高度的献身精神，直到承受一定的自身风险，来急病员的所急，痛病员的所痛，才算尽到了自己的神圣职责。"

张孝骞是这样说的，也是这样做的。他是实践高尚医德的典范，他的行为达到了敬业的最高境界——痴迷。他一生的快乐，都维系在诊治患者身上，无论风霜雨雪，都无法阻挡他出诊和查房。当急诊室有患者需抢救时，他总是放下碗筷立即赶到。当司机接他上班晚到一分钟，他就自己拄着拐杖步履艰难地赶往医院。当年交通管理部门对王府井的交通实行管制，没有通行证的机动车辆白天不准通行。张孝骞心中着急，叫他的秘书去交通大队办证并嘱咐说："我们这里是医院，出车是为了患者。医生早一分钟到,患者可能生;晚一分钟到,患者可能死,生命攸关啊,能够掉以轻心么!"

他对待每一个患者的诊断治疗,总是谨慎小心,从不草率。在对患者做出诊断前,他多方听取意见,周密考虑。诊治方案决定之后,他严密观察,不断随诊。发现新的情况,随时修改、补充。一旦对个别患者的诊断或治疗走了弯路,又常常提醒大家引以为戒,从不护短。他谦虚地说:"疾病好像一个小小的宇宙,在疾病面前,我永远是一个小学生。不管我如何想办法使自己的诊断符合疾病实际,都只是在一定条件下,对疾病某一阶段的认识。因此,千万不能满足于一次诊断,更不能认为自己成竹在胸。这样,才能不断修正、丰富、补充自己的诊断,避免漏诊或误诊。"

(四)对医学教育事业的思考——"十年树木、百年树人"

1. 坚持上书中央恢复八年制医学教育

20世纪50年代初,朝鲜战争爆发。为加强国防建设,政府决定将北京协和医学院划归中国人民革命军事委员会建制。协和医学院主要任务改为:为全军培养高级师资和提高部队医务干部水平,向卫生干部进修学院过渡。1953年,医学院本科停止招生。1956年3月,国务院决定将中国协和医学院仍划归卫生部领导。为了尽快改变国家落后状况,又在卫生系统组建了中国医学科学院,将协和医学院并入其中,使协和医学院的性质与任务发生了巨大的变化。1957年暑假,随着复校后招收的最后一班医学生毕业,协和医学院本科医学教育再度结束。

协和是中国西医教育的典范,其性质与任务发生巨大变化后,培养高级医学人才的重任就此中断。这种违背医学科学规律、违背医学人才成长规律的做法,令张孝骞寝食难安。

1957年3月,中国共产党开始贯彻"百花齐放、百家争鸣"的方针,张孝骞抓住这个机会,先后在政协、中华医学会、协和医学院等的学习讨论会上,结合工作实际、结合医学院和医院的长远发展,尽情地表达了自己的想法。1957年3月22日,他在《人民日报》第二版上发表了《目前医院工作中的几个问题》;5月14日,又在《健康报》上发表了《医学教育中要解决的几个问题》。他在文章中发表了著名的"医学教育三问"。一问"高等医学教育的要求到底是什么?"二问"我们要培养出哪样的学生?"三问"临床医学到底要怎样来教和学?"1957年5月,张孝骞针对中国协和医学院培养后备力量的问题上书中央领导部门,建议国家恢复协和长学制的医学教育,题目为《中国协和医学院应恢复医学生教育》。张孝骞认为,我们这样一个大国，医学教育应该有层次性，既要照顾到现实多数的需要，又要考虑未来长远的发展。他从医学人才培养的特殊性，和急于求成、急功近利思想所造成的医学教育缺陷两个方面分别进行了有力的阐述，提出了在国内建立高质量医学教育中心的设想，并大胆建议以协和与其他已经具备条件的类似机构作为"开路先锋"，摸索经验，为符合中国实际的医学教育模式趟出一条路子来。他认为协和具备了恢复这项工作的有利条件，建议协和早迈一步，尽快招收医学生。

张孝骞的建议得到了周恩来总理、中共中央宣传部部长陆定一和北京市委书记彭真同志的支持。1959年6月，中国医学科学院受命筹建八年制医学院，周恩来总理亲自定名为"中国协和医科大学"，9月，中国协和医科大学成立。

2. 全方位勾画医学高等教育蓝图

20世纪70年代末，经过十年动乱，医学人才青黄不接，与医学教育密切相关的医院制度、医疗秩序、医学学风等亟待恢复和完善。张孝骞认识到加速医学人才的培养、改进医学教育，已经成为当务之急。为此，年事已高的他，把研究重点更多地放在医学教育上，提出了许多精辟的观点，为高等医学院校的全方位发展勾画出宏伟蓝图。

在医学院校的宏观布局方面，他主张：在发展普及医学教育的同时，选择一些有技术优势的医学院，办成年限较长、学生人数较少、基础课程较好、教学质量较高的医学教育中心，为国家培养一部分质量较高的医学生，可作为医学教育师资和医学科研人才。正是在这种理念下，1979年，中国协和医科大学再次恢复了八年制教育。

对高等医学院校的学制，张孝骞主张与一般高等院校比，医学院校的学制应该是最长的，至少应该六年。对课程设置，其中包括医学预科和基础课、临床课、住院医生教育等，以及教学方法和培养骨干人才等方面，张孝骞都有详细而精辟的论述。

张孝骞用毕生心血和智慧探索总结出的理论，是留给协和、也是留给中国医学的宝贵遗产，它对中国现代医学发展的影响是深远的。他的发展大内科的整体思想，为现代内科学的发展指明了方向；他的辩证唯物的临床医学观点，成为临床医师行医的"法典"；他的"如履薄冰、如临深渊"、"戒、慎、恐、惧"等医德理论的概括和总结，成为临床医生的行医"准则"；他对中国医学教育的前瞻性研究成果，成为医学院校办校的"章法"。

1987年8月8日，张孝骞在北京逝世。

六、张孝骞主要论著

张孝骞. 1923. 腹膜腔内输注生理盐水. 中国博学会杂志.

张孝骞. 1928. 测定循环血容量的一氧化碳法. 美国临床研究杂志.

张孝骞. 1928. 糖尿病酸中毒时的血容量. 美国临床研究杂志（与 Harrop 和 Schaof 合作）.

张孝骞. 1930. 胃液分析和组织胺法. 中华医学杂志.

张孝骞. 1931. 甲状腺功能亢进时的血容. 美国临床研究杂志.

张孝骞. 1932. 血容量与血浆蛋白的关系. 实验生物学和医学学会汇刊.

张孝骞. 1933. 发热和传染病时的胃液分泌. 美国临床研究杂志.

张孝骞. 1957-3-22. 目前医院工作中的几个问题. 人民日报.

张孝骞. 1957-5-14. 医学教育中要解决的几个问题. 健康报.

张孝骞. 1965. 在临床工作中学习和应用《实践论》和《矛盾论》的体会. 中华医学杂志, 51（2）.

张孝骞. 1981. 我国消化病研究的回顾和前瞻. 中华消化杂志, 1（1）.

张孝骞. 1981-8-20. 改进医学教育, 加速人才培养. 人民日报.

张孝骞. 1982. 谈谈疾病的诊治—附一例疾病的诊断经过. 实用内科杂志, 2（1）.

张孝骞. 1982. 临床医生要讲究思想方法的修养. 医学与哲学,（1）：2, 47.

张孝骞. 1982. 基础、临床、社会实践——和首都医大学生谈如何学临床医学. 医学与哲学,（9）：3.

张孝骞. 1982-11-24. 医务工作者的职业道德. 健康报.

张孝骞. 1983. 假若我现在是医学生. 中国医学生杂志, 8.

张孝骞. 1983. 学点医学伦理. 武汉：湖北科学技术出版社.

张孝骞. 1984. 漫谈临床思维. 医学与哲学,（2）：1.

张孝骞. 1985. 对医学教育改革的建议. 1985 年 3 月在全国政协六届三次会议上的书面发言.

主要参考文献

张孝骞. 1965. 在临床工作中学习和应用《实践论》和《矛盾论》的体会. 中华医学杂志, 51（2）.

张孝骞. 1981-8-20. 改进医学教育, 加速人才培养. 人民日报.

张孝骞. 1982. 临床医生要讲究思想方法的修养. 医学与哲学,（1）：2, 47.

北京协和医院. 2007. 张孝骞. 再版. 北京：中国协和医科大学出版社.

北京协和医院, 湘雅医学院. 2007. 张孝骞画传. 北京：中国协和医科大学出版社.

撰写者

林夕夕（1953~），北京协和医院宣传处副处长，现已退休。

孟继懋

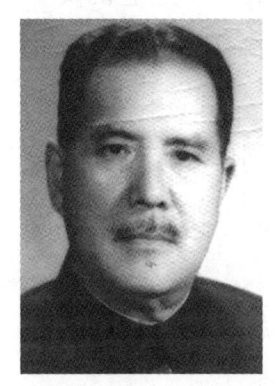

孟继懋（1897~1980），天津人。骨科学家和骨科教育家，中国杰出骨科先驱。1920年毕业于北京清华学堂，公费派往美国留学，就读于芝加哥大学拉什医学院。1925年任职于北京协和医学院外科。1929~1930年曾任天津南开大学校医。1930年在美国进修骨科一年。回国后在该院骨科工作，1937年任该院首任中国籍骨科主任、教授。同年，中华医学会成立骨科学组，他是六位成员之一，此学组为中国骨科的兴起，奠定了基础。1946年他就任于北京大学医学院临床教授，1948年任北平中和医院（北京大学人民医院前身）副院长兼外科主任。1956年北京积水潭医院成立，1957年任该院院长。20世纪30年代开始从事骨科医疗及研究，是中国骨科事业奠基人之一。他在颅骨结核诊断、陈旧性肩关节脱位外科治疗、孟氏肩固定术和孟氏截骨术等方面，成就卓著。他是实施"无创技术（atraumatic technique）"与"不接触技术（non touching technique）"的典范。

一、出身寒微刻苦学习

孟继懋，1897年12月7日出生于天津市，家境寒苦，父亲没有文化，以开小酱坊营生，育有子女七人，他行六。幼时家教甚严，父母教育子女为人要手心朝下，自食其力，不可手心朝上，靠求助生活。所以，孟继懋自幼注意锻炼身体，发奋自强。1908年，他考入天津私立第一小学。1911年，孟继懋父亲去世，全家靠长兄抚养，家境日益困难，他自知读书机会来之不易，学习非常用功。1912年，孟继懋小学毕业，考入北京清华学堂，家里认为这是宗族之幸，再困难也要想尽一切办法供他继续念书，入学时给他凑了两块大洋作为全部上学费用，这已是家庭能给予的最大支持。他幼小的心灵里打下了深深地烙印，他知道家里供他上学是多么不容易，便暗下决心，时刻不能放松学习。1920年，孟继懋清华学堂毕业，成绩优秀，同年被公费保送去美国留学，就读于美国芝加哥大学拉什医学院（Rush Medical College of Chicago University）。由于刻苦攻读，他的考试成绩总是名列前茅。他的考卷常被教授表彰为标准答案。1925年，孟继懋以优异成绩毕业，获医学博士学位。同年回国，在北京协和医学院任职外科住院医师。1928年与协和护士学校毕业生周思贤女士结婚。

1930年在美国进修期间，孟继懋师从世界有名的骨科专家斯坦得勒（A. Steindler）和史密斯·彼得森（M. N. Smith-Petersen）。由于他的学习成绩优异，导师非常赏识，并常以他的学习成绩和勤奋态度为例，教育一些学习不上进的美国学生。孟继懋并不满足于所取得的学习成绩及荣誉，在紧张的学习临床骨科的同时，他还挤出时间向一位解剖学家学习解剖学。他利用每天深夜及假日整理资料和绘图，在不到一年的时间内，整理出一部有1200余页图文并茂的功能解剖学和运动力学笔记。这段艰苦的进修学习所获，融会在他以后几十年的医疗及教学工作中，为他精湛的医疗技术及丰富多彩的讲学艺术，打下了重要基础。

进修结束后他先后到美国波士顿的马萨诸塞州总医院和艾奥瓦（Iowa）大学医院考察，向世界知名的诸多骨科大家学习。

按他当时的专业知识，可以说是博大精深，医疗技术已是炉火纯青，但他仍锲而不舍的学习，几乎每个星期日都到协和医院图书馆或办公室查阅文献，整理资料、病案，绘图，撰写著作等。

1936年，他又赴欧洲考察骨科，广求博采名家，先后到英国沃森-琼斯（Sir Reginald Watson-Jones）、雷金纳德（Sir Reginald）、意大利的普提（V. Putti）和奥地利的哈斯（S. L. Haas）等处的名家访问。

孟继懋对医术精益求精，他的学生都知道他读X线独具慧眼，别人看不清楚或看不准确的，他常能作出肯定或否定的诊断，别人看不深入的，他能从影像中分析出发病机理、病理改变，作为诊断依据，提出重要治疗意见。他虽然有独到的读片功夫，但从不单凭X线轻易地做出最后诊断或制订治疗方案。

他教导青年医生，看X线要首先看片子上所呈现的软组织影像，再系统地看所有骨关节影像有无异常，然后再看重点部位。如果是创伤病例，不能满足于只看出骨折或脱位，还要从中分析损伤的机制、复位的方法；如是骨病，不能只限于认出是什么病，而要进一步分析其病理、病程，可能发展的趋势，以便辅助做出适当的治疗。若是一个病例有多张片子，每张都要仔细阅读比较，从影像的变化中分析判断出伤、病的发展及可能的预后。他还经常强调，X线对骨科诊断非常重要，但它毕竟只是一个影像，虽然能提供重要的诊断、治疗信息，但不能作为唯一的依据。作为临床医生，看每位患者，必须详细询问病史，仔细检查患者，提出什么位置拍照，包括什么范围，要做什么化验，然后综合考虑，作出确切诊断，再据此提出治疗意见。凡聆听过他的教导，学过他看片的态度及方法的医生，都觉得在读片的本领方面受益匪浅。

孟继懋为人看病，细致入微，精心诊治。比如，有一次来了一位年轻的女患者，主诉大约在两年前，滑冰时跌倒，当时未觉明显不适，以后逐渐发生右髋部轻度疼痛，但仍不太妨碍走路，近来症状稍觉明显。曾在几个医院多次就诊，均未做出明确诊断。孟继懋经详细了解病情后，仔细检查患者，发现右腹股沟处相当髋关节部位，软组织稍有饱满及轻微压痛，怀疑有占位性病变，考虑肿瘤可能性大。遂将患者收入院进一步作穿刺病理检查，结果证实为关节滑膜肉瘤，患者得以及时治疗。

再比如，一位中国跳高健将来院看病，据教练说，这位运动员很有培养前途，但因足伤疼痛而逐渐不能参加训练。X线上发现足跟骨部有小片的撕脱骨折，按一般情况讲，这种陈旧的微小骨折，没有什么影响，不需特殊治疗。曾经几位专家会诊过，考虑如此小的损伤，是否就是致成疼痛影响训练的主要原因，一时拿不定主意。孟继懋提出，到运动场上去看实际运动情况。他观察到病者在一般跑动时，并无足痛，而是在蹬踏起跳越杆的一刹那疼痛明显，当时进行体检，证实起跳时的疼痛部位即是陈旧性小的骨折部位，从而明确了骨折片就是疼痛的症结所在，于是决定手术切除骨片，并亲自施术。术后，患者病痛迎刃而解，很快恢复正规训练。不久，这位健将一跃跨过从未有人越过的高度，打破了当时的跳高世界纪录。

孟继懋看病强调辨证论治，全面分析病情，绝对要避免片面看问题而决定诊断和治疗。即便是常见病多发病，也要一丝不苟，精辟分析，判断准确，做出完善的诊治方案。有一儿童患脊椎结核，X线上显示椎体破坏已很明显，且有少许死骨形成。几位有经验的医生讨论后，提出采用手术治疗，唯独孟继懋主张作保守治疗。大家向他请教说："现在病灶清除术是治疗骨结核盛行的时候，此例为什么考虑行保守疗法？"他说："这一例病程时间短，儿童机体生长力强，这一患儿身体基础条件不错。给予卧床休息，石膏床制动，用抗结核药物再加强全身营养。估计愈合时间不会比手术治疗慢多少，但可免除一次手术的痛苦和风险。"按他的意见治疗，3个月后患儿基本痊愈。大家不得不佩服他的真知灼见。

手术是治疗骨科伤、病的重要手段之一，孟继懋的手术操作非常讲究，干净利落，层次分明，出血很少，严格实行无创技术和不接触技术，因此，组织损伤少，愈合又快又好，对患者打击小，功能恢复快。他不单是手术做得精细，而且对不少的传统手术，作了改进和创新。股骨近端截骨术是治疗髋关节伤、病常用的一种手术，术式有数种，他认为都不够理想。在丰富的临床经验基础上，孟继懋运用深厚的骨科功能解剖学与运动力学知识，结合各种传统手术的可取之处，设计出一种股骨转子间截骨术。这种手术，简便易行，手术创伤小，截骨处稳定，容易愈合，功能恢复快。被称为"孟氏截骨术",现在仍被广泛应用。

1941年,孟继懋首先在国内发现膝关节盘状半月板及撕裂伤,并成功地切除病变组织,恢复膝关节功能。

1945年,他设计了一种肩关节融合术,治疗当时难以解决的肩关节结核、肩肌麻痹等病,后人称之为"孟氏肩关节融合术"。

孟继懋在美国读书、进修多年,先后访问过多个欧美国家并进行学术交流,回国后又在环境优越的北京协和医院工作多年,但他并不强调工作条件,常因陋就简,创造条件,圆满地完成诊疗工作。抗日战争时期,协和医院被迫关门,他工作的地方设备条件非常差。没有先进的骨科手术床,他就用自制的木制背部小台,折叠凳、金属骶骨托架,放在普通的手术台上,可以顺利地实行复杂的髋关节手术,并打髋人字石膏。

20世纪50~60年代,用三叶钉内固定方法治疗股骨颈骨折是最先进的技术,但必须有相应的影像设备才能实施这一手术。由于某些国家的技术封锁,中国没有这种设备。孟继懋研制出一种闭合复位骨折,根据体表标记定位穿钉法,照样能获得理想的骨折复位和准确的穿钉内固定。

膝关节半月板切除手术,由于手术部位在关节缝内不易显露,手术操作困难,切除不易彻底,且容易损伤周围组织。他用普通的修脚小刀改制成半月板刀,使手术简便、准确、易行。类似这样的手术方式、手术器械、设备等的因陋就简改制和设计,在他一生中不胜枚举。

近代骨科学分工较细,孟继懋的骨科知识与技术功底深厚,特别是在骨关节结核、小儿麻痹后遗症、先天性髋脱位、马蹄内翻足、陈旧性股骨颈骨折等方面的诊断与治疗,有独到的经验与见解。同行专家们认为,他在骨科临床方面已形成一个流派。

二、教学育人泽被后世

孟继懋不但是出众的临床医生,还是善于教学和培育人才的良师。他讲课及教学巡诊,备受学生和年轻医生的欢迎。他能把枯燥无味的骨科学讲得生动活泼,深入浅出,妙趣横生,把原则和道理寓于趣味性的描述之中。他常常把功能解剖、运动力学、诊断依据和治疗原则融合在人们所熟悉的习惯动作、舞蹈台步和身段中讲解。比如他讲足踝部功能时,他提出女性为什么要穿高跟鞋?穿高跟鞋为什么好看?接着他解释说,人穿平底鞋站立或走路时,胫腓骨远端关节面与足距骨关节面密切接触，关节稳定，走路就平稳。穿高跟鞋后，足踝屈曲，距骨较窄的后部与胫腓关节相对，使踝关节松旷，走路时不稳，必须用腰部来调节身体平衡，腰肢的摆动，使步态婀娜多姿，故而好看。又如，小儿麻痹后遗症所致的肌肉瘫痪，每例各不相同，所致残障各异，检查诊断，确定治疗，很是困难。他亲自表演常见类型肌肉麻痹的跛行步态，让人一目了然。在门诊看病时，小儿麻痹患者一进诊室，从典型的跛行步态，就可以认出是什么样的麻痹，想到基本的治疗办法。人体有些部位的神经、血管、肌腱等组织密集一处，排列有序，很难记牢，但这些对检查诊断和手术操作都非常重要。如踝关节内侧有胫前肌、趾长屈肌、胫后动脉、胫后肌、胫神经、拇长屈肌等。他编了带有故事性的一句话帮助记忆，就是"井前蛆（胫前肌）惊动（胫后动脉）了井后（胫后肌）精神（胫神经）的大母鸡（拇长屈肌）"。这一句话，可使对该部位的组织结构和排列位置终身不忘。

他从不讲程式化的诊断及治疗方法，而是引导医生在遇到伤病时灵活运用所学。他注重培养青年人善思维、通理论、知法则，要求他们成为骨科学家而不是手术匠。他主编的《骨与关节损伤》一书，通篇灌注着这一思想。他在书的前言中写道："要善于辩证的识别和对待各个具体的损伤，在诊断上要看到其形成、存在和发展的全过程，在治疗上要学会对不同的方法扬其长、弃其短，不为常规所束缚，要善于应用矫形的原则来指导骨与关节损伤的治疗。了解人体正常运动的基本条件和方式，并以之作为判断和治疗的依据。不把自己局限在单纯的技术操作上；要善于学习国内外各家的长处和经验，把论据充分的理论引为借鉴，把行之有效的方法取为己用。从各种学派活跃的思路中领受启示，对已熟悉的东西不断改进，不断发展，以形成自己的特点。"他的学生和再传弟子遍及国内各地，他的这些治学思想，也影响后世深远。1978年，他主持编写了《中国医学百科全书·医学分卷》。

1957年，他出任北京积水潭医院院长，在短短数年内，创建起规模较大的创伤骨科。他富有远见，为了使骨科发展更快，他首创将创伤骨科分成创伤科、矫形科、手外科、小儿骨科和烧伤科等五个亚专业，分头并进。这一举措，对加速培养人才，促进专业发展方面，都取得了巨大成就。对全国同专业的发展也产生了积极的影响。为了使临床骨科更快的提高，他又主持建立了创伤骨科研究所，亲任所长，开展相关的基础及应用研究。这些措施，使医院及研究所在医疗及科学研究方面获得了丰硕成果，在他主政的30年内，医院及研究所写出专著13种，发表论文700余篇，获各级科研成果奖120余项。1980年，美国西奈山医学院（Mount Sinai School of Medicine）Siffert教授来访后评价道："在同一个医院内骨科各专业如此平衡发展，这在世界上也是不多见的。"

三、德医双馨为人楷模

孟继懋虽然是国内外享有盛誉的专家,但为人一向谦虚谨慎,平易近人,平日与中青年医生打成一片,亲密无间,无论谁向他请教业务技术难题或是讨论科研问题,他总是不厌其烦的给予指导。患者请他看病,无论是领导干部,社会名流,还是工农群众,他都一视同仁,精心诊查,耐心解释,深受广大患者爱戴。就连素不相识慕名问病的人民来信,他都亲自认真作答。年近八旬时,他仍每天按时到医院上班,重点参加病房教学查房,有时到急诊室指导救治工作,甚至还抽暇到门诊看一些疑难病例,时刻不忘培养后代,治病救人。

孟继懋是一位爱国知识分子,1937年日本帝国主义发动卢沟桥事变,他当即与北平协和医院同道组成医疗队,冒着生命危险,辗转北平郊区战场,抢救抗日战士伤员。

20世纪50年代初朝鲜战争后期,北京协和医院一次收容了近百名志愿军伤员,年逾半百孟继懋不分昼夜,亲自为伤员检查,定出周密的治疗方案,对疑难病例亲自施行手术,伤员们迅速康复。为此他受到领导单位的嘉奖。

他经常讲述他在资本主义国家中遭受的凌辱和低下的社会地位,激发人们的爱国热情。北京解放前夕,他的好友劝他一同去国外,他几经考虑,决定留下为祖国效劳,用自己的专长为贫穷落后的祖国多做一些工作。新中国成立后,他工作勤勤恳恳,把毕生精力献给了医疗卫生事业,在医疗、教学和科学研究等方面做出了杰出的成绩,为中国创伤骨科事业的发展做出了积极的贡献。

孟继懋历任第二、三届全国政协委员,第四届全国人大代表,第三、五届全国人大常务委员。曾数次代表中国出席国际外科学术会议,并被推选为国际外科学会会员。曾先后担任中华医学会常务理事,中华医学会外科学会名誉主任委员等职务。

孟继懋于1980年1月20日去世,遵照他的遗嘱,医院领导和他的学生们怀着沉痛的心情将他的骨灰撒在北京积水潭医院的土地上。他的学生们与骨科的后来人,将世世代代缅怀这位老师,学习他勤勤恳恳为人民服务的高尚品质,学习他的精良医术,学习他的严谨治学精神,学习他的实事求是的科学态度和一丝不苟的工作作风,为发展中国的医学科学和卫生事业而努力奋斗。

四、孟继懋主要论著

孟继懋. 1941. 膝关节半月板囊肿. 中华医学杂志, 60: 440.

孟继懋. 1951. 治骨及关节结核应有的认识. 华北医刊, 8.

孟继懋, 等. 1951. 骨折治疗. 中华医学会, 173.

孟继懋, 等. 1955. 临床外科手册. 北京: 人民卫生出版社.

孟继懋. 1955. 外科医师要正确地使用骨折治疗中的切开复位术. 中华外科杂志, 11: 封二.

孟继懋, 等. 1957. 膝关节先天性盘状半月板. 中华外科杂志, 2: 123.

孟继懋. 1960. 手部损伤早期处理. 北京: 人民卫生出版社.

孟继懋, 等. 1964. 中国创伤外科的进展. 1964年北京国际科学讨论会论文集: 65.

孟继懋. 1982. 骨与关节损伤. 北京: 人民卫生出版社.

主要参考文献

崔月犁, 韦公浩. 1987. 骨科学家孟继懋. 中国当代医学家荟萃（第一卷）. 长春: 吉林科学技术出版社: 256.

王澍寰, 冯传汉. 1991. 孟继懋//《科学家传记》编辑组. 中国现代科学家传记（第二集）. 北京: 科学出版社: 626.

冯传汉. 2004. 中国现代骨科史料. 北京: 北京大学医学出版社: 97.

撰写者

王澍寰（1924~2013），中国工程院院士，教授，北京积水潭医院。

王淑贞

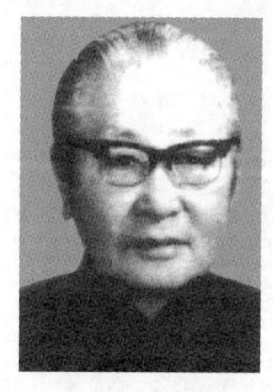

王淑贞（1899~1991），江苏吴县人。妇产科学教授，现代妇产科学的奠基人之一。1925年毕业于美国约翰·霍普金斯大学医学院，获医学博士学位。曾任上海西门妇孺医院医师、科主任，上海女子医学院教授、院长，上海医科大学妇产科医院院长、名誉院长；全国计划生育科研组组长、中华妇产科学会副主任委员、中华妇产科学会上海分会主任委员、中华医学会总会理事及中华妇产科杂志编委等职。20世纪40年代妇科内分泌学处于萌芽状态时，她就组织医生研究，开设内分泌门诊及实验室，建立了妇产科研究所；率先开展妇科恶性肿瘤根治术，开展妇科肿瘤的普查普治，为宫颈癌早诊早治提供了依据，减少了宫颈癌死亡率；从事产道异常的研究，取得了我国妇女骨盆外测量的正常数据，填补了国内空白；领导全国计划生育的临床研究，从国外引进了宫内节育器，探索有效的避孕方法，为在国内推广使用打下了基础。她主编了《妇产科学》、《妇产科理论与实践》、《实用妇产科学》、《中国医学百科全书·妇产科学》等。她从医执教60余年，从严治学，为我国培养了一大批优秀的妇产科学术人才。1984年获得中华医学会"表彰奖"，1985年获首届中国福利基金会妇幼儿童工作"樟树奖"。

一、成 长 经 历

王淑贞，1899年5月21日生于北京。满月后即随父母南归居住苏州。她的祖父王颂蔚是清朝进士，是朝内一流学者，热衷于教授物理学，并研究地理学用于战争决策。他著有大量政文、明史及写给皇帝的呈文，并将妻子王谢长达熏陶成为开明果敢的新女性。1902年，上海兴起放足运动，王谢长达在苏州成立协会并自认会长，自拟宣言，号令妇女督促家中女人解天足。她凭借着"求人不如求自己"的坚强信念，主张女子要为自身的自由奋斗，出租祖宅，筹措资金开门办学创办了苏州振华女校，开一代女学风气之先。从这所女子学校走出了费孝通、杨绛、何泽慧、李政道、王明贞等大批影响人类进步的杰出人才；这位老祖母抚育了10个孩子，9人读到大学，其中有3女2男留学美国和日本，她的二女儿王季玉接手母亲衣钵，秉承母志，终身未嫁，献身教育，将振华女校发扬光大，成为江南女子心神向往的名校。在这个家庭中，老祖母影响了两代子女的事业，从这个家族中走出了许多中国各学术领域的先驱。

王淑贞的父亲王季同早年留学英国，专长数学，是电机工程师及研究员，父亲传承家族中优秀育人的传统，家教有方，12个子女中有7人成为中国著名科学家。

王淑贞是生母的第三个女儿，但其兄姐出生后均早亡，因此素来在家中担负着长女长姐的责任，她的胞妹王明贞便是在她的资助和鼓励下完成学业并成为我国著名的物理学家；她对人和蔼可亲，对继母非常孝顺，她的继母体弱多病，不愿到其他子女处住，却喜欢与淑贞同住。她非常关心家里的佣人们，经常接济他们，保姆家修盖房屋，王淑贞也给予资助，他们回到乡下后，她还是寄钱给他们。因此亲戚们均尊称她为"三姐"。

王淑贞8岁时，生母因产褥期疾病逝世，加之13岁时她曾因病休学两年，饱受病魔缠身之苦，因此她少年时便立志学医。王淑贞10岁入振华女校读书，16岁入景海女塾（苏州的一所教会学校）选修英文和拉丁文，为日后学医打下坚实的基础。1918年8月，年仅19岁的王淑贞顺利考取清华大学并获得"庚子赔款"留学奖学金赴美留学，成为我国第一位获"庚子赔款"留学的女医师。她先在波尔狄摩高等女子大学学习一年，后转至芝加哥大学继续攻读两年，仅用3年时间就完成了4年的课程。1921年，她获得理学学士学位。同年，她又考取美国约翰·霍普金斯大学医学院，1925年毕业获医学博士学位，并在该医学院附属医院任医师。由于她勤奋好学，各科成绩均名列前茅，深受老师的赏识，学校给予了她很高的荣誉，授予她3枚金质奖章。这种崇高的荣誉，即使是美国本土的学生也很难得到，王淑贞为自己给中国人争得荣誉而自豪。她赴美留学的目的是为学习现代医学知识和新技术，更好地为中国妇女服务，让中国妇女少受妇科疾病的折磨，改变国内落后的医疗现状。幸运的是，她的伯乐——传教士劳合理，原上海西门妇孺医院主要的美籍负责人和私立上海女子医学院教务长，非常赏识王淑贞的聪明才智，经其引荐，王淑贞毅然回国应聘于西门妇孺医院。西门妇孺医院原是美国教会在中国设立的综合性妇孺医疗机构，凡进入该院工作都必须是基督徒，她虽不信仰宗教，但为了理想，她加入监理会慕尔堂，成为一名基督徒。

二、心 系 医 院

1926年，王淑贞满怀"医学救国"的愿望回到祖国，在美国教会医院——上海西门妇孺医院任职，并兼任私立上海女子医学院教授。私立上海女子医学院也称上海基督教女子医学院（Shanghai Woman's Christian Medical College），由美国基督教女子公会、浸礼会共同组织联合董事会创办，学制五年，上海西门妇孺医院是其教学、实习基地。王淑贞在这家医院创建了我国医学史上第一个妇科——西门妇孺医院的妇科，成为西门妇孺医院有史以来第一位担任科主任的中国人。由于她工作认真踏实，医术高明，医德高尚，积极引进国外先进医疗技术，又一贯根据患者病情的轻重缓急而不是贫富贵贱来安排工作，不论白天黑夜，只要患者需要，总是随叫随到，她很快就得到群众的信任。

1932年，国民政府教育部命令私立学校必须立案，并规定仅有中国人负责领导的学校才能申请立案，1933年，王淑贞即由该校董事会推选担任私立上海女子医学院院长，成为该院首任中国籍院长。

1937年，抗日战争爆发，上海沦为"孤岛"。面对连天炮火，她不但是一名医德高尚的医生，还是一位出色的医院领导者、一位抗日英雄，带领并影响着身边的人投入前线急需的医疗救护之中。她积极参加救护工作，并支持和帮助丈夫倪葆春发动在沪医护人员赴内地筹建医院，为抗日服务。八一三事变后，日本侵占上海，西门妇孺医院遭受严重破坏，一切医疗与教学工作都被迫停止。王淑贞在地丰路觉民小学组建了难民医院，收治那些从敌占区逃出来的孕产妇和新生儿，一个月后她又在上海徐家汇850号前骨科医院院舍建立了临时医院，她们冒着枪林弹雨，将西门妇孺医院幸免于战火的医疗设备搬到临时医院，使医疗工作又得以正常进行。1941年年底，太平洋战争爆发之后，医院的美籍医生、护士均被送入集中营，医院具体工作由王淑贞等负责。当时物价飞涨，医院的银行存款贬值，入不敷出。迫于当时的生活状况，她与丈夫倪葆春开办私人诊所，夫妇双双以精湛的医术、渊博的学识和高尚的医德赢得患者和学生的尊敬。王淑贞提倡节俭、公开记账，为医院、为患者节省每一分钱。她经常从自己诊所拿钱出来发给职工，从不亏欠职工工资。她以突出的管理才能维持了医院的正常运作，挽救了濒临关闭的医院，并且免费救治了很多因贫穷无力支付医疗费用的患者。当时医院在肇嘉浜路设有医疗点，临近河道上渔民人来人往。渔民的子女一般都出生在船上，除非碰上难产、大出血等特殊情况，贫穷的渔民才会把产妇送进医院。可是大部分渔民承担不起医疗费用，王淑贞都尽量给予减免，力保母子平安。憨厚的渔民们为报答她，总是把最新鲜的大鱼送给她，而王淑贞则将鱼转送至医院食堂，作为大家免费的午餐。1942年，日本侵略军强行令各大学在日伪政府注册登记，王淑贞为维护民族尊严，解散了上海女子医学院。

1945年抗战胜利后，为了修复在战争中备受创伤的医院，王淑贞再渡重洋，为修复医院筹集捐款，1947年终于完成了医院的重建工作。她以南市旧址为总院，徐家汇路850号院址为分院，医院规模进一步扩大。在王淑贞和同仁们的辛勤努力下，上海西门妇孺医院的社会声誉日益提高。因战后重建的医院屋顶为红色，人们亲切地称之为"红房子医院"。

1951年，在王淑贞的主动请求下，政府接管了上海西门妇孺医院，她还将自己开设的私人诊所捐给了政府。1952年1月，为了教学、医疗的需要，上海西门妇孺医院、上海红十字医院、中山医院的妇产科合并，改组为上海第一医学院附属妇产科医院，王淑贞被任命为院长、教研室主任。她担任院长之职前后长达20余年，对医院乃至我国妇产科学的发展做出了杰出的贡献。

三、主要研究领域和成就

新中国成立后不久，百废待兴，妇科疾病和围生期保健等众多问题摆在年轻的新中国医务人员面前。在医学探索的漫长征途上，没有什么困难能够阻挡王淑贞前行的步伐。她常常举办学术活动、专题报告及全国性学习班，为国家培养了大批妇幼保健人才。20世纪50~60年代，上海第一医学院附属妇产科医院堪称我国妇产科学学术活动的中心。王淑贞认为：妇产科学不是一门孤立的学科，它涵盖许多相关学科的学问。她将妇产科学又可分为妇产科内分泌学、妇产科病理、妇产科肿瘤、妇产科免疫学等。分科更细微，所需妇产科的生理、病理知识也更广、更深。王淑贞认为，虽然国外的医学水平相对较高，但并不能满足中国的医学需要，中国的医生应当有分析、有批判地学习它们的知识，更应该发展中国自己的医学。

20世纪40年代，妇产科内分泌学刚处于萌芽时期，王淑贞就培养医生学习和掌握妇产科内分泌学知识。1953年，在她的倡议下，妇产科医院建立女性内分泌门诊及实验室，开始了妇产科内分泌学的临床应用，之后发展为妇产科研究所。1964年，王淑贞在上海第一医学院附属妇产科医院举办全国第一期内分泌学学习班，为创建、发展我国妇产科内分泌学做出了巨大贡献。除"文化大革命"时期工作停顿外，她为我国培养了许多妇产科内分泌学人才。

她对产后出血这一严重威胁产妇生命安全的疾病开展了防治研究。1954年，她在《中华医学杂志》外文版发表了《产后流血的研究》一文，并举办产科专业进修班，提高了产科工作者对防治产后出血的认识和技术，为防治产后出血提出了措施和方法。

20世纪40年代初期，她在《中华医学杂志》发表了《子宫颈癌》一文，是我国妇产科学最早地、科学地论述宫颈癌、宫体癌的论文之一；50年代，国内刚开展妇科恶性肿瘤的根治术，她即组织医生探索操作手术，开设肿瘤门诊和病房，开展妇科肿瘤的普查普治，使宫颈癌根治手术、子宫内膜癌及输卵管癌等的治疗效果均达到国际水平。

1957年12月，王淑贞代表中国妇产科学界出席了苏联莫斯科第十次全苏妇产科医师代表大会，并在大会上宣读论文《原发性输卵管癌》，受到与会者的好评。

20世纪50年代中期，她在国内首先开展腹膜外剖宫产新技术的研究。1956年，她发表《90例腹膜外剖腹产术》一文，结合她的经验，对腹膜外剖宫产的操作、适应证和禁忌证进行了阐述和论证，是我国最早发表的有关腹膜外剖宫产的文章，对以后进行腹膜外剖宫产手术具有指导性意义，广受同行关注。同时，为了填补中国妇女骨盆的正确数据，王淑贞又着手产道异常的研究。这项研究主要是观察、测量妇女在怀孕后及在分娩过程中产道的变化情况，以求保护母婴分娩的安全，减少分娩过程中的并发症。她在院内开设了产前异常门诊，把孕有脊柱畸形、头盆不相称、巨大胎儿的孕妇都转到这一门诊，对每个孕妇进行骨盆外测量、内测量，记录后，再随访分娩过程及胎位、胎儿大小。她的这项研究取得了我国南方女性骨盆外径线的正常值，填补了国内空白，引起国内妇产科学者的高度重视。当看到由于产科处理不当引起的各种后遗症患者，王淑贞又投入到新的研究课题"胎儿及新生儿死亡原因的分析"。她制定了一系列产科工作常规和严格的规章制度，通过制度建设重点提高产科医疗质量，尽量减少死伤。经过几年的观察，医院胎儿新生儿死亡率明显下降。

20世纪60年代初，王淑贞通过在美国行医的儿子倪宣文得到了宫内节育器，并将其应用于临床。她详细记载病史、随访受试者、整理资料进行研究，为这一简易可行的避孕方法推广至全国奠定了基础。1963年，她开始担任全国计划生育科研组组长，继续探索更有效的避孕方法。

王淑贞非常重视科学研究，有善于洞察国内外学科发展动向，注重新兴学科建设。她有强烈的民族自尊心、自信心，崇尚科学，不断开拓创新，曾受到周恩来总理的亲自接见。身为全国人大代表，她的每次视察和提案都会做大量的调查研究，尽力推动全国妇产科医疗、教学和科研的大合作，并努力开展了全国城乡妇幼保健工作和计划生育工作。

王淑贞先后编写了多部专著：1960年主编高等医学院校教科书《妇产科学》，是我国第一部高等医学院校妇产科学经典教科书，1978年获全国科学大会奖；1978

年5月,她集合了林巧稚、严仁英、俞霭峰、林剑鹏、杨学志、司徒亮、苏应宽等全国知名的妇产科专家主编《妇产科理论与实践》,该书获国庆30周年献礼奖,1982年获全国优秀科技图书奖一等奖;1987年主编《实用妇产科学》,获1990年全国优秀科技图书奖一等奖。此外,她还承担了我国唯一一部大型综合性工具书《辞海》医学分册妇产科学部分地编写、修订以及《英汉医学词典》、《中国医学百科全书》妇产科学分册的编写工作,为后人留下了巨大的精神财富。

尽管长期担任医院的行政领导,工作繁忙,但王淑贞坚持担任本科生的教学工作。她不仅医术高超,而且以身作则,树立了医术精湛、医德至上的榜样。

四、良师益友

王淑贞一生热爱医学,从事妇产科专业60余年,为我国妇女保健和医疗工作呕心沥血,为妇产科医院的发展立下汗马功劳。她对每一位住院患者都亲自检查、询问病史,并要求下级医生仔细记录检查结果,然后综合分析,做出判断。她十分重视第一手资料和基本功的训练,把查房和病例讨论等放在首要位置,这种对实际病例进行分析和讨论的做法对提高医学生的质量起到了明显的效果。她经常教导下级医生:"经验是从实践中来的,医生的经验就是从询问病史、详细检查、做出诊断和正确处理的过程中慢慢积累起来的,缺一不可。"她经常阅读最新的文献资料,但查房时从不夸夸其谈,总是根据资料,结合理论,有针对性地分析、讨论。查房时她以身作则讲英文,所有医生都必须用英文记录、回答,论文也要用英文写。她还营造出很浓的学术风气和氛围。那时,每周全院查房,每个病房都要有病例,意在培养医生的责任心,培养医生的临床思维能力。她常说:"错不在你,而是你的思维限制了你。"通过她的查房,各级医生都受益匪浅。她的手术操作手法细致,干净利落,解剖层次清楚,独具一格。不仅如此,她对下级医生做手术的要求也很高,当他们还不能胜任做一个手术时,她决不随意放手,更不允许在患者身上练刀。她说:"手术不在乎做得多,而在乎做得精,做一次手术要有一次收获。""手术不在乎快,而在于妥善地解决问题,更不允许给患者造成不良后果。"她对消毒隔离要求严格,不赞成滥用抗生素,经她手术的患者很少应用抗生素。

王淑贞对医学教育事业十分重视,她讲课时重点突出,条理清楚,声调抑扬顿挫,艺术得将知识传授给学生,教学效果非常好,深受学生们欢迎。她提倡学习国外先进技术和经验,但反对照本宣读,主张启发式的讨论,有自己的观点,结合我国的实际来吸取国外的经验。她治学严谨,一丝不苟,对科研设计、数据处理、文字描写、标点符号等内容都逐字逐句地认真修改，即使细小的谬误也绝不放过。

王淑贞忘我的工作精神令人敬佩。她经常利用晚上时间为学生上英语课，学生们翻译成中文交给修改。每次上课前一一指出各人翻译谬误和问题，让他们朗读和翻译，然后进行讲解和评论，并挑选一些好文章由某人进行摘译，送国外医学妇产科分册发表。她从不脱课，即使到北京开人代会期间亦会来信布置作业，同时还把英语 900 句翻译成中文，打印装订成册。已近花甲之年的她午餐后从不休息，仍精神饱满地批改论文、阅读文件及各类报表。事无巨细她都会过问，有一次财务科送来预决算报表中多了一个零，她马上找来经办人，了解情况，及时纠正了错误。1958～1966 年，因为工作需要，方便及时处理医院的重大事件或疑难危急患者，她放弃了优越的家庭环境，住进医院集体宿舍。她以院为家，忘我工作，全心全意为人民服务。

王淑贞是一个临危不乱的坚强女人。1941 年夏，一个有黑社会背景的患者手术死亡，家属无理取闹，对她进行勒索。那时上海黑帮势力强大，无人敢惹，医生更无法律保障，她与家人商量不要莽撞，等事态平息之后再说。亲戚们连夜帮忙将王淑贞送到苏州之后，她再坐船到太湖东山一个亲戚家住下，之后又避走香港月余，经她的朋友间接调解了事。由于战事不断，她放心不下医院事务，不久回到上海。"文化大革命"那段时间，王淑贞受到无端迫害，她坚毅地挺了过来。她不是党员，却对党的信念坚定不移，始终坚信共产党总有一天会为她落实政策的。

王淑贞是个无私大爱的人，她把一切都奉献给了医院。她与倪葆春身后价值数百万元的全部家产，都奉献给了他们终身服务的妇产科医院和上海第二医科大学。在她过世后，她的儿子倪宣文先生用这笔钱设立了上海教育基金会倪葆春、王淑贞基金，专门用于培养年轻医师出国深造。

王淑贞还担任了大量的社会工作，她是全国第一、二、三届全国人民代表大会代表，第五届全国政协委员，上海市妇联副主任，历任中华妇产科学会副主任委员、中华妇产科学会上海分会主任委员、中华医学会总会理事及中华妇产科杂志编委等职。1978 年、1982 年，她两次被评为上海市"三八红旗手"；1984 年，她获得中华医学会"表彰奖"；1985 年获首届中国福利基金会妇幼儿童工作"樟树奖"。

1991 年 11 月 2 日，王淑贞在上海病逝。在 60 余年的从医执教生涯中，王淑贞从严治学，为我国培养了一大批优秀的妇产科学术人才。她经历了辛亥革命、军阀混战、抗日战争、解放战争、新中国成立、改革开放等重大历史时刻，见证了中国近百年的发展历史，用其作为显示一位老科学家对祖国坚定和无条件的赤诚与热爱，不管经历多少挫折，始终没有动摇。

五、王淑贞主要论著

王淑贞.1954.产后流血的研究.中华妇产科杂志（外文版），7（4）：243.

王淑贞.1956.90例腹膜外剖腹产的分析.中华妇产科杂志，4（1）：28.

王淑贞.1958.参加苏联第十次全苏妇产科医师代表大会的一些收获.中华妇产科杂志，6（2）：109.

王淑贞.1958.2500例女性骨盆外测量的研究.中华妇产科杂志，6（2）：119.

王淑贞.1960.妇产科学（上册）.北京：人民卫生出版社.

王淑贞.1963.关于晚期妊娠中毒症分类方法的建议.中华妇产科杂志，9（1）：54.

王淑贞.1965.为增强下一代的健康而努力.中华妇产科杂志，11（5）：329.

王淑贞.1978.近年来国外妇产科工作的进展.中华妇产科杂志，48.

王淑贞.1980.妇产科理论与实践.上海：上海科学技术出版社.

主要参考文献

葛秀贞.2009.忆王淑贞教授.中国卫生人才，（9）：48.

撰写者

葛秀贞（1968～），复旦大学附属妇产科医院馆员，王淑贞教授的同事。

陈耀真

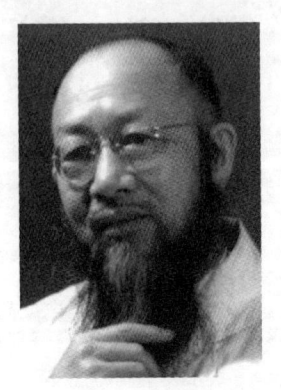

陈耀真（1899~1986），广东台山人。眼科学家和医学教育家。我国现代眼科学奠基人之一，也是中山大学中山眼科中心创建人之一。1927年毕业于美国波士顿大学，获医学博士学位。1929~1934年在美国霍普金斯大学威尔玛眼科研究所作博士后及任助理研究员。1934年回国。曾任齐鲁大学医学院眼科主任、华西协合大学医学院存仁医院眼科教授、岭南大学医学院眼科教授、中山医科大学眼科教授、中山医学院眼科医院院长、中国医学科学院北京协和医院眼科教授、中山医科大学中山眼科中心名誉主任；中华医学会眼科学会名誉主任委员、卫生部医学科学委员会委员、中国医学科学院学术委员会委员等。曾受邀为苏联费拉托夫眼科学术会议特邀贵宾（1955）、美国眼科学会国际贵宾（1981）及日本眼科学会特邀贵宾（1981）、第24届国际眼科大会贵宾（1982）。毕生致力于发展我国现代眼科学，贡献于我国现代医学教育事业、培养眼科学人才。1965年建立了我国高等医学院校的第一所眼科专科医院——中山医学院眼科医院。1982年建立了中山医学院眼科研究所。1983年创建了我国第一个眼科中心——中山医科大学中山眼科中心，该中心现为我国眼科学重点学科点、国家眼科学实验室、卫生部眼科学实验室、教育部眼科学实验室、科技部与省共建眼科学实验室等依托单位。致力于我国眼科学史研究，弘扬祖国医学。论证世界上最早眼病记载和设立眼科、最早论述眼与机体整体密切关系、最早具眼解剖知识以认识眼病、最早有眼科手术记载、最早配置假眼等均在中国。致力于繁荣国内外学术交流，推进眼科学界高层次国际合作。曾获亚洲太平洋眼科学会"特殊贡献奖"（1981）、视觉与眼科研究会（国际）"功勋奖"（1986）。

一、绚丽人生

陈耀真，广东省台山县人。1899年12月22日出生于福建省福州市。父亲陈联祥是19世纪毕业于美国哈佛大学化学系和取得学位的该校首位华侨科学家，为了民族的振兴，他毕业后就回到祖国，在福州、南京等地教书。陈耀真小时候深受父亲的影响，勤奋好学，还辅导年长学生们学英语。可惜他17岁时遭父早逝，家境变得贫困。他从香港皇仁书院（中学）毕业后，辍学在香港的眼镜店做店员。1921年，他考入美国波士顿大学，勤工俭学，课余到餐馆洗碗、做家庭清洁工、电话接线员等。他只用了6年时间就获得科学学士（SB）和医学博士（MD）学位。大学毕业后，1928年，他在美国密歇根州杰克逊市福特纪念医院当实习医生。1929年到美国霍普金斯大学威尔玛眼科研究所作博士后及任助理研究员。在此期间，他本人或与美国多位眼科专家合作，以英国、德国、西班牙等多国文字发表11篇论文，刊登于美国眼科杂志、美国生理学报、古巴耳鼻喉眼科学杂志、德国眼科杂志等刊物。在我国遭受日本侵略之际，1934年，他放弃个人名利，不留恋在美国的工作和生活条件，毅然回国，献身于祖国的医学教育和眼科事业。

抗日战争爆发，陈耀真带领学生内迁到四川成都，任华西协合大学医学院眼科教授。在国家患难、民族遭殃的抗战期间，工作和生活都很艰苦，女儿也患上营养不良症，不少亲友都劝他开业或移居国外，但他没有这样做。相反，却为后方得到医疗药物而往返香港和云南、贵州、四川之间，运送红十字会药物，抢救病员，以至腿曾摔断，并一直坚持在教学岗位上。新中国成立后，1950年，他应聘到广州岭南大学医学院和后来的中山医科大学任教，直到1986年逝世。

陈耀真关爱病人，待病人如亲人，满腔热情，精心医疗，妙手回春，使成千上万的眼病患者摆脱痛苦，重见光明。

20世纪30年代，陈耀真回国后就去济南孤儿院义医。抗战时期，他带领年轻医生深入到四川北部的山区为羌、藏族等各族人民防治眼病。他还积极组织防盲协会，亲自编写各种常见致盲眼病的资料，向群众宣传防治眼病的知识；建立免费诊所为贫苦群众诊病。20世纪50年代，他带领眼科医生和学生到盲童学校、盲人工厂以及麻风病院去诊治眼病。直到他七八十岁高龄仍不顾年老体弱到广东、海南等侨乡和少数民族地区去调查眼病。他的足迹遍布我国西北、西南、华东、华南，为汉、回、羌、藏、黎、壮等民族同胞防盲治盲。在他的影响下，我国第一个眼科中心就专设了与眼科研究所、眼科医院同样重要地位的防盲治盲办公室，组织一批又一批眼科工作者走出医院大门、上山下乡，到边远地区去服务，面向千千万万群众。由于出色地开展了防盲治盲，受到国际防盲协会等防盲机构的赞扬，建立了合作关系，共同推进中国的防盲治盲。

陈耀真一生勤奋好学，通晓多国文字。他精心治学，不顾寒暑伏案疾书，每天工作12小时以上。他被赞誉为眼科活字典，学识上的"搜索引擎"。他最早提出"传染性肝炎的眼部病症"和"蚕豆病的眼部改变"。他在国内外眼科学界享有崇高威望。他的生平和事迹已载入美国《医学专家录》（1979）、《国际眼科专家录》

(2002)、《中国科学家词典》(1983) 和《中国现代医学家传》(1985) 等。

二、创建中山眼科中心，融入世界眼科之林

陈耀真于1927年在美国波士顿大学获得医学博士学位，1929～1934年，他在美国霍普金斯大学威尔玛眼科研究所从事眼病研究，这时正值中国遭受日本侵略、国家艰难的时刻，他决心从美国毅然回国。从1934年到1986年逝世，他一直扎根在祖国大地上，52年间无论国情如何变幻，灾难多么深重，他毫不动摇，为实现中国现代眼科学腾起的理想，留下他坚定的岁月脚印。

1934年，陈耀真到山东济南的齐鲁大学医学院任眼科主任，此时只有1名年轻助手。1937年内迁至四川成都，在华西协合大学附属存仁医院（眼耳鼻喉科专科医院）眼科任职，也仅几名医生。1950年，他和夫人毛文书应聘到广州岭南大学医学院执教，当时也只原有2位眼科医生和2张眼科病床的工作环境，此时中国的眼科学相当落后。

陈耀真的主导学术思想认为要迎头赶上现代眼科学的发展，首先要从医学教育做起。他严谨治学，循循善诱，自己讲课、作学术报告，介绍新知识、新进展，始终站在培养学生的第一线。他深入医疗工作，通过查房、病例讨论、读书报告及鼓励参加科研等多个方面，以培养青年医生努力认真工作，不断创造业绩，奋勇前进。他为国家培养了一批又一批眼科人才和骨干。他的第一代学生在20世纪50年代都已成为国内知名大学或医院的眼科教授、主任。到20世纪80年代，他的学生中有4位曾经担任中华医学会眼科学会的主任委员或副主任委员，有5位是中华眼科杂志的总编辑或副总编辑。他和夫人为全国各地培养的眼科进修医生，结业回原单位后发挥着积极、重要的学术骨干作用，他们到处播下发展我国现代眼科学的种子。

为了培养好人才，早在20世纪50年代初，陈耀真就出版了译著《梅氏眼科学》，作为供医学生和年轻医生用的教材。1963年，陈耀真主编了我国第一部高等医学院校的眼科教科书《眼科学》，使广大高等医学院校学生获得一本很好的我国眼科学教科书。他和夫人平时鼓励年轻医生多读书、多实践、多总结经验，多写论著。在他们辛勤耕耘的精神和著书立说模范行动的带动和指导下，中山眼科中心出版了数十本眼科教科书或参考书，也是我国眼科学界发表SCI论文最多的一个单位，学术水平明显提高。

因材施教是陈耀真对眼科学骨干培养中的重要指导思想，现在看来这是很切合实际的科学教育思想。有的医生手巧心细，擅长于临床治疗，他就多发挥他们在临

床医疗和研究中的作用；有的组织能力强、口才好、有教学上的特长，就促使他多发挥在承担教学任务中的优势；鼓励有数学才能的主攻眼科屈光学，有的发展为管理人才等。他在形成一支坚强的梯队中，因人而异，充分调动一切的积极因素。他认为医学发展正面临新的挑战，已不可能以"个体户"或"小作坊"式开展工作，需要一个既分工又合作的集体、一个团队的运行。20世纪60年代，他和夫人为青光眼的防治专设了一个中西医结合临床和应用基础研究相结合的专业病区，占到当时眼科病房1/3以上的床位。他又为角膜病治疗引进国外新药；为更好开展角膜移植术建立眼库，从人力、物力、财力各方面给予条件和支持。

陈耀真认为只有具有卓越的眼科教学和医疗服务，又大力开展科学研究，才能发展现代眼科学，且具有高档次的学术水平，才能与国际眼科学接轨。他和夫人除大力抓好医疗系本科学生、进修生的眼科学教学外，从1955年就开始培养眼科研究生，使之成为逐步实现有规划地培养眼科各个专业的骨干人才之路，从防盲、视觉生理、眼生物化学等各个专业领域，用教、带、培、配备助手等方法，因势利导建立了相应的眼科实验室。具备了这样的条件，1964年，国家科委批准在中山医学院建立了眼科研究室。1965年，由中央卫生部、中共中央中南局和中共广东省委、广东省政府共同建立了我国高等医学院校的第一所眼科专科医院——中山医学院眼科医院。正当陈耀真进一步为实现建立眼科研究所的目标而迈进时，中国发生了"文化大革命"，一切愕然中止。

创建中山眼科中心是陈耀真和他夫人晚年为我国现代眼科事业做出的顶峰贡献。20世纪70年代末，笔者（吴乐正）正在美国斯坦福大学、霍普金斯大学威尔玛眼科研究所以及美国国立眼科研究所做访问学者及客座研究员时，最大的感受就是，他们不仅重视医疗，更重视科研和教学等综合实力。1959年斯坦福大学已成立"斯坦福大学医学中心"，主攻医学最前沿领域，培养精英人才，而我们要赶上这个科学快速发展的时代，是否应建立一个集教研医防融汇一起的新型眼科架构——眼科中心？它将不仅含眼科研究所、眼科医院，还要有防盲治盲机构等，它会具有医学发展的时代特征和面对"医学变革"挑战及发展的美好前景和生命力，面向病人，面向世界，面向未来。这个构思正合二老心意。一向关注和支持新事物的陈耀真和毛文书激动又兴奋，立刻行动，向新的目标奋进。于1982年上级批准成立"眼科研究所"后，他们随即全力以赴为创办眼科中心而奔走，经中山医科大学向国务院卫生部申报，很快于1983年获得批准，成立了中国第一个眼科中心——中山医科大学中山眼科中心。新型的中山眼科中心充满活力，朝气蓬勃地融入国际眼科学大家庭中。同时，于1989年国家教委审定中山医科大学眼科教研室为全国眼科学重点学科点。1991年卫生部在中山眼科中心建立了卫生部眼科学实验室，2003年教育部在中山眼科中心建立了教育部眼科学实验室，2006年科技部联合广东省政府在中山眼科中心建立了科技部与省共建眼科学实验室，2008年在中山眼科中心建立了国家眼科学实验室，国家和部、省的眼科学重点实验室都以现中山大学中山眼科中心作依托单位。

1990年，在新加坡举行的第26届国际眼科大会上，中山眼科中心被评议为世界20个重大眼科中心之一。2008年，中山眼科中心已经拥有专业技术人员513人，其中教授、副教授等高级职称者108人；培养着医学各类本科生外，还有博士研究生104人、硕士研究生103人、进修医生120人。全年门诊诊治506 267人次，住院治疗23 141人，手术26 180次，这一年内发表学术论文192篇。今天的中山眼科中心正是陈耀真和夫人毛文书栽培出的一株巍然而立的青松。陈耀真所胸怀中国眼科一定要屹立在世界眼科之林的壮志，并为之奋斗一生的梦想，终于一一实现。

三、致力于创建我国眼科学应用基础研究体系

起步于20世纪20年代前后的我国现代眼科学，在我国一些眼科医生从欧、美、日等国归来后，终于在源自传教士输入的西方眼科学之外，走发展符合自己国家国情的我国现代眼科学之路。当时国家贫困、国力薄弱，需要全力投入医疗服务和培养眼科医生，但这样，会永远跟在时代的后尾。陈耀真与他们一样也关注着我国现代眼科学的发展。他认为开展眼科学的应用基础研究才能走创新的路。当时国内一些医学院校已开展眼病理检查，而他不具一格地思考，要像他曾所处的Wilmer眼科研究所那样，建立多元化的眼科学应用基础研究。但这在抗战和战后的动荡年代很难实现。尽管这样，陈耀真在成都华西协合大学附属存仁医院执教时，于1946~1948年先后指导4位年轻医生、教师到英国、美国、加拿大等国留学、进修眼科应用基础专业。他们中回国者后来都成为眼科应用基础专业领域的开拓者及学科带头人。

新中国成立后，1950年陈耀真和毛文书应聘到广州岭南大学医学院执教，经过院校合并、院系调整后，领导着合校后的中山医学院眼科教研室，意气风发地投入学校眼科建设的新时期。陈耀真和毛文书以惊人的毅力和夜以继日的工作，使教师阵容不断壮大，出色地培养了各个领域的眼科骨干人才，积极开展防盲治盲，使教学、医疗和科研水平不断提高，大大拓展了眼科事业。

陈耀真为实现逐步开展眼科学的应用基础研究的目标，从支持毛文书做眼胚胎学开始。早在20世纪50年代，毛文书关注到先天性眼病对优生优育的巨大威胁，

通常这类眼病患者，特别是儿童，甚或有致盲的深重痛苦，她就收集各种眼先天异常的标本作研究，一直到20世纪50年代末60年代初的"拔白旗"年代，她遭受"脱离实际"批判的不白之冤后，才不得不停下来。后来毛文书针对白内障的发病和防治进行综合研究，特别针对白内障的生物化学代谢。她带着她的研究生李绍珍（1959～1962）建立了眼生物化学实验室。随着生物科学技术的进步，毛文书又带领年轻医生投入了眼遗传病的研究，她所主持的眼胚胎学、眼生化学与后来的免疫学、眼遗传学研究这三个方面的开拓性工作，无疑是我国现代眼科学的眼病基础和应用基础研究中的重要支柱。她在这几个眼科领域的贡献托起了她的学生们后来在白内障、葡萄膜炎等眼病的研究成就，他们先后获得了国家科技进步奖。

1956年，陈耀真指导研究生周文炳作视野学研究。1958年，陈耀真和毛文书让他们的学生马巧云配合从苏联留学归国的易玉珍，一起建立了眼病理实验室。1959年，陈耀真指导研究生吴乐正作视觉生理学的暗适应和视觉电生理研究，建立了视觉生理实验室。1965年，通过培养研究生筹办眼库。可贵的是在20世纪50～60年代，陈耀真领导着中山医学院眼科教研室，就这样通过自力更生，初步实现了他创建我国现代眼科学的眼科应用基础研究体系的构想。

陈耀真还开创了在我国眼科学领域中培养交叉科学人才。从1965年起，他和毛文书就把广泛科学领域，如生物物理学、化学专业人才，引进到对眼病防治和与视觉相关的研究中，培养交叉科学和边缘科学人才。在他们的指导和影响下，以至以后的中山眼科中心又引入物理学、生物学、生物力学、无线电学、化学工程学和外国语言学等人才，将多学科人才汇集到一个眼科体系中来。这些多学科人才所取得的成果，为我国眼科应用基础研究登上先进水平和获得专利项目等创造了很好条件。中山眼科中心也成为培养和拥有这类特殊眼科人才的基地。

陈耀真还重视培养眼科的专业技术人员。20世纪60年代初，他和毛文书建立了一支从事眼科检查和研究的辅助人员队伍，如验光、视野、暗适应等的临床技术人员和在实验室工作的如病理、生化等技术员，并重视培训，使这支队伍在现代眼科学发展和应用基础研究上也发挥着重要作用。

陈耀真在实现他"要走创新道路，赶上先进"的学术思想中，卓有远见，不屈不挠，充满毅力，坚持真理。他感受过1958～1959年对基础研究的冲击。也像"十年浩劫"到处所遭遇的苦难一样，遭受过凌辱，被关进私牢，不断受批判；实验室被关闭，养鸡生蛋；所有实验室的创业在那岁月都毁于一旦。但陈耀真没有丧失信心，在剥夺工作条件下仍收集中草药书，钻研中医药学。"拨乱反正"后，他调到北京协和医院恢复工作，他立即又带领研究生重新开始。这也就是陈耀真所具有的坚持科学学术思想和献身眼科事业的意志。

四、致力于我国眼科学史的研究，弘扬祖国医学

陈耀真经历过早期贫苦，在国外留学时对国弱受欺有亲身感受。20 世纪 20 年代初，他乘船刚到美国时和许多我国同胞一样，被关在一个孤岛上受多日的歧视性检查后才准上岸。他也注意到在外国的医学教科书中几乎没有对中国眼科史的介绍，他回国后一心致力于研究中国眼科学史。他出生于福州，在香港长大，留学美国，学的是美国大学的理科、医科，而要研究中国眼科学史就从零开始。他学习古汉语，钻研甲骨文。查阅大量古籍史书，采集与眼科有联系的史料，了解中草药。他从民间食谱、中药成分分析中寻找对眼的营养价值和研究中国古代预防眼病的医学思想。他访问古迹，每到一处都用心观察民间建筑、日常用品和人们的穿戴。通过对民间屋檐的宽窄特点、灯笼的样式、帽遮的类型和颜色等观察分析古代人对光学的认识和对眼的防护方法。

陈耀真证实祖国眼科学有下列几方面突出贡献：

（1）世界最早眼病记载和设立眼科在中国。他描述早在公元前 1324～前 1266 年甲骨文上有眼病卜辞。"贞王其疾目"、"贞王弗疾目"、"大目不丧明"等。《史记》载舜（公元前 2255～前 2205 年）和项羽（公元前 282～前 202 年）患重瞳。早在宋代，眼科在中国已成为一门独立的科目。这比西方使眼科学成为单独科目约早 800 多年。

（2）最早论述眼与机体整体有密切关系在中国。他举例我国最早医著《内经》的《灵枢大惑论》中记述"五脏六腑之精气皆上注于目而为之精"。宋代（1076 年）太医局亦设九科，特别列"龙树眼论"为小经，属各科医学生必读之书。

（3）最早具有眼的解剖知识以认识眼病在中国。据《内经》所载，已将视器分为瞳子、黑眼、白眼、眼肌和内外眦等。公元 610 年巢元方著《诸病源候论》已能诊断结膜炎、内障及夜盲等疾患。

（4）最早有眼科手术记载在中国。《晋书》记载"帝目有瘤疾，使医割之"。10 世纪时，我国已精于白内障手术。

（5）最早假眼配置在中国。于我国唐代（9 世纪）已有所记载，早于其他国家 600 多年。

除以上列举之外，他研究中国古代关于青光眼、眼外伤等病的防治。从对欧阳修、陆游、杜甫、鉴真和尚等人的眼病描述，研究中国古代对眼病的认识和医术。他把祖国眼科学的发生、发展与外国眼科学加以比较，1963 年，他主编的高等医学

院校教科书《眼科学》中，把中国对世界眼科学的贡献作为第一章，激发民族自豪感和爱国热情。

1981年，他作为贵宾在日本眼科大会上作了《华佗——中国外科之父》的学术报告，以弘扬我国医学。他的工作受到研究世界科技发明史的英国学者李约瑟的注意，特邀请他参加撰稿。

五、致力于繁荣国内外学术交流，推进高层次国际合作

陈耀真把推进和繁荣学术交流作为自己的职责。他每到一地，无论在济南、成都还是广州，都很快推动建立眼科学会，创办学术刊物。即使在抗战动荡和艰难的日子里，他力促在成都继续出版《中华医学杂志》。通过繁荣学术交流，不断扩大对我国眼科医生的继续教育，以跟上现代医学发展的步伐。

在中国近代史上，闭关自守给予国家和人民带来极大的苦难，有志之士一直为冲破这个牢笼而搏斗，特别是现代科学的发展更需要友好往来，不失时机地学习和吸收外国的先进经验，如他最早介绍醋氮酰胺（Diamox）于治疗青光眼，5-碘-2′-脱氧尿嘧啶核苷（IDU）治疗病毒性角膜炎。早年陈耀真还通过个人通信等与众多国家眼科学者建立友好联系，并先后推荐他的学生到美国、英国、加拿大等国留学，他们大都学成归来，报效祖国。但这种学术上的来往，在"文化大革命"中被迫中断了。随着开放改革新形势的到来，陈耀真又力行送出去，也力促请进来，帮助年轻医生出国学习与交流。

1982年，眼科奥比斯（ORBIS）飞行医院项目主席Paton向陈耀真提议奥比斯飞行医院到访中国，他和毛文书即为推进此事奔走，几经艰辛，终于获得当时国家领导人批准，于1982年9月21日至10月8日迎接奥比斯飞行医院访华。飞行医院飞机首次降泊于广州白云机场，进行两周眼科医疗及培训，全国各地120多位眼科医生参加听课和观摩学习，飞行医院带来了先进的手术如人工晶体植入术等。这是我国国际医疗交流活动中首次一架外国飞机来到中国进行生动和丰富的眼科医疗和教学。从此以后，奥比斯飞行医院飞机频频来到中国，并在中国成立了奥比斯飞行医院项目中国部。

他和毛文书还致力于扩大与国际眼科机构的合作，从20世纪80年代起，先后与世界卫生组织的国际防盲协会（IAPB）、海伦·凯勒国际防盲会（Helen Keller International）和美国国家眼科研究所等建立合作，并通过创办学术刊物——中英文版《眼科学报》、参加国际眼科大会等交流我国的眼病防治和学术研究成果，把我

国眼科学的新进展传播到世界。

1985年，为庆贺陈耀真回国执教51周年和中山医学院眼科医院建院20周年，毛文书带领大家积极筹办并主持了第一次在中国举行的"国际眼科大会"，来自世界22个国家、759名眼科专家和医生在广州共聚一堂，热烈交流，到会者中有国际眼科学会和多国眼科学会的领导人和众多国际知名眼科学家，还有先进医疗设备和新药物等展示。再一次标志着中国眼科学界走向世界，也迎来了世界。陈耀真回国51年所构筑的梦变成了现实，中国现代眼科学已融入世界眼科之林。

六、卓为师表

陈耀真一生俭朴，常常穿着带补挂钉。他幽默风趣，交谈中常穿插笑话。他与人平易相处，不论医院工人、厨师，还是小店售货员、三轮车夫，他都与之随便交谈，睦邻相处。

陈耀真的工作岁月都在大学校园里度过，尽管如此在"文化大革命"中他们惨遭迫害，深受凌辱，他的教育、科研和培养骨干被肆意扭曲，身心遭受极大摧残，但为了眼科事业，他以海纳百川的胸襟从头开始。

为了纪念他为我国现代眼科学的发展所做的贡献，中山眼科中心在1985年出版了《陈耀真教授论文集》，他们的学生和国内外好友等设立了陈耀真基金，1986~1991年，每年颁发一次陈耀真奖，以奖励在眼科事业上有重大贡献的中、青年眼科工作者。在他1986年5月4日逝世前夕，国际"视觉与眼科研究会"（ARVO）为陈耀真颁发了"功勋奖"。1988年后，中山眼科中心设立了陈耀真和毛文书纪念讲座，曾每年举行一次特邀著名学者作演讲。1993年得到国家各级领导支持，民间建立了"陈耀真-毛文书眼科纪念诊所"，人们以各种形式来缅怀他们。

陈耀真的爱国精神、报国情怀和他兢兢业业、不畏挫折、艰苦奋斗的工作毅力，为祖国的医学事业，特别眼科学的发展贡献了一生，也给后人留下了无限宝贵的精神和物质财富，他被誉为我国现代眼科学的奠基人之一。他曾带领着中国几代眼科医生，特别中山眼科中心人这样一支雁队飞翔在祖国眼科事业的浩空中，迎着一道鲜艳的彩虹。

七、陈耀真主要论著

Chan E. 1931. Trachoma: our great scourge. The Caduceus, 10: 178.

Friedenwald J S, Chan E. 1932. Pathogenesis of retinitis pigmentosa- with a note on the phagocytic activity of Muller's fibers. Arch Ophthalmol, 8: 173.

Chan E, Merrill R H. 1933. Ein eigenartiges loch der retina und chorioidea in der makulagegend. Zeitshrift fur Augenheikunde, 80: 45.

Chan E, Yang N K. 1933. Cholera in Shanghai. J Philipp Med Assoc, 13 (3): 162.

Krause A C, Chan E. 1933. The chemical constitution of the conjunctiva, choroids and iris. Am J Physiol, 103: 270.

Los' Dres P, Krause A C, Chan E. 1933. La quimica de las proteinas insolubles de la conjunctiva. Revista Cubana de Oto-Nas-Oftalmiatria, 11 (4): 187.

WalshF B, Chan E. 1934. A case of corneal calcification (band shaped keratitis) with conjunctival changes. Am J Ophthalmol, 17: 238.

陈耀真. 1936. 中国眼科之外科手术. 中华医学杂志, 22 (11): 1056.

Chan E, Mao W S. 1950. Color-blindness among the Chinese. Br J Ophthalmol, 34: 744.

May C H, 陈耀真, 译. 1953. 梅氏眼科学. 第20版. 北京: 中华医学会.

陈耀真. 1954. 我国人的屈光情况. 中华眼科杂志, 4: 14.

陈耀真. 1955. 我国青光眼病的史料摘录. 中华眼科杂志, 5: 303.

陈耀真. 1956. 参加庆祝费拉托夫院士八十寿辰大会的经过. 中华眼科杂志, 6: 5.

陈耀真. 1957. 修整虹膜脱离手术法. 中华眼科杂志, 7 (4): 299.

陈耀真. 1961. 急性传染性肝炎患者的眼部病症（第二次报告）. 中华医学杂志, 47: 289.

陈耀真, 毛文书. 1964. 蚕虫病（胡豆黄）患者的眼部改变. 中华眼科杂志, 11: 23.

陈耀真. 1964. 眼科学. 北京: 人民卫生出版社.

Chen Y Z. 1980. The courageous and brilliant blind monk Jianzhen. Chin Med J, 93: 130.

陈耀真. 1982. 华佗——中国的外科之父. 临床眼科（日）, 36: 1219.

陈耀真. 1985. 陈耀真教授论文集. 广州: 中山医科大学中山眼科中心.

主要参考文献

Randolph M E, Welch R B. 1976. The Wilmer Ophthalmological Institute (1925~1975). Baltimore: Williams & Wilkins, 53.

吴乐正, 周文炳. 1985. 陈耀真//黄家驷. 中国现代医学家传. 长沙: 湖南科学技术出版社: 173.

于燕. 1999. 雁: 记中国现代眼科学奠基人之一——陈耀真教授//吴乐正, 陈又昭. "光明使者"丛书. 北京: 昆仑出版社.

杨钧, 吴乐正. 2005. 我国现代眼科学的建立及发展//李凤鸣. 中华眼科学（原: 眼科全书第2版）. 北京: 人民卫生出版社: 15.

撰写者

吴乐正（1935~），中山大学中山眼科中心教授、博士生导师，亚非眼科学会副主席（2007~），陈耀真教授1959年研究生，陈耀真教授女婿。

陈又昭（1942~），中山大学中山眼科中心副教授、硕士生导师，原中华医学遗传会眼科专业委员会副主任委员（1994），陈耀真教授二女儿，曾为前国际小儿眼科学会主席 M. Parks 教授进修生（1981~1982）。

钟惠澜

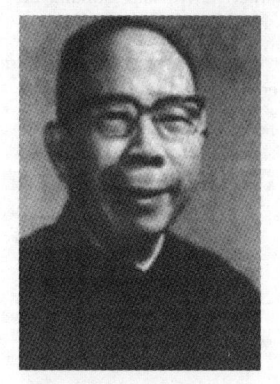

钟惠澜（1901~1987），广东梅县人。医学家，中国热带医学的奠基人。1955年当选为中国科学院学部委员（院士）。1929年毕业于北京协和医学院，并获美国纽约州立大学医学博士学位。1936年任北京协和医院内科副教授兼热带病研究室主任。1946年任中和医院院长，1950年起任中央人民医院（现北京大学人民医院）院长。1957年任中苏友谊医院（现北京友谊医院）院长。1978年任北京热带医学研究所所长。1982年任北京友谊医院名誉院长。1984年被聘为北京医科大学人民医院荣誉教授。他还先后担任中华医学会副会长，中华医学会名誉顾问，中华医学会内科、传染病及寄生虫病学会主任委员、名誉主任委员等职务。他一生从事内科、寄生虫病及热带病的临床实践，对严重危害中国人民健康的黑热病、回归热、斑疹伤寒、钩端螺旋体病、肺吸虫病、肝吸虫病等十余种疾病进行广泛深入的研究，取得了众多显著的成果，其中"钩端螺旋体病病因学和流行病学的研究"获国家级科技成果奖。1978年创建了中国第一个热带医学研究机构——北京热带医学研究所。1980年，北京热带医学研究所成为世界卫生组织（WHO）和中国合作的第一个卫生研究机构——WHO肺吸虫病、肝吸虫病及黑热病合作中心。1986年主编的180多万字的专著《热带医学》问世，该书成为国内第一部热带医学巨著，标志着中国热带医学进入了一个崭新的阶段。

一、爱国热忱和献身精神

钟惠澜，1901年8月8日出生于葡属东帝汶的叻利岛。他的父亲为了让孩子长大后广施恩惠于人间，为其取名为惠兰（后改为"澜"）。钟惠澜没有辜负阿爸当年的心愿，为了解除人类疾苦，耗尽毕生心血，对祖国的热带医学事业做出了卓越的贡献。

钟惠澜的祖籍是广东梅县。他的童年家境贫寒，从小在父亲的熏陶下，逐渐培养起渴求知识的欲望。钟惠澜8岁那年，父亲因中毒性痢疾病故，从此活泼好动的他，变得沉默寡言了。他在思念父亲的同时，脑子里总是想着：中毒性痢疾究竟是什么病？好医生就能救活阿爸吗？我长大以后，能不能成为这样的医生呢？一个非常朦胧的意识在他的脑海里慢慢升腾起来。此后他勤奋学习，取得了优异的成绩，并打下了良好的英语基础。1917年，他终于回到了日思夜想的祖国，并立志要考取北京协和医学院。经过艰苦努力，历尽百般周折他终于实现了自己的夙愿。由于经济困难，他以半工半读的方式渡过了数年的大学生涯。北京协和医学院的淘汰制度令人生畏，钟惠澜以惊人的勤奋和毅力在残酷的学海角逐中成为优胜者，1929年历经寒窗八载，在25位同班学友中，他成为有幸留下的15位中的一员，获取了毕业证书和纽约州立大学的博士证书。

钟惠澜从北平协和医院专家李宗恩的讲授中了解到：黑热病、斑疹伤寒等都属于热带病，所谓热带病并非热带地区专有，中国地处温带和亚热带，许多地区也有热带病流行。李宗恩还详细介绍了这些疾病在中国的分布之广，危害之深，并语重心长地指出："现在，我们对这些疾病的研究工作做的还太少，这有赖于我们大家，当然也包括你们在内，共同努力"。李宗恩的话深深震动了钟惠澜的内心，在这么大的范围内有这么多的患者罹患这些死亡率很高的热带病，作为一名医生，肩上的担子重千钧啊！正是这副千钧重担，使钟惠澜为自己能够被分配到内科工作而高兴万分，也正是这副千斤重担，使钟惠澜和中国热带医学结下了不解之缘。

钟惠澜早在学生时期即参加爱国民主运动。在德国进修期间，曾因反对国民党政府向日本侵略者拱手出让华北的《何梅协定》，被当时德国法西斯政府驱逐出境。

1942年侵华日军占领北平协和医院后，钟惠澜继续为广大同胞服务，并努力培养医务人才，与日本侵略势力进行斗争。日本投降后，该院更名为中和医院，他任院长。北京解放前夕，他利用职务之便，掩护党的地下工作者，并妥善保护中和医院全部财产，于1950年移交给人民政府。

1952年美国在朝鲜进行细菌战，钟惠澜奉命担任中央防疫委员会反细菌战科技研究组副组长，并担任调查细菌战国际学者考察团专家联络员，亲赴中国东北及朝鲜战场调查，出色地完成了任务，受到中国政府的嘉奖。

1954年，钟惠澜和许多专家学者知名人士一起，直接参加了新中国成立后第一部《中华人民共和国宪法草案》的修改和讨论，这是他有生以来第一次以主人翁的身份，直接参与国家大事。同年，他被选为全国政协常委，一直到1987年去世，他都担任此项工作。从那时起，钟惠澜除了继续领导医院工作、为患者看病、搞科学研究以外，还要参加管理国家大事，特别是医疗卫生界的大事。每次，全国政协组织常委外出视察工作，他不管医院工作多么繁忙，科研任务多么紧张，更不顾自己已过花甲之年，总是积极参加，认真地视察，中肯地提出建议。每次，政协召开全国会议时，钟惠澜也总是由衷地倾诉党和政府对自己的知遇之恩，实事求是地分析本职工作中的成绩、缺点和错误，并以主人翁的态度，对国家大事提出切中时弊的意见和建议。

作为一个医学家，钟惠澜对中国人口问题特别关切，1957 年在全国政协会议上，他在发言中提出了控制人口增长的重要性，并对如何控制人口增长提出了不少宝贵建议。他在科学家华罗庚的帮助下，对中国当时人口出生率和死亡率进行科学分析，并做出了精细的推算表格，预测 20 年后（1978 年）中国人口将增加到 9.3 亿以上。他的这个科学预言，果然为事实所证明。他曾任中国人口学会的顾问。

钟惠澜十分重视医学教育，他诚恳热情，诲人不倦，以要求部下及学生极端严厉著称，为中国培养和造就了大批医务人才，其中不少已成为医务界的知名专家和学科带头人，如内科专家方圻教授、翁心植教授以及儿科专家张安教授等。

钟惠澜在科研工作中，为了寻找确凿的科学依据来证实自己的推断，曾多次在自己和夫人身上做实验。晚年，他不顾 80 多岁的高龄仍坚持上班，并亲自到中国边远地区开展现场工作，取得了学术上的新突破，为丰富医学宝库做出了新贡献。在他生命垂危之际，主动提出将遗体献给医学事业。他这种崇高的无私品德和献身精神，为后人树立了学习的榜样。

二、行医治学之道

1936 年，钟惠澜在北平协和医院工作。当时，黑热病（又称利什曼病）在中国的江苏、山东、安徽、河南、河北、陕西、山西、辽宁、甘肃、新疆、青海、内蒙古等十多个地区流行，患病人数达 50 万之多，差不多每 800 个人中就有一个该病患者。面对这种严重危害广大民众的疾病，强烈的责任心驱使他投入了巨大的精力，历经了一段漫长而艰辛的科研路程。钟惠澜也发现到医院就诊的黑热病患者很多，北平西郊、东南郊，甚至北平城里都有黑热病患者。他认为，最根本的问题是要搞清该病的传染机制，从而加强预防。翻阅大量的国外专著，国际黑热病的权威们经过长期研究观察，一致认为："地中海地区的人类黑热病与犬型黑热病有密切关系，但中国、印度地区人类的黑热病与犬没有关系，而是人与人之间通过白蛉传播的"，也就是说在中国不存在动物保虫宿主。而钟惠澜在两个查有利什曼病原体的黑热病病狗的家庭中都发现了黑热病患者，这是巧合，还是必然？1938 年，他在北平郊区的一座庙内建立了协和医院黑热病诊疗室，并先对当地做流行病学调查，在 1100 多人群中发现了 21 例黑热病患者，发病率为 2%，患者绝大多数是儿童。调查还发现，患者集中在养狗住户内，他对其中的一部分狗做了检查，发现了黑热病病原体。于是他在《中华医学杂志》英文版上发表了《在北平郊区发现狗的黑热病病原体》的论文，向国际医学界提出：中国的黑热病患者和狗关系密切；狗是传染黑热病的重要保虫宿主。钟惠澜知道科学需要推断，但推断不等于科学，他决心用确凿的依据，证明自己的论断。他自掏腰包买来5条患有黑热病的狗放在自己家里喂养，当时家里已有3个小孩。不久，他又在西郊租用十几间房子，把家里养的狗带到那里，晚上，打开窗户，屋外的白蛉看到屋内的灯光，纷纷飞进，落在狗身上叮咬，然后他把白蛉一个个捕捉，带回实验室检查。结果表明：感染最重的狗，叮咬过它的700多只白蛉有90%被感染。通过大量的观察资料，他得出结论："在自然界，白蛉很容易受狗的黑热病病原体的感染；狗是一个很重要的传播黑热病的保虫宿主。"狗的黑热病病原体究竟能不能使人致病呢？这就需要拿健康人做试验了。他的一位学生恳切要求以身试病，但钟惠澜说："一个科学研究工作者是应该具备牺牲精神的，哪能够让别人为自己做出牺牲？"可是，他在以前就感染过黑热病，具备了免疫力的人做感染试验是不准确的。除了自己以外，他考虑到了妻子李懿征。妻子理解钟惠澜，她深情地望着丈夫："不用多说了，我理解你的事业，理解你的心，你就在我身上做试验吧！"钟惠澜请人从病狗体内抽出骨髓注射到妻子体内。经过几个月的病期，当他给妻子做骨穿时，不禁流下了滴滴热泪。最后，他从患病后身体虚弱的妻子骨髓里，查找到黑热病病原体，他用妻子的骨髓接种田鼠，田鼠也产生了典型的黑热病病变，并查到了大量黑热病病原体。钟惠澜用确凿的科学依据，向世界证明：在中国，狗的黑热病病原体对人有致病力，狗、白蛉、人体内的黑热病病原体，从流行病学、形态学、免疫学、临床学等方面，都属于同一虫种。他的研究成果推翻了西方权威学者的论断，为中国彻底消灭黑热病奠定了理论基础，提供了有效的防治途径。同时，他在国内首创了用骨髓穿刺法检查黑热病病原体，使很多早期患者获得了及时诊断；他还提出了用青霉素治疗黑热病的并发症"走马疳"，从而明显降低了死亡率；他在国内首先采用了补体结合试验的方法诊断黑热病；探索了五价锑剂和非锑剂治疗黑热病的有效方案和疗程，倡议以脾切除术治疗抗锑剂患者；他本人也曾不慎在实验研究中感染黑热病，他以亲身体会结合临床病例分析，提出黑热病的临床表现和临床类型，为该病的临床早期诊断提供了依据；他根据研究结果，共完成了有关黑热病的论文28篇。上述各项研究成果为中国大规模防治该病做出了不可磨灭的贡献。

　　钟惠澜及其助手对他们发现的黑热病新保虫宿主——貉的研究，也具有十分重要的学术价值和实际意义，受到国外学者的好评，并荣获卫生部科技成果奖及市科委学术成果奖。

钟惠澜在临床实践中的主要工作之一是不断研发药物，以解除民众的病痛，造福人类。自1953年起，他曾在国内用氯喹治疗肺吸虫病，通过随访观察，其远期治愈率只有50%，而且用量大、疗程长、有不良反应，患者还必须住院治疗。带着这个问题，他博览中外医学杂志，发现了日本学者用硫双二氯酚治疗肺吸虫患者的报告，该药疗程短、疗效好、不良反应极少。他断定这是当时国内外比较理想的治疗肺吸虫病的新药，并立即给素昧平生的横川宗雄写了信，索取相关的文献资料，同时又取得卫生部的支持从日本进口了一批硫双二氯酚。不久，国产的该药也问世了。日本学者的报告发表不到8个月，钟惠澜就与四川同仁一起，对当地县医院的37位肺吸虫病患者进行了治疗，在这批患者中，有21人既往用氯喹治疗过，有的因不良反应而中途停药，有的治愈后又复发。全部患者经治后20天病情明显好转，10个月后对37例患者随访观察未见复发，且全部患者未出现严重的不良反应。该药对于四川肺吸虫患者，对于治疗条件较好的住院患者，具有明显疗效，而对其他虫种的肺吸虫患者疗效如何呢？能不能在肺吸虫病流行区大面积推广呢？这是他进一步思考的问题。于是一个由钟惠澜负责的、首次在中国农村出现的肺吸虫病防治研究联合工作组开始活跃在辽宁省宽甸县。这里的肺吸虫虫种是卫氏肺吸虫。他和医务人员一起，深入田间地头，了解肺吸虫病对当地农民健康的严重危害、给家庭带来的不幸以及对农业生产造成的影响。他率领工作组成员冒严寒、踏积雪，采取重病号收住院、轻患者送药到炕头的办法，历时3~4个月，为1000多例患者进行了治疗，并对治疗前后及治疗过程中的各种情况进行了密切的观察和详尽的记载。结果表明：服药15日后，全部病例血痰及痰中虫卵均告消失，咳嗽、胸痛、气短等症状也基本消失或明显好转；随访观察表明远期治愈率达96.9%。钟惠澜的经验迅速在广大农村推广开来，当地继续用该药治疗4600多患者；附近地区先后治愈了9000多名患者；全国许多地域，如黑龙江省的伊春、牡丹江等地以及湖南的黔阳地区也都先后用该药治愈了数以万计的患者。1963年年底，在全国政协会议的发言中，当他谈到研究肺吸虫病取得的成果时，有一段发人深省的讲话："我们研究肺吸虫病，从患者和社会的需要出发，坚持科学实验与民众需求和社会生产相结合。在医疗实践中发现具有实际意义和理论价值的课题，把研究成果运用到广大群众，特别是农民群众防治工作的实践中去。这样，使研究工作走出实验室，走出医院，深入到广大劳动人民的生产活动中去，深入到疫区去，使科学研究工作真正为广大人民服务。反过来，在为广大群众的服务过程中，检验了我们科学研究理论的正确性，并获得了新的科研资料，提高了关于肺吸虫病的研究水平，丰富了研究成果，而新成果又更好地为广大人民服务。"这是钟惠澜历经十年艰辛,在防治肺吸虫病的实践和科研工作中,深刻并富有哲理的经验之谈。

他高度重视疾病的现场调查工作,几十年来他的足迹遍布祖国的大江南北,对诸多疾病进行了大量的流行病学调查;他积极开展实验室研究工作,不断探索新的学术领域。他把科研工作和临床实践及现场调查紧密联系在一起,形成了独树一帜的"临床实践、流行病学调查、实验室工作相结合"的科研路线,这也是他终生遵循的行医治学之道。

三、硕果集锦

(一)回归热的研究

回归热是由疏螺旋体引起的急性传染病。20世纪初期在中国华北、华中、华南流行,严重危害广大群众的健康。以往国外专家研究认为:回归热螺旋体侵入体虱后逐渐退化,进入一种特殊的颗粒型阶段;回归热螺旋体侵入蜱(蜱和体虱均为回归热的传播媒介)体后也迅速消失,并分解成颗粒状,经过一段时间后再重新变为螺旋体。1936年,钟惠澜等经过认真的观察和仔细的研究,证实螺旋体在体虱和蜱体内始终是存在的,并不存在颗粒型。1938年,钟惠澜还观察到回归热患者发热期血液经除菌滤器过滤后,滤液中仍可找到回归螺旋体。从而否定了一些西方学者认为回归热的发热期系因此种颗粒型发育为螺旋体型所致,而间歇期则螺旋体又恢复为颗粒型的论点。

1936年,钟惠澜曾观察到雌雄体虱均不能通过交配互相传播回归热螺旋体,且感染回归热螺旋体体虱的唾液腺、卵巢、睾丸、虱卵和幼虫均无螺旋体;钟惠澜本人也曾在研究中不慎被有感染性的体虱叮咬过,但未发病,因此他确认虱传回归热并非通过体虱的唾液或粪便传播。通过大量实验研究,他证实螺旋体是在体虱被挤碎后自虱体内逸出,经皮肤上的搔痕或叮咬伤口或经眼结膜侵入人体的,某些螺旋体株甚至可侵入正常皮肤而使人体发病。回归热螺旋体也可通过胎盘,引起胎儿的先天性感染。钟惠澜等的研究结果完全推翻了旧教科书中传统的说法。

(二)钩端螺旋体病的研究

1939年,钟惠澜等首先在国内报告两例犬型钩端螺旋体病患者,同时也对犬和鼠的钩端螺旋体感染进行了研究。1955~1963年,他的足迹遍及中国广大农村的山山水水,他根据自己得来的第一手资料以及各地区的研究结果,终于弄清了钩端螺旋体病在中国流行的情况,并据此写下了《新中国对钩端螺旋体病的研究》一文。人们从这篇论文中得知,该病在中国分布之广是惊人的,它遍及广东、广西、云南、贵州、四川、江西、河南、河北、山东、陕西、辽宁、黑龙江、北京、上海等20个省、市、自治区。他在对该病的深入研究中,还取得了两项在国际上属于首次发现的科研成果:一是该病可导致眼疾,并从患者的眼前房液中分离出钩端螺旋体;二是该病可以先天感染,并可经由乳汁感染婴儿。

钟惠澜等对中国钩端螺旋体病的潜伏期进行观察,确定为7~9天。对其临床特征、并发症、地区株的血清型等进行了研究;对钩端螺旋体病患者的肝、肾功能变化、水和电解质平衡紊乱、出血机制、心肌损害的心电图表现、肺部X线变化和对胰腺及肾上腺皮质功能的影响进行了深入的研究;还对钩端螺旋体病的远期并发症,如脑血管病变引起的半身不遂等进行了深入研究。钟惠澜等对该病的研究和防治做出了重要贡献,因而获全国科学大会重大成果奖。

(三) 立克次体病的研究

斑疹伤寒是立克次体引起的传染病。在旧中国也是流行很广的疾病,在将近十个省市有过十多次暴发性大流行,死亡率高达18%。当时北平曾流行地方性和流行性斑疹伤寒。钟惠澜等对流行性斑疹伤寒的临床表现、诊断和治疗进行了研究,并从患者身上的体虱内分离出立克次体,经过大量实验,证明体虱是华北地区流行性斑疹伤寒的主要传播媒介。他证明阴虱也可作为该病的传播媒介。钟惠澜等也从北京的地方性斑疹伤寒患者体内分离出莫氏立克次体。以后钟惠澜等又从云南昆明等地的患者体内分离出恙虫病立克次体和莫氏立克次体。晚年,他还和助手在海南岛、西沙群岛调查,证实地方性斑疹伤寒是当地"无名热"的重要病因。这项成果曾获北京市级科技进步奖。

(四) 肺吸虫及肺吸虫病的研究

1. 肺吸虫病诊断、治疗的研究

抗美援朝战争期间,有不少战士在朝鲜感染了肺吸虫病,钟惠澜在卫生部的支持下进行肺吸虫病的研究。他采用皮内试验和血清补体结合试验来诊断临床病例,提高了早期或不典型病例的检出率。此后他又把皮内试验用于现场流行病学调查,大大提高了调查研究的效率。钟惠澜等将原用于治疗疟疾的氯喹来治疗肺吸虫病,经大剂量长疗程治疗后,原先无法治疗的肺吸虫病患者,约半数获得治愈,但疗效还不够理想。20世纪60年代初,他自日本引进硫双二氯酚,并在国内合成该药,用于大面积治疗肺吸虫病患者，取得良好效果，并获化工部的奖励。以后他与助手试用六氯对位二甲苯和吡喹酮治疗肺吸虫病，也取得较好的疗效。

2. 四川肺吸虫及四川肺吸虫病的发现

钟惠澜等首次观察到一种在临床上与卫氏肺吸虫病截然不同的病症，以后被命名为四川肺吸虫病。其临床表现以蠕蚴移行症为主要特征，患者痰中找不到虫卵，这是因为人体并非此种虫体的适宜宿主，虫体在人体内到处窜行，并不能成熟产卵。国内外文献均未报道过此种病症。其病原体虫是一种与卫氏肺吸虫不同的长条形肺吸虫，钟惠澜把它命名为四川肺吸虫，其第一中间宿主是一种外形甚小的泥泞拟钉螺，囊蚴在形态上也与卫氏肺吸虫不同。

3. 卫氏肺吸虫亚种的提出

钟惠澜等在四川的肺吸虫病流行区调查时，在石蟹体内发现一种体形较卫氏肺吸虫为小的囊蚴，饲喂猫和犬后所获成虫，经鉴定形态完全与卫氏肺吸虫相同。钟惠澜等提出了卫氏肺吸虫四川亚种的观点。

（五）肝吸虫病的研究

肝吸虫病以往仅流行于广东和广西，钟惠澜等根据临床病例的线索发现了天津和北京郊区的流行区。此后各地报告的病例逐渐增多，目前中国已发现22个省、市、自治区有此病流行。钟惠澜等首先报告了急性肝吸虫病的病例，他对肝吸虫病的临床类型，早期诊断，肝、胆和胰腺并发症等进行了深入研究。应用硫双二氯酚、六氯对位二甲苯、吡喹酮、丙硫咪唑等治疗肝吸病获得良好的疗效。在北京郊区流行区开展的综合性防治也取得了良好的效果。

四、四个第一

（一）涉足热带医学，投身热带医学事业的中国第一人

钟惠澜1929年于北京协和医院毕业，1934年即赴美考察热带医学及寄生虫学；1935年在英国伦敦卫生与热带医学学院进修，并被推荐为英国皇家热带医学及卫生学学会会员；以后赴德国汉堡热带医学及卫生学院进修，任该院研究员；又先后去丹麦、荷兰、比利时、法国、意大利、埃及、印度等国考察热带医学及寄生虫学。1936年回国后，任协和医院内科副教授，兼热带病研究室主任，在国内开始了他的

热带病与寄生虫病的临床和实验室工作。北京协和医院热带病研究室→人民医院热带病研究室→北京友谊医院热带病研究室→北京热带医学研究所，在半个世纪的岁月中，钟惠澜几易岗位，他走到哪里，那个小小的热带医学研究室便被带到哪里，他的研究事业不曾中断过。

（二）创建了中国第一个热带医学研究所

新中国成立后，钟惠澜曾先后出访欧、美、亚洲10多个国家进行讲学和学术交流，他在医学上的成就曾赢得了国内外学术界的高度评价，多次获得国家的科技成果奖、荣誉证书和奖状。1956年，苏联科学院授予他微生物学家、流行病学家及传染病学家的称号及证书。1962年，巴西政府授予他奖状及奖章，表彰他在黑热病科研工作中的贡献。1982年，美国热带医学会选他为该会的荣誉会员。1986年，西德热带医学会选他为荣誉会员。钟惠澜多次向上级卫生领导部门呼吁建立一个全国性的热带医学研究机构。1963年在全国政协会议上，他就这个问题提出的建议中指出，在严重危害人民健康的疾病中，热带病占有很大比重，而且有些热带病属于人兽共患性疾病，不但影响人类健康，还影响畜牧业的发展。对这些疾病进行综合性研究，具有重大的政治意义和经济价值。粉碎"四人帮"以后，随着中国对外开放政策的实施，许多国际知名的热带病专家到中国访问，他们点名要见钟惠澜，要到他的研究所参观学习。钟惠澜的研究事业扩大了、发展了，原来那个小小的热带医学研究室已经不能满足需要。就这样，共和国第一个独立的、专门的热带医学研究机构应运而生，1978年春，北京友谊医院门口增挂了一块叶剑英亲笔提写的牌匾——北京热带医学研究所，它的诞生无疑是中国热带医学发展历程中重要的里程碑。

（三）成立了中国第一个与世界卫生组织（WHO）合作的研究中心

钟惠澜创建的北京热带医学研究所及其前身的工作业绩，受到WHO的关注。1978年，WHO派热带病研究处和寄生虫病研究处处长来中国，和中国卫生部商讨在中国建立热带病研究合作中心问题。在考察了北京、上海、天津、广州等有关研究机构以后，选中了北京热带医学研究所作为研究肺吸虫病、肝吸虫病以及黑热病的合作中心。1980年该中心宣告成立，这是中国和WHO合作的第一个卫生研究机构，它搭建了中国热带医学事业与世界沟通的桥梁，中国的热带医学事业开始走向世界。

（四）编写了中国第一部《热带医学》

经历了几十年的艰苦努力，取得了众多的科研成果，积累了丰富的临床经验和科研资料；再加之国内缺乏一部系统完整的热带医学领域的著作，钟惠澜萌生了编写《热带医学》的想法。该愿望一经提出，便立即得到了当时卫生部长钱信忠的鼓励和支持，凭借着钟惠澜在学术界的地位和号召力，聘请了施正信、邓家栋、王正仪等知名专家，组织了全国各地100多位老、中、青学者，共同撰写了长达218万字的《热带医学》，1986年，叶剑英为该书题写了书名，崔月犁在序言中写道：此书是国内第一部热带医学巨著，它标志着中国热带医学进入了一个崭新的阶段，它将为人类的健康事业和创造具有中国特色的现代医学做出贡献。老一辈热带病专家应元岳在此书的前言中写道，"本书是中国第一部系统的现代医学文献，不但汇集了中国多年来对现代医学的大量研究成果，也广泛吸收了国外的最新发现，以资借鉴，从而有助于国际科学交流。本书的出版对中国热带医学的进展将有推动作用，亦将为许多热带病工作者提供宝贵的科学资料。"

钟惠澜学识渊博，治学严谨，医德高尚，医技精湛；他对患者认真负责一丝不苟；勇于探索科学真理，勤于开展科学研究。钟惠澜的一生是全心全意为人民服务，为祖国医药卫生事业奋斗的一生。

1987年2月6日，钟惠澜病故时，《人民日报》发表了题目为《一辈子认真高尚品德爱国者，半世纪奋斗热带医学奠基人》的纪念文章。

五、钟惠澜主要论著

钟惠澜. 1962. 四川肺吸虫———一种新种肺吸虫所致疾病的临床研究. 中华医学杂志, 48 (12): 753.

钟惠澜. 1962. 钩端螺旋体先天性感染的临床和实验观察. 中华内科杂志, 10 (9): 627.

钟惠澜. 1963. 卫氏肺吸虫（四川亚种）和一种新种肺吸虫———四川肺吸虫的形态学和生活史的研究. 中华医学杂志, 49 (1): 1.

钟惠澜. 1963. 硫双二氯酚治疗四川肺吸虫病初步观察. 中华内科杂志, 11 (6): 426.

钟惠澜. 1963. 六氯酚作为治疗华支睾吸虫病的新特效药———对实验感染动物和患者疗效和毒性作用的观察. 中华医学杂志, 49 (12): 763.

钟惠澜. 1965. 云南省西双版纳自治州两种新种肺吸虫———团山并殖吸虫和猛拉并殖吸虫. 寄生虫学报, 2 (1): 1.

钟惠澜. 1965. 在四川彭县发现的白河水并殖吸虫新种，它的囊蚴、脱囊后尾蚴和童虫的初步观察. 寄生虫学报, 2 (3): 252.

钟惠澜. 1965. 六氯对位二甲苯治疗人类姜片虫病的效果. 中华医学杂志（英文版）, 78: 533.

钟惠澜. 1966. 六氯对位二甲苯治疗肺吸虫病的初步报告. 中华医学杂志, 52 (2): 102.

钟惠澜. 1967. 实验室内应用四川肺吸虫毛蚴感染拟钉螺获得胞、雷、尾蚴的初步报道. 科学通报, 17 (8): 367.

钟惠澜, 曹维霁, 刘思诚, 等. 1974. 四川肺吸虫形态学与生活史的进一步研究. 动物学报, 20 (1): 8.

钟惠澜.1975.一种对人能致病的肺吸虫新种—会同肺吸虫的研究.中国科学,(3):315.

钟惠澜,贺联印,曹维霁,等.1975.我国淡水蟹体内各种肺吸虫及其他吸虫囊蚴的观察.动物学报,21(2):155.

Zhong H L. 1978. Preliminary studies of Paragonimiasis in Ichun, Hokiang and Mudankiang Area of Heilongkiang Province with Observations on a new subspecies of Paragonimus westermani ichunensis. Chin Med J, 4 (5): 349.

钟惠澜,许炽煓,高佩芝.1979.黑龙江省伊春等地区肺吸虫病的初步调查及卫氏肺吸虫伊春亚种的发现.动物学报,25(1):33.

Zhong H L. 1981 A study of Lung Flukes from Philippines. Acta Medica Philippina, 17 (1): 16.

Zhong H L. 1981. Recent Progress In Studies of Paragonimus and Paraponimiasis Control In China. Chin Med J, 94 (8): 483.

Zhong H L. 1982. New Types of Lymph Leishmaniasis in China. Chin Med J, 95 (4): 303.

钟惠澜.1984.内科理论与实践.上海:上海科学技术出版社.

钟惠澜.1986.热带医学.北京:人民卫生出版社.

撰写者

甘绍伯(1941~),研究员,首都医科大学附属北京友谊医院北京热带医学研究所原所长,享受国务院特殊津贴专家,钟惠澜教授的研究生。

林巧稚

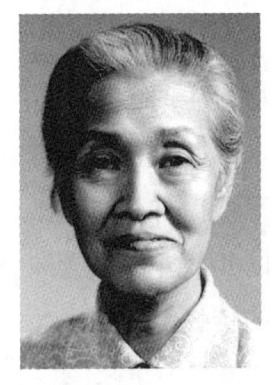

林巧稚（1901~1983），福建厦门人。妇产科专家，中国现代妇产科学的开拓者。北京协和医院第一位中国籍妇产科主任及首届中国科学院唯一的女学部委员（院士）。1929年毕业于北京协和医学院，获得美国纽约州立大学医学博士学位。曾任北京妇产医院院长、名誉院长、中国医学科学院副院长。一生献身医学事业，亲手接生了5万多个婴儿，被尊称为"万婴之母"。她对妇产科疾病的诊断和处理有着高超本领和独到的见解，有着丰富的临床经验以及深刻敏锐的观察力。率先对胎儿宫内呼吸、女性盆腔疾病、妇科肿瘤、新生儿溶血症等妇产科方面的各种疑难病症进行了全面深入的研究，并坚持数十年如一日地跟踪追查，积累了丰厚的供后人借鉴的资料，为保护妇女儿童的健康做出了杰出的贡献。发表《用造袋术治疗后腹壁囊肿一例》、《新生儿自发性肺气肿》、《妊娠及非妊娠妇女的阴道酵母样霉菌》、《在协和医院生产的畸形头胎儿》等文章；著有《乙酰胆碱在正常分娩机制中的作用》、《24例良性葡萄胎及恶性葡萄胎转移的研究》；主编《妇科肿瘤》、《农村妇幼卫生常识问答》、《家庭育儿百科大全》等。

一、"怀着非凡的爱，做平凡的事"

林巧稚，1901年12月23日出生在福建思明县（现厦门市）鼓浪屿的一个教员家庭。林巧稚5岁时，母亲因患子宫颈癌病故。父亲林良英思想开明，从小就让她接受西式教育。在父亲的引导下，林巧稚信奉基督教，向往着人类"平等、自由、幸福"，强烈地寻求着一个排除私欲、圣洁无瑕的心灵境地。正是这种追求和信念使她很早就确立了一个理想："怀着非凡的爱，做平凡的事"。

1921年夏，刚满20岁的林巧稚到上海报考北京协和医学院。7月的上海酷热难耐，考场上一位女生突然中暑晕倒，此时由于监考的老师不方便施救，林巧稚便毅然放下没有答完的考卷，离开考场去照顾病人。十多分钟后，当她回到考场，考试已经结束了，林巧稚最有把握的英语试题没能答完。按常理，没有答完全部考题的考生是不能被录取的，但是，正是她在考场临危不乱、舍己救人表现，被北京协和医学院看中，认为她的爱心和沉着具备了一个医生的优良品德。一个月以后，她被破格录取了。

经过 8 年的艰苦努力，1929 年，林巧稚以全班第一名的成绩在北京协和医学院毕业，并获得该学院应届毕业生的最高荣誉奖"文海奖"，开创了女生获此奖学金的先例。毕业后，她被聘为北京协和医院妇产科住院医师，成为该院第一位中国女医生。

当实习医生时，林巧稚目睹了妇女分娩时的痛苦和一个小生命诞生时人们的喜悦情景，深深地被妇产科专业所吸引。"当妇产科医生是要做手术的，女的还想学开刀？"听到了这些鄙视妇女的议论，她暗下决心：我非要学成不可！林巧稚生长的年代，正是妇女受着封建的政权、族权、神权、夫权重重压迫的年代。她决意冲破几千年重男轻女的旧礼教，用自己的努力去打破"女人不行"的传统观念，为女子争一口气。

作为妇产科医生，林巧稚比其他人更加了解妇女的命运和痛苦，也深知自己工作的意义和肩负的责任。年复一年，林巧稚以产房为家，把全部心血都倾注在照料产妇和婴儿的工作中。林巧稚从做见习医生起，见到产妇疼痛，就会主动伸出双手抚慰产妇。有时候宫缩来了，产妇屏住气，会把林巧稚的手捏得青紫肿胀，而她却一声不吭。她常说：不理解病人，不同情妇女，就算不上一个好的妇产科医生。

在她还是做助理医师的一个风雨之夜，急诊室来了一名子宫破裂、流血不止的年轻妇女，急需妇产科上级大夫立即会诊，林巧稚急忙把电话打到了办公室，一位外国大夫接到电话，望了望窗外漫天的雪花，不以为然地说："这个时候怎么会诊，天明了再说吧。"林巧稚恳求道："不行呀，恐怕等不到天明了！""那我有什么办法？"电话听筒那头，洋大夫冷冰冰地挂断了电话。年轻善良的林巧稚紧咬嘴唇，眼泪扑簌簌地落在洁白的大褂上。病人家属呼喊着："你是中国大夫，你救救我们中国人吧！""中国大夫"这四个字就像钢针一样扎在林巧稚的心上，她不再犹豫了，抓起电话果断地通知手术室：请你们准备，马上做子宫全切除术，这就是林巧稚在协和主刀的第一次手术。

20 世纪 30 年代的一天，著名爱国将领张自忠的夫人住进了协和医院，预产期过了一个星期，妇产科主动提出要做剖腹产手术。张夫人对林巧稚说："咱们做女人的，生儿育女，受尽苦难，天生是难免的。我只担心肚子里的小东西。"手术那天，妇产科主任麦克斯威尔亲自主刀，林巧稚做他的第一助手。不想麦克斯威尔根据产妇临产前出现的种种迹象，决定不进行剖腹产手术，让产妇自娩。在医生的帮助下，经过一番出生入死的磨难，张太太终于把婴儿生了下来。由于她有生理性盆腔狭窄的毛病，胎盘没有随着胎儿坠下。这是一个非常危险的信号：如果不能够尽快将胎盘取出，将会导致产妇的死亡，这使麦克斯威尔主任感到有些无能为力了。这时站在一旁的林巧稚也非常着急，虽然这是她第一次遇到胎盘滞留的情况，她还是果断地提出请求："主任，让我来试试吧。"经同意后，她那一只纤细的手伸进了产妇的子宫，很快地将胎盘摘取出来。张夫人母子得救了。麦克斯威尔高兴得嘴都合不上了，当场连声称赞说："好，好，好！"

在还必须有上级大夫指导才能做手术的时候，林巧稚还曾接诊过一位患中央性前置胎盘并伴有严重心脏病的孕妇，由于病人难以接受大手术的深度麻醉，所以不能施行剖腹产。林巧稚从查阅的大量资料中看到国外有用破水头皮钳接产的病例，当她提出可否采用这一方案的建议之后，身为妇产科主任的麦克斯威尔竟欣然同意这个方案，并亲自担任林巧稚的助手，在麦克斯威尔的协助下，林巧稚娴熟地完成了手术，这也是协和医院妇产科第一次成功地完成了这样的引产术。

由于林巧稚工作成绩显著，仅仅两年的时间，她就以出色的表现折服了众多的同行和上司，被破格聘为总住院医师，走完了常人需要5年才能走完的路。在担任总住院医师一年后，1932年，林巧稚被协和医院派往英国曼彻斯特医学院和伦敦妇产科医院进修。1939年，她再次远涉重洋到美国芝加哥医学院学习。1940年回国后，她成为协和医院首位中国籍妇产科主任。

二、"我和我的事业将与祖国共存"

1941年年底，太平洋战争爆发，北京协和医院被日军占领，她同所有医务人员一起被赶出了医院。林巧稚坚持留在北京，在东堂子胡同10号开设了妇科门诊，以平民大夫的身份走街串巷为各阶层妇女看病，并经常对那些穷苦百姓予以优惠或免费施诊，甚至有时骑上毛驴到农村去为穷人看病。她医术精湛，为人谦和，常常是一边为病人诊治疾病，一边耐心地教她们如何自我预防和自我护理。她还总是千方百计地为病人省钱，可以用药的决不打针。她更同情、体贴病患者的疾苦，有一次，林巧稚为了抢救一名三轮车夫的妻子难产，深更半夜，冒雨从东城赶到西城，给她进行引产，经过紧张的抢救，孩子安全地降生了，全家人向林大夫千恩万谢，这时才发现她身上还裹着湿湿的衣裳，孩子的父亲急得直搓手，家里一贫如洗，拿什么酬谢林大夫呢？林巧稚已经看出这个家庭的困难，便从出诊包里取出几张钞票放在桌上说："你们家里困难，这些钱就给产妇补养吧！"

精湛的医术，良好的医德，使林巧稚"活菩萨"的声誉由东城传到西城，传遍北京，家喻户晓。林巧稚诊疗所从1942年4月到1948年5月，在开业不足6年的时间里，就积累了8887份病历。

抗日战争胜利后，北京协和医院恢复，林巧稚重返医院。北京解放前夕，北京协和医院这座绿瓦青砖的宫殿充满着骚动和不安。一些对共产党持敌视和怀疑态度的人纷纷离开。林巧稚是较早接受西方教育的科学家，她自幼就受西方文化的影响，考入北京协和医学院后，接受的也是美式教育，以后又多次赴欧美留学，但这些都不曾改变她的一片赤子之心。她立志为自己姐妹同胞的健康效力，为改变国家封建落后和人民的愚昧迷信尽责。她辞退了国外医疗机构的重金礼聘，拒绝了朋友用金条换来的飞机票。她说："我哪里也不去，我是个中国人，离开自己的祖国，到哪儿也不好过。国家境况好，我们就跟着她过好日子，国家境况坏，我们就跟着她过苦日子。""我和我的事业将与祖国同存！"

三、"我愿意做一辈子值班医生"

新中国成立后，林巧稚欢欣鼓舞，她以极大的热情投入到祖国的社会主义革命和建设事业中，在新中国保护妇女和儿童立法工作方面做出了杰出的贡献。她成了周恩来总理研究妇女儿童健康问题的"参谋"；刘少奇主席邀请她共议中国妇产科学发展远景；毛泽东主席请她商讨国家卫生事业的大事。她盼望已久的妇女、儿童平等、自由、幸福的时刻真正到来了，她的医术有了"用武之地"。她激动地这样表示自己的思想感情："在我眼前，云雾散了。雨过天晴，我享受着阳光的沐浴，呼吸到了新鲜的空气。"林巧稚完全成了一个新人，她将自己的感情、力量倾注到妇产科事业上，专心致志地考虑新中国的妇幼保健工作，自觉地用她那丰富的经验和精湛的医术为人民服务。

"我愿意做一辈子值班医生。"这是林巧稚几十年如一日坚守的诺言。林巧稚终身未婚，医院和病房就是她的家。她的办公室就在产房对面，产妇的一声不寻常的呻吟，她便会敏感地听出来。外出开会回来，她首先要去看的是病人。她规定她的下级医师、护士在一天24小时中的任何时候，随时可以找她报告病人情况，请示治疗方案，只要病情需要，随叫随到。她还有个家，在医院附近的一栋小楼里，但与其说这是家，还不如说是暂时歇息和逗留的地方。就是在这个家里，还是一部电话始终牵动着林巧稚的心。下级医师打电话过去，她从不厌烦、从不敷衍，总是仔细询问，给予具体指教。有时觉得不够清楚，便搁下电话，赶到医院来。当实习大夫的时候，她便很自然地为产妇擦擦汗，拉拉手。成为专家后，她还是愿意摸摸病人的额头、掖掖病人的被角……

有一次，林巧稚到病房看望她刚救治过的一位产妇，产妇用后的便盆放在床前，她看见了马上就给端走，产妇十分过意不去。她却说，我端便盆有什么不可以的呢？这也是需要嘛。她的一启齿、一举手、一投足都体现了对病人深切的爱。

林巧稚热爱病人，处处为病人着想是始终如一的。林巧稚看门诊，从不三言两语便把病人打发走，总要盘根问底，甚至家务琐事，她也不厌其烦地细心询问。她把妇女的许多疾病与社会因素、心理因素、家庭生活及夫妻生活等联系起来，进行综合分析、综合治疗和调理。对于个别医生的冷嘲热讽，她这样反驳："医生不知道病人的冷暖，没有与病人同呼吸、共命运的感情，怎么能治好病？"她要求下级大夫对病人要热情，说话不能刺激病人，要帮助病人建立战胜疾病的信心，让病人从医生护士的言行上看到生的希望。

20世纪50年代初，有一个怀第一胎的妇女子宫颈上发生了病变。当时各科专家会诊的一致诊断为宫颈癌，需要做子宫摘除手术，保护大人，放弃孩子。但她了解到这位孕妇正是因为多年不育，在家里抬不起头来，长期遭受身心摧残，如果失掉这个孩子，就等于毁灭了她这最后一线希望。林巧稚沉重地说：自从接触到这个病人，我心里就一直思考着一个问题，医生和病人，治病和救命，应当是怎样一种关系？我们作医生的担惊受怕、吃苦受累，从检查到诊断，从治疗到护理所做的一切努力，为的是什么呢？对这个病人，我们解除了她身上的痛苦，反又为她增加了心灵上的痛苦，那我们这些工作又有什么价值呢？她经过反复思考和多次会诊之后，决定采取大人和孩子都能保留的、但危险性很大的治疗方案。为此，有人劝她，你已经是大专家了，到了这一步可不容易，何必为这个普通病人冒这么大风险？林巧稚严肃地回答：切除青年妇女的子宫必须慎之又慎，因为这是无法修补的手术。我的责任就是要对病人负责，只能治好病，而不能给病人造成不幸。经过数月地缜密观察和必要的防治措施，婴儿平安降生了，这位妇女产后宫颈口病变消失了，完全证实了林巧稚的诊断，同事们无不敬佩她的高超医术。为了感激林巧稚大夫的救命之恩，这对青年夫妇给孩子取名叫"念林"。其实，林巧稚从死亡线上抢救出的小生命岂止一个念林，她用一双灵巧的手，迎接了5万多个小生命来到人间。在全国各地，有不知道多少个念林、爱林、敬林、仰林呢。

1962年的3月，林巧稚收到了一位内蒙古包头市女工的来信。来信人名叫焦海棠，她已经怀过4个孩子，除了头胎小产外，其他3个孩子都是出生后全身发黄而夭折。现在她又怀上了第5个孩子，渴望着做母亲的她在担忧和期盼中给林巧稚写信求救。从焦海棠来信述说的症状不难判断，她的孩子患的是新生儿黄疸，又叫新生儿溶血病，这是母子之间因血型不合而引起的同族免疫性疾病。当时，新生儿黄疸在国内尚无存活的先例，国际上也罕有完全治愈的记载。

　　林巧稚毅然接收了这个孕妇，她想到距孕妇生产时间还有5个来月，还有时间争取，决定接受这一挑战。她让秘书回信，要病人做好准备，提前到北京协和医院做相关检查；自己则废寝忘食地到图书馆查阅文献，反复思考解决办法，并发动学生一起攻关。一连几天，林巧稚下班后就钻进图书馆里，她查遍世界各国的最新医学期刊，仔细搜寻着新生儿溶血病的点滴资料信息。但是，关于这种病例的资料少之又少。国外的期刊偶有治疗相同病例的报告，只说是通过婴儿脐带换血的方法。可是，换血后成活的胎儿情形怎样，有关手术的详细过程等，几乎都没有报告。通过婴儿的脐带换血，应该是可行的方式。可是，这样大的手术究竟应该怎样做？具体的解剖位置在哪里？如何确定手术的切口？这许多重大问题，没有任何文献和先例可循。林巧稚决定和儿科的专家们分头着手试验和准备。林巧稚几次组织会诊，将妇产科、儿科、病理科、血液科、外科专家们的意见汇集在一起，制定出对新生儿进行全身换血的方案，经过一场惊心动魄的手术，终于从死神手里抢回了这个小生命，攻克了新生儿溶血症无法解决的世界性课题。

四、多方位开拓中国妇产科学发展

　　早在20世纪30年代初，林巧稚就把妇产科学领先的内容列入研究发展的远景，从妇科肿瘤、放射治疗、内分泌等，她都逐一提出了研究课题。她着眼研究子宫出血致病的生理原因和不同职业妇女出血状况，研究较为多见的盆腔脏器的炎症，如盆腔炎、盆腔结核等对生殖系统的影响，研究细菌学和尿道细菌学等。她还带着这些问题，多次到欧美学习，在英国，她重点学习了镭放射治疗妇科肿瘤，研究了胎儿宫内呼吸，并提出了独到见解。她率先对妇产科学许多方面进行了研究，并发表了《用造袋术治疗后腹壁囊肿一例》、《新生儿自发性肺气肿》、《妊娠及非妊娠妇女的阴道酵母样霉菌》、《在协和医院生产的畸形头胎儿》、《对妊娠母亲试用破伤风类毒素免疫新生儿》等文章，这些研究都是中国以往妇产科医学史所未涉及的领域。

　　中华人民共和国成立后，北京协和医院妇产科治疗任务日益繁重。在全面深入地研究了妇产科各种疑难病后，林巧稚深感癌症是妇科疾病的最大难点，据她掌握的不完全统计，每年大约有100多万妇女死于癌症。她重返协和医院后，就组织在染色质、染色体的遗传学方面进行探讨，提出病毒可能是肿瘤的病因之一。她带领学生对葡萄胎、子宫绒毛膜上皮癌进行了长期了解和跟踪检查，总结了1948年7月1日到1958年12月底接收住院的158人滋养细胞肿瘤患者，其中良性葡萄胎86人，恶性葡萄胎27人，绒毛膜上皮癌42人，合体细胞子宫内膜炎3人。恶性葡萄胎病例中24例发生远处转移，86例良性葡萄胎竟有9例发生远处转移，这一事实推翻了国外专家自1947年以后根据200例葡萄胎病例分析，认为良性葡萄胎不转移的结论。她不仅找到了上述3种病例，还找到了鉴别3种不同病例的主要标志及三者之间的某些亲缘联系，找到了它们远处转移的共性，和转移时各自不同的特性。提出良性葡萄胎发展的3种趋向：一是经过治疗，肿块消失或退化；二是扩散之后形成一些栓塞，影响血液的正常流通，造成血管破裂，并根据不同部位和不同程度呈现出不同的症状，严重的可以造成突然死亡；三是由某种尚不明了的机制作用，滋养细胞癌变，发生远处转移。她还发现某些因素是最为可疑的分子，特别重视绒毛性腺激素的测定，把它作为观察滋养细胞发展变化的一个重要指标，从这个指标变化的动态系列中去发现促使葡萄胎发生癌变的隐蔽着的机制。

已过花甲之年的林巧稚，深知自己在有生之年未必能彻底征服癌症，为此她把自己自1948年以来所积累下来的癌症追踪资料全部交给了她的学生，并亲自带领他们结合妇产科的发展，对性染色质、染色体方面的疑难问题进行探讨，她想到了病毒可能是肿瘤的病因之一，试图在这方面寻求突破。她根据临床实践撰写了《葡萄胎和绒癌尿内绒毛促性激素的测定》等十余篇论文，带领学生研究探讨绒毛膜上皮癌的致病机理及其治疗方法。在她开拓的道路上，她的学生们终于攻下治愈绒癌的难关。她还指导学生对多种妇科疾病进行研究，并根据这些问题组成若干课题组，又根据科内每个人的具体情况，分别负责或参加这些课题组的研究工作，使每个人在普遍掌握各种诊疗技术的同时，都有重点发展方向，老中青结合，在科内形成梯队，培养出了一大批出类拔萃的妇产科医生，为协和医院妇产科的长远发展打下了良好的基础。

在我国，由于长久以来妇女地位低下，对于妇科疾病的研究也属于相当落后的状态。林巧稚发现，许多的妇科疾病都是可以预防的。因此，她极为赞成我国医疗制度中"预防为主"的基本方针。她认为单纯的医疗是治标不治本，医院只是治病的第二、第三道防线，真正的第一道防线是在预防上，是在对广大正常生活中的妇女进行普查普治上。为此，她组织了一次对北京某小区5万人口的普查普治试点。开展这样大规模的普查试点活动，尤其是对妇女的生活卫生习惯及疾病进行调查，让许多人不理解，但是林巧稚等克服了思想上、物质上的困难，走门串户逐人检查，完成了北京市88 988个适龄妇女子宫颈癌的普查结果报告。他们收集了大量的第一手资料，终于初步摸清了诸多妇女疾病，特别是子宫颈癌的发病规律，为研究在女性生殖器官癌瘤中占首位的子宫颈癌提供了第一手资料。同时，这一尝试为在妇产科领域贯彻预防为主的方针奠定了基础，并逐渐使妇科普查成为制度，大大提高了妇女的健康水平。在她的带动下，全国20个省、市相继对110余万25岁以上适龄妇女进行普查普治，使宫颈癌的发病率大幅度下降。治愈率也得到明显提高。

林巧稚还十分重视科普工作，她认为普及医学知识是贯彻预防为主方针的重要组成部分。她经常带领医务人员深入农村、城镇考察妇女和儿童的疾病，并根据农村基层的实际情况，编写了《农村妇幼卫生常识问答》、《家庭卫生顾问》等妇幼卫生科普通俗读物，受到人们的普遍欢迎。

为了发展祖国的医疗事业，林巧稚倾注全力培养妇产科专门人才，几十年中，她为北京协和医院和全国各地培养了大量妇产科专门人才。无论是在院内院外，她都是言传身教，毫不保留地向学生们传授理论知识和临床经验。

为了解决农村缺医少药的长远问题，在林巧稚的建议下，举办了中国第一个半农半医的短训班。培养了一批农村卫生人员，不少人成了以后开展农村卫生工作的骨干，在开展农村妇幼工作中发挥了很大的作用。"文化大革命"后期，在林巧稚的主持与参与下，在全国各地农村建立了医疗卫生网，培训了大批的农村"赤脚医生"和接生员，使农民看病难的问题得到缓解。

林巧稚高明的医术和崇高的医德得到了党和政府以及人民群众的尊重，1955年，林巧稚当选中国科学院首届唯一的女学部委员（院士）；1959年，她由国务院任命为中国医学科学院副院长，曾先后任北京协和医院妇产科主任、北京妇产医院院长。历任第一至五届全国人大代表、第三届人大常委、全国妇联执行委员、北京市妇联副主席、国务院科学规划委员会医学组成员、中央技术管理局发明审查委员会委员、中华医学会副会长、中华医学会妇产学会主任委员和《中华妇产科杂志》总编辑、卫生部教材编审委员、考试委员会委员、医疗事故鉴定委员会委员以及中国人民保卫儿童全国委员会委员等职。

林巧稚对这些社会活动如同对业务工作一样，非常认真、非常投入，积极提建议，进行社会考察。同时，结合她的专业，利用这个有利条件为更广大妇女谋利益，宣传计划生育，提出女工健康保健提案，并亲自参加妇科普检工作，推动全国妇幼工作发展。

五、永远是鼓浪屿的女儿

1978年12月，林巧稚率领中国人民友好代表团出访西欧四国时不幸患脑血栓，回国后便一病不起。晚年病魔缠身的林巧稚，仍然时刻关心着妇女儿童的健康事业，躺在病床上还为新创刊的《生殖与避孕》杂志写创刊词，逐字逐句地审阅由她参与主编的《家庭育儿百科全书》和《家庭卫生顾问》。她仍孜孜不倦地启发引导学生们系统地推广妇产科研究成果，组织学生通力协作，用了整整4年的时间，分析了协和医院3900余份病例，参阅了900多篇文献，终于于1980年年底前完成了《妇科肿瘤》这部凝聚了林巧稚60余年心血的学术著作。这是她一生为妇女和儿童的健康付出的最后的努力。

1980年12月2日，林巧稚又一次被送进了医院，这是她一生中第11次住院，也是她最后一次住院。她在弥留之际，拉住故乡人的手说："我是厦门人，我的魂梦每天都是飞向那里，我爱那里的山，那里的海。"

1983年4月22日清晨，林巧稚在昏睡中又发出呓语："快，拿产钳来！产钳！"她慢慢平息下来，过了一会儿，她的脸上露出一丝微笑："又是一个胖娃娃，一晚上接生了3个，真好！"这是林巧稚留下的最后的话。

林巧稚生前曾留下遗嘱：3万元积蓄捐献给医院的幼儿园；遗体捐献给医院供医学科学研究之用；骨灰撒在故乡鼓浪屿的海上。故乡的父老乡亲接回了离开家乡60多年的游子。为了纪念这位一生未婚，却被人们尊称为"东方圣母"的鼓浪屿的女儿，故乡的人民为她修建了一座汉白玉雕像，她面向大海，慈祥地微笑着，仿佛在向人们深情诉说：我是鼓浪屿的女儿，我常常在梦中回到故乡的海边，那海面真辽阔，那海水真蓝、真美……

六、林巧稚主要论著

林巧稚.1930.用造袋术治疗后腹壁囊肿一例.中华医学杂志.

林巧稚.1949.乙酰胆碱在正常分娩机制中的作用.中华生理学杂志.

林巧稚，连利娟，唐敏一.1957.从病理检查和尿绒毛性腺激素定量试验讨论子宫绒毛膜、上皮癌的预后.中华妇产科杂志.

北京协和医院妇产科教研组，北京妇产医院.1960.北京市88988居民地区子宫颈癌普查结果初步报告.中华妇产科杂志.

林巧稚，连利娟.1963.24例良性葡萄胎及恶性葡萄胎转移的研究.中华妇产科杂志.

林巧稚，连利娟.1964.恶性葡萄胎85例诊断及预后的探讨.中华妇产科杂志.

林巧稚，等.1975.农村妇幼卫生常识问答.北京：人民卫生出版社.

家庭卫生顾问编委会.1980.家庭卫生顾问.北京：北京出版社.

叶恭绍，朱智贤，林巧稚，等.1981.家庭育儿百科大全.北京：北京出版社.

林巧稚.1982.妇科肿瘤.北京：人民卫生出版社.

主要参考文献

吴崇其.1997.林巧稚.福州：福建科学技术出版社.

北京协和医院等.2001.林巧稚纪念文集.北京：北京协和医院.

董炳琨，杜慧群，张新庆.2004.老协和.石家庄：河北大学出版社.

撰写者

王影（1958～），中国医学科学院北京协和医学院宣传部。

朱宪彝

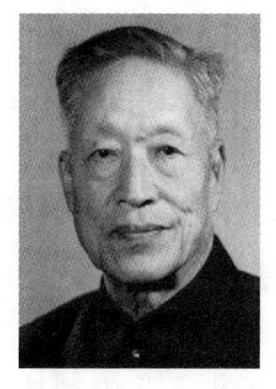

朱宪彝（1903~1984），天津人。临床内分泌学家、医学教育家。中国临床内分泌学的开拓者和奠基人。1930年毕业于北平协和医学院，获纽约州立大学医学博士学位。曾任天津医学院院长、河北省医学科学院院长、天津市内分泌研究所所长、中华内科学会主任委员、中华内分泌学会主任委员、中华医学会天津分会会长等职。20世纪30~40年代与刘士豪一起系统地对软骨病、佝偻病及其他代谢性骨病进行了研究，他们阐明软骨病、佝偻病发病过程中钙、磷和维生素D的变化规律，证实钙缺乏、维生素D缺乏是软骨病、佝偻病的基本病因，确定了维生素D的最小维持量和最佳治疗方案。他们发现维生素D的反应性降低是肾性骨营养不良不同于软骨病的显著特点，由他们命名的"肾性骨营养不良（renal osteodystrophy）"一直被国际学术界沿用至今。50~80年代，组织指导地方性甲状腺肿和克汀病的防治研究，摸清了全国范围内这种地方病的分布特点和流行规律，并发现中国存在高碘性甲状腺肿，提出了亚临床甲状腺功能低下和克汀病的诊断标准及防治措施。建立了下丘脑-垂体-甲状腺轴系激素的放射免疫测定法，进行关于克汀病动物模型、人胚脑细胞组织培养、甲状腺激素受体等多学科的基础理论研究。

一、成　长　历　程

朱宪彝，1903年1月3日出生，祖籍天津。高祖父、曾祖父以经商为业，家境殷实富裕；祖父志在科举，学而优则仕，但屡试不第，年五十而逝，家境逐渐衰落。父亲为清朝末科秀才，后毕业于天津政法学校，曾任私塾先生和机关文书，后在北平陆军大学当文书科长，母亲随父亲迁居北平。当时，军阀混战，内困外扰，常常是季发月薪，父亲只好让朱宪彝和弟弟妹妹随祖母生活，家住天津鼓楼西。

朱宪彝6岁开始上私塾，9岁入天津直隶第一模范小学，直接读二年级。直隶第一模范小学是当时天津刚刚建立的第一所公立学堂，校长刘竺生毕业于东京高等师范学校，他热爱教育事业，为这所学校倾注了一生的心血。这个学校的教学质量很高，每星期写一篇作文，要求在课堂上用两节课时间完成，毛笔小楷，文言体，老师一字一句地批改。朱宪彝所做的《论诸葛亮》、《论岳飞》、《读出师表有感》等文章都作为范文展示。他学历史，各朝代的皇帝都背得烂熟；学地理，各省地图都能画下来。朱宪彝对学习充满兴趣，基础打得很好，小学毕业时已基本具备了自学能力。由于朱宪彝勤勉好学、成绩优异，他被推选为第一任学长。朱宪彝对这所小学感情很深，一直珍藏着老师批改过的国文作文本和评语本。

1917年，朱宪彝小学毕业后，考入当时驰名中国的直隶第一中学（官立中）。校长王梦臣毕业于北洋水师学堂，是力主办新学的著名教育家。学校课程中除了国文、中国历史、中国地理采用中文课本外，数学、物理、化学、生物、世界历史、世界地理都采用英文课本，这为朱宪彝打下了很好的英语基础。中学时期，朱宪彝不仅学业出众，而且阅读了《新青年》、《新潮》、《解放与改造》等大量刊物及《时事新报》的"学灯"专栏，思想先进。五四运动时，他参加了在南开中学举行的天津学生联合会爱国运动大会，上街游行、演说，抗议签订"二十一条"，到省公署请愿，声援被捕的爱国青年。他坚持斗争，毫不退缩，民主和科学的意识在他的思想中扎下了根。

1922年，朱宪彝中学毕业时，曾想专攻哲学，探求万物之奥秘，还想报考北洋大学数学系，自信数学成绩优秀定能有所作为。他对应用科学如工程学、医学等没有兴趣，但是饱经世间风霜的父亲则希望他能学医，将来独立挂牌开业行医，万事不求人，再不要像自己一样，寄人篱下，仰人鼻息。

朱宪彝听从了父亲的意见，以几乎全优的成绩考入北京协和医学院，唯一的遗憾是英文口试得了零分。这在全部用英语授课的协和医学院，英语听力不过关无疑是他求学路上的最大障碍，他硬着头皮听课，反复练习，一年后就闯过难关，应付自如了。繁重的课程考验着每一个学生，3年后，原来30人的班级，加上留级转过来的，总共只剩下8个人。朱宪彝不仅没有被压垮，反而成绩名列前茅，年年获得奖学金。朱宪彝非常崇拜微生物学家巴斯德的名言"机会只赐予有科学思想准备的人"。8年中朱宪彝求知若渴，勤奋学习。他一直保存的几十册课堂笔记和读书心得记录着他当时的学习情况，内容之广泛、表述之清晰、书写之工整令人赞叹不已。朱宪彝的课余时间几乎全在图书馆或病案室里度过，曾经多次被管理员锁在图书馆里，彻夜攻读，搜集资料。从中学起，他就养成晨读的习惯，每晚8点入睡，第二天清晨4点起床。这个习惯他一直坚持了11年，无论酷暑严冬、逢年过节，始终坚持不懈。1930年，朱宪彝获医学博士学位，并被授予文海（Wenham）奖学金。文海奖学金是纪念为创办协和医学院做出杰出贡献的外籍医生文海而设立，是协和毕业生的最高荣誉奖，每年评选一次，授予在学习期间考试成绩积分最高者，每届毕业生中只有一人可以获此殊荣。协和师生莫不交口称赞这位勤勉朴实、总是穿着布衣长衫、来自天津的青年。

二、主要研究领域和成就

(一) 代谢性骨病的钙磷代谢研究的先驱

出于对科学研究的浓厚兴趣，毕业后朱宪彝没有遵从父命开业致富，而是留在协和医院内科，做了清苦的住院医师。在协和医院的十余年间，他历任住院医师、住院总医师、助教、讲师、副教授。1936年，他赴美国哈佛大学医学院生化系黑斯廷斯（A. B. Hastings）实验室进修一年，完成了肌肉细胞内液电解质及血清钙离子测定等研究课题。协和医学院的严格教育和训练使朱宪彝成为一名有坚实实验室基础的临床医学科学家。

20世纪30年代闹饥荒，水肿患者处处可见。出于对劳苦大众的深切同情，朱宪彝着手研究营养不良性水肿，观察给予高营养饮食后患者氮平衡的变化。

1934年起，朱宪彝和刘士豪密切合作，他们用了近十年时间系统地对佝偻病、软骨病及其他代谢性骨病进行广泛和深入地研究，为现代钙磷代谢理论奠定了基础。

旧中国的软骨病非常严重，许多妇女因此而骨盆畸形，导致难产。协和医院的妇产科主任马士顿（J. L. Maxwell）和内科主任马克麟（F. C. Mcleen），在20世纪20年代曾经进行过一些流行病学和临床研究工作。后来韩能（R. R. Hannon）博士在协和医院内科创建代谢病研究小组，对软骨病进行研究。韩能回国后，刘士豪和朱宪彝便主持内分泌代谢科的工作。他们使用美国麻省总医院奥尔布赖特（F. Albright）创建的当时非常先进的钙磷平衡法对各种不同类型的软骨病患者进行了长时间的钙磷代谢及维生素D作用的研究。他们选择各种类型的软骨病患者，取得患者的长期合作，连续给患者作钙磷氮的检查。患者免费住院，每天吃固定品种和数量的食物，喝蒸馏水，这样可掌握钙和磷的准确摄入量。每4天为一个小的代谢观察周期，一个周期取一次血，保留4天中的全部大小便，由专人做血、尿、便的钙磷氮测定。软骨病是一种慢性病理过程，因此对患者的研究也必须长期进行。他们让患者每年9~10月份入院，来年6月出院，然后9~10月份再入院。为了使研究更有科学性，他们请分配在这个科的实习医师也和患者一样，吃固定的饮食，按时留标本检查，作为患者的对照。1934~1942年，朱宪彝等发表了30余篇有关软骨病和佝偻病钙磷代谢的研究文章，其研究成果主要包括以下几个方面。

1. 指导了补充维生素 D 的适宜量

他们的研究结果证明，成人软骨病可伴有严重的低血糖，甚至手足搐搦，补充普通量的维生素 D 能迅速增加骨钙的沉积，但补充过量的维生素 D 并无助于软骨病的恢复速度。给予维生素 D 后，它可在体内发挥几个月的作用。由于当时国际上发现维生素 D 仅几年时间，对其生理作用及作用方式并未完全阐明，因此他们的研究结果对于软骨病的治疗及维生素 D 的使用有重要指导意义。

2. 测定饮食中的合适的钙磷比率

通过测定饮食中钙磷对钙磷平衡的影响，朱宪彝等证明饮食中的钙磷比率为 $(2\sim2.3):1$ 时，肠钙磷的吸收是最恰当、最充分的。比率增加，血磷就会下降，反之血磷就会升高。他们还提出摄入钙的最大限量为 2.0 克。

3. 证实了紫外线和日光对钙磷吸收的作用

朱宪彝等研究了紫外线和日光对于严重的软骨病患者的治疗作用。他们发现，紫外线照射，可以促进钙磷吸收，纠正钙磷的负平衡，与维生素 D 治疗有相似的效果。日光浴也有和紫外灯类似的作用。这在当时是第一次用钙磷平衡的方法在人体证实了紫外线和日光的作用。这对于当时无钱购买药品的广大农民患者，具有非常重要的意义。

4. 指导软骨病患者酸碱性饮食

朱宪彝等研究了酸性药品和碱性药品对软骨病患者的影响，结果证实，酸性药品如氯化铵等可使尿钙排出增加，尿磷和氮排出也增加，可造成负平衡。酸性食物也有类似作用，而碱性药品如碳酸氢钠则无明显影响。此结论对于软骨病患者的饮食有重要指导作用。

5. 证实尿钙是早期诊断佝偻病、软骨病的指标之一

通过对哺乳妇女及其婴儿的钙磷代谢研究发现，母亲患软骨病者，婴儿也有佝偻病的表现，母体补充维生素 D 和钙，婴儿佝偻病症状好转，第一次证明了维生素 D 可以通过母乳治疗婴儿佝偻病。当不供给母体维生素 D 时，首先观察到的是尿钙减少，便钙增加，因此朱宪彝等提出，尿钙减少是维生素 D 缺乏的早期指标之一。这对当时早期诊断佝偻病、软骨病很有临床价值。时至今日，尿钙测定仍作为佝偻

病、软骨病诊断的重要实验指标。

6. 指导妊娠后期妇女营养摄取

朱宪彝等对 10 例妊娠后期患者的钙磷代谢进行的研究证明，在妊娠后期，机体处于一种生理性软骨病状态，骨脱钙明显加重，此时对维生素 D 的需要更迫切。此论点对妊娠后期妇女营养保证有指导作用。

7. 阐明软骨病发病原因

通过对饮食中的植酸、磷酸盐和维生素 D 等成分对软骨病影响的研究证实，进食大量的谷物或植酸是软骨病的原因之一。这一观点对阐明中国华北、东北（以谷物为主食）软骨病发病率有重要价值。

8. 报道成骨不全病例

朱宪彝等在 20 世纪 40 年代首次报道了中国的两例成骨不全病例，他们对其钙磷代谢、病理及 X 线表现及骨畸形的特征进行了最详细的报告，对其治疗也进行了多方面的研究。

9. 对正常人的钙磷代谢进行研究

20 世纪 40 年代，朱宪彝另一重要贡献是对 12 例正常中国人的钙、磷、氮、镁代谢进行了研究。

10. 提出"肾性骨营养不良"

1943 年，朱宪彝和刘士豪在美国出版的 *Medicine* 杂志上发表的钙磷代谢的研究文章，深刻阐述了肾脏疾病所引起的佝偻病。鉴于当时名词混乱，有用"肾佝偻病"者，有用"肾侏儒"者，众说不一。他们回顾了历史，用大量的病例资料证实，肾脏疾病可引起佝偻病和软骨病，他们提出：用"肾性骨营养不良（renal osteodystrophy）"一词更合适，更能明确说明此病的本质。而且他们发现这是由于肾缺乏对维生素 D 的反应所致，这是当时最重要的发现，但未被重视。直到 1968 年，美国 Deluca 才发现了维生素 D 需要在肝羟化然后经肾羟化为活性形式 1，25-二羟维生素 D_3 方能发挥生理作用。许多钙磷代谢的各国专家都无不惊奇地回顾刘士豪和朱宪彝当年的重要发现。"肾性骨营养不良（renal osteodystrophy）"一词是由刘士豪和朱宪彝二人首次正式命名的，一直沿用至今。

由于朱宪彝在钙磷代谢研究的成就，他赢得了国际上许多骨代谢专家的推崇和拥戴。1982年，加拿大骨代谢专家雅沃尔斯基（Jaworski）来天津拜访朱宪彝，特地赠送给他一本新作，并在书的扉页上写道："送给朱教授——当代钙磷代谢知识之父"。1984年，朱宪彝逝世后，美国骨代谢专家帕菲特（A. M. Parfitt）发表长篇纪念文章《朱宪彝——中国维生素D缺乏和软骨病临床研究的先驱》。朱宪彝则始终认为，钙磷代谢的研究成果是科学家精诚合作的结晶，他总是称颂刘士豪所做的杰出贡献，怀念与刘士豪一起师友参半、情深意笃的岁月。

太平洋战争爆发后，1942年初协和被迫停办。朱宪彝应邀到唐山开滦煤矿医务部任内科主任医师。他原想在开滦继续进行钙磷代谢研究，以发现在缺乏日照条件下矿工职业病特别是骨病的发病规律。但是由于唐山开滦医院的办院宗旨不同于协和，不可能支持科研工作，他只能每天忙于门诊和病房业务。

1945年，朱宪彝回到天津开业，兼任妇婴医院和立仁医院的内科工作，后又任河北医学院内科学教授及天津市总医院内科主任。1950年，他出任天津市朝鲜战争医疗救护委员会主任委员。

（二）天津医科大学和天津市内分泌研究所的创始人

1951年春，朱宪彝向天津市市长黄敬提议创建天津医学院，为国家培养更多高级医学人才，这项提议得到了黄敬等领导的大力支持，并委任朱宪彝为天津医学院院长，负责筹建工作。大至发展规划，小至实验室设备，他无不深思熟虑，倾注全部心血。经过近一年的筹备工作，1951年10月15日，天津医学院正式成立。

1951～1984年，朱宪彝一直担任天津医学院院长。他辛勤耕耘，天津医学院从无到有，从小到大，逐步发展为天津市医疗、教学、科研的核心，培养出了一批批医学生，如今这些学生多数已成为各医院、医学院校及研究所、医药企业的骨干。

朱宪彝对中国的医学教育提出了许多有价值的建议，并亲自进行了一些实践。归纳起来有以下几点。

第一，要学习先进国家的经验，把医学院的自然基础课程放到综合大学里，以便提高基础学科的教学和科研水平。1980年，由他倡议，天津医学院与南开大学合办八年制医学教育试点班，与天津大学合办生物医学仪器试点班。

第二，医学教育要多层次发展，两条腿走路，一方面医学院要把重点放在提高上，确保教学质量，培养高级医学人才；另一方面各级有条件的医院、卫生部门都应积极承担起对大量临床医师的培养和提高的工作。

第三，他提议改革当时的医学生毕业分配制度，主张毕业生先在科室齐全、条件好的综合医院,在上级医师指导下做两三年住院医师,然后再量才分配,促进毕业生医疗水平的提高。

第四,办好医学院关键要抓师资队伍的建设。建院初期,他选派一批有志改作基础理论教学工作的临床医生去各地进修。改革开放后,他更以极大的热情联系推荐中青年教师到发达国家进修。

第五,高等医学院校应成为有特色的医学研究中心。20世纪50年代中期,他就着手组织天津医学院的科研队伍,成立了若干科研机构。1978年,他创建天津市内分泌研究所,该所现已逐渐成为全国内分泌研究的基地之一。

(三) 缺碘性疾病研究的奠基人

地方性甲状腺肿与地方性克汀病是世界上普遍存在的地方病,世界卫生组织1960年估计全世界甲状腺肿患病人数不少于两亿,中国不少于两三千万。地方性甲状腺肿与地方性克汀病主要是由于环境缺碘、机体碘缺乏导致的营养不良性地方病。在地方性甲状腺肿严重的病区有地方性克汀病的发生,表现为不同程度呆、小、聋、哑及神经肌肉痉挛症状,重者四肢瘫痪,严重影响山区人民生活和健康。

朱宪彝一向注意常见病与多发病的研究。20世纪50年代初,当时的教育部长杨秀峰向他反映,在家乡河北省迁西县有许多居民患有粗脖子和智力障碍。朱宪彝听后立刻派专业人员赴该县山区考察,同时,他翻阅了大量的国内外文献,了解到河南、安徽、云南、黑龙江、河北等省及承德地区已有少量的报送资料,但是都缺乏系统性与科学性,他意识到粗脖子和智力障碍的现象在中国普遍存在。1961年,他亲自率队并组织了天津医学院相关基础、临床科室专家去承德研究调查。1964年,他在承德召开了现场会,邀请了全国有关专家前来考察讨论。

1977年,朱宪彝到陕西省宝鸡市参加全国第一次食盐加碘防治地方性甲状腺肿会议及西北五省地方性甲状腺肿协作会议,并对该省凤翔、太白、眉县及西安市长安县进行了现场考察。1978年,在秦皇岛食盐加碘会议上,在中共中央地方病办公室授意下,他确定了地方性甲状腺肿病区的划分标准,并交流了碘缺乏病的防治经验,使中国的这项防治研究工作进入一个新的阶段。

1978年,由中共中央地办室及卫生部批准,朱宪彝亲自率领一支短小精悍的六人组至南方五省市考察,后与贵州省协作,在该省黔南(都匀县石龙)和黔东南(麻江县河坝)病区进行了连续8年的防治研究,取得了显著成绩和效果。这些重病区的甲状腺肿患病率与肿大率均降到国家的规定标准之下,未再出现新的克汀病患者,对全国碘缺乏病的防治起了极大的推动作用。

此后，他还多次参加了国内外碘缺乏病的学术会议。通过科学实践，他深入精辟的观点与见解，博得国内外专家一致赞赏，其学术上的贡献有以下几点。

第一，他首先提出，碘缺乏病区居民无论有无甲状腺肿及克汀病都是碘缺乏者，只是碘缺乏的程度不同而已。这与以后国际上将地方性甲状腺肿与地方性克汀病全部统称为碘缺乏病（IDD）的概念是完全一致的。

第二，明确提出地方性克汀病的危害远比地方性甲状腺肿严重得多。在20世纪50年代他已看到比克汀病为数更多的轻型克汀病患者，当时他称此为边缘克汀病患者，以上这些患者都是要重点防治和消灭的对象。实践证明，他当时提出的这一论点是相当正确的。

第三，20世纪60年代初期，通过对河北省承德缺碘病区的考察研究，他提出了地方性克汀病与散发性克汀病（尽管两类疾病的共同点都有甲状腺激素不同程度的低下）无论是临床表现还是发病机制都有明显的差别。他领导的科研小组做了两类克汀病的临床比较，并首先提出有关地方性克汀病发病机制的假设，有创新见解。

第四，20世纪70~80年代，朱宪彝亲自主持指导，在贵州省的石龙及河坝等病区采用了先进技术（各类激素放射免疫测定，进口的测听仪等）进行深入的调查研究与碘盐防治。此外，他还组织人力在新疆、天津蓟县、河北承德市、山西河曲县、沂州地区、福建崇安县、安徽巢湖地区与当地协作进行了同样的研究。他通过对病区居民血清TRH、TSH、T3、T4、rT3的研究，把居民甲状腺功能分为"正常"、"代偿"和"失代偿"三型。克汀病患者"失代偿"型尤为多见，碘盐防治后这三型所占比例有明显变化。他发现，病区内所谓正常儿童的听力也低于非病区。在碘盐防治后他们甲状腺功能恢复的同时，听力也恢复到正常。这在国内外系首次报道。他把病区中妊娠妇女与其腹内胎儿的甲状腺功能相比较，发现胎儿的甲状腺功能明显低于母亲。这表明胚胎时期胎儿缺碘所致甲状腺功能低下或不足是造成永久性碘缺乏病的病理生理学基础。此外，他还与贵州省合作，在当地观察8年，应用1/50000加碘食盐防治碘缺乏病，发现其控制和消灭地方性克汀病的效果是肯定的。而应用1/50 000加碘食盐比过去所用1/20 000加碘食盐，可减少60%碘化钾用量。中国地方性甲状腺肿患病人数约二亿二千多万，这就可节约碘化钾129.6万吨，价值776万多元（此系1986年价格）。

朱宪彝从事地方性甲状腺肿与克汀病研究20多年，其成果先后获国家科技进步奖二等奖和三等奖，受到国际上的重视和赞赏。1982年8月，他应邀出席了在日本东京召开的亚洲大洋洲第二届甲状腺学会和第七届内分泌学会会议，并作了《中国地方性甲状腺肿与克汀病研究的现状》的学术报告，各国专家给予了很高的评价，由此促成了中国与国际学术界在地方性甲状腺肿与地方性克汀病这一领域的广泛交流和成功合作。

朱宪彝始终坚持钙磷代谢的研究。20世纪80年代，他开始对另一严重危害人类健康的代谢性骨病——地方性氟中毒发出挑战。地方性氟中毒是由外环境含氟量过高引起的，为中国六大地方病之一，受害人数近五千万。地方性氟中毒的一般症状为氟斑牙、腰腿酸痛，严重的引发肢体变形、行动不便甚至瘫痪。朱宪彝提出"结合钙磷代谢，从氟的代谢及人体组织积氟与脱氟入手，通过实验研究找出人体脱氟的方法"。1981年起，朱宪彝组织调查小组，到河北省涞源县、天津礼明庄公社、天津赤土公社贯庄大队等发病地区进行现场调查，通过三千余人的临床检查、三千二百余份化验分析，为早期诊断和鉴别诊断氟骨症提出了新的看法。在动物实验方面，他成功地培育了鸡和大鼠的动物模型，为深入探讨其发病机制创造了条件。他指导研究生引进代谢性骨病的新实验研究方法，在全国首先引进单光子骨密度仪，建立骨计量学、骨细胞培养、微量元素和维生素D代谢物的测定方法。经过几年的研究，不仅在发病机制的研究方面有了初步进展，而且还研制了治疗和预防氟骨症的药品，在一定范围内给患者服用，疗效较好。现在他指导的这一研究领域已取得了显著的进展，他开创的事业后继有人。

朱宪彝几十年如一日，刻苦奋进，严谨治学，呕心沥血，为民造福。1984年12月25日，朱宪彝伏案工作时，心脏病猝发，与世长辞。他把毕生的精力贡献给了所热爱的医学事业，为大家树立了光辉的典范。

三、朱宪彝主要论著

Chu H I, Chou S K, Chen K C, et al. 1936. Calcium and phosphorus metabolism in osteomalacia. Ⅳ. Report of an unusual case in a male with acute parathormone poisoning. Chin Med J, 50 (1): 1.

Chu H I, Hastings A B. 1938. The effect of para-amino benzene sulfonamide on the oxygen consumption of tissue & certain pathogenic bacteria. J Pharmacol Exp Therap, 63 (4): 407.

Chu H I, Yu T F, Chang K P, et al. 1939. Calcium and phosphorus metabolism in osteomalacia. Ⅶ. The effect of ultraviolet irradiation from mercury vapor quartz lamp and sunlight. Chin Med J, 55 (2): 93.

Chu H I, Yu T F, Liu W T. 1939. Calcium and phosphorus metabolism in osteomalacia. Ⅷ. The effects of ingestion of acid and alkali in patients with and without chronic nephritis. Chin J Physiol, 14 (2): 117.

Chu H I, Liu S H, Chen K C, et al. 1940. Osteogenesis imperfecta Ⅱ. Observations on the effect of vitamins C & D, and thyroid and pituitary preparations on the calcium, phosphorus and nitrogen metabolism with a report on bone analysis. Chin Med J, Supp, 3: 539.

Chu H I, Liu S H, Chen K C, et al. 1940. The effect of vitamin C on the calcium, phosphorus and nitrogen metabolism in scurvy and osteomalacia. Chin J Physiol, 15 (1): 101.

Chu H I, Liu S H, Yu T F, et al. 1940. Calcium and phosphorus metabolism in osteomalacia. Ⅹ. Further studies on vitamin D action; early signs of depletion and effect of minimal doses. J Clin Invest, 19 (2): 349.

Chu H I, Liu S H, Hsu H C, et al. 1941. Calcium, phosphorus, nitrogen and magnesium metabolism in normal young chinese adults. Chin Med J, 59 (1): 1.

Liu S H, Chu H I. 1943. Renal osteodystrophy. Studies of calcium & phosphorus metabolism, with special reference to pathogenesis and effects of dihydrotachysterol (A. T. 10) and iron. Medicine, 22 (2): 103.

Chu H I, Liu S H, Hsu H C, et al. 1949. Calcium and phosphorus metabolism in osteomalacia. ⅩⅡ. A comparison of the effects of A. T. 10 (Dihydrotachysterol) and vitamin D. Chin J Physiol, 17 (2): 117.

Chu H I, Chang C, Yin W. 1964. Idiopathic hypoparathyroidism. Report of 14 cases with one autopsy record. Chin Med J, 83: 723.

朱宪彝. 1977. 胃肠系统激素和内分泌综合症［常见病（溃疡病）普通症状（腹泻）掩盖着的几种内分泌疾病］. 天津医药, 5 (7): 363.

朱宪彝. 1977. 从大批所谓原发性高血压病人中筛选出若干种内分泌性和非内分泌性高血压病人. 天津医药, 5 (11): 566.

朱宪彝, 马泰, 卢倜章, 等. 1978. 再论地方甲状腺肿与地方克汀病. 天津医学院学报, (2): 1.

朱宪彝. 1978. 从肾结石、病理性骨折讲起, 联系原发甲状旁腺机能亢进, 讲纤维性囊性骨炎和其它几种代谢性骨疾病. 天津医药, 6 (2): 49.

朱宪彝. 1978. 精神失常、癫痫、昏迷与低血糖、低血钙及其他内分泌综合征. 天津医药, 6 (9): 415.

Zhu X Y, Lu T Z, Shi Z F, et al. 1981. Studies on endemic goiter and endemic cretinism in Guizhou: observations on iodine metabolism and pituitary thyroid axis functional status. Chin Med J, 94 (9): 555.

Zhu X Y, Liu S H. 1984. The effect of a single massive dose of vitamin D (D_2 or D_3), on calcium, phosphorus and nitrogen metabolism in osteomalacia. Chin Med J, 97 (4): 295.

Zhu XY, Lu T Z, Song X K, et al. 1984. Endemic goiter due to iodine rich salt and its pickled vegetables. Chin Med J, 97 (7): 545.

朱宪彝, 陈秉忠, 焦成久, 等. 1985. 贵州省地甲病流行区孕妇、脐带及胎儿血清T_3、T_4和TSH含量的观察. 地方病通讯, (2): 6.

主要参考文献

王兴民. 2000. 朱宪彝教授传∥王家驰. 朱宪彝医案. 天津: 天津科学技术出版社: 1.

撰写者

朱宁（1962～），天津医科大学生物化学与分子生物学系副教授，朱宪彝教授的孙女。

许英魁

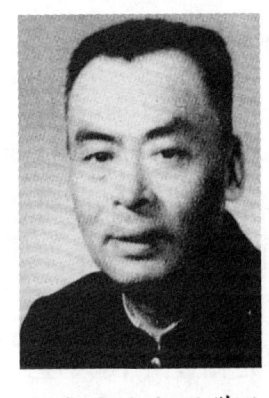

许英魁（1905～1966），辽宁辽阳人。临床神经精神病学家和神经病理学家，中国临床神经病理学奠基人。1934年毕业于北平协和医学院，获美国纽约州立大学博士学位，并留校任教。1938～1939年赴德国慕尼黑和美国芝加哥学习临床神经病理学。1939年赴美国芝加哥大学布林医院神经外科进修。1942～1951年任北京大学医学院神经科主任、教授，附属医院副院长。1944～1945年任北平市神经病疗养院医务主任。1944～1946年任北平协和医学院神经科襄教授、副教授、教授兼神经科主任。1954年任《中华神经精神科杂志》总编辑。1937年发现死于一氧化碳中毒的患者脑部病理改变，包括脑水肿、缺血、梗塞、软化等，而皮质下白质的弥漫性脱髓鞘斑以及神经胶质细胞增生是最突出的病变。这一发现被编入国外教科书。1943年在北平大学医学院创建了脑系科、神经、精神病房及实验室。60年代，他认为中国多发性硬化特点是坏死比硬化突出，后来被证实是亚洲多发性硬化的病理特点，比日本学者报道早10多年。他一生致力于医学教育和科学研究，培养了多名临床神经病学和神经病理学人才。他发表的《一氧化碳中毒时大脑皮层下脱髓鞘的病理表现》为神经病理学的经典著作。

一、生平概要

许英魁，祖籍河北省饶阳县，1905年7月12日出生于辽宁省辽阳市一个地主家庭，父亲在辽宁省辽阳市经营皮货铺，家境殷实。父亲认为自己没有读书，地位低微，所以非常重视许英魁的教育。许英魁7岁上小学，学习刻苦、努力，一直名列前茅。小学毕业后曾学师范一年，以后又考入天津市南开中学。

许英魁在南开中学上学时就有着强烈的爱国情怀。受校长张伯苓爱国思想的影响，他曾参加反对帝国主义和反对军阀的游行示威。那时北京协和医学院的预科设在燕京大学，许英魁见到燕京大学的招生宣传后，果断决定报考燕京大学医预科，从此走上医学救国兴国之路。他从燕京大学医预科毕业后，到北京协和医院继续学习。因成绩优良，毕业后留校任住院医师和助教（1934～1938）。他在系主任美国教授雷门（R. S. Lyman）的指导下，研究放射线对人脑血脑屏障的影响、放射线对人脑的远期损害、一氧化碳中毒时皮质下白质的脱髓鞘改变以及重症肌无力等，在神经科和神经病理方面获得初步成就。1938年，许英魁赴德国慕尼黑精神病研究所进修神经病理。慕尼黑是当时欧洲大陆神经病理医学中心之一。许英魁在那里潜心钻研各种神经病理的包埋、切片和染色技术，包括Cajal氏银染色法和神经元纤维染片法等。由于他基础扎实，又勤奋好学，9个月就学完了一年的课程，并于1939年6月转至美国芝加哥大学布林学院神经外科继续学习。

1939年10月，许英魁回到协和，任协和医院神经科讲师和襄教授。在此期间，他发表了关于颅内原发性肉瘤、脑囊虫病和急性脊髓灰质炎、苯妥英钠治疗癫痫、急性脊髓灰质炎的组织病理学研究和维生素缺乏时神经系统的病理变化等多篇论文。这些论文资料完整，观察仔细，论证有力，结论令人信服，具有很高的学术价值，也奠定了许英魁在临床神经病学和神经病理学中的学术地位。但是由于年代久远，这些论文的原文已经很难找到。

1941年12月太平洋战争爆发后，北平协和医学院被迫停办，工资停发，许英魁全家的生活顿时陷入极为窘迫的境地。半年之后，他被北京大学聘任为医学院神经科主任、教授，并兼任北平市立精神病疗养院主治医师兼医务主任，直到1948年。

1948年北平协和医学院复校，许英魁于1949年5月重返母校任神经科主任、教授。到任后，许英魁致力于学科建设，聘请在神经科颇有造诣的一批学者到协和任职，使神经科由复校初建时的3名医师发展到1966年的18名。身负科主任的重任和繁忙的医疗、教学任务的同时，他把主要精力集中在年轻医师的培养，并发表吉兰-巴雷综合征（曾译格林-巴利综合征，Guillain-Barré Syndrome）、疑似脑血管病的颅内肿瘤、球后视神经炎与多发性硬化、垂体瘤时的视野变化等论著。他善于把病人的临床表现和神经病理变化有机地结合起来，善于分析和思考，并提出新的见解，如结合临床病理讨论分析中国多发性硬化的病理特点主要不是硬化而是坏死、软化灶。

1955年，他被选为《中华神经精神科杂志》总编辑；1956年任卫生部医学科学委员会神经精神科主任委员；1961年又任卫生部临床医学学术委员会委员，并担任卫生部保健局的顾问。

许英魁潜在的精神抑郁症时时发作，1958～1960年，他整整治疗和休养了两年。

二、学 术 成 就

1936年，刚刚毕业不到2年的许英魁在Lyman教授的指导下，选择3名年轻的晚期精神分裂症患者，用深部X射线分6个放射野照射，剂量为180～270皮肤红斑量，脑组织的平均照射量为400皮肤红斑量，分3天照射完毕，然后测定照射前和照射后2.5、4.5、6.5、8.5和10.5周时的血与脑脊液中溴剂、糖和氯化钠的含量和血/脑脊液比率，发现照射后4.5周和6.5周时溴剂比率降低，而糖与氯化钠增高，这说明血脑屏障的通透性有了变化，这一变化到10.5周中止。为了进一步观察放射线主要损害哪些部位，对2例接受了照射后死亡的患者进行了尸检。结果发现脑内有许多坏死灶，而血管的病变十分明显，这包括血管纤维化，血管壁和邻近脑组织内有血液成分沉积，血管弹力层有脂肪组织浸润，内膜中甚至管腔内出现有泡沫细胞等。这些病理变化说明放射线对人脑的损害主要通过血管的损害而致。这篇论文提出了一个论点：放射线照射人脑时应当选择最合适的放射剂量和放射野，以免造成脑组织不可回复的损害，这对以后开展深部放射线治疗脑瘤时的防护提出了非常有说服力的证据。

那时科学界对一氧化碳中毒的最典型的病理变化的理解不能解释为何有些经抢救后有好转的一氧化碳中毒病人1～2周后出现病情恶化甚至死亡。1937年，许英魁对2例发生一氧化碳中毒后迟发病情恶化死亡的患者进行尸检，发现脑的各部分都有病变，包括脑水肿、缺血、梗塞、软化等，最突出的改变是皮质下白质的弥漫性脱髓鞘斑以及神经胶质细胞增生，但没有苍白球的软化，这一点完全不同于以往的解释。因此许英魁推翻了以往的观点，指出这种脱髓鞘病变可能为一氧化碳直接侵害或为缺氧的结果，"今后凡是一氧化碳中毒死亡的患者，应当多注意深层白质的损害"。这一结论奠定了一氧化碳中毒后并发症的病理基础，为临床抢救这组危重病例提供了科学依据。当论文在1938年第61卷英国著名的神经科杂志 *Brain*（《脑》）上发表后，引起国际上很大的注意，并被后来许多国外教科书所引用，成为一氧化碳中毒病理变化的经典论文之一。也是在这篇论文的启发下，后人才对这类重症一氧化碳中毒者使用激素、高压氧舱试图逆转病理变化。

1940年，在美国的 *Archives of Neurology and Psychiatry*（《神经精神科记事》）第43卷第901页发表了许英魁在芝加哥大学布林学院的研究成果。他通过4个典型病例的临床病理观察，指出颅内原发性肉瘤可表现为4种形式：脑膜肉瘤病、小泡状肉瘤、纤维肉瘤和周皮性肉瘤。经过详尽的病理检查，他发现颅内原发性肉瘤来源于结缔组织，特别是软脑膜。肿瘤主要沿着血管周围和软脑膜腔扩展和蔓延，虽可被神经间质所分隔，但周围没有包膜。他强调指出，这类肉瘤不形成网硬蛋白，因此可用 Perdran 染色法（显示网硬蛋白）区别肉瘤和健康脑组织。这篇论文显示了许英魁在神经肿瘤方面的功力。他提出了神经肿瘤中少见的原发性肉瘤的起源和蔓延方法，又一次为国际社会所瞩目。论文图文并茂，并有动物实验对照，体现了他在神经病理方面扎实的基础和独到的观察力。

1942 年，许英魁在美国 Archives of Neurology and Psychiatry 上发表了 13 例继发性维生素缺乏时人类神经系统的病理改变。这 13 例都是中国士兵，长期患痢疾和结核病，继发复合性维生素缺乏症。通过病理检查，他发现 B 族维生素缺乏症的主要病理改变是神经变性过程，感觉运动神经和植物神经同样受累。维生素 B_1 缺乏症的病变主要位于周围神经，而烟酸缺乏症的病变主要位于大脑锥体细胞（Betz 氏细胞），所以，整个病理改变的特点是：维生素 B_1 缺乏症时的病变呈向心性，由周围向中枢发展；而烟酸缺乏症时的病变却呈离心性，由中枢向周围蔓延。在周围神经中，神经干和根的损害以感觉神经为主，远端重于近端。在脊髓中以后柱，尤其是薄束的损害为主。文章最后指出，维生素缺乏症不仅见于摄入不足时，也可见于吸收不良和长期消耗，而需大量补充者，所以，在有慢性病的情况下，应当补充大量维生素。这篇论文阐明了维生素 B_1 和烟酸缺乏时神经系统病变的特点，对临床诊断和治疗有重要意义，它不但对神经科医师有指导作用，对内科、传染病科医师具有启发作用。

1941 年，有位 10 岁的美籍德国女孩因高热、头痛、呕吐住院。脑脊液的白细胞数为 $820/mm^3$，其中 97% 为中性多形核白细胞。住院第 2 天，上肢发生软瘫，患者被诊断为急性脊髓灰质炎，第 4 天患者死亡。把患者尸体的脑和脊髓的浸出物接种到小白鼠、大鼠、家鼠、兔、豚鼠脑内均告失败，接种到恒河猴脑内后第 5 天，猴发高热，左上肢软瘫，第 7 天全身瘫痪死亡。小孩和猴的病理检查证实了感染不仅限于脊髓前角细胞，也见于神经节、延髓、脑桥、中脑、小脑和大脑，灰质损害重于白质。为了与乙型脑炎、风疹脑炎和马脑炎进行鉴别，许英魁提出下述 5 点：①炎性渗出物中以中性多形核白细胞为主，腰段脊髓脊膜的炎症反应最严重；②中央前回的巨锥体细胞受累很重；③脑干的颅神经核受累很重，但黑质受累相对较轻；④间脑的炎症很轻；⑤Joest 氏体和黑质无损害。这个病例是经过动物接种病理检查证实的急性脊髓灰质炎，人和猴的病理检查基本是一致的，这为脊髓灰质炎的临床诊断提供了病理证据和说明，在 20 世纪 40 年代是相当有水平的一份报告。

三、精湛的医术

20世纪30~50年代,许英魁还陆续发表了许多论文,都是国内首次报道的病例。

1937年,他报道1例28岁家庭主妇,表现为四肢无力,咀嚼和吞咽困难,症状晨轻暮重,越活动越加重,诊断为重症肌无力。经用麻黄碱、毒扁豆碱后症状改善后出院。

1941年,他报道1例29岁男性,甲状腺功能亢进合并周期性麻痹,无家族史。注射高渗葡萄糖可诱发瘫痪发作,在注射高渗葡萄糖的前、中、后测血钾,结果显示低钾与瘫痪发作有关,而补钾可缩短瘫痪时间。

1941年,他报道用苯妥英钠治疗癫痫大发作患者6例,剂量0.2~0.4g/d,5例有效,效果超过苯巴比妥和溴剂。

1955年,他报道11例吉兰-巴雷综合征,指出四肢对称性运动障碍、感觉障碍较轻、反射减退或消失、无锥体束征是本征的临床特征,而脑脊液的蛋白质-细胞分离现象可帮助确诊;在病程中应注意呼吸肌麻痹的发生。

这些临床病例报道对神经科医师有重大的教育意义,他们可从中汲取教益,以丰富自己的医学临床知识。

许英魁认为,一名好的临床神经科医师必须把神经病理学的知识充分应用到临床工作中去,他始终如一地结合神经病理来进行临床分析。许英魁在临床工作中,诊断定位确切,定性考虑周密。20世纪50年代的中国既没有头颅CT检查,也没有核磁共振和脑血管造影术,对颅内血肿的部位、深浅、大小的判断主要依靠临床证据。许英魁能够根据神经系统各种疾病做出准确诊断,特别是颅内脑瘤的部位、深浅和大小,可见其诊断功底。他为神经外科所作的血肿定位误差不超过1cm,令所有神经内、外科医师赞叹不已。因此,他深受神经内、外科医师的尊敬和信赖。

体现许英魁精湛医术的病例比比皆是。1943年深秋,门诊来了一位18岁的男青年,步行不稳,走路时左侧上下肢不断舞动,检查时见左侧同名性偏盲,左侧肢体肌力尚可,但肌张力明显低下,左半身浅深感觉均减低,连左半边舌的味觉也减低,病史约一年。在许多低年资大夫束手无策的时候,许英魁看一眼就马上诊断为丘脑肿瘤。后来当时的神经外科教授关颂涛对该患者实施手术,术中果然在右侧丘脑偏后侧部见到一个肿瘤。

许英魁对多发性硬化病理的观察(如认为坏死较硬化突出),比日本学者报道的早了10多年，且后来这些病理现象被证实是亚洲型多发性硬化的病理特点。这说明他的分析判断和逻辑推理精确而细腻，确有独到之处。

四、开创中国的神经病学

1942年，北平协和医学院被迫停办，许英魁受北京大学医学院鲍鉴清院长的聘请，去该院创办神经精神病学科，并担任该科的主任、教授。许英魁与从协和医院带来的护士长、护士、病理技术员、兼作智力测验的社会工作者开始了在这里的工作。

创业是从零开始的。门诊部设立在毗邻北大医院的一位军阀的花厅内，许英魁亲自设计，将它隔成诊查室、候诊室、实验室、护理兼治疗室以及医生办公室等。一切都从病人治疗的特殊需要考虑。没有任何的办公设备，许英魁自己设计了适用、坚实的桌椅、病床、凳。他设计的门诊病人登记簿，项目完备，翻开登记簿，病人的病症、主要的检查结果、病的诊断及治疗效果等一目了然。每位病人都登记了临时和永久的通讯处，便于随访。这样做不仅有利于患者，也为日后的教学和科研工作，提供了非常必要的和宝贵的资料。住院病历的首页则采纳国际标准，为教学和科研奠定了良好的基础。他创立的许多规章制度一直延续至今，成为中国神经精神病学科的优良传统。

当时神经科医师除许英魁外，只有从北京大学医学院刚刚毕业的王芷沅大夫。王芷沅大学主修的专业并不是神经精神科，她曾回忆她第一次见到许英魁的情景："1942年8月10日，我到神经精神科筹备处去报到，见到了一位身材较高、肤色微黑、衣着朴素、两眼炯炯有神的中年学者，他就是许英魁教授。他当时37岁。他简单地询问了我一些个人及家庭情况后说：'你明天来上班吧'。"

许英魁非常注重对大夫的培养，他白天给病人看病，晚上给学生讲课，经常是讲完课，晚上8点才乘有轨电车回家吃晚饭。所用的书、资料和标本均是许英魁从自己家中带来的。

1943年秋，许英魁与王芷沅以及新来的苏瑛、赵葆洵、陈文俊、张鼎诚大夫和护理人员一起，经过短期筹备，开设了神经和精神科病房，各有10张病床。同时，他在北京大学医学院开设了神经精神科课程，他讲课内容丰富，逻辑性强，深入浅出，循序善诱，深得学生们的好评。许英魁讲课时，连窗台上都坐满了人。许英魁的工作量非常大，除讲课、查房外，还看门诊的疑难病例。许英魁想方设法提高住院医师的诊断水平，例如每周组织一次神经系统疾病的临床病理研讨会，以扩大医生们的视野。讨论会用的教材大多是他亲自从德文杂志中摘录并译成英文的病例，复写若干份；在讨论会上，先将英文病例摘要发给每位医生，然后，结合病例讨论，会议结束时，许英魁再将英文病理检查结果发给每人。人民穷困无钱就医，临床医师接触病人有限，特别是很难见到器质性病变的患者。许英魁用这种教学方式，弥补了当时缺乏实践机会的不足。此外，为促进科内同事医学水平的提高以及知识和经验的交流，科内每周举办一次读书会。会上，医生、护士、技术员分别结合自己的工作，自由选题，轮流发言，然后，许英魁作总结发言。

在沦陷时期人民生活极端困难有病难以求治的情况下，许英魁等还是收治了精神分裂症、亚急性躁狂、抑郁症、颞叶癫痫、更年期神经症、脑炎、脑肿瘤、脑血管病等各种类型的病人。

1944年，许英魁接受了整顿位于地坛的北京市精神病院的工作。

1948年协和医学院复校，许英魁于1948年5月重返母校任神经科主任。许英魁上任后，致力于学科建设，聘请在神经科领域颇有造诣的一批学者来工作，使神经科的医师队伍由建立初期的3名发展到1966年的18名，科内医术水平在国内首屈一指。

许英魁是中国神经精神科的老前辈和创始人之一，他为中国神经精神学科的建立和发展，贡献了自己的几乎全部心血。

五、人品和风骨

许英魁从小勤奋好学，工作勤勤恳恳，一丝不苟，在科学研究工作中崇尚细致观察、实事求是、严谨严密。扎实的基础，渊博的知识，深刻的洞察力，都是他取得成功的因素。

为了早日培养出中国第一批合格的神经科医生，许英魁要求医生必须有全面的知识和能力、刻苦严谨的科学态度。他认为基本功必须扎实，各种操作必须正规化。下级医生写的病历，他常逐字逐句地改。年轻医生写的文章，他更是细心地看。他要求住院医师所用形容词要恰如其分，数据要非常精确，哪怕疗效是99.9%也不能写成百分之百。

对待下级医师，许英魁历来以从难从严而著称。作为神经科主任教授，他每周查房一次，要求住院医师报告病历，不准超过500字，且要求文字简洁明了。讨论中引导主治医师、副教授各抒己见，充分发言，然后自己作总结。他对不切实际、夸夸其谈的空洞发言常常给予严厉的批评，不留情面。由于他思考缜密，条理清晰，诊断令人信服，因此，下级医师每次参加他的查房后都感到收获很大。

作为《中华神经精神杂志》总编辑，许英魁对稿件的处理十分认真，他认为年轻人写篇论文不容易，不能轻易退回去，要尽量设法让他们修改好了发表。

许英魁的医德医风高尚，在协和被日军占领期间，他宁肯吃窝头、咽咸菜，也不愿挂牌行医为日本侵略兵服务。他对高级干部和普通老百姓的诊治一视同仁，街坊邻居生病，他义不容辞，免费诊治。不少患者治愈后为了表示感激之情，给他送来礼品，他总是想方设法地退还。

他常嘱咐年轻大夫：要关心病人，体会病人的痛苦。检查病人时必须细致全面，必要时肛门内也要亲自检查。但他又同时要求年轻大夫，可能给病人带来痛苦的检查，除十分必要，决不能为了完成自己的科研成果给病人做不必要的检查。许英魁常教导学生们：医生的职责在于尽早给病人确诊，能根治的尽快根治，不能根治的要尽量减轻病人的痛苦，最大限度地帮助他们恢复功能。对精神病患者，更要尊重与爱护。他常说，病人对你说的心里话，你要为他保守秘密。"人家有时把父母之间、夫妻之间都不说的话，对你说了，这是对你多么大的信任啊！"

许英魁鼓励年轻大夫们大胆实践、勇于创新。他从不崇洋媚外，他常说，协和的那些外国人不都有学问，外国杂志刊登的那些文章，水平也不一定都高，有时也有印刷错误，不能盲目崇拜，要有自己的思考。

许英魁除了工作之外别无嗜好，他很少听戏、看电影。每天黎明即起，伏案看书，夜间仍挑灯攻读和写作，数十年如一日。他有个愿望，准备写100例临床和病理结合的案例分析，以供后人参考，可惜逝世前壮志未酬。

他的婚姻由父母包办，妻子比他年长4岁，又是文盲，但他从不嫌弃、夫妻相敬如宾。他对子女要求严格，他最宠爱的小儿子脱口说了一句轻视淘粪工人的话，被他打了一巴掌。他生活俭朴，不尚时髦，也不讲排场。有一年春节，他请新分配来科工作的住院医师吃饭，每人就是一盘饺子。

1939年10月，许英魁从大洋彼岸归来，轮船抵达上海港。当时上海已沦陷，日本占领军强迫他向日本国旗敬礼，许英魁坚决不肯，因此遭到了日本人的殴打。这个遭遇他深深感到当亡国奴的耻辱，这同时也成了他日后精神抑郁的开始。

1966年6月，"文化大革命"开始，许英魁被当做"反动学术权威"遭抄家、批斗。他的抑郁症再度复发，一些"造反派"却说他装病，勒令他每天仍须上班劳动，等候批斗。许英魁身心俱衰，已无能力独自行动，只能靠夫人每天早晨送他到医院，晚上接他回家。9月21日晚上，许太太又去接许英魁下班，找遍全医院未见踪影，到午夜只好独自回家。次日接到医院通知，在北京协和医学院的一个角落里发现了许英魁的尸体，系坠楼而亡，时年仅61岁。许英魁的死给中国神经精神医学事业造成不可挽回的损失。他那高超的医术，高尚的医德医风，学而不厌诲人不倦的治学态度，值得大家永远的怀念。

六、许英魁主要论著

赵葆洵，许英魁.1955.格林-巴利综合征.中华神经精神科杂志，1：115.
王积钴，许英魁.1959.关于正确认识某些脑瘤的症状、发病和病程的问题.中华神经精神杂志，5：97.
陈亦斌，许英魁.1965.多发性硬化时球后视神经炎的发生率.中华神经精神科杂志，9：128.
杨蜀莲，许英魁.1966.鞍内肿瘤时不典型的视野缺陷.中华神经精神科杂志，10：34.

主要参考文献

李舜伟.2000.许英魁//中国科学技术协会.中国科学技术专家传略·医学编·临床医学卷1.北京：人民卫生出版社：257.
王芷沅.2001.我国神经精神医学奠基人许英魁.炎黄春秋.
张明园，杨小昕.2005.中国现代精神病学发展的见证.中华精神科杂志，38（1）：1.
许蔓苓.2005-6-30.父亲许英魁是怎样开创我国神经精神病学的.光明日报.

撰写者

黄华（1991~），北京协和医学院医学博士。

罗宗贤

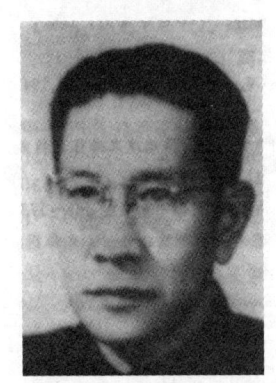

罗宗贤（1905~1974），湖南浏阳人。眼科学家，中国眼底病学奠基人。1932年毕业于北平协和医学院，获医学博士学位。1940~1941年赴美国进修，归国后历任中和医院、北平医院和北平协和医院眼科副主任、主任，中国医科大学眼科教研组主任。曾任中华医学会理事、中华医学会眼科学分会副主任委员、北京市眼科研究所所长、《中华眼科杂志》副总编辑等职。20世纪30年代，北平协和医院建立眼科生物化学实验室后，罗宗贤作为眼科主任Peter Kronfeld的主要助手积极投入研究，所在研究小组提出药物通透性概念。30年代末，与张昌颖、陈同度等合作，通过大量研究阐明了白内障与低钙的关系，其研究结果至今仍被广泛引用。40年代初，提出视网膜周边黄色小点病变可作为斑疹伤寒的早期诊断依据，对及时抢救危重斑疹伤寒患者具有重要意义。50年代，主持北京市眼科研究所工作的同时，在北京协和医学院建立起包括眼底病在内的几个专业组，积极开展眼底病研究。60年代，以疾病之躯组织北京协和医院和同仁医院的眼科专业人员编写《眼底学》一书，该书作为当时国内唯一的大型眼底病学著作具有重要的参考价值。

一、严谨治学　积极探索

罗宗贤于1905年11月9日出生在湖南省浏阳县茶香园村一个普通职员的家庭。父亲罗孚仙早年东渡日本，于早稻田大学攻读经济学。回国后在长沙财政厅任职。他深受儒家思想影响，一生洁身自好，淡泊名利，对子女言传身教，严格要求子女的一言一行。罗孚仙膝下子女共8人，其中罗宗贤为长子。

罗宗贤早年在家乡的私塾中求学。他天资聪颖，勤奋好学，私塾念毕后即考入长沙当时非常著名的湖南雅礼中学。雅礼中学由耶鲁大学校友会创办，历史悠久，办学理念富有特色，非常注重学生的个性发展，师生之间的关系也十分融洽。在雅礼中学，罗宗贤不仅成绩十分优异，还积极参与各项活动，曾获得雅礼中学的长跑冠军，还是篮球校队的队员，因此连年获得奖学金。1921年中学毕业后，罗宗贤考入上海沪江大学，并选读医科。进入大学的罗宗贤在学业上没有丝毫松懈，成绩依然名列前茅，并获得沪江大学的全额奖学金。作为长子，罗宗贤一方面刻苦研读学业，一方面又要顾及家庭。为了使众多弟妹都有机会接受教育，他平时省吃俭用，大学三年未曾回家探亲，把节余下来的奖学金全部寄回家中，尽自己所能为父母减轻负担。1927年，罗宗贤考入北京协和医学院，1932年毕业。时任北平协和医院的眼科主任为当时国际知名的眼科教授皮乐德（A. Pillot）。罗宗贤一直非常仰慕皮乐德的渊博学识和精湛的研究技术，毅然选择眼科作为自己的终生事业。

罗宗贤在北平协和医院任眼科住院医师期间，工作兢兢业业，在实践中积累了丰富的临床经验，这为其后来的医学研究奠定了坚实的基础。同时，他还博览群书，并结合临床实践，发表了多篇高质量的论文，如《视网膜脱离透热凝固治疗的总结》、《小桃原氏病病例报告》等，这些文章均代表了当时国内学术的较高水平。

当时的北平协和医院眼科主任 Peter Kronfeld 非常赏识和器重罗宗贤，他在医院内建立眼科生物化学实验室后，亲自指定罗宗贤为自己的助手。两人通过积极合作发表了多项学术成果，其中很多成果至今仍被广泛引用。他们善于从临床实践中发现蛛丝马迹，并通过实验证明自己的猜想。例如，他们发现前房穿刺后再生房水中的蛋白质含量显著高于正常房水后，进行了认真的分析，认为这是血－房水屏障破坏的结果。通过局部滴用氨苯磺胺溶液，再测定房水中的药物浓度，他们最终提出药物通透性的概念。

1940年，罗宗贤被北平协和医院选派赴美进修。在美国，他先后访问了哈佛大学、约翰·霍普金斯大学 Wilmer 眼科研究所等地，美国眼科专家在基础研究方面取得的巨大成就给罗宗贤留下了深刻的印象。他深感到国内相关研究与国外仍存在很大的差距，更坚定了要积极发展基础研究以促进临床医学进步的信念。一年后，罗宗贤学成归国，并晋升为北平协和医学院副教授兼代理眼科主任，这在当时等级制度森严的旧协和是极为不寻常的。1941年12月7日，珍珠港事件爆发，北平协和医学院被迫停办。罗宗贤准备全面开展眼科临床和基础研究的计划不得不暂时搁置。迫于局势的动荡，许多原协和医学院的教授，如林巧稚、钟惠澜、周华康、关颂韬、司徒展等纷纷转到私立中和医院（北京大学附属人民医院前身），罗宗贤也被迫辗转至中和医院担任眼科主任兼德国医院特约医师。当时中和医院尚未开设眼科病房，也缺乏眼科相关的图书资料和设备条件，但罗宗贤丝毫不为环境所限，仍继续潜心研究全身疾病在眼部的表现。

抗战胜利后，罗宗贤兼任北京大学医学院眼科临床教授和同仁医院特约医师。1947年，北平协和医学院复校，罗宗贤又被聘为该校的眼科特约教授。

罗宗贤为人平易近人，尤其对患者非常有耐心，遇到有经济困难的患者不但不收取诊费，还送给他们各种治疗所需的药品。由于当时地方医疗水平较低，北京协和医院常常会接收到从外地远道而来求诊的患者。曾经有患者在外地被诊断为黑色素瘤，当地医院建议其摘除眼球。罗宗贤经过仔细检查后，最终确定之前的诊断有误，从而避免了不必要的手术，既使患者保留了一定的视力，又避免了让其经受手术之苦。1948年年初，中国人民解放军包围了北平。当时北平政府意欲在东单修建临时机场，强迫附近百姓搬迁，家住东长安街的罗宗贤也被勒令在24小时内搬走。正手足无措之时，东单菜市场的伙计们自发地拉着排子车赶来帮忙，不到半天的时间就帮罗宗贤搬完了家。他在普通百姓心中的形象由此可见一斑。

新中国成立后，罗宗贤专职担任北京协和医院眼科主任，由于工作成绩突出，他被院方评为一级教授。此外，罗宗贤还曾担任中华医学会理事、中华眼科学会副主任委员、《中华眼科杂志》副总编辑等职。在他的倡议下，北京市眼科研究所正式挂牌成立，由他亲自担任第一任所长。罗宗贤还致力于眼科研究的专业化改革，在他的主持下北京协和医学院设立了眼底病、青光眼、神经眼科、视野、屈光学等专业组，从而使得相关研究更加精细化。为了培养眼科领域的后备军，他亲自制订眼科发展规划，以适应各级医师的培养要求。遗憾的是，在当时极左的路线统治下，罗宗贤本人遭受到"只专不红"、"走白专道路"的批判，使得眼科的正常工作受到极大的阻碍，原定的各项规划最终也没能实现。

1960年，罗宗贤不幸罹患腮腺癌，手术切除后又接受放射治疗。放疗引发了一系列的并发症，导致他出现共济失调，步态不稳，但他仍坚持每天慢步到医院上班。为了减少路途中耗费的时间，他常常自带一些简单的食物当做午餐。放疗还严重破坏了他的唾液腺，唾液的缺乏使得他长期处于口干舌燥的状态，非常难以忍受。为了不耽误讲课和与人交谈，他只好常常将浸满了水的棉球含在口中。

二、揭秘白内障

白内障是白内障晶状体混浊的简称，主要由于老化、遗传、营养不良等引起晶状体囊膜损伤，使其渗透性增加，丧失屏障作用，或导致晶状体代谢紊乱，使晶状体蛋白发生变性，形成混浊。根据形成时期的不同，可将白内障分为先天性和后天性。白内障的主要症状是视力障碍，其严重程度与晶状体浑浊程度和部位相关。根据流行病学的调查结果显示，白内障在中国是位居第一的致盲眼病。因此，关于其发病机理的研究对于提高国民整体生活质量具有重要意义。

20世纪30年代，北平协和医院眼科生物化学实验室正式建立。当时的生物化学家、营养学家张昌颖教授在研究中发现，素膳对大鼠的多项生命指标都有特征性的影响，其中一个有趣的现象就是以素食喂养的大鼠其白内障发病率竟高达71%，而对照组中的大鼠则几乎不会出现白内障。当时在眼科生物化学实验室做基础研究的罗宗贤对这一现象产生了浓厚的兴趣，他积极加入到白内障发病机理的相关研究中来，同在该研究小组的还有生物化学家刘同度等。罗宗贤结合临床经验对白内障的形态进行了详尽的描述。由于素食大鼠同时还伴有甲状腺增生、血钙降低的症状，他们猜测素食大鼠白内障的发生可能与低血钙有关。通过进一步的实验他们发现，如果对素食大鼠进行紫外线的照射，或者在其食物中添加鱼肝油或钙剂，就能有效避免白内障的发生，从而证实了之前的猜测。经过分析，他们认为素食大鼠之所以会出现白内障，是由于其昼伏夜出，很少有机会可以接触到紫外线，如果饲料中又恰好缺乏维生素 D，就很容易导致白内障的发生。通过这一系列的研究，他们第一次阐明了白内障与低血钙的关系。罗宗贤迅速将这一发现应用于临床治疗。事实证明，仅仅通过适当调整饮食结构或服用钙剂，就可以使许多病人避免失明的命运。这次的经历再次让罗宗贤深刻地感受到基础研究对于临床治疗的特殊指导意义，这也是他始终坚持基础研究与临床工作并重、终生致力于眼科研究专业化改革的重要原因之一。

三、见微知著救苍生

罗宗贤一生治学严谨，在临床工作中发现任何蛛丝马迹，都会追究到底，直至找到合理的解释。还在北平协和医院任眼科住院医师时，他就结合自己的临床经验，并广泛查阅大量文献，发表了多篇高质量的学术论文。早在20世纪30年代，罗宗贤就注意到许多全身性疾病往往伴随有眼部的表征，甚至有不少患者仅仅因为眼部的疾患来医院就诊，而从未觉察到自己的其他任何症状。他根据自己多年的临床经验，总结出多种全身性疾病特异性的眼部表征：如粟粒性结核、白血病、糖尿病等，均伴有眼部的特征性病变；白血病患者，往往会出现视网膜静脉扩张迂曲、视网膜出血和渗出、视网膜和脉络膜浸润等特征性病变。患有这些全身性疾病的患者到眼科来就医时，罗宗贤会根据其眼底的体征作出相关的全身性疾病的初步诊断，再将患者转到相关的科室接受进一步的检查。事实证明，罗宗贤的判断都非常准确。正是由于他能从细节中发现规律，并善于总结临床经验，才能为患者的及时正确就诊赢得宝贵的时间。

罗宗贤不仅自己能做到见微知著，对年轻医师要求也十分严格，但从不会对他们当面大声斥责。有一次，他发现一位年轻医师检查患者时不够细致，所书写的病历也有许多不合要求之处，便要求他重新对患者进行细致的检查，同时重新书写相关病历。一周以后罗宗贤发现该医师还没将病历重写，就把医师叫到办公室里，耐心地向他解释写好一份病历对于患者的正确诊治、医师自身业务的提高以及医学资料的长期保存都有着重要的指导意义。罗宗贤自始至终未露怒容，更没有一句斥责之言，而是动之以情，晓之以理。年轻医师终于意识到了问题的严重性，并对自己之前的行为感到羞愧难当，当场失声痛哭。对于能够注意到细节的年轻医师，罗宗贤则积极鼓励，支持其寻找出合理的解释。20世纪60年代，青年医师朱宣和在临床工作中发现，很多糖尿病患者的视网膜上都会有棉絮状的白斑沿动脉分布，并且这些白斑的出现和消失都是有一定规律的。这些发现当时均未见于任何文献报道。罗宗贤听了朱宣和的报告后，感到非常激动，亲自对大量糖尿病患者进行了眼部检查，肯定了这一发现。他对朱宣和的这种品质大加赞赏，同时也鼓励其他人向朱宣和学习。在他的鼓励下，很多年轻医生都在各种专业期刊上发表了自己的新发现，眼科学临床研究呈现出一派欣欣向荣的景象。

　　第二次世界大战时期，日本组建了731部队。这支部队曾派遣大批细菌专家到北京、南京、上海、武汉各地集中营，把注射有伤寒菌和副伤寒菌的大饼分给集中营的人吃，再将他们全部释放，以通过这些人引起伤寒和副伤寒的大规模流行。伤寒是一类以持续高热、肝脾肿大、菌血症等为主要特征的急性传染病，如不进行及时诊治，病人将会因为多种严重的并发症而迅速死亡。罗宗贤在临床工作中注意到，某些因高热来就诊的患者，其视网膜周边往往会出现黄色小点病变。他经过分析认为，这一病变可能是斑疹伤寒的早期临床表现，后来又通过Weil-Felix二氏反应证实了自己的这一猜想。罗宗贤由此提出可以将视网膜周边黄色小点病变作为斑疹伤寒的早期诊断依据，这对于及时抢救危重斑疹伤寒患者具有非常重要的意义，使得许多无辜生命避免了惨死的命运，也为战时有生力量的保存做出了重要贡献。罗宗贤一直坚持的人生信条之一就是再细微的差异也会在某个时刻发挥决定性的作用，尤其在临床工作中，所涉及的都是人命关天的事，更要谨慎再谨慎，绝不能放过任何蛛丝马迹。

四、诲人不倦　桃李满园

　　罗宗贤一直很重视培养眼科人才，北平协和医学院在他的主持下设立了眼底病、青光眼、神经眼科、视野等眼科专业组。他还亲自制定了眼科的发展规划，以培养各级年轻的医学人才。虽然这些规划由于当时特殊的社会环境最终没能成行，罗宗贤仍在其力所能及的范围内培养出了大批眼科界的英才，其中包括胡天圣、傅守静、张承芬等。他的女儿罗传琪也秉承父业，成为了一名眼科医师。

北平协和医院眼科学教授胡天圣本科毕业于清华大学化学系。当年与他同在北京念书的共有8名中学同学，其中之一正是罗宗贤的弟弟。罗宗贤当时已经是协和医院的眼科大夫，在与胡天圣接触后，发现他很有医学天赋，便想要动员胡天圣改读医科。他亲自找到胡天圣，劝说道："协和现在已经复校了，你功课这么好，我想应该可以推荐你来学医。"胡天圣一开始十分舍不得放弃已学多年的化学，他回答说："我现在都已经大学三年级了，学了这么多年的化学将来如果用不上岂不是很可惜？"罗宗贤安慰他说："化学和医学的联系是非常紧密的，你已经学了化学再来学医，将来就可以更好地结合临床实践，这对你而言恰恰是最大的优势啊！"胡天圣经过再三斟酌，最终决定接受罗宗贤的建议，破釜沉舟一试。事实证明，罗宗贤的眼光一点不差，胡天圣从事眼科专业40余年中，在医、教、研方面都取得了显著的成绩，尤其是在原发性青光眼的早期诊断、慢性闭角性青光眼虹膜周边切除的适应证、恶性青光眼的术前诊断等方面都颇有建树。

眼科专家傅守静于1944年毕业于北京大学医学院后，到中和医院眼科当实习医生。一开始，她从事眼科的想法并不坚定，又听说时任眼科主任的罗宗贤希望收男医生，心里不由得有些不安，于是抱着试试看的心情面见罗宗贤。罗宗贤平易近人的个性使傅守静顿时轻松起来，她大胆询问罗老为何不愿招收女医生。罗宗贤委婉回答说，他认为男医生的工作比较稳定。傅守静当即表示，"男医生能做到的，我也能做到"。罗宗贤十分赏识她的决心和勇气，决定接受她为自己的第一个女弟子。在罗宗贤的指导下，傅守静边看边学，不断积累临床知识和经验。此外，罗宗贤还对傅守静提出的兼管内科病房的想法给予了大力支持。1947年，同仁医院恢复，已经完成住院医生工作的傅守静很想到同仁医院，以更好地提高自己的业务水平。但想到自己的离开可能会影响到罗宗贤的工作，又犹豫再三。罗宗贤得知她的想法后，立即打消了她的顾虑，不仅十分支持她到同仁医院，还亲自将她推荐给同仁医院的张晓楼主任。傅守静最终不负恩师厚望，成为了杰出的眼科专家。

五、呕心沥血书伟作，只为真理留人间

罗宗贤终生坚持广泛阅读专业文献，并在实际临床工作中积累了丰富的经验。尤其在眼底病学领域，罗宗贤更是做出了卓越的贡献。

1960年，罗宗贤不幸被查出患有腮腺癌。一心执著于发展中国眼科学的罗宗贤丝毫没有为自己的病情担忧，相反，他为了不让自己毕生的心血付之东流，一面忍受着病痛的折磨，一面积极组织北京协和医院和同仁医院的眼科专业人员共同编写《眼底学》一书。罗宗贤对于科学的这份执著的热情鼓舞了不少眼科界的同仁，他们纷纷表示愿意加入到《眼底学》的编著工作中来。为保证该著作的质量，罗宗贤决定亲自担任该书的主编，并为眼底病的各章节拟定了详尽的提纲，包括傅守静在内许多当时参与编写的人员手中至今仍保存有罗宗贤的亲笔书稿。然而就在第一稿将要完成的时候，声势浩大的"文化大革命"爆发。罗宗贤主编的《眼底学》未能全部完成。所幸的是，在部分编写人员的极力争取下，仍有部分底稿被保存了下来。这些底稿便成为了后来人继续《眼底学》编写工作的重要参考。

1972年，罗宗贤的病情已经严重恶化，连基本的生活都无法自理。即使在这样困难的情况下，他对编写《眼底学》的工作也丝毫没有懈怠，坚持要亲自审订所有稿件。当时的条件极其艰苦，冬天室内的暖气供应不足，常常是一个姿势维持久了就会被冻到没有知觉。罗宗贤对此毫不介意，经常以带病之躯披上一件棉袄就可以持续工作到深夜。严寒与病痛一直在无情地折磨着罗宗贤，他却始终没有半句怨言，用顽强的意志坚持到了最后。1974年春，在包括罗宗贤在内的所有编写者的共同努力下，《眼底学》的第二稿终于完成。这本身是一件值得庆贺的事，但遗憾的是，国家在经历了"文化大革命"的浩劫后，各项生产活动都遭受到严重的破坏，导致各方面的物资都极其匮乏，甚至最为普通的纸张也出现了严重的短缺。因此，虽然《眼底学》第二稿已经完成了包括编写、审订等一系列的前期工作，终因纸张的缺乏而无法立即出版。当罗宗贤得知这一消息时，想到自己在有生之年不能亲眼见到毕生的心血面世，不禁老泪纵横，悲从中来。事实上，他始终认为，《眼底学》如不能及时出版，不仅是他个人的遗憾，更是国家和人民的巨大损失。

多年的病痛折磨和超负荷的工作量使罗宗贤的健康受到了极大的摧残。1974年11月8日，积劳成疾的罗宗贤终因脑血管意外并发肺部感染，经抢救无效，于北京逝世，享年69岁。这位将一生都奉献给了医学事业的老人，最终还是带着遗憾与世长辞。1978年，在北京协和医院和同仁医院眼科部分专业人员的共同努力下，《眼底学》终于成书出版。

六、罗宗贤主要论著

罗宗贤．1934．双侧性先天性反常性内眦赘皮及下垂．中华医学杂志，48：814．
罗宗贤．1934．圆锥角膜．中华医学杂志，48：869．

罗宗贤.1935.视网膜脱离应用透热凝固治疗8例报告.中华医学杂志,49:723.

Luo C H. 1935. Posterior lenticonus. Brit J Ophthalmol, 4:210.

罗宗贤.1936.葡萄膜炎合并秃发、白毛、听觉障碍和白斑病.中华医学杂志,50:1405.

罗宗贤.1936.淋病性脓性卡他牛奶疗法.中华医学杂志,50:2736.

罗宗贤.1936.弹伤性脉络膜视网膜炎.中华医学杂志,50.

罗宗贤.1951.糖尿病性眼底病变.华北医刊,(3):135.

罗宗贤.1951.夜盲.华北医刊,(10):30.

罗宗贤.1953.糖尿病的眼并发症.中华医学杂志,10:734.

毕华德,罗宗贤.1955.眼科学(军医参考丛书).北京:人民军医社.

罗宗贤.1978.眼底学.北京:人民卫生出版社.

主要参考文献

傅守静.1998.眼科泰斗罗宗贤琐忆.健康大视野,4:61.

呕歌对话胡天圣:医学教育和医患的关系今昔之比.2006-1-4.放心医苑网:http://www.fx120.net/scribble/yybl/200601040914333888.htm.

白血病视网膜病变.2011-5-1.百度百科:http://baike.baidu.com/view/4378356.htm.

撰写者

彭攀(1990~),北京协和医学院医学博士。

吴瑞萍

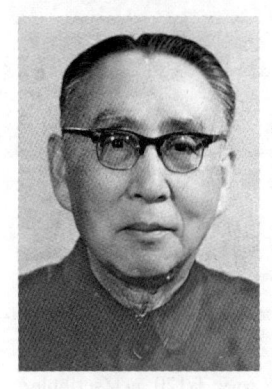

吴瑞萍（1907～1998），江苏常州人。儿科学家、教育学家。1933年毕业于北平协和医学院，获得美国纽约州立大学授予的医学博士学位。毕业后留校任住院医师，1934年起任助教、讲师。1939年9月至1940年8月在美国耶鲁大学医学院任儿科名誉研究员，回国后继续在北平协和医学院工作。1942年春，他响应原协和儿科主任诸福棠的倡议，与邓金鎏等三人合办北平私立儿童医院，吴瑞萍任副院长。新中国成立后，诸福棠、吴瑞萍、邓金鎏把北平私立儿童医院无偿交给国家，成立了北京第二儿童医院，吴瑞萍继续担任副院长。1955年，北京儿童医院落成，诸福棠和吴瑞萍、邓金鎏连同原儿童医院一起并入，吴瑞萍担任副院长，1982年后任技术顾问。曾任卫生部药典委员会委员，中国医学科学院儿科研究所学术委员会委员，北京第二医学院儿科系系主任、教授，北京市儿童保健所所长，卫生部医学科学委员会及儿科专题委员会委员，中华医学会理事，中华医学会北京分会副会长、会长，中华医学会儿科学会副主任委员、主任委员、名誉主任委员，《中华儿科杂志》第一副主编等。毕生致力于儿科事业，在半个多世纪的医疗、预防、科学研究、医学教育工作中做出了成绩。不仅对儿科传染病和儿童保健事业有着丰富的经验，而且在多种小儿传染病科研方面取得了令人满意的成果。特别是在小儿百日咳的研究中做出了突出贡献，他在实验室中制备菌苗，对动物和小儿初次接种，以及注射加强剂后，反复观察血清学反应，又在临床小儿接种后追踪观察和证实其流行病学效果。根据实验结果，1939年首次提出接受百日咳预防接种的小儿，在与百日咳患者密切接触的条件下，体内原有的百日咳病原菌，凝集抗体滴度要大幅度上升，取得完全保护的论点。该论点受到国内外有关方面的高度重视，为日后小儿百日咳的有效预防做出了突出贡献。

一、父亲的影响与教诲

吴瑞萍，1907年9月14日出生于湖南省长沙市。父亲吴敬仪曾是清朝末年的秀才，后为清朝政府的一名县级官吏。早年曾受当时洋务运动的先驱人物之一、同乡盛宣怀的影响，立志为振兴民族工业做一番事业。中华民国成立后，携眷回江苏常州原籍定居。不久去天津，在宝成纱厂任总经理兼厂长，后又兼任天津国营招商轮船局的局长，在民族工业的发展过程中成就了一番事业。据《中华民国志》和《民国名人图鉴》记载，是他最先在中国倡导和实行了8小时工作制。作为家中长子的吴瑞萍，他的童年和青少年时期是在天津和北京度过的。在家念完私塾后，直接考入苏州东吴大学附属第一中学。吴敬仪要求孩子们要"学技术、学本事"，坚持不让孩子们进入官场和经商。吴敬仪认为不管时局如何变化，都少不了医生。中国有句老话：不为良相，便为良医。当时一些社会名人如鲁迅、郭沫若都曾走过"医学救国"的道路，这在当时是一种崇尚科学的社会潮流。吴敬仪向子女们强调，既做医生就要做个医术高明的好医生，而要做好医生就得先进好学校。当时国内最好的医学院是北京协和医学院。所以吴敬仪要4个儿子都去考这个学校。甚至说服已经从东吴大学毕业做了中学教师的女婿陈舜铭放弃自己的职业，考入了北京协和医学院，重新学医（与后来的儿童医院首任院长诸福棠是同班同学），成为家中从协和医学院毕业的第一人。作为长子的吴瑞萍，于1924年毕业于苏州东吴大学附属第一中学，1925年考入北京燕京大学医学预科（当时协和医学院的医学预科设在燕京大学）学习，1929年获该校理学士学位；后考入协和医学院。吴瑞萍的3个弟弟吴阶平、吴蔚然、吴安然在他的带领下，后来也相继考入协和医学院，并分别在泌尿外科学、普通外科学、病毒学和免疫学领域里各有建树，成为泌尿外科学、普通外科学、病毒学和免疫学方面的专家。此后，家族中先后有20余人在北京协和医学院学习和工作过；有多人在北京大学医学院和首都医科大学及其附属医院学习、工作过，所从事的专业涵盖了医学领域的主要专业，且学有所成，分布在北京、上海和海外的知名医院。现在吴瑞萍的重孙辈也有佼佼者考入北京大学医学部攻读医学博士学位。

二、科学领域的探索

1933年7月，吴瑞萍从北平协和医学院毕业，获得由美国纽约州立大学授予的医学博士学位。毕业后留校任教并在协和医院任住院医师。1934年起任助教、讲师。不久负责建立儿科传染病微生物化验室，结合医学临床从事儿童传染病的研究和治疗。重点研究了百日咳、白喉、结核性脑膜炎、溶血性链球菌感染、痢疾、麻疹、乙型脑炎、甲型肝炎、乙型肝炎等，这些疾病在当时经济、文化和卫生状况都非常落后的旧中国发病率极高，直接威胁患儿生命。从事这方面的研究，对于儿童急性传染病的预防和救治，具有明显的成效。尤为突出的是对百日咳自动免疫研究工作，取得了突破性的成果。同时，经过进一步实验研究，有效地控制了这些传染病的流行，显著地提高了对这些传染病的诊断率和治愈率。1939 年 9 月至 1940 年 8 月，吴瑞萍在美国耶鲁大学医学院任儿科名誉研究员。他除了在病房观摩儿科临床工作外，主要进行 A 组溶血性链球菌的免疫学研究，研究成果发表在美国 *Journal of Immunology*（《免疫学杂志》）上。吴瑞萍赴美期间，曾到若干大城市有名的医学院儿科参观学习和进行学术交流，回国后继续在北平协和医学院儿科行医、任教和进行医学研究工作。

三、创立私立儿童医院

　　1941 年年底，太平洋战争爆发，北平协和医学院被迫停办。吴瑞萍当时已经毕业将近十年，在许多就诊的儿童和家长中间有一定威望。为生活计，也为日后成就一番事业，吴瑞萍响应多年的良师益友诸福棠大夫的倡议，与志同道合的同事邓金鎏大夫商议，决定合办一家小型儿科医院。3 人协商后认为，这样既可以更好地为更多的病儿诊治，又可以相互切磋医学专业，解决诊疗中的疑难问题，还可以逐步扩大，做出一番有益的事业来。3 个人决定马上开始行动起来，这被当时医学界人们津津乐道地称为"桃园三结义"。要办医院，首先必须解决的问题是院址的选择，房子要现成的，地点要适宜，大小和格局要合适。几天奔波下来，竟是困难重重，一无所获。这时，吴瑞萍主动提出可与自己的家人商量，把当时他们自己住的一座位于北京东城区东堂子胡同 13 号的两层小楼让出来开办医院。这幢小楼无论地点、大小、格局都比较合适，而且是父亲吴敬仪自己的产业。当初，吴敬仪老先生为了长子吴瑞萍带领弟弟们在协和医学院读书，能有一个舒适的环境，特意购置了这幢位于协和医学院东侧的小楼。吴瑞萍考虑，如果能用自家的房子开办医院，可以减少许多麻烦。由于吴敬仪先生一贯重视团结友爱的家教与家风，吴瑞萍的建议毫无阻碍地取得了全家的支持，决定带着眷属另找住房，而且不向私立儿童医院收取房租。这样，使私立儿童医院在很短的时间内就建成了。1942 年 2 月初，"北平私立儿童医院"挂牌，门诊部开始应诊。6 月 1 日，仅有 5 张病床的病房开始收病人住院。这个医院在诸福棠、吴瑞萍、邓金鎏 3 位大夫同心协力的主持下，又聘请了 10 位志同道合的医护人员加盟，随着愈来愈多的患病儿童健康痊愈，医院的声誉与日俱增。

　　抗日战争胜利后，1946 年，医院由东城区东堂子胡同迁至府前街（现人民大会堂西侧，国家大剧院处），床位扩大到 25 张，工作人员增至 43 人，门诊病人每日约 300 人次。3 位教授上午在医院看病人，下午则分头出诊。3 位知名的"好大夫"受到群众的热烈欢迎、爱戴和称赞，医院蓬勃发展，声名日著。

新中国成立前夕，一些对共产党不了解的知名学者和工商界人士，纷纷去了美国等地。当时，北平地下党组织对吴瑞萍的为人有一定的了解，也知道他在海外的亲属大都事业有成，且具有较强的经济实力。当年协和医学院的老师和同事也劝他偕全家去美国定居行医。北平地下党组织希望他不要离开祖国。当地下党组织派人找到吴瑞萍，向他宣传和介绍共产党的政策和即将诞生的新中国，希望他能留下来，为建设新中国贡献力量。吴瑞萍当即明确表示，自己对共产党和新中国充满希望，根本无意离开祖国。同时，他还劝说同事和亲属，不去海外，共同留下来为新中国的建设贡献力量。

四、儿童医院的新生

新中国成立后，诸福棠、吴瑞萍、邓金鍌看到北京欣欣向荣的景象，几次向北京市人民政府申请，把私立儿童医院和所存现款及全部资产无偿交给国家。1952 年，在时任北京市市长彭真同志的直接关怀下，接受了他们的请求，成立了公立北京第二儿童医院，由吴晗副市长剪彩。吴瑞萍继续担任副院长。他积极靠近党组织，再三申请参加了土改工作队，到四川省参加土地改革运动，并为那里的病患儿治病。抗美援朝战争爆发后，他又把个人在海外的全部存款购买成药品用以支援抗美援朝战争，并于 1956 年加入了中国共产党。

1955 年，一所大型的、现代化的北京儿童医院在复兴门外落成，诸福棠、吴瑞萍、邓金鍌连同原儿童医院一起并入，3 人继续担任原领导职务。吴瑞萍担任副院长分工负责全院的医疗行政工作，并主持领导传染病房的临床、科研工作。直至 1982 年辞去领导职务，改任北京儿童医院技术顾问。长期以来，他还积极参加中华医学会儿科学会和中华医学会北京分会的学术活动，为《中华儿科杂志》的编辑工作贡献了力量。

吴瑞萍 1947 年起兼任北京大学医学院儿科教授，曾长期兼任卫生部药典委员会委员、卫生部科学委员会及儿科专题委员会委员、中国医学科学院儿科研究所学术委员会委员、北京市科协常委、北京市儿童保健所所长、北京市儿科研究所副所长、中华医学会北京分会副会长及会长、中华医学会理事、中华医学会儿科学会副主任委员、主任委员、名誉主任委员、《中华儿科杂志》第一副主编、顾问、中国大百科全书现代医学编委会委员、北京第二医学院（现首都医科大学）儿科系主任、教授以及该院学术委员会委员、中国人民政治协商会议全国委员会第五、六届委员。

五、成功研制百日咳菌苗

吴瑞萍一生从事儿科传染病的临床医疗和科研工作，不仅对儿科传染病和儿童保健事业有着丰富的经验，而且在科学研究方面成绩卓著。早在1939年赴美留学之前，吴瑞萍就在北平协和医学院进行动物试验，探讨对链球菌感染自动免疫的可能性。在美国耶鲁大学医学院又作了进一步研究，回国后继续研究百日咳自动免疫的问题。百日咳在当时是一种常见病、多发病，极易造成婴幼儿的死亡。这种病没有特效药可治，只有通过疫苗接种防止发病。但当时根本没有有效的菌苗。吴瑞萍便选定这一课题作为主攻方向。

百日咳的诊断一般取决于临床，病原菌的培养相当困难，收集标本很不容易。而且菌落生长很慢，又极易被生长快的杂菌所淹没，一般的细菌化验室不开展这项工作。吴瑞萍从早期病儿的鼻咽部分泌物中分离出百日咳嗜血杆菌，制备成菌苗应用于临床。通过血清学及流行病学研究证明他制作的菌苗确实有效，他给动物和易感儿童接种该菌苗观察其免疫学反应的消长动态，发现完成全程免疫接种后，血液中凝集抗体滴度达到一定峰值，即开始逐渐下降。如果此时再给以小量菌苗作为刺激注射，滴度就能迅速回升，并且往往可以高出原始接种后的最高滴度数。尤其有意义的是全程接种百日咳菌苗的儿童，经过较长时间，血内凝集抗体滴度已降得相当低，若此时与百日咳患儿有较密切的长期接触，又没有注射加强剂，结果非但不会感染上百日咳，血内凝集抗体还有所升高，甚至高于接触百日咳患儿以前的滴度。根据这一发现，吴瑞萍首次提出，接受过正规百日咳预防注射的小儿，与百日咳患儿接触后血内凝集抗体能迅速升高，从而获得完全保护的新论点。

吴瑞萍成功研制百日咳菌苗并首次提出上述新论点，在国内外引起广泛影响，他撰写的"Preparation and clinical use of bacillus pertussis vaccine"（《百日咳菌苗的制作及其临床应用》）、"Effect of stimulating dose of pertussis vaccine on children previously immunized"（《百日咳菌苗刺激对以往接受过免疫注射的儿童的作用》）、"Effect of human blood in the prevention of pertussis in mice"（《百日咳自动免疫：人免疫血清对小白鼠的保护作用》）、《百日咳研究工作十年来的进展》等论文，在中、英文版医学杂志上发表后，受到国内外医务界和学术界人士的重视。美国研究百日咳的权威专家Louis Sauer对此倍加赞扬。1956年，吴瑞萍参加在苏联列宁格勒（现彼得格勒）举行的苏联卫生学、流行病学、传染病学及细菌学联合学会的会议,在会上报告了他多年来在百日咳免疫研究中取得的成绩,获得好评,并被聘请为上述四个学会联合会的名誉会员。

百日咳菌苗的研制成功,为日后儿童传染病的预防奠定了研究基础。

六、研究儿科常见急性传染病,著书立说

吴瑞萍对儿童常见急性传染病进行了多方面的研究,在对百日咳、白喉、结核性脑膜炎、溶血性链球菌感染、麻疹、乙型脑炎、甲型肝炎和乙型肝炎等在诊断和治疗方面积累了大量经验,有效地提高了对这些疾病的诊断率和降低了死亡率,为彻底消灭百日咳、白喉等急性儿童传染病做出了不可磨灭的贡献。

吴瑞萍先后发表有关结核性脑膜炎、白喉、溶血性链球菌感染、痢疾、乙型脑炎、甲型肝炎等方面的学术论文约20篇,如《结核性脑膜炎200例临床分析》、《结核性脑膜炎病人脑脊液细胞学的研究》、《甘油对痢疾患者粪便中的痢疾杆菌的保护作用》、《小儿葡萄球菌菌血症43例临床观察》、《小白鼠进行溶血型链球菌自动免疫的研究》、《10例急性流行性脑炎的临床和血清学观察》、《儿童时期发疹热病的诊断》、《治疗中毒性痢疾的经验总结》、《对临床研究工作的看法》等分别发表在《中华医学杂志》和《中华儿科杂志》上。1974年,吴瑞萍作为中国医学代表团长率团出席在阿根廷首都布宜诺斯艾利斯召开的第14届国际儿科大会,这是自中华人民共和国在联合国取得合法地位取代台湾后首次参加国际儿科大会,吴瑞萍在大会上作了题为《新中国的儿童保健工作》的报告。使国际儿科界开始真正了解和关注中国的儿童医疗和保健事业。1980年,他参加第83届日本儿科学会学术会议,作了题为《小儿流行性脑脊髓膜炎的防治方案》的报告。1984年,吴瑞萍到美国费城的圣·克利斯托弗儿童医院(St. Christopher's Hospital for Children)参观访问;1985年参观访问了巴西圣保罗医学院(Escola Paulista de Medicina),在那里作报告介绍中国儿科医学事业的发展情况,并与国外同行进行了广泛的学术交流。

吴瑞萍主编的《小儿传染病学》于1964年出版,被用作全国儿科通用教材。自1943年起他还参与诸福棠主编的《实用儿科学》的编写工作,1985年担任该书第五版的主编之一。1994年,诸福棠病逝后,他与胡亚美、江载芳一起修订该书并任第六版主编。1987年,《小儿传染病学》再版,为了培养年轻一代,他将该书的再版编写工作交给了下一代医务工作者,自己参加了该书的审阅工作,并为该书撰写绪论。

由于吴瑞萍一生从事儿科学领域科研、临床和教学工作，成绩卓著，成为第一批享受国务院颁发的政府特殊津贴的科学家。因在编纂《中国大百科全书》工作中做出重要贡献，获得国家新闻出版署授予的荣誉证书；自1943年以来一直参与《实用儿科学》第1～4版的编写工作，并担任该书第5～6版的主编之一。该书获得1993年首届全国国家级优秀图书奖一等奖、1996年国家科技进步奖二等奖及1996年度卫生部医药卫生杰出科技著作科技进步奖一等奖。

1998年8月21日，吴瑞萍因脑出血于北京逝世。

七、吴瑞萍主要论著

Wu J P. 1935. Cytology of spinal fluid in tuberculosis meningitis, with report of two cases showing atypical spinal fluid findings. Chin Med J, 49: 741.

Wu J P. 1936. Tuberculosis meningitis: Study of 200 cases. Chin Med J, 50: 506.

Wu J P. 1936. Beneficial action of glycerin on B. dysenteriae in dysenteric stools. Chin Med J, (Suppl): 179.

Wu J P. 1937. Staphylococcus bacteremia in children: Clinical study of 43 cases. Chin Med J, 52: 807.

Wu J P, Chu F T. 1938. Effect of stimulating dose of pertussis vaccine on children previously immunized. Proc Soc Exper Biok Med, 38: 693.

Wu J P. 1938. Preparation and conical use of Bacikkus pertussis vaccine Chin Med J, 54: 517.

Wu J P. 1940. Immunization against whooping cough: Controlled study of prophylactic vaccination in orphanage. Chin Med J, 58: 29.

吴瑞萍. 1961. 小儿传染病学. 北京：人民卫生出版社.

诸福棠，吴瑞萍，等. 1985. 实用儿科学. 第5版. 北京：人民卫生出版社.

吴瑞萍，胡亚美，江载芳. 1995. 实用儿科学. 第6版. 北京：人民卫生出版社.

主要参考文献

刘文典. 2000. 吴瑞萍//中国科学技术协会. 中国科学技术专家传略·医学编·临床医学卷1. 北京：人民卫生出版社：335.

撰写者

李加宁（1985～），医学博士，北京积水潭医院医师。

李杰（1956～），国家药典委员会工作人员。

赵以成

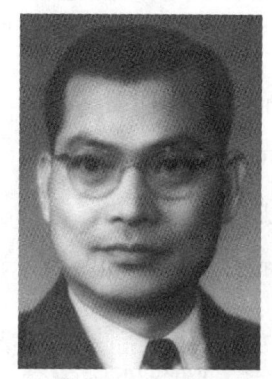

赵以成（1908~1974），福建漳州人。中国神经外科的奠基人。北京协和医学院毕业后留院工作，并被送到加拿大蒙特利尔神经病学研究所深造。曾任天津医科大学总医院脑系科主任、北京宣武医院院长兼神经外科主任、北京神经外科研究所所长；兼任中华医学会神经精神科学会副主任委员、中央卫生部医学科学委员会委员、国际外科和神经外科学会会员等职。曾被推选为全国第二、三届人大代表，全国政协委员，天津市人大代表和政协委员。早年在协和医院外科工作时就曾发明一种胃肠无菌吻合新技术。在加拿大留学期间发明了用特制胎膜代替人脑膜防止粘连的方法。新中国成立后首先在天津医学院附属总医院建立中国第一个神经外科，随后在北京宣武医院建立了神经外科研究所及临床，并在津、京两地各开办一年一期进修班，培养了近200位分布在全国主要省市的神经外科专业建科医生。在北京神经外科研究所设立了神经解剖、神经电生理、神经生化、神经病理、神经放射、组织培养等研究室；将临床工作分成颅脑外伤、肿瘤、脊髓及周围神经和小儿几个临床组。他从事神经外科事业近40年，对颅脑损伤、脑肿瘤、脑脓肿、脑囊虫病、脑血管病、顽固性头痛、婴儿脑积水、周围神经损伤及神经吻合术等方面造诣极深，有多项创新及领先，并将其经验写成文章发表。

一、家庭与成长

赵以成，字泽如，1908年2月13日生于福建省漳州市。父亲原是一名石矿工人，精明强干，文化程度不高，但酷爱读书，后因炸矿受伤耳聋而失业。从此以编售斗笠为生，虽然家庭经济拮据，仍竭尽全力支持子女就学，家教亦严。赵以成有6个姐妹，3个弟弟，不幸的是，其中3个姐姐均于婚后病逝，2个弟弟亦于2~3岁时因病夭折，另一个弟弟赵以德是药剂师，即将结婚时被疑为共产党而被捕入狱，因患肠伤寒病致肠穿孔死于狱中。10个孩子病死6个，只剩赵以成及一姐两妹，父母极度伤心，于是下定决心省吃省喝也要供赵以成学医救人！

赵以成少年就读于漳州住家附近的华英小学，1922年7月，考入厦门寻源书院

（1925 年迁至漳州，改名寻源中学）。他生活简朴、勤奋好学，一直是优等生。在此值得一提的是，中学时期 3 个同窗及同乡在新中国成立后成了 3 位知名的研究所所长，即青岛海洋研究所所长曾呈奎、北京病毒研究所所长黄呈祥、北京神经外科研究所所长赵以成，3 人保持友好终生。

赵以成立志学医主要是因为当时憎恨他人称中国人是"东亚病夫"，而要想有良好的体质，必须要有济世良医。俗话说"不为良相，便为良医，救国之道，以医为要"。于是赵以成于 1926 年 6 月考入当时福建唯一的医校——福建岐山的福建协和大学医科班，翌年转入北京燕京大学医学预科班攻读。1929 年 6 月毕业，获燕京大学学士学位。同年 7 月，进入北京协和医学院。自赵以成进入燕京读书后，家境负担更困难，为凑学费母亲养鸡卖蛋还带着女儿们做女工挣些小钱。在学期间，赵以成读书很刻苦，买不起新书就设法买旧书，或到图书馆去借阅。他除认真学好大学必修课程和医学基础理论外，还在老师的教诲下潜心研究外科学，曾获外科荣誉奖。1934 年 6 月，赵以成毕业被授予医学博士学位并留校工作。

在北京协和医院外科当住院医师期间，每天早晨 7 点前必须进病房为病人做检查和换药，7 点半就要进手术室做备皮、消毒、铺单等准备。8 点由主治医生准时为病人开刀，手术时目不转睛注视手术情况以随时满足术者的需要。下午 1 点半要去外科看门诊，下午 4~5 时到门诊手术室为病人做小手术。夜间若有急诊，住院医师必须随叫随到。做住院医师期间不许结婚，否则将被开除。在北京协和，人员淘汰率相当高，读书和工作的人多因耐受不了某种严格的要求而离去。

在北京协和就读期间，赵以成的表姐何碧辉（新中国成立后任南京军区总医院院长，人称"江北林巧稚、江南何碧辉"的两大妇产科权威之一）将她同窗友好汪培娴介绍予她表弟赵以成相识。汪培娴是五四运动时期邓淑文（即邓颖超）的亲密战友，是当时河北女子师范学校学生中反帝及妇女解放运动的先锋，曾于 1919 年夏天作为天津 21 名学生代表之一赴北京天安门请愿，并在天安门内舍命保护天津学联副会长、中共地下党组织负责人马骏。汪培娴女师毕业后，志在"起死济贫"而先后考入燕京大学和北京协和医学院，因成绩卓越、名列前茅，经常得到资助与奖励，1932 年毕业取得博士学位后留校工作，成为一名德才双优的妇产科医生。经过 5 年的交往，1934 年，赵以成、汪培娴二人终于结为伉俪，汪培娴成为赵以成事业成功无可替代的得力助手。夫妻二人婚后始终互敬互爱，并生有一女二男。赵以成平时衣食简朴，不许孩子挑食，家中东西坏了首先带领孩子自己修理或更换，一直以"身教胜于言教"的家风，使孩子们养成刻苦、勤劳的作风及生活中的多面手。夫妻二人平时的工作所得，除培养子女成才外，还负担赵以成的妹妹、姐姐的孩子，以及内弟的学业,他们大多成为医生和高级护士。

赵以成工作之初,北京协和医院实行院、校合一,赵以成任外科住院医师、助教,先后轮换在神经内科、耳鼻喉科、泌尿科、骨科、肿瘤科、病理科及精神科等科室任住院医师。多科室的医疗实践,使他积累了丰富的临床经验,为以后的医学研究打下了坚实的基础。那时他已能做迷走神经切除术、胃肠切除术、血管以及神经吻合术等,由于学识较广、手术精巧、酷爱钻研而被选为神经外科研究员。他曾发明一种胃肠无菌吻合的新技术,并撰写《实验性纤维性收缩造成的肠道狭窄》、《化脓性中耳乳突炎的颅内并发症》、《颅骨骨折》及《脑部创伤》等论文,1937年还获孙氏(Sun)耳鼻喉论文著作奖,因此外科主任决定送他出国深造。

1938年,赵以成获得洛克菲勒奖学金,同年12月,以学者身份赴加拿大蒙特利尔(Montreal)神经病学研究所深造,在世界神经外科泰斗潘菲尔德(Penfield)教授的亲自指导下,广泛涉猎国内外脑神经外科医学理论和医疗实践,并发明一种特制胎膜用于防止粘连,相关论文在英国医学杂志发表,深受恩师的赞赏,也受到世界许多神经外科专家的重视,成为当时在西方崛起的神经外科医学研究中的佼佼者,蒙特利尔研究所颁发给他研究员聘书。一个中国医生成为研究所大家庭成员,也被视为潘氏小家庭的成员。1940年元月(太平洋战争爆发前夕),赵以成为振兴中华医学事业,乘最后一班船毅然回国。他在归途中赴美国八所神经外科中心考察,对国际上神经外科的发展趋势有了更广泛的接触和了解,同时也更坚定了他回国创办中国神经外科的决心。回国后仍在北京协和医院工作。

太平洋战争爆发后,协和医院关闭,他不愿在日寇统治下的医院工作,只得借钱、借房私人行医,以"起死济贫"为宗旨为患者服务。1943年搬家到天津后继续私人行医,同时在私立中华医院帮助开展工作,但因脑外科的诊治手段高难,需要大型设备,且那时老百姓在思想上实难接受开颅手术,赵以成只有兼看一些外科、骨科、耳鼻喉科病人以维持生计,其收入时常尚不如夫人的妇产科及小儿科。

二、事业与成就

新中国成立,使赵以成的爱国热情和学识得到发挥,先被聘为河北医学院名誉教授及天津市立总医院神经外科顾问。1951年年初,他参加抗美援朝医疗队,冒着敌人的炮火和严寒救治志愿军伤病员,第一次真正经受了血与火的考验。1952年5月,他率先放弃私人行医,进入天津市立总医院工作,在该院创立了脑系科,并着手培养神经外科人才。同年,天津医学院成立,天津市总医院改为天津医学院附属医院，赵以成任神经科主任兼教授。但在建科后不久，一位从英国回国，路过香港时通过一个记者将自身情况登在港报上，自称为诺贝尔奖金获得者的神经外科专家李宝光（后改名为李光），经自己选择被安排在天津总医院主持脑系科工作。但时过不久发现他手术刀下的病人冤魂累累，医患反应极大。经院方组织调查组内查外调及英国政府发表声明辟谣，才得知他回国时所说与事实不符，真相大白后被解职和处分。院方又重新任命了赵以成在脑系科的领导职位，带领脑系科继续前进。

当时全国正式建立独立的神经外科并开办全国性进修班尚属首创。因此，国内外公认天津市为中国神经外科发源地，赵以成被誉为中国神经外科奠基人。

1955年1月，苏联脑系外科专家阿鲁秋诺夫访华，参观了天津医学院附属医院脑系科，对赵以成的示范技术倍加赞扬，认为中国神经外科的水平不需要支援，故而回国，并建议在首都北京设立脑系科研究机构。不久，一份建议性报告放到了周恩来总理的办公桌上并引起了周总理的重视，他亲自批准了这个建议。于是赵以成决定让他的第一位得力学生、资深的薛庆澄留守天津坐镇，同时他应中央卫生部的聘请带领他的第二位得力学生、有魄力的王忠诚和病理技师罗珠泉去北京，先后在北京医学院附属医院、北京同仁医院成立了神经外科，赵以成任主任兼北京医学院教授。1958年9月，又将神经外科迁至宣武医院，在院党委侯寓初书记等的大力支持下，该院嗣后发展成为以脑神经外科为重点的综合性医院，并于1960年3月建立北京市神经外科研究所，赵以成亲任该院院长兼研究所所长。北京神经外科研究所成立后，立即设置了神经解剖、神经生理、神经生化、神经病理、神经放射、组织培养等研究室。为临床试验、探索新的诊断和治疗方法，提供了必要的条件。在临床方面将神经外科分为颅脑外伤、肿瘤、脊髓和周围神经及小儿几个临床组以利更深入细致地开展工作。

早在20世纪50年代初，赵以成就十分重视国内神经外科人才的培养，他对待学生亲如家人，但对工作和学习则严格要求，毫无保留地传授知识，亲手编写讲义，为京、津两院培养了十几名出色的早期神经外科建科人才及几十名专业人才。同时，赵以成还在卫生部的主持下在两院开办了分期分批的全国性进修班。至"文化大革命"前为全国各省、市培养了神经外科医师近两百人，他们回本单位后又担负神经外科医疗教学工作，再培养一大批神经外科工作者。赵以成的早期学生已成为全国各医学院、校领导、教授和知名学者，成为我国神经外科发展的中坚，使我国神经外科得以迅速发展和普及。

赵以成在世时常说："知我者莫过于朱教授（宪彝），识我者乃周总理也"。20世纪50年代初抗美援朝决策时期，李克农将军曾因过度劳累晕倒造成重型脑外伤而昏迷，生命垂危，以至将军的家属已着手为他准备后事。周总理点名要赵以成为李救治，并指示"一切听赵大夫的"。赵以成亲自动手抢救，终得痊愈，二人结为友好。李克农病愈后来津时嘱咐河北省调查部杜长天、柳峰等部长说："以后赵家有什么事，要多多负责，拜托你们了。"自那以后，在周总理的指示下，赵以成曾多次为上自国家主席、元帅、将军、司令员、部长下至各级人士和战士等治病。总理总是那句话："一切听赵大夫的"，而他每次都出色地完成任务。他为人正直、爱国、医术高超、治学严谨，再加上他的夫人汪培娟在五四时期经历过革命的考验，博得了周总理等国家领导人如此的信赖。

1962年9月，毛泽东主席委托赵以成邀请赵以成的老师、白求恩大夫的老朋友、加拿大蒙特利尔神经病学研究所所长、英国皇家学会会员潘菲尔德教授偕夫人访华。参加国庆观礼和国宴，在天安门上休息交谈时，毛主席指示"要很好地交往"。而后游览名胜古迹，又参观京津沪三地发展神经外科的成果。潘氏在学术演讲讨论会上，屡次称赞赵以成的技术和成就，给予很高评价，并说："青出于蓝，而胜于蓝。"

1965年，海军战士麦贤德在一次海战中身负重伤，弹片进入脑内，神志恍惚，但仍以惊人的毅力将舰艇安全驶回，中央军委授予"战斗英雄"称号，并指示广州军区总医院全力抢救才保住生命，但脑部伤势过重致使他的意识、语言和肢体活动受到损害，并且伴有脑脊液漏。中央立即派遣赵以成飞赴广州为麦贤德诊治，赵以成为麦贤德成功地进行了颅内脑脊液漏的修补术，数日后又由赵以成挂帅，手术台前精心指挥，由他的军内神经外科学生刘明铎、段国升、曾广义动手，经过几个小时的努力，终将麦贤德颅内深部残留的弹片取出，使他的病情得到明显的好转。

自1955年起，不论寒暑，赵以成每月奔波于京、津两地之间，为开创我国神经外科事业夜以继日、呕心沥血。在党和政府的支持下，天津医学院附属医院和北京同仁、宣武医院神经外科不断发展壮大。但他由于常年操劳而患输尿管结石、十二指肠溃疡，1962年又因过劳而突发心肌梗死。因他接连患病，周总理得知后指定赵以成的夫人汪培娟放下自己热爱的妇产科工作。为了发展祖国的神经外科事业，她甘心情愿地做赵以成的随身私人秘书和专医专护，自此两人形影不离。汪培娟除照顾赵以成的生活起居外，同时协助他抄写整理专业资料、讲稿、讲义和发展计划，成为名副其实的无职、无权、无钱的"三无干部"。

赵以成从事神经外科事业近40年，对神经外科具有渊博的理论知识和丰富的临床经验，在颅脑损伤、脑肿瘤、脑脓肿、脑寄生虫病、脑血管病、顽固性头痛、婴儿脑积水、周围神经损伤及神经吻合等方面造诣极深。但他一向敬重有建树的神经外科同道、学者，如西安四军大的涂通今校长和上海华山医院的史玉泉教授等。他在医疗工作中，热心为病人服务，碰到危急病人时，都亲临检查和指导，千方百计为病人解脱险境。在进行示教手术时，操作非常精细，注意防止手术后神经功能缺损和发生危险。他时常对下一级医师说："手术不要只顾切除病变部位，应考虑手术的后果，不应给病人增添生活上的不便，造成痛苦。"他这种对人民负责的态度和精细的操作方法，已被后辈继承下来并加以发扬。

赵以成在我国神经外科科研和临床实践上起到了领军人的作用，例如：他曾发动津京两地的神经外科医生通过4070例颅脑损伤的病例分析，发现和明确了不同形式的暴力和受伤部位与发生颅脑损伤的病理部位和损伤性质存在一定关系和规律（这种规律已被后来问世的CT和核磁共振所证实）；选择性地使用钻颅穿刺抽脓同时注入抗生素的方法治疗脑脓肿，大大减少了使用开颅手术切除脑脓肿方法所造成的神经系统后遗症甚至使感染扩散；继他在国外时用自己发明的特制胎膜覆盖脑或脊髓表面来代替硬脑膜以防止术后脑或脊髓与外部组织发生粘连瘢痕及癫痫后，又进一步由动物实验及临床实践证明，当周围神经离断后两断端间缺损2~6毫米间隔，使用该特制胎膜包裹此两断端及间隙，则在一定时间以后近端断端的神经轴索可通过此间隙再生到该离断神经的远端内，临床将看到该神经功能的恢复，而不至于在神经两断端间被从周围长入的纤维组织所隔离或在神经断端的近端形成神经纤维瘤；根据大量临床实践将脑囊虫病分类为大脑型、脑室型、软脑膜型及混合型来便于指导临床实践；开展了首例脊髓空洞蛛网膜下腔分流术；在神经电生理陈世畯主任的配合下率先应用由国外带回的大脑皮层电极进行了颞叶癫痫致痫灶的手术切除术；利用本院制成的简单脑立体定位仪成功进行了我国首例脑苍白球毁损术治疗帕金森氏病等。

赵以成在科学研究和教学过程中所撰写的著作和论文，对国际上各学派的理论观点一向抱着客观的态度。论文写成后，反复推敲修改。20世纪50年代至60年代初，他主编和参加编写了《神经内外科手册》、《外科学》、《实用脑肿瘤学》、《实用神经病学》、《急性颅脑损伤手册》等书，对传播神经外科知识及指导实践，起了良好的作用。他在国内外发表的论文约有50篇。

三、生命不息　战斗不止

赵以成是我国杰出的神经外科医学奠基人，在医疗、科研、教学诸方面做出了重大贡献。他先后被推选为全国第二、三届人大代表，全国政协委员，天津市人大代表，天津市政协委员。历任北京宣武医院院长、北京医学院一级教授、北京神经外科研究所所长、天津医学院一级教授、天津医学院附属医院脑系科主任、卫生部医学科学委员会委员、中华医学会神经精神科委员会副主任委员、国际外科学会和国际神经外科学会会员、加拿大神经外科研究所学员会常年会员。

在"文化大革命"中，1966年，周总理曾指示要保护朱宪彝、赵以成、俞霭峰等人。但后来，赵以成仍遭受冲击和迫害，被加以"反动学术权威"的罪名，强迫进行打扫厕所、拉煤、钻烟道清扫等劳动，还要随时准备接受批斗，最后全家被扫地出门。尤其是迫使他否定既往工作成绩和指责他培养了一批修正主义苗子的罪名，使他身心受到伤害，但他仍坚信对祖国、人民问心无愧。在恶劣的环境中，1969年，他即出现便血及下坠感等直肠癌症状，且逐渐加重。但在当时极左思潮的笼罩下，不仅得不到及时的诊治，还要继续参加劳动。至1970年两位医生冒险暗中为他检查，他被确诊后才得以住院，但仍受到百般刁难。为防止被"吹灯拔蜡"，在万般无奈的情况下，他的夫人汪培娴去了北京，向周总理求助，总理立即发中央调令，指定赵以成住进北京日坛肿瘤医院，由该院党委书记李冰（李克农将军之女）坐镇，找当时最好的医生为之手术。只可惜为时已晚，半年多的延误，谁也无回天之力。最令人感动和心疼的是，当时周总理自身也正受癌症的无情折磨，还要不时听取赵以成病情的汇报。手术后，承受大剂量放、化疗之苦，但他把病体置之度外，坚持讲学、会诊，并着手计划帮助日坛医院建立一个脑肿瘤科以使该医院成为世界上科室最完善的肿瘤医院。他还亲自给一位农村姑娘做脑转移瘤手术。患病期间，天津医学院院长朱宪彝多次去看望他，一次朱宪彝回到医学院在全体职工大会上讲道："最近我几次看望赵以成教授，他完全说的是神经外科发展中的问题和人才培养的设想，而偏偏不说自己的病和家属的问题，这和我们整天想自己如何如何是多么鲜明的对比啊！"

病重期间，赵以成念念不忘他已着手编著的《神经外科学》未能问世；他念念不忘为北京肿瘤医院增添神经外科的计划没有实现；他念念不忘在天津建立一个他所理想的神经外科医院的愿望能否实现。赵以成就带着这些难以忘却的憾事于1974年9月21日谢世长辞了，享年67岁。赵以成病逝后，周总理夫妇立即委托国务院秘书长罗青长发唁电，由调查部柳峰部长来到家中转达总理夫妇的指示，"要赵的夫人和孩子们节哀，保重身体，化悲痛为力量"。组织上按十二级革命干部仪式办理丧事，召开了"文化大革命"以来规模空前的追悼会，中央及市级部委赠送了花圈，赵以成的骨灰安放在烈士陵园高干馆。

四、后　　记

1978 年，世界卫生组织访华团参观京、津、沪等地神经外科研究机构，其中加拿大蒙特利尔神经病学研究所当任所长维拉姆·菲德尔教授为缅怀已故的赵以成在脑神经外科做出的卓越贡献，回国后成立了"白求恩-赵友谊金"，以纪念赵以成在医学上的贡献，并邀请赵以成的长子赵克明医师于 1981 年以访问学者身份赴加拿大蒙特利尔神经病学研究所学习访问两年半，为接受该友谊金的第一人。

为完成赵以成的未竟事业，他的夫人汪培娲和儿子及学生继续向卫生部长钱信忠、历届天津市长、卫生局长及有关领导层层申请，终于 1987 年建成了以神经外科为重点的天津环湖医院，薛庆澄教授任名誉院长，既益于发展神经外科事业，服务于老百姓，并慰藉了赵以成的在天之灵。在以王忠诚教授为首的赵以成在北京的学生们的辛勤努力下，又建立了亚洲最大的神经外科医院，即北京天坛医院，享誉国内外。

为缅怀老一辈建立起来的友谊，2005 年，加拿大蒙特利尔神经病学研究所现任所长寇尔曼博士带领考察团专程来到中国，与中国神经外科的发源地、天津的神经病学研究所签约建成姐妹医院，进行科研和临床方面的全面交流。

五、赵以成主要论著

赵以成. 1953. 特制胎膜于防止粘连的应用. 中华外科杂志，1：274.

赵以成. 1954. 脑系外科学近年来在诊断方面的进展. 中华外科杂志，2：211.

赵以成. 1954. 头部损伤的诊断及治疗. 中华外科杂志，2：265.

赵以成. 1954. 脑肺吸虫病. 中华内科杂志，4.

赵以成. 1956. 颅内肿瘤（二百例临床病理的分析）. 中华外科杂志，4：671.

赵以成. 1956. 脑脓肿（二年内连续处理十五例的经验报告）. 中华外科杂志，4：681.

赵以成. 1957. 颅内肿瘤引起之癫痫. 中华神经精神科杂志，3（2）.

赵以成. 1957. 脑结核. 中华神经精神科杂志，3（4）.

赵以成. 1958. 脑卒中的外科治疗. 中华外科杂志，6：753.

沈克非. 1958. 外科学（赵以成编写神经外科部分）. 北京：人民卫生出版社.

赵以成. 1959. 河北省解放十年来神经外科的成就. 天津医药杂志，1（4）：280.

赵以成. 1959. 脑囊虫病（临床病理研究）. 中华外科杂志，7：911.

赵以成，薛庆澄. 1959. 颅内转移癌. 天津医药杂志，1（6）：504.

赵以成. 1960. 神经内外科手册. 北京：人民卫生出版社.

赵以成. 1961. 颅内肿瘤 1074 例分析. 中华外科杂志，9：182.

赵以成.1961.周围神经断伤后通过断端间隙的再生.中华外科杂志,9:852.

赵以成.1964.我国五年来神经外科的进展.中华神经精神科杂志,8:319.

赵以成.1964.急性颅脑损伤4070例分析.中华外科增刊杂志,12:114.

赵以成,杨树源,罗涛,等.1964.在急性颅脑损伤诊断上参考头部受击部位和方式的价值,天津医药杂志,6(4):269.

主要参考文献

天津市卫生史志编修委员会.1989.天津卫生事业四十年.天津:天津市卫生史志编修委员会.

中华医学会神经外科学会.1994.全国神经外科名录神经外科教授主任医师名录.中华医学会神经外科学会.

天津医学院著名医学家论文选集编辑委员会.1995.赵以成教授论文选集.天津医学院.

赵克明.2008.中国神经外科奠基人——赵以成.内部资料.

赵以成教授之夫人汪培娲医师手稿.

撰写者

赵克明(1936~),赵以成长子,天津市脑系科中心医院(即天津市环湖医院)主任医师、终身教授、中华及世界神经外科学会会员、天津市生物医学工程学会理事和编委。1978年获第一届全国医药卫生科学大会先进个人奖,1981~1984年赴加拿大蒙特利尔神经病学研究深造,享有国务院专家特贴。本文还参考了赵以成教授之夫人汪培娲医师手稿。

王琇瑛

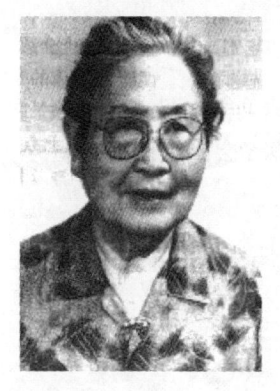

王琇瑛（1908~2000），河北定县人。护理专家和学者。1926年考入北京燕京大学特别生物系的护士预科。1931年毕业于北京协和医学院护士学校，同时获燕京大学理学士学位。1931~1935年任北京协和医学院护士学校助教及北平第一卫生事务所公共卫生护理与健康教育课教师。1935~1936年到美国哥伦比亚大学师范学院护理系进修，获理科硕士学位。1937~1942年任北京协和医学院护士学校教师及北平第一卫生事务所公共卫生护理副主任、主任。1943~1946年任在成都复校的北京协和医学院护士学校教务主任。1946~1949年任北平第一卫生事务所公共卫生护理主任兼北京协和医学院护士学校公共卫生护理教师。1947~1949年任中华护士学会北平分会理事长。1950~1954年任北京第一卫生事务所公共卫生护理主任。1950~1987年任中华护士学会（1964年改名中华护理学会）副理事长。1952~1953年任抗美援朝护士教学队队长。1954~1961年任北京市卫生局教育科技正。1956~1957年兼任北京市第三护士学校校长。1961~1979年任北京第二医学院（现首都医科大学）护理系主任、图书馆顾问、中专系护理教师。1979~1983年任北京同仁医院护理顾问。1980年任中华护理学会科普工作委员会主任委员。1983年任首都医科大学护理顾问。1984年任《实用护理杂志》、《中国医学文摘——护理学》等杂志的顾问，《护士进修杂志》编委会名誉主任。1987年任中华护理学会荣誉理事长。中国第一个获得红十字国际委员会颁发的南丁格尔奖章和奖状的护士，第一个获得英国皇家护理学院荣誉校友称号的护士。她热爱护理事业，培养了大批护理人才。在培养公共卫生护理人才与宣传卫生保健知识方面，做出了贡献。她主张恢复和发展高等护理教育。

一、生平简介

王琇瑛，1908年5月28日出生于河北省保定府定县。父母曾在保定分别担任中、小学教员。后全家迁居北京，王琇瑛随父母到北京读书。1920年，王琇瑛就读于北京贝满女子中学。1926年，她听到了北京协和医学院护士学校校长盈路得（Ruth Ingram）女士介绍护士工作重要性的报告，毅然选定了这门可以治病救人的专业，当即报考北京燕京大学特别生物系的护士预科并被录取。

1931年，王琇瑛毕业于北平协和医学院护士学校；1935年，被保送去美国哥伦比亚大学师范学院护理系进修。她硕士毕业戴上黑色方巾帽之后，立即起程回到祖国。先进的护理理念、渊博的知识理论与娴熟的护理技能，为王琇瑛实现理想奠定了基础。回国后王琇瑛一直潜心公共卫生护理和健康教育课的教学工作，任讲师兼护理主任，并且主持北京市第一卫生事务所的工作，在公共卫生护理工作中，发挥着重要作用。

1937年，王琇瑛便开始加强妇幼保健门诊的候诊教育、学龄前儿童的文娱活动，在学校、工厂开展群众性的卫生保健教育，在地段家庭护理方面开展孕妇及婴儿的保健教育、卫生科普展览，编写卫生讲演集并在北平广播电台定期播出。

除了公共卫生事务所的日常工作、协和护校的授课工作之外，王琇瑛也在思索如何综合提高国民的身体素质，如何把公共卫生护理工作贯彻到每一个家庭、每一个人，上至老人，下至儿童，均可从公共卫生护理中得到普惠。"我在做更大的理想之梦，想把健康教育纳入中小学以至大学系统的课程之中，想一下子把中国人民的身体素质变得体魄健强起来。"1938年，王琇瑛开始编写小学一年级至四年级实用的卫生试验教材，以讲故事、看图片的形式在学校内宣传卫生常识，一套共七册，在北京市西观音寺小学试用。这套教材的出版发行，结束了中国20世纪40年代以前小学教育没有卫生课的历史，开创了中国公共卫生教育史上从小学就开设普及卫生知识课程的先河。王琇瑛也积极开展实验教学法，通过给两组小白鼠分别喂正常饮食和缺乏维生素的食物，来观察两组白鼠的体重、生长发育情况，引起学生求知求实的兴趣，并改正学生们不良的饮食习惯。这种实验性的教学方法，在当时的护理教育中，尚属少见。

二、护理教育

北京协和医学院护士学校于1943年9月在成都正式开学。1943~1946年，协和护校在成都共招收了3班学生，约50余名，另外还举办了一届两年制的进修班。这一年，王琇瑛被任命为副教授。1945年，暑假期间，王琇瑛曾翻山越岭奔赴四川马边彝族地区进行考察调研。在人烟稀少的山林里，她耐心教彝族妇女卫生知识，把温暖留给了村村寨寨。此行引起了王琇瑛深刻的思考。她认识到，要改变当地彝族人民的生活状况及其环境卫生条件，仅仅靠普及卫生知识是不够的，为此，她详细写出了考察报告。1946年6月，聂毓婵校长率领全校60多名师生告别了成都，踏上返回北平的征途。北京和平解放不久，王琇瑛接到了邀请她到英国留学的通知。此时中央人民政府接管了北京协和医学院。看到解放军公布的《三大纪律八项注意》通告，学院各部门秩序井然，她深深地为解放军的纪律严明和作风过硬而感动。她认为此刻不应离开祖国，要为新中国服务。"我想中国刚刚解放不久，正是新旧交替的时候，我应留在国内更为重要，我还会有些帮助的。"在她看来，理想的殿堂应建筑在祖国的土地上。于是，她毅然放弃了出国的机会，以极大的热情投入到新中国的建设中。

新中国成立后，百业待兴，万象更新。王琇瑛被选为中华护理学会副理事长，为她又提供了一个舞台。在这个舞台上，她贡献着对护理事业所有的热爱和力量。中华护理学会（原名中国护士会）于1909年8月在江西成立，曾先后用名中国看护组织联合会、中华护士会、中华护士学会……中华护理学会，是中国成立最早的专业学术团体之一，负责组织广大的护理工作者开展学术交流和科技项目论证、鉴定；编辑出版专业科技期刊和书籍；普及、推广护理科技知识与先进技术；开展对会员的继续教育等。该学会开展学术上的自由讨论，团结广大护理工作者，为繁荣发展中国的护理事业，为促进护理战线出成果、出人才做了大量有益的工作，有效地推动了护理专业的发展。1950年，中华护理学会第17届代表大会在北京召开，邓颖超同志被聘任为中华护理学会名誉理事长。王琇瑛连续三届被推选为中华护理学会副理事长。她在任职期间，以身作则，任劳任怨，出色地完成了各项工作。

1951年，朝鲜战争爆发。1952~1953年春，王琇瑛代表中华护理学会组织了第一批护士教学队，她亲任队长，赴沈阳军区总医院培训50名护士骨干，并到鸭绿江边考察战场救护工作，为救治、护理伤员工作进行了积极有效的指导。

1954年4月，王琇瑛到北京市卫生局教育科、医政科工作（技正的职称）协助整顿全市中专护士、医士、助产、卫生学校。1954年，《护理杂志》（现《中华护理杂志》）创建，正式出版双月刊，王琇瑛任编委会主任编委。同年，王琇瑛被调到北京卫生局担任技正工作。1956年，王琇瑛兼任北京市第三护士学校校长。

1960年，北京第二医学院（现首都医科大学）成立，吴阶平担任院长。1961年，在卫生部崔月犁部长和彭真、谭壮等领导的亲切关怀下，王琇瑛多年的一个愿望——创办高等护理教育终于实现了，北京第二医学院的护理系是新中国成立后的第一个护理系，王琇瑛、王瑞兰和郭连捷一同，在这里洒下了辛勤而喜悦的汗水。1961年4月，第一届护理系招收了各个医院的先进工作者24名入学，学习过程中，除了专业理论的提高之外，还进行了基础理论课程（物理、化学、数学）的补习，其中有21个学生于1965年顺利毕业，在各自的岗位上发挥了更大的作用。1965

年，招收了第二届学生，但是，很快就遇到"文化大革命"，使得王琇瑛必须中断她的护理教育工作，北京第二医学院的护理系，在第二届护理系的学生刚刚开始文化课学习不久，就被迫停办了。

1973年，王琇瑛被分配到北京第二医学院图书馆当顾问，协助整理外文书刊。利用这个机会，她摘译了其中有关护理专业的最新信息，然后结合国内情况，写出了《护理工作的重要性、科学性、社会性》、《如何开创我国护理工作新局面》以及《护理专业的发展简史和展望》等文章与讲稿。她主动为图书馆工作人员开办英语班，辅导他们学习常用的英语词汇，以提高图书管理人员的业务水平。在她热情、认真地指导下，大家整理了大批外文书刊，为使图书馆发挥信息功能作用创造了条件。后来，她还担任同仁医院的顾问，深入到广大护士中，为她们提供指导、咨询和沟通。

十一届三中全会以后，全党的工作重点转移到社会主义现代化建设上来。中华护理学会也于1977年恢复会务，各省、市分会相继恢复工作，开展学术活动，王琇瑛继续担任中华护理学会副理事长。为了整顿医院护理工作的混乱状况，推进全国护理事业发展，以开拓护理工作新局面，王琇瑛感到重任在肩。1978～1986年，王琇瑛应邀到上海、天津、湖北等27个省、市、自治区，宣传护理工作的科学性、重要性和社会性，做了60多次学术报告或专题讲座，参加听讲的人员达4万余人。在这些学术活动中，她用烛光精神传播着人类的文化文明，用古今中外人类杰出的护理典范激励着从事卫生护理事业的人们振奋精神，团结进取，为中华民族的护理事业开创进取，真正达到了洒下一片真情、感召千万护士的效应。人们为她饱满的热情、精辟的见解、持久的毅力所振奋，称赞她是"护理界的国宝，护士的骄傲"。

1980年，王琇瑛兼任学会的科普工作主任委员，当时，"公共卫生护理"一词几乎为人所不知。从此，她又开始了公共卫生与健康教育的宣传工作，组织编写《家庭护理》一书，获科普二等奖，并组织编拍电视讲座《灭菌，消毒，隔离技术》和《怎样才能生一个聪明健康的娃娃》等，填补了多年来护士在健康教育工作中的空白。

精诚所至，金石为开。王琇瑛在美国留学时期不卷发、不起英国名字、不穿外国服装的"三不原则"，渗透着她的爱国热诚和民族感情；王琇瑛在"文化大革命"过程中面对各种委屈的忠贞不渝坚定着她的信念。1982年8月，王琇瑛加入中国共产党，成为一名中共预备党员，1983年8月转为正式中共党员。面对党旗，王琇瑛心潮澎湃，思绪万千，她决心要更好地发扬南丁格尔精神，培养更多优秀的护士，把有限的生命献给党的宏伟事业，为中国人民的健康献出自己的一切，为世界护理事业做出贡献。

三、心系护理事业

王琇瑛退休以后，依然从事大量的社会工作，和全国各地的护士沟通联系，到全国各地去讲座，家成了她的办公室。

1982年10月，中华护理学会在湖南长沙召开全国科普表彰大会。王琇瑛应邀前往湘潭市参观毛泽东同志曾经住过的滴水洞，她写下了几句观后留言，"翠绿丛中滴水洞，险峰峻岭育英雄。祖国江山多壮丽，振兴中华靠育人。万众护士一条心，卫民健康献终生。"这正是王琇瑛辛勤耕耘几十载的真实写照，她把自己所热爱的护理工作与民族发展紧紧地连在了一起。

除了参加全国各地的学术会议之外，王琇瑛还承担了大量的技术工作和社会工作：1983年7月第19届中华护理学会总会代表大会被选任为副理事长兼全国护理科普主任委员；1983年以后，组织电视科普讲座生老病死全过程的卫生、保健、家庭护理知识及技术操作，向广大群众播放，受到中国科学、科普部、中国人口中心的支持；1984年主编《家庭护理》一书，由人民卫生出版社出版，获科普工作二等奖；1984年为《弗洛伦斯·南丁格尔》译传写序；承科学出版社约稿，编写《护理发展简史》；1984年10月，应邀访日考察10天；1985年5月，中国协和医科大学约稿中国协和医学院护士学校校史；1985年7月应沈阳军区护士骨科学习班邀请讲学；1987年4月，科学普及出版社出版了王琇瑛主编的《护理荟萃》；1983年当选为第5届妇联副主席；被聘请为北京市第166中学名誉校长、《大众健康》杂志顾问、《实用护理杂志》和《护士进修杂志》名誉主编、首都医科大学顾问、北京同仁医院顾问；接待邀请的美籍华人护士代表团访华，举行护士教育座谈会；接待日本看护协会访华团；接待很多的家访；回复大量的来信等。

王琇瑛的业绩也赢得了众多的荣誉：1981年3月8日，《健康报》报头刊登《陈慕华副总理看望护理老专家王琇瑛同志——年逾古稀志不馁》；1982年2月4日，《健康报》刊登了《全国都来尊重护士、爱护护士》首都隆重举行《护士之歌》演唱会，赴《护士之歌》鼓舞我们前行——王琇瑛；1983年3月1日，《北京晚报》刊登了《著名护理家王琇瑛入党》；1982年5月26日，《人民日报》刊登了优秀《护士之歌》联欢大会举行，王琇瑛所作歌曲受奖；1982年10月，《北京晚报》报道了王琇瑛一位老护士的心声——仲兰仁人；1983年，《北京科技报》春晖融融寄语"当代话伯乐，慧眼识英才"。

1983年7月11日，这是王琇瑛生命中最为重要的一天。这一天，中华护理学会在北京召开南丁格尔奖章颁奖大会。邓颖超同志出席，并向王琇瑛颁发红十字国际委员会授予的第29届南丁格尔奖章和奖状。王琇瑛成为中国第一个获得世界护理方面最高荣誉的人。面对殊荣，她谦和而有些许的紧张，上台前小心地整理着自己的衣着，准备着简短的发言，上台后真诚地告诉大家，这个荣誉属于全体中国护士，她会以荣誉作动力，在终身热爱的护理岗位上与志士仁人们一起继续开拓、努力。

1986年4月20日至5月4日，王琇瑛第一次来到南丁格尔的故乡——英国。她是应英国文化协会和英国皇家护理学院的联合邀请，赴伦敦访问并接受英国皇家护理学院首次授予中国护士的荣誉校友称号和奖章。其间，王琇瑛专程参观了南丁格尔于1986年在伦敦圣托马斯医院创建的世界第一所近代护士学校，考察了英国护理教育、医院管理和社区护理等方面的组织与发展。她认为在这些方面，均有值得我们借鉴的地方。

王琇瑛退休以后，依然关心护理事业的发展。她到全国各地去讲学，在家中接待来访者，回复护士的来信，担任众多报刊报社、学校、医院的顾问，参加各种会议等，她把所有的时间、精力全部奉献给了护理事业。她所做的努力也赢得全国护理界人员的仰慕和爱戴，从邓颖超同志到王琇瑛的学生，从首都医科大学护理系的全体师生到各个省市的护士，都在表达着这种纯净的敬仰。

1990年，首都医科大学再次筹办护理系，此时的王琇瑛已经82岁高龄，但是，老骥伏枥，志在千里；她依然神采奕奕地投入到建系的过程中。当时，李淑迦院长在宣武医院内部积极准备设备、场地、资金、招生等问题，而王琇瑛则在外部争取所有可以争取的力量，政策的支持、领导的关注。王琇瑛和李淑迦一起，同心协力，终于实现了再次创办护理系的共同愿望。当护理系的先驱者、开拓者和后继人再次站在一起的时候，距离当年的护理系已经尽40年。经历长达40年的风雨，再次看到首医护理系的成立，再次将圣洁的燕帽授予将来的白衣天使，王琇瑛的心中几多欣喜，几多慰藉。

自从1961年来到北京第二医学院，这里就成了王琇瑛的归宿。她为护理系的创办呕心沥血，编制教学大纲，安排上课的内容，在下班时间为护理系学生补习英语，解答问题，消除各种各样的困惑。虽然第二届护理系在"文化大革命"中被停办，但是她教书育人的精神，严谨而亲和的态度，对每一学生的影响是深刻而久远的。第二届被停办后，尽管满心不舍，尽管充满遗憾，王琇瑛还是理智地接受了这个现实，并且和北京第二医学院一起去面对"文化大革命"这场风雨，在十年浩劫中她表现出来的是宽厚、容忍、刚毅，没有了原来的工作岗位，在图书馆里，她耐心地整理文献，依然不放弃对护理事业的执著和热爱，依然思索着新形势下如何发展护理，翻译外文书籍，忍辱负重，坚定而执著。"文化大革命"结束，她担任首都医科大学和同仁医院的顾问，积极协助创办1990年的护理大专班，参加历次的首医教工代表大会，出席护理学院的授帽仪式，尽管已经是耄耋之年，但她在一个又一个需要她的时候出现，不遗余力，表达真诚热烈的期望。

无论是她对生命有何等的热爱，无论我们对她是何等的留恋，王琇瑛那颗时时刻刻为别人的健康与幸福、为中国的护理事业而跳动的心，终究还是在2000年9月4日14时51分停止了跳动。这次停止，终结了一个真正的护理家的生命，一个慈祥的长者的生命。

四、王琇瑛主要论著

王琇瑛.1933.公共卫生护士学进化史原理概要.北京协和医学院.
王琇瑛.1935~1938.卫生演讲广播集.北平：北平市第一卫生事务所.
王琇瑛.1938.小学卫生试用教材.北平：北平市第一卫生事务所.
王琇瑛.1938.小学卫生试用教材教学法.北平：北平市第一卫生事务所.
王琇瑛.1947.五·一二护士节感言.中国护士季报，1（2）：32.
王琇瑛.1950.中华护士学会总会介绍.护士通讯.
王琇瑛.1954.抗美援朝护士长教学队的经验体会.护士通讯.
王琇瑛.1954.做一个人民护士是无限光荣的.护理杂志，（3）：6.
王琇瑛.1956.从燃烧自己照亮别人谈起.护理杂志，（2）：55.
王琇瑛.1956.北京市公共卫生局组织了护士长学习会.护理杂志，（3）：100.
王琇瑛.1956.护理教育不应只限于中级.护理杂志，（6）：254.
王琇瑛.1957.护士长向科学进军的道路.护理杂志，（1）：3.
王琇瑛.1963.在中华护士学会1962年学术会议闭幕式上的讲话.护理杂志，（1）：5.
王琇瑛.1964.中华护士学会工作报告.护理杂志，（5）：261.
王琇瑛.1972.努力做好党的护理教育工作.北京医专通讯，（4）.
王琇瑛.1981-3-15.提高护理质量，发展护理事业.光明日报.
王琇瑛.1981.南丁格尔小传.健康杂志，（2）.
王琇瑛.1981.在防痨护理专题学术讨论会上的讲话.中国防痨通讯，（4）.
王琇瑛.1982.医院护理管理.北京：人民卫生出版社.
王琇瑛.1982.护理学，护理教育，公共卫生护理//王懿，吕式瑗.中国医学百科全书·护理学.上海：上海科学技术出版社：1.

撰写者

岳鹏（1980~），副教授，首都医科大学护理学院。
吴瑛（1961~），教授，首都医科大学护理学院院长。

邓金鎏

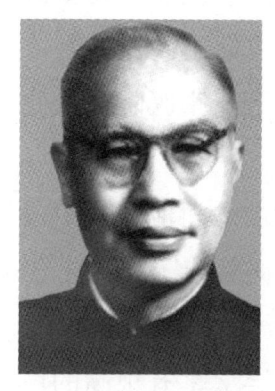

邓金鎏（1908~1973），广东开平人。儿科医学家。1941年与同在北京协和医院任教授的诸福棠、吴瑞萍两位专家共同创办了北平私立儿童医院，经过三人近十年的苦心经营，北平私立儿童医院的医疗、护理方面已具备相当的规模，在当时的北平老百姓当中口碑很好。1952年，他们无偿将医院献给国家，成立了北京第二儿童医院，他任副院长。1952~1958年兼任北京医学院教授、儿科主任、儿科研究室主任等职。1953~1960年兼任中华医学会儿科学会常委、《中华儿科杂志》总编辑。1955年，北京儿童医院成立，他任副院长兼内科主任，1962年兼任北京第二医学院（现首都医科大学）儿科系主任、教授。他在小儿内科学的诊断治疗方面具有极深的造诣，20世纪60年代初，各种呼吸消化系统的疾病肆虐，不少患儿得不到及时、正确的输液治疗而死亡。在当时医疗设备缺乏、救治水平低下的大背景下，他深入病房，耐心细致观察，亲自称测患儿大小便重量，严格计算输入的电解质量、液量及热量，及时记录脱水纠正情况，从而总结出一整套针对不同脱水患儿的输液方案，还将其编成四句口诀以便记忆：先浓后淡，先盐后糖，先快后慢，见尿给钾。这行之有效的输液方案拯救了无数患儿的生命。

一、成功：眷顾于有准备的头脑

邓金鎏，1908年7月10日诞生于广东省开平县一个殷实家庭。由于早年丧父，家道中落，但邓金鎏天资聪慧，从小志向远大，懂得世道艰难更需发奋努力，在困境中仍孜孜不倦。

1925年，邓金鎏以其优异的成绩从广州培正中学毕业后，以当年所有考生中总分第一的成绩考入上海名牌学校沪江大学附属中学读高中，并且各门功课成绩一直在班上名列前茅。1928年，他高中毕业后考入北京燕京大学（现北京大学）攻读物理学科，因为大病一场遂立志以医报国，考入北京协和医院，攻读医学。经过严格的毕业考试，1937年，邓金鎏以优异的成绩从北平协和医学院毕业，因为协和医院是美国人创办的，故所有从协和医学院毕业的学生能同时获得美国纽约州立大学所授予的医学博士学位。由于邓金鎏在校成绩优异,获得协和医院颁发的公共卫生优秀奖,他还同时荣获燕京大学颁发的斐陶斐(Phi Tau Phi)学会荣誉会员金钥匙奖。毕业后留在北京协和医院任儿科住院医师、助教。由于他工作兢兢业业,深得当时在北京协和医院任儿科主任的诸福棠教授的赞赏,诸福棠倾心栽培和重用,使得邓金鎏很快就在同一代人中崭露头角,并在日后成为诸福棠的得力助手及北京儿童医院的共同创始人。1941年冬,太平洋战争爆发,协和医院被日本军队封闭,遂与协和医院儿科先辈诸福棠、吴瑞萍两位医学教授共同组建了私立北平儿童医院,从此邓金鎏开始了他光辉而灿烂的一生。

邓金鎏谦虚地认为,在他们三人(诸福棠、吴瑞萍、邓金鎏)中间他的年纪最轻,理应多干,从医院的各项基本建设、规章制度的制定,均事必躬亲。每天上午他看门诊、接待来自各地的病人数多达150人次,下午出诊。至新中国成立初期,私立北平儿童医院已发展成为颇具规模的儿童综合性医院,在社会上享有很高的声望。这些经历为邓金鎏日后在中国儿科领域开山立派奠定了坚实基础。

二、大爱:以人为本的医学理念

新中国成立后,3位创办人毅然将私立儿童医院全部献给国家,作为新建北京儿童医院的基本力量。邓金鎏在新中国的阳光下开始了人生的又一个新里程。

邓金鎏于1952年起任北京儿童医院副院长,兼管内科业务及领导科研工作;1952~1958年兼任北京医学院第一附属医院一级教授、儿科主任,北京医学院儿科教研组主任;1962年兼任北京第二医学院一级教授、儿科系主任;1953年起兼任中华医学会儿科学会常委,《中华儿科杂志》副总编辑,第二、三、四届《中华儿科杂志》总编辑等职。他是北京市历届人民代表及第四届全国政协委员、九三学社成员。

邓金鎏从事儿科医疗工作36年,把毕生的精力献给了儿科医学事业。在医疗、教学和科学研究方面都做出了显著的贡献。为了培养儿科专业队伍,着手致力于儿科学术梯队带头人和骨干的培养。为了指导学生和年轻医师精练病历书写与准确表达患儿病情,他常用铅笔在病例草稿纸边密密麻麻地写满蝇头小字,不容有丝毫的马虎,然后再交给他们重新誊写。他孜孜不倦地钻研业务,理论联系实际,把他渊博的医学知识和丰富的临床经验用到查房和教学工作中。他对危重疑难病人十分重视,为病人亲自做细致的检查,全面分析病情,提出诊疗意见,帮助下级医生提高水平。在邓金鎏的精心培养和言传身教下,他的弟子在儿科学各个专业上各有建树,成为国家的顶尖人才。1965年，他曾积极带头参加农村巡回医疗工作，热情为社员防病治病，出诊随叫随到，风雨无阻，亲自在炕头抢救病人，并积极参加田间劳动，每日挑水扫院，得到农民的赞扬。

邓金鎏一生中抢救过无数的危重病儿，除北京市各医院请他会诊外，他还应外地多处邀请解决重危、疑难病人的问题。如1966年6月前往沈阳抢救一批预防注射导致过敏性休克的危重患儿，他带两名医生刚下飞机就投入战斗，夜以继日地连续紧张工作达五十多个小时，由于他的忘我劳动和高超技术，在短短几天内，使40余名患儿全部脱离危险。正当家长们感激涕零之际，邓金鎏却因劳累过度而突发晕厥，发生心肌梗死而病倒。经过短期休养，体力稍有恢复后他即要求上班。他从不考虑自己的身体，公共汽车拥挤，他就骑自行车，甚至步行到医院。1971年，大同市有一名电解质紊乱的危重贫农老病人，特请他去会诊。虽然领导考虑他已患心脏病，拟派其他医生去，但基于对人民的热爱和责任感，他不仅去参加了抢救，还为当地医务人员讲解水电紊乱和输液疗法，深受当地人民的赞扬和感戴。就在他生病最后一次住院前夕，他还亲临病房会诊一个危重病儿。他虽然已是一名儿科专家，但在技术上仍精益求精，不断刻苦钻研，提高理论水平，指导临床实践。

在教学工作中邓金鎏有其独到之处，讲课生动活泼，重点突出，并耐心解答听众的所有问题，受到广大儿科工作者及医学生的爱戴和赞扬。每逢他查房或讲课时，病房及课堂都座无虚席，甚至有人站着听讲。他那循循善诱，诲人不倦的精神永远铭记在人们心中。1956年起，邓金鎏多次应邀到沈阳、天津、上海、广州、桂林等地讲学，足迹踏遍大半个中国。每到一处，他都受到热忱的欢迎。

三、奉献：卓尔不群的精神财富

邓金鎏在20世纪60年代后期即专心致力于小儿液体疗法的课题中，他不辞辛劳地阅读了大量国内外医学文献，结合自己几十年来丰富的临床经验，编写了中国第一部《小儿液体疗法》。在这本著作中第一次就儿童相关液体治疗的理论、进行总结，着手编著书籍，以供全国儿科工作者参考。鉴于脱水与补液在儿科疾病过程中占着重要位置，而国内有些医务人员由于对体液平衡及补液问题缺乏必要的基础知识和理论根据，致使给病人输液不及时或不恰当，造成不良后果，甚至死亡。在大量临床实践的基础上，邓金鎏参考了大量国内外有关文献，着手总结经验，1966年开始编纂中国第一部有关儿科体液疗法的专著。当时正值十年动乱，经历磨难的非常时期，他也力排重重困难与干扰，笔耕不辍。根据他自己多年来积累的临床经验，并参阅许多国内外有关文献，日夜辛勤地写作，甚至在逝世前，病重住院当天还伏案修改。经过了 6 年的艰苦努力，终于完成了 30 万字的《体液平衡与输液》，该书 1977 年获北京市医药卫生科技成果奖。《体液平衡与输液》内容丰富，实用性强，系统阐述了体液平衡的基础理论，叙述了在不同系统和器官疾病时脱水和电解质紊乱的情况，以及临床治疗的具体方案。在对腹泻患儿进行补液中，他强调在补充累积水和电解质损失时要做到"三定"：定脱水程度；定脱水性质；定输液速度。他的输液方案的特点是应用改良达罗（Dallow）氏液（MD 溶液，即含钾的 2∶1 溶液，配方为：生理盐水 40ml，11.2% 乳酸钠 5ml，氯化钾 0.3g，5% 葡萄糖 55ml，共 100ml）。应用这种溶液在补液过程中不需另加钾盐，根据低张、等张或高张脱水时所丢失的钠量，调整 MD 溶液的浓度，分别用等张 MD、1/2 张 MD 和 1/4 张 MD 溶液进行补液，他将输液方法归纳为四句口诀以便记忆：先浓后淡，先盐后糖，先快后慢，见尿给钾。系统地阐述了从体液平衡的基础理论到临床治疗应用，治疗方法从繁到简，使读者能掌握各种疑难病情的处理，从而在不同的条件下能因地制宜地选用各种液体疗法，这著名的四句 16 字补液口诀，经过一代又一代的儿科医生 40 多年的口口相传，至今为儿科医生在为脱水的患儿补液时所奉为金科玉律，为儿科学界留下了宝贵的遗产。1973 年 3 月，邓金鎏因长期超负荷工作，突发心肌梗死逝世，享年只有 65 岁。

1977 年，北京儿童医院领导组织专人和家属共同努力，将遗稿整理、付印后发行。这是一本在儿科医疗、教学及科学研究中极有价值的参考书，在 1978 年全国医药卫生科学大会上获得表扬。这本专著的出版，标志着我国儿童在液体治疗方面开始依靠自己的力量跟随现代儿科医学事业的发展的步伐迈进。

1984 年应广大读者要求，重新修订后经人民卫生出版社再版，之后的每一次修订与再版均以邓金鎏的《体液平衡与输液》一书为蓝本，深受全国的医务工作者的欢迎。

他还著有《育婴指南》、《儿科学》、《基础儿科学》（1977 年获北京市医药卫生科技成果奖）、《带娃娃的好方法》。他参加诸福棠主编的《实用儿科学》部分篇章的编写，他也是该书 1965 年版的主编之一。他参加编写的书籍还有《消灭和防止 21 种疾病》、《小儿内科讲义》、《儿童医院学术论文》等。此外，他还在《中华儿科杂志》、《中华医学杂志》和一些书籍及报刊中发表中英文论文和临床总结等约 30 余篇。邓金鎏为现代儿科学在我国的起步与发展留下了一个个深深的足迹，为祖国的儿科事业奋斗到最后一息。这是历史与后人给邓金鎏一生业绩的评价。

邓金鎏一生致力于儿科医学、教育、科研工作，数十年如一日，桃李满天下。他为人正直，平易近人，素以善与人交往见称，从来不以专家学者自居。他严格要求自己，视儿科事业重于一切，而从不顾虑自己的身体。1966年发生心肌梗死后，只经短期休养即照旧工作。生活方面也无奢求，每天上班当公共汽车极度拥挤时，他就骑自行车甚至步行到医院工作。作为医生，他具有精湛的医术和高尚的医德，在他的心目中里没有功名利禄，不计较个人得失；朴实无华的信念就是治病救人，先人后己。对待患者、学生和同事他是那样的宽容大度，谦逊和气。

邓金鎏辞世已有30余年，然而后辈学人与患儿家人依然能感受到他身上的生命之火和思想之光。世事艰难时挺身而出为国效力，颠沛流离中手不释卷从容传薪火。作为儿童的保护神，邓金鎏将自己的一生无私地奉献给了中国儿科医学事业。

四、邓金鎏主要论著

邓金鎏. 1939. 曼陀罗中毒. 中华医学杂志, 25: 459.

Chu F T, Wu J P, Teng C H. 1940. Acute encephalitis in children: clinical and serological study of 19 epidemic cases. Chin Med J, 58: 68.

邓金鎏. 1942. 育婴指南. 北京: 协和卫生局（1949, 再版）.

邓金鎏. 1943. 普通治疗法；体液和电解质平衡的失调与胃肠道外液体法//诸福棠. 实用儿科学（第11章, 第12章）. 北京: 人民卫生出版社.

邓金鎏. 1951. 金霉素对于原发性异型肝炎之治疗. 中华儿科杂志, 1: 11.

邓金鎏. 1953. 儿科学. 上海: 商务印书馆.

邓金鎏. 1956. 带娃娃的好方法. 止嗽化痰丸. 北京: 中国科学技术协会.

邓金鎏. 1958. 小儿急性脑膜炎的早期诊断和治疗. 中华医学杂志, 44: 791.

邓金鎏. 1958. 1958年北京流行的婴幼儿肺炎的研究. 中华儿科杂志, 10: 449.

邓金鎏. 1960. 基础儿科学. 北京: 人民卫生出版社.

邓金鎏. 1961. 腺病毒肺炎（综述）. 中华医学杂志, 47: 100.

邓金鎏. 1962. 如何合理地计划小儿补液. 中华儿科杂志, 11: 386.

邓金鎏. 1964. 脑性低钠血症二例. 中华儿科杂志, 13: 482.

邓金鎏. 1965. 对低钠血症的认识与处理（附六例报告）. 中华医学杂志, 51: 253.

邓金鎏. 1965. 小儿中毒性消化不良补液示例. 中华医学杂志, 51: 361.

邓金鎏. 1966. 农村输液问题的商榷. 中华儿科杂志, 15: 108.

邓金鎏. 1977. 体液平衡与输液. 北京: 人民卫生出版社（1984, 再版）.

主要参考文献

中国科学家辞典编委会. 1982. 中国科学家传略辞典（现代第四辑）. 中国科学家辞典编委会出版.

陈敏章, 贺建国. 1988. 中国当代医学家荟萃. 长春: 吉林科学技术出版社.

撰写者

滕庆（1955~），副主任技师，首都医科大学附属北京儿童医院免疫学研究室。

张庆松

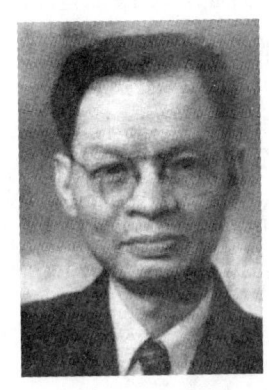

张庆松（1908~1982），安徽滁县（现滁州）人。耳鼻咽喉科学家，我国耳鼻咽喉科和变态反应科的主要开拓者。曾任北平协和医学院副教授、北平医院副院长兼耳鼻喉科主任。1949年后，历任北京医院副院长兼耳鼻喉科主任，北京大学医学院教授，北京协和医院院长兼耳鼻喉科主任、变态反应科主任、教授，中国医学科学院临床医学研究所副所长，中华医学会副秘书长、常务理事，中华医学会耳鼻喉科学会主任委员，卫生部医学科学委员会委员。1928年毕业于北京协和医学院，并获美国纽约州大学博士学位。1938~1939年出国深造，曾在美国华盛顿大学医学院耳鼻咽喉科、变态反应科，美国吞朴尔大学医学院气管食管镜科和美国哈佛大学医学院变态反应科等单位进修。回国后创办了我国第一个变态反应科专科门诊，为我国变态反应学的发展奠定了基础。曾任《中华耳鼻咽喉科杂志》主编等职。1954年起任聋哑人协会全国委员会委员。1956年在协和医院耳鼻咽喉科恢复了变态反应门诊业务。

一、生平简介

张庆松，1908年7月生于安徽省滁县。他自幼酷爱读书，小学时曾因学习成绩优良跳级一年。小学毕业后在家乡滁县就读于旧四年制中学。张庆松事亲至孝，中学两年后，因父病辍学，在家侍候父亲，为做好护理工作刻苦自学医书，掌握了不少医学护理知识，并对眼科学发生了浓厚的兴趣，常为邻里治疗眼病，并在此时奠定了学医的志愿。两年后，父病去世，他以仅有两年中学学历的基础，报考北京协和医学院在燕京大学创设的医预科。由于年龄过小（当时仅16岁），且学历不够，校方拒绝其报名资格。他无奈借用其兄的中学成绩单，隐瞒了年龄，并用其兄之名报名应试，结果竟被录取，16岁的他成为当时全校最年轻的学生。

1928年，张庆松毕业于北京协和医学院，并获美国纽约州立大学医学博士学位；先后任协和医院外科住院医师、耳鼻咽喉科助教，并对耳鼻咽喉科学发生了兴趣。张庆松升任耳鼻咽喉科学讲师后，于1938年出国深造，曾在美国华盛顿大学医学院耳鼻咽喉科、变态反应科，美国吞朴尔（坦普尔，Temple）大学医学院气管食管镜科和美国哈佛大学医学院变态反应科等单位进修。1939年回国后任北平协和医学院耳鼻咽喉科襄教授，同时创办中国第一个变态反应专科门诊，为中国变态反应学的发展奠定了基础。协和医院因北平沦陷被迫停办后，他转任北平医院副院长兼耳鼻咽喉科主任，历任北京医院副院长兼耳鼻咽喉科主任，北京大学医学院耳鼻咽喉科主任、教授。朝鲜战争初期，他领导成立由军委建制的中国医院，为救治志愿军伤员。他利用自己的声望和地位，协助解放军顺利接管协和医院，并任中国协和医院副院长兼耳鼻咽喉科主任、教授等职。

在他的努力下，1951年5月中华医学会耳鼻咽喉科学会北京分会成立。1952年12月，他作为大会主席，在北京召开了中华医学会耳鼻咽喉科学会第一届全国会议，成立了中华耳鼻咽喉科学会，并被推选任第一届主任委员。这次大会还决定创办《中华耳鼻咽喉科杂志》。该杂志于1953年创刊，由刘瑞华任主编，张庆松任副主编。1963年，刘瑞华去世，张庆松接任主编。

1954年起张庆松兼任聋哑人协会全国委员会委员。1956年，经过一年多的筹备，他与顾瑞金恢复了北京协和医院耳鼻咽喉科的变态反应门诊业务，使该院成为中国变态反应学的发源地。

1955年10月，张庆松根据去安徽寿县人民公社直属卫生院蹲点劳动、工作的8个月的体会，写成了《在农村开展耳鼻咽喉科工作的几点体会》一文。文中提出：从农村的实际情况来看，每个县或区级医院应有一名耳鼻咽喉科专科医生，可由中级或高级医学院校毕业后的医生经两年专科培养产生；每个公社应有一个五官科医生，负责眼科、耳鼻咽喉科、牙科3个科的医疗工作，可由初中或高中毕业生经过3年的重点培养产生；每个生产大队和生产队的不脱产卫生员应具备关于化脓性中耳炎、鼻窦炎和扁桃体炎等几种常见病的一般防治常识。他认为由农村在职医生中挑选人才，将其积极培养具有耳鼻咽喉科技术的一专多能的多面手是一个多快好省的办法。

1957年始，他先后兼任中国医学科学院临床医学研究所副所长、首都医院副院长兼耳鼻咽喉科和变态反应科主任、教授，中国医学科学院学术委员会委员、中央卫生部学术委员等职，并长期担任国家高级领导人的保健工作。

《中华耳鼻咽喉科杂志》自1953年创刊以来，由于政治上的原因，1967～1978年停刊12年。相应的学术活动也告中断，明显加大了中国与世界先进国家之间耳鼻咽喉科学水平的差距。张庆松在"文化大革命"中身心受到摧残，由于颈深部感染腐蚀了颈总动脉，接受手术后健康情况明显下降。粉碎"四人帮"后，为了振兴中国的耳鼻咽喉科事业，张庆松与其他耳鼻咽喉科前辈精心安排，在洛阳召开了一次规模空前的学术会议。他带着虚弱的病体，在开幕式上作《努力提高耳鼻咽喉科学术水平》的讲话。洛阳会议上，张庆松就耳鼻咽喉科今后的发展方向，提出了以下意见：一是加强基础理论研究，创办中国的变态反应学；二是大力开展临床研究工作；三是大搞中西医结合；四是办好学会、办好杂志、办好文摘、大搞学术活动。洛阳会议以后，《中华耳鼻咽喉科杂志》复刊，张庆松继续担任主编直至1982年去世。

二、学 术 成 就

张庆松是中国最早从事耳鼻咽喉科专业的专家之一，亦是中国变态反应学的创始人，在耳鼻咽喉科和变态反应学方面有很深的造诣，发表过许多著作。早在当住院医师时，他为研究中国人鼻窦的发育，与当时北京协和医院停尸房的管理人员达成协议，申请无人认领的死婴头颅，利用下班后的时间进行解剖。他因此撰写的第一篇论文《中国人的鼻窦发育——100个婴儿头颅的解剖》发表于1936年在檀香山出版的美国 *Far Eastern Conference Preceeding*（《远东论坛》）上。这项研究对儿童鼻窦病的诊断和治疗具有重要的意义。

1939年，他从美国回到北平，任职于北平协和医院耳鼻咽喉科。刚工作时，耳鼻咽喉科病房里住着一名喉阻塞的患儿，经气管切开后，呼吸困难虽已解除，但因喉阻塞的原因不明，一直无法拔管，大家束手无策。张庆松经过详细询问病史和进行有关检查，确定引起喉阻塞的原因是对牛奶的变态反应。从其饮食中排除牛奶后，患儿竟奇迹般地恢复了喉的呼吸功能，顺利拔管出院。此后，张庆松将本例连同在美国见到的两个类似病例，以喉变态反应为题，在国内外杂志上作了报道。他总结到："以上所报告之三病例，皆极有兴趣，且予吾人以极有价值之教训。第一病例除喉部发生病态外，尚有鼻部及皮肤症状。第二病例喉部及气管支气管皆发生同一病变。第三病例喉部及肠胃部同时发生病态。此三例皆已确实证明与变态反应有关，且皆系对牛乳发生过敏性者。仅用饮食治疗法，即可立见功效。著者深信喉部变态反应症，绝非如常人想象之稀罕，故吾人诊治喉部阻塞疾病时，当注意有变态反应之可能。"这是我国最早的喉变态反应的病例报道。

在1940年发表于美国 *Archives of Ptolaryngology*（《耳鼻喉科文集》）的"Relation of allergy and tonsillectomy in children: incidence of respiratory allergy in cases of routine tonsil-lectomy"（《儿童扁桃体切除与变态反应的关系：常规扁桃体切除病例中呼吸道变态反应的发生率》）一文中，张庆松对200例扁桃体切除术进行分析，

发现 26 例（13%）的发病与变态反应有关，根本没有手术适应证；切除扁桃体不仅不能解决此类患儿原来的病状，而且会加重或产生各种新的呼吸疾患。这项研究在国际上没有先例。其时在国际上，滥行扁桃体切除手术的情况非常普遍；例如当时美国每年行此手术 123.5 万人次，而其中 16 万人次是不该做此手术的；在美国，有的医院甚至把扁桃体切除手术作为儿童的一项常规手术。美国医学会对此论文给予高度评价，并发表评论，呼吁耳鼻喉学界重视此问题。张庆松的这个观点震动了国际耳鼻喉科学界，以后的许多资料（如扁桃体是免疫器官，至少在婴幼儿时期是有功能的）都证明他的观点是正确的。

1953 年以来，他先后在国内发表《变态反应性鼻炎及鼻窦炎》、《鼻部变态反应与其他部变态反应的关系》、《恶性肉芽肿》等论文，极大地提高了我国耳鼻咽喉科诊治水平。1963 年，他主编了高等医学院校教材《耳鼻咽喉科学》，对耳鼻咽喉科学的教学工作做出了贡献。此书日后进行了多次修订再版。他在《变态反应性鼻炎及鼻窦炎》一文中指出，前北京协和医院耳鼻喉科接诊的鼻病患者中，40.3% 是变态反应性的；并指出单纯性变态反应性鼻炎和鼻窦炎禁用手术疗法。鉴于当时医学界对变态反应的了解不足，许多变态反应性鼻炎和鼻窦炎患者进行手术后不但没有解决问题，反而增添了手术的后遗症。这篇文章在当时具有很大的指导意义。

《一○八聋人调查》是张庆松在 20 世纪 40 年代进行的工作，对象是北平市立聋哑学校和北平私立聋哑学校全体聋哑人和门诊患者。1956 年，他在《一○八聋人调查》一文中指出，108 例中 30 例属于先天性聋，78 例属后天性聋；在后天性聋中，急性传染病致聋占绝对多数。中华人民共和国成立后对聋哑人的调查显示，与他的论文相比，后天性聋在其中所占比例也显著下降，这充分说明了社会制度的不同对聋症发生率的影响。

1955～1956 年，北京协和医院和北京医学院附属医院曾收治多名恶性肉芽肿患者，治疗效果大多不满意，死亡者居多。张庆松根据此病的一般过程、病理特点、治疗反应，在《恶性肉芽肿》一文中，提出了变态反应发病机制的可能性。当时的医学水平不可能对这一问题进行深入探讨。数十年后，随着免疫学的发展，已经证明恶性肉芽肿有不同的临床类型，其中的肉芽肿性血管炎确属变态反应Ⅲ型病变。

慢性化脓型鼻窦炎是耳鼻咽喉科的多发病，过去治疗以手术为主，但效果常不理想。张庆松在《慢性化脓性鼻窦炎治疗的过去现在和将来》一文中写到："鼻窦根治术往往在清除病变组织的同时，破坏了具有重要生理功能的正常结构，其结果不仅影响治愈，反而增加病人痛苦"。他根据变态反应学的发展、鼻和鼻窦生理学的发展，以及磺胺制剂和抗生素治疗的进步，预言慢性化脓性鼻窦炎的治疗将会有一个根本的变化。他写到:"慢性化脓性鼻窦炎的治疗过去是以外科疗法为主,很少采用内科疗法。现在则采用综合内科和外科疗法,两者并重。外科疗法则以保守性为主。根据过去和现在的演变预测,随着耳鼻咽喉内科学包括变态反应学、生物化学、内分泌学、抗生素学和维生素学的发展,将来慢性化脓性鼻窦炎的发病率将会大大降低,它的治疗将逐步趋向于耳鼻咽喉内科学的范围。"后来的情况完全证实了他当初预言的正确性。

1961年年初,北京协和医院耳鼻咽喉科曾连续见到两例金黄色葡萄球菌肠炎。第一例为鼻咽纤维血管瘤,因经鼻腔采取活组织引起出血不止,经用纱布条填塞后止血,但每抽换纱布均引起大出血,纱布条不能撤除。由于长期不能撤除填塞物,出现局部感染,体温上升,用青霉素不能控制感染,乃加用链霉素肌肉注射及氯霉素口服,但局部感染有增无减,又加用红霉素静脉滴注,仍无效。鉴于出血及炎症均不能得到有效控制,决定于全身麻醉下行肿瘤切除术。术后出血停止,继续应用上述4种抗生素,但体温不降,并开始腹泻稀便,血培养发现金黄色葡萄球菌,诊断为金黄色葡萄球菌肠炎及菌血症。经用新生霉素口服后病情迅速好转,于手术后一个月痊愈出院。此后不久,又收入一例慢性化脓性中耳炎及乳突炎合并化脓性脑膜炎患者,由于入院时给予氯霉素口服,手术后也合并了金黄色葡萄球菌肠炎、经抢救无效而死亡。由于当时耳鼻咽喉科临床医师对金黄色葡萄球菌肠炎这一严重并发症普遍缺乏认识,张庆松结合此两病例撰写了《耳鼻咽喉科所见的金黄色葡萄球菌肠炎——抗菌素的严重并发症》一文,指出本病的发生是由于长期大剂量应用抗生素导致肠道正常菌群失调所致。建议应严格掌握抗生素的应用,尤其要避免不必要的大剂量长期应用。严格控制医院内的交叉感染,严格无菌操作,改善病人一般情况等是预防本病的重要措施。

1981年,在哈尔滨召开的中华医学会第三届全国耳鼻咽喉学术会议是张庆松参加的最后一次全国性大会。这次大会的一个中心议题是防聋治聋。在这次大会的推动下,防聋治聋工作发展较快,特别是有关听力学的研究进行得较多,先后召开了两次听力学的学术会议和举办了学习班,与之有关的聋人康复和助听器事业等也有了较大的发展。他建议成立的3个专业组业已陆续成立,并开展工作。

李宝实教授曾为《张庆松教授文集》题写书名,姜泗长教授为文集写的序言中说:"张庆松教授是我国著名的临床学家和医学教育家。他毕生从事于耳鼻咽喉科学和变态反应学事业……提出了许多独特的见解,这些见解,通过时间和实践的检验,证明绝大部分是正确的,至今仍有重要的参考价值。"这段话高度概括了张庆松一生的科学成就。

三、严谨的科学态度

治学严谨,不图虚名,坚持实事求是,是张庆松在学术上的一贯作风。在"大跃进"的年代里,针刺治聋之风刮遍了全国,"疗效"由百分之七八十"提高"到百分之九十以上,甚至百分之百。有关针刺治聋哑的文章雪片似地飞向《中华耳鼻咽喉科杂志》编辑室。作为中华医学会耳鼻咽喉科学会主任委员、《中华耳鼻咽喉科杂志》主编的张庆松面临着严峻的抉择。他坚决顶住了压力,坚持不在他主管的杂志上发表一篇不实事求是的文章。他的这种高风亮节赢得广大耳鼻咽喉科工作者的信任和支持,他也为此受到了许多批评。

20世纪80年代初,报刊、电台大肆宣传"特异功能",有些耳鼻咽喉科医生也对此将信将疑起来,甚至把它作为一个学术问题提出来讨论。这一股席卷全国的"特异功能"风激起了一些投机取巧的荣华富贵梦,他们最需要的就是医学界的权威人士出来表态支持,于是在张庆松的家里,就出现了手提烟酒,甚至公然以钱财为钓饵的不速之客。对于这些人,张庆松都是拒之门外。他在一次会议上专门谈了自己的看法:"作为一个耳鼻咽喉科医生,我就不相信耳朵还有认字的功能。如果耳朵能认字,还要眼睛干什么?"在请教了心理学家、魔术师后,他告诉大家,所谓"特异功能",魔术师们都能变出来。

对于耳鼻咽喉科同道们在学术上的失误或错误思想,张庆松向来都是严格批评。20世纪70年代后期,国内有人提倡无麻醉行小儿扁桃体挤切术,并且不厌其烦地屡次在学术会议上发言,介绍"经验"。张庆松气愤地指出:近代外科学的基本原则之一是麻醉,无麻是违反此一原则的。在他的坚持下,无麻醉手术在全国的推广才得到阻止。

20世纪70年代后期,某教授尝试用菌苗脱敏法治疗感音神经性聋,并把这方法推广到治疗精神分裂症等多种疾病。张庆松指出这个研究的设计存在问题:菌苗经高压消毒,抗原性早已破坏,哪里还能有脱敏的效用?而且,脱敏治疗只适用于Ⅰ型变态反应病,没有任何证据证明这名教授用此种方法治疗的疾病是Ⅰ型变态反应病。但是,这一项研究竟然在当地被评为科技成果,并报送到卫生部,准备与国外交流,张庆松得知后坚决予以阻止。

四、言传身教 诲人不倦

张庆松又是一名卓有成效的医学教育家。他勤恳治学,言传身教,诲人不倦。

他在业务上精益求精，对待科学事业一丝不苟，为学生们树立了良好的学风。他从事医学教育工作数十年，桃李满天下。在他的辛勤培育下，耳鼻咽喉科和变态反应科人才辈出，他们大多已成为我国耳鼻咽喉科和变态反应科的骨干力量，在全国各个岗位上发挥巨大的作用。

张庆松注重临床实践，在研究生的培养中一直强调"基本功"，北京协和医院耳鼻咽喉科倪道凤教授还清楚地记得当年他作为一名耳鼻喉科研究生跟着张老查房的情景："全科大夫一起坐在大实验室讨论病例，多次针对临床工作中的问题提醒和要求我们这些研究生们打好基本功。当时，研究生们总想早点做个简单的课题毕业，他说：'着急做什么题，先要打好基本功，基本功！'张老是1928年北京协和医学院的毕业生，受过严格的三基三严训练和培养，深知基本功对培养一个临床医生的重要。我1963年入北京大学医预班，1965年9月至1966年6月4日参加'四清'，接着回北大参加'文化大革命'，1967年转入中国协和医大继续参加'文革'，1970年7月几乎两手空空离校到秦岭深山工作，正因为有他和其他老师的严格要求使我的临床工作打下了较扎实的功底。"

为了迅速扭转我国变态反应学方面的落后面貌，张庆松不遗余力，在1982年领导首都医院变态反应科全体在北京举办了第一届临床变态反应学学习班。他亲自编写讲义，参加讲课。学员们深为之感动，办班效果良好。学习班结束后，他又亲自主持编写临床变态反应学教科书和参考书。1982年10月，他不顾学习班刚结束日常工作繁忙，坚持去长沙、南宁等地指导工作，终因劳累过度，病倒在外，经接回北京进行抢救无效，于11月7日上午7时30分逝世于北京。

五、心地善良　对人热情

张庆松一贯胸襟坦白，追求进步。他的成绩有目共睹，但他从不居功自傲，不摆大专家的架子。一生中都是和年轻人一样按时上下班，甚至早来晚走。凡是找他看病的，无论是达官贵人，还是普通人，他都一视同仁。

张庆松顾大局，识大体，高风亮节。当年北京协和医院耳鼻咽喉科和口腔科共用一个病房，是由张庆松高风格，借病床给口腔科开始的，是为了兄弟科室的发展，也是为了协和医院的发展。

对于下级，他热情得像一团火。他一生为许多人的书写序，帮许多人设计科研题，为许多人修改稿件。

他心地善良，也把每一个人看得和他自己一样善良。1966年"文化大革命"初期，他和他的学生顾瑞金惨淡经营了 10 年的协和医院变态反应门诊被他人接替，顾瑞金被调到西北的一个厂矿医院，他自己被剥夺了处方权，先是在门诊叫号，后来干脆被派去扫厕所。对于这一切，他都默默地忍受着。1976 年，他看到被调至新疆工作的顾之燕发表的论文后，高兴极了，连着去信祝贺。1977 年，他被平反，恢复了科主任和副院长的职务后，又给顾之燕去信，帮她设计关于花粉症的科研计划。

张庆松将一些学生如顾瑞金、顾之燕等，调回北京或安排了更合适的工作岗位。他和他的学生们规划要大力发展中国变态反应学事业，包括筹划举办全国变态反应学学习班等。改革开放，迎来了国家科学的春天，张庆松以瘦弱的身躯，奔走全国，为耳鼻咽喉科学和变态反应学发展倾注了全部的身心。

张庆松精心设计、苦心安排写成的讲义稿在他去世后不久付印。后来顾瑞金和顾之燕按照张庆松生前的设计和布局写出了《临床变态反应学》，该书封面上赫然印着"张庆松主编"。

六、张庆松主要论著

张庆松. 1941. 喉部变态反应症. 中华医学杂志, 27: 747.

张庆松. 1953. 变态反应性鼻炎及鼻窦炎. 中华耳鼻咽喉科杂志, 1: 12.

张庆松. 1956. 鼻部变态反应和其他部位变态反应的关系. 中华医学杂志, 42: 201.

张庆松. 1956. 一〇八聋人调查. 中华耳鼻咽喉科杂志, 4: 184.

张庆松. 1957. 恶性肉芽肿（附六例报告）. 中华医学杂志, 43: 677.

张庆松. 1958. 出席南斯拉夫世界聋人协会第二次大会报告. 中华耳鼻咽喉科杂志, 6: 61.

本刊编委会（张庆松执笔）. 1959. 解放十年来我国耳鼻咽喉科学的发展及成就. 中华耳鼻咽喉科杂志, 7: 301.

张庆松. 1964. 慢性化脓性鼻窦炎治疗的过去、现在和将来. 中华耳鼻咽喉科杂志, 10: 291.

张庆松, 叶世泰. 1964. 耳鼻咽喉科所见的金黄色葡萄球菌肠炎——抗菌素的严重并发症. 中华耳鼻咽喉科杂志, 10: 344.

张庆松. 1964. 耳鼻咽喉科学. 北京：人民卫生出版社.

张庆松. 1965. 我参加农村社会主义教育工作的收获. 中华耳鼻咽喉科杂志, 11: 276.

张庆松. 1966. 在农村开展耳鼻咽喉科工作的几点体会. 中华耳鼻咽喉科杂志, 12: 4.

张庆松. 1974. 建国三十周年来我国耳鼻咽喉科学的发展和展望. 中华耳鼻咽喉科杂志, 14: 129.

张庆松. 1978. 努力提高耳鼻咽喉科学术水平——在洛阳耳鼻咽喉科学术会议开幕式上的讲话（摘要）. 中华耳鼻咽喉科杂志, 13: 4.

张庆松. 1979.《新疆花粉症》序言//顾之燕. 新疆花粉症. 乌鲁木齐：新疆人民出版社.

张庆松. 1980. 几点希望——祝贺《耳鼻咽喉经纬》创刊. 耳鼻咽喉经纬, 1: 1.

张庆松. 1980. 耳鼻咽喉变态反应病. 鼻息肉//李宝实. 中国医学百科全书. 耳鼻咽喉科学. 上海：上海科学技术出版社：126.

张庆松.1981.《耳鼻咽喉科学进展》序言（1981年6月为《江苏医学》编辑部编《耳鼻咽喉科学进展》作）. 南京：江苏医学编辑部.

主要参考文献

顾瑞金，等.1984. 张庆松教授文集. 内部发行.

张庆松.1988. 临床变态反应学. 上海：上海科学技术出版社.

金京.2000. 张庆松//中国科学技术协会. 中国科学技术专家传略·医学编·临床医学卷1. 北京：人民卫生出版社：362.

撰写者

黄华（1991~），北京协和医学院医学博士。

吴英恺

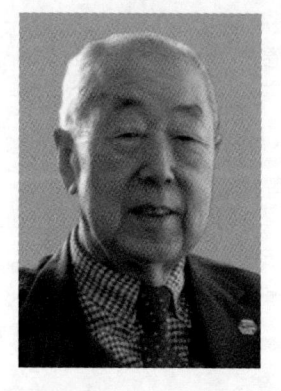

吴英恺（1910~2003），辽宁新民人。医学家，中国胸心血管外科和心血管流行病学及人群防治的开拓者和奠基人。1955年当选为中国科学院学部委员（院士）。1933年毕业于辽宁医学院（小河沿医科大学）医学系。曾任中国医学科学院阜外医院院长和心血管病研究所所长。长期致力于胸心血管外科和心血管流行病及人群防治研究。1940年完成中国第一例食管癌切除和胸内食管-胃吻合术。1940~1980年先后在食管癌的流行病学、病理学和外科治疗方面进行深入广泛的研究，使我国食管癌的基础、临床和预防研究居于国际领先地位。1975年起致力于心血管流行病学和人群防治研究。在北京石景山地区建立了我国第一个心血管病流行病学和人群防治的科研基地。1979~1980年领导组织了全国29个省（直辖市、自治区）的高血压抽样调查，共查人口400余万，取得了我国人群高血压流行情况的第一手资料，为后来我国心血管流行病研究走上国际舞台打下了坚实的基础。通过参与国际协作，在引进国外先进经验的同时结合中国国情，创造了心血管病防治和监测的三级网络系统，使中国的心血管流行病和防治研究达到了国际水平，在某些领域（心血管病人群监测）达到国际领先水平。这些成就对国际，特别是发展中国家开展心血管病防治研究有重要借鉴意义。

一、立志学医　青年成才

吴英恺，1910年5月8日生于辽宁省新民县的一个满族家庭。父亲教书，家庭经济状况不富裕。祖母多病，常年请医服药，因此他从小仰慕医生并立志将来当一名医生。1927年，他考入由英国医生司督阁创办的辽宁医学院（小河沿医科大学），从此走上了学医、行医、传医的漫长道路。从那时起，他就暗下决心：一个英国医生可以到中国创办大医院和医学院，中国人更要为自己的国家干出一番事业，这成为他一生的追求。

1933年毕业后，吴英恺来到北平协和医院外科工作。其间，他工作勤奋，虚心好学，在医疗、教学和科研能力方面打下了坚实的基础。他先后任研究生、总住院医师、主治医师兼助教、讲师。1940年，年仅30岁的他成功地完成了我国第一例食管癌切除术和胸内食管-胃吻合术。

1941~1943年，北平协和医学院派送吴英恺赴美国圣路易斯华盛顿大学进修胸部外科。他十分珍惜这次难得的机会，加倍努力工作，并广泛开展与国际同行的交流。他涉足胸外科各个领域，吸收各家之长，进一步开阔了眼界。他善于把各专业的优点结合起来，达到创新的目的。如采用整形外科包扎技术于胸廓成形术，取得了120例次胸廓成形术无一例化脓感染的优异记录，这在20世纪40年代是个不小的科学成果。他虚心好学的精神和精湛的医术得到了美国专家的赏识和患者的尊敬。

1943年秋，吴英恺进修即将期满，而第二次世界大战和日本侵华的形势依然十分严峻。他毅然谢绝了美国胸外科权威葛兰姆的挽留，放弃了在美国优越的工作和生活条件，冒着生命危险，辗转两个月回到了祖国。经过将近一年的准备，吴英恺于1944年在大后方重庆参加创建中央医院，任外科主任，那时他34岁。当时的条件很艰苦，他没有被困难吓倒，团结全体人员经过一年多的努力，从无到有创建了当时国内一流的外科，培养了大批专业人才。在此期间，他成功地完成了我国第一例动脉导管未闭结扎术，这是我国心脏外科的先声。

1946年6月，吴英恺到天津参加筹建天津中央医院，并于1947年主持完成我国第一例慢性心包炎心包切除术。1948年5月，他回到北京协和医院工作，任外科学系教授。

二、学术经历和成就

1951年，41岁的吴英恺任北京协和医院外科主任。1956年，他奉调到北京西郊创办中国人民解放军胸科医院，任院长兼外科主任。1958年秋，该院转为中国医学科学院阜外医院，并建立心血管病研究所，他仍任院长兼所长。在此期间，他组织开展了心脏血管外科。在心脏外科、胸主动脉瘤外科及肾血管性高血压外科治疗等方面做了开创性的工作。

1981年，吴英恺和翁心植一起创建了北京市心肺血管医疗研究中心，吴英恺任主任。1984年，他创建了北京安贞医院并任院长。1987年，他退居二线，任北京市心肺血管疾病研究所名誉所长。这一期间正值我国改革开放初期，他抓住机遇，大胆改革创新，经过短短5年的努力，建成了一个享誉国内外的集医疗、教学、科研、预防和国际交流五位一体的、以心血管病治疗和研究为重点的医疗科研联合体。"安贞速度"成为当时医学界快速发展的象征和楷模。吴英恺不但注重业务技术的发展，也特别关心医德医风的建设。他亲自倡导的"公勤严廉"的院训和他一生严于律己、敢于创新、勇于实践、努力拼搏的崇高品德，教育和激励了几代人。

吴英恺的学术成就主要集中在两个领域：胸心血管外科和心血管流行病学及人群防治。1939～1941 年，他参加了北平协和医院外科主任娄克斯（Loucks）领导的食管癌研究组。1940 年春，他作为第一术者完成了我国第一例食管癌切除和胸内食管-胃吻合术，翻开了我国食管癌外科新的一页。在以后数十年的实践中他不断总结经验，在食管癌外科研究方面独树一帜，成为国际知名的权威之一。

在食管癌研究方面，他做了许多开创性的工作。20 世纪 50 年代的流行病调查和临床资料表明，我国华北太行山脉周围，特别是河南林县一带是食管癌的高发区。1958 年，他组织华北地区四省一市（河南、河北、山东、山西和北京市）大协作，进行食管癌的流行病和临床研究。通过长期实践初步阐明了食管癌的自然病史、流行特征及发病机制。研究发现，当地的饮食习惯（吃粗糙的糠饼和腌酸菜，喝很烫的粥和汤）是食管癌发病的重要危险因素。对此，协作组提出了食管癌预防方案，重点向当地居民宣传健康的生活方式和饮食习惯。1960～1980 年，他 3 次到林县地区指导工作，通过有力的干预措施使这些地区食管癌的发病率和死亡率在 10 年后有了明显的下降。在此基础上，研究人员结合临床表现和 X 线诊断特点，提出食管癌病理分型的概念，以后又提出四期分类法及多点来源的病理学理论，这在国际上是一个创新，大大推动了我国食管癌防治科研工作，使我国食管癌防治工作居国际领先水平。1980 年年初，他与黄国俊合著《食管癌与贲门癌》一书，由德国 Springer 出版社出版，是国际上有关食管癌的权威性著作。1982 年，他与黄国俊、邵令方、张毓得和林训生等联合在美国胸部及心血管外科年会上作了题为《中国食管癌研究及外科治疗 1940～1980 年进展》的报告，受到热烈欢迎。这一成就标志着我国食管癌外科研究达到了国际领先水平并真正走上了国际讲坛，为国家争得了荣誉。

在心脏外科、胸主动脉瘤外科及肾血管性高血压外科治疗方面，吴英恺也做了许多开创性的工作。1985 年，他与美国 Peters 教授共同主编、出版了由 12 个国家 150 多位著名专家参与编写的《国际心胸外科实践》，该书中英文版同时出版，受到国内外学术界高度赞赏，并于 1996 年被评为卫生部科技进步奖一等奖。

从 1975 年起，吴英恺开始从事心血管流行病学和人群防治工作，他对我国这门学科的发展做出了重要贡献。在何观清、高润泉、刘力生、周北凡、吴锡桂和俞九生等教授的帮助下，他在北京石景山地区组建了我国第一个心血管流行病学和人群防治科研基地，开展了许多开创性的工作。这些工作对全国的工作起到重要推动和指导作用。1979 年，他任阜外医院院长期间，领导组织了全国 29 个省（直辖市、自治区)、90个城市及208个农村地区的高血压普查,总计普查人口达400多万,这是我国首次大规模同步进行并采用国际标准进行的心血管流行病学研究,其结果至今仍被国内外学者广泛引证。1981年受卫生部委托,吴英恺牵头组织了中美政府间医疗卫生科技协作项目——中美心肺疾病流行病学合作研究。后因工作调动,该项工作改由别人主持。

20世纪中叶后,一些国家的心血管病流行趋势出现了一些难以解释的变化,阐明这些变化的原因对心血管病防治有重要意义。1983年,世界卫生组织(WHO)根据国际心血管病的流行特点和变迁规律,决定在全球四大洲2000多万人群中开展为期十年的"人群心血管病趋势和决定因素监测"(简称WHO莫尼卡方案)。这是国际上第一个高水平、大规模、长时间的心血管病国际协作研究。吴英恺受卫生部委托参与了该项协作研究,在北京地区70余万人群中率先开展监测。之后他又组织全国16省市心血管病人群监测工作,取得了我国人群心血管病发病率、死亡率、危险因素及趋势的第一手资料,为我国和国际心血管病防治提供了宝贵的资料,也使我国心血管流行病研究工作登上了国际舞台。作为WHO莫尼卡方案的一部分,北京监测区的工作质量一直名列前茅,受到世界卫生组织和国际同行的高度赞扬。2003年9月,WHO在日内瓦总部向全世界宣布了这项迄今为止规模最大、时间最长的全球性心血管协作研究的全部结果,这是由28个国家40个中心参加协作、历经20年(1984~2003)的资料收集和分析工作的全部成果。在研究资料总汇册中刊登了吴英恺的一幅照片,称他为资格最老的研究员,表达了对他的崇敬和赞扬。

1997年,吴英恺虽已年近九旬,但他仍然身体力行,发起组织了"首都爱心护心工程",开展心血管病防治科普教育工作。他亲自组织举办基层医务人员培训班,亲自讲课和组织编写教材及科普材料,在北京市18个区县城乡人群中开展心血管病的科学普及和预防保健,实现人人爱心、护心,减少疾病、减少残疾、减轻医药费负担的目标。在活动中,他亲自编写并自费出版了20多万册心血管病防治和自我保健科普小册子,并在小册子的最后一页注明"没有版权,欢迎翻印"。他还把自己的稿酬和获奖奖金都捐献给心血管病科普事业。他这种不计报酬、不计名利、一心为民的崇高精神得到了广大医务工作者和群众的一致称赞。在他的号召、鼓励和督促下,一大批医学专家、教授走上了健康大课堂的讲台,深入到群防群治的第一线。现在,由他热心倡导的健康科普活动越来越受到全社会的关注和参与。

三、我国医学科学家的杰出代表

吴英恺不但是一名出色的医学科学家,也是一名成功的医院管理专家和教育专家。他一生主持创办了解放军胸科医院、北京阜外医院和北京安贞医院三所在国内外有重要影响的医院,两个研究所和五个心胸外科。在长期的实践中他积累了丰富的管理经验并为国家培养了大批医学人才。此外,吴英恺还是国内外知名的社会活动家。1955年,他当选为第一批中国科学院学部委员(院士)。他还曾担任中华医学会常务理事、中华医学会外科学会主任委员、中华心血管病学会主任委员、《中华外科杂志》主编及《中华心血管病杂志》主编等职。他先后当选为苏联外科学会荣誉会员、英国心脏学会通讯会员、美国外科学会荣誉会员、美国胸部外科学会荣誉会员、北美外科医师学院名誉院士,并于1975~1977年任国际外科学会副会长。

吴英恺一生共发表外科、胸外科、食管外科、心血管外科和心血管流行病学和预防等各方面的学术论文200余篇,主编或合编《临床外科手册》、《胸部疾病》、《胸部外科》、《食管癌和贲门癌》、《国际心胸外科实践》等专著十余种。这些著作为我国和国际医学的发展做出了重要贡献。

吴英恺1956年加入中国共产党。他是全国人民代表大会第一、二、三届人民代表,全国政协第五、六届委员。1998年12月,中国医学科学院授予他中国医学科学的最高奖"中国医学科学奖"。2001年中国医学基金会授予他"医德医风奖"。

吴英恺是一个坚定的唯物主义者,他笃信唯物主义生死观。生前他立下了医嘱:后事从简,不举行告别仪式,不发讣告,不开追悼会,遗体供医学研究用。他以实际行动提倡移风易俗,破除迷信,为医学界和全社会树立了榜样。

纵观吴英恺的一生,作为中国医学科学家的杰出代表,他以异乎常人的勤奋,严谨的治学态度,优良的学风和高尚的医德,为我国的医学事业,特别是胸心血管外科和心血管流行病学事业做出了卓越的贡献。他一生不懈攀登医学高峰的奋斗精神,不懈追求事业创新的科学探索精神,服务于人民健康的奉献精神,致力科学普及的执著精神将永载史册,成为我国医疗卫生事业和人民健康事业奋斗的楷模。

2013年11月13日,吴英恺于北京逝世。

四、吴英恺主要论著

吴英恺. 1950. 现代外科基本问题. 济南:华东医务生活社.

吴英恺. 1951. 临床外科手册. 北京:人民卫生出版社.

吴英恺,曾宪九. 1955. 临床外科手册. 第2版. 北京:人民卫生出版社(1965,第3版).

吴英恺,许殿乙,陈景云,赵连璧. 1956. 野战外科学. 北京:人民军医出版社.

吴英恺. 1957. 军医外科手术学. 北京:人民卫生出版社.

吴英恺,朱贵卿. 1959. 胸部疾病. 北京:人民卫生出版社.

吴英恺，黄国俊.1965.食管癌和贲门癌.上海：上海科学技术出版社.

吴英恺.1974.胸部外科.北京：人民卫生出版社.

吴英恺，傅世英.1980.心血管病学进展.哈尔滨：黑龙江科学技术出版社.

吴英恺，黄国俊.1985.食管癌和贲门癌（英文版）.德国：Springer-Verlag 出版社.

吴英恺，Richard M Peters.1985.国际心胸外科实践（英文版）.北京：科学出版社.

吴英恺，王一山，李平，林训生，译.1988.国际心胸外科实践.上海：上海科学技术出版社.

吴英恺，石美鑫.1988.中国医学百科全书·胸心血管外科.上海：上海科学技术出版社.

黄国俊，吴英恺.1990.食管癌和贲门癌（中文版）.上海：上海科学技术出版社.

吴英恺.1990.吴英恺学术论文集（1936~1989）.北京：中国科学技术出版社.

吴英恺，胡旭东，等.1990.心血管病保健咨询.北京：中国科学普及出版社.

吴英恺，曾宪九，孙衍庆，朱预.1993.外科临床指导.北京：人民卫生出版社.

吴英恺.1995.老专家谈医学成才之道.北京：北京医科大学中国协和医科大学联合出版社.

吴英恺，胡旭东，吴兆苏，等.1996.心血管病防治保健咨询.北京：科学普及出版社.

主要参考文献

吴英恺.1990.医务生活六十年（1927~1987）——吴英恺回忆录.上海：上海科学技术出版社.

吴英恺.1997.学医、行医、传医70年（1927~1997）.北京：中国科学技术出版社.

Wu Y K. 2006. Dr. Wu Yingkai's Memoir. Seventy Years (1927~1997) of Studying, Practicing and Teaching Medicine. Beijing：China Science and Technology Press.

撰写者

吴兆苏（1942~），中国高血压联盟主席。北京安贞医院北京市心肺血管疾病研究所教授、博士生导师，国务院特殊津贴获得者，吴英恺先生的硕士研究生（1978~1981）。

胡懋华

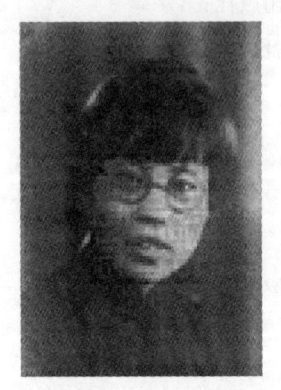

胡懋华（1912~1997），天津人。放射诊断学家。1941年毕业于北平协和医学院，获医学博士学位。1941~1947年任北平中和医院放射科医师。1947~1948年在北京医学院放射科任讲师。1948年夏回协和医院放射科工作，历任协和医学院副教授、教授，协和医院放射科主任，卫生部医学科学委员会委员，中华医学会理事，中华放射学会副主任委员，《中华放射学杂志》副总编辑。从事放射诊断学50余年，坚持治疗、教学、科研三举并重的观点。凡是在医疗实践中遇到的难解之题都是她的科研课题，经过不断的实验研究提高了理论认识，最终再将研究成果应用于临床实践，在这种反复提高的过程中不仅发展了技术，还培养了大量专业人才。在矽肺（即硅沉着病）X线诊断与分期标准的研究、中西医结合对胃肠道和胆系运动功能的观察、胃肠双对比检查诊断早期胃癌、胃小区的X线实验研究及逆行胰胆管造影在临床的应用等方面均取得成果。撰写有《矽肺X线诊断与分期标准的研究》、《神经衰弱患者胆囊胆道运动功能的X线观察》等。

一、求 学 生 涯

胡懋华，1912年8月27日出生于天津市。1928年，她初中毕业，随后入学北平贝满女中高中，并于1931年毕业。在早期的求学生涯中，她深受父亲和兄长的影响。胡懋华的父亲在旧社会曾任江苏省教育厅长，他很重视子女的教育，胡懋华从小就是在新思想、新知识的熏陶中成长起来的。当时的国家满目疮痍，满腔抱负的她产生了科学救国、教育救国的理想。胡懋华的哥哥胡懋廉当时在协和医学院耳鼻喉科工作。受到哥哥的影响，她在中学时期就立下了学医的志向。高中毕业后，她考入了燕京大学医预科，从此踏上了她传奇般的人生道路。在燕京大学医预科就读期间，胡懋华曾于1934年因患肺结核休学一年，但她并没有因此耽误学习，在毕业时获得了斐陶斐金钥匙奖章。1934年秋，她考入北平协和医学院。1936~1941年，胡懋华在北平协和医学院读完医学预科后，继续就读于协和医学院本科，毕业时获美国纽约州立大学医学博士学位并留院工作。

在协和医院期间，胡懋华师从谢志光从事 X 线诊断专业，她跟随谢教授工作、学习，受益匪浅。谢志光在旧中国行医 20 余年，饱尝了半殖民地、半封建社会的苦楚，他为创建祖国的临床放射学历尽艰辛，即使在最困难的情况下，也从未动摇过。他是协和医院第一个担任科主任的中国人。1942 年 1 月，北京协和医学院因被日本军占领而被迫停办，尽管身体欠佳、经济困难，谢志光仍毅然离开了协和医院，他宁可失业挨饿，也不为日本人工作。胡懋华也随谢志光迁至北平中和医院（现北京人民医院）。谢志光常告诫胡懋华："我们的工作不能有半点疏忽，任何一张不合要求的 X 线片，任何一个错误的诊断，都会给患者带来无法估量的损失。"谢志光教学有个"三部曲"：一是他做你看；二是你做他看；三是他放手让你做，做完以后再检查纠偏。在这种教学模式下，胡懋华不仅吸取了前人的经验教训，还不断提高了自己的工作能力和科研水平。她一边学习理论基础，一边进行临床实践。她充分认识到放射学不是一门孤立的学科，相反，它与基础医学存在着广泛的联系。与谢志光共事的这些年，胡懋华不仅掌握了放射诊断学的技能，更重要的是谢志光的先进思想深深根植在了胡懋华的心底，为她今后成为放射诊断学家打下了坚实的基础。

1947 年，胡懋华离开了北平中和医院，1947~1948 年，她在北大医学院附属医院放射科任讲师。1948 年协和医学院复校，胡懋华回到协和医学院工作，任讲师、副教授，1953 年晋升教授并任协和医院放射科主任一职。1956 年，她加入中国共产党，1981 年被评为优秀共产党员。1983 年，胡懋华退居二线，1988 年退休。1990 年，她获得国家教委和中央保健委员会的奖励。

二、功成名就

胡懋华从事放射诊断学的临床、教学和科研工作 50 余年。是中国第一代著名放射诊断学家，是中国临床放射学的奠基人之一。

（一）形式创新

胡懋华担任协和医院放射科主任 30 年，为协和医院放射科的创建、成长与发展贡献了毕生的精力。为了使放射科适应临床工作的需要并追赶世界先进水平，为了合理配置人力资源和设备，她创建了按人体系统分专业组的形式，将放射科诊断工作按解剖划分为神经、骨骼、胸部、胃肠等专业组，各组按系统分担医、教、研工作，并与临床专业分工相一致。她强调各组间有分有合、团结协作，这种放射科的结构对国内放射学的发展起到了示范作用。此外，她特别重视多学科、多科室的协作，她首先提出"临床放射讨论会"并组织实施，这对提高临床诊断水平起到了重要作用。目前协和医院仍坚持这种讨论会，既促进了干部培养和临床教学工作，又加强了各科医师之间的协作，共同解决疑难病例的诊治。

（二）治学严谨

胡懋华一生治学态度严谨，一丝不苟。她对人体各系统疾病的 X 线诊断都做了深入研究，力求提高诊断水平。她坚持医疗、教学、科研有机结合的观点，凡是在医疗实践中遇到的难解之题都成为了她的科研课题。她经过不断地实验研究提高了理论认识，再将研究成果应用于临床实践，在这种反复提高的过程中不仅发展了技术，还培养了大量专业人才。在 X 线诊断工作中，她重视对医生进行全面的基本功训练，强调针对患者病情需要正确地选择检查方法。她强调从各种影像征象的分析中，推断影像所反映的病理解剖和病理生理的变化，再结合临床资料进行综合做出影像学诊断，反对单纯依靠 X 线作诊断。同时她还强调要有优良的投照质量，要周密观察和全面分析 X 线表现，以避免主观片面地罗列 X 线征象的诊断方法。关于进行诊断的指导思想，胡懋华一向认为影像诊断不能单靠 X 线征象或图像特点进行诊断（所谓的"看图识字"或"对号入座"），而应有一定的诊断原则。首先医生应了解 X 线机的机械构造和 X 线表现的成像规则，具备病理形态和病理生理知识，熟悉人体组织器官所表现的正常 X 线图像，发现异常时要研究其反映的是什么病理基础，然后结合临床其他资料和化验结果进行全面分析，再提出诊断意见。实践证明，他的学术思想和实施办法是完全正确的。

时至今日，胡懋华严谨的治学精神仍值得后人学习。2006 年 8 月 9 日，北京协和医院在建院 85 周年之际，展出了该院的"三宝"之一——病案。北京协和医院自 1921 年建院以来保存了 240 万册病案。在此次展览上，展出了一份胡懋华在 20 世纪 60 年代的病历，这份病历用了整整 4 页纸详细记录了患者复查结果和病程的比较。该院病案科主任刘爱民激动地说："现在这样的记录已经很少见了，这是我们的专家在用病程分析写诊断报告，而不是用片子写报告。"

（三）科研成果

1958 年，在面向工农兵卫生方针的指引下，胡懋华随中国医学科学院硅沉着病研究组到江西省大吉山钨矿研究硅沉着病，对硅沉着病的发病率、诊断标准、发展过程、并发症、分期标准和防治措施等作了调查研究，并协助矿领导制定了一些防治条例。在那里她发表了 3 篇论文，还对矿区的 X 线诊断工作者进行了培训。

她积极地支持中西医结合工作，曾运用现代医学的新技术（例如各种放射诊断的检查方法）研究中医药对机体器官的作用及疗效机制，并为此发表了2篇论文。

在担任医院领导工作期间，胡懋华特别提倡协作精神。通过与院内外多科室的合作，她不仅增长了自己的专业知识和技能，也培养了更多的青年医师，开展了许多新的技术。随着国外新技术的引进，她与内、外、病理科合作成立了胃肠协作组，开展了经内镜逆行胰胆管造影临床应用的研究，提高了对胰胆疾病的诊断水平。此外，她还应用胃肠道双对比造影法进行胃小区的 X 线实验研究，提高了早期胃癌的诊断能力。双对比造影技术是 20 世纪 70 年代才在临床上普及应用的技术，在当时非常先进。然而那时对胃小区成像技术的研究只停留在离体标本的水平上，而且做这项研究的主要是日本人。为了提高胃小区的 X 线显示率，胡懋华等做了大量地研究，为双对比造影法在胃肠 X 线诊断中的应用开创了一个崭新的局面。在此基础上，她又发展出胰腺疾病研究组，进行综合、全面的科研工作。同时，她还与妇产科合作研究绒毛膜上皮癌和恶性葡萄胎（侵蚀性葡萄胎）肺转移灶的 X 线表现及其动态变化；与外科合作，成立血管造影组，开展选择性血管造影和经皮肝穿胆管造影等检查方法的研究。实践证明，通过协作所获得的成绩和进步是放射科单独研究所办不到的。

胡懋华不但学识渊博、医术精湛，而且很讲求学术民主，在讨论分析病例时，她能虚心听取不同的意见，并且鼓励学生独立思考、大胆发表个人见解。她一再倡导各科室协同攻关，多出成果。她认为只强调诊断、治疗，忽视其他方面是不完整的。她多次与同事及青年医师合作，发表论文 30 余篇。新中国成立后，中国高等医学院校放射学教材一片空白，作为中国第一部 X 线诊断教科书的总编辑之一，胡懋华为日后新版的《影像诊断学》打下了基础。此外，她还主编了国内最早的《临床放射学》。1953 年 9 月 10 日，《中华放射学杂志》在北京创刊，汪绍训为总编辑，梁铎、胡懋华为副总编辑。胡懋华曾任卫生部医学科学委员会委员、中华医学会理事、中华放射学会副主任委员等职。

（四）培养人才

胡懋华十分重视人才的培养，从担任协和医院放射科主任起她就着手培养放射学人才。她曾多次主办 X 线诊断培训班，每年还带教进修生，她的学生分散全国各地。她始终认为临床放射学不是一门孤立的学科，无论 X 线诊断还是放射治疗都与基础医学有密切关系，与其他各临床科室有不可分割的联系。在中国协和医科大学，她任放射科教研组主任并亲自授课，先后培养研究生近 10 名。为帮助北京地区几个兄弟医院的科室建设及发展，她向 301 医院、肿瘤医院、阜外医院、中日友好医院等输送了一批又一批的人才，现在这些人都是各单位的业务骨干、专家或学科带头人。

（五）爱党敬业

新中国成立给胡懋华这个从旧社会过来的知识分子带来了无限的光明和希望。她决心跟上时代的步伐，把自己的全部精力贡献给祖国的医学事业。在执行医疗保健任务中，胡懋华多次聆听周恩来总理等老一辈无产阶级革命家的谆谆教诲，更增强了她为祖国医学事业献身的决心。

1959 年，北京医院请时任协和医院放射科主任的胡懋华为毛泽东主席进行第一次 X 线检查。由于中南海当时没有大型 X 线机器，卫生部领导决定借用协和医院一台西门子 500 毫安三管球双床 X 线机，这是当时比较先进、自动化程度较高的机器，可以胜任多种 X 线检查的需要。X 线机被安装在了离毛主席住处较近的中南海勤政殿东厢房内。毛主席在检查前想了解 X 线检查的内容和流程，胡懋华便把整个检查步骤写成报告交给了毛主席。半个月后，胡懋华为毛主席进行了 X 线检查。在检查前，她特意嘱咐助手把机器预热好，把消化道造影剂调好保温，把所有检查项目再操作一遍，以防万一。一切准备就绪，上午 9 时许，毛主席在保健大夫的引领下，和夫人一起走进了"检查室"。胸片、腰椎片、消化道钡餐造影，毛主席都一一配合。做钡餐造影时按常规先做胸透，再逐步吞钡检查。当吞进第一口钡剂时，毛主席说："哦，土腥味！但还可以吃。"之后依序检查食管、胃、十二指肠等，要不断变换体位，整个过程十分顺利。检查结束后胡懋华请毛主席漱口擦脸，在沙发上稍事休息。看得出，毛主席对检查的顺利进行甚为满意，欣慰之余他对看不见摸不着却能穿透人体的 X 线产生了兴趣，用浓重的湖南口音向胡懋华询问 X 线的原理。胡懋华用通俗的语言向毛主席做了详尽的解释。

还有一次，胡懋华为周恩来总理做 X 线钡餐检查。一般放射科医生为患者做 X 线钡餐检查时，为防止 X 线伤害，都要穿上铅围裙，戴上比较坚硬的铅手套。考虑到总理年事已高且病重体弱，戴铅手套检查怕会产生疼痛和不适感，胡懋华就只穿铅围裙而不戴铅手套。检查时，总理注意到胡懋华身穿铅围裙，手上却没戴铅手套，就问："你为什么不戴防护手套啊？"胡懋华说："没关系的。"在总理的再三要求下，她这才戴上铅手套并尽可能轻柔地为总理做了全过程的消化道检查。这件事深深触动了在场所有的人。

（六）国际交流

20 世纪 50～70 年代，胡懋华先后 8 次出国访问、讲学、参加学术会议。60 年代,她还曾赴莫斯科参加放射学学术会议,做了有关硅沉着病患者通气功能的X线检查报告。促进了与国际放射学界的交流,加强了友谊与合作。

她曾先后5次赴印度尼西亚为苏加诺总统进行诊治工作,名扬中外。1961年底,苏加诺总统患左肾结石,肾功能急剧下降。他们邀请了许多医生诊治过,却始终不见疗效。一位奥地利医生建议总统到维也纳进行左侧肾脏切除,但苏加诺宁愿采用保守的治疗方案也不愿手术,便又向中国方面发出求助。周恩来总理了解这一情况后,欣然派遣医疗小组前去医治。1962年1月,包括主治医生、针灸医生、中药师、放射科专家等9人在内的医疗组,乘坐专机飞往印度尼西亚首都雅加达为苏加诺总统治疗。吴阶平担任医疗组组长,胡懋华也在其中,他们随身带了X线机等医疗设备和大量中草药。中、印医疗组通力合作,采用中西医结合的方式为苏加诺总统治疗。3个月后,胡懋华为苏加诺总统作了一次X线检查,检查结果显示总统的肾功能得到了部分恢复,这宣告了第一阶段的治疗圆满成功。此后,胡懋华随中国医疗队又4次赴印度尼西亚为总统治疗。随着治疗的深入,苏加诺总统对中医的信心也越来越大。他戏称中药汤药为"中国咖啡",坚持服用了一段时间后,肾结石排空,肾功能逐渐恢复正常,总统的身体完全康复了。1965年1月2日,苏加诺总统在茂物为中国医疗组全体人员举行了授勋仪式。

(七)心系祖国

胡懋华对党的感情深厚、真挚,对中国老一辈无产阶级革命家无比崇敬。她拥护党的政策,退休后她还时刻关心国家大事。1997年,在她人生最后的时日里,她还关注着电视上香港回归的壮观场面。

胡懋华一生朴实无华,为人坦诚公正,是非分明;工作辛劳,孜孜不倦;重德爱才,任人唯贤;待人热情,尽自己之所能,给人以信任、帮助、鼓励和勇气。她是后人学习的榜样。

1997年11月16日,胡懋华于北京协和医院逝世,享年85岁。

三、胡懋华主要论著

法纳尔奇扬 B A. 1957. X线诊断学. 胡懋华,王真儒,周前,等译. 北京:人民卫生出版社.

胡懋华. 1957. 临床放射学. 北京:人民卫生出版社.

张铁梁,王正颜,胡懋华. 1958. 胃溃疡与溃疡型癌的X线鉴别诊断问题——附14例分析. 中华放射学杂志,6:13.

汪绍训,胡懋华,罗彬. 1959. 针刺对胃肠道运动机能的影响. 中华放射学杂志,7:376.

韦嘉瑚，王正颜，胡懋华，等.1960.针刺正常人阑尾穴对阑尾运动功能的影响.中华放射学杂志，8：88.

荣独山，汪绍训，胡懋华.1961.高等医药院校试用教科书X线诊断学.北京：人民卫生出版社．

荣独山，汪绍训，胡懋华.1961.X线诊断学照相插图供医疗、卫生、儿科、口腔专业用.北京：人民卫生出版社．

张铁梁，胡懋华.1979.消化道疾病影像诊断学的新进展.新医学，(7)：343，354.

卢延，胡懋华，张铁梁，等.1981.早期胃癌29例X线分析.中华放射学杂志，15：13.

胡懋华，张铁梁，李复生.1982.胃小区的X线研究.国外医学（临床放射学分册），2：73.

胡文极，张铁梁，胡懋华.1984.结肠双对比检查方法的研究.中华放射学杂志，18：100.

李复生，张铁梁，胡懋华.1984.胃小区的实验X线研究（50例胃标本X线与病理对照研究）.中华放射学杂志，18：6.

胡懋华，章士正.1986.经皮穿刺肾盂取石和溶石术.临床放射学杂志，5(2)：104.

杨晓明，胡懋华，解毓章，等.1986.空泡征、小结节征的病理基础及其诊断价值.临床放射学杂志，(6)：283，337.

杨晓明，严洪珍，胡懋华，等.1987.周围型肺癌X线表现及其病理基础（综述）.实用放射学杂志，(4)：207.

林社章，胡懋华.1987.咽和食管运动的X线表现（上）.临床放射学杂志，6(6)：302.

林社章，胡懋华.1988.咽和食管运动的X线表现（下）.临床放射学杂志，7(1)：22.

杨晓明，胡懋华，解毓章，等.1988.孤立性肺肿块与肺动静脉关系的X线病理研究.中国医学科学院学报，(2)：141，161.

胡文极，胡懋华.1988.结肠无名沟.临床放射学杂志，(Z1)：257.

蔡丰，严洪珍，胡懋华，等.1991.颈胸交界区正常CT表现.医学影像学杂志，(1)：10，60.

主要参考文献

高魁祥，申建国.1991.中华古今女杰谱.北京：中国社会出版社：272.

赵玉祥，严洪珍.1998.沉痛悼念敬爱的胡懋华教授.中华放射学杂志，32(4)：287.

燕京研究院.1999.燕京大学人物志（第一辑）.北京：燕京研究院：281.

撰写者

毛溯（1988～），北京协和医学院医学博士。

姜泗长

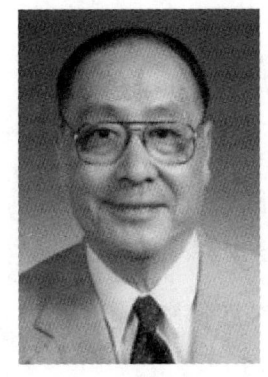

姜泗长（1913～2001），天津人。耳鼻咽喉科专家。1994年当选为中国工程院院士。1938年毕业于北平大学医学院。1950年任南京大学医学院附属医院院长兼耳鼻咽喉教研室主任、教授；1956年任西安第四军医大学附属医院副院长兼耳鼻咽喉教研室主任、国家高教二级教授；1959年任解放军总医院耳鼻咽喉科主任、教授；1978年任解放军总医院副院长兼耳鼻咽喉科主任；1987年任解放军耳鼻咽喉科研究所所长、博士生导师。在国内第一个开展显微镜下内耳开窗术、镫骨底板切除术；首先将纤维内诊镜技术，应用于诊治气管、食管疾病；主持对爆震性聋、老年性聋、感音神经性聋等的发病机理进行深入系统的研究并取得丰硕成果，创建的专科研究所为国家重点学科点，开创了几十项高难度手术，完成了由普通耳外科向耳神经外科、头颈外科、颅底外科发展的转变，达到国际先进水平。他发表论文130余篇，编写专著5部；获军队科学技术进步奖一等奖2项、军队科学技术进步奖二等奖15项、国家科学技术进步奖二等奖3项、国家科学技术进步奖三等奖1项。1993年获得光华基金奖，1995年获得陈嘉庚医药科技奖，1996年获得中国人民解放军专业技术重大贡献奖。1997年，他将获得的30万元奖金全部拿出，成立了"姜泗长奖励基金"，鼓励为解放军总医院发展做出贡献的医、教、研人员。

一、成长经历

1913年9月15日，姜泗长出生在天津。父亲曾在日本早稻田大学攻读商学，因经济原因中途辍学，尽管父亲没能拿到大学毕业证书，但在当时他算是一个高级知识分子。父亲一生循规蹈矩，老实忠厚，下班后就回家写字、画画、下围棋，家中一应往来都由母亲操办。姜泗长对母亲总是端坐于正堂的台桌前，指挥着家里大大小小的情景记忆深刻。母亲的精明能干使这个不算富裕的家庭充满了祥和。

母亲很爱读书，也很开明，在姜泗长外出工作以后也接到过母亲亲笔写给他的信。他学医是受了母亲的影响。在母亲小的时候，姥姥不幸得了血崩症，日渐虚弱，全家人心情沉重。这时经人介绍请来一位老中医，几副中药下去姥姥的身体奇迹般地恢复了。这件事对母亲震动很大,从那以后母亲对中医产生了崇敬和兴趣,每遇中医来家看病,母亲总要拿着药方一剂一剂地问个明白。再后来,母亲自学起了《本草纲目》。渐渐,母亲掌握了中医的基本技法。邻里谁有个头痛脑热都愿找母亲诊治,母亲开出的药方屡屡奏效,在邻里间颇有名声,这在年幼的姜泗长心里留下了很深的印象,播下了日后选择医学道路的种子。

二、机 遇 恩 师

1932年,姜泗长考入北平大学医学院。因学习成绩优异,他每年都能获得奖学金。当时北平大学医学院以研究高深学术、培养医学专门人才为宗旨,汇集了一批很有成就的教授、学者。姜泗长在这样一批中国著名学者教授的教诲下苦读了6年,他们的治学精神、严谨作风,都深深地影响着成长中的姜泗长。

1938年,姜泗长毕业了,他幸运地进入了南京中央大学医院,在这里他遇上了影响他一生的原南京中央大学医学院院长沈克非,还有原南京中央大学副院长兼耳鼻咽喉科主任胡懋廉。

在姜泗长初入医院的日子里,他不断地从其他医生们那里听到有关沈克非院长"严厉的故事"。沈克非每星期的全外科大查房,是医生们最紧张的日子。早上8点钟,他会准时出现在病房里,年轻医生要比他更早来到病房做好一切准备工作。不论是主任医生还是实习医生,前一天晚上都要认真查阅有关的文献,熟记自己所管的病历。他问的所有问题都要求医生能准确回答。如果回答不上来,他会毫不留情地当众批评。做手术时,沈克非要求做助手的医生要提早到达手术室,做好一切准备工作。不论助手年资多高,手术护士递器械多么敏捷,他仍然不时地指出你操作上的"毛病"。沈克非多次告诫年轻的医生:"要做解剖式的外科医生,不要做外科式的手术医生。"正是沈克非这个"严"字,为新中国造就了一批医学界的栋梁之才。他的精神品德更是影响了成长中的姜泗长。

正当姜泗长全身心地投入到他所热爱的临床工作时,他患了肺结核,这对刚跨进医学大门不久的姜泗长来说是个沉重的打击。这时沈克非、胡懋廉给予了姜泗长精神上极大地安慰和经济上有力地支持。1939年,姜泗长选择耳鼻咽喉科为自己今后发展的方向,那时胡懋廉已是全国有名的耳鼻咽喉科教授。姜泗长在胡懋廉的要求和指导下开始了严格的临床技能和解剖训练,在一点一滴地积累中姜泗长渐渐地具备了一名科学工作者严谨求实,勤奋刻苦的良好素质。

当时成都存仁医院云集了一大批优秀的人才,正是这些人为新中国的医学事业奠定了基础。伴随着烽火和炮声、伴随着老师胡懋廉的严格和慈爱，姜泗长渐渐成长起来。

姜泗长1943年晋升为讲师，1947年晋升为副教授。当时他想，要提高医疗技术水平必须出国进一步学习。1947年7月，姜泗长来到美国芝加哥大学医学院，他导师John Rolston Lindsay（林则）是芝加哥大学有名的耳鼻咽喉科教授。要学的东西很多，先从何处下手开始自己的第一步？姜泗长举棋不定。这时犹太教授波尔曼（Perlmann）对姜泗长说："你如果单纯学手术，回国后能很快应用于临床，但要真正提高医学技术水平，最好要先学习生理和病理等基础理论。"这个意见给无所适从的姜泗长很大的启示。经过全面考虑，姜泗长决定以临床和科研问题最多、最复杂的耳科为主攻目标，把重点放在学习和研究颞骨组织病理学方面。从那以后，芝加哥大学医学院耳鼻咽喉科实验室的灯光常常亮到子夜时分。静静的实验室里切片机沙沙的声音伴随着姜泗长记下了上万张读颞骨切片的笔记。人的听觉中枢在颞部，只有在制作颞骨切片这一领域进行研究开拓，才有可能向听力的更深层次发展。不久林则就发现来自中国的姜泗长很会学习，选题也好，就让他做手术助手。让姜泗长惊异的是：在林则灵巧的双手下，在国内被视为禁区的内耳被他轻松地打开了！在小小的听小骨壁上开一个窗户，一个个聋人就听到了声音，这就是治疗耳硬化症聋的内耳开窗术。

百年以前，一位外国人首先发现镫骨底固定于卵圆窗，与耳聋的发生有密切的关系。从而在耳部疾病中分出耳硬化症的病种，近百年来各国专家一直在不断地改进术式，直到1942年Julius Lempert医生首先采用了内耳开窗术治疗耳硬化症性耳聋，这是现代耳科学开始的标志。6年以后Lempert进一步研究提出：在水平半规管近壶腹部开窗，但应防止打开的窗口再封闭。那时，治疗耳硬化症的有效术式在美国也起步不久。当时，国外文献记载耳硬化症多发于白种人，而有色人种罕见。姜泗长想，耳硬化症是要借助尚未普及的仪器测试才能确诊的，有色人种有这种就诊机会的很少，从逻辑上并不能推断有色人种不患此症。即便中国没有耳硬化症，掌握内耳手术对于一个耳外科医生来说也是一项很重要的医疗技术。姜泗长决定进入内耳。在应用于人之前，一切手术均始于动物实验。姜泗长除了做林则的手术助手外，他把更多的时间和精力放在实验室。在观察美国人的中耳乳突手术时，他发现美国人的手术和中国人的相比并没有什么特别的技巧，而中国的主要问题是清除病灶不彻底。此时姜泗长认识到，基础理论的落后是影响我们临床技术向前发展的重要问题。林则曾有一段见地脱俗的言论："有些人勤勤恳恳地工作，献身于高质量的研究工作；有一些人则拼命赚钱，而且难以自控。当然，金钱是有用的，但是追求知识更令人兴奋。"姜泗长跟林则不仅学习到了技术，同时也学习到了美国人的治学精神。

三、攻克聋病

1948年年底，姜泗长回到了祖国。1951年，他任南京大学医学院附属医院院长兼耳鼻咽喉教研室主任、教授。在门诊诊治过程中，姜泗长发现因听力减退的患者来医院就诊的最多，大都是因中耳炎没有得到及时治疗最后导致鼓膜大穿孔或听骨链损伤。在进一步诊治过程中，他又发现一些聋病患者和中耳炎没有关系，他怀疑是耳硬化症。而当时国外文献记载："耳硬化症高发于白种人，有色人种罕见"，人们对此深信不疑，在诊治中常把耳硬化症误诊为慢性卡他性中耳炎和耳咽管阻塞来治疗。他将几百例中耳炎患者的病历收集分析后，开始怀疑外国人的论断。经过统计，他发现每220个耳科患者中有一个可能就是耳硬化症。经过了多次动物实验，他成功地进入内耳。1950年7月的一天，姜泗长站在手术台上，助手田钟瑞迅速准确地递上每一件所需要的器械。经过6个小时的苦战，中国历史上第一例耳硬化症开窗手术成功了。第一例内耳开窗术取得了成功，但在姜泗长看来并不十分满意，他在前人的手术理论基础上，改进了顶盖造窗法，减少了"窗口"封闭的机会。

1953年，中国第一篇有关耳硬化症的论文出自姜泗长的手下，发表于创刊不久的《中华耳鼻咽喉科杂志》，他使用的术式和观点两次被美国杂志引用。

虽然"内耳开窗术"在国内外产生了很大的影响，在姜泗长看来并不是十分满意。手术近期临床疗效还可以，远期疗效并不理想，且该手术的适应范围有一定的限制，如骨导损失较多，骨、气导差距较小及年老体弱者皆不适宜接受这种手术。术后患者遗有较长时间的头昏或手术腔内长时间有分泌物溢出。"开窗"手术听力虽得到提高，而骨、气导间平均仍有20dB左右的差距，未达到生理指标。他们决定先做鸡和鸟的动物实验看看。在动物实验中他们发现"镫骨切除术"是一种能达到生理要求、适应证广、术后反应亦轻的最佳术式。

那么，在什么情况下进行常规镫骨底板切除术，什么情况下进行生理性镫骨底板切除术、镫骨全切术或不锈钢丝脂肪栓塞术？这些均由周围组织的解剖关系和镫骨底板硬化病灶固定的程度不同而决定。当时国外文献上虽有一些报道，但并不能给他们提供完整的手术方法。

1962年1月13日，这是中国耳科史上重要的一天，中国内耳镫骨切除术成功了。姜泗长推翻了耳硬化症为白种人多发病的论点，同时一改国外全麻施术的惯例，应用局麻获得成功。他将治疗耳硬化症的镫骨底板切除术的有效率提升到94.8%，并自行设计了一整套手术器械，其开创的手术方法及设计的手术机械在国内广泛应用。在此基础上姜泗长在国内率先开展颞骨组织病理学的系统研究工作，制作出国内第一套成人颞骨切片和一批人类内耳标本，为治疗内耳疾病做出了开创性的贡献。

姜泗长为中国的耳病理学奠定了基础。他在治疗耳硬化症聋方面取得了突破性的进展，"镫骨底板切除术"是目前达到生理功能疗效最好的外科手术之一。但是，这种术式疗效虽好，它的发病率在正常人群中并不高。导致听力下降甚至耳聋的是发病率高、病变范围广、病因复杂的慢性化脓性中耳炎。

20世纪50年代初，姜泗长就对中国发病率较高的慢性化脓性中耳炎进行了深入的研究工作，在手术进路、移植物选择、清除病变与重建传音结构的关系上，摸索总结出一整套手术方式和经验，有效率达93.1%。在解剖了多种动物的内耳之后，他们从鸟的听觉器官中得到了启发：鸟的听骨形状像雨伞，由一根长柱骨撑起鼓膜。由此他们联想到："如果用一根微小的元柱骨代替听骨移植到听骨缺损患者的耳内，不是可以重新恢复听力吗？"

为了进一步研究和验证这个设想，姜泗长和他的学生们又先后进行了多次动物实验，终于研究成功了"高柱状听骨链重建手术法"。这一术式的成功，使中耳炎导致的听骨链缺损和听骨受到破坏、听力下降的患者恢复了听力。

四、为中国的耳科事业奋斗终生

在攻克耳硬化症的同时，姜泗长一直也在进行耳神经学的研究工作。他在国内较早地进行了听力学的系统研究工作，建立起听力室、眼震电图检查室、中枢听功能检查室及听生理实验室，为临床早期诊断聋病进行基础研究室的建立。姜泗长还将纤维内诊镜技术应用于检查食管、气管，为国内普遍开展此项业务起到了推广和促进作用。

几十年来他始终以防治聋病为重点，在传导性耳聋的外科治疗、爆震性耳聋、老年性耳聋、耳神经学等方面的研究成就卓著，取得各类科研成果57项。在他的主持下，20世纪90年代初，解放军耳鼻咽喉科研究所在国内首先开展了AP调谐曲线、耳声发射、耳蜗主动机制、耳蜗微循环、毛细胞离子环境与聋病关系等一系列高尖端的课题研究。"爆震性声的防治研究"及"冲击波脉冲噪声对人耳致伤机制和安全标准的"的研究工作取得了显著成果，这两项成果分别获得军队科技进步奖一等奖和国家科学技术进步奖二等奖。

进入 21 世纪，姜泗长运用分子生物学的先进方法探索氨基苷类抗生素致聋发病的分子机理，对预防抗生素引起的感音神经性聋具有重要的意义。

在 20 世纪 90 年代中期，他改《耳鼻咽喉科杂志》为《耳鼻咽喉科——头颈外科杂志》，并任名誉主编。

五、致力于人才培养

1987 年，在姜泗长的积极努力下中国创建了军队第一个耳鼻咽喉科研究所，这个研究所成为培养研究生的重要基地。姜泗长爱才惜才的事迹在 20 世纪 90 年代的新闻媒体上广为宣传，许多优秀学子慕名投考在他的门下。1989 年，他所领导的科所被国家教委指定为国家重点学科。迄今为止，世界 38 个国家和地区的专业人员共 700 余人次到他所领导的耳研所参观和学习过。他对人才的培养和训练投入了毕生的心血，他潜心培养的学生不计其数。有资料统计，截至 1993 年，中国各大医院的耳鼻咽喉科主任大部分都到姜泗长的门下学习、进修或参观过，准确地说他培养了中国几代的耳鼻咽喉科专业人才。

在姜泗长的领导下，耳鼻咽喉科与耳鼻咽喉研究所形成了老、中、青结合，医、教、研、工程协调发展的合理结构，在 20 世纪 90 年代已成为解放军总医院科室建设的模板。同时，20 世纪 90 年代初，他提出设擂求贤的建议被解放军总医院院党委采纳，为中青年人才的脱颖而出搭建了很好的平台，为军内外诸多单位效仿、为解放军总医院快速发展奠定了人才基础。

多年来，姜泗长一直担任党和国家领导人的保健工作。在 1975 年 12 月到 1976 年 9 月 9 日这段时间，他担任毛泽东主席医疗保健组成员，陪伴毛泽东主席度过了生命的最后时刻。

1990 年，国家科学技术委员会授予姜泗长全国高等学校先进科技工作者称号。1994 年姜泗长当选为中国工程院医药卫生学部院士，1993 年获得光华基金奖，1995 年获得陈嘉庚医药科技奖，1996 年获得中国人民解放军专业技术重大贡献奖。1997 年，他将获得的 30 万元奖金全部拿出，成立了"姜泗长奖励基金"。此基金旨在鼓励为解放军总医院发展做出贡献的医、教、研人员。

2001 年 9 月 9 日，姜泗长逝世，享年 88 岁。

六、姜泗长主要论著

姜泗长. 1951. 外伤性耳聋. 外科学报, 1 (4): 269.

姜泗长. 1953. 耳硬化症开窗手术疗法. 中华耳鼻咽喉科杂志, 1 (1): 35.

姜泗长. 1954. 临床耳鼻咽喉科学. 北京: 人民军医出版社.

姜泗长, 李琦, 杜潜. 1964. 耳硬化症重行开窗术的几点体会. 中华耳鼻咽喉科杂志, 10 (4): 180.

姜泗长. 1965. 镫骨切除术治疗耳硬化症性耳聋的几个问题. 中华耳鼻咽喉科杂志, 11 (2): 137.

姜泗长. 1973. 鼓室成形术. 中华医学杂志, 53 (9): 584.

姜泗长, 郭玉德, 方耀云. 1979. 慢性中耳炎、乳突炎合并化脓性迷路炎热病理组织变化. 中华耳鼻咽喉科杂志, 14 (1): 19.

姜泗长, 易自翔, 方耀云, 等. 1983. 耳硬化症镫骨的组织病理学变化的研讨. 中华耳鼻咽喉科杂志, 18 (3): 147.

姜泗长, 石勇兵. 1989. 耳声发射–耳蜗主动机制的研究. 中华耳鼻咽喉科杂志, 24 (6): 246.

姜泗长, 戴朴. 1991. 颞骨组织连续切片的计算机三维结构重建. 中华耳鼻咽喉科杂志, 26 (4): 238.

姜泗长, 张素珍. 1992. Meniere 病. 中华耳鼻咽喉科杂志, 27 (2): 116.

姜泗长, 苏振伦. 1992. 离体耳蜗外毛细胞能动性研究进展. 中华耳鼻咽喉科杂志, 27 (3): 177.

姜泗长. 1992. 中潜伏期与长潜伏期听觉诱发电位起源研究. 中华耳鼻咽喉科杂志, 27 (4): 243.

Hu B H, Jiang S C, Gu R. 1993. Effects of Carbogen on Decreases in Endocochlear Potential and Cochlear microcirculation induced by ischemia of the cochlea. Acta Otolaryngol (Stockh), 113: 720.

姜泗长. 1994. 手术学全集·耳鼻咽喉科卷. 北京: 人民军医出版社.

Jiang S C, Yi Z X. 1994. Significance of Chondrification in the development of otosclerotic stapedial footplate. J Otolaryngol, 23 (6): 406.

Hu B H, Jiang S C, Gu R. 1995. Changes in the endocochlear potential and cochlear blood flow induced by ATP infusion and arterial occlusion. Chinese Med, 108 (6): 428.

姜泗长. 1998. 耳解剖与颞骨组织病理学. 北京: 人民军医出版社.

姜泗长, 方耀云. 2000. 耳鼻咽喉科临床误诊误治与处理. 昆明: 云南科学技术出版社.

姜泗长. 2001. 耳鼻咽喉–头颈外科诊断与鉴别诊断. 北京: 中国协和医科大学出版社.

主要参考文献

张晶平. 2006. 师道. 第 3 版. 北京: 解放军文艺出版社.

张晶平. 2014. 姜泗长传. 北京: 人民出版社.

撰写者

张晶平 (1961~), 北京军医学院毕业, 《中华耳科学杂志》、Journal of Otology 编辑部主任, 中国作家协会会员, 1987~2001 年任姜泗长教授秘书。

严仁英

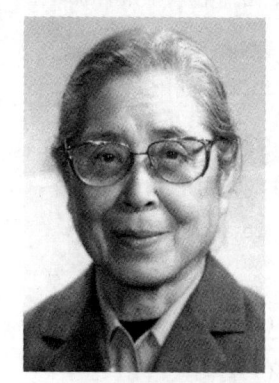

严仁英（1913～），天津人。妇产科专家。1932年毕业于南开中学，1940年毕业于北平协和医学院，获医学博士学位。1948～1949年在美国哥伦比亚大学医学院进修。历任北京医学院教授、医学院主任，北京医学院第一附属医院妇产科主任、院长，中华医学会妇产科主任、院长，中华医学会妇产科学会主任委员，全国妇联执委，九三学社中央常委。长期从事妇产科临床、妇女保健和计划生育工作。在中西医结合治疗外阴白斑、药物终止早期妊娠和农村围产保健研究方面有突出成就。主编著作《实用优生学》，合编著作《病理产科学》、《妇产科学理论与实践》等。

一、素面仁心咀英华

1946年初夏的一天傍晚，北京大学红楼后的操场上，一辆二八女车晃晃悠悠地移动着。车上坐着一个3岁男童，张着小嘴，边大口喘着气，边时不时地发出亢奋的叫声。他忙不迭地倒腾着两条小腿儿奋力蹬着，上半身为能紧紧抓住车把吃力地向前倾去。

一位身材修长的女子扶着车后座轻快地跟着，笑声中频频提醒孩子"往左一点"或"往右一点"保持平衡。男童一次次从车上掉下来，又被女子一次次扶起。很快，他掌握了技巧，箭一般地冲了出去，身后传来女子开心的叮咛："梦凯，小心点儿，等等妈妈！"夕阳将人和车的影子拉得越来越长，阳光慷慨地洒在并不平整的地面上，反射出一团柔和明亮的暖色。操场真大，怎么骑也骑不到边……

那一个傍晚，她是男童的母亲，是保护自己孩子学骑车的妈妈；半个多世纪后的今天，她被誉为"中国围产保健之母"，是为我国千百万母婴的生命与健康保驾护航的长者！铅华洗尽，素面朝天，永远不变的是一颗博大的仁爱之心。

如今，这位耄耋老人回忆起当年的情景，脸上自然地泛起了幸福的涟漪，"鹤发童颜"的比喻在此刻显得如此立体。这位老人，名叫严仁英。

二、从足不出户的学生到编外的医预科生

天津市红桥区文昌宫大街附近有一个严翰林胡同，因曾任清末翰林院编修、学部侍郎的中国近代教育先驱严修（字范孙）的故居在此而得名。这位曾被《大公报》誉为"旧世纪一代完人"的老先生就是严仁英的祖父，他是南开中学和南开大学的创办者，周恩来的伯乐与恩师。

1913年11月26日，严仁英出生在严氏大家族中，"仁"字同辈中就有26人，她因当时父亲身在英国而取名"仁英"。严仁英自幼丧父，关于父亲的记忆十分模糊，但对祖父严修写的两首歌却念念不忘，一首叫《教女歌》，另一首叫《放足歌》，至今兴起时仍可轻声哼唱。"少小女子顿声哭，哭向慈母诉缠足……邻家女儿已放足，走向学堂去读书。"在中国近代的妇女解放运动中，废除缠足和兴办女学是最重要的两项内容，严仁英的祖父正是这两种新思潮的倡导者，并身体力行，在自己家的大宅子里开办严氏女学，从自己的儿孙和亲朋的女眷抓起，在治国修学、为人处世和强身健体各方面进行培养教育。

严仁英是幸运的，她是中国幼儿教育最早的受益者之一，足不出户就完成了蒙养园（幼儿园）和小学的早期教育。然而，严仁英也为这份特别的"幸运"付出了代价，12岁以前她很少有机会离开高墙包围的重重院落，这令她从小就产生对外面世界的向往。

20世纪初，西风东渐，严仁英考入了中西女中这个教会学校，终于走出了严氏大宅。两年的时间里，严仁英接受的课程比较侧重社交及个人特长等方面的培养，基础知识相对薄弱，这在认为"教会学校管理更严格"的祖父兄长们看来无异于"玩"了两年，便将严仁英转学至南开女中。

在南开读书的五年，严仁英深受祖父治学精神的影响，"爱国、科学、敬业、乐群、发展"的南开精神成为她一生的坐标。在学习之余，她还被选入了学校排球队和篮球队。当时，同班的女同学曾自编自演过一出话剧，名叫《反正》，讲的是一位将军倒戈的故事，严仁英就女扮男装出演这位将军。南开的话剧历史悠久，周恩来在校时就演出过话剧《一元钱》，著名剧作家曹禺也师出南开。

临近毕业时，严仁英立下了学医之志。"家里没有人搞医，我想学医的初衷是希望能给家里人看病。"谁能想到，当年的这个看似"小气"的愿望，却在小姑娘心田种下了一颗博爱的种子，而与生俱来的磅礴胸怀滋润着这颗种子发芽、生长，直至枝杈参天。

当时南开的老师觉得协和太"洋化",推荐严仁英去齐鲁大学。然而那时九一八事变刚发生不久,到处兵荒马乱,守寡多年的母亲怎么也不舍得让自己的女儿离开家到那么远的地方去。在母亲的劝说下,严仁英噘着小嘴迈入清华园,主修生物学。然而,她立志学医的夙愿却铭记于心。

在清华园的三年,对于严仁英来说就是"六年",因为她选择了"双肩挑"。

生物系的老师都知道她想学医,就允许她选修协和医预科的必修课程。每隔一个学期,严仁英就要揣着一个小本子从清华跑到协和,抄下医预科的新课表回家选课。背着两个"书包"的严仁英没有被学业压垮,也没有当"书呆子"。她仍是校队的主力,还参加了合唱团和话剧社,就好像还在南开中学念书一样。

三、"鱼"和"熊掌"的兼得

1935 年,22 岁的严仁英以前三名的优异成绩如愿以偿地考入了美国人开办的北平协和医学院,并拿到了协和的奖学金,这个热衷于文体活动的外校女生令协和医预科"科班出身"学生们瞠目结舌。但到了协和,情况就大不同了,那里没有体育场所,课业繁重,不过之前 8 年在南开和清华的生活为她一生的健康打下了坚实的基础,也培养了她热爱集体团结协作、互相关心的品德。

经过 5 年的学习,严仁英获得了北平协和医学院医学博士学位,1940 年在毕业典礼上,她与母亲的一张合影成为了那一刻最经典的记忆。

快毕业的时候,妇产科和小儿科的主任都找严仁英谈过,想留她做医生,她最终选择了妇产科。用严仁英自己的话说就是"妇产科是'一个人进、两个人出'的甜蜜事业"。

在协和上学的时候,严仁英一有空就去产房感受"甜蜜"。老师们忙着做手术,她就在那儿守着。产妇有的喊叫,有的呻吟,可只要她的老师一过去就都没有声音了。原来,只要老师一坐到产妇身旁,就会拿手摸一摸产妇的肚子、听一听胎心,跟产妇说现在进展到什么情况了,一边聊天一边给产妇做检查,本来很吵闹的产房就立刻安静下来了。这位老师就是中国妇产科专家林巧稚教授。

旧协和与其他美国在中国办的学校一样,都对女性严重的歧视,认为妇女结婚生子后就没有发展前途了。林巧稚、吴贻芳等都为了事业选择了孑然一身。林巧稚当时有意培养严仁英做她的接班人,但前提是她也不能结婚。而这个条件,近乎苛刻。众所周知,严仁英有一个令人羡慕的家庭,她和丈夫王光超被誉为"杏林双彦",夫妻携手走至耄耋之年。

王光超是严仁英大学的同班同学，他在实习时的一次急诊经历给严仁英留下了深刻的印象。那时有一个得白喉的孩子，嗓子完全被病变糊住，呼吸不畅，憋得全身发紫。王光超见状立刻打开消毒包，取出手术刀直接切开孩子的气管并做了气管插管，孩子当时就有所好转。严仁英看在眼里，心里默想"这个人将来一定是个好的外科大夫"。也正是这次经历，成就了恒久爱情的开端。

1941年12月7日，日本偷袭美国珍珠港，太平洋战争爆发。次年，协和医院被日军强占关闭，一大批协和医生被迫离开自谋生路。参加工作还不到两年的严仁英，失业了。"当不成大夫了，我就结婚了。"严仁英如是说。其实，这段姻缘从一开始就不轻松。

抗日战争全面爆发后，中国共产党地下党工作者在北平西郊什坊院开了一家诊所，名义上为老百姓看病，实则向八路军秘密供应药品和医疗器材，王光超也积极参与了这项工作，他为民族救亡甘冒风险的精神和正义果敢的气节深深地吸引着年轻的严仁英。恩师林巧稚热心地介绍严仁英到由中国妇幼事业先驱杨崇瑞创办的国立第一助产学校的附属产院（现北京东四产院）工作和学习。杨崇瑞是我国第一位女医学博士，她改写了中国延续千年生育技术的历史，她推行的新法接生在中国掀起了一场生育革命。在产院的计划生育门诊，严仁英发现这里对待患者的态度和自己以前完全不同，自己以前是坐在诊室里等着患者上门，所谓"求医"，而这儿的医生们更多的时候却是在"求"患者，"死乞白赖"地跟人家讲为什么要采取避孕措施、怎么采取措施。

在第一助产学校的日子里，严仁英受到了杨崇瑞治病救国思想的熏陶，在和自己过去的工作比较的过程中，一个从未接触的名词渐渐走进严仁英的视野——预防。半年之后，王光超和严仁英喜结连理，严仁英辞去工作和丈夫在家开业，成了一个不折不扣的"个体户"，然而，此"个体户"可不寻常。

在北平不断掀起抗日救亡运动的时刻，他们夫妻二人始终没有忘记作为医生济世救人的使命，将自己的私人诊所作为革命根据地药品输送站，无数次冒着生命危险为党组织传送医疗物资。

四、依依北大情，拳拳赤子心

从严氏大宅到南开女中，从清华园到梦中协和，再到杨崇瑞的第一助产学校和丈夫王光超的私人诊所，不同的年龄阶段和不同的时代背景为严仁英这位沧桑老人描画出了迂回曲折的足迹。

然而，有一个地方，她倾注精力的时间达半个多世纪，并且至今仍在这里工作和生活——这里，就是北平大学医学院（现北京大学医学部）。这份永远珍藏于心的"小情感"注定与对共和国的"大情大感"息息相关，因为严仁英来到北平大学的时候距中华人民共和国成立仅有3年的时间。

1945年日本投降后，在北平大学医学院任教的日本人被遣返回国，学校处于停顿状态。次年，北平大学医学院作为"八大学院"之一被南京国民政府接收，林巧稚担任医学院附属医院（现北京大学第一医院）妇产科主任，同时兼任中和医院（北京大学人民医院前身）妇产科主任。由于重新开业的北大医院中教授们大多为兼职，所以他们都把自己原来在协和的学生招来担任病房的住院总医师，林巧稚自然找来了严仁英。

那时，严仁英从协和毕业后也只做过两年的妇产科医生。她一直在犹豫要不要接过这个重担。林巧稚的鼓励和丈夫的支持，促使她下定了决心。林巧稚定期来医院查房，亲自带严仁英做手术，并且嘱咐严仁英只要有困难，随时给她打电话，不分昼夜。丈夫二话没说，接过了照顾孩子的重任。这样，严仁英终于搬进医院的宿舍，打起精神，开始工作。1948年，在恩师林巧稚的帮助下，严仁英远赴美国纽约哥伦比亚大学医学院进修妇产科内分泌学一年，丈夫王光超得到兄长资助后也随后自费赴美深造。

到哥伦比亚大学医学院报到后，严仁英惊奇地发现科里的女同事大多从事文秘和实验员的工作，病房的医生中只有两位女性，也都是年轻未婚的，一位已婚女医生则专门出门诊，再也没有当教授、做主任的"出头之日"。原来一向标榜什么"民主"、"自由"的美国竟如此严重地歧视妇女！自由女神像——美利坚合众国的象征，然而，这种"自由"在这位个子高挑、快言快语的中国女子眼中却是彻头彻尾的一副虚伪嘴脸。

1949年，新中国成立了。严仁英和王光超放弃了美国的优越条件，不顾美方的阻挠与威胁，怀着报效祖国的赤子之心毅然乘船回国。起初严仁英以为开国大典是在10月10号，后得知赶不上了，就在10月1号那天跑到甲板上庆祝。听说新中国的国旗是"五星红旗"，严仁英便找来一块白布，用红墨水染成红色，又用黄纸剪出了五颗五角星，凭着自己的想象把大星放在布的中间，四周各放上一颗小星，然后在甲板上挥舞着"国旗"一起唱歌、跳舞。回到北京后，严仁英才发现国旗做得不对，但可惜的是下船时没有把那面"国旗"留下来做纪念。

1999年，在新中国成立50周年大庆之际，严仁英撰写了《甲板上的"国庆"》一文，记述了50年前一群归心似箭的留学生在归国途中迎接新中国成立的欢乐场面。

五、"我就是新中国妇女的一个'板儿'！"

回国后，严仁英兴冲冲地跑回已迁至府右街北口的北大医院妇产科，面对着已从10张床扩为35张床的病房，她打算将出国所学立刻投入到自己轰轰烈烈的事业中。然而，严仁英回国后接到的第一项任务却是一件在外人看来极不体面的工作——走出医院，为妓女查体。

原来，新中国成立不久，北京市新政府决定关闭北京的所有妓院，铲除娼妓这具有千年历史的毒瘤。1949年11月21日夜，时任北京市市长聂荣臻一声令下，封闭了北京八大胡同的224家妓院，收容妓女1286人。

起初，严仁英认为那些好吃懒做、自甘堕落的人一点都不值得同情。可真正去了以后她才认识到，自己对妓女的印象是片面的。她们中很多人是被生活所迫，不得已才走上这条路。严仁英检查的妓女中就有这样一位，她的丈夫病得很厉害，没有钱医治，她走投无路才把自己送进这个大火坑，用赚来的钱给丈夫买药。

1950年8月，严仁英随西北民族访问团前往新疆、甘肃、宁夏、青海等少数民族地区，开始历时两个半月的访问活动，深入宣传《共同纲领》中平等、团结、互助的民族政策，同时了解当地人民的现状和需要，及时反映到中央人民政府，以促进民族团结，共同建设新中国。

1951年3月，严仁英跟随新中国第一任卫生部女部长李德全带领的慰问团前往朝鲜慰问朝鲜战争的中国人民志愿军。

之后，严仁英作为新中国的妇女代表多次出现在国际场合，承担着形象大使的重任。用她自己的话来讲："我就是英文好、身体棒、个子高又不裹脚，活生生一个新中国妇女的好样板儿，人家一看我这个'板儿'，就会觉得中国妇女解放了，真的解放了！"

六、"甜蜜事业"背后的思考

20世纪50年代初，在恩师林巧稚的带领下，严仁英参加了中华医学会妇产科学会，并参与《中华妇产科杂志》的相关工作，这使"严医生"的概念有了新的定义：不光要做会看病、会教书的医生，还要会搞研究！1953年起，严仁英开始担任《中华妇产科杂志》的副总编辑。此后的十余年里，她还曾兼任许多行政工作，包括北大医院妇产科主任和医学院医疗系副主任、主任等职，名正言顺地成为林巧稚的接班人。

然而，在严仁英的心中一直有一个结，那就是在1946年她刚来到北大医院任住院总医师的时候。那天，有4个人用门板抬着一名产妇走了几十里路到医院来了，扑通一声跪倒在地哀求道："大夫，您救救娃儿他娘吧，肚里的孩子死活都无所谓，家里头还有俩呢，这个女人可是俺们家离不开的人，没有她，我那几个孩子都活不了！"严仁英定睛一看，那产妇可能已经临产好几天了，处于半休克状态，而且合并感染和贫血等诸多问题，孩子也已经死了，只能做毁胎术。这种情况抢救起来相当困难，严仁英爱莫能助。这个结在她心里这么多年，无论如何也解不开。

1964年，在毛主席提出的全国"医药卫生工作重点应该面向农村"指示的号召下，严仁英远赴京郊密云县办"半农半医"学习班并到各公社开展赤脚医生的培训工作。她教过的无以计数的学生都已成为当地医疗、教学和科研的骨干。现在，当年的那些赤脚医生还一直没有忘记那个和蔼可亲的"严老师"，逢年过节还不忘去看望她。

那时，严仁英真正接触到最基层的孕产妇的惨状。她切身体会到农村缺医少药的状况及妇女们遇到非意愿妊娠时所面临的危险和采取的冒险行为。在那里为产妇接生，连最基本的预防注射都没有，一把土剪子是唯一的工具，有点知识的就把剪子烧一烧，产妇的死亡率特别高。严仁英几乎跑遍了密云水库的库南库北，一直想为农村妇女做些什么，好几次摔倒在田间地头，都没有怨言。只可惜，没过多久，就在严仁英的调研工作干得正酣时，"文化大革命"开始了。

"文化大革命"期间，年逾半百的"严主任"被贬为卫生员"老严"，负责清扫厕所。然而，没有人肯管她叫"老严"，因为同事们对平日心胸开阔、平易近人的她"恨不起来"。当时严仁英正患甲亢，人又黑又瘦，同事们开玩笑地叫她"甘地"，有不少患者就是在厕所里向这位"圣雄"求医的。

一次，一名产妇分娩时因为胎儿个头比较大，接产医生告知家属说需要"剖"（剖宫产），家里人都不同意，便和接产医生争执起来。接产的医生被磨得没脾气了，突然想起了严仁英，说要不然让咱们严大夫给看看有什么办法，便四处找她。当时的"严大夫"正在刷厕所呢。听了情况后马上把手洗干净过来看患者。她用一双大手横着竖着比画了一下后说："可以不开刀，上个产钳就行了。"接产医生便按照严仁英说的做，结果母子平安。

也有必须"剖"而家属死活不乐意的时候，严仁英就苦口婆心地劝。当时的这位"卫生员"为了类似的事情虽然费了不少口舌，却赢得了好口碑。

在那段艰苦的日子里，无论是抬担架还是打扫厕所，她都当做"事业"来做，就像平时看病、手术时一样认真。许多老职工回忆起当年的情景还会伸着大拇指说："那会儿还数严医生打扫的厕所最干净！"

七、投身围产医学

20世纪70年代，严仁英在北大医院开设了外阴门诊，专门解决广大女性的难言之隐。当时正逢国家提倡计划生育，对计划外妊娠的终止在当时全靠人工流产，但这种手术在基层特别是农村，还有一定的危险性。严仁英便与一些志同道合的同志共同研讨，提出了一个非手术终止妊娠的设想，即用一种能终止妊娠的药物加一种缩宫药来终止妊娠。

当时，流产药物的研究是最被同行看不起的工作，严仁英却乐此不疲，建立了计划生育研究室，不但像前辈杨崇瑞一样做计划生育的临床工作，还积极寻找途径开展相关的实验室工作。在求教于药学专家、生理学家的同时，她还从草药方面寻找出路。听说新疆的山上有一种叫雪莲的植物，中医记载属热型，她就搞来雪莲做实验，这为今天的药物流产奠定了基础。

1979年，德高望重的严仁英全票当选为北大医院的院长。然而上任后，严仁英做的第一件事出乎所有人的意料——她改行了！66岁的"严医生"决定改行做大多数人认为最没有前途的保健。而且她不仅自己改行，还在医院成立了妇儿保健中心，并着手在北京的农村进行孕产妇死亡原因的调查。她是一个"急脾气"，急到走出医院主动给人"看病"，急到亲自深入群众中去调查那些还没"来得及"得病的患者。因为她认为，临床医学在有限的时间内只能救治一个人，而预防保健则可以造福一群人。

"Perinatal Medicine"（围产医学）——对当时中国的医学界而言这是一个相当陌生的名词。围产，指的就是在分娩以前和以后的这一段时间，包括对孕产妇和新生儿两方面的保健。围产保健的根本目的是降低孕产妇和新生儿的死亡率。严仁英发现，导致孕产妇死亡的问题也许发生在孕早期、中期或晚期，孕妇自己有点儿毛病，没注意，到分娩的时候就出问题了。在孩子出生到一周岁内就可能发生一些危险。

严仁英用自己的双手推开了一扇大门——我国围产医学的大门。这"一推"就推出了"三大愿望"：一是挂牌子，二是搞培训，三是写本书。如今这三件事都已完成：北京大学妇儿保健中心在北大医院挂牌成立，举办了全国围产保健高危管理培训班，撰写并主编了《妇女卫生保健学》、《实用优生学》等专著。和"三大愿望"同时可被提及的还有四个名词：早孕门诊、孕妇学校、高危管理和叶酸。

以往的产前检查初诊要等到妊娠7个月才开始，严仁英则认为，产前检查应从妊娠初期开始，并应坚持定期检查，确保母子安全。于是，她率先在妇产科增设了"早孕门诊"，而配合门诊工作开办的"孕妇学校"每天为近千名孕妇提供着优质的服务，来听课的常常都是一大家子人。

在严仁英的率领下，妇儿保健中心以经济欠发达、死亡率高的农村为重点，在北京郊区顺义县7个乡进行为期3年的围产保健高危管理试点研究，使围产儿的死亡率由27‰下降到17.6‰，由此证明在农村使用高危管理方法是在卫生资源有限的情况下降低围产儿死亡率的有效途径。她在世界卫生组织（WHO）的资助下举办全国高危管理学习班，将高危管理孕产妇、降低围产儿死亡的技术扩展到全国各地，并将高危管理的方法应用于降低孕产妇死亡的工作中，同样也取得了很好的效果。

严仁英在对1981~1982年出生的两千多名婴儿进行调查分析后发现，神经管畸形是导致新生儿死亡的第一原因，对此她提出了预防神经管畸形的研究建议，与美国开展双边合作，研究并确定了发现甲胎蛋白与妊娠期多个问题之间的相关性，为产前诊断技术的发展积累了经验。

1990~1993年，严仁英带头与美国疾病控制中心合作，在河北、山西、浙江、江苏省的30个县建立了胎婴儿神经管畸形防治研究基地。她深入到各点，通过大量地人群研究证实了新婚和准备生育的妇女服用小剂量叶酸增补剂，可以减少70%神经管畸形儿的发生，通过三年普及、两年提高的步骤使我国神经管畸形的发生率下降了50%，为我国的优生工作立了一功。

随着医学模式的转变，严仁英把生殖保健从生物医学的概念扩展到了社会科学的范畴，她组织对两个孕产妇死亡水平不同的省份调查和孕产妇死亡有关的社会因素。研究发现：年人均收入低、文盲、保健知识缺乏、在家由未经培训人员接产、大家庭、未婚先孕和有人流史等都是孕产妇死亡的高危因素；通过对群众进行健康教育，教会孕产妇及其家属如何利用保健服务及改进服务质量等，成功地将原来河南省三个县的孕产妇死亡率降低了一半。此项研究因而获河南省科技成果奖三等奖。"生殖健康不仅限于医学，而且涉及社会学、心理学，心理不健康也是病。"这种采用综合方法降低孕产妇死亡率的观点沿用至今。

为孕产妇保健呕心沥血，为围产儿健康牵肠挂肚，由于在妇幼保健工作的突出贡献，严仁英被誉为"中国围产保健之母"，她一手创办的妇儿保健中心于1989年被WHO命名为"世界卫生组织妇儿保健研究培训合作中心"，严仁英任主任。她迈出诊室的一小步，却撑起了我国妇幼保健事业的一片天！

她主编了《实用优生学》、《实用优生手册》、《妇女卫生保健学》、《优生优育优教百科全书》、《围产医学基础》及 The Risk Approach in Perinatal Health Shunyi County, People's Republic of China 等,审译了《卫生保健中的高危分析和管理》,编译了《妇女身心学》;严仁英1988年获中国福利会妇幼保健樟树奖,1993年获首届中国人口奖,1998年获中国内滕国际育儿奖,2000年被评为全国优秀儿童工作者。

八、"没心没肺",伉俪情深

20世纪50年代初,严仁英去新疆出差,这一去就是半年。孩子出生没多久就被送到托儿所,等她回来看到孩子被捆在柱子边、坐在便盆上,心里不禁一阵酸楚。之后每次出门,严仁英就把孩子丢给老伴儿,然后就"什么都不操心了"。同事们就曾经看到王光超一个人背着孩子去商店里买棉衣的样子。

也许,严仁英能永远以乐观积极的态度面对人生,秘诀之一还在于她拥有一个幸福美满的家庭,她和王光超风雨同舟、相濡以沫,共同在事业上施展才华。作为一名皮肤病学专家,为了妻子蒸蒸日上的事业,王光超心甘情愿退居"二线"主理家务。夫妻二人举案齐眉、相敬如宾,相知相伴70载。

爱情是相互的,当一个人"被体贴"的同时,她同样也在"体贴"着别人。

20世纪80年代初,美国皮肤科学会邀请王光超偕夫人赴美演讲,历时两个月。那时的严仁英已身兼数职,又担任着医院繁重的行政工作,无奈不能同行。在为老伴儿准备行装时,子媳们看到了"平时很难看到的"严仁英。

王光超出行的前两天,严仁英特地请假提前下班,挤公交车进城给老伴儿买了两个大包的东西,回家后马上开始给老伴儿整理行装。只见严仁英从抽屉里翻出各式各样的小药瓶,把各种急救药、常用药一一分装打理,贴上标签,写上药名、含量和用法后再逐个地排放整齐。王光超最爱吃的零食是五香花生米,严仁英足足买了四五斤。只见她洗干净了手,小心翼翼地打开塑料袋,用双手捧出一些,一粒一粒连搓带吹地剥去红衣,然后再将剥干净的花生重新一小包一小包地分装起来,为的就是让老伴儿出门时吃起来方便。更绝妙的事是严仁英一宿没睡为王光超编了一段顺口溜,好帮助没怎么出过远门的他记住出国的要领。那是满满一纸的七言诗,一字一句地把各种叮嘱老先生的话都写全了,又好记,又顺口,可谓字里行间见真情!

在参加德国柏林细菌战罪行展览的几天时间里,一同前往的好些男同志都很想家,有的甚至还伤心地偷偷流泪,严仁英很是不解:"我觉得在那儿把工作做好了就行了,就出去这么几天儿还想家?我家里也有老头儿和孩子,我就不想家也不想人,不瞎琢磨……我就是这么一个没心没肺的人!""没心没肺",这便是严仁英的处世之道,是她常常用来评价自己或是当被问及如何才能长寿时立刻开出的"秘方"。但是,她真的不想老伴儿和家人吗?

2003年8月,王光超不幸辞世,享年91岁。这对严仁英而言是个很大的打击,她却将这份缱绻之情寄托于两件常人难以理解的决定:其一,如果老伴儿不行了,就不要再浪费国家的宝贵药品了;其二,同意尸体解剖,有利于医学的发展。

自从老伴儿去世之后,严仁英在家中经常独自看着老伴儿的照片发呆,想念老伴儿时,她就一遍一遍地给花儿浇水。她家里的很多花都是涝死的……

九、生命,意味着工作每一天

作为关心下一代专家委员会主任,她与日本培养温暖心灵总部携手开展"教与爱"活动,多次主持"儿童成长与环境"研讨会,举办实施联合国《儿童权利公约》培训班。她还多次在国际人口会议上以非凡的气度、流利的英语和翔实的数据介绍我国少生、优生的国策,在世界妇女代表大会上充满激情地介绍中国妇幼保健事业的成就。

除了自己的业务工作外,严仁英还担任许多社会工作。她当了25年的全国人大代表(第三届到第八届),25年中做了多少有分量的提案,她记不清了,但她始终没有忘记自己作为一名人大代表的职责。

在下乡的深入工作中,形成了"关于农村计划生育工作"的提案,在国外讲学时,她看到其他国家中小学生科学的学习方法,轻松的学校环境,而相比之下,国内中、小学生的书包则是越来越重,近视越来越多,于是产生了"减轻中、小学生学校负担"的提案。在第八届人大会议五次会议小组讨论上,她带头发出死亡捐献角膜和其他个体器官的倡议以及关于提倡试行安乐死和母婴保健法的提案等。

严仁英是一个有着强烈社会责任感的人,平素生活简朴却在关键时刻挺身而出。无论是2003年SARS肆虐京城,还是2008年发生的"5.12"汶川大地震,都无不牵动着老人的心。她为奔赴非典一线的医务人员捐款购买降温设备,慷慨解囊为地震灾区的重建献出自己的一份心意,身为名誉院长她用自己的一言一行深深温暖着奋战在一线的医务工作者和全院职工的心!

近年来,她又把妇幼保健工作推向社区,希望能有更多的妇女和儿童从中受益,并致力于将单纯的妇女保健扩大到呵护女性一生的服务。她和她的同事们所倡导的保健工作已经大大改善了中国的人口质量。她特别喜欢孩子,在农村下乡的时候遇见流着两条鼻涕、脸上挺脏的孩子她也要抱一抱。在医院里的走廊里,她也不忘和小患者亲切地打招呼。她最喜欢去的地方就是医院的婴儿室。也许她并不认可自己是一位"称职"的母亲,但是,她人生的一举一动都饱含着神圣而伟大的母爱!

只要身体许可,90多岁高龄的严仁英每周还要来医院上两个上午的班。每次上班前的一天,她就开始念叨着:"明天要上班了!"显得非常兴奋。她平时8点起床,时常需要家人来唤醒她,唯独上班那天,她总是提前一个小时就自己起来,洗漱完毕,吃过早饭,就静静地坐在客厅里等着。"年龄大了也要做点事儿,人活着不能太娇气!"严仁英是北京大学的终身教授,在她看来,"终身教授"就是"终身都应该上班的教授"。生命,意味着工作每一天——这就是她的人生哲学!

在2008年北大医院举办的严仁英95岁寿辰庆典上展示了全国人大常委会副委员长、九三学社中央主席、中国科学技术协会主席、北京大学医学部主任韩启德院士为严仁英寿辰题写的贺词:"中华知识分子典范,我国围产保健之母"——这是对严仁英人生的高度概括!

十、严仁英主要论著

王淑贞,严仁英.1964.妇产科学(合订本).北京:人民卫生出版社.

严仁英.1986.实用优生学.北京:人民卫生出版社.

严仁英.1986.妇女保健顾问.北京:北京出版社.

严仁英.1989.围产医学基础.北京:人民卫生出版社.

严仁英,黄德珉.1990.中华围产学论文集.北京:北京医科大学中国协和医科大学联合出版社.

严仁英.1990.女性外阴疾病及性病防治.北京:学苑出版社.

严仁英.1990.杨崇瑞博士——诞辰百年纪念.北京:北京医科大学中国协和医科大学联合出版社.

严仁英,林佳楣.1992.实用优生手册.北京:人民卫生出版社.

严仁英.1994.妇女卫生保健学.北京:学苑出版社.

严仁英.1997.育儿早知道300题:心理篇 生理篇.北京:北京出版社.

严仁英.1998.实用优生学.北京:人民卫生出版社.

严仁英,梁川琰.1999.中国优生优育优教百科全书:优生卷.广州:广东教育出版社.

严仁英,林崇德.2000.中国优生优育优教百科全书:优教卷.广州:广东教育出版社.

严仁英.2001.妇女保健顾问.北京:北京出版社.

严仁英.2003.妇产科学辞典.北京:北京科学技术出版社.

撰写者

史楠(1981~),北京大学第一医院。

廖秦平(1956~),北京大学第一医院。

周华康

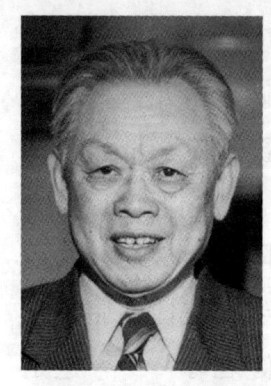

周华康(1914~2011),安徽休宁人。儿科学家,中国现代儿科学的先驱和开拓者。20世纪40年代末重建北京协和医院儿科;50年代末主持创建中国医学科学院儿科研究所;80年代初接续诸福棠担任《中华儿科杂志》总编辑,后接任中华医学会儿科学会主任委员。曾任世界卫生组织(WHO)妇幼保健委员会委员、卫生部药典委员会委员、中国人民保卫儿童委员会委员。他参与编著的《儿科学及护理》是卫生部编审的护士学校教本,他参与主编的《儿科学》是高等医药院校教科书。他协助卫生部整理出"佝偻病、肺炎、营养性缺铁性贫血、婴幼儿腹泻"小儿四病防治方案,通过杂志刊发,下达妇幼部门,供全国参考。他编写的《农村儿童卫生常识问答》,累计发行200余万册,还被译为朝鲜文、蒙古文读本。他在担任儿科学会主任委员期间,主持设立了儿童保健、新生儿、传染消化、呼吸、心血管、肾脏、血液、神经、内分泌遗传代谢、临床免疫等10个专业学组,推动了儿科各专业的深入发展。他利用自己在国际儿科学界的影响,尽力安排后辈出国学习,把自己所能影响的领域,变成科研的温箱、人才的孵化器。1983年在第十七届国际儿科学术会议上获杰出贡献奖,1991年获首届"诸福棠奖",1998年获首届"中国内藤国际育儿奖"。

一、传主成长自述

我今年97岁了,77年前那一幕,曾如晴天霹雳,今天想来,它也可能是我人生中一段很有价值的经历。1934年,我从燕京大学医预科毕业,通过了北平协和医学院录考,进行入学体检。医生告诉我,"你的血压这么高,在我们的统计中活不过5年","你不要读了"。我已不记得当时是怎样的心情,总之,我决定坚持上学。6年后,我顺利毕业(1937年因肺结核休学一年),并且因为五年学习成绩最优,我获得了每届仅有一个名额的"文海奖"。人生的路并不平坦,停住脚步是最坏的选择,这段经历给出的这一答案,引导我跨过了后来的坎坷。

1914年2月20日,我出生在北京清华园。父亲周诒春是当时清华学校的校长,为把这个留美预备学校改办成大学,他制订了"五步发展计划",可谓踌躇满志;

他还在清华园附近买了一块地,准备年老退休后,就近欣赏清华的发展,足见用情之深。我名字中的"华"字,就是清华的华,是爸爸的心路给我留下的痕迹。我没上过小学。1924年,我们家从天津迁回北京,住在北城锣鼓巷。附近没有学校,爸爸就为二哥和我办了个家庭学校,设国文、体育、数学、英文四门课。英文放在每天一早,由爸爸亲授,下班后的晚间训话算是品德教育。这个框架很像他在清华兴建四大建筑——图书馆、体育馆、科学馆、大礼堂——的复制版。训话的内容一般由具体事情引发,回想起来,大体不外乎清华校训——自强不息,厚德载物——的内涵和外延。比如"勤俭",我记得仅仅因为忘记盖墨水瓶盖,就遭到了训斥。勤俭的习惯让我终生受益。我学习勤奋,成绩优秀,因为排名领先,总能获得奖学金。可以说,我是靠奖学金完成了自己的学业。在燕京大学医预科学习3年,我靠的是安徽资助本省籍优秀生的奖学金。在协和医学院五年,我住学生宿舍,每月包伙7块钱,生活学习靠的是董事会每个学年颁发的奖学金。我不记得是不是每次都有我的份儿,但五年学习成绩最优,获得500元的"文海奖学金",填补亏欠还有余。

1931年我考入燕京大学时,正逢九一八事变,校内反日气氛浓厚,为支援抗日,当时搞的"万顶钢盔"募捐活动,医预科都参加了。1937年卢沟桥事变时,我正在附近的山上养病,亲耳听到了枪炮声。1942年,日本兵把协和医院封了,我和同事们失去了工作,家人也被从住所(协和职工宿舍)赶了出来,大女儿刚出生就无处安身。亲闻亲历加深了我对日本侵略者的痛恨以及先国后家的意识。

爸爸很希望我们能开阔眼界,他说:"能去美国会很受启发,你们兄弟姐妹6个,我无力都送出国,为公平起见,出国要靠自己。"他说到做到,我们6人中只有3人出国求学,靠的都是奖学金。1946年,我的机会来了。洛克菲勒基金会拨2个名额给燕京大学,资助燕京学生赴美学医,一名被选中者因为专业方向的导师在法国,放弃了这一机会,幸运落在了我的头上。当时,我已经是3个孩子的父亲,妻子林懿铿是我燕京大学的同学,她理解我。妻子的姑姑林巧稚是我的学长,她支持我。孩子和生活的担子交给了她们,我得以再次踏上求学之路。在美国明尼苏达大学医学院儿科,我白天在医院工作,晚上到疗养院值班,虽然辛苦,但增加了临床经验,也有了经济保障。

我的爸爸从家塾时起就教授我们英文,后来又把我们送到北京燕京大学念书,打下了不错的英文底子。燕京大学医预科的老师大都是外国人,除了中文都用英语教学,这苦了不少同学。在他们课后核对笔记的时候,我就去参加课外活动,特别是打篮球,我被选进了校队,不仅锻炼了身体,毕业时还获得了体育全能奖和裴陶裴荣誉金钥匙奖。英文成了我得心应手的工具,出国参观访问和学术交流时,没有语言障碍，并且我还结交了许多外国同道。我能够较早地捕捉到国际儿科界发展的脉动，帮助一些年轻同事出国深造，并选择到适合中国国情的前沿课题，多得益于此。

过了弱冠之年，接受爸爸耳提面命的机会寥寥，但影响仍如影随形。爸爸"清名"远播，受邀主持北京图书馆建设，出任燕京大学挂名校长，当选协和托事会主席，官至民国政府农林部长，1950年回京，竟挤住在我家。爸爸说："择业不当贪货利、骛虚名，当以天性之所近，国家所急需，造福于人类为准绳。"今天，我可以这样说了，作为践行者，我当之无愧。

至于学术成就，从严格意义上讲，我谈不上突出，我更愿意接受"主要贡献"这一说法。

二、永远的临床医生

周华康1940年毕业于北平协和医学院，获医学博士学位，1949年，受聘重建协和儿科，1953年晋升为教授。他从医半个世纪，担任协和儿科主任30多年，从未离开过临床第一线。他在自己主编的《儿科学》里写道，在多种病理生理影响下，婴幼儿临床表现也显然特殊；同一疾病在不同年龄小儿可引起悬殊的临床症状；局部的病灶常引起剧烈的全身症状。"临床临床，必须亲临病床，收集准确完整的第一手资料，才能做出正确判断"，这就是他作为医者的信条、治病救人的要诀。

一个刚满月的孩子严重吐奶，门诊治疗无效后入院。周华康坐在床边仔细观察患儿吃奶、吐奶、排便情况，并像母亲那样，在喂奶后抱起孩子拍背排气。孩子吸奶积极，很有食欲，但拍背后大量喷射状吐奶情况丝毫不减轻。他高度怀疑患儿存在肥厚性幽门狭窄，需要手术解决。钡餐有利于诊断，但万一不是这个病，黏稠的钡餐液必然加重幽门梗阻，对已经十分虚弱的患儿更加不利。当晚，他守在床边继续观察，进一步肯定了自己的判断。第二天，钡餐确诊后实施了手术，患儿顺利康复。

这样的事例还有许多，它展示的不仅是丰富的临床经验，更彰显了周华康对"患儿利益第一"宗旨的忠诚。

20世纪70年代，中国国门刚刚开启，北京协和医院拥有北京唯一的涉外儿科，凡遇疑难危重患儿，周华康必亲临一线指挥，参加抢救。一位伊拉克使馆工作人员的孩子，患中毒性脑病，高热昏迷多日，家长近乎绝望。一位加拿大在华教师的孩子在公园游玩时突感不适，驱车到协和就诊时，患儿已出现皮肤淤斑并处于重度休克状态。经诊断两者均为暴发型流行性脑脊髓膜炎。两个孩子都在周华康的指挥下抢救成功，多年后了解，未留下任何后遗症。周华康善于在密切观察病情的基础上，对各种临床表现和多项辅助检查做综合分析，分清主次，抓住重点，注重从患者整体情况出发，不被枝节迷惑，不被假象误导。

周华康诊治了很多疑难患者，也非常重视常见病，制定了轮状病毒肠炎中西医结合治疗、佝偻病治疗的方案等。他善于化繁为简，对于一般腹泻患儿的补液疗法，总结出一套简便易行的方案，便于基层推广应用。他重视合理用药，用药精准，从来不用可有可无的所谓对症药物。他强调，对一个药物不仅要了解它的治疗作用，更要了解它的不良反应。他在查房时对用药指征总是反复讨论，衡量其利弊。多年来，协和儿科一直保持着用药时严格把握指征的传统。

周华康不仅对患儿倾注了大量心血，还注意解除患儿家长的思想顾虑。一个患败血症并发急性骨髓炎的孩子，家庭经济困难，为了让孩子住院治疗，周华康为他作了担保。病情初见好转，孩子的父亲就要求出院。一问才知道，他家中还有四口人，靠他每天出工养活。周华康说，如果你信得过我，就把孩子交给我。从此，周华康多了一重家长身份，直至几周后孩子痊愈出院。

多少年如一日，周华康不知为多少患儿和他们的家庭解除了痛苦，做着一件又一件具体而且看似细小的事，并无惊天动地之处，但这些做法、这种精神，有口皆碑。

三、紧密结合临床实际开展科学研究

周华康一贯重视科学研究，强调从临床实际需要出发确定研究方向和工作重心。当时协和儿科的空间非常有限，他把自己办公室腾出一部分作为实验室。20世纪50年代，包括一些传染病在内的严重感染性疾病，严重危害中国儿童健康。根据协和儿科的具体情况，周华康选择"中毒性消化不良"作为重点课题，李家宜作为主要助手，对婴儿腹泻病原学（大肠杆菌分型）、水分电解质失衡以及液体疗法展开研究；使用当时最先进的仪器——火焰光度计，快速进行电解质测定和酸中毒评估。在全国最早建立有效且简便的4∶3∶2液体疗法方案，尤为重要的是确立了输液过程中正确适时补充钾盐的方案，改变了原来脱水酸中毒纠正后因低钾导致婴儿死亡的情况。摸索出小剂量新霉素治疗和菌群失调诊治等方法。研究成果用于临床，疗效显著。1958年，他收治腹泻患儿的病死率从1956年的13.3%下降到0.95%。协和儿科的医疗与科研工作蒸蒸日上。

20世纪50年代中期，领导决定组建中国医学科学院，停办协和医学院，取消协和儿科。1958年夏，以协和儿科的人员为基础，成立了中国医学科学院儿科研究所，北京儿童医院院长诸福棠兼所长，周华康任副所长，主持临床和基础研究。儿科研究所初创，临床研究基地设在北京儿童医院，鼎盛时期开设了四个病房，分别研究婴儿腹泻、病毒性肺炎、痢疾、脊髓灰质炎。为加强临床与基础的结合，周华康安排原协和临床医生进实验室，并与中医研究院、病毒研究所等单位密切协作。

1958年冬，腺病毒引起的婴幼儿肺炎在中国北方有较大规模流行，住院病死率高达34%。在协和儿科时，周华康已开始做肺炎的临床研究。此时，由张梓荆具体负责腺病毒肺炎诊治的临床和基础合作，在包括病原学、发病机制、临床特点、早期诊断、并发症诊治和中西医结合治疗等方面，展开了深入的研究。周华康屡屡召开会议，组织多学科研究。他根据研究内容的相互关系绘制了一张图，挂在会议室组织大家讨论，内容包括临床观察、病毒、生化、病理实验室指标和动物模型……，强调科室协作，帮助拓展思路，把握研究方向。临床医生进实验室结出了果实：王慧英所在的病毒室与病毒所合作，成功分离了腺病毒并作了分型；欧阳宗仁、赵时敏、林久治所在的病理生理室成功建立了流感肺炎小鼠模型，"白细胞碱性磷酸酶"用以鉴别病毒性、细菌性肺炎，以及中毒性痢疾、中毒性休克兔模型。实验室人员进病房开展肺炎合并心力衰竭的诊断方法研究，也取得了成效。通过一系列努力，腺病毒肺炎的早期诊断及并发症的诊治成为可能，病房病死率逐步降至个位数。

四、推动新生儿医学在中国的发展

"文化大革命"结束，百废待兴，周华康立即抓住新生儿医疗保健这个重中之重，提出围产保健的学科建设问题。新中国成立后，传染病大幅度减少，婴儿死亡率显著下降，但新生儿死亡率在婴儿死亡中仍占50%。当时中国每年有1800万个孩子出生，降低婴儿死亡率、保障人口质量，事关宏旨。

周华康和籍孝诚将新生儿学确定为协和儿科的重点发展方向。1978～1979年，周华康先后招收3名研究生，研究"新生儿早期疾病与母亲妊娠和分娩的关系"等新生儿领域的重要课题，借助各种力量，选派得力骨干——籍孝诚、赵时敏、徐景蓁、鲍秀兰先后出国学习。"围产期（现称围生期）"，汉语辞典里找不到这个条目。一般指"怀孕满28周至产后7整天"这段时期。也有不同的划分方法，但共同点是，对新生儿的关注不再从"呱呱坠地"始。周华康亲自给科内讲课，介绍国外情况及相关知识，安排短期外出学习。当时科内医生几乎都是第一次从周华康讲课里知道了NICU（新生儿重症监护室）这个新鲜名词。在周华康积极支持和指点下，协和儿科很快开辟了新生儿病房。随着骨干回国，1982年11月，NICU在北京协和医院诞生，针对新生儿低血糖、窒息多系统损伤、新生儿呼吸窘迫综合征等呼吸道病，早产儿并发症等关键课题，积极开展产儿科合作研究，迅速引进先进技术设备。截至1985年10月，协和的NICU共收治危重新生儿134例，抢救成功106例，成功率达79.1%。

随着新生儿发病率、病死率明显降低，早产儿存活率升高，相关论文也相继出炉。1991年，在周华康鼓励与支持下，协和儿科主办了有30多个国家、地区代表参加的国际新生儿专业学术会议。周华康虽已77岁，仍在开、闭幕式上作了主要报告。

周华康的热情和努力绝不囿于协和。1981年秋，他率产科儿科医生小组赴美做围产期专题考察，回国后，抢在中华儿科杂志最近的一期，介绍了美国的新生儿科工作。此后，他又多次发表导向性文章，包括一些译文，传播先进经验，敦促全国新生儿医疗保健事业的发展。周华康在介绍美国新生儿科工作时就指明，围产医学包括：①母亲胎儿医学；②新生儿科学，必须有"产科、儿科与有关科密切合作"。1983年年初，周华康在《中华儿科杂志》上撰文，提出《关于开展新生儿保健工作的几点建议》，第四条是"加强产、儿两科的合作。" 1983年5月，全国新生儿疾病学术座谈会在陕西临潼召开，会议讨论通过了这个《几点建议》，并由《中华儿科杂志》再次刊登。1985年5月，周华康以中华医学会儿科学会主任委员的身份在全国第二届围产新生儿学术会议上讲话，他讲的第二点意见，还是"做好新生儿工作必须有产科和儿科密切合作"。改变沿袭多年的传统做法，仅凭"建议"的遭遇就足见其难。这也使我们感受到，为了这一有利于母婴的事业，周华康的执著和锲而不舍的精神。

周华康的这一认知以及基于此给予的支持，影响了中国与联合国人口基金、世界卫生组织第一个合作项目：开展围产保健，降低孕产妇和新生儿死亡率（1981~1985）。在卫生部领导下，以协和医院、北京妇产医院、北大医院为项目领导单位，在八个妇幼保健院开展项目活动，传播了围产保健理念，推进了新生儿学科建设，培养了人才。上述《几点建议》就是在项目开展期间提出的。令人敬佩的是，这些建议与20年后（2005年）世界卫生报告对加强新生儿保健提出的要求高度一致。令人欣喜的是，在中国，在新生儿领域，产儿合作已相沿成习，在一些大城市，新生儿病死率已接近或达到发达国家水平。

五、为了农村儿童的健康

1951年春夏之交,周华康受组织指派,参加北京市土地改革参观团,到陕西省临潼县马额区学习。几乎家家户户都有患者、当地婴儿死亡率在50%以上的现实,让周华康难以安枕。回京后,他执笔与另外3名教授联名写下了《由参观土地改革看农村医药卫生问题》的文字,发表于《中华医学杂志》1952年第1期。他们提出,农村卫生最重要的工作,是预防,是保健,是卫生教育与卫生组织。周华康等深知,改变农村医药条件不可能在短期内完成,但他们认为,一些普通卫生常识与简单工作,是任何人都能了解,都能实行的,而且可以解决很多的问题。他们大声疾呼,我们必须对于这一点有很清楚地认识,才能体会到在今天农村我们有很多的工作要做,而且可以得到很大的收获。这些意见在今天看来依然可取,它符合农村实际,符合儿科学特别强调的"预防为主"的精神,事半功倍。

1965年,周华康被派往湖南湘阴县农村,在巡回医疗中改造思想,4个月后,调回协和。1969年,周华康被派往河北农村,带领1~3年级的医学生,为贫下中农服务,直至1971年所有学生被分配到大西北。再次到农村,耳闻目睹刺激着他想再为农村儿童做点什么。还是"普及卫生常识提高农民自我保健意识"的思路,从喂养到预防,从常见的毛病到常得的病,从病是怎么来的到服药注意些什么,53个问题,30来页的小薄本,语言尽可能通俗,售价定为9分钱,一本《农村儿童卫生常识问答》就这样问世了。1972年11月开印,第一次就印了47万册,此后又加印3次,累计180多万册。1974年,这本小书被译为蒙古文,1977年又出了朝鲜文版。1975年11月,上述内容略加增补后并入《农村妇幼卫生常识问答》,第一次又印了65万册。"要让农民看得懂,用得上,买得起",周华康的这一愿望实现了。

六、甘 为 人 梯

现代医学被称为"最年轻的科学",系统地在中国传播,似乎应从协和医学院算起。1949年,新中国成立了,北京协和医院的美国人走了,现代医学的继续传播需要中国化:用中文,结合国情。周华康肩负起了部分使命。

1953年,他和秦振庭共同主编的《儿科学及护理》完稿,经卫生部教材编审委员会初审,作为护士学校试用教材。1958年,他为军医丛书编写了《儿科学》。1960年,他和宋名通、秦振庭共同主编的《儿科学》,作为高等医药院校通用教材,由人民卫生出版社出版，1965年修订后再版。此间，他还根据八年制协和医学院的特殊需要编写了中英文教材。

1958年，他受命去新疆讲学，一讲就是一个多月。从此，"游学"成了他的一项使命。他先后去过十几个省区，特别是边疆，除了西藏，西北、东北、西南的教室和病房都留下了他的身影。周华康认真对待来自全国各地的进修生，他对来自边远地区的人特别关照。为了帮助云南大理进修生在当地更好地开展工作，周华康还派了一个专业医师组赴大理举办培训班。

周华康对协和儿科干部的培养更是尽心竭力。他在任时，亲自主持一切学术活动。他自办英语班，把常用的医学英语，以对话的形式编了一本讲义，组织大家练习，为他们完成外宾医疗任务和出国进修夯实基础。1979年以后，周华康安排了10名儿科医生出国学习，根据主客观条件帮助他们选择学习方向，在香港的协和老校友帮助下，还为不少人解决了出国学习的费用。赵时敏通过了教育部的出国考试，周华康为了她学成回国后能开展新生儿专业的临床工作，精心选择能参与临床工作的医院。为此，周华康还与时任国际儿科学会主任的Stapleton教授联系。最终，赵时敏进入澳大利亚最权威的皇家儿童医院，在新生儿病房和NICU学习，回国后，成了这方面的带头人。

出国进修学有所成，不少骨干输送到了其他单位，解放军总医院、安贞医院、中日友好医院的儿科主任都来自协和儿科。周华康的研究生，一位成为协和儿科主任，医教研工作全面取得良好成绩；一位在深圳医院任儿科主任；一位曾任联合国儿童基金会驻北京办事处官员，因工作出色，被选拔到世界卫生组织西太区办公室担任"生殖健康"高级项目官员，历时9载。时隔多年，大家谈到自己良好的职业行为及做出的成绩，仍不忘提起周华康的影响和培养。

七、在医学会和儿科杂志

中华医学会儿科学会和《中华儿科杂志》是中国儿科学术促进的两大平台。周华康认为，调动全国儿科工作者的积极性，提高全国儿科工作者的水平，应该是两大平台的支撑点和工作的落脚点。

1981年，周华康接任儿科杂志总编辑。他建议，两个月一次的定稿会，每年有两三次放到外地去开。他试行"执行编委"制度，有职有权，一些省市给予了更多的重视。与地方联合举办的组稿座谈会，常常伴生对一个专题的讨论，结果国内某个专题的最新学术成果、研究动向和存在的问题，得以及时传播。当时，中国研究生制度初建，论文稿较多，八股气较重。都登，挤占了杂志的篇幅；拒登，又可能挫伤不少中青年医生的积极性。周华康决定，设置"论文摘要"栏目，每篇限500字，保存各篇的精华。周华康力主开辟"临床经验点滴"，每期一个页码，8~10篇，开门见山，强调参考价值。它为各个层级、特别是基层儿科工作者提供了展示的窗口和交流的园地，凸显了普及与提高相结合的原则。1987年，《中华儿科杂志》在中华医学会第二次编辑工作会上获二等奖。

周华康1985~1989年担任儿科学会主任委员，他没有门户之见、地域亲疏，尽其所能地切分权力和利益。比如，经由日本儿科元老国分义行提议，日本儿科学会每年资助两名中国代表参加日本儿科年会。他每次都把名额分配给京沪以外的省市。为了推动儿科学全面、深入的发展，在他主持下，经儿科学会第九届委员会常务委员会通过，成立了儿童保健、新生儿、传染消化、呼吸、心血管、肾脏、血液、神经、内分泌遗传代谢、临床免疫等十个专业学组，经协商推荐，由京外学者负责部分学组，担纲的北京学者也分布于不同单位。此后，各专业学组单独召开学术研讨会成为定制，学术交流空前活跃，一些学组的研讨会，还成了海峡两岸交流的平台。

周华康似乎与世界儿科大会有不解之缘，早在1947年，他就应邀出席在美国纽约举行的第五届世界儿科大会，介绍中国防治黑热病的经验。1977年、1983年、1986年，他率团参加第十五、十七、十八届世界儿科大会，广交各国儿科知名专家学者，许多国际同仁成了他的好友，为中国与国际间的儿科交流发挥了积极的作用。比如，国际儿科学术会议每3年轮流一次在各国举行，台湾代表每次都提出以会员国名义入会。每次与会，他都首先拜会会议组织者，向他们解释中国政府的立场。结果台湾作为会员国的问题每次都消失在萌芽状态。又比如，在总干事格兰特的帮助下，联合国儿童基金会加大了对中国的资金投入和技术支持，使中国在计划免疫等方面走在发展中国家的前列。

周华康深感国际交流的必要，希望能为更多国内外专家提供个人接触的便利。1985年，他借率团访美的机会，与美方商定，在中国召开中美儿科学术会议。当年，百名中美儿科同道在北京聚首，新生儿学就是这次会议的重要课题。经过江载芳、吴希如、何晓琥等几届儿科学会主任委员的不懈努力，在各国同道的支持下，第23届国际儿科学术会议于2001年在北京举办，近千名国外专家、2000余位国内代表与会交流，会议盛大而圆满。

八、传主留言

在儿科，护理工作特别重要。护士与患儿接触密切，对病情变化也最为敏感。

护士除严格执行医嘱外，在弥补母爱、清洁卫生、补充营养、保证休息等方面，都发挥着十分宝贵的作用。我认为，在优秀护士长领导下的良好护理工作是协和儿科医疗工作取得成绩最关键的因素之一。

联合国儿童基金会总干事格兰特（J. B. Grant）、国际儿科学会总干事道格拉马西（I. Dogramacl）、国际儿科学会前秘书长斯泰波利顿（T. Stapleton）、日本儿科老教授国分义行、亚洲儿科学会秘书长山头司欧堪坡（P. Santosocampo）等，我希望大家能记住这些名字，他们的热忱参与，促进了中国儿科事业和儿童保健事业的发展。对他们，我永怀感激之情。

我从担任协和儿科主任起直至退休，历时40载。在此期间，协和儿科及儿科研究所几度关闭、重建、搬迁，我没能做出突出成绩，却依然得到许多奖励。我很清醒，奖励用了我的名字，荣誉应该属于集体，包括许多勤勤恳恳、默默无闻的同事。

九、周华康主要论著

周华康，秦振庭，康映藻，等.1952. 由参观土地改革看农村医药卫生问题. 中华医学杂志，38（1）：84.

秦振庭，周华康.1953. 儿科学及护理. 北京：人民卫生出版社.

曹玉璞，欧阳宗仁，潘俨若，等.1958. 新霉素对中毒性消化不良的疗效. 中华儿科杂志，(6)：518.

周华康.1958. 儿科学. 北京：人民卫生出版社（宋名通，周华康，秦振庭，1965，第2版）.

周华康.1959. 国内有关脊髓灰质炎防治工作的研究. 中华儿科杂志，(5)：408.

宋名通，周华康，秦振庭.1960. 医疗系儿科学. 北京：人民卫生出版社.

张梓荆，潘素英，陆纯齐，等.1962. 重症腺病毒肺炎的症候学. 中华儿科杂志，(6)：400.

籍孝诚，周华康，姜梅.1963. 新生儿交换输血的技术和经验. 中华妇产科杂志，(6)：362.

周华康.1964. 关于水痘及激素治疗的问题. 中华儿科杂志，13（1）：80.

李家宜，曹玉璞，张淑润，等.1964. "秋季腹泻"的症候学、水分电解质紊乱规律和治疗. 中华儿科杂志，13（2）：111.

杨正时，辜清吾，吴采菲，等.1965. 致病性大肠杆菌肠炎病原学研究. 中华儿科杂志，14（2）：96.

欧阳宗仁，周华康.1965. 脑膜炎双球菌感染的预防诊断和治疗（笔谈）. 中华儿科杂志，14（6）：465.

周华康.1972. 农村儿童卫生常识问答. 北京：人民卫生出版社.

林巧稚，周华康，夏宗馥.1975. 农村妇幼卫生常识问答. 北京：人民卫生出版社.

周华康.1982. 关于开展新生儿医疗保健工作的几点建议. 中华儿科杂志，20（1）：60.

周华康.1986. 新生儿医学的进展及我国新生儿保健工作的发展方向. 实用儿科杂志，1（2）：57.

周华康.1986. 关于佝偻病的防治. 中华儿科杂志，24（6）：355.

周华康.1986. 国内外儿科的水平及其差距. "我国现代医学的发展及与国外先进水平的差距"节录.（37）：124.

李大维，刘孟平，林璐，等.1988. 茶碱血浓度监测指导小儿哮喘急性发作治疗的疗效观察. 中华儿科杂志，26（1）：12.

周华康. 1990. 有关佝偻病的几个重要问题. 北京医学, 12 (3): 160.

主要参考文献

北京协和医院. 1993. 协和名医. 北京：华文出版社.

北京协和医院. 2010. 周华康教授画册. 北京：中国协和医科大学出版社.

撰写者

周华康（1914~2011），传主本人。

周志春（1945~），传主之子。

感谢北京协和医院儿科赵时敏教授、朱传樨教授及中国妇幼保健协会庞汝彦副会长分别为专业内容提供蓝本，中华儿科杂志编辑部李贵存主任及北京协和医院儿科魏珉教授、宋红梅教授提供资料。

曾宪九

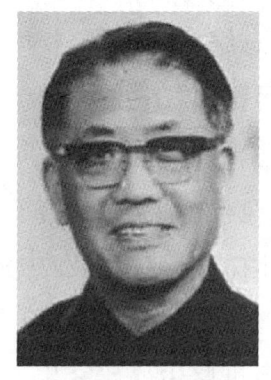

曾宪九（1914~1985），湖北武昌人。1940年毕业于北平协和医学院，留校任外科医师。除1942~1948年在平和医院任职外，其余时间一直在协和医学院工作，历任住院医师、讲师、副教授、教授。担任过中国协和医学院外科主任、中华外科学会主任委员、《中华外科杂志》总编辑、《中华医学杂志》英文版副总编辑。50年代提出防止肠侧侧吻合术后综合征的手术方法在临床上得到推广；60年代开始研究创伤后体液和代谢反应，掌握了国际上先进的重水稀释灌滴测定法和放射性核素红细胞量测定法；70年代初首先在临床上开展胃肠外营养的研究，后又研究创伤及外科感染病人的代谢和营养支持。他在北京协和医院倡导成立了多科系参加的胰腺疾病研究组，最早开展胰腺疾病的基础与临床研究，使北京协和医院胰腺癌、胰腺内分泌肿瘤等的诊治水平居世界前列。他创建的外科代谢实验室、外科ICU，为我国肠外肠内营养学、危重病医学的发展奠定了坚实的基础。发表的论文多达200多篇，多次获得卫生部科技成果奖（1981年获得了当时卫生部最高的嘉奖——科技进步奖甲等奖）。他在中国现代外科学发展、外科人才培养和协和医院外科学科建设中做出了巨大贡献。

一、天道酬勤 一生剪影

曾宪九于1914年9月2日出生于湖北武汉。上天赐予了他很好的天赋，他对此也善加利用，不仅兴趣广泛，还特别勤奋刻苦，一直都是非常全面地发展着自己。于是在先天优势和后天努力的结合下，曾宪九在各个科目上都一直名列前茅，高考以后也以全省第一的成绩顺利地进入到了当时的燕京大学，即现在的北京大学医预系。在燕京大学的3年间，他获得了只授予全年级两名最优秀学生的金钥匙奖。在升入北平协和医学院本科以后，他继续连续3年获奖学金。如果说，在燕京大学拿奖学金还可以通过社工的辅助，或者同学的拥戴，或者自己答辩时的良好口才，那么要在当时以考试严格、历行淘汰制著称的协和医学院拿奖，就是除了靠实力还是靠实力，没有一点其他的小道可走。到了1940年，曾宪九以最佳成绩获得医学博士学位，并留校任外科医师。

从1932年初进北平协和学医,到1985年离开人世,曾宪九在协和医学院整整度过了48个春秋。1942~1947年期间,协和医学院被迫关闭了5年,所以此段时期内,曾宪九转战平和医院继续工作。1948年,他回到了协和,担任外科学系主任,而这个重担一担就是30年。所谓能者多劳,曾宪九在他毕业后的40多年的工作中,除了任外科主任外,还先后兼任过中华医学会常务理事、中华医学会外科学会主任委员、《中华外科杂志》总编、《中华医学杂志》英文版副总编、国际外科学会会员、美国《临床外科杂志》咨询编委、《外科》杂志国际顾问等职。

除了日常处理上面提到的相应的事务外,曾宪九另外将更大量的精力投入到了临床工作、科研和教育工作中。40年来,因为他精湛的医术,他挽救了千千万万的生命,使无数紧锁的眉头舒展开来;因为他活到老学到老孜孜不倦的精神,他在中外杂志上发表的论文多达200多篇,还主编和参加编写了26部专著;因为他总愿以长远的眼光思考问题,所以即使在他离开以后,他所培养的近百名进修生、研究生、高级医生和教授很好地继承了他的工作,让我国的医学事业继续蓬勃发展,而不至于出现断层。

二、鞠躬尽瘁　死而后已

曾宪九工作作风严谨、正派、以身作则。对病人,不论是高级干部、社会名流还是普通老百姓,他都极为认真负责、一视同仁,从未表现过"大专家"的架子。遇到病情严重、危险性大的手术,如果需要他上,他总是毫不犹豫地就上,从来不会找任何借口推辞。身边的人很少有看到他紧张的,连他的夫人一生也只听他说过一次:"今天还真有些紧张。"原来,当时他作为周总理医疗小组的成员之一,要为周总理做最后一次手术。但无论心理压力有多大,曾宪九最后还是以自己精湛的医术很好地完成了任务。

曾宪九对于祖国和医学的热爱远远胜过了爱自己。即使是在"文化大革命"那个喧嚣嘈杂的环境中,不能上手术台,只能看些门诊有时甚至被迫去扫地,他依然关心着科学的前沿。有一天,他问他的学生:"现在,外科发展的里程碑是什么?"学生被震惊到了,是的,每天都在忙于应付各种交代、各种大字报、自我批判和批判他人,哪儿还有时间去读书,更别论思考外科发展里程碑的事情,而自己的老师相较自己的生活更糟糕,自身难保的情况下却还在思考着外科发展的里程碑。曾宪九似乎也没有期待学生能答上来,而是主动回答说:"静脉营养。"曾宪九是为了笑话学生的无知吗?肯定不是,如果真的是为了看别人的笑话,他就没有必要告知答案，更没有必要引起这个话题，直接在心中笑话即可。在那个说话需要十分谨慎的年代，曾宪九并不会说太多的话，而是将更多的时间拿去看书，拿去思考，而当他有所感悟的时候，他又没有忘记自己作为一个老师的责任，而愿意适时地去提点自己的学生。无疑，他的学生是幸福的，在老师的帮助下也跳出那个束缚着所有人的圈，让自己的心更自由，站到更高的地方欣赏到更为绚丽的景色。

曾宪九除了一直关注科学前沿外，也一直想方设法使国内的科研也跟上世界的步伐。于是在1961年他建成了中国第一个外科代谢实验室。这个实验室让比利时医学代表团曾深感意外地说："我们想做而没有做到。"其后亦变成过"文化大革命"期间的外科批斗会场。但无论是在哪一个时候，曾宪九最在乎的从始至终只是外科学，而无关乎这个实验室带给他的是名誉抑或伤害。十一届三中全会后，全中国人民的心都得到了更多的自由，曾宪九大呼科学的春天到了，于是被迫中断十年的代谢实验室立刻在他的带领下开始恢复生机。在那时，曾宪九已经年近古稀，但他依然能时不时地在中午做完手术就从老楼4层的手术室下来，跨过一片广场，直上教学楼5层，看自己的弟子做动物实验，遇到实验的瓶颈之处更会兴冲冲地穿上手术衣，戴上手套，也上手和学生一起干。

如果说知识犹如大海，那么曾宪九就是大海里的鱼，不管是身为最初刚毕业跳进外科学的小鱼，还是成长为后来鲸鱼一般的大小，他都从始至终畅游在这广阔的大海中，怡然自得。于是，旁边原来可能尚还迷茫的小鱼甚至原本反感大海的小鱼，也在他兴致勃勃地翻腾中被感染，开始爱上那一片大海，开始在海中也怡然自得，神采奕奕。

在这个代谢营养实验室中，产生了丰硕的科研成果。比如曾宪九、蒋朱明、费立民和技术员们在没有任何先例的条件下，建立了当时算是已经非常先进的钾、钠和氮平衡的测量技术，成为了国内首先开始研究手术后患者的钾、钠和氮的代谢平衡的团队。另外，在这个实验室中对细胞外液、血浆容量、水电解质和营养素输入通道有关的研究，也为后来我国开始静脉营养（肠外肠内营养）临床应用打下了扎实的基础。

1984年，黑龙江省尚志市刑侦大队的一名刑警在执行公务中被歹徒近距离枪击，子弹从右侧腹腔射进，左侧骨盆传出，造成肠道19处穿孔及断裂。经过手术两次后，该刑警又发生了多发肠瘘、严重腹腔感染和骨盆感染。要知道，小肠和大肠作为人体内最最重要的消化和吸收部位，如果坏死了就相当于再也不能靠吃东西给机体补充营养；另外，腹腔的感染的后果也十分严重，肠道里的细菌会直接跑出肠道而到达肝、胃、脾、胰等重要器官上，然后分泌毒素导致这些重要器官的坏死，而这些重要的器官一旦坏死，机体不仅失去了能量供给，还会因为神经传来的剧烈疼痛而让患者痛苦不堪。当地医院医生下的结论是该刑警最多活不过两个月了。当其在这种状态下被转入协和医院的时候，对于自己痛苦的身体，刑警本人已经不抱任何希望。可在曾宪九的领导下，针对该病例的医疗组成功的通过370天肠外营养和120天肠内营养，9次大小手术包括小肠吻合术，硬是让可能随时坏死的小肠和大肠分别被保留下来了1.1米和1/2，从而使该刑警得以继续存活下去。在2009年该刑警回协和医院复查的时候，都还在感叹25年前的经历，用他的话说就是，这么多年的日子对他说都是捡回来的。而通过肠外肠内营养抢救回来的人到现在又何止千万呢？回想当时曾宪九建立这个外科代谢实验室的远见，真是让人欣喜和佩服。

曾宪九在关注和捕捉国际上医学动态信息的非凡眼光和魄力，除了表现在上面提到的外科代谢实验室外，还从其创建协和外科ICU中可见一斑。从20世纪50年代开始，重症医学在欧美国家兴起，新的概念相继问世。ICU的建设在全球范围内展开，某些生理或生化实验室技术进入临床实践，成为实时的、动态的床边监测。新概念和新技术必将推动学术的发展。曾宪九在最初就觉察到协和医学院也必须建设现代化ICU，以使得临床和实验医学更好的结合、临床与基础医学研究更好的结合。这个想法在"文化大革命"中没有条件得到实施，但却一直在曾宪九的脑海中缓缓酝酿着。到了改革开放，曾宪九果断抓住这个契机，创建了外科ICU，并派自己的学生去国外对ICU进行了专门的进修。到了1984年，经医院领导批准，按国际先进模式，北京协和医院建立了中国第一家综合性ICU。曾宪九亲自为新成立的临床专科命名为"加强医疗科"，他强调医疗的加强，正像特种部队加强装备和作战力那样。进入21世纪，重症医学在理论假设、研究重点和医疗策略上相较20世纪已经有了很多改革。然而，曾宪九的学术思想就算到了今天，依然对于在全国范围内从事重症医学工作的后辈起着重大的影响。

1985年5月30日，曾宪九肺癌晚期最终与世长辞，享年71岁。他完整地经历了中国最为动荡的几十年，他是知识分子，虽然也拿刀，但他只会用刀救人，而不会害人。要在古代，他其实就属于手无缚鸡之力的文人。如果说面对战火，他还能依靠铮铮傲骨支撑自己表现出对侵略者的不屈，那面对自己国家的政治风浪，他从里到外就只能剩下脆弱了。他的英语和医术水平使他随时可以去国外过更好的生活，且一样可以利用国外更为先进的技术实现自己对于科学的追求。可是他却一直没有离开，也不似当时许多嬉笑怒骂的真文人那样投湖自杀或故意买醉，而是依然保持着清醒，耐心等待。到底是什么能让他做到这般？是对祖国人民的热爱、对中国医学事业发展的担当？说起来这些都不是一个人必须付出的，除非这些东西已经成为了他的信仰，成为了他的意识。没有意识一个人也就死了，而一旦有哪怕一丁点意识，这个人就依然会为了自己的信仰战斗。也恰如曾宪九，无论外界环境如何，都干扰不了他的内心，一直奋战在中国医疗事业发展的第一线。在后来体检的时候，他被发现患了肺癌，可他还是在状态稍好的时候跑去跟小大夫一起蹲在地上看病人尿管滴尿，笑眯眯地听学生们对一个个遇到的问题畅所欲言抑或争得面红耳赤，然后时不时给点自己的看法参加讨论。直到病危离临终不过两个月的时候，他依然顶着肺癌晚期身体，在极度的痛苦中，逐字逐句地审订和修改完成了《中国医学大百科全书·普通外科分册》和译著《外科疾病的预后》。如果不是将为祖国鞠躬尽瘁、死而后已完全融入了自己的血液中，实在难以再想象出另外一种对于曾宪九这种拼命精神的解释了。

三、一代宗师　风范永存

曾宪九是一位非常好的老师！师者，所以传道授业解惑也，曾宪九完全遵循着老祖宗对为师的定义。在那个年代，曾宪九所带的学生并不完全来自燕京大学，还有一部分是已经工作再被分配来的研究生、进修生或者医师等。曾宪九从来不会区分谁是不是燕京大学来的嫡系子弟，他总是不断地去发现不同学生的优势和需要进一步提升的地方，然后又在不经意间点拨他的弟子。他的很多学生在后来的回忆录里都提到，自己有过突然之间被老师点醒的那种惊喜瞬间。

有一次，时任外科主任的曾宪九问他的弟子陈德昌："胃溃疡可以内科治疗，为什么还要外科大夫做手术？""外科和内科治疗的适应证不同。""那当初外科大夫为什么想用手术治疗胃溃疡？""外科大夫先把溃疡局部切除。复发了，发现胃底部产生大量胃酸，又把胃底部切除，还是复发，又发现幽门窦部很重要，也切了。""所以，有了今天的胃大部切除手术，还有迷走神经的问题。认识是不可能一次完成的。""反正，外科总是把病人器官切掉这一块，切掉那一块，或者全切了。"陈德昌在回忆完这段话后，自己都觉得当时说这些话实在太轻率，思维十分不严谨。可即使这样，曾宪九却没有恼火，反而在几天后，继续跟陈德昌延续了这个话题。"你把外科看得太悲观了。"然后递给了陈德昌一本有关于上次问题的 Dragsted 写的书，书中，从现象到机制，都不是单纯的描述，而是探索了尽可能多的解释。在陈德昌还书的时候，曾宪九又说道："最初，外科大夫的老师是理发匠，只治皮肤表浅的毛病。后来，外科大夫给病人拔牙，锯大腿，打开肚子。发现不那么简单了，要求无菌技术。到开胸，更难，会发生纵隔搏动、肺塌陷等问题。气管内插管，要想通过气管把气送进肺里去，又琢磨了好长一阵子。外科发展，靠生理学和病理生理学。外科大夫不是理发匠。"这一段话，曾宪九一直若有所思，断断续续地说着。但也正是这种情况下，外科大夫不是理发匠这句话让陈德昌记了一辈子。

而在目前已到古稀之年的汪忠镐院士回忆中，他说，自己坚持了一辈子"如临深渊、如履薄冰"的严谨态度归根结底还是受到了恩师曾宪九的影响。在曾宪九指引下，汪忠镐经过了数年十分严格要求的24小时负责制训练，而这些训练无疑是汪忠镐一辈子的财富。曾宪九写文章时，常常一式几份地让少数几位他认为靠得住的下级医生提出意见和想法，最后再由他自己综合定稿。每每想到自己偶尔也是这些少数成员中的一个时，让现在已经是院士的汪忠镐依然高兴和自豪。

曾宪九十分重视临床，即使在他晚年已经拥有十分高的地位和经验，他依然保持着每周查房一次。每当他老人家查房时，后面总是会呼啦啦地跟着一大群人，无论是本科室的还是非本科室的，甚至每次都还有不少外院的医生也纷至沓来，抓住这个机会，细心聆听曾宪九的分析和教导。也正是在他潜移默化的影响下，当时协和外科的所有的医生无论职务大小都将"重临床"变成了自觉行动。而现在健在的协和老一辈也还传承着曾宪九"重临床"、"重住院医师阶段训练"的观念，不论是博士、博士后或者已经取得主治甚至副高职称，如果在他们的经历中实验室不少但临床不够，或者临床时间够了，但能力不够、基础不牢、知识不宽，就一定要补，要重做住院医，每年考核，做不好接着做，一如当年曾宪九要求的那样。

而在曾宪九的科研中，总是能发现其立题来自临床，结论又返回临床中去的特点。对于只进行基础研究的科学家来说，他们有的时候并不知道自己的发现到底能产生什么样的应用前景，时不时会缺乏继续研究下去的动力。而对于医学工作者，如果能意识到自己的优势，将临床和基础科研紧密联系，无疑就要比那些纯粹的基础科研者幸运很多，因为他们就是为了解决问题而进行科研探索，而后探索的结果又可以立刻得到最佳的运用。曾宪九无疑是深刻了解自己的优势并将这种优势发挥到了极致。他的个人外科兴趣在胰腺，胰腺癌、急性胰腺炎、胰岛细胞瘤等都在他的视线范围内。一次曾宪九帮费立民大夫做一例急性胰腺炎的剖腹探查，如果证实是急性胰腺炎要进行手术就面对着一个腹腔引流的问题，那个时候往往因为引流不好而使得病人需要再次手术，病人痛苦且死亡率极高。在探查的过程中，曾宪九就对身边的所有大夫说："怎么样才能引流好腹腔呢？你们要动动脑筋，解决这个问题。"于是，在这个问题上，曾宪九带动了全院对胰腺疾病的重视，大家一起想办法解决胰腺疾病中的问题，也使得即使到了今天，胰腺仍是协和医院基础外科和消化科的亮点和特色。另外，关于胰腺疾病的科研成果又向外辐射，带动了其他科室如急诊科、病理科、消化科等的进步和发展，提升了全院的医疗水平。

曾宪九作为主任，可能从未想过要去总结自己的科研思路或者临床经验，然后再一条一条告诉给众弟子，正如古诗所说，随风潜入夜，润物细无声，他往往都是在无意识间就以自身的实际行动教导感染了身边的人。他在教学中往往喜欢授之以渔而非授之以鱼，所以即使在他离开以后，他的学生们也从未感到没了头绪，除了对恩师的怀念外，他们还是能照样将恩师留下的课题或者实验室继续发扬光大。

四、大象无形　大音希声

20世纪50年代，曾宪九提出防止肠侧侧吻合术后综合征的手术方法在临床上得到推广；60年代，他开始研究创伤后体液和代谢反应，掌握了国际上先进的重水稀释灌滴测定法和放射性核素红细胞量测定法；70年代末，他又研究创伤及外科感染病人的代谢和营养支持。他在国内率先开展胰十二指肠切除术及脾肾静脉吻合术，改进了多种外科术式，在北京协和医学院他倡导成立了多科系参加的胰腺疾病研究组，最早开展胰腺疾病的基础与临床研究，使北京协和医院胰腺癌、胰腺内分泌肿瘤等的治疗水平居世界前列。由他创建的国内第一个外科营养与代谢实验室，国内第一个加强医疗病房，为我国肠外肠内营养学、危重病医学的发展奠定了坚实的基础。相比这些成果，曾宪九这个名字却并不为公众所熟识，包括新闻媒体界也很少有人知道他。大象无形，大音希声说的不就是正如曾宪九这种境界吗？

也许说，作为一个医生、作为一个老师，只要全身心地投入还是很容易达到一个令他人折服的程度；甘于做幕后英雄，无私奉献的人也可以勉强让人称之为大音希声。但作为一个领导组织者，要想将自己可以藏起来就不那么容易了。《道德经》中有云：太上，下知有之。其次，亲而誉之。其次，畏之。其次，侮之。犹兮其贵言。功成事遂，百姓皆谓我自然。用现在的语言来说，就是将领导艺术分为了四等，最高等的是引导和推动下级去做事情，下级虽知道上面有这么个领导，但在完成工作后觉得事情是自己做的，和领导没有什么关系；中等领导是下级对他感恩戴德，亲近赞颂他，下级不能想象没了这位领导事情将会怎样；三等领导会使人畏惧，不得不从；最劣等的领导会使人咬牙切齿，背地里还咒骂他。曾宪九在临床和科研的组织管理中表现出的就是最高级的领导艺术。用人不疑，疑人不用，对于自己下面的医生，曾宪九认定了的就会放手让他们去勇敢地尝试。要是国内缺少机会和技术，他就会想办法送他们去国外学习深造。比如1978年派汪忠镐去美国进修血管外科，以开辟新的专业；派盛洪森去德国攻读外科感染，以筹建外科感染实验室；派陈德昌去法国进修危重病医学专业，回院后建立 ICU。这样以后，基本外科发展蓝图就已经初见端倪了。后来这些人进修归来，也的确如曾宪九所设想的那样，加速了中国外科发展。即使是后来曾宪九离开了，外科各科的发展依然能继续有条不紊地发展下去，不得不说，曾宪九总是能预测到未来很多年的发展趋势，他的真知灼见令许多人惊叹佩服。

五、曾宪九主要论著

Tseng H C, Feng C H. 1949. Perforation of typhoid ulcer. Chin Med J, 67: 531.

Tseng H C, Ku T C. 1950. Paralysis of extraocular muscles following spinal anesthesia: report of two cases. Chin Med J, 68: 81.

Tseng H C, Wu W J, Wu C K. 1951. Acute pancreatitis. Chin Med J, 69: 107.

Sung H W, Tseng H C. 1951. Paratyphoid spondylitis with paravertebral and epidural abscess: report of a case. Chin Med J, 69: 210.

Tseng H C. 1951. Congenital diaphragm and fistula of penile urethra. J Urology, 65: 590.

Wu Y K, Feng C I, Tseng H C. 1952. The combined thoraco-abdominal incision: its technique and indications. Chin Med J, 70: 1.

曾宪九. 1953. 糖尿病与外科的关系. 中华医学杂志, 39 (10): 744.

曾宪九. 1954. 胃部分切除术治疗胃及十二指肠的初步经验. 中华医学杂志, 40 (8): 533.

吴英凯, 曾宪九. 1955. 外科学与战伤外科学及护理. 北京: 人民卫生出版社.

Tseng H C, Wu W J. 1956. The Diagnosis of atypically situated acute appendicitis. Chin Med J, 74: 536.

Tseng H C, Huang T T. 1957. Carcinoma of pancreas and ampulla of vater: a clinical analysis of forty-one cases. Chin Med J, 75: 729.

Huang C S, Meng C M, Wu Y K, et al. 1958. Surgery in new China. Chin Med J, 79: 253.

曾宪九, 王桂生. 1961. 中级外科学及护理. 北京: 人民卫生出版社.

曾宪九. 1962. 小肠外科疾患的一些诊断经验. 中华外科杂志, 10 (6): 345.

曾宪九, 吴蔚然, 王述武, 等. 1964. 肠侧侧吻合的并发症. I. 盲袢综合症的临床观察. 中华外科杂志, 12 (6): 509.

曾宪九, 蒋朱明, 费立民. 1965. 测定人总体水的重水稀释法. 中华医学杂志, 51 (10): 612.

曾宪九. 1977. 空肠 Y 型吻合后返流的预防. 中华外科杂志, 15 (1): 51.

蒋朱明, 朱预, 张思源, 等. 1979. 静脉营养与要素饮食应用于肠瘘治疗. 中华外科杂志, 17 (1): 40.

曾宪九, 等. 1981. 胰腺囊腺瘤和囊腺癌的诊治经验及教训. 中华外科杂志, 19 (1): 51.

曾宪九. 1982. 全胃肠外营养在普通外科的应用. 实用外科杂志, 2 (5): 259.

主要参考文献

曾宪九. 1986. 曾宪九论文选集. 北京: 科技技术文献出版社.

裘法祖.2005.深切怀念曾宪九教授.中华普通外科杂志,(9):545.

蒋朱明,朱预,吴蔚然,等.2009.中国肠外肠内营养先驱曾宪九教授.北京协和医院官方 blog.

撰写者

罗小辉(1989~),北京协和医学院医学博士。

张晓楼

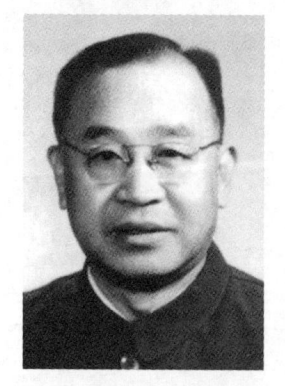

张晓楼（1914～1990），河北正定人。眼科专家。1940年毕业于北平协和医学院，获医学博士学位。历任北京同仁医院眼科主任、同仁医院副院长、北京市眼科研究所所长、北京协和医学院眼科教授、首都医科大学眼科教授。曾任中华医学会眼科学分会主任委员、世界卫生组织防盲组咨询委员、美国视觉及眼科研究协会荣誉会员。他重视提高眼科诊疗水平，倡导科学研究，20世纪50年代初率先在同仁医院眼科分设专业组，并主持开展感染性眼病研究。1954年，他与卫生部生物制品研究所所长微生物学专家汤飞凡合作，探讨沙眼病原。1956年，他们首次用鸡胚分离培养沙眼衣原体成功，并用分离出的衣原体株经体外传代培养后，实验接种自身眼致典型发病，从而明确了长期危害人类的沙眼病原问题。沙眼衣原体分离成功获世界公认，被列为1957年世界科学界十大贡献之一，启动了衣原体学和衣原体病学研究。1981年，国际防治沙眼组织在巴黎授予"沙眼金质奖章"，1982年获中华人民共和国国家技术发明奖。1958～1959年，大力推动全国全民防治沙眼运动，领导北京市及郊区县防治沙眼工作，极大地降低了中国沙眼患病率，基本消灭了致盲沙眼。1977年获北京市医药卫生科技成果奖，1978年获全国医药卫生科技大会沙眼防治奖，1981年获亚洲太平洋眼科学会卓越工作奖。20世纪50年代末率先创建了中国第一个眼科科研基地——北京市眼科研究所，全方位开展眼科应用基础研究。设情报室，承担《国外医学·眼科学分册》编辑出版任务，向全国眼科界介绍推广世界眼科相关进展。设防盲室，建立中国与世界卫生组织防盲合作中心。积极倡导成立眼库，为中国急需角膜材料的角膜盲患者奔走呼吁。1990年张晓楼逝世，按遗愿捐献双眼角膜，治疗了两位角膜病致盲的工人。这位眼库的倡导者，即为同仁眼库的第一位角膜捐献者。

一、成长历程

张晓楼1914年出生于河北省正定县农村一户开明人家。他自幼聪慧用功，只身在外求学。小学他因成绩优异提前一年考入县城省立中学，每学期考试都是前三名，直到毕业一直享受优等生免费待遇。上学时他刻苦学习、勤于思考，每天读书到深夜，夜读习惯一直延续到他生命的最后时刻。

20世纪20~30年代，年仅15岁的张晓楼怀着科学救国的抱负和对未来的憧憬北上求学，考入满洲医科大学预科。1931年九一八事变爆发，张晓楼辗转到北京继续求学。在清华大学借读半年后，他考入燕京大学医预系，3年后获理学学士学位，并如愿考入北平协和医学院。一心想当医生的张晓楼来到学风严谨的协和，更加发奋学习，他把全部时间都用在了学习上。经过8年的学习，张晓楼在基础医学、临床医学、英语等方面都打下了良好的基础。

1940年，张晓楼以优异的成绩从北平协和医学院毕业，取得医学博士学位。面临专业抉择的时候，他毫不犹豫地选择了眼科作为自己毕生奋斗的事业。原来，张晓楼的家乡正定是眼病的高发区，大学时，一位患白内障失明的老乡在张晓楼帮助下住院接受手术，重见光明。这件事在缺医少药的正定引起轰动，也给张晓楼留下深刻的体会，他渴望自己能成为一名眼科医生。在选择眼科专业时，他说："我的家乡害眼病的人很多，如沙眼、白内障、青光眼等，有不少人因眼病变成盲人，我希望能为他们解除痛苦，所以愿意学眼科。"张晓楼如愿以偿，留在协和医院做眼科医生。从此，他把自己的全部精力都投入到了眼科事业中，在追求人类光明的道路上艰苦跋涉、不懈努力，那一年他26岁。

1941年太平洋战争爆发后，北平协和医院被迫停办。1942年年初，张晓楼偕夫人、女儿回到正定老家，开诊所为乡亲们治病。那时，家乡已被日本人占领。在行医同时，他以一名正直知识分子的良知，积极参加抗日救国工作，他盼望着中华民族反侵略战争胜利的曙光，期待着祖国早日变成科学强国。

1946年，张晓楼受聘到同仁医院眼科，同年10月任眼科主任。新中国成立前夕，本来打算继续深造的张晓楼毅然放弃了赴美留学的计划，留下来和同事们一起迎接北平和平解放。

新中国成立以后，北京市人民政府接管了同仁医院。党和政府十分重视发展人民健康事业，对医务工作者倍加关怀。1950年，北京协和医院恢复后，张晓楼被聘为协和医学院眼科副教授，1953年升为教授。1954年，他又被任命为同仁医院副院长。他怀着更加饱满的热情，在中国人民自己的医院里努力工作。

二、奠定、发展同仁眼科

张晓楼初任同仁医院眼科任主任时，眼科仅有7名医生，设备只有手电筒、放大镜和检眼镜"三大件"。那时只有一间候诊室、数间诊室、两间手术室、一间磨镜车间和一小间主任办公室，住院病床不到 30 张。1947 年，协和医院眼科罗宗贤受聘为特约医师，协助开展眼底病诊断治疗。20 世纪 50 年代初，张晓楼利用一切机会为中国眼科事业的发展呼吁。在他的努力下，同仁医院眼科陆续率先购置了裂隙灯、冷冻治疗仪、荧光造影仪、双目间接检眼镜、显微镜手术设备等先进医疗仪器，较早地与国际眼科水平靠拢。同仁眼科扩建发展到今天的规模，张晓楼是名副其实的创业者。

面对众多眼科患者殷切求治的期望，张晓楼在繁重的医疗工作中念念不忘提高医疗质量，他常说，"任何疾病的有效防治是建立在对其深层认识的基础上。" "认识疾病表面现象，用常规治疗手段，靠经验不能发展医学。" "仅数量上完成医疗任务不够，必须对严重危害视力的眼病进行研究。"早在 20 世纪 50 年代初，张晓楼即开始在同仁眼科设立外眼病、眼底病、青光眼、屈光学四个专业组，引领医生在各专业领域学习钻研。这些专业组就是后来同仁眼科各亚科和北京市眼科研究所各研究室的雏形，它的建立为同仁眼科全面长远的发展奠定了基础，同时培养了一代又一代眼科骨干队伍。

在临床教学方面，张晓楼重视理论与实践的密切结合。眼科门诊患者多，病种复杂，屡见疑难重症。每逢罕见疑难病例，他便召集门诊医生示教，提出诊治要点。定期组织科内读书报告会，病例讨论会，鼓励医生参加全市眼科学术会议，并作学术报告，活跃学术气氛。他特别注重通过查房解决临床疑难问题，使年轻医生迅速提高诊疗水平。张晓楼查房以严格著称，要求住院医师熟悉掌握所管患者的详细病史、病情、体征、化验及相关资料。每周大查房都有一个主题，集中讨论一个疾病。由专人将相关资料从图书馆借出，供大家查找、阅读。为了提高年轻医生的学习兴趣，张晓楼经常分给他们一些题目，每人针对一种疾病准备资料，讲给大家听，再由大家讨论、补充。主持查房的张晓楼每次都事先做大量的备课工作，查房时先看患者、提问、然后进行讨论。他的每一个提问，都具有极强的针对性，要求大家回答清楚明确，住院医生须对所管患者的病历应答如流。

"严字当头，爱在其中"，学生们这样评价他们的导师。在年轻医护人员身上，张晓楼倾注着慈父般的关爱。年轻医生跟张晓楼学习效率高、收获大，如果不努力读书、不积极钻研、不认真准备就很难过关。遇到有学生答不出问题或者什么地方没弄明白，张晓楼从不对他们发火，他会告诉他们应该读哪些书，从哪些方面考虑。他还经常有计划、有针对性地给年轻医生分配任务，让他们做病例报告、讲课，"逼"他们学习，要求极严。

同仁医院眼科患者多，病种多，是培训眼科医生的沃土。张晓楼从 20 世纪 50

年代就创建了眼科进修医生培训制度,承担定期培训任务。他亲临授课,细心讲解,耐心指导,编写教材,为中国城乡、缺医少药的边远地区、少数民族地区和陆、海、空军医院培养了几代眼科医生,为中国眼科医疗的普及发展起到了推动作用。1979年,首都医学院初建硕士研究生培养学制,张晓楼作为首批导师又开始了眼科研究生培养。

在手术带教方面,张晓楼有计划、有目的地为年轻医生制订手术方案,无论是让他们做助手,还是为他们做助手,术后他都要亲自"点评",指出哪儿做得好,哪儿需要注意,使年轻医生的手术水平迅速提高,许多人养成了手术前看书做准备,手术后或看到疑难患者时查书的习惯。张晓楼在医疗工作中,一向认真仔细,从不马虎。他曾在《人民日报》发表题为《医生的工作出不得废品》的文章,文中写道:"医疗卫生事业不同于别的事业,出不得废品。不能不懂装懂,一定要尊重科学,实事求是。所谓专家,仅在很小的范围里比别人知道的多一点,经验丰富一点。我现在挂牌门诊,很多人慕名而来,在门诊中涉及眼科其他专业的,我也会请别的大夫来会诊,总之,自己有把握的就诊断、治疗,有疑问的就应该请教别人。"

由于患者太多,许多患者需要等很长时间才能住院手术。看到患者急迫求治、渴望帮助的心情,张晓楼急在心中。他经常带领医生星期日加班做门诊外眼手术,但内眼手术因床位所限,登记住院常需等待数月之久。想到很多患者从外地来京治病,吃住困难,花费很多,张晓楼特约美国专家到中国传授白内障等常见病的门诊手术技术。从20世纪60年代开始,同仁眼科在缜密的安排布置下,开创了中国门诊做内眼手术的先例,缩短了患者的等候时间,减轻了他们的经济负担,深受患者欢迎。

三、研究沙眼病原、力行沙眼防治、探讨发病机制

半个世纪以前,沙眼是一种感染全世界1/6以上人口的致盲眼病。旧中国是沙眼重灾区,全国沙眼患病率平均约为50%,边远农村有些地区则高达80%~90%,国内流传着"十人九沙"的说法。沙眼居致盲眼病病种首位。

据1946年统计,北京同仁医院眼科因沙眼就医的患者占所有眼病的30.8%,且所有眼科患者中45.3%患沙眼,仅张晓楼接诊的沙眼患者日均可达六七十人。面对那些饱受沙眼折磨的男女老少,特别是看到那些丧失劳动能力甚至丧失生活能力的沙眼盲人,张晓楼心情十分沉重。

沙眼是世界范围内流行的古老眼病,因为危害大,自微生物学研究发端开始,

沙眼病原问题就受到极大重视。细菌、原虫、立克次体、大型病毒等都曾被认为是沙眼病原，众说纷纭都无定论。眼科学者 Wilson 曾提及"眼科方面任何疾病从没有像沙眼问题这样难于解决，且意见分歧"。沙眼曾被称为"眼科黑暗区"。

20 世纪 30 年代初期，我国微生物学家汤飞凡已经注意到沙眼对人类的危害，曾和眼科周诚浒合作进行过沙眼病原研究，实验结果否定了日本学者野口英世的"颗粒杆菌病原说"。此后，汤飞凡对沙眼病原研究因日本侵华而中断。

新中国成立后，烈性传染病已被控制，防疫重点转向多发常见的传染病。汤飞凡认为，"从给人类带来的危害和造成的经济损失来看，沙眼在全世界，特别是在中国，已经成为一个大问题"，为此决定再次组织力量研究沙眼病原。1954 年 6 月，时任卫生部北京生物制品研究所所长汤飞凡，到同仁医院向张晓楼提出合作研究沙眼病原。研究沙眼恰是张晓楼多年愿望，他欣然同意与汤飞凡合作，参加沙眼课题组。1954~1958 年，微生物学家和眼科学家携手合作，循序开始了向一个不明的微观领域的顽强探索。

课题组在同仁医院眼科门诊严格挑选患 MacCallan 分期 II 期沙眼、无并发症且未经治疗的沙眼患者 201 例，从患眼结膜取材，分别保存用于研究。为了了解结膜上皮细胞内包涵体和沙眼病原关系，课题组首先进行了包涵体研究。结膜涂片染色后光学显微镜下寻找包涵体。从包涵体形态分型，讨论了各型包涵体间联系，从而提出包涵体是沙眼病原体原体、始体的集落形式，原体是沙眼病原体的传染单位，即沙眼的传染源，始体是它的繁殖相。基于一般实验动物对沙眼不敏感，课题组以恒河猴为实验动物，将沙眼患者的结膜材料直接接种恒河猴眼，致猴的接种眼发病，结膜出现滤泡和炎症，且病程中有的猴的未接种眼相继自身传染而发病。自病猴的结膜上皮细胞内检出和人结膜上皮细胞内相同的包涵体。

沙眼病原研究的中心工作是分离培养病原体。为验证荒川（1951）、北村（1953）接种鼠脑分离出沙眼病毒的报道，课题组重复他们的实验，用同样方法或加用额外刺激方法将结膜标本接种小白鼠、乳鼠脑内，盲目传 2~8 代，共用鼠 2500 多只，皆为阴性结果，未分离出病毒。汤飞凡考虑"生物学分类上接近的微生物常存在某些共性"，沙眼病原体形态学方面和立克次体、鹦鹉热、淋巴肉芽肿病毒有些类似，可能同样也能在鸡胚卵黄囊内生长。因此，课题组决定试用鸡胚分离沙眼病原体。眼表经常暴露于外环境，结膜囊存在正常菌群，沙眼患者的结膜囊更有多种细菌滋生。将取自结膜的标本直接接种鸡胚卵黄囊后，细菌繁殖致鸡胚全部染菌死亡。

课题组通过相当长时间的摸索，试验了多种可能控制细菌滋生而不影响沙眼病原体的物理、化学、抗菌药物及不同的预先处理标本方法。标本接种鸡胚卵黄囊后，盲目鸡胚传代，逐代观察。鸡胚分离实验一次次重复，终于在1955年8月分离出首株沙眼病原体，当时称为沙眼病毒。病毒在卵黄囊内繁殖，致鸡胚规律性死亡，剖检鸡胚充血、出血，细菌、真菌培养皆阴性。卵黄囊膜稀薄，涂片染色光学显微镜下见大量病毒颗粒，卵黄囊膜病理切片检查，见典型沙眼包涵体。201份标本先后68次病原体分离试验，获11株沙眼病毒。课题组以分离的6株病毒分别接种猴眼，全部典型发病，从猴眼结膜上皮细胞内检出包涵体，也从病眼分离出同样病毒。沙眼病毒在鸡胚传代纯培养后，鸡胚半数致死量达$10^{-7} \sim 10^{-5}$，低温冷冻可保存病毒，冻融后接种鸡胚恢复活性，实验验证分离到的病毒为沙眼病原体。

《沙眼病原研究：接种鸡胚分离病毒》论文，1956年发表于《微生物学报》，1957年发表于《中华医学杂志》英文版。此后，同仁医院沙眼小组1957~1958年自门诊沙眼患者分出4株沙眼病毒，1960年北京市眼科研究所自幼儿园14名急性滤泡性结膜炎患儿分离出6株沙眼病毒。1963~1965年自门诊及郊区农村的沙眼患者分离出35株沙眼病毒。上海、河南、山东、广东、湖北、江西、台湾等地相继采用同样方法，分离出20多株沙眼病毒。

沙眼病毒分离成功的报道引起世界微生物学家、眼科学家极大重视。1957年，英国医学代表团访华时向汤飞凡索要毒株，汤飞凡将冷冻干燥保存的TE55和TE8两株毒种赠予英国学者带回英国。Lister研究所病毒学家Collier将毒种接种鸡胚复活病毒，验证了中国的科研成果，并于1958年按照同样方法在西非冈比亚分离出命名为G1的沙眼病毒。中国分离的TE55株作为沙眼病毒的标准株，被称为汤氏株，用于世界范围的沙眼病原研究。其后沙特阿拉伯、美国、以色列、埃及、澳大利亚、苏联、南斯拉夫、葡萄牙、日本……相继在当地分离出沙眼病毒，得到世界公认。1963年世界卫生组织完全同意肯定中国研究成果，国际沙眼主席Lepine对中国沙眼病毒分离工作给予很高评价。沙眼病毒分离成功被列为1957年度世界科学界10大贡献之一，1981年国际防治沙眼组织为他们颁发了沙眼金质奖章。1982年这项成就获我国国家自然科学奖二等奖。

确认分离的病毒是人类沙眼的病原，依据微生物学家规定的四条原则（Koch定律）"确认一种微生物是某种疾病的病原体，必须达到以下要求：能从相应的病例中分离出这种微生物；能在宿主体外培养出这种微生物的纯培养；所分离出的微生物能在健康宿主引起典型病变和症状；最后，应当能把这种微生物从这个宿主里再分离出来"。世界卫生组织也提出"沙眼病原培养需经过病毒学家及眼科学家证实，并需要在志愿者眼做试验，只有人的接种阳性才能确定"。

深怀为科学献身赤心的汤飞凡、张晓楼志愿用自己的眼做人体感染试验。1958年年初，助手在汤飞凡的左眼接种了同仁沙眼小组1957年分离出来的TR16株沙眼病毒（毒株已在鸡胚传9代，在-35℃冰箱保存10周）悬液，相继在张晓楼左眼接种了课题组1956年分离的TE106株沙眼病毒（毒株已在鸡胚传19代，在-50℃冰箱保存18个月）悬液，逐日观察病情且取材做实验室检查。两人的接种眼分别于24小时、18小时急性发病，表现急性滤泡性结膜炎，角膜浅层点状浸润。助手在他们红肿的病眼上做了18次结膜刮片取材，镜检包涵体阳性，17次结膜取材做病毒分离，多次分离出沙眼病毒。典型的临床发病和确凿的实验室检查验证课题组分离出来的病毒即致人类沙眼的病原微生物。

人类有史记载以来，沙眼流行已有数千年，1907年发现沙眼包涵体后，又历时半个世纪，沙眼的病原体才被中国人成功分离出来，这是医学、微生物学领域中重大发现，明确了一个长久没有解决的沙眼病原问题，为防治沙眼奠定基础。沙眼衣原体填补了医学微生物学中一项空白，成功分离培养出沙眼衣原体是迄今为止中国学者在世界微生物学方面的最大成就。在微生物学分类方面，20世纪70年代变更增设衣原体目，将鹦鹉热—淋巴肉芽肿—沙眼从立克次体目移入衣原体目，原称沙眼病毒改为沙眼衣原体。沙眼病原研究启动了衣原体和衣原体病研究，推动了人、禽、畜衣原体和衣原体病的研究高潮。衣原体致病谱除眼科外，还涉及生殖泌尿科、妇产科、儿科、内科、耳鼻喉科等多学科疾病。80年代开始衣原体性病更引起了全世界关注。

揭示沙眼病因的最终目的是控制和消灭沙眼，张晓楼怀着对汤飞凡的深切思念，毅然继续汤飞凡的未竟事业——力行防治和研究沙眼。在张晓楼等倡议下，中国将积极防治沙眼列入《农业发展纲要》，沙眼成为纳入国家计划的首要防治眼病。1958~1959年，全国防治沙眼规划下，张晓楼主持北京市沙眼防治，组织筹划、编写培训教材、印制宣教挂图、建培训班、培训基层医务卫生人员（包括学校卫生老师、防疫工作者、农村医生），动员全市医务卫生工作者参加，为北京市7个城区，10个郊区县共培养了29 438名沙眼防治人员。张晓楼亲临第一线，下到工厂、学校、街道、农村，走门串户，宣讲普及预防沙眼卫生知识，改善大众卫生习惯和环境卫生。他边宣教，边治疗，全市共检查了2 371 559人，治疗了1 086 241位沙眼患者。通过家喻户晓的沙眼防治、人民的生活水平提高和医药卫生措施的普及，中国沙眼患病率显著下降，并发症减少，致盲沙眼基本消失。以北京郊区某中学为例，1959年中学生沙眼患病率为52%，学生中已有眼睑内翻、角膜血管翳需行手术矫正者，1971年患病率为28%，1973年为26%，1975年为15%，1980年为10%，均为轻症者。为此，1977年，沙眼防治研究获北京市医药卫生科技成果奖。1978年，全国医药卫生科技大会颁发了沙眼防治工作奖。1987年，全国残疾人抽样调查中致盲眼病依次为白内障、角膜病、青光眼、沙眼……中国消灭致盲沙眼的目标已基本实现。

沙眼多在家庭或集体生活密切接触中感染，为寻找简易有效的预防传播措施，张晓楼等模仿日常生活方式，用分离的沙眼衣原体实验研究造成感染的诸因素和感染途径，宣讲沸水浇烫洗脸盆，毛巾晾干1小时以上即可灭活衣原体，杜绝家庭内传播。医院常用的2%来苏水不能短时间内杀灭衣原体，改为75%的乙醇仅半分钟即可使其失活，避免了院内交叉感染与医源感染。张晓楼主持继续分离沙眼衣原体进行理化因素试验，检测动物感染范围，以衣原体制备抗原做补体结合试验血清学研究。1960~1966年，在张晓楼主持下，眼科研究所和生物制品研究所再次合作进行了沙眼衣原体的相关研究，诸如建立组织培养、原代、传代细胞培养，试用不同接种方法使衣原体适应生长；细胞培养观察沙眼衣原体生活周期；衣原体毒素保护试验分型；制备沙眼疫苗，注射免疫猴体后攻毒观察免疫效果及再次感染时局部免疫的保护作用等。张晓楼关注感染性眼病的实验室诊断和治疗，责成微生物研究室开展眼科细胞学诊断及与眼病相关的细菌、真菌、单纯疱疹病毒等实验研究与相应抗感染药物筛选，用于临床。1961年，张晓楼在同仁医院眼科组建了角膜病组，设角膜病专台门诊，会诊疑难重症。

1966年"文化大革命"开始，眼科研究所关门，带领大家进行课题研究的张晓楼被打成"反动学术权威"，离开了实验室。1970年，张晓楼带领助手在极端简陋的条件下，进行眼外伤的玻璃体出血研究。他们遍访全市有声望的老中医、中药店和老药工，收集中草药单剂、复方，提取制备出有止血、活血、化瘀作用的三种丸剂、片剂和冲服剂，动物玻璃体出血造型后中西药联合治疗试验，实验见效后用于临床。1970年，中国暴发急性出血性结膜炎。张晓楼研制了中药滴眼剂和熏剂，开创了医院研制、使用中药滴眼剂的先河。"文化大革命"后期，形势逐渐好转，研究所各室恢复科研工作，为了夺回损失，张晓楼带领全所人员更加忘我地工作，广泛筛选抗沙眼衣原体的中西药物。张晓楼从国外的杂志上看到第三次沙眼国际会议中提及沙眼衣原体含有依赖DNA的RNA聚合酶，当时新的抗结核杆菌药利福平可阻断该酶活性，他立即联想到可否将利福平用于治疗沙眼。经多方寻找到国内利福平样品后，进行体外、体内试验研究了利福平对沙眼衣原体的作用，发现其对衣原体有良好的灭活作用后，研制成滴眼剂普及用于临床治疗沙眼。利福平对葡萄球菌也有杀灭作用，用于治疗眼表细菌感染，中国眼科应用利福平滴眼剂比国外提早3年。

在张晓楼的主持下，眼科研究所相继进行了沙眼衣原体电子显微镜超微结构观察、沙眼结膜电镜观察、衣原体冷冻蚀刻复型的电镜观察、建立了稳定分泌抗沙眼衣原体的单克隆抗体杂交瘤细胞株、用微量免疫荧光法检测中国华北沙眼流行区患者泪液中抗体及分型等。从沙眼结膜细胞学、滤泡病理及衣原体毒素对志愿者人眼的致病性三方面探讨发病机制，认为衣原体侵入门户即其发病部位，毒素是致急性发病的主要因素。衣原体抗原引发结膜上皮下淋巴样组织增生，淋巴细胞、单核巨噬细胞集聚形成滤泡。重复感染致迟发性超敏反应性免疫病理病变，组织坏死、胶原增生、结缔组织形成瘢痕造成眼睑、结膜、角膜、睑板生理功能障碍而致盲。初发感染后可恢复正常，重复感染次数越多，免疫病理病变越重，后遗症、并发症越严重。由此提出防治沙眼重点应认真治疗急性沙眼，切断传染途径，严防重复感染。此论文于1980年获卫生部乙级科学成果奖，并在日本三种眼科杂志同时发表。

四、创建中国第一个眼科应用基础研究基地
——北京市眼科研究所

"勤、严、精"三字经，是贯穿张晓楼治学思想的一条主线；从理论到实践，再从实践回到理论，是张晓楼的治学思想之本。在长期承担眼科医疗、教学和科研任务的过程中，张晓楼有一个深刻的体会，那就是要想在眼科诊疗方面再上一个层次，更快地提高临床医疗、教学水平，就必须重视科研，开展对临床常见病的研究。

当时全国还没有一个眼科基础研究基地，张晓楼认为，如果仅仅满足于每天诊治大量的患者，而不对疾病进行深入的研究，就只能停留在经验和简单重复阶段，不可能进一步促进眼科事业的发展。因此，建立一个以应用基础研究为主要任务的、与临床密切结合的眼科科研基地，便成为张晓楼一个新的设想。为了使设想成为现实，张晓楼进行了大量准备工作。首先，要培养一支热爱眼科事业、责任心强、技术好的医技研究人员队伍。他一方面选拔培养优秀中青年医生学习相关基础科学，筹建眼科微生物学、病理学、生理学、生物化学研究小组；另一方面加强对好学进取的年轻医生的培养，逐步形成人才梯队。同时，他还在全院范围内"招兵买马"，从各科挑选后备力量充实眼科，亲自挑选有培养前途的年轻医生外出进修基础医学，为眼科业务骨干的成长创造了条件。

在张晓楼的安排下，眼科微生物学研究组以光学显微镜、暖箱、低温冰箱三大件开始了感染性眼病研究；眼科病理组从大病理科分出来，建立了眼科病理室，以便对常见眼科疾病进行深入的病理研究。有的年轻人想不通，觉得自己眼科大夫当

得好好的，为什么要改行搞基础呢？张晓楼耐心地开导他们：只有站得高，才能看得远；在科学的山峰上越努力攀登，眼前展现的景象就越广阔。从事基础研究的目的，是为了推动临床的进一步发展。他让年轻医生一边做课题，一边管病房，学习相关理论并结合临床实践。在他的治学思想指导下，眼科医生的科研水平得到极大的提高，为重点学科的进一步发展提供了人才保障。他亲自选拔的医生，后来成为了各个专业的学科带头人。张晓楼经常告诫大家："你们绝不要满足做一个熟练的手术匠，不能只知其然，不知其所以然，要抓紧时间学习，提高理论水平，用理论指导实践。"他提倡加强理论学习，在要求年轻医护人员不断提高基础理论水平的同时，也十分重视他们的临床实践，鼓励大家扎扎实实地练好基本功。

为了营造一个良好的学术氛围，创新求实的科研环境，一贯勤奋严谨的张晓楼更加刻苦研修，每天读书到深夜，在一张普通的写字台前，他几乎度过了自己所有的业余时光。工作繁忙的张晓楼为了进行眼科微生物学研究，每周末都到北京协和医学院图书馆查阅资料，还专门挤出时间到协和医学院细菌科和病毒学研究所进修学习。长期理论学习与实践经验的积累，使他不但精通眼科临床学和基础理论，而且具有广博的知识面，在微生物学、病理学和免疫学等方面也有较深的造诣。

随着科学技术形势的不断发展，成立眼科研究所成为张晓楼心中越来越迫切的愿望。他一边率领身边基本功扎实、勤奋好学的年轻人加紧进行有关课题的研究，一边为眼科研究所的筹建四处奔波疾呼。经过几年的艰苦努力，1959年，中国第一个眼科应用基础科研基地——北京市眼科研究所终于在政府和社会各界的支持下诞生。初建的眼科研究所聘请北京协和医院眼科主任罗宗贤为第一任所长，张晓楼任副所长。

为了临床实践和理论紧密地结合，张晓楼强调"院所结合、科所结合"，并多次在眼科和研究所的会议上阐述科研与临床关系的重要性。张晓楼致力于学科发展的诚挚态度和急切心情，激励着医护技及医学基础学科人员朝着更高的目标奋进，使同仁医院眼科和眼科研究所在临床和科研领域都达到国内领先水平，并且越来越引起国际眼科界的关注。

张晓楼十分重视世界眼科的前沿进展。为了开拓眼科学术领域的信息，眼科研究所在1963年年初建情报室，承担了编辑出版《国外医学·眼科学分册》的任务。它在普及报道世界眼科新进展、新学术业绩、新动向等方面做了大量工作，使中国眼科同行能及时了解世界眼科最新学术动态，走入世界眼科领域。另外，他还创办了《眼科》杂志，推动了国内眼科事业的发展。

随着人民生活水平的提高和人类预期寿命的延长，白内障上升为中国第一致盲眼病。张晓楼敏锐地看到这一变化，虽然沙眼已经不是大问题，但防盲依然是大问题，最大限度地减少全国盲人的数量，使盲人脱盲，依然是眼科医务人员义不容辞的责任。

1979年，由中国卫生部推荐，世界卫生组织聘请张晓楼为防盲咨询组委员。从此，他积极参加亚太地区的防盲工作，还和世界卫生组织合作开展中国农村的防盲工作，在眼科研究所成立了防盲室，选送培养骨干到国外学习进修。1981年，他邀请世界卫生组织专家学者来中国举办眼科流行病学讲习班，随后，在防盲室的指导下，全国防盲工作迅速开展。

1988年，北京市眼科研究所被世界卫生组织确定为防盲合作中心，这是亚洲两个防盲合作中心之一。为了完成与世界卫生组织的防盲合作项目，张晓楼带领研究所人员积极开展工作，多次举办流行病学、初级眼保健、沙眼分类、白内障、低视力等各类培训班，还亲自为来自全国各地的学员上课，花费了大量心血。

为了加深对国际眼科学术界的学术交流和了解，张晓楼多次出访美国、日本、法国、瑞士、印度等国家，参加国际学术会议，掌握国内外眼科动态，运用新的理论指导科研和临床实践。

五、倡导成立同仁眼库，并成为眼库的第一位角膜捐献者

在致盲性沙眼得到基本控制后，角膜疾病上升为继白内障之后的主要致盲眼病。随着眼科手术技术的发展，白内障手术已能获得很好的复明疗效，而使角膜盲复明的唯一手段是角膜移植。因此，建立一座现代化眼库，成为张晓楼的又一个愿望。

中国有大量角膜盲患者，在手术技术不再成为角膜盲患者复明障碍的今天，真正令眼科医生无回春之力的是中国角膜材料匮乏。几千年遗留下的旧观念"身体发肤受之于父母，任何时候都不能毁伤"禁锢了人们的思想和行为，加上角膜捐献渠道不畅通、角膜材料保存不当致使角膜移植这项已经相当成熟的技术不能广泛地造福盲人，世界上人口最多的中国竟缺少现代化眼库。

1977年，斯里兰卡国际眼库曾向同仁医院赠送四只眼球。张晓楼手抚装着眼球的容器，心如潮涌，感慨万分。难道我们中国眼科医生只能用国外赠送的角膜吗？他深知，建立眼库，不仅能在角膜盲患者和志愿捐献角膜者之间架起一座功德无量的桥梁，也是人们向传统观念的一次勇敢挑战。不建立自己的眼库，是眼科工作者没有尽到责任啊！从此，他走到哪儿，就宣传到哪儿。作为北京市人大代表和政协委员，1977年，他递交了倡导身后捐献角膜的提案。作为中华医学会眼科分会主任

委员，在 1980 年和 1984 年的全国学术会议上，张晓楼率领眼科同行发起倡议，与其他眼科专家联名写了《我们志愿在身后捐献自己的眼球》倡议书。

1990 年 6 月 12 日，在张晓楼的全力倡导下，北京同仁眼库宣告成立。眼库的中心任务是采集、保存、研究角膜材料，为角膜移植手术及时可靠地提供角膜材料来源。因心肌梗死住院治疗的张晓楼不能亲自出席眼库成立仪式，他特意嘱咐夫人将他题写的"造福盲人，让光明充满人间"送到大会表示祝贺，并郑重地表示："我愿死后捐出我的眼球，为盲人造福。"为了"无私奉献、造福盲人"，为了"21世纪人人享有看见的权利"，出席眼库成立仪式的党和国家领导人、医学专家和普通公民纷纷在角膜捐献志愿表上签上自己的名字。当张晓楼听说同仁医院近 800 名医护人员踊跃填写志愿表、成为中国第一批集体志愿身后捐献角膜的白衣天使时，他欣慰地笑了。

眼库成立 3 个月后，1990 年 9 月 14 日，为中国"治盲"事业呕心沥血的张晓楼安详辞世。第二天，他一生最忠诚的支持者张夫人志愿遵照张晓楼生前的嘱托，捐献张晓楼的双眼角膜，实现了他"造福盲人，让光明充满人间"的崇高愿望。他的学生用张晓楼的角膜完成了两例角膜移植手术，两位角膜盲工人直接受益。这位一生播种光明的医生以他博大的爱心向人民做出最后的奉献。同仁眼库的倡导者，成为眼库建立后的第一个角膜捐献者。

"春蚕到死丝不尽，留在人间谱丹心"。为纪念张晓楼发展中国眼科事业做出的卓越贡献，同仁眼科中心后人在张晓楼工作过的眼科研究所树碑立像，永志不忘。

六、张晓楼主要论著

Francis H，Adler M D. 1947. 盖氏眼科学. 第 4 版. 张晓楼译. 军委卫生部出版.

汤飞凡，张晓楼，李一飞，等. 1956. 沙眼病原研究. Ⅰ. 沙眼包涵体的研究. 微生物学报，4：1.

汤飞凡，张晓楼，李一飞，等. 1956. 沙眼病原研究. Ⅱ. 猴体传染试验. 微生物学报，4：15.

李一飞，卢宝兰，张晓楼，等. 1956. 沙眼病原研究. Ⅲ. 病毒分离试验. 微生物学报，4：25.

汤飞凡，张晓楼，黄元桐，等. 1956. 沙眼病原研究. Ⅳ. 接种鸡胚，分离病毒. 微生物学报，4：189.

汤飞凡，张晓楼，黄元桐，等. 1956. 沙眼病原研究. Ⅴ. 沙眼病毒分离技术的改进. 中华医学杂志，43：81.

Zhang X L. 1957. Bacterial flora of normal conjunctiva. Chin Med J，75：233.

Tang F F，Zhang X L，Huang Y T，et al. 1957. Studies on the etiology of trachoma with special reference to isolation of the virus in chick embryos. Chin Med J，75：429.

张晓楼，金秀英，王克乾. 1960. 分离培养的沙眼病毒人体感染观察. 中华医学杂志，46：25.

Zhang X L，Jin X Y，Wang K Q. 1960. Experimental trachoma produced in human volunteers by cultured virus. Chin Med J，80：214.

张晓楼，金秀英. 1962. 沙眼病毒动物感染范围及药物敏感性的实验研究. 中华医学杂志，48：418.

Zhang X L, Jin X Y. 1962. Studies on trachoma virus with various physical and chemical agents for prophylaxis. Chin Med J, 81: 779.

张晓楼，金秀英，王克乾. 1963. 沙眼免疫问题的研究. 中华医学杂志. 49：751.

Zhang X L, Jin X Y, Wang K Q. 1964. Experimental studies on trachoma vaccine in monkeys. Chin Med J, 83: 755.

张晓楼，金秀英，王克乾. 1966. 沙眼疫苗实验进一步研究. 中华眼科杂志，13：75.

北京市眼科研究所微生物室. 1974. 猴沙眼局部免疫实验观察. 北京工农兵医院资料汇编，1.

北京市眼科研究所微生物室. 1974. 沙眼治疗药物筛选及临床观察. 北京工农兵医院资料汇编，11.

金秀英，张晓楼，张文华，等. 1980. 沙眼发病机理的探讨. 中华眼科杂志，60：259.

金秀英，张晓楼，张文华，等. 1980. 日本眼科学会杂，84：1781.

张晓楼. 1986. 我国的防盲工作. 实用眼科杂志，4：450.

撰写者

金秀英（1923～），北京市眼科研究所研究员，张晓楼教授的学生、助手。

张海娟（1965～），北京市眼科研究所副研究员。

张薇（1943～），北京朝阳医院眼科主任医师，张晓楼教授的女儿。

程莉（1952～），北京同仁医院宣传中心主治医师。

苏鸿熙

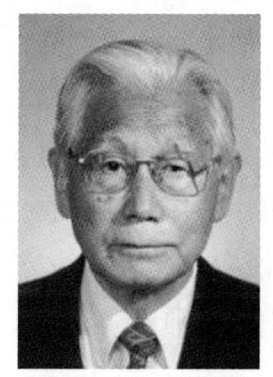

苏鸿熙（1915~），江苏铜山人。心血管外科学专家。中国第一位成功地利用体外循环做心内直视手术的心外科专家。1943年毕业于国立南京大学医学院。1957年在第四军医大学第一附属医院胸心外科先后任副教授、科主任、教授。1958年被任命为全军学术委员会委员。1972年调到解放军总医院胸外科任第二主任、心脏外科主任、博士生导师、专家组主任医师及教授。1985年任中华医学会心血管杂志编委。1985年兼任中华医学会胸心血管外科分会、首届主委和《中华心胸血管外科杂志》主编等学术职务。1958年6月26日，他在国内首次成功地应用人工心肺机进行了体外循环心内直视手术修补室间隔缺损，并对心内直视手术的心肌保护方面进行了一系列的研究，形成了心肌保护概念的全面观点和系列防治方法，提出了人工心肺机的结构要求和体外循环前、中、后钾代谢规律及分段补钾方法。人民解放军总后勤部为苏鸿熙记一等功，体外循环组记集体二等功，国家卫生部颁发奖状予以表彰。1962年在国内首先成功地应用人造血管施行了主动脉——颈动脉搭桥手术，最早阐明了心内直视手术并发颅内出血及血肿产生的机制并提出了预防措施。1984年及1991年，他的"矫正型大动脉转位合并心内的畸形的外科治疗"、"辅助循环实验研究及临床应用"先后获总后勤部颁发科研进步奖二等奖。1990年起享国务院政府特殊津贴。1998年，解放军总后勤部授予他一代名师称号。

一、坎坷成长之路

1915年1月30日，苏鸿熙出生于江苏省铜山县一户农民大家庭里。那时清朝政府覆灭，国民政府成立不久，内战频繁。儿时的他因为营养不良，常感风寒，到处寻医。8岁那年，在离他家不远的一个破庙里成立了一所洋学堂。耿直明理的父亲欣然送他去读书。学堂西面有一棵杏树，到了采摘的时候，老师与同学们一起把杏打下，每人4个。别的同学都很快吃光了，唯有苏鸿熙还紧握在两个小手中。老师好奇地问他为什么不吃？他含羞地说："留给我的大爷、大娘吃！"老师当众表扬了他的这种孝敬父母的行为！

为什么苏鸿熙管自己的父母叫大爷、大娘呢？苏鸿熙是虎年年初出生的，算命先生说他的命大克父母。解决办法是叫自己父母为大爷、大娘！一次，一位邻居骗他说"我告诉你！你亲妈妈在城里火车站附近要饭过日子，穷得可怜！你要是想看她，后天我进城拉粪，可以带你去找她！"苏鸿熙听后信以为真。虽然那位邻居很诚恳地解释了这件事，但他一直在怀疑自己的身份。这几十年来，苏鸿熙每到一处，护士们都说："苏医生你对患者真好，特别是穷人！"这种表扬，他是问心无愧的！因为，在他的脑海中那位的衣衫褴褛的老妇形象，总是挥之不去！

不久，洋学堂关闭了，苏鸿熙只能到曹家山去读私塾！私塾的课程安排得很紧，没有休息日。苏鸿熙每天黎明即起，在星、月光之下，"琅琅读书声，惊梦熟睡农！学子不知疲，终生育儒经！"经过近两年的刻苦学习，学完了《论语》、《大学》与部分《孟子》。毋庸置疑，苏鸿熙的思想扎根于儒学！只可惜私塾的老师一病不起，同学们只好解散，洒泪而别！

那时正逢他的大堂兄从初级师范学校毕业，他办了个洋私塾。洋私塾除了教现代课本外，还响应孙中山先生的号召，教学生们植树造林。之后，他考进了私立徐州初级中学。中学期间，九一八事变爆发了，这激发了苏鸿熙的爱国热情。他走上街头游行示威，查禁日货，去南京请愿。初中毕业后，苏鸿熙考进徐州高级中学。高二那年他获得了15元奖学金，他将这15元钱买了些儿童喜欢阅读的书籍送给已复学的母校！此举，获得了校长的嘉许。

高中毕业时，正值日军侵华战争开始。他考上了三所大学，但他毅然选择了中央大学医学系！年轻的他坚信有一天他一定能为人民解除病痛。

二、大学历尽艰辛

就在苏鸿熙即将入学之际，中央大学迁到抗战后方重庆。他与5位同学一同前往。在重庆完成医学预科后，他又前往成都中大医学院开始读本科。1938年4月，苏鸿熙接到父亲突然去世的家书。他买了纸钱和香烛，来到沙坪坝南边的一块大石盘上，点燃祭物，在蓝天白云下，潺潺溪流旁，面对东北方，双膝跪地，失声恸哭。此后，他在课堂上总是走神，什么也听不进！这种情况一直延续了一年。在此期间，有两位同学死于日空军的狂轰滥炸中，血肉模糊，难以辨认，苏鸿熙也险些遇难。不久他又患了急性阑尾炎，开腹切除才得以治愈。灾难连连的他终于认识到，自己一定要振作起来，要珍惜这个学习机会，才能用所掌握的医学知识与技能来报效祖国，振兴中华。

大二的暑假，苏鸿熙有了第一次学有所用的机会。那年，成都东南方向的郊县可能有霍乱流行，也有人传说是日本侵略军搞细菌战。卫生厅陈厅长招募了一些医学生前去调查研究，其中苏鸿熙负责新都、德阳两个县。在县长派人协助下，他6天就完成了任务。之后，他又参加了在都江堰召开三民主义青年团。大三暑假，他到杂谷脑一个月，为少数民族看病医疗，同时宣传预防方法。大四暑假，他又到藏区考察二十余日。大学的这些暑期活动，使他增长了才智，开阔了视野，获得了社会经验。

临床课和临床见习阶段，一切都很顺利。苏鸿熙多数成绩在甲、乙之间。此时，他对外科情有独钟。他在外科实习时表现突出，给外科主任留下了很深的印象。应军医署征调一年后，苏鸿熙回到了母校开始了他的外科医生生涯。

三、出国留学　与时俱进

经过几年严格的住院医生训练，苏鸿熙做了住院总医师和讲师。1949年9月15日，经有关部门的批准他取道天津轮渡赴港，之后赴美留学。他先在芝加哥威斯勒医院外科的麻醉组工作。威斯勒医院设计现代化、设备齐全、人才济济，它是西北大学医学院主要教学基地，也是芝加哥向外展示之花！上班的第一天，科主任就让他作腰麻，他连做几例都是针一进去脑脊液就出来了。日子一久，就传出了"一针苏"的称号！在主任的耐心教导下，没多久他就掌握了各种麻醉的技术要领。两个月后，应主任要求他为麻醉护士学习班讲授呼吸生理课。他从呼吸生理学讲到肺部并发症的防治，纲举目张，条分缕析，步步深入。一时传为佳话！此后，作为第一作者，他与生理医生合作做动物实验验证对肌肉松弛的对抗作用并很快发表在《科学杂志》。紧接着胸外科一位医生学习到了心脏停搏开胸按压急救术的方法，他先讲解，然后做动物实验，苏鸿熙参加了全过程。没多久，麻醉科主任与他谈话说："我希望你成为正式的麻醉师，第一年年薪为5000美元，第二年还可以再涨，你以为如何？"5000美元在60年前是一笔很可观的数字，相当具有诱惑力。但他没有被金钱所诱惑："主任，我的目的不在这里，而是在胸外科。我们国家需要这项技术！"

外科的海德教授对苏鸿熙的工作能力与学习态度很赞赏。1951年1月1日，在海德的帮助下，苏鸿熙被安排到芝加哥肺结核疗养院（简称为MTS）报到，接受外科轮转训练。这时，苏的外科梦想又向前迈了一步。

在结核外科，他有机会管理手术病房。那时星期一、三、五为手术日，星期二、六上午是支气管镜检查术，星期四上午是胸部 X 线平片大会诊。会诊主要有院内、外的专家参加，每次会诊的病例约有三四十例之多。每次会诊主要是看病例病变的类型、范围，痰中有无结核杆菌，对治疗的反应，是否达到最大疗效，然后再决定是加强内科治疗还是手术治疗！苏鸿熙一年内看的胸部 X 线平片数量惊人。至于支气管镜检查，更是外科手术前不可或缺的检查之一，每年每位外科住院医生至少做几百例。

1953 年 1 月 1 日，苏鸿熙回到了威斯勒医院的大外科报到，被分在海德那一组。在接下来的时间里，他跟海德学习肺部良性与恶性肿瘤的切除术、支气管扩张肺叶切除术、肺大疱引流术及慢性心包炎的切除术。其间，还帮助他的副手做了第一例二尖瓣狭窄扩张术。次年前 6 个月，他完成了基础医学病理科学训练。他在一天独自完成 5 例尸解，传为美谈！

1954 年 7 月 1 日，苏鸿熙到芝加哥肺结核疗养院外科任高年住院医生工作。他除了自己主刀外，还要帮助其他人手术，他积累了不少临床经验。同事来蒙斯深知他的意愿，特介绍他去伊利诺伊州立大学医学院附属研究医院外科攻读心血管分科研究生。但苏鸿熙要等到 1955 年夏季方能筹到资助金。这中间一年，他到圣公会医院做了一年住院总医师，辛苦耕耘，收获颇丰！一年内他利用专业技术抢救两例术后患者，获得了立竿见影的效果。

1955 年 12 月，从明尼苏达州圣保市先后传来利来哈依利用底窝式氧合器和指压式泵，在体外循环下行心内直视手术并获得成功。同州梅依欧医院的可尔克林利用垂屏式氧合器及滚压式泵手术，亦获成功。苏鸿熙及其同事欲前往参观学习，却没有经费。主任说："我们已经定了一套装置，两周内到货！到那时你们就可以自己做了！"1956 年 2 月，他们安装了人工心肺机及其配件，月底前开始做动物实验。最初一开始体外循环，人工呼吸机就停止了。另一位西班牙医生观察到心脏逐渐发绀，就问苏鸿熙是怎么回事？苏灵机一动，便说与冠状-肺血流的存在有关，随即开动呼吸机，心脏发绀立即消失！两人商定将此作为一个专题进行研究。他们从血氧变化确认冠状-肺血流的存在，在心脏未切开前，应当维持呼吸。该论文发表在外科论坛上，苏鸿熙为第二作者。他做的两种血管代用品动物实验结果亦同样得到发表并广泛被当作者所引证。

几年下来，苏鸿熙的医学知识与技术突飞猛进。离美之前，他与美国结识的未婚妻完了婚。他的妻子毕业于美国马凯大学，独立性强，为人忠厚，容貌美丽。婚后，苏鸿熙夫妇历尽辛苦，辗转英、法、捷克斯洛伐克、苏联，携带两套人工心肺机回到了阔别已久的祖国。这两套人工心肺机倾尽苏鸿熙在美国留学期间的所有积蓄，它们对苏鸿熙回国后成功完成中国第一例体外循环心脏直视手术起到了至关重要的作用。

四、为祖国心脏外科填补空白

回国后，苏鸿熙决定到西安第四军医大学工作。他给自己定的目标是加强胸外科建设，创立心外科。他要在中国做体外循环心内直视手术，尽快填补中国心脏外科这项空白。苏鸿熙在原来胸外科的基础上加建了心外科，改称为胸心外科并任科主任，他希望这个学科的建立可为国家医学事业添砖加瓦。他要求科室里的每个成员起码要有两年普外、半年到一年的胸外科的基础训练；英语要达到一定水平，不仅可以阅览有关专科文献，在积累了一定临床经验时，还可以用英文撰写论文。对于科室中的护士，苏鸿熙充分强调了他们工作的重要性，对他们的要求一样严格，尤其是操作上的无菌观念。除了对医务人员的严格训练，他还完善了体外循环的设备及心血管手术用的特殊器械。他制定了规章制度和操作规程，并根据实践需要不断改进。

1957年6月20日，苏鸿熙应邀带领蔺崇甲、张威廉、鞠名达、郑笑莲及王宝兰去北京参加学术会议。会议期间，他们作了专题学术报告，报告共分为三部分：体外循环综述，体外循环下冠状肺血流的存在及其重要性，应用体外循环作分别灌注。当时，我国医务界对体外循环专业理论知识知之甚少，他的报告引起大家的强烈反响。会后，代表们纷纷找他了解细节。当天下午他们就进行了动物体外循环实验。苏鸿熙主刀，蔺崇甲为第一助手，居明达为第二助手，郑笑莲监测实验犬的心电图变化，张威廉和王保兰操作人工心肺机。由于体外循环十分新颖，参观者甚多。会议闭幕后，他们先应邀为协和医院的医护人员进行了一次体外循环动物实验。而后，又为以叶剑英为首的中央军委首长作了一场体外循环动物实验表演。叶剑英对动物实验深感兴趣，不但观看了实验的全过程，还问及人工心肺机各个部件的功能以及实验犬的情况。此后，叶帅亲自到第四军医大学视察并接见了苏鸿熙。在叶帅的亲自过问和关怀下，第四军医大学盖了一座新的外科大楼，为胸心外科工作的开展创造了优越的条件。

回西安不久，苏鸿熙等先后进行了体外循环下冠状-肺血流的研究、不同流量下鉴定人工心肺装置的研究、体外循环下心肌保护、心脏停搏剂的研究、体外循环下血流动力学、病理、生理及生物化学改变的研究。在苏鸿熙的主持与指导下，全体研究人员付出了辛勤的劳动。他们日夜看护实验动物，不断总结经验教训、克服缺点，不断提高实验犬的成功率。就这样，短短一年的时间里，体外循环实验动物成功率达到70%。在各项条件具备的情况下，经校党委批准，体外循环可以应用于临床。

1958年6月26日，第四军医大学在体外循环下实施室间隔缺损修补术。苏鸿熙主刀，蔺崇甲、刘维永、张威谦分任第一、二、三助手，石慧良、王宝兰操作人工心肺机，史誉吾为麻醉师，大内科主任牟善初与郑笑莲担任心电图监护。时值初夏，天气炎热，手术室门窗紧闭，室内无电扇、空调等降温设备，甚至连一块冰都没有。患儿刘金生在皮肤消毒、铺好布单后，突然全身抽搐。体外循环转流开始后体温下降，抽搐消失，提示抽搐是发热所致，手术顺利完成，患儿恢复良好。中国体外循环临床应用的成功早于加拿大、联邦德国、东欧、苏联及印度等国。

体外循环临床应用成功后，全国22家报纸报道了这一消息，称这是中国外科史上一个创举，标志着我国心脏外科技术进入了一个新而广阔的领域。中华医学会、苏联科学院及日本医学会等发来了贺电！1958年8月，苏鸿熙作为特邀代表参加了全国卫生科学技术大会，卫生部授予他"破除迷信解放思想，卫生医药技术革命先锋"奖状；1964年4月，中国人民解放军总后勤部授予苏鸿熙一等功，授予体外循环研究小组集体二等功。

五、西安会议上大显风采

在1959年12月在西安召开了全国心血管疾病学术报告会议。大会上，苏鸿熙代表第四军医大学附属第一医院心外科作了综合性报告。他重点介绍了体外循环临床应用7例患者的概况。其中室间隔缺损5例，大型房间隔缺损1例，严重的肺动脉漏斗部狭窄1例。6例康复出院，1例死亡。死亡病例是漏斗狭窄，其死因可能与术中应用塑料补片失血过多又未能及时补足有关，更重要的原因是切断右心室前壁的变异冠状动脉分支引起右侧束支完全性传导阻滞，导致心脏收缩乏力。报告结束后，场内报以热烈的掌声。在此同时，苏鸿熙又带领他的心脏外科开展了四联症的锁骨下动脉分流术及胸主动脉瘤切除及置换术。一切进行的有声有色，有板有眼。他们做手术先易后难，最后攻克四联症矫正手术。他们一连做了4例，1例死亡。虽有遗憾，但更多的是成功的曙光。然而1966年"文化大革命"开始了，苏鸿熙的工作暂时停止。

"文化大革命"后期，经领导批准苏鸿熙调到301医院胸外科。在301医院期间，苏鸿熙把工作重心放在对危重患者的抢救和对年轻一代人才的培养上。他最欣赏"教学相长"这句格言。他给研究生上课时纲目清稀，条理分明。他很注重提高学生们的英语阅读水平。该院成立专科后，他为研究生及住院医生成立了一个"马路英语班"。他每天用英语查房，训练学生们的听力和阅读能力。那时，青年一代中经过正规训练的住院医生凤毛麟角。苏鸿熙提出应当增加学生出国留学的机会。国家领导听取了他的建议，并派以钱伟长为组长的小组到上海调查回国留学生的情况，他们调查的报告为我国以后多派留学生及回国后的待遇起了很重要参考作用。为了提高住院医师的技术水平，苏鸿熙采取了两项措施：第一，设立住院总医师制度，住院总医师24小时在病房里值班，以便及时发现病情变化，加以处理，提高医疗质量。第二，加强教学，利用星期天的上午九点到十点半讲授有关心脏外科知识。他对研究生的要求严格是出了名的，这些年他培养的研究生都为医学事业做出了贡献。改革开放以来，苏鸿熙多次出席国际学术会议。1978年，他应邀参加访问前南斯拉夫小组。1979年，他参加了中国人民解放军医学代表团，应美国军方医学会的邀请出访美国，这是解放军的医学界第一次和美国军方医学界的接触。1980年，他出席了美国体外循环后神经与精神并发症学会召开的学术会议并在会议上报告了体外循环后颅内出血的防治。1985年，身为政协常委的苏鸿熙，应英国上议院的邀请，随政协代表团出访。同年，他应邀出席了印度召开的一次心脏血管学术会议，在会议上他报告了矫正型大动脉转位的外科治疗。通过与国际医学界同行的交流，苏鸿熙对现代医学发展有了更深刻的了解。

六、退而不休　甘为孺子牛

1983年4月，在黄家士、吴英凯等的推荐下，苏鸿熙、孙衍庆、石美鑫组成筹备小组，着手创办中华医学会胸心血管外科分会以及下属的《中华胸心血管外科杂志》。创办该分会的宗旨是为胸心血管外科医生们提供国内外学术交流的平台。经过一年的筹备，1984年，第一季度的《胸心血管外科杂志》发行了。次年9月底，在中华医学会的领导下，第一届专科学术会议始在沈阳军区总医院召开。分会成立后，会员们一致推选苏鸿熙与孙衍庆、石美鑫分别为正、副主委。1986年11月初，苏鸿熙筹备的第一次国际会议开幕，世界级胸心外科的著名学者几乎全部到会。次年，他又召开了一次胸心血管外科重病监护学会议。为了保证几位重要客人能够出席，他和他爱人亲自到芝加哥西北大学、纽约哥伦比亚大学及波士顿哈佛大学的医学院外科邀请。会议很成功，我国医护人员对监护学有了新的认识！

1988年第四季度，专科杂志改为中华牌。至今，该学会现任换届选举的主委胡盛寿正继续为本分会的事业做出更多贡献！

苏鸿熙还有一件事要做。他领导的分会与北京丰台区医院合作共同办了一家非盈利性的研究所，他是所长，该所也是中华医学会胸心血管外科学会分会的基地，有了办事班子，添置了办公设备。这家研究所的患者大部分是外地前来、在大医院看不起病、开不起刀的人。此研究所先后为 150 多位患者服务。

七、苏鸿熙主要论著

苏鸿熙，蔺崇甲，石慧良，等．1957．利用体外循环的动物实验．中华外科杂志，4：369．

苏鸿熙，蔺崇甲，刘维永，等．1958．应用体外循环直视修补室间隔缺损．中华外科杂志，5：557．

Su H H（Su Hong Xi），Julian O C. 1958. Comparison of Flat and Crimped Dacron Taffeta Arterial Prostheses O Otherwise Identical. Surgical Forum, 316.

石慧良，苏鸿熙．1959．心脏切开双向引流器的介绍．中华外科杂志，2：188．

苏鸿熙．1960．体外循环的动物实验与临床应用综合报告//中华医学会．全国心血管疾病学术报告会议文件汇编．北京：人民卫生出版社：246．

苏鸿熙，蔺崇甲，刘维永，等．1963．利用体外循环心内直视治疗非紫绀型先天性心脏病．中华外科杂志，11（2）：87．

苏鸿熙，蔺崇甲，居名达，等．1963．颈动脉闭塞所致脑供血不全的外科治疗．中华外科杂志，11（5）：356．

苏鸿熙，刘维永，张威廉，等．1963．体外循环结合低温进行上、下半身节段性、分别灌注．第八届中华外科学会大会报告及会及汇编．

苏鸿熙，刘维永，李功宋，等．1981．主动脉窦瘤破裂的外科治疗18例报告．中华外科，5（5）：260．

苏鸿熙，李功宋，刘凤英．1982．体外循环下心内直视手术中、后低血钾的防治．（一）尿钾排泄的测定及钾补充量的探讨．中华医学杂志，62（4）：224．

苏鸿熙，李功宋，刘凤英．1982．体外循环下心内直视手术中、后低血钾的防治．（二）术中、后阶段质量补钾法的临床应用．中华医学杂志，63（6）：353．

Su H X, Hu X Q, Li G S, et al. 1982. Intracranial Hemorrhage and Hematoma Following Open Heart Surgery // Becker R, Katz J, Polonius M J, et al. Psychopathological and Neurological Dysfunctions Following Open-Heart Surgery. Springer-Verlag, Berlin Heidelberg, New York: 293.

高华，苏鸿熙，李功宋，等．1986．血栓素和前列腺素在体外循环中的变化影响的实验研究．胸心管外科杂志，11（2/4）：174．

姬尚义，苏鸿熙，李功宋．1988．兔毛细血管状态与再灌注损伤的关系．胸心血管外科杂志，4（1）：45．

周寅，苏鸿熙，李功宋，等．1990．搏动与非搏动体外循环对血浆心房肽浓度影响的实验研究．中华胸心血管杂志，（增刊号）：137．

胡一辉，苏鸿熙，李功宋．1992．体外循环心内直视手术病人肺顺应性动态变化的临床研究．中华胸心血管外科杂志，8（2）：94．

刘明辉，苏鸿熙，李功宋，等．1992．右心辅助装置对犬急性右心衰竭辅助作用实验观察．中华胸心血管外科杂志，8（4）：274．

胡一辉,苏鸿熙,李功宋.1993.体外循环前后肺顺应性肺组织含水量呼吸指数动态变化和相关系的实验研究.中华胸心血管外科杂志,9(1):70.

苏鸿熙.1996.重症加强监护学.北京:人民卫生出版社.

Su H X, Sun Y Q, et al. 1996. Practice and Research in Thoracic and Cardiovascular Surgery and Extracorporeal Circulation: Proceedings of International Conference; October 18~21, 1994, Beijing.

撰写者

苏鸿熙(1915~),传主本人。

王世真

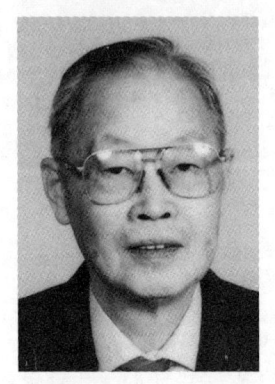

王世真（1916~），福建福州人。实验核医学家。1980年当选为中国科学院学部委员（院士）。1938年毕业于清华大学，后在美国艾奥瓦大学获硕士及博士学位。清华大学医学部教授，中国医学科学院放射医学所名誉所长。曾任中国协和医学院副教授、教授，中国科学院生物学部常委，中国核学会常务理事，卫生部原子医学与放射医学专题委员会主委。1956年主办中国第一个同位素训练班，1973年主持卫生部同位素新技术班，为全国培养了大批学科带头人。创办中国核医学会，任首届主委。创办中华核医学杂志，任首届主编。主办国际核医学大会、国际放免师资培训班、两岸辐射医学研讨会。率团参加第三届世界核医学大会，应邀在第二届国际同位素大会开幕式作报告。是国际上合成放射性标志物早期工作者之一。回国后，领导标记室合成了200多种核示踪剂。在国内，放免分析、液闪测量、放免显像、医用活化分析、酶放射分析等核技术，都是他领导创建和推广普及的。协助周前教授建立中国首个PET中心。培养硕士、博士、博士后共40多名。主编18部专著，发表学术论文300多篇。曾被选为全美化学荣誉协会会员、全美科学荣誉协会会员、世界核医学联盟委员、亚太地区核医学联盟顾问；获中国科学院荣誉奖章、中华医学会"突出贡献奖"、中国核医学会"终身成就奖"等十余项国内外学术奖。

一、成 长 历 程

王世真，1916年3月7日生，福建福州人。高祖王庆云是清朝道光九年的进士，曾任工部尚书等职，著有《石渠余记》等。祖父王仁堪是光绪三年的状元，曾上书弹劾签订丧权辱国条约的崇厚，也曾上书劝阻慈禧太后挪用海军经费修建颐和园。父亲王孝缉早年东渡日本学医，并参加孙中山领导的同盟会，半途回国参加辛亥革命，后返回日本完成学业，曾作为中国唯一的代表参加远东医学大会。母亲林剑言是民族英雄林则徐的重孙女，擅长诗词，是富有爱国心的进步才女。

王世真深受名门世家"爱国之情、上进之心"的熏陶，林则徐的名言："苟利国家生死以，岂因祸福避趋之"，更激励他从小立志科学救国。11岁时入读福州格致中学。在中学的一篇英文作文曾被选送在美国刊登。

1933年,王世真考入了燕京大学。一年后,转学到清华大学。那时候的清华大学名师云集,吴有训、萨本铁、高崇熙、朱自清、梅贻琦、张子高、黄子卿等大师都任教于此。名师的言传身教给王世真留下了深刻的印象。其中,高崇熙在讲授定量分析化学时,每周下午五个实验课,一年需测完32个未知样品,分析误差不许超过0.2%。这种极为严格的实验能力训练,使王世真养成了认真、严谨的科研习惯。清华大学"自强不息,厚德载物"的校训,成了他奋进的座右铭。

抗日战争爆发,王世真流亡到内地。从清华大学毕业后,到中央药物研究所做药物成分分析工作。不久,他得到中英庚款基金会的资助,到中央大学(现南京大学)化学系做研究助理,在化学家袁翰青教授的指导下,从事有机化学合成工作。1941年,在袁翰青的推荐下,到贵阳医学院任讲师。1942年赴贵州大学任教,并于1943年破格晋升为副教授。那时正是抗日战争最艰苦的时期,王世真参加了由北平协和医学院的爱国教授组成的战时卫生人员训练所,并担任化学组主任。

1945年,王世真参加了当时教育部的公费留学考试,并获得了制药化学专业第一名。但是由于官员的渎职,发榜时他竟名落孙山。在英国科学家李约瑟的帮助下,王世真获得班廷奖,于1946年赴加拿大多伦多大学学习药理学。半年后转入美国艾奥瓦大学,主修有机化学,副修生物化学。1947年获得硕士学位。此后在两年的时间里,以论文《两类甲状腺类似物的合成》获得化学博士学位。1948年先后被选为全美化学荣誉协会和全美科学荣誉协会会员。美国有名的埃利莱利制药厂以优厚待遇向他发出了邀请,同时提出必须先加入美国籍,王世真断然拒绝,改去艾奥瓦大学放射性研究所工作。1950~1951年任该校放射性研究所副研究员。在那里,王世真合成了一批放射性C-14标记化合物,为他日后致力于中国核医学事业打下了坚实的基础。

在艾奥瓦大学读书时,王世真加入了被美国当局定性为共产党外围组织的"中国留美科学工作者协会",并担任了艾奥瓦州的负责人。中华人民共和国成立后,他急欲回国。由于研制放射性核素化合物当时具有保密性,美方千方百计加以阻挠。经过一年多的不懈努力,1951年8月,王世真偕全家冲破重重障碍回到了祖国。

1951年,王世真被聘为北京协和医学院生化系副教授,1956年升为教授。中国医学科学院成立后,先后担任实验医学研究所研究员、放射医学研究所室主任、副所长和名誉所长,以及首都核医学中心主任。他先后当选为中国核学会常务理事,核医学会理事长、名誉理事长,中华医学会核医学会主任委员、名誉主任委员,中国生理学会常务理事,中国电子学会核电子学与核探测技术学会副主任委员,全国自然科学名词审定委员会委员，中国化学会永久会员；担任国家科委医学组成员、同位素组成员，中华核医学杂志主编、名誉总编辑、卫生部科委常委、放射医学与原子医学专题委员会主任、国务院学位委员会评议组成员、核医学国家重点实验室学委会主任、中国同位素与辐射行业协会顾问、国内外十几个杂志编委或顾问、四川省人大代表。他还曾任世界核医学联盟委员及亚太地区核医学联盟国际顾问等职。1980年，王世真当选为中国科学院生物学部学部委员（院士），并任常委至1997年。现任清华大学医学部（北京协和医院）教授、中国医学科学院放射医学研究所名誉所长。

二、学 术 成 就

王世真为促进和推动中国核医学事业倾注了一生的心血。他长期致力于核医学的科学研究、应用和教育，取得了丰硕的成果。

（一）合成众多放射性标记化合物

1950年年初，王世真在美国参加放射性研究所时，放射性标记化合物仅在不多的实验室开始应用，在全美只有一家公司出售放射性核素制剂，品种不过十余种。王世真在这个崭新的领域里克服重重困难，合成了许多新的标记化合物，包括^{14}C-甲状腺素、^{14}C-天冬氨酸等，他还用新技术研究十余种^{14}C-氨基酸的生物合成，并进行定量分析。王世真回国前已是国际上合成放射性标记化合物的早期工作者之一。1958年，美国出版的一部总结性巨著《标记化合物的有机合成》中，记录了王世真当年的部分工作。

20世纪50年代，同位素和平应用是一项新兴的生物医学尖端技术，受到世界各国重视，无论是标记化合物的合成，还是新的放射性测量、同位素示踪技术，发展都十分迅速。为了使这些新技术能够广泛普及应用，1954年，我国在《十二年科学技术发展规划》中，将"同位素在医学中的应用"列为国家的第九项重点科研项目，王世真执笔制定了此项目。1956年，解放军总后勤部任命王世真与丁德泮一起，在西安举办了我国最早的同位素测量仪器培训班和同位素应用训练班。这两个训练班，创造了中国核医学的许多个"第一"：班上教师蔡榕业等带领学员们边学边干，设计制造了中国第一批放射性同位素测试仪器（盖革计数器、定标器等）；建成了中国第一个半自动化放射性实验基地；合成了中国第一批标记化合物（^{14}C-氰化钠、^{14}C-甲酸等）；进行了第一次放射性示踪实验（分别应用^{65}Zn、^{14}C-甘氨酸、

^{14}C-乙酸等在动物体内进行元素分布及蛋白质生物合成等实验）。他们还第一次进行了放射性自显影实验。1957年，王世真又主办了第二届同位素应用训练班。上述培训班的开办，培养了我国最先从事核医学的骨干，学员们从学习班走向全国各地，一批核医学科研机构迅速建立起来，从而使我国的核医学事业从无到有、蓬勃发展。

1959年，王世真参加筹建的中国医学科学院放射医学研究所在北京成立。在此后的20年，王世真领导的实验室共合成了200余种为科研和医疗急需的标记化合物，不少是创新的，不仅极大地促进了我国许多基础与临床科研工作的开展，也为国家节约了大量外汇。其中，比较突出的优异产品有：①利用小球藻光合作用生物合成得到16种全标记^{14}C-氨基酸，其质量达到国际先进水平；②创新肾上腺显像剂6-^{131}I-胆固醇，其合成简便、稳定性极佳、显像效果好，远优于当时国外同类产品；③中国学者在生物医学中最卓越的成就，如青蒿素的抗癌原理、棉粉的男性节育研究、天麻的药理作用、活血特效药川芎的代谢、抗白血病新药靛玉红的作用机制、硅沉着病的唯一临床用药P204、溶肉瘤素等多种国产肿瘤防治药物，都无不依靠上述研究提供的示踪剂。

1978年，放射所标记室的"^{14}C-标记核酸衍生物的合成"、"全标记氨基酸的合成"、"标记固醇类激素的合成"等三项研究，获全国科学大会一级成果奖。

（二）促进特效药物和放射性药物的生产、供应及鉴定

王世真大力促进临床所需的特效药物和放射性药物的生产、供应及鉴定。

早在抗日战争时期，为了向奋战在云南、缅甸的抗日部队提供特效抗疟药，王世真便克服重重困难，开始研究抗疟新药扑疟母星的合成，需要经过14步反应才能完成，由于战时化学试剂供应极为困难，研究在进行到第12步反应时被迫中断。直到1952年，他从美国回国后才接着完成扑疟母星的合成。1944年，他从留学德国的堂兄王世中的来信中了解到德国部队所用新杀虫剂DDT的化学结构，他马上动手合成，不久就向抗日军队提供了DDT杀虫剂，防止斑疹、伤寒的爆发流行。

1951年，王世真回国。初期，国内缺少进行实验研究的基本条件，但就是在这段时间，王世真在中国首次合成抗肺结核的特效药"雷米封"。当时，俗称"痨病"的肺结核还属于难治之症，上百万人面临着死亡的威胁。"雷米封"的出现，使中国肺结核病的治疗起了根本性的变化，该病从此不再意味着死亡。直到现在，它仍然是中国治疗肺结核的首选药物之一。他还取得了抗高血压药、X线对比剂、抗肿瘤药及核素诊断用药等一连串的科研成果。

20世纪50年代，中国临床核医学使用的放射性制剂主要从苏联进口。为了改

变这种状况，1957年，王世真在中国协和医学院建立了中国第一个同位素中心实验室，他第一次将同位素应用于人体（应用^{131}I-碘油观察正常人及患者肠胃道吸收功能）。为了保证安全，他第一个用新合成的放射性药物在自己的身上做试验。1958年，中国原子能研究院反应堆正式供应^{131}I和^{32}P等核素。1962年，在国家科委和卫生部召开"放射性药品研制、生产论证会"上，王世真和北京市刘玉英介绍了1961年医用同位素试剂试用情况，会上确定首先试制^{131}I-碘化钠和^{32}P-磷酸钠。同年，卫生部在中国药品生物制品检定所建立放射性药品检验室，由王世真任指导，建立放射性药品检验方法。1956年，王世真受聘为卫生部药典委员会委员及放射性药品组组长。1966~1969年，他带领他的学生在北京化工厂生产了5种放射性药品供全国使用，1972年才转到原子能院生产。同年，他又主持将12个品种放射性药品编入新版《中华人民共和国药典》的工作。

（三）多方推动中国核医学的发展

1962年，王世真翻译了《生物学中的同位素示踪法》（*Isotopic Tracer in Biology*），书中不但评述了同位素在生物医学中的各种应用，还介绍了当时很先进的放射性同位素液体闪烁测量技术。当年，他即指导两名研究生率先应用液闪测量技术于C-14及H-3的示踪研究。此后，在王世真研究集体的倡导下，多次召开液闪测量全国性会议，使该技术在国内得到了推广应用。

1959年，诺贝尔奖获得者Yalow博士与Berson教授共创了放射免疫分析技术，极大地推动了现代医学的发展。王世真协助我国内分泌学家刘士豪指导研究生陈智周于1963年建立了放射免疫分析测定胰岛素的方法。1975年起，王世真多次主持召开全国性放射免疫分析会议，使该技术在我国很快得到普及和推广，并成为临床及科研工作中不可或缺的重要手段。

中国所有同位素医学应用新技术，都与王世真付出的辛勤汗水紧密相关。医用活化分析、稳定同位素应用、酶的放化测定、微生物的放射测定、放射受体分析、同位素发生器的临床应用等一系列同位素技术和方法，都是王世真倡导创建并向全国普及推广的。

1969年，响应国家三线建设的号召，放射医学研究所搬迁到了四川简阳。由于简阳地处偏远山区，培养学生和进行科研都十分困难，"文化大革命"结束后，在王世真的努力下，放射医学研究所搬到了天津市。

"文化大革命"期间，王世真虽然遭受无端的批斗，但他没有放弃对发展我国核医学事业的不懈追求。1971年恢复工作后，他再次白手起家。1972年，他主持了全国原子核科学技术展览会医学部分的展出工作。同年，他还主持召开了全国原子医学经验交流大会。1973年，受卫生部的委托，王世真再次举办了全国同位素新技术学习班，他主编了《同位素技术及其在生物医学中的应用》作为学习班的教材。该书于1977年出版，1978年获得全国科学大会成果奖。

自1979年调到北京协和医院工作后，王世真将实验核医学技术与临床研究课题密切结合起来。他主要开展三方面的工作：放射免疫显像（RII）、稳定同位素在医学研究中的应用、临床用放射性显像剂的研制。

1983年，王世真和周前在国内首先开展了放射免疫显像（RII）工作。RII综合现代免疫学和核医学的最新技术，利用放射性核素标记肿瘤相关抗原的抗体能够在肿瘤浓聚的原理，可以从体外获得肿瘤及其转移灶的阳性显像图，对肿瘤定位诊断有独到作用。1984年，北京协和医院在全国核医学大会上报告了以^{131}I标记的抗人卵巢癌多克隆抗体进行肿瘤定位，迈出了我国放射免疫显像研究的第一步。此后，北京协和医院又先后制备了抗卵巢癌、抗AFP、抗食道癌多抗等3种多克隆抗体，以及抗HCG、抗CEA、抗胰腺癌、抗卵巢癌、抗肝癌、抗食管癌、抗小细胞肺癌、蛙皮素、抗鼻咽癌及EBV-DNA多聚酶等11种单克隆抗体，并对以上14种单抗、多抗全部进行免疫病理研究。前12种在荷瘤裸鼠的分布定位显像，均获得满意结果，其中抗卵巢癌、抗AFP多抗及抗CEA、抗小细胞肺癌、抗肺鳞癌、抗肝癌单抗已进入临床试用。这个研究集体所研究抗体数量之多，临床应用范围之广，诊断符合率之高，当时在国内外均不多见。

早在20世纪70年代末，王世真就提出在实验核医学领域内开展以稳定同位素作为示踪原子进行生物医学及药学研究。1982年，王世真在中国首先合成了用于研究人体内蛋白质代谢的稳定核素^{15}N标记甘氨酸。同年，建立了用气相层析-质谱-计算机（GC-MS）联用仪进行生物样品中稳定核素定量的方法，并正式用于人体的代谢研究。以此为开端，他的研究组先后对人体内总体蛋白质的更新速率及多种人体内重要氨基酸的代谢动力学，进行了系统精确的研究，为这些疾病的病因学、治疗学研究提供了大量的科学依据。此项研究获得了中国医学科学院科研成果奖一等奖。王世真还指导研究生在国内首先建立了^{13}C-脂质酸及^{13}C、^{14}C双标记呼气实验这一安全、简便、准确的诊断脂肪吸收不良的方法。双标记实验的报告在1986年维也纳同位素会议上获得了国外专家的好评。与此同时，王世真等又合成了^{13}C-软脂酸、9，10，12，13-四氘代十八碳酸等核素标志物，以探讨脂肪酸的体内代谢。1990年，王世真与江骥等在国内率先建立了^{13}C-尿素呼气实验诊断胃幽门螺旋杆菌（HP）的方法。应用该方法，他们在山东等地开展了儿童HP感染的流行病学调查与治疗研究，并对 HP 感染与胃癌发病率做对比研究，取得值得重视的成果。

王世真还开展了"稳定核素在中医药中的应用"这一课题研究。王世真实验组先后完成了治疗慢性肝炎联苯双酯（BDD）及抗癌药伪海南新碱的稳定核素标志物的制备研究，以及天麻、川芎嗪等的稳定核素标记、体内代谢及药代动力学研究。通过这些中药有效成分的分析研究，闯出了一条以核技术探讨新药物的途径，对我国新药研制与开发具有广泛的借鉴意义。

为促进和提高我国临床核医学诊断水平，王世真的实验组在国内首先研制了新型肾功能显像剂^{99m}Tc-PAHIDA、^{99m}Tc-MAG$_3$，并制成药盒，供应国内其他用户使用。他们还先后研制成功了心肌显像剂^{99m}Tc-CPI、脑显像剂^{99m}Tc-ECD 等，这些显像剂的应用，极大提高了某些疾病的诊断水平，促进了我国临床核医学的发展。此外，王世真指导研究生进行了脑显像剂^{99m}TcN-S$_2$N$_2$类标记物的研制。王世真最早在国内开展了具有生物活性的^{99m}Tc-Octreotide 等多肽分子的放射性标记。他瞄准世界前沿，率先在国内开展了正电子核素药物的研制，并指导博士研究生、博士后等先后制备了^{18}F-FDG、^{18}F-FET、^{18}F-Choline、^{18}F-FLT、^{18}F-FMISO 和^{11}C-Acetate 等，其中多数已应用于临床，为提高 PET 的诊断水平提供了有力的保障。

近年来，王世真又把目光投向老年痴呆和帕金森病的发病机制、早期诊断和治疗的研究，并利用分子核医学的尖端技术探讨了中药在该领域的价值。

1980 年，在王世真的努力倡导下，中华医学会核医学学会在北京成立，他任第一任主任委员，从此开始有计划地组织全国性的学术活动。同年，他参加筹建中国核学会，并相继担任该学会常任理事和荣誉理事。1981 年，他又创办了《中华核医学杂志》，并担任第一任主编。此后，该杂志成为我国核医学领域的权威刊物。1985 年，卫生部建立中国医学科学院首都核医学中心，他任中心主任。2002 年以前，该中心是我国唯一的核医学国家重点学科点，培养了大批硕士、博士、博士后等高层次核医学人才。1996 年，由王世真起草、19 位中国科学院院士联合署名的"关于在我国建立 PET（正电子发射断层显像）中心"的建议，得到国家领导的重视和专款资助。1998 年，北京协和医院建成了中国首个一流水平的 PET 中心。2004 年，王世真再次联合 11 名中国科学院院士起草了《关于筹建国家级药物创新研究的分子核医学技术平台的建议》。在他的推动下，北京协和医院在 2007 年引进了目前国际最先进的临床 PET/CT 扫描机和小动物专用 microPET，为进一步推动分子影像学在我国的发展奠定了良好的基础。

（四）研究甲状腺激素收硕果

王世真早在 1946 年在加拿大多伦多大学攻读药理学时，就对甲状腺激素（TH）

这一甲状腺分泌的维持正常代谢和生长发育所必需的重要激素产生了浓厚的兴趣，并确立了 TH 这一研究方向。他对 TH 做了大量系统性研究工作，包括 TH 及一系列代谢物的标记；多种甲状腺类似物的合成及其生物活性的研究；TH 的生物合成；TH 对脂质、蛋白质代谢的调节；TH 对酶的作用；TH 对微生物的影响；TH 与其他内分泌的关系；TH 对外分泌腺的影响；药物对 TH 的影响等。他提出了许多重要的论点，在该领域取得了丰硕的成果。在 TH 研究领域的国际权威 J. 奥本海默的实验室里，挂有王世真的照片。

1947 年年初，王世真转入美国艾奥瓦大学化学系学习，他仍围绕着 TH 研究这一令人着迷的课题进行不懈的探索。他以实验室为家，废寝忘食，常常是同时合成十几种甲状腺素类似物。经过艰苦努力，他从多种化合物中发现了两类甲状腺素类似物，一类具有很强的拟甲状腺素活性，一类具有抗甲状腺素作用。他对这些化合物进行了一系列的结构改造，并与生理学家 S. B. Barker 一起对这两类化合物的结构与功能之间的关系进行了详尽的研究。这项工作在当时使 TH 研究进入一个新的领域——构效关系研究。为深入研究 TH 作用机制，他于 1951 年研制出 ^{14}C 标记的甲状腺素，这个标记化合物的制备资料，除摘要发表外，还保存在美国国家档案局。

王世真到北京协和医学院后，继续围绕着 TH 的生物合成、作用机制，对蛋白质、胆固醇、各种酶及其他激素的调控与相互作用，做了大量的系统性工作。针对甲状腺素的生物合成途径，王世真等首先利用自己合成的 ^{14}C-酪氨酸、^{131}I-碘酪氨酸、^{131}I$_2$-二碘酪氨酸、(^{131}I-3′)-3,5-3′-三碘甲腺原氨酸及 ^{131}I$_2$-(3′,5′)-甲状腺素等多种放射性标志物，在整体条件下观察了酪氨酸参入甲状腺内含碘氨基酸的情况，以确定酪氨酸转变为甲状腺素的途径。结果证实：碘化酪氨酸的确是甲状腺素生物合成的中间产物，从而否定了过去把碘化酪氨酸仅仅当做碘的携带者的错误观点。王世真等首先探讨了用放射自显影方法研究该问题的可行性，并应用多种标记化合物为示踪手段，确凿地证实了碘化过程是在细胞内进行的。

针对抗甲状腺药物硫尿嘧啶（TU）类药物作用于甲状腺素生物合成的环节，王世真等应用放射性示踪法测定了一碘酪氨酸（DIT）与二碘酪氨酸（MIT）及三碘甲腺原氨酸（T$_3$）、甲状腺素（T$_4$）的生成速度，发现 DIT/MIT 比值及（T$_3$+T$_4$）/（MIT+DIT）比值相当恒定。由此说明，TH 的生成速度和分泌速度是相等的。进而他又观察了 TU 类药物对 MIT、DIT、T$_3$、T$_4$ 的影响。结果证明，硫尿嘧啶（TU）对一碘酪氨酸（DIT）、二碘酪氨酸（MIT）的生成及甲状腺素的生成都有抑制作用。该研究纠正了以往认为 TU 类药物在甲状腺素生物合成中有特异作用环节的论点。

研究神经、激素等整体水平的调节机制与代谢反馈的关系，是 20 世纪 60 年代物质代谢领域最受重视的中心问题之一。王世真与夏宗勤对甲状腺素（T_4）和胆固醇代谢反馈间的关系及 TH 降低血清胆固醇含量的机制进行了探讨。他们指出：TH 之所以促进肝胆固醇合成可能在于提高肝胆固醇代谢反馈水平，使其含量由于负反馈作用减弱，而导致合成加速，含量升高。该研究还发现，TH 降低血清胆固醇含量的机制主要在于限制肝胆固醇进入血液，其次是促进肝清除外源性胆固醇。王世真研究了 TH 对组织蛋白质的作用。通过观察 TH 对不同组织器官蛋白质及氨基酸代谢的影响，他发现 TH 对蛋白质的生物合成不是单纯的促进或抑制，而是根据机体所处的情况起着调节作用。只有在较大剂量激素作用下，才会出现甲状腺功能亢进破坏蛋白质的后果。此外，王世真又研究了"TH 对 β-肾上腺能受体的调节"、"大鼠不同组织细胞核结合 T_3 容量的测定"、"T_3 对大鼠脑 β 受体的调节"、"TH 对大鼠肾上腺儿茶酚胺含量的影响"、"TH 对脑环核苷酸系统的影响及其与儿茶酚胺超敏性的关系"、"TH 对大鼠肾上腺苯乙醇胺 N 甲基转移酶（PNMT）活性的影响"、"TH 在体外对大鼠脑线粒体单胺氧化酶活性的影响"以及"TH 对细菌生长代谢的影响"等。这些研究，从细胞或分子水平阐明甲状腺素的作用机制，推动了甲状腺素研究发展，提出了一些独到的新观点。

王世真工作勤奋，在科研上兼顾创新与中国实际相结合，在核医学和甲状腺研究等方面取得了丰硕的成果，迄今已在国内外学术刊物上发表论文 300 余篇，主编和参编了 50 余部专著及工具书。年近 90 岁时，他还两次主编了《分子核医学》，向国内介绍这一 21 世纪的新兴学科。

（五）让中国核医学走向世界

早在 1958 年，作为中国医学科学院同位素应用委员会主任的王世真，就同朱壬葆一道，代表中国出席在布拉格举行的国际同位素应用及放射生物学大会，在会上报告了《两年来中国医学科学院应用同位素的成就》。

改革开放以来，王世真为中国核医学与世界各国之间的学术交流与合作，做出了很大的贡献。1982 年，王世真受中国科学技术协会委托率团赴巴黎参加第 3 届世界核医学与核生物学大会，以中华核医学会为团体会员名义正式加入世界核医学与核生物学联盟（The World Federation of Nuclear Medicine and Biology，WFNMB）。从此，每届大会均有中国代表参加，并提交论文报告。王世真先后出访过美、英、法、加、俄等近 20 个国家，并多次作为会议主席、主讲人，主持各种专题讨论会，同时也介绍我国核医学研究的最新进展，增强了中国核医学界与世界核医学界的交流，提高了中国学术地位。1985 年，受国际原子能机构委托，王世真主办了国际放免师资培训班。1988年，在中国科学技术协会的支持下，王世真主办了北京国际核医学大会。与会者有诺贝尔奖获得者，历届世界核医学联盟主席，英、美、法、日等核医学会长及28个国家的专家。Seminars in Nuclear Medicine 这一国际权威刊物报告称，此次大会是一个非常"高水平"的盛会，这是中国核医学走向世界的里程碑。

三、爱国育英　自强不息

王世真的童年和青年时期是在军阀混战、帝国主义列强侵略中度过的。新中国成立之后，他冲破重重阻挠回国。虽然在"文化大革命"中遭受折磨，导致多年积累的科技笔记资料大部分丢失，他痛心不已，但这些从未改变他的爱国之心和强国之志。在《无悔归途艰辛，唯愿祖国富强》一文中，王世真谈到"我从国外回国，从来没有后悔过"。他认定回国参与新中国建设是自己最满意的一件大事。

王世真热爱家乡，热爱祖国。由美国归国时，变卖汽车、冰箱、家具等家中所有物品，将全部积蓄购置显微镜、手术器械等近三百件医疗用品及新中国成立初期难以进口的国外新药，装了两大铁箱带回，全部捐献给北京市（北京儿童医院）。他又将母亲珍藏的林则徐长幅家书捐给中国革命历史博物馆。此外，他还将父母留下的祖传文物（包括祖父状元的墨宝及大批名家字画等）全部捐献给福建省博物馆。

王世真从上中学起就热爱打乒乓球，多次获得冠军，年近90岁球风依然凌厉。快速骑车是他的另一爱好。43～50岁时，他常骑车往返于北京城区和昌平之间，有时高速来回骑行90多公里。

王世真十分注重对青年人才的培养。自1956年开始，他就培养研究生，至今已培养硕士、博士、博士后40余人，可谓桃李满天下。他们当中的很多人已成为中国核医学的学科带头人和科研骨干，在海外工作或学习的学生也取得了可喜的成就。王世真以吃苦耐劳、坚韧不拔的顽强精神，锲而不舍、始终如一的钻研精神和严谨求实的治学态度，为学生们树立了良好的榜样。他对待学生的科研一丝不苟，从不得过且过。在生活中，他又是个慈祥的长者。他不仅重视传授学生专业知识，更注重学生的品行。他多次强调"体是基础，德是根本"。他在《院士自述》中表达了自己当前唯一的愿望：在有限的余年，尽自己最大努力去创造条件，让那些热爱祖国、献身科学、作风正派、立志攻坚的年轻骨干迅速成长起来。

目前，98岁高龄的王世真，仍在为发展中国的核医学事业，自强不息地拼搏着。

四、王世真主要论著

Wang S C, Hummel J P, Winnick T. 1951. Synthesis of radioactive DL-aspartic acid. J Am Chem Soc, 73: 2390.

Wang S C, Hummel J P, Winnick T. 1952. Synthesis of thyroxine-C-14. J Am Chem Soc, 74: 2445.

王世真. 1957. 甲状腺素类似物的化学结构与生理活性. 西安第四军医大学特邀讲座.

王世真, 刘秀明, 毓景华, 等. 1964. 甲状腺素的生物合成. I. 酪氨酸转变为甲状腺激素的途径. 实验生物学报, 9: 185.

王世真. 1978. 同位素法//刘培楠. 仪器分析及其在生物医学中的应用. 第3册. 北京: 科学出版社: 71.

王世真, 刘承斌, 陈重. 1979. 以放射性碘标记的胆固醇. 中国医学科学院学报, 1: 29.

王世真. 1986. 英汉核医学词汇. 北京: 原子能出版社.

王世真. 1986. 中国医学百科全书. 核医学. 上海: 上海科学技术出版社.

王世真. 1987. 临床医学的一个新领域——首都核医学中心开展稳定同位素临床应用的概况. 中国协和医科大学建校70周年纪念学术论文集. 北京: 中国科学技术出版社.

Zhu X M, Wang S C, Chou C, et al. 1987. Radioimmunoimaging of malignant tumours//Klapdor R. New Tumour Markers and Their Monoclonal Antibodies, Georg Thieme Verlag, Stuttgart, New York.

Wang S C, Chou C. 1989. A brief overview of nuclear medicine in China. Semin Nucl Med, 19: 144.

王世真, 林汉, 周前. 1990. 核医学与核生物学. 北京: 科学出版社.

Wang S C. 1996. Nuclear medicine training in China. Eur J Nucl Med, 23: 1405.

王世真. 1997. 我国最早的同位素应用训练班. 中华核医学会史略, 6.

王世真, 周前, 李世军, 等. 1998. 131I-层粘连九肽的合成及荷乳腺癌裸鼠中的显像和分布. 中华核医学杂志, 18: 77.

Wang S C, Chou C. 2000. Current status of nuclear medicine in China. Chin Med J, 113: 387.

王世真. 2001. 分子核医学. 北京: 北京协和医科大学出版社.

王世真. 2004. 分子核医学（增订再版本）. 北京: 北京协和医科大学出版社.

主要参考文献

王世真, 周前. 1997. 核医学正迈进PET时代. 国外医学·放射医学核医学分册, 21 (5/6): 244.

王世真. 2001. 分子核医学. 北京: 中国协和医科大学出版社.

王世真. 2004. 关于筹建国家级药物创新研究的分子核医学技术平台的建议. 中国科学院院刊, 19 (1): 24, 29.

王世真. 2005. 从立志制药到献身核医学//中国科学院院士工作局. 科学的道路（上卷）. 上海: 上海教育出版社: 582.

撰写者

吴战宏（1975~），北京协和医院，王世真院士的博士生。

侯幼临

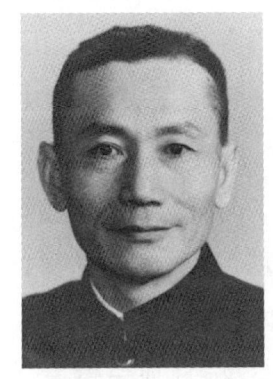

侯幼临（1917～1971），广东汕头人。心脏外科专家。1940年就读于北平协和医学院，后辗转至华西医科大学，获医学博士学位。1958年起，任阜外心血管病医院心外科主任、研究员。他开创了阜外医院的心外科手术，推动了阜外医院外科的逐步发展与升级，为发展中国心血管外科事业做出了贡献。他是中国心血管外科发展中的闭式心内手术、单纯低温下心脏直视手术、体外循环下心脏直视手术的推动者与历史见证者；他在阜外心血管病医院心外科开展了14种心脏手术，包括二尖瓣成形术、主动脉瓣成形术、心房间隔缺损直视修补术、主动脉窦瘤破裂根治术、主动脉缩窄矫治术等，其中主动脉弓部瘤的全弓移植术曾被誉为"侯氏术法"，是中国心血管外科发展历程中的里程碑。1954年荣立二等功，1956年先后被评为解放军胸科医院、总后及全国先进工作者，1960年当选为北京市群英会代表，1964年当选为全国第三届人民代表大会代表。侯幼临54岁去世，一生留下了20余篇文章和1965年与郭加强合编的一部《心脏外科与护理》。

一、不畏艰辛，执著追寻的求学之路

侯幼临，1917年出生于广东省汕头市一个书香世家，兄弟姐妹八人，他排行第五。他的父亲是学医出身，母亲也读书识字，因此侯幼临从小就受到了良好的教育。汕头的花边制造非常出名，父亲年纪大后不再从医，改做了花边生意，经常将整船的东西运到国外，不幸的是后来太平洋战争爆发，运货的船只沉没，家道中落。

侯幼临小时候身体不是很好，五年级才开始上学，之前都是待在家里由爸爸妈妈教导。他是个安静老实的孩子，通常这个年纪的男孩子都喜欢在外面跑闹玩耍，但他总是跟着妈妈的后面，安安静静，不言不语。1936年，在汕头读完中学的侯幼临前往苏州东吴大学攻读化学专业。侯幼临聪明且用功，成绩经常是全校第一名，各方面也都很优秀，在校期间，他获得了"金钥匙"奖学金，这是非常难得的荣誉。四年大学读完之后，侯幼临开始考虑今后的发展方向。由于父亲曾是医生，哥哥也在学医，受他们二人的影响，侯幼临也决定从事医学专业。1940年，侯幼临考取了向往已久的北平协和医学院，北上求学。自此，23 岁的侯幼临踏上了他的学医之路，这是他呕心沥血、心甘情愿、付出了一生的道路。

1942 年，日本侵略者占领北平，协和被迫停办。整个协和迁往在华西借读，侯幼临也随之到了四川成都，辗转千里，历尽艰辛。在协和的这几年，侯幼临打下了坚实的医学基础。如众多的协和学子一样，他基本功过硬、英文水平高、有阅读文献的习惯、有紧跟国际前沿的意识、有开拓创新的思想、具备求真务实的精神，正是这些宝贵的品质，使得他创造性地开展了许多开拓性手术，在一片荒芜中为中国心血管外科事业打开一方天地，成为中国心外科发展的先驱者之一。

1944 年，侯幼临在重庆中央医院实习，在这里他第一次遇到了时任外科主任的吴英恺。侯幼临一直非常崇敬两个人，一位是吴英恺，还有一位是黄家驷，他们两人都是当时的胸外科专家，是中国的胸心外科缔造者之一。新中国成立后侯幼临之所以选择从事心胸外科专业，就是受到了吴英恺的影响。1945 年，抗日战争爆发，部队急需大量医生，要求五年级毕业班的全体同学服从分配，加入部队，服役也是实习。侯幼临被征调入青年军 205 师野战医院任军医，一年后，服役期满复员并毕业。之后，侯幼临去了上海中美医院耳鼻喉科工作了 4 个月，后得知中央医院由重庆迁至天津，吴英恺也来到了天津，随即追随吴英恺赴天津医院工作。1948 年，吴英恺回北平，任协和医院外科学系主任，侯幼临也追随他回到协和医院工作，任住院医师。新中国成立后，他一直在北京协和医院外科学系任住院医师、助教、总住院医师、主治医师、讲师。侯幼临师从吴英恺，与名师在一起的日子里，他如饥似渴地汲取着知识。侯幼临每天待在病房，做细致的临床观察。别的住院医师晚上会回宿舍休息，但是即使深夜他也会去病房查看患者，患者都对他心疼不已。1953 年，侯幼临响应国家号召参加朝鲜战争手术队并出色地完成了任务。1956 年，在吴英恺的指导下，他开始专门从事心脏外科临床和科研工作。这是他艰苦创业、历尽苦辣甘辛的 10 年，也是成绩斐然、硕果累累的 10 年。

二、开拓创新，孜孜不倦的十年耕耘

新中国成立后，全国上下欢欣鼓舞，各行各业干劲十足，建设工作轰轰烈烈地展开。侯幼临也踌躇满志，全身心地投入到工作中去。新中国成立初期，中国医院少、病房少，协和的床位非常有限，胸外科才 19 张病床，根本无法满足需要，国家的医学事业亟待发展。协和医院汇聚了当时大量的医学人才，国家决定从协和医院拉出一些人成立一些专科医院，扩大医院规模。那时成立的医院包括肿瘤医院、整形医院、天津的血研所等，就是这样，1956年，解放军胸科医院成立了。

解放军胸科医院位于颐和园附近的黑山扈，是我国第一家心胸专科医院，仿苏联模式建立。时任协和外科主任的吴英恺担任院长，他从协和选调了一批人，包括侯幼临在内，还有外科的黄国俊、李功宋，内科的方圻，麻醉科的徐守春，经验丰富的护士长杨英华（后来成为侯幼临的妻子）等18名医护人员。解放军胸科医院的前身是个部队疗养院，有两个二层小楼，几十张病床，仅此而已。担任胸科副主任的侯幼临协助吴英恺在这里创业，他们从无到有、由少聚多、垦地开荒、兢兢业业地发展中国心外科事业。

侯幼临事业心很强，全身心扑在工作上。1956年，他开始专门从事心血管外科专业，从此他夜以继日的工作，刻苦钻研，呕心沥血，兢兢业业，他的目的简单而真诚，就是希望能把我国的心血管事业赶上去。他是一个特别认真负责的人，如果不是如此，根本无法把心脏专科搞下来。那时关于心脏领域的研究才刚刚起步，什么借鉴经验都没有，而且当时与国外没有任何交流，能依靠的仅是一些文献资料，再有就是临床实践。那时黄家驷也刚在做动脉导管未闭，全世界也没有真正打开心脏，一切都需要自己摸索。

侯幼临非常好学，他对心脏进行了尤为认真地研究。在没有调到胸科医院还在协和的时候，他就非常努力地参与探索心脏手术，做了大量的工作。1954年，上海兰锡纯教授开展了全国第一例二尖瓣闭式手术，当时协和医院在这项技术上还是空白。侯幼临那时在协和医院做住院总医生，为了弄清二尖瓣的生理机构，只要医院有病理解剖的机会，他就会跑到地下室病理解剖室试验台，把心脏标本拿过来仔细研究，掌握二尖瓣解剖和病理特征。那时的术式还是闭式手术，手术时不能直接看到二尖瓣，要把手指从左心耳里插进去体会二尖瓣是什么感觉。侯幼临查阅了一切可以查到的书本和文献，结合标本观察体会，为临床手术做了充分准备。后来他到了黑山扈的解放军胸科医院，患者多了，工作平台大了，加上之前在协和做了大量的功课，有了很好的基础，侯幼临的工作很快就展开了。那时医院后面是住家，侯幼临早上6点钟起床后先去病房查患者、看病历，再回去吃早饭。等8点钟实习医生来后，侯幼临了解的情况比他们还多，可以纠正他们不对的地方。侯幼临一直是这样认真执著，研究什么就一定要研究清楚、掌握透彻，就这样他一步一步地开展手术。两年的时间里，他在胸科医院成功开展了缩窄性心包炎剥脱术、动脉导管未闭结扎术等手术。

1958年，解放军胸科医院转为现在的阜外医院，各方面条件都得到了发展。从美国归来的心内科教授黄宛率先在全国开创心导管检查，为心血管外科疾病的准确诊断创造了条件。以尚德延为首的麻醉科，在常温、低温、深低温下心脏手术的心功能恢复和心脏复苏，低温、深低温的病理生理改变，低温下心室纤颤的预防和治疗等方面的研究均取得了显著成绩。这样，阜外医院逐步形成了心外科、心内科诊断，麻醉科协同诊治心脏病的格局，促进了心脏外科手术逐步扩大与发展。1958年，侯幼临成功实施了阜外医院第一例二尖瓣狭窄闭式扩张术，这是继南方兰锡纯之后，北方第一例成功的闭式手术，推动了阜外医院心脏外科的快速发展。同年，侯幼临又成功开展了肺动脉瓣狭窄直视切开术，使得阜外医院成为掌握低温直视手术技术为数不多的医院之一，也使心脏外科手术跨入心脏直视手术新的发展阶段。

1957年，上海梁其琛教授首次在低温麻醉下施行先天性肺动脉瓣狭窄直视切开手术成功，标志着中国心血管外科进入心内直视手术新的阶段。此时阜外医院也正在加强心脏外科快速发展的步伐。侯幼临在掌握低温手术技术以后，逐步扩大低温技术在房间缺损、室间缺损、瓣膜成形手术和主动脉瘤手术等方面的运用，心脏直视手术在阜外医院得到快速发展。1958~1959年，侯幼临在黄宛、尚德延和郭加强的帮助下，成功完成了单纯低温麻醉下房间隔缺损直视修补术、室间隔缺损低温直视修补术、主动脉瓣直视交界切开术、主动脉窦瘤破裂根治术及部分型肺静脉异位引流矫治术，尤其是1958年第一例二尖瓣成形术和1959年第一例主动脉瓣成形术，开拓了我国心脏外科的发展，进一步奠定了阜外医院在国内心脏外科手术的领先地位。

1958年，苏鸿熙等在体外循环下修补室间隔缺损成功，开创了心脏外科的新纪元。作为心血管领域先驱的阜外医院也不甘落后，他们引进国外人才范天琪，进行体外循环技术研究，与郭加强、李平共同制造出原始的国产体外循环机，逐渐在医院开展体外循环下直视手术。侯幼临除继续过去的研究工作外，工作重点也转到运用体外循环技术方面。侯幼临不断进行技术创新，推动复杂先心病矫治手术向纵深发展。1959年，侯幼临在郭加强等帮助下成功完成了阜外医院第一例体外循环下室间隔缺损修补术，真正打开了心脏禁区。1959年，他又进入更加复杂的紫绀型先天性心脏病的研究领域。法洛四联症根治术是当时最复杂最高级的手术，死亡率高达60%~70%，很少医院能够开展这些手术。侯幼临于1959年成功完成了医院第一例法洛四联症根治术，挽救了一个7岁孩子的生命，这个孩子还为此改了个名字叫做"党生"，感谢共产党的恩情。侯幼临的成功，将阜外医院心血管外科带入新的发展阶段。

法洛四联症手术成功以后，侯幼临又着手研究完全性心内膜垫缺损手术。完全型心内膜垫缺损手术难度较大，准确修补房室缺损、防止传导阻滞、保持良好的房室瓣功能是手术关键。侯幼临在艰难的条件下，于1963年成功完成了完全性心内膜垫缺损合并肺动脉高压的矫治术，将阜外医院诊治复杂先心病能力与水平推向一个更高的、新的层次。

20世纪80年代前，大血管外科被称为"血战、苦战、死战"，由于深低温、低流、深低温停循环、选择性脑灌注、血液保护及血液回收等项技术应用发展不成熟，大血管手术的安全性和可操作性不高，手术的并发症及早期病死率均很高。侯幼临在我国率先开展了主动脉瘤手术，这个手术，即使是21世纪的今天，依然存在很大的风险。

主动脉瘤手术的一般流程是把动脉瘤游离出来，加上钳子切断，然后再换个人工血管。瘤体本身很薄，当时还没有深低温停循环技术，游离动脉瘤时极易造成致命性大出血。为了做好主动脉瘤手术，侯幼临和郭加强一起合作，仔细剥离粘连。这样一个手术要做到七八个小时，有时甚至十几个小时，从第一天中午做到第二天凌晨，经常是拉钩的医生站着都快睡着了，那时有个词形容这手术，叫做"血流成河，披星戴月"。在这种情况下，侯幼临成功地实施了好几例主动脉弓的手术。

那时为了解决手术难题，除了召开专家会议，侯幼临还坚持走群众路线，动员全院职工出主意、想办法，参与攻关，治疗疑难重症。主动脉手术最难做，有几次他发现主动脉扩大把胸部都顶起来了，开胸时一碰就出血。于是侯幼临在医院里贴了大字报，任何人有什么改进手术方案的建议随时可以提，这样他搜集了很多很好的建议。例如，内科医生提出如何更好地控制血压；麻醉大夫提出怎么控制好呼吸，如何提高化验效率，那时的化验结果通常要等一天，但是手术无法等这么久；还有如何安排手术班子轮换、人员如何搭配，因为手术时间很长，有时甚至需要一天一夜，谁也支持不住。

侯幼临早在1961年就在低温麻醉下成功开展了主动脉缩窄矫治术及主动脉弓部瘤的全弓移植术，在国内处于领先地位。这在当时是难度很大的手术。这项手术的成功标志着中国在心血管外科领域中开始应用国产人工代用品施行复杂的大血管移植手术，为大血管手术奠定了坚实的基础。1966年前后，侯幼临与吴英恺、郭加强发表了《主动脉瘤全弓切除及血管移植》学术论文。

侯幼临视野开阔，具有前瞻性，在心脏手术所引起的代谢紊乱、酸碱中毒及水电解质失调的研究中也总结了一些经验，并且认识到这一工作将是以后长期的研究方向。他唯一的研究生朱晓东在读期间的研究题目就是体外循环的酸碱平衡，后来朱晓东成为中国工程院院士、阜外医院院长。

1956~1966年是侯幼临成果最多、贡献最大的10年，可以说那些年阜外医院所有的心外科手术都是他一手开创的。阜外医院外科逐步发展与升级，国内的心血管外科好几项开拓性的手术，也都是侯幼临带起来的。他是中国心血管外科发展中的闭式心内手术、单纯低温下心脏直视手术、体外循环下心脏直视手术的推动者与历史见证者，先后在阜外心血管病医院心外科开展了14种心脏手术，包括二尖瓣成形术、主动脉瓣成形术、心房间隔缺损直视修补术、主动脉窦瘤破裂根治术、主动脉缩窄矫治术等。其中主动脉弓部瘤的全弓移植术曾被誉为"侯氏术法"，是我国心血管外科发展历程中的里程碑。据侯幼临的学生朱晓东回忆：20世纪80年代自己去法国参加学术研讨会，有一个外国医生向他提起中国侯幼临报道的主动脉弓手术，说中国有一个"侯氏术法"。这说明当时侯幼临的手术技术已经具备国际先进水平了。

侯幼临为奠定和发展我国心血管外科事业做出了开拓性地贡献，他一步一个台阶地推动着心血管外科的发展。他求真务实的治学经验和勇于创新的高贵品德永远是后人学习的楷模。

三、无私无畏，勤劳奉献的忠诚一生

熟悉侯幼临的人都说，他是个寡言少语的人，正派、严肃、不活跃、不会和人说笑，总是安静、踏实地做自己的事情。但是他对患者特别好，总是废寝忘食地守在患者身边，甚至亲自给患者喂水喂饭。他觉得只要患者需要，这些都无所谓。病房里会遇到各种各样的患者，有的人表示感谢，也有的人会不理解，但侯幼临都会很好地对待。经他手术的患者他都亲自观察，随时发现问题随时处理。他的夫人最初就是被他的这些品质所吸引。那时，侯幼临在协和医院当住院医师，他的夫人杨英华当时是协和护校三年级学生，在病房实习。杨英华见他总是很晚还到病房来看患者、对患者特别关心，觉得这位医生很负责任，心中很佩服。侯幼临对患者的好换来的是患者对他的尊敬，尤其是在儿科病房，小孩子总是"侯爷爷，侯爷爷"地叫。他们时常给"侯爷爷"送个苹果、送个面包，因为大家都知道他整天守在病房里，没吃也没喝，便想着给他送点吃的。

侯幼临工作起来废寝忘食，经常不回家，吃住在医院。查房很辛苦，且不能替代，他总是手术前亲自查房，术后再查看患者，晚上累了就在办公室里休息，病房里有问题随时叫他。他住在甘家口往西的阜外医院宿舍，从家到阜外医院骑自行车15分钟，走路半个小时，有时患者病情好转他晚上就回家去，但半夜电话一来就又要走过来，和值班大夫一起处理病情。

如果第二天有手术，侯幼临晚上回家一定要把手术方式再熟悉一遍，看看书上说的方法，结合患者的实际情况，想想手术方案是否还有什么问题，是不是可行。每个患者情况不同的，即使两个都是心脏病，都是房间隔缺损，但是具体情况绝对不一样。考虑手术时不能书上说怎样就怎样，要结合患者的实际情况，考虑特定的这个患者，是否适合这个手术方案。

侯幼临有很强的事业心和责任感，希望祖国的心外科能跟上国际水平。他具有开拓精神，在工作上大胆创新，只要他认定的事就锲而不舍，就一定要研究出点名堂。那时能获得的资料很有限，和国外也没有什么交流，全凭自己摸索。但是他并不畏惧困难，勇于实践。既然要上新的手术，那就全力以赴。以前研究的胸科手术还相对简单，风险不太大，但心脏手术是非常危险的，一个细节没留神后果很严重。为了开展手术，侯幼临从动物（狗）实验做起，在动物身上做完实验，再在患者身上做手术，有很多手术都是从那个时候开创的。除手术外、麻醉等也都需要做动物实验，侯幼临都亲身参与，术前认真准备、术后仔细观察，很是辛苦。他将动物实验的结果详细地记录下来，将来给患者看病时是一个对比参考。同时，手术后的护理也很重要。为了更好地了解术后的情况、更好的护理患者，侯幼临要求病房的护士一起来实验室护理做完手术的狗，只有知道狗做完手术是什么情况，将来才可能知道人是什么情况，知道应该怎么护理。狗的身上全是虱子，护士们向他的夫人杨英华抱怨他就给狗打了点去虱药，但是医护依然一定得守着，他对这些很是认真坚持。

侯幼临特别注意术后的观察讨论，不管这个患者手术是成功还是失败，患者是活着还是去世，术后都要讨论病例，看看经手术之后心脏问题是不是解决了，解决的怎么样。另外，为了术后更好地观察病情、更好地照顾患者，他创建了术后恢复室，这在阜外医院是首创，并且沿用至今。以前患者做完手术都是各回各的病房，现在专门建立一个术后恢复室，有专门的医生护士看护，可以随时检测患者各项体征，待确定患者没有问题，患者再回自己的病房。这样做的好处是患者可以得到很好的护理，这一组医护人员总是护理术后患者，对类似的情况就更有经验。与普通病房床旁护士不同，普通病房患者很多，护士照顾不到这么细致。此外，术后恢复室详细地记录也非常有价值，它是大夫做出判断的重要参考，让大夫对病情有更大的把握，也为以后积累下了经验。

1956～1966年是他成果丰硕的10年，就在他想继续推动中国心血管外科事业前进时，发生了"文化大革命"。初期，侯幼临被安排打扫了一阵子卫生，后来查明没有问题被安排为革委会副主任。那时病房比较混乱，做完手术没有人护理患者，侯幼临没有办法，只有整日亲自在病房盯着，找人一起照顾患者。那时他的办公室被没收了，晚上只能在儿科的小孩儿床上窝着躺一会儿，根本睡不好。他很少回家，基本是住在医院。那阵子他的工作压力很大，睡不好觉，吃不好饭。白天他靠喝浓茶提神，一个大茶缸三分之一都是茶叶，白天工作兴奋了，晚上又只能靠吃安眠药才能入睡，就这样他的身体日渐衰弱。

1971年9月9日星期四，侯幼临骤然去世。在他去世的前三天，他的办公室刚刚恢复，他的夫人星期三晚上刚送了张折叠床到他办公室，想让他晚上睡舒服些，科室里也刚给他运回了桌子、柜子，星期四的晚上，侯幼临就突然在办公室里去世，去世前没有能留下一句话。他的夫人最后见到他还是在前一个星期日，因为侯幼临平常都会去病房，只有星期日下午才有时间在家里，和孩子们在一起。拉开他的抽屉，里面有一大堆样板戏的票，是因为他是人大代表而发的，但是他一次也没去看过。

侯幼临去世得太早，一生发表文章仅20余篇，但是他的头脑中装了太多的东西，多年的知识积累和临床经验，数不清的开拓性成就，这些都是极为珍贵的财富。可惜他走得实在太突然了，没有来得及把这些整理出来。在去世前几天他才刚和夫人说起"是时候该好好总结了，要写点东西了"，没想到却突然去世。

侯幼临为国家、为患者奉献了自己的一生，至死都在为中国的心血管外科事业的开拓发展而努力，一生都在为治愈患者的病痛而奉献。他没有什么业余爱好，所有的时间都投入到了工作中去，虽然辛苦，但他心甘情愿，甘之如饴。侯幼临的去世，对他的家人、对感激爱戴他的患者来讲是极大地伤痛，对中国心血管外科事业也是极大地损失。侯幼临去世后，他的助手郭加强、学生朱晓东，接过他手中的接力棒，继续推动中国心外科的发展。

四、侯幼临主要论著

吴英恺，张天惠，黄国俊，等. 1955. 缩窄性心包炎的外科治疗. 中华外科杂志，(3)：332.

侯幼临，等. 1960. 低温下心室间隔缺损直视修补术. 中华外科杂志，8 (3)：229.

侯幼临，吴英恺. 1960. 低温下先天性心脏病的直视手术疗法. 中华外科杂志，8 (3)：232.

侯幼临，方圻，吴英恺，等. 1960. 二尖瓣狭窄交界分离术的治疗. 中华外科杂志，8 (3)：250.

侯幼临，等. 1964. 低温下心室间隔缺损直视修补术的评价. 中华外科杂志，12 (4)：318.

侯幼临，等. 1964. 低温下心房间隔缺损（第二孔）直视修补术. 中华外科杂志，(增刊)：242.

侯幼临，等. 1964. 胸主动脉瘤的外科疗法. 中华医学杂志，(增刊)：252.

郭加强，侯幼临. 1965. 心脏外科及护理. 上海：上海科学技术出版社.

主要参考文献

许文博，赵成杰 . 1990. 中国当代医学家荟萃第四卷 . 长春：吉林科学技术出版社：231.

撰写者

徐佳（1989~），北京协和医学院医学博士。

陶寿淇

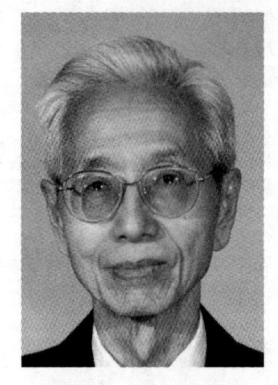

陶寿淇（1918～2000），浙江绍兴人。心血管病学家和心血管流行病学专家，我国现代心血管病学与预防心脏病学奠基人之一。1940年毕业于上海医学院。1947～1948年在美国学习心内科及心电图学。回国后积极传授心电图学知识，是我国推广和提高心电图学技术的先驱者和心内科的主要创始人之一。1952年在国际上首先报道了锑剂治疗血吸虫病时引起心脏方面的毒性作用，对我国血吸虫病防治工作做出了重要贡献。1954年根据对奎尼丁诱发多形性反复室速和室颤的观察，在国际上首先提出了抗心律失常药可导致严重心律失常的论点。1956年在国内首先报道低血钾引起的严重心律失常。1965年提出采用强心、扩张血管、静脉补液和纠正酸中毒等手段治疗感染性休克，使病死率明显降低。1966年与同事合作，在我国率先成功开展了同步直流电转复疗法，对提高我国心血管病的诊疗水平具有重要意义。1981年承担中美政府间医药卫生科技协作项目——中美心肺疾病流行病学合作研究，用国际标准化质控的检验方法取得了大量宝贵的研究资料，其研究成果不仅为我国心血管病预防指明了方向，而且也为国际心血管病流行病学及预防医学做出了重要的补充和发展。1988年，由陶寿淇主要牵头的"我国十组人群心血管病及其危险因素流行病学对比研究"获得卫生部科技进步奖二等奖。1990年，由他牵头的"北京、广州工农人群血压、血脂及其影响因素"获得卫生部科技进步奖三等奖。

一、成长历程

陶寿淇，1918年3月30日出生于上海，原籍浙江绍兴。陶寿淇8岁时与哥哥陶寿炽一起进入一所英国人在上海开办的教会学校。他自幼天资聪颖，成绩非常好。曾参加过由13个国家学生参与的14岁以下儿童Lester奖学金考试，结果陶氏兄弟分别名列第一、第二名，获得了奖学金。当年中外报刊曾特别刊登了两人的照片报道此事。后来陶家将全部奖学金赠送给了家境困难的人家，作为孩子上学的费用。1934年。16岁的陶寿淇被香港大学录取，但他立志学医，同年转考国立上海医学院，迈进了医学殿堂。

在求学的日子里，无论是霞光微露的清晨还是落日余晖的黄昏，校园里都能看到陶寿淇埋头读书的身影。漫长的六载春秋后，陶寿淇以优异的成绩回报了辛勤培育的老师们。

毕业后，陶寿淇留在母校任内科住院医生。1941年应政府抗战征调到重庆农村工作，一年后进入成都中央大学流行病学研究班。1943年，陶寿淇重返已迁往重庆的母校工作，直到抗战胜利。1946年，他随母校返回上海。1947年，经医学院选拔，陶寿淇被授予罗氏基金会奖学金，前往美国哈佛大学医学院附属麻省总医院和美国密西根大学医学院学习心脏内科和心电图学。在美国，陶寿淇深得著名心脏病专家怀特（Paul White）教授和心电图权威威尔逊（Frank Wilson）教授的教益，一年多后回国。1948年，陶寿淇担任上海医学院讲师，就此开始了他对心血管病方面的医疗、教学和研究工作。陶寿淇1952年任上海华山医院内科副主任，1955年起历任上海医学院医疗系副主任、上海中山医院内科主任，1958年晋升为内科学教授。在母校工作期间，陶寿淇曾获得了应元岳、董承琅、林兆耆、钱悳等老一辈医学家的直接教诲。前辈们的学者风范，对病人高度负责、对学生严格要求、对科学的严谨态度使年轻的陶寿淇获益匪浅。

1974年，陶寿淇调任北京，历任中国医学科学院中国协和医科大学心血管病研究所、阜外心血管病医院副院（所）长、内科主任，1980年任院（所）长，1984年起任名誉院（所）长。

陶寿淇先后被聘选为世界卫生组织（WHO）心血管病专家顾问团成员、WHO心血管病研究与培训合作中心主任、国际心脏病学会流行病与预防学部理事、中美医药卫生科技协作心血管领域联络人、国务院第一届学位委员会委员、原卫生部医学科学委员会委员、中国医学基金会理事、中华医学会心血管病学会主任委员、名誉主任委员兼《中华心血管病杂志》副总编辑等。

多年来在临床工作中的成就使陶寿淇获得了诸多荣誉：1950年在防治血吸虫病工作中荣立二等功，1956年被评为全国先进工作者，1990年荣获国家教委"从事高校工作四十年成绩显著奖"，1991年获得国务院"从事医疗工作特殊贡献奖"，同年起享受政府特殊津贴，1993年荣获"中国医学科学院中国协和医科大学名医"称号，1995年，中华医学会因其在促进医学发展和医学科学进步中所做的突出贡献予以表彰，1996荣获保健工作特殊贡献奖，等等。

二、杰出的临床医生

20世纪50年代，陶寿淇主要从事心律失常的研究。

新中国成立以后，党和政府十分关心人民的健康，开展消灭血吸虫病的工作。当时，江南水乡一带血吸虫病肆虐，许多在疫区的驻军战士染上了血吸虫病。陶寿淇被委派，率领"为军服务队"前往嘉兴进行防治工作。为了探索血吸虫病病人在酒石酸锑钾治疗过程中发生昏厥猝死的原因，陶寿淇用一台普通的心电图机，在简陋的条件下，记录病人心电图。经过仔细观察和深入研究，于1952年报道了酒石酸锑钾治疗日本血吸虫病过程中对心脏和心电图的影响，证明锑剂引起室性心动过速和心室颤动是发生昏厥、导致猝死的直接原因。防止室性心律失常可以避免猝死。1956年，陶寿淇在瑞典召开的欧洲心脏病学会上做了学术报告，受到国际同道的高度重视。

作为一名年轻的临床医生，陶寿淇深知"业精于勤荒于嬉"、"学而不思则罔，思而不学则殆"的古训。在日常中作中，他勤于思考，善于观察。1954年，他根据临床病例发现，抗心律失常药物奎尼丁可诱发多形性反复短阵室性心动过速、甚至引起心室颤动而导致猝死，提出抗心律失常药物可导致严重心律失常，这一发现在当时国际上也只有少数几例报告。

20世纪50年代，国内外学者对血钾过低引起的严重心律失常在低钾综合征中的重要性尚无明确认识。陶寿淇和他的同事们通过临床观察发现，各种原因造成的体内缺钾可使原来没有心脏病基础的病人在腹泻和手术后发生恶性心律失常，其原因可能是缺钾，如能及时补钾可使患者完全恢复。他提出了补充氯化钾可纠正血钾过低所致的恶性心律失常这一独到见解。使同道们对低钾所致的严重心律失常引起了足够的重视，并使内、外、妇、儿等各科医生充分认识低钾发生的重要性。

陶寿淇重视开拓创新，不墨守陈规。1964年以前，通常患者在体质较好的情况下发生心脏骤停时应用心脏按摩等复苏措施较易成功，而在心脏或全身情况较差时，抢救则难以见效。但如能发现并纠正电解质或酸碱平衡失调等因素，抢救较易成功。陶寿淇领导中山医院内科教研组的医生们动手实践，加用药物辅助胸外按摩，成功救治了急性心肌炎伴发房室传导阻滞、严重风湿性心脏病、严重溃疡性结肠炎、肠梗阻幽门梗阻伴低钾血症等患者。

在这片洁白的世界里，暗藏着死亡，同时也孕育着生命。无论是万籁俱寂的深夜还是晨光初起的黎明，陶寿淇和其他年轻的医护人员，象守护神一样，睁着警觉的眼睛，与死神争夺生命。那是1964年，陶寿淇任上海中山医院内科主任。有一位高龄女性患者以"高热、急性肺炎"入院。经过抗生素和去甲肾上腺素治疗病情不见好转。陶寿淇教授经过仔细检查，给与纠正酸中毒、静脉滴注扩张血管药物异丙肾上腺素，患者血压逐渐回升，脱离了危险。由肺炎链球菌引起的肺炎常伴发感染性休克，此时血容量不足，代谢性酸中毒可导致心肌受损。过去临床上纠正低血压，常用血管收缩药物。陶寿淇通过细致的观察和分析，大胆提出弃用常规血管收缩药物，在补液和纠正酸中毒的同时，加用具有强心和扩张血管作用的异丙肾上腺素。这样可以降低心脏排血阻力，改善心功能和末梢循环。这种治疗方法使肺炎休克的病死率由28%降至5%，是对感染中毒性休克治疗方针的一次变革。1966年，他将抢救急性循环衰竭患者的经验和弃用血管收缩药物治疗肺炎休克的经验整理成文，选录在第一届全国内科学术会议汇编中。除此以外，陶寿淇教授与上海医学院妇产科医师一起，研究妊娠中毒症引起的心脏病，及妊娠期间各种心脏病的特点和防治经验。他还与我国工程技术人员合作，制成中国第一台同步直流电转复器，并在国内首先于临床应用同步直流电转复疗法治疗恶性心律失常，挽救了许多病人的生命。这些研究对提高我国心血管病的诊断治疗水平具有重要意义。自五十年代以来，陶寿淇教授孜孜不倦地传授心电图学知识，成为我国推广和提高心电图学水平的先驱之一。

1974年，由于工作需要，陶寿淇教授调往北京，任中国医学科学院阜外医院副院长兼内科主任。到北京后，繁忙的公务使他无法正常休息。但身为一名医务工作者，无论在哪里，他的使命都将是解除病人病痛。

1978年的一天，阜外医院急诊室里，抢救一位严重心力衰竭的病人。值班医生请来了陶寿淇教授，他带领医生护士们在病床前一直抢救到花灯初放。当值班医生请陶教授去吃那顿迟了的晚餐，他才突然想起，今天是女儿结婚的喜日，全家人都在等他。那些年里，陶教授5位子女的婚礼，他都因工作没能参加。

陶寿淇自成为一名医生以来，经他救治的病人数不胜数。不仅有因野蘑菇中毒和工业氯气中毒的农民、工人，还有身患心血管病的高级干部。1958年，某省领导同志上庐山开会，火车刚进南昌站即心肌梗死发作，当地医生抢救时无法控制病情，只好求援上海中山医院，用飞机将陶寿淇教授接来，经过一昼夜的抢救，该同志转危为安。

陶寿淇教授因其高超的医术，高尚的医德，严守纪律，忠于职守，慎言守密。在多年的从医生涯中，作为他工作的重要部分，相当长的时间里一直肩负着党和国家领导人以及老一辈无产阶级革命家的医疗保健工作，还曾多次接受国家重托，参与外国领导人的救治。对这一艰巨的医疗使命，陶寿淇教授从未视之为荣誉，而是把它看作是对自己的高度信任，是自己履行一个临床医生治病救人的职责。1976年，他担任毛泽东主席医疗组组长，1984年担任邓小平同志医疗组组长。重任在身，他呕心沥血，全心全力，曾日夜守护在中南海和医院。他本着敢于负责的精神，用他那精湛的医术赢得了领导的信任和好评，作出了巨大的奉献。为此，曾先后多次受到周恩来总理以及江泽明、李鹏、胡锦涛等领导人的亲切接见，对他长期以来为我们党和国家领导人的医疗保健工作所做的突出贡献给予了高度评价，1996年荣获保健工作特殊贡献奖（仅一名）。

陶寿淇教授从年轻时坚守病房和急诊室，直至病重住院前还坚持每周一次查房。他以极端认真的态度、敏锐的洞察力、严谨的逻辑思维、娴熟的医疗技能和丰富的临床经验挽救了无数的疑难重危患者的生命。他曾撰写《当好一名合格的临床医生》一文，文中写到："要做一个合格的能受病人、家属、领导和同行们信赖的临床医生，除有一定的业务水平外，还需要重医德，不卖弄自己的才能，处处把病人利益放在第一位，胆大心细，敢于负责，又善于倾听他人意见。"如今，我们后辈当以此为勉。

三、创立和发展我国心血管病流行病学

作为我国著名的心血管病专家，陶寿淇教授不仅注重临床上遇到的每一位患者，更注重如何使我国广大人民群众的健康不受或少受心血管病的威胁。为此，他高瞻远瞩，与吴英恺教授等人一起，创立和发展了我国心血管病流行病学。

1981年，陶寿淇受原卫生部委任，承担中美政府间医药卫生科技合作项目——中美心肺疾病流行病学合作研究，负责并带领阜外医院流行病学研究室和广东省心血管病研究所的同道，与美国国立卫生研究院心肺血研究所合作，开展心血管病流行病学与预防的研究。该研究的重点是应用国际标准化方法，对心血管病与心肺疾病及其危险因素进行横断面和前瞻性调查，并将所得中国南、北方心血管病流行趋势与美国有关资料进行对比，由此得出不同人种、不同生活方式所演变的不同危险因素对心血管病的发病和死亡会造成何等不同的危害。历时20年，使我国心血管病流行病学研究走向世界。陶寿淇教授在工作中始终以国家利益为重，坚持平等合作、不卑不亢，每项任务均与美方协商讨论，对重要措施仔细安排，使该项目有条不紊地按计划进行，他一丝不苟的科学态度和严谨求实的科学精神赢得了国际同行的尊重。20年来，在全国范围内建立起以阜外医院为核心的16个心血管病防治研究基地和本专业的研究队伍，取得了大量宝贵的资料，对研究我国冠心病、高血压发病趋势和特点、发病因素以及探索适合我国国情的人群防治策略做出了卓越的贡献。不但提高了我国心血管病防治水平，而且具有我国特点的人群资料也为国际心血管

病流行病学及预防心脏病学的研究做出了重要的补充和发展，使我国心血管病流行病学在国际上占有了一席之地。

为了培养和提高这支研究队伍，陶寿淇教授多次力争协议外的支持，先后派送十几位年轻的科研人员到国外学习进修，也曾多次带领他们参加各种国际心脏病学研讨会，为年轻的研究者修改英文论文，哪怕只是一个冠词，一个符号。他象当年在教室里教学生那样，把自己在实践中摸索到的经验与知识一一传授给年轻的同道们。

陶寿淇主持参与了许多大规模临床试验，其研究结果不仅指导了我国的临床实践，而且在国际上也具有重要意义，为我国循证医学的开创和发展做出了贡献。

1991年，全国高血压抽样调查是我国20世纪90年代心血管病流行病学研究的重要成果。阜外医院被指定为课题实施的牵头单位，陶寿淇教授任全国高血压抽样调查指导小组组长，亲自指导调查设计和质量控制。此次调查在当时被给予了很高的评价。从设计到实施，从培训到质量控制，从组织到管理，充分显示了周密性、合理性和科学性。调查历时五年，在当时的交通及通讯条件下，整个团队精诚合作，出色地完成了任务。调查结果使政府和人民了解了我国高血压流行现况，有利于制定防治规划，在全国范围内有效控制高血压，减少并发症，降低病死率，提高劳动能力，改善生活质量。

此外，陶寿淇作为世界卫生组织心血管病研究与培训合作中心主任及心血管病专家顾问团成员曾多次赴日内瓦总部和马尼拉西太地区分部出席世界卫生组织专家委员会学术会议，也曾多次受到世界卫生组织总部表彰。他以七十多岁高龄，不辞辛劳地通过合作中心途径向世界卫生组织申请资助，完善研究设备，多次举办全国性学习班，邀请世界知名专家来华授课，为我国培养了流行病学的骨干力量。

长期以来，常有人问他：在一个临床、教学与科研相结合的医院，医疗与科研主次怎样排？陶寿淇认为：既然是医院，医疗就该放首位；只有在提高医疗质量的基础上，才能搞好临床教学和科研。开展教学和科研工作，必须充分考虑病人的利益。科研应有明确的目的性，不能仅为研究而研究，即使不是直接为临床服务的医学研究，其最终目的也是为了防病治病，增进人类健康。

四、培养人才　桃李满天下

陶寿淇十分注重人才的培养，自1948年以来，经他教授过的学生如今都已成为知名的心内科专家，有的已成为院士，如陈灏珠、诸骏仁、杨瑛珍、廖履坦、蒲寿月、高润霖、武阳丰等，可谓桃李满天下。

20世纪50年代陶寿淇领导开办的心电图和以后的心血管病新技术学习班在当时国际交往有限的条件下，成为国内主要的培养心内科人才的形式。1956年，我国试办研究生教育，诸俊仁应试入学，成为陶寿淇教授第一位研究生。诸教授曾说：能师从这样一位好老师是我一生最大的幸福。陶寿淇为人谦和，对后辈循循善诱，热情指导，使学生们毕生受益。

陶寿淇自己写文章，总会查阅很多相关的书籍和材料。记得在一篇关于血脂治疗现况的文章中引用了一段文字，这段文字当时没有记录具体出处，他便去图书馆查找。他站在高高的书架旁，一期期翻阅杂志，他的助手劝他找不到就别找了，但他一脸严肃地说："那可不行，这是别人写的，要尊重他人，也要对读者负责"。

对自己要求严格的陶寿淇对学生亦是如此。当年，年轻的医生们都知道，如果自己稍不细心，常会被这位老师问得张口结舌。"这个病人好转了，你用了几种药？是哪一种起了作用？几点几分用的什么药？病人是几点几分缓解过来的？"陶寿淇所提的这些问题，并非为难学生，而是希望他们要认真，全面地掌握病情，做到真正学以致用。不管临床任务多么繁重，对待科学，他都是一丝不苟。陶寿淇的老师曾这样要求他，如今他以师为表，亦以严谨认真的治学风范为本。

中美协作研究20年，在他指导下写成、发表在国际期刊的文章十多篇，国际会议交流论文十多篇，但有陶寿淇署名的文章只寥寥数篇，他总是说："我年纪大了，署名第几对我不重要，我更愿意以这样的方式培养年青人。"

晚年陶寿淇积极致力于医疗卫生人员心血管病健康教育工作，努力改善医务人员防治知识状况。2000年1月8日，陶寿淇82岁高龄，仍坚持为在昆明举办的培训班授课，不想那竟成了陶教授为大家讲授的最后一课。

在多年的医学教育生涯里，陶寿淇教给学生的不单单是高超的医术和高尚的医德，更教给他们淡泊名利、平易近人、生活朴素、低调行医的为人准则。作为一位医学大家，陶寿淇教授学识渊博，却始终谦虚谨慎，从不卖弄自己的才能。除医学领域外，不接受任何官职，不在与医疗无关的场合露面。对年轻医生和学生，积极引导，力荐优秀人才，为他们的成长甘当绿叶和伯乐。从上海中山医院到阜外医院，60多年来，陶寿淇教授发表在国际、国内期刊上的论文100余篇。1952年，在我国第一部自己编写的医学教科书《实用内科学》中撰写了循环系统全部章节。1962年，与董承琅教授共同主编了我国第一部心脏病学专著《实用心脏病学》。上述两部书籍，多年来一直是内科医生重要的参考书籍。

五、国际交流的使者

陶寿淇曾身负国家重托，参与过许多外国领导人的救治，为我国的外交事业做出了贡献。他的书橱里珍藏了许多来自世界各地的礼品。其中值得一提的是一块金表，表上有一个头缠白巾的人像，仔细辨认可以看出这个头像是北也门巴德尔王朝最末一代国王。1958 年，巴德尔王子访华，随口向周恩来总理提及他父亲患病，虽请苏联、意大利、法国的医生诊治，却不见效。细心的周总理听后，决定派 3 位医生，随同参加建交的中国政府代表团前往北也门，为王子的父亲治病，陶寿淇就是 3 位医生中的一位。3 位医生经过全面认真的检查，发现国王患有多系统疾病。他们利用中国传统的中西医结合方法，为国王治疗了一个多月，国王的病情好转了。也门的报纸以特大版面报道的 3 名中国医生高超的医术。国王以优厚的待遇恳请 3 位医生留下，哪怕陶教授一人也行，他们都婉言谢绝了。回国后，周恩来总理接见了 3 位医生，并高度评价他们"不负使命"。外交部长陈毅元帅亲自听取了汇报。卫生部领导决定，将那块印有国王头像的特制金表留赠陶寿淇以示纪念。

在陶寿淇的书橱里还珍藏有朝鲜民主主义人民共和国金日成主席、前南斯拉夫铁托总统赠送的礼物，有为抢救越南共产党领袖胡志明主席而获得的奖状和胡志明勋章。

作为一位科学使者，陶寿淇曾多次应邀出访，肯尼亚、菲律宾、新加坡、瑞士、法国、挪威、德国、美国、苏联等，代表中国走上世界医学讲坛，推动了我国心血管病的国际交流与合作。

六、生命不息　工作不止

2000 年 2 月，陶寿淇因病入院治疗。这期间，他依然念念不忘他的工作。因气管切开不能说话，就以笔代言，谆谆告诫身边同事有关"九五"攻关课题实施方案的修改及中美心肺疾病流行病学合作研究项目 20 年总结筹备工作的相关事宜。那期间，他承受了难以名状的肉体上的痛苦和精神上的煎熬，但他始终以乐观坚强的态度，支撑着瘦弱的身躯与病魔抗争。对每一位前来探望的友人、同事，他总是微笑着用手势表示感谢，甚至对每天工作在病房的医护人员也一一表示感谢。他的学生武阳丰教授曾在纪念文中这样写到：每当看到他艰难地抬起合十的双手，我的心底总感动不已。一位生命垂危的老者，仍时时把别人放在心上，这是多么崇高的品格。

现代医学技术未能挽留住这样一位为了医学事业倾注了一生心血的医学家。陶寿淇教授脚步匆匆地走了，留下了他钟爱的事业和热爱他的人们。唁电、悼词从世界及国内各地纷至沓来，"对于那些与他共过事的人，即使相距万里，陶教授都是一个学习的光辉榜样，全世界都将深深地缅怀他"……"他是科学研究之路上一位优秀的同行者，一位好朋友。"……"我们由衷地敬仰他，深深地怀念他，不仅因为他医术精湛，为医学界立下了丰功伟绩，同时，也因为他是一位无私正直，具有优秀品质与伟大人格的纯粹的人，他用自己平凡而高尚的人生，为我们树立起一座不朽的人道主义丰碑"。

七、陶寿淇主要论著

陶寿淇.1951.妊娠期之心脏病.医药汇报，1：25.

陶寿淇，汪师贞.1952.用酒石酸锑钾治疗日本血吸虫病过程中之心脏变化.中华医学杂志，38：661.

陶寿淇.1952.循环系统//林兆耆.实用内科学.北京：人民卫生出版社.

Tao S C. 1954. Paroxysmal ventricular fibrillation producing adama-stokes syndrome: report of a case on quinidine therapy with spontaneous recovery. Chin Med J, 72 (5)：342.

陶寿淇.1957.伴有房室传导阻滞的心室上性阵发性心动过速.中华内科杂志，(1)：93.

陶寿淇，张家吉，金为翘.1958.原因不明的急性心肌炎引起的暂时性完全性房室传导阻滞.上海第一医学院报，(1)：9.

陶寿淇，曹凤岗，林宝爵，等.1961.心电图二阶梯运动试验在诊断冠状动脉供血不足的应用.中华内科杂志，(7)：415.

诸俊仁，陶寿淇.1962.缺钾所致之严重心律紊乱及其静脉滴注氯化钾治疗.中华内科杂志，(9)：575.

董承琅，陶寿淇.1962.实用心脏病学.上海：上海科学技术出版社（1978，第2版；1993，第3版）.

陶寿淇，游凯，浦寿月，等.1965.冠状动脉粥样硬化性心脏病中血清甘油三酯及其他血脂改变.中华内科杂志，13 (2)：115.

陶寿淇，廖履坦.1966.不用血管收缩药治疗16例肺炎休克的体会.第一届全国内科学术会议资料汇编，70.

陶寿淇，廖履坦，朱无难，等.1981.异丙基去甲肾上腺素在治疗肺炎休克中的应用.上海医学，4 (12)：10.

陶寿淇，廖履坦，诸俊仁.1981.缺钾所致反复短阵多形性室性多室性心动过速和心室扑动.中华内科杂志，20 (11)：655.

Tao S C, Chen Z J, Cui J J, et al. 1982. Trends in incidence of fatality and mortality of acute myocardial infraction. A study of hospitalized patients. Chin Med J, 95 (4)：239.

Tao S C, Zhang X G, Wang S Y, et al. 1982. Incidence of acute myocardial infraction and stroke in the Capital Iron and Steel Complex Region of Beijing, China//Altura B M. Magnesium. Brooklyn, N Y: S karger, Basel 1：144.

Tao S C, Zhou B F, Wu X G, et al. 1984. Blood pressure and dietary factors among farmers in northern and southern China//Lovenberg W, Yanori T. Nutritional Prevention of Cardiovascular Diseases, 101.

陶寿淇，黄振东，吕长青，等.1986.中国南北城乡中年男女人群的定时夜尿钠钾与血压的关系.中华心血管病杂志, 14 (1): 4.

Tao S C, Huang Z D, Wu X G, et al. 1989. CHD and its risk factors in the People's Republic of China, Int J Epidemiol, 18 (3) (Suppl 1): S159.

Tao S C, Li Y H, Xiao Z K, et al. 1992. Serum lipids and their correlates in Chinese urban and rural populations of Beijing and Guangzhou, Int J Epidemiol, 21 (5): 893.

Tao S C, Wu X G, Duan X F, et al. 1995. Hypertension prevalence and status of awareness treatment and control in China, Chin Med J, 108 (7): 483.

主要参考文献

邵澜. 1992. 莫道桑榆晚 微霞尚满天——记著名心脏病专家陶寿淇. 中国协和医科大学人物荟萃第一集. 北京: 中国协和医科大学出版社: 153.

中华心血管病杂志编辑委员会（高润霖执笔）. 2000. 深切悼念我国杰出心血管病学家陶寿淇教授. 中华心血管病杂志, 28 (3): 165.

诸俊仁. 2007. 名医大家 良师益友——忆陶寿淇教授//复旦大学关心下一代工作委员会, 复旦大学老教授协会, 复旦大学党委宣传部. 复旦名师剪影（医学卷）. 上海: 复旦大学出版社: 224.

邵澜. 2010. 高山仰止——忆陶寿淇教授//余振球. 中国高血压防治历史. 北京: 科学出版社: 111.

撰写者

邵澜（1968~），中国医学科学院阜外心血管病医院，学术秘书。

高润霖（1941~），中国医学科学院阜外心血管病医院，心内科教授。

林传骧

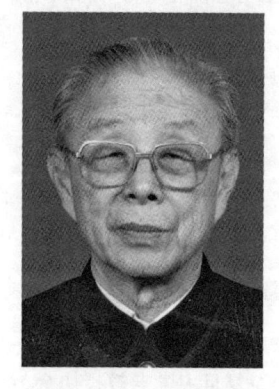

林传骧（1918～2007），湖北鄂城人。心脏病学家，医学教育家。1937年在战乱中弃工从医，1943年6月毕业于广州岭南大学孙逸仙博士纪念医学院。曾任重庆中央医院、天津中央医院、广州中央医院内科住院医师、住院总医师、主治医师及北京协和医院内科住院医师等职。1950年受聘于北京大学医学院（现北京大学第一医院）任内科讲师兼内科主治医师。1952年受聘为北京医学院内科副教授，1956年任北京医学院第一附属医院基础内科教研组副主任，后被任命为教研组主任。1965年，北京医学院第一附属医院基础内科与系统内科两个教研室组合成一个教研室，林传骧被任命为内科副主任。1978年11月被聘为北京医学院教授，兼任北京医学院第一附属医院内科副主任、代主任兼心血管内科主任，并被批准为指导硕士学位研究生的导师。1981年北京医学院临床医学研究所成立，被聘为临床医学研究所心血管病研究室主任，并被批准为指导博士研究生导师。从20世纪50年代初开始专攻心血管专业，在北京医学院第一附属医院创建心血管病实验室，开展心导管检查、心血管造影以及心血管专业其他方面的研究工作，使心血管内科专业初具雏形。当时创建的心血管病实验室在国内处于领先水平。70年代为扩建心血管病研究室进行了不懈的努力，并使之达到国内领先水平。早在1947年于天津中央医院工作时就负责心电图工作，并在国内积极应用和推广心电图技术。自1954年开始，受卫生部的委托，他与马万森教授一起举办了多期心电图进修班，为中国培养了大批心电学专业人才，为推动国内心电图的开展起了重要作用。1960年在《诊断学基础》一书中撰写了心血管疾病及心电图检查的相关章节，成为全国高等学校学生的教材和必读之物。在国内外发表学术论文80余篇，为新中国心血管病医学的发展做出了卓越贡献。

一、乱世从医　学有所成

林传骧，1918年4月4日出生于湖北省鄂城县一个医学世家。父亲林树模（1893～1983），为我国近代生理学家，是我国生理科学会的创始人。1925年，林树模获美国宾夕法尼亚大学理学博士学位。1928年，他改进了多种人体血液化学成分的测定方法，提出了中国人血液化学成分的正常值，为当时各大医院所采用。1932~1934年与他人合作，研究脂肪对胃液分泌的影响、肠抑胃素的提纯，此项成果在当时达到国际水平。林树模从事医学教育工作50多年，为祖国培养了大批医学人才。在父亲的鼓励和影响下，林传骧兄弟姊妹8人中有6位先后从医，各个业有所成，德高望重。但是，学医却不是林传骧年轻时的第一志愿。

1935年，17岁的林传骧考入齐鲁大学工学院。当时的中国社会科技水平落后，工业生产设备陈旧，百废待兴。年轻的林传骧立志要为中国工业之崛起而刻苦读书。但造化弄人，1937年，日本侵略军入侵华北，偌大的华北已经放不下一张安静的书桌。林传骧随父几经辗转至广州，转入广州岭南大学孙逸仙博士纪念医学院，弃工从医。在校学习期间，林传骧手不释卷，孜孜以求，各门成绩优异，获药理学、细菌学、病理学、生理学等学科一等奖。1943年6月，林传骧以优异成绩毕业，取得医学学士学位，获优等成绩状，同时被选为中国斐陶斐励学会岭南大学支部成员。

当时，林树模在岭南大学任教务长，但林树模对子女要求极为严格，他要求所有的孩子离开父亲的庇护，去开创自己的事业。因此，林传骧从毕业那一刻开始，就迈上了独自闯荡的从医之路。1943年7月至1945年5月，他任军政部、医防队医师，1945年7月至1950年6月先后任前重庆中央医院、天津中央医院、广州中央医院内科住院医师、住院总医师、主治医师及北京协和医院内科住院医师等职。林传骧生前的好友、心血管病专家方圻在他的文章中记述了林传骧作为住院医师的这段学习历程。

"我初识林传骧医生是在1945年，那年8月我征得华西大学医学院的同意到重庆中央医院做一年实习医生。1946年春轮转到内科实习，和林医生同在一个病区，那时他已是第三年的高年住院医师了，虽然他不是负责带我的上级大夫，但对他的工作我却了解得很清楚，他工作认真，责任心强，每天很早就来到病房，晚间带着他的实习医师逐个病人进行晚查房，他对他的住院医师既严格又认真帮助，相比之下，我的上级医生对我就有些放任自流。我有时有疑难问题就向林传骧请教。某日来了一名危重的患者，是一个贫困的男性患者，高热，肝区疼已一个多月，人非常消瘦，肝大有压痛，胸部透视右胸有少量积液，我的上级医生不在病房，我拿不定主意是否能给患者做胸腔穿刺检查，就找到林医生请问他的意见，林医生当即肯定了我的意图，并帮助我做了胸腔穿刺，吸出了少量脓性液体，镜检下发现大量活跃的阿米巴原虫，当即明确了阿米巴肝脓肿的诊断，可惜他已病入膏肓，两天后患者就死去，来不及救治。3个月的实习下来，我从林传骧医生身上学习了很多东西，尤其是他的踏实认真的工作作风，令我钦佩。重庆中央医院的内科主任是高学勤，对林医生十分器重，就我所知曾有意请他去山东齐鲁医学院任职，不知为什么林医生未去。

1946年7月重庆中央医院奉命转到天津，建立天津中央医院，大部分的医护人员包括林传骧和我都去了。我们同在内科做住院医师，他已是第四年的高年住院医师。他常主动帮助我们低年的住院医师，又能团结其他的医师，一次病房来了一名罕见的疑难患者，轮到林医生接收患者，但他了解到另一位高年的住院医生（姓赵，女性）也十分希望收此患者，他就主动的让赵医生收了这位患者，此后他们之间的合作关系明显地好转，他的事迹很快得到内科主任吴洁的赏识，不久林传骧继郭仑之后升任为内科总住院医师。"

从一名勤奋刻苦的医学生，再到一名认真耐心的住院医师。十几年的学习使林传骧养成了勤奋、严谨、求是的治学作风。这为他以后五十多年的医疗及医学教育工作打下了坚实的基础。

二、投身北医　建设学科

林传骧1950年受聘于北京大学医学院，任内科讲师兼内科主治医师。那时正是新中国成立初期，百废待兴，卫生部贺诚副部长把培养47万合格医生（当时全国人口4亿7千万人按每千人1名医生计算）作为奋斗目标，提出要首先重点建设北京大学医学院。这样，北京大学医学院就得到了较早发展的机会，争取到了一大批国内及早期海外归国的人才。林传骧就是那时来北京大学医学院工作的，他具有较好的本科教育，又经过严格的住院医师训练，正是当时欠缺的骨干。1954年后，高等教育领域开始系统学习苏联，北京大学医学院附属院内科分别建立了基础内科、系统内科、临床内科三个教研室，林传骧、王叔咸、马万森分别担任该三个教研室主任。基础内科负责医学生诊断学的教学，这可以说是临床医学训练最重要的基础课，林传骧因为基本功训练扎实，为该学科建设做出了巨大贡献。1965年，北京大学第一附属医院基础内科与系统内科两教研组合并为内科教研组，他被任命为内科副主任。林传骧从20世纪50年代初即开始专攻心血管专业，在他的倡导下，北京大学医学院附属院50年代就开始在内科病房中设立心血管病床位，是国内最早形成的心血管病专业之一，开展先天性心脏病的心导管检查，1978年开始招收心血管病研究方向的内科专业研究生，1979年正式成立内科心血管病亚科。林传骧是北京大学医学院内科，尤其是心血管内科当之无愧的奠基人之一。

三、悬壶济世　呕心沥血

林传骧几十年如一日辛勤地工作在临床一线上。他对事业无限热爱，满怀热情执著追求，以拯救患者生命和解除患者痛苦为己任。他在临床诊断方面的技术和学术上的造诣，被大家称赞。

林传骧非常重视临床实践，工作一丝不苟。每次查房他都事先认真准备，查阅文献资料，既解决了患者的诊断和治疗问题，又把当代有关的新发展介绍给中青年医师，提高了医疗水平。同时，他还注重青年医师病历书写、体格检查和临床思维方法等基本功方面的培养。他要求青年医师对患者要做到极端热忱、极端负责。他还要求青年医师要提高自学和独立思考的能力。他言传身教，严谨的科学态度和实事求是的工作作风为大家树立了榜样。在林传骧从事临床工作的六十多年中，无论在多么艰苦特殊和环境下，他这种对患者、对年轻医师的强烈的责任感，从来也没有消失过。从来没有什么困难可以阻止他的脚步，即便年逾古稀，行动不便，只要有患者需要急救，无论多远的路程，他顶风冒雪也一定尽快赶到患者床边。即使是自己生病、住院需要照顾的时候，只要身边的患者出现疑难病症需要他帮助，他就会戴上花镜，立即进入医生的角色，把自己的病痛完全置之脑后。在朱国英追忆恩师的文章里，记录了十年浩劫中的她与林传骧的一段特殊经历。

"由于'文化大革命'，所有医生不论资历、职称、老幼都成为一律平等的医生，分管一样多的患者、接诊—写病历—诊断—治疗，不分等级，没有上级医师查房，没有病例讨论……一切自己说了算！由于'文化大革命'，'医生的嘴、护士的腿'受到了批判，医生每天要包干自己患者的取血化验、打针发药和静脉注射以及所有的治疗，护士也拿着听诊器和医生一起查房、听诊、诊断开医嘱、改医嘱、讨论病情……由于'文化大革命'，医生成了'臭老九'，每天一早要和卫生员一起扫地拖地、倒痰盂、开饭……当时我年轻，这些'革命'的活难不倒我，而在患者面前，没有老师指导、没有上级医生查房和把关，我一下子就懵了。我灵机一动，偷偷找了林医生，暗中'订立'了'同盟'——我帮他取血、打针发药、做治疗，他帮我'看着'我管的几个患者！就这样，'一帮一'诞生了，我帮林医生解了'困'，而在我的病历里也就开始出现了很多'小纸条'——要做什么检查啊？要改什么药啊？要注意观察什么病情啊？可以出院啦！……纸条不能太大怕被人发现，意见自然也很简洁，一针见血、直奔主题，这既是林大夫几十年医疗生涯的经验结晶，更洋溢着林大夫的'舐犊'之情！就这样我从一个毫无临床经验的小大夫，一点点学会了诊断、鉴别诊断、治疗……更珍贵的是，林大夫让我一开始就懂得如何去抓住问题的本质、学会了临床思维和临床工作方法，少走了很多弯路、少犯了许多错误，林大夫在查房时那种话语不多却一言命中问题本质、让人顿悟的本领和他那渊博的学识是众所周知的，感谢林大夫在我这张'白纸'上画上了最美的图画，让我走出了一条不算太差的人生之路！"

四、学贯中西　重视研究

林传骧不仅是一名医生，更是一名治学严谨、理论功底深厚的学者，他是我国现代临床心血管病学的奠基人之一，在我国心血管病事业发展的许多阶段都铭刻下了他的印迹。林传骧非常重视科研工作的开展。尤其重视新的检查治疗技术在临床的推广应用。他从20世纪50年代初即开始专攻心血管专业，50年代中期在北京医学院第一附属医学院创建心血管病实验室，开展心导管检查、心血管造影以及心血管专业其他方面的研究工作。1981年，北京医科大学临床医学研究所成立，他被任命为临床医学研究所心血管病研究室主任。早在1947年，林传骧就在国内积极应用和推广心电图技术，是国内最早应用心电图技术的先驱者之一。50年代初，他曾受卫生部委托，先后两次举办全国范围的心电图学讲习班，为推动心电图工作在全国的开展起到了一定的作用。多年来，他一直从事于心脏功能的临床病理生理研究及心电生理方面的研究。1985年，林传骧参加了北京心电学培训中心成立大会，1996年，他又参加了中国首届心电标准化研讨会，直到2002年秋，已经84岁高龄的林传骧还在斟字酌句地与《中国心电学发展史》主编郭继鸿讨论书稿内容。

在世界医学科学迅速发展的时代，他很重视知识的更新，积极扶持和支持新技术的开展和新课题的研究。虽然他已年迈，不能亲手开展这些新技术，但他还是亲自参与研究课题的设计，并亲临第一线指导新技术的开展。北京大学医学院近几年来心血管专业的事业得以迅速发展，并在某些方面居国内领先地位，和他的工作是分不开的。他先后在国内外各专科杂志发表了多篇有创建性的学术论文。他以科研总结的论文多次参加国际性专业学术会议和全国性、地区性学术会。他曾以白求恩交换教授名义去加拿大访问，还先后访问美国、日本、巴基斯坦等国。在访问美国期间，他参加了美国心脏病学会第33届学术年会，访问日本时参加了心律失常的国际讨论会。访问巴基斯坦时参加了第六届风湿病风湿性心脏病的国际讨论会；在会上，他介绍了我国在风湿性心脏病研究的概况，引起与会各国学者极大的兴趣。

20世纪50年代起，林传骧就积极参与学会活动及医学杂志的编辑工作，先后任中华医学会内科学会理事，中华医学会心血管病学会常委，中华医学会北京分会理事，中华医学会北京分会心血管病学会主任委员、名誉主任委员，中国生物医学工程学会心脏起搏技术工程专业委员会顾问委员，中国介入性心脏病学研究学会顾问委员，中华内科杂志副主编，中华心血管病杂志编委及编辑部顾问，起搏与心脏杂志编辑部顾问，中国介入性心脏病学杂志编辑部顾问委员，美国医学会杂志中文版副主编。在学会和杂志工作中，他注意掌握学科的新动向，积极开展学术活动，多次主持开办心血管病进展学习班及心电图提高学习班，为促进学术交流起到积极作用，并为我国心血管专业培养了大批人才。沈璐华在追忆林传骧的文章里记录了他在心血管病学会中起到的中坚作用。

"林传骧时时处处不忘学会建设，每次参加全国性学术会议后，及时在北京市进行传达，并考虑北京地区如何来发展。他多次强调心血管内科涉及的业务范围比较广泛，有多个专业，因此应建立相应的学组以求发展。在全国心血管病学会尚未建立学组以前，在林传骧的领导下，北京心血管病学会率先陆续建立了心电学组，起搏电生理组，超声心动图组等，并邀请了北京地区相关专业的全国闻名的专家参加进来，这都有利于北京地区这些专业的学科交流与发展。他定期举行学术活动与学术报告会，每次都是座无虚席，受到了北京地区广大医生的欢迎。

在北京心血管学会举行学术报告过程中，林传骧除了聘请老专家讲课外，还重视年轻人才的推出。在安排学术活动时，他要求应给年轻的学者有学术交流的机会，充分发挥他们的作用。当时胡大一刚从美国归来，林教授马上在学会推荐，并安排他在学会的学术活动中进行报告，介绍心电生理的进展。从此，胡大一成为在中国心血管学界有重要影响的人物。"

五、春风化雨　桃李满园

林传骧学识渊博，对工作兢兢业业，认真负责。他一贯重视教学工作。在任职基础内科教研组主任及内科主任期间，他亲自抓教学工作。他领导基础内科（内科诊断学）教学工作多年，亲自上台讲课，每次讲课前均认真准备，一丝不苟。他还组织辅导科内同志参加讲课，为他们逐字逐句修改讲稿，亲自出席他们的培养性讲课和临床实习讨论。他所领导编写的《内科学基础实习指导》和《内科学基础实习指导方法》两书为国内兄弟医学院校所借鉴。他还多次担任内科学心血管病的讲课，讲课深入浅出、生动形象，又富有启发性，深受同学们欢迎。林传骧不仅重视医学生的培养，而且也重视青年医师从医疗、教学、科研等诸方面的全面培养。他把自己几十年积累的心得体会和丰富的经验毫无保留地传授给中青年医师，既培养了干部，又提高了医疗质量，使心血管科的医、教、研事业不断发展。他对来自全国各地进修医师的培养也倍加关怀，亲自为他们讲课。每次授课他都要花大量时间备课，将最新的知识讲述。林传骧在数十年的工作期间，还主编和参编过多种教科书和参考书，如《内科诊断学》（翻译苏联高等医学院校教科书）、《内科学基础》（全国高等医学院校试用教材）、《诊断学基础》（全国高等医药院校试用教材）、《内科学基础实习指导》（供医学生用）、《内科学基础实习指导方法》（供教师指导实习用）、《肾脏病学》（大型参考书）、《高血压病》（译自苏联的参考书）、《内科学》（第二版，全国高等医学院校统编教材）、《内科学》（医学专业函授教材）、《今日内科》（在职继续教育用参考书）、《体检诊断学》（高等医学院校教材）等。

由于林传骧对医学教育事业所做的贡献，1990年北京医科大学特授予他桃李奖。20世纪50年代，林传骧即开始培养研究生。1981年，他被批准为有权授予博士学位研究生的导师，是1979年恢复研究生制度后，北京医科大学第一批博士研究生指导教师之一。他50年代培养的研究生现已被任命为博士研究生指导教师。林传骧陆续培养了硕士研究生4名、博士研究生9名。他对学生一向以严著称，像一位独具匠心的园丁，他用心所浇筑培育的幼苗早已桃李满天下。他所指导的关于"心脏性猝死的基础实验"这一课题的研究获卫生部科学技术进步奖三等奖。在指导研究生的过程中，他周密细致地安排研究生学习计划，耐心细致地指导研究生选定研究课题，进行实验设计，建立实验方法，并指导和修改他们的毕业论文。北京大学第一医院内科多数骨干都是他的学生。可以说北京大学第一医院心血管内科每一位青年医师和研究生的成长，每一篇论文的完成都浸透了他的心血和汗水。退居二线后，他仍在帮助中青年研究生导师，帮助他们如何带研究生，如何设计研究课题。为了我国心血管专业的事业后继有人，一代更比一代强，他竭尽了全力。

林传骧在医疗及医学教育战线上辛勤工作了六十余年，有强烈的事业心和责任感。他为加速我国医药卫生事业的发展倾注了全部心血。他渊博的学识和严谨的科学治学态度在国内医届享有较高的声誉。林传骧一生在事业上孜孜以求、兢兢业业，从不计个人名利，从容淡定，两袖清风。他朴实的作风与学风得到了所有人的尊敬。

2007年10月23日，林传骧因病医治无效逝世，享年90岁。

撰写者

韩晓宁（1979~），北京大学第一医院心内科。
丛淑玲（1946~），北京大学第一医院心内科。
赵大驷（1953~），北京大学第一医院心内科。

尚 德 延

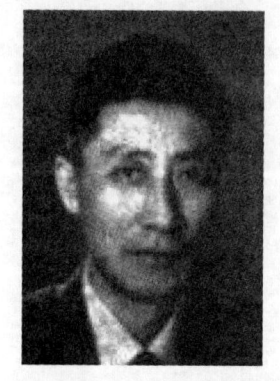

尚德延（1918～1985），辽宁沈阳人。麻醉科专家，中国现代麻醉学的奠基人之一。1942年，本科毕业于兰州大学前身甘肃学院。1979年当选中华医学会麻醉学会首任主任委员。曾任硕士、博士研究生导师，中华外科学会委员，中华急救研究会顾问，中国医学科学院心血管病研究所阜外医院麻醉科及麻醉学研究室主任、顾问、研究员，《中华麻醉学杂志》副主编，《临床麻醉学杂志》顾问。1949年初回国后即在兰州中央医院创立麻醉科，这是中国最早的麻醉科，弥补了当时中国麻醉事业的空白。1956年在解放军胸科医院成立麻醉科的同时即创建了动物实验室，进行常温、低温、深低温下心脏手术的心功能恢复和心脏复苏，观察低温、深低温的病理生理改变，进行低温下心室纤颤的预防和治疗等研究，取得了卓越的成就，这些均是中国当时的创举，是新中国麻醉学重要成就的一部分。1959年首次体外循环下心内直视手术成功。他改进了半身循环的血流动力学，减少了并发症，使之在效果和安全性上均得到提高。他在国内首先倡导用枸橼酸血、葡萄糖盐水和右旋糖酐代替肝素血，为大量开展体外循环下心脏大血管手术提供了重要保障，推动了我国心血管外科的发展。1965年自行设计试装人工心肺机并开展了动物试验，在人工肺的研制方面积累了丰富经验，明确了国产人工肺的性能并将其应用于临床。此外，他对开展中国心脏直视手术也起到了积极的推动作用。

一、成 长 历 程

尚德延，1918年8月20日出生于辽宁省沈阳市。尚德延的父亲是邮电局职员，母亲是一位满族家庭妇女，家境较贫寒。尚德延自幼聪明伶俐，勤奋好学，曾在辽宁省沈阳、辽阳、铁岭等地念小学。1932年秋，他小学毕业后因当时国内政局不稳，曾辗转就读于北京知行中学（半年）、北京法文专门学校（三年半）、上海震旦大学附中（一年半）。即使是在漂泊不定的生涯中，尚德延母亲的"万般皆下品，唯有读书高"和"忠厚传家久，诗书继世长"的信念，深深地影响着少年时期的尚德延。1937年，他高中毕业后随父母举家迁移至兰州并考入甘肃学院（现兰州大学前身）。尚德延喜欢医学，但因当时医学系不招生，故在教育系读了半年，于 1938 年春转入五年制医科，于 1942 年年底毕业。

大学期间，尚德延开始崭露头角，经常在班级内考取第一名。尚德延刻苦学习了法文、英文、俄文、德文，英文、法文可以翻译，口语亦达到流利交流的水平，俄文、德文也能借助字典进行翻译。同时，尚德延也是个活跃分子，当时正值抗日战争时期，尚德延及其同学们经常通过演话剧的方式进行抗日宣传。大学期间，尚德延结识了同班女同学蔡心铭。1943 年，这对志同道合的情侣结为伉俪，共生育 3 个女儿。在以后几十年的共同生活中，蔡心铭在事业和生活上都给予了尚德延极大的支持和关怀。

1942 年大学毕业后，尚德延应征入伍在国民革命军第 68 军任上尉军医（外科）3 年，1945 年 3 月后在兰州最大的医院——兰州中央医院任外科住院医师及住院总医师。工作中，尚德延兢兢业业，深得院长张查理（中国外科学家，曾是吴英恺大学时的外科启蒙教师）的赏识。1947 年，张查理从医院长远发展考虑，推荐了包括尚德延、王保华（后任该院耳鼻喉科主任）、魏若林（后任该院放射科主任）、靳士耀（后任该院普外科主任）等具有深造潜质的青年医师赴芝加哥美国医院（American Hospital of the University of Illinois College of Medicine）医学中心进修。1948 年，尚德延全年在芝加哥美国医院学习麻醉，任住院医师及代理住院总医师，并在 1948 年 4 月 22 日成为美国麻醉医师学会（American Society of Anesthesiologists）会员。

在国外进修期间，尚德延如饥似渴地感受和汲取先进的专业知识和学科建设理念，同时努力修炼提高自身英语水平。1949 年，他出色完成学业后即回国，在兰州中央医院创立麻醉科，开创了中国麻醉科之先河。

1954 年，为治疗志愿军晚期战伤，国家军委卫生部成立"战伤外科医疗研究组"。吴英恺教授任领导，尚德延参加了研究组的工作，从事战伤外科、战伤麻醉的医疗、科研和教学工作，翻译了大量战伤麻醉文献。由此，吴英恺认识并了解了尚德延。1956 年，中央军委总后勤部卫生部在北京成立解放军胸科医院，吴英恺任院长兼外科主任，尚德延调来任麻醉科主任。从此，他全身心地投入到心血管麻醉事业中。在此期间为开展心脏直视手术创造条件，进行了大量关于低温、深低温下病理生理改变及低温下心室纤颤的预防和治疗、心脏复苏等方面的实验及临床研究。1956 年，胸科医院开展了低温麻醉下的肺手术，1957 年开展了低温下的心内直视手术和大血管移植手术。

1958 年，胸科医院集体转业至中国医学科学院阜外医院，尚德延任麻醉科主任、研究员，至20世纪60年代中期是他事业发展的高峰时期。他先后当选为中华外科学会委员，受聘中国急救研究会顾问，出任《中华外科杂志》、《心脏血管疾病杂志》等专业刊物的编委，应邀赴莫斯科、波兰、巴基斯坦、越南等国出席国际学术会议作报告或协助开展心血管手术。他继续深入进行心血管麻醉和体外循环的研究，包括体外循环后重要并发症、心脏手术的心律失常、麻醉下呼吸功能的改变、麻醉方式对呼吸功能的影响以及正负压呼吸机在心脏手术的应用等系统研究。在医疗科研工作的同时继续大量编写关于麻醉、体外循环、心肺复苏等内容的讲义，发表论文百余篇，参加了多部专著的编写和翻译，同时为主编《心血管麻醉学》积累素材。他领导的科室每年举办麻醉进修班，培养来自全国的进修医生，还为越南、阿尔巴尼亚、阿尔及利亚等国的麻醉与体外循环人员进行过多批培养。

1966年，正值事业发展的黄金时期，"文化大革命"开始尚德延被迫停止各项工作。这时期，他构思筹划编写《心血管麻醉学》专著的目标却从来没有放弃过。他千方百计地寻找当时有限的少量国内外文献，阅读摘录，为日后编写做准备。

二、主要研究领域及成就

（一）首创我国麻醉科，推动中国麻醉专业发展

1949年年初，尚德延学成回国后即在兰州中央医院创立麻醉科，开创了中国麻醉科之先河。尚德延任主任，但仍负责外科工作。新中国成立后，兰州中央医院更名为西北军区第一陆军医院，1953年后又更名为兰州军区总医院，是当时国内规模较大、医疗水平较先进的医院之一。从1949年8月至1956年5月，尚德延任该院大外科副主任、普通外科及麻醉科主任并兼任兰州大学医学院副教授，第四军医大学外科教研室主任（1952～1953）等职。此时刚刚而立之年的尚德延一面承担外科手术、会诊、查房工作，一面承担起麻醉专业的创建工作。工作艰辛，废寝忘食。不断开展麻醉技术，提高医疗水平。在此期间，尚德延编写了70余万字的麻醉学、野战外科学讲义，向本院麻醉科医生及医学院学生讲授麻醉知识和临床经验，反复宣传麻醉工作的重要性，并经常到西北地区各解放军及地方医院协助开展麻醉工作及讲学，对西北地区麻醉专业的发展起到强大的推动作用。1955年，尚德延因此荣获兰州军区后勤卫生部授予的二等功。

1954年，国家军委卫生部为了使志愿军伤员晚期战伤得到良好的治疗，决定成立战伤外科医疗研究组（简称医研组），将伤员集中到新建成的辽宁省辽阳第201医院。医研组由吴英恺、陈景云、许殿乙、赵连璧4位教授领导。医院组成了各专

科病房和相关科室。当时任兰州军区总医院外科副主任兼麻醉科主任的尚德延任麻醉科主任，原第一军医大学的王伦辉任主治军医。自1954年8月至1955年7月，一年时间内，麻醉科在医研组领导下完成了分担的医疗、教学、科研工作。

在医疗工作方面，尚德延领导全科人员密切配合外科各专科完成了大量晚期战伤，如颅内异物、外伤性癫痫、慢性肺脓肿、慢性脓胸、髋关节创伤后遗症等（当时算是疑难的手术）手术任务，无一例因麻醉死亡。

在教学工作方面，当时医研组调集了志愿军各军和分部医院的外科军医成立了军医队，分组到各科轮转，也到麻醉科轮转一个月。尚德延和王伦辉给他们讲解麻醉的基础知识，郑斯聚等负责辅导他们实际操作，使他们初步掌握半开放滴给法、腰椎麻醉以及麻醉机的使用，并初步了解气管内插管的操作程序。

在科研方面，为了解决野战条件下的麻醉问题，尚德延制定了科研计划，对比观察乙醚、不同比例的氯仿-乙醚混合液和氯乙烷的诱导效果，并观察了麻醉时的心电图变化。最后总结出的论文《氯仿、氯乙烷、乙醚在麻醉引导期中作用的观察》，刊登在《人民军医》1957年第11期上。尚德延还参与中国第一部《野战外科学》的编著，编写了"野战麻醉"和"战伤感染"两章，并翻译了大量战伤麻醉的文献。

据王伦辉回忆说："尚主任平易近人，没有架子，工作中关心下级，不辞劳苦。有一次胸科手术做了近30个小时，大家轮流看台麻醉，尚德延虽身为主任，却总是身临一线，经常劝我及其他住院大夫去休息而自己多干一会。这些赢得了大家对他的尊敬。"

结束了辽阳的工作后，1955年，尚德延又任抗美援朝医疗队队长（周毅任政委），往返于陕甘各地，对抗美援朝的伤员进行救治。

在此期间，尚德延于1951年发表了第一篇麻醉方面的论文《周身麻醉时之循环突然停止》，对全身麻醉时循环突然停止的原因、症状、预防、处理及预后进行阐述，并列举2个病例；1953年，尚德延等总结了西北军区第一陆军医院自1951年10月至1952年11月全年施行脊椎麻醉的552例，写成论文《脊椎麻醉552例经验的初步分析》，发表于《中华外科杂志》上。这两篇论文是国内这方面最早的文献。1951~1955年，尚德延在《中华医学杂志》及《西北医学杂志》上发表了7篇普通外科与战伤外科方面的论文。

（二）开创我国心血管麻醉级体外循环的先河

1956年春，中央军委总后卫生部成立解放军胸科医院，吴英恺任院长兼外科主任。尚德延从兰州调来任麻醉科主任,从此尚德延全身心地投入到心血管麻醉的科研和临床中。

尚德延重视实验研究,根据临床任务和存在问题,遵循实践—研究—再实践—再研究的方针,使临床工作不断得到提高和发展。1956年成立麻醉科的同时即创建了动物实验室,为开展心脏直视手术、胸部大血管手术和重症肺部手术进行低温麻醉研究;使低温麻醉成功地应用于临床,于1956年开展了首例低温麻醉下的肺手术,1957年开展体表冰浴低温麻醉下的心内直视手术和大血管移植手术,进行了数百例均获得成功。

尚德延进行了低温各方面的研究,如研究了常温、低温、深低温下心脏手术的心功能恢复和心脏复苏,低温、深低温的病理生理改变,低温下心室纤颤的预防和治疗,均取得了显著成绩,这些均是中国当时的创举。同时,他在受控降压的病理生理学基础理论和临床应用方面也取得很大成绩。这些对中国心脏外科的发展都有很大贡献,是新中国麻醉学成就的一部分。1957年,尚德延领导研究人员在实验室内首次研制成功国产氧化亚氮(笑气),而后将此成果无偿转让给北京氧气厂,不久氧化亚氮正式投产。1957年年底,尚德延被总后卫生部授予先进工作者称号。

1958年,尚德延到阜外医院麻醉科工作。除保留动物实验室外,尚德延又在科内建立实验室。麻醉科拥有动物实验室和实验室的,这恐怕是国内第一家。1958年,他与阜外医院外科及北京协和医学院修理工厂合作研制体外循环机,阜外医院麻醉科在尚德延的领导下进行了体外循环动物实验200余次,1959年首次体外循环下心内直视手术成功。尚德延除继续研究,不断改进胸心手术麻醉外,还进行了有关体外循环各方面研究。他改进了半身循环的血流动力学,减少了并发症,使之在效果和安全性上均得到提高。在肝素血代用品的研究中,为便利工作,节约用血,改进末梢循环,他在国内首先倡导用枸橼酸血、葡萄糖盐水和右旋糖酐代替肝素血,为大量开展体外循环下心脏大血管手术提供了很大方便,并对由此引起的血液学和血流动力学改变进行了相应研究。在体外循环后的重要并发症,特别是有关血流动力学和血化学改变的研究方面,他也取得较丰富的经验,这使体外循环下心内手术期间和手术后的处理都得到了很大改进。尚德延同时进行了麻醉下,特别是心脏手术下心率失常及其防治的研究,取得较多经验。他还进行了呼吸功能的研究,对麻醉下呼吸功能的改变和某些麻醉方法对呼吸功能的影响以及正负压呼吸机在胸心手术的应用进行了系统研究,并对严重呼吸功能不全的某些治疗问题,对处理二氧化碳,改善通气换气等问题均提出了改进意见和处理方法。1965年,他自行设计试装人工心肺机并开展了动物试验,在人工肺的研制方面积累了丰富经验,明确了国产人工肺的性能并将其应用于临床。但研究于1966年后被迫中断，到1973年才恢复。他参加了国内各地的试制鉴定工作。尚德延的这些实验和临床研究，对开展中国心脏直视手术起到了积极的推动作用。

1964年，尚德延被邀请赴莫斯科参加深低温学术会议，在会上介绍了中国自己的做法及其理论基础，取得了与会各国代表的赞许。同年，他还被邀参加波兰全国麻醉学会议并作题为《体外循环下心脏手术的麻醉处理》和《体外循环与深低温》的学术报告。1966年，他被邀参加巴基斯坦-英联邦联合举办的医学学术会议，报告了题为《心脏直视手术的麻醉和体外循环》的论文，会后受到巴基斯坦总统的接见和宴请。1963年，他曾被邀赴越南，协助他们开展心血管手术，作过多次学术报告。此后又被派往河内，参加该国党政最高领导人的医疗急救。返京后，为越南、阿尔巴尼亚、阿尔及利亚等国的麻醉与体外循环工作进行过多批培养，都取得了优良效果。

1966年，"文化大革命"开始后尚德延被迫停止各项工作。1970年，他参加当时高级党、政、军领导的保健急救工作。1972年，尚德延逐渐恢复工作，开展针麻下心内直视手术和中药麻醉，对洋金花的有效成分进行分析，将其应用于临床，明确了洋金花的有效成分（山莨菪碱）后用中英文发表论文，后此法被国内广泛采用。20世纪70年代后，尚德延从事过一段肺心病的工作，对肺心病心衰的抢救治疗、肺心病的血流动力学改变及肺心病的某些呼吸疗法均发表过文章。同时，尚德延继续进行呼吸功能不全及体外循环各方面的研究，对体外循环下的心肌保护、心脏起搏、循环骤停和心脏复苏及心脏手术时的心脏复苏的研究亦取得了较大成绩。1976年"文化大革命"结束后，尚德延继续担任阜外医院麻醉科及麻醉学研究室主任。1956年以来，他曾多次与英、美、法、澳、意、德意志联邦共和国、瑞典等国的心脏内科、心脏外科、麻醉学科教授会晤，交流经验。1978年，他应澳大利亚卫生部长的邀请前往访问考察；1979年冬应邀赴美各地访问考察，并被授予"国际协作最高水平医学家"证书。20世纪60年代后，他多次参加外科及麻醉学术会议，并多次到全国各地进行讲学，协助工作。

（三）重视麻醉专业人才培养，为麻醉事业发展贡献毕生精力

尚德延非常重视麻醉专业人才的培养，从1949年回国到兰州工作时，即编写讲义培养了西北地区的麻醉专业人才。1956年，尚德延到北京工作后，即在胸科医院（现阜外医院）成立麻醉进修班，每年一期，开始培养来自全国的进修医生，又编写了几十万字的麻醉、体外循环、心肺复苏等内容的讲义。从1964年起，他共培养

了 7 名研究生。他培养过的进修生和研究生结业后多数担任各地各单位麻醉科的负责人及地区麻醉科学会的领导人，成为新一代麻醉学专家。1988 年，中华麻醉学杂志编辑部出版的《中国当代麻醉学家》一书共收录了 195 位麻醉学家简历，其中约 40 人曾在尚德延门下学习过。

据胡小琴回忆，尚主任对下级要求很严格，工作要求一丝不苟，认真负责，珍惜每一个病人的生命安全。他实事求是，坚持真理。对于科学研究也是十分严谨，执著。他总是每天一早就到实验室，亲自给实验动物手术，并仔细观察各种生理指标，一直守在动物旁边，甚至顾不上去吃午饭。经常是同事带给他一个馒头，他边吃边观察，并与参加实验的同事讨论。有一次，低温下犬的心率很慢，无意中在心包内加了点奴佛卡因，结果心率立刻变快。尚德延重复几次后，证明在心包内加入点奴佛卡因确实有低温下加快心率的作用。为避免体表降温过程中发生心室纤颤意外，尚德延进行了一系列动物实验，总结出根据年龄控制降温速度和深度，降温中维持良好稳定的血流动力学，避免任何对机体的刺激，适当应用药物等一套实施方案。尚德延总是临床上发现问题，通过实验，找解决办法，将这些办法再回到临床去应用，去验证，这样孜孜不倦，不停地发现问题，不停地解决问题，科研为临床服务，临床靠科研进步精神是尚德延为我们留下的宝贵精神财富。

作为中国现代麻醉学的创始人，尚德延一生都在关注着中国麻醉事业的发展和麻醉科室的建设。1959 年，他与谢荣一起总结中华人民共和国成立以来麻醉学方面取得的成就。1962 年，他再次通过《中华外科学杂志》麻醉方面的投稿情况分析了中国的麻醉学现状。"文化大革命"后，尚德延深刻认识到虽然中华人民共和国成立 30 年来中国麻醉学科取得了巨大成绩和进展，但与国际先进水平仍有很大差距，呼吁中国的麻醉学进行现代化建设。他提出确保手术安全与顺利进行仅是现代麻醉学科的部分内容，麻醉专业还应承担并涉及从急救复苏到生物医学工程，从临床医疗到基础理论研究等多方面的工作，并特别强调麻醉专业干部的培养和专科建制问题。尚德延一直呼吁麻醉科应列为临床科室，但他却没有等到这一天，直到 1989 年卫生部才下达文件把麻醉科列入一级临床科室。

尚德延一生写过中英文论文 150 余篇，分别刊登在各有关杂志上，并参加了 5 部著作的编写，内容覆盖面极广，包括外科、一般麻醉、低温、体外循环、心肌保护、呼吸、心肺急救等方面，并且涉及诸多麻醉学的处女地，多数论著达到国家一级水平，对我国麻醉学进展具有重要的指导意义。

从 20 世纪 60 年代起，尚德延即担任中华外科学会委员、中国急救研究会顾问、《中华外科学杂志》、《心脏血管疾病杂志》编委。

1976年，尚德延赴欧、澳、北美洲一些国家访问考察和出席国际会议，深感我国麻醉学进行现代化建设的必要性和紧迫性，他与其他老一辈麻醉学家一起积极筹备组建中华麻醉学会，创办《中华麻醉学杂志》。经过不懈的努力，1979年8月，在哈尔滨举行的第二次全国麻醉学术会议上，中华医学会麻醉学会正式成立，尚德延当选为首任主任委员。1981年3月20日，《中华麻醉学杂志》第1卷第1期正式出版发行，尚德延任副主编。1984年，尚德延因年事日高，身体欠佳，退居二线，担任第二届中华麻醉学会名誉主任委员及阜外医院麻醉研究室主任，但他仍老骥伏枥，为中国麻醉学现代化不懈努力，并承担了培养研究生及大量审校和稿件修改的工作。尚德延在国外学习麻醉，回国后创立我国麻醉学科、刻苦钻研、勤奋工作，培养了大批麻醉专业人才，极大地促进了我国现代麻醉的发展。

尚德延于1985年10月25日凌晨跌倒在地，再也没有起来，终年67岁。尚德延过早地离开了他为之奋斗终生的事业。

三、尚德延主要论著

尚德延.1951.战伤麻醉.西北医学杂志，1：130.

尚德延.1951.战伤与交感神经切除术.西北医学杂志，1：316.

尚德延.1951.周身麻醉时之循环突然停止.中华医学杂志，37（7）：542.

尚德延，刘秉华.1953.脊髓麻醉552例经验的初步分析.中华医学杂志，39（4）：237.

尚德延，王自生.1955.包虫囊肿.中华外科杂志，3（1）：28.

尚德延.1957.低温麻醉.人民军医，（7）：136.

尚德延，王伦辉，等.1957.氯仿、氯乙烷、乙醚在麻醉引导中作用的观察.人民军医，（11）：29.

尚德延.1957.野战麻醉和战伤感染//吴英恺，赵连璧.野战外科学.北京：人民卫生出版社.

尚德延.1958.控制性人工低血压的病理生理学基础.生理科学进展，2（2）：174.

尚德延，等.1958.人工低温下预防和治疗心室纤颤的实验与观察.中华外科杂志，6（10）：111.

尚德延，徐守春，胡旭东，等.1958.二尖瓣狭窄之交界分离术的麻醉处理.中华外科杂志，6（10）：112.

尚德延.1959.控制性人工低血压在手术中的应用（100例临床分析）.军事医学杂志，（2）：119.

尚德延.1959.心室纤颤的治疗.中华外科杂志，7（7）：663.

尚德延.1959.新中国麻醉学的成就.中华外科杂志，7（9）：848.

尚德延.1959.低温下心内直视手术时应用冠状动脉药物灌注的实验观察.中华外科杂志，7（12）：1172.

尚德延.1959.低温下心内直视手术期间以动脉血实施冠状动脉持续灌注的实验观察.中华外科杂志，7（12）：1175.

尚德延.1983.麻醉期间的监测，中南地区麻醉学术会议专家报告论文集，5.

尚德延.1984.关于搏动性灌注.国外医学·麻醉学与复苏分册，（5）：195.

尚德延.1985.100例心脏手术麻醉的心电图监测.中华麻醉学杂志，（2）：80.

尚德延. 1986. 心脏直视手术时血液吸引回收所导致的损害. 国外医学·麻醉学与复苏分册, (1): 1.

主要参考文献

王古岩. 2002. 尚德延与我国现代麻醉学的发展. 中华医史杂志, 32 (4): 243.

王古岩. 2005. 尚德延//中国科学技术协会. 中国科学技术专家传略·医学编·临床医学卷2. 北京: 人民卫生出版社: 262.

尚华. 2008. 尚德延教授为麻醉事业奋斗的一生. 实用疼痛学杂志, 4 (4): 311.

撰写者

冯冰（1988~），北京协和医学院医学博士。

盛志勇

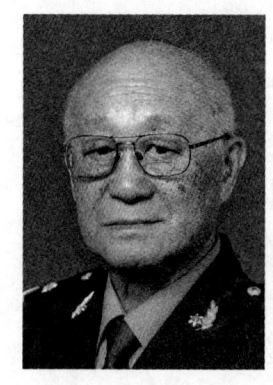

盛志勇（1920～），浙江德清人。创伤、烧伤外科专家，中国现代烧伤医学的开拓者。1996年当选为中国工程院院士。现任解放军总医院第一附属医院专家组组长，全军烧伤研究所名誉所长，解放军医学杂志主任编委，中国危重病急救医学杂志副主编，国际烧伤学会资深会员，美国、加拿大创伤学会荣誉会员，以色列烧伤学会荣誉会员。20世纪50年代，在国内最早从事放射复合烧伤的治疗实验研究，初步阐明了病程规律和治疗方法；最早倡导烧伤休克期复苏加用全血和早期大面积切痂，提出烧伤休克治疗应达到三个目标；20世纪70年代初，在国内最早开展并完成低温储存皮肤的研究，建立了国内第一家异体皮库；揭示了烧伤脓毒症和多器官障碍综合征的发生机制并制定了综合防治措施，使我国大面积烧伤救治有了突破性进展；最早在国内外开展了骨髓及脐类胚胎干细胞体外诱导培养再生汗腺的研究并获得阶段性成果。收治烧伤患者20 000余例，烧伤总治愈率达99.8%，LA50（半数治愈面积）达98.97%，居世界先进水平。主编和撰写学术专著27部，发表学术论文900余篇，先后获国家科技进步奖一等奖2项、二等奖5项、三等奖4项，并有23项科研成果获军队科技进步奖一、二等奖，获"八五"、"九五"军队后勤科技奖和全军首届专业技术重大贡献奖。荣获何梁何利基金科学与技术进步奖、中国工程院光华奖、吴阶平医学奖、军队保健工作终身奖。

一、求学经历

1920年7月1日，盛志勇出生在上海一个医生家庭，他的祖籍在浙江德清县。父亲年幼时，家境贫寒，7岁时就给人家当放牛娃。一个偶然的机会，一位外国传教士看他人很机灵，就帮他联系到杭州蕙兰中学读书，后毕业于南京金陵大学医学院。母亲是浙江湖州人，曾就读于金陵女子大学，后因家境不好，中途辍学，与父亲在上海杨树浦开了一个小诊所行医。杨树浦是一个工业区，那里的贫困工人多，父母对这些贫苦的工人甚是同情，扶危济困，在工人中有很高的声望。受家庭熏陶，盛志勇幼年就萌发了成为一名医生，为百姓治病的志向。

盛志勇的中学时期是在沪江大学附属中学度过的，那是一所外国人办的教会学校。盛志勇从小爱好运动，如今已 94 岁高龄，身体仍很矫健，与此不无关系。他年轻时好奇心很强，什么事都喜欢自己动手试一试。他在中学时对化学非常感兴趣，化学成绩在全班也最好，有一次他在家做电解实验，用的是漆包线，由于不绝缘差点被电死。也正是从孩提时就形成的这种凡事都要探个究竟的性格，为他以后在医学生涯中屡有创新奠定了基础。

十年寒窗，盛志勇如愿以偿考入上海医学院。这是第一所由中国人自己创办的医学院校，上千人报考，只录取 60 人，那年他仅 16 岁。1942 年 7 月，盛志勇以优异成绩从上海医学院毕业，怀着悬壶济世的抱负拿起了手术刀。旧中国没能给这位热血青年带来光明。七七事变，使他父亲开设的医院损失殆尽。在民族危亡的关键时刻，中国共产党毅然高举全民抗日的大旗，他期盼着赶走侵略者之后施展才华，为苦难同胞医治战争创伤。但是抗战的胜利只给人民大众带来一丝短暂的喜悦，国民党挑动内战，把中华民族再次拖进苦难的深渊，这使他感到万般迷惘。1947 年经沈克非教授举荐，他横渡大洋到美国得克萨斯州立大学医学院外科研究室进修。

1948 年冬，修业期满的盛志勇婉拒导师再三挽留决定启程回国。1948 年 12 月 31 日，他回到了上海。

如果说，盛志勇的生日与党的诞辰同在一天是偶然的话，那么他的命运与党的事业息息相关、与共和国的重大事件紧密相连，则绝非偶然。在 70 多年的医学生涯中，他的心始终与祖国母亲的脉搏一起跳动，先后带领医疗队奋战在抗美援朝，中印边境反击战，中越边境反击战，成昆铁路工地，邢台、唐山地震灾区第一线以及山西、陕西等贫困山区，成功救治了大批伤员和病人。20 世纪 50 年代末，他和黎鳌教授等一起，建立了我国现代烧伤医学，并为此奉献了毕生的心血。

二、主要研究领域和学术成就

（一）最早提出烧伤休克复苏的三个目标，创立新的大面积烧伤病人补液公式，倡导休克期输全血

严重烧伤病人救治的第一道难关是休克关，因为伤后 48 小时内大量血浆成分外渗，兼有血细胞的破坏，极易产生低血容量性休克。虽然烧伤休克发生在早期，却对整个病程有着重要影响。

1. 提出烧伤休克复苏的一个重点和三个目标

烧伤休克是由于体液渗出所致的渐进性血容量减少造成的，大面积烧伤病人伤

后1小时就有休克发生的可能。所以烧伤后及时快速补液，就成为防治休克的最主要措施。通过大量临床观察和动物实验总结，盛志勇提出了休克期复苏应遵循的一个重点和三个目标，即休克期复苏的重点是通过及时、快速、足量的补液，迅速恢复血容量，保证组织细胞的氧输送量，并要达到防治休克的三个目标：①纠正"失代偿性显性休克"，尽快改善机体低氧状况，使组织氧输送量和氧耗量恢复正常；②纠正"代偿性隐匿性休克"，迅速恢复胃肠道以及其他组织器官的血液供应；③清除氧自由基，减轻组织重灌注损伤。

2. 创建新的烧伤病人休克期输液公式

1968年，Baxter在美国Parkland医院提出一个输液公式，1970年，全国烧伤会议上提出了一个大面积烧伤输液公式。大量的临床实践表明，按照这些输液公式为患者补液，并不能使患者平稳地度过休克期，许多患者仍会出现持续的血容量减少和缺氧状态，并出现器官、组织、细胞的不同病变，使感染期提前、感染程度加重，加大了对患者治疗的困难。

1985年，盛志勇在国内率先采用Swan-Ganz导管对52例大面积烧伤病人进行血流动力学监测。本组病例烧伤面积为31%～100%，三度烧伤20%～98%，分别于入院时及伤后8、16、24、36、48、72小时连续监测了RAP、MPAP、PAWP、CO、CI、SI、HR。结果显示，病人各项心功能指标在入院时最低，表明血容量严重不足，以"先晶体后胶体，晶体、胶体、水分循环输入"的方式，加快输液速度，促使血流动力学指标尽快恢复。根据各监测指标的变化以"低"快"高"慢的原则随时调整输液，伤后8小时已见各项指标回升，16小时达到有效恢复，24小时基本纠正，其后一直保持在正常水平。

依照血流动力学监测24小时和48小时实际输入的晶体和胶体的量，可以换算出晶胶体的系数K（$mL \cdot kg^{-1} \cdot 1\%TBSA^{-1}$）。晶胶体总量=面积×体重×K，K=实际输入晶胶体/（面积×体重），计算结果第1个24小时的K为1.8～2.0 $mL \cdot kg^{-1} \cdot 1\%TBSA^{-1}$，第2个24小时的K为1.5 $mL \cdot kg^{-1} \cdot 1\%TBSA^{-1}$，水分为3000～3500mL，据此，盛志勇提出了新的输液公式。

第1个24小时输液量为：晶胶体（1.8～2.0）mL×面积×体重（kg），5%葡萄糖3000～3500 mL。

第2个24小时输液量为：晶胶体1.5mL×面积×体重（kg），5%葡萄糖3000 mL。

考虑到我国有许多医院尚不能开展血流动力学监测的实际情况，他们根据在血流动力学监测下达到正常标准时病人的临床表现，总结出了复苏满意的输液指标供这些单位参考：①第 1 个 24 小时总入量达到 $2.6 \sim 3.0 \text{ mL} \cdot \text{kg}^{-1} \cdot 1\%\text{TBSA}^{-1}$；②意识清楚；③心率 $100 \sim 110$ 次/分钟；④尿量 $80 \sim 100\text{mL}$/小时；⑤无明显消化道症状（烦渴、恶心、呕吐、腹胀、消化道出血）；⑥血压正常；⑦呼吸 $20 \sim 24$ 次/分钟；化验指标达到血红蛋白（Hb）$\leq 150 \text{ g/L}$，血细胞比容（Hct）≤ 0.5。此外还主张输一定量的甘露醇。

临床实践证明，盛志勇在对烧伤病人进行血流动力学监测下提出的新的休克期补液公式，减少了患者的并发症和创面愈合时间，降低了患者的死亡率。特别是他们提出的补液量以患者的尿量能达到每小时 $80 \sim 100\text{mL}$ 为标准的概念，为没有条件开展血流动力学监测的基层医院，提供了为烧伤患者休克期补液的直观依据。

3. 倡导休克复苏期输全血

大面积烧伤患者休克期绝不仅仅是血浆成分的丢失，尤其是红细胞在热力作用下会产生溶血、凝集、变形性改变、形态变化和生成受抑制。有人曾用 ^{51}Cr 和 ^{32}P 标记红细胞，发现大面积烧伤后 $8 \sim 10$ 小时，红细胞破坏 12%，48 小时破坏 42%，伤后一周内每天减少 9% 的红细胞。红细胞如此迅速被破坏，导致患者发生贫血，并最终会出现一系列脏器的病变。过去，在给大面积烧伤病人补液时主要是补充血浆、生理盐水、葡萄糖或代血浆等，而不敢给患者补充全血。其理由是输全血会加重血液浓缩，形成毛细血管内的微血栓。面对烧伤病人早期出现的红细胞破坏增多，生成减少的贫血现象，盛志勇大胆提出休克复苏期输全血的概念。他带领学生，开展了大量的烧伤休克期输入全血的动物实验和临床研究，发现在烧伤后 $6 \sim 8$ 小时血浓缩逐步减轻时开始输全血，更有利于血液循环，全血输入量约占全天总入量的 $5\% \sim 10\%$。临床实践证明，烧伤休克期输入全血，不仅没有产生不利的后果，而且更有利于预防和迅速纠正病人的贫血现象，对预后大有好处。

4. 在国内外首先应用二氧化碳张力计监测烧伤后胃肠黏膜 pH，采用山莨菪碱纠正隐匿性休克

烧伤后病人血容量减少导致组织灌注量不足，胃肠道对缺血很敏感，缺血发生最早，恢复最晚。盛志勇应用二氧化碳张力计监测烧伤病人胃肠黏膜 pH 发现，伤后病人胃肠黏膜 pH 降低时间可达 72 小时，因此，他提出在输液纠正显性休克的同时，必须重视纠正隐匿性休克。在动物实验的基础上，对烧伤病人给予山莨菪碱 $10 \sim 20\text{mg}$，静脉滴注 $1/6$ 小时，可使病人胃肠黏膜 pH 在伤后 $24 \sim 48$ 小时达到正常

值，使隐匿性休克较快得到纠正。临床实践证明，山莨菪碱既能稳定细胞膜和增强细胞对低氧的耐受性，又可改善胃肠道微循环，使门脉血流量增大，促进胃肠黏膜pH尽快升到正常水平，保护肠道屏障功能，预防内毒素和细菌移位。

（二）最早提出烧伤病人休克早期切痂植皮，创建国内第一个低温异体皮库

大面积烧伤病人救治的第二道难关是感染关，大宗病例资料证明，烧伤病人死亡病例的70%源于感染。引起感染最重要的途径是创面。

1. 在国内外最早提出并开展休克期切痂植皮

深度烧伤创面是各种致病因素的罪魁祸首，因此大面积烧伤救治的主攻目标就应该锁定在积极处理创面上。传统的观点不主张在休克期内切痂，多在伤后4～7天切痂，其主要理由是：①担心休克期血流动力学不稳定，此时施行大面积切痂植皮可能诱发或加重休克；②烧伤对机体是一次重大打击，休克期内手术再遭受麻醉及手术创伤的连续打击，机体难以承受；③烧伤后的应激反应尚未恢复，休克期切痂会加重应激反应。盛志勇经过大量研究和临床观察发现，当患者的天然屏障——皮肤烧伤后，细菌很早就可经焦痂进入痂下，焦痂溶解后更为细菌滋生繁殖和侵袭提供条件，焦痂本身分解形成焦痂毒素，细菌及其毒素和焦痂毒素大量入侵，发生毒血症、创面脓毒症，进而导致患者死亡。虽然休克期手术切痂有一定风险，但远不如焦痂构成的风险危害更大。针对人们普遍关注的烧伤病人能否耐受休克期切痂手术，其关键是血流动力学稳定问题，盛志勇在动物实验的基础上，利用Swan-Ganz导管对21例大面积烧伤病人围手术期的血流动力学进行了监测，连续监测了术前、术中、术后的右房压（RAP）、平均肺动脉压（MPAP）、肺动脉楔嵌压（PAWP）、血压（BP）、心率（HR）、心排量（CO），并计算心排指数（CI）。再根据公式计算出每搏指数（SI）、左心室每搏功能指数（LVSWI）、右心室每搏功能指数（RVSWI）、体循环心管阻力（SVR）和肺循环血管阻力（PVR）。结果显示了RAP、MPAP、PAWP、BP、CO和CI均能维持较高水平。提示在满意的循环支持下休克期切痂是安全的。本组病例在伤后24.1±13.9小时开始手术，全部采用切痂植以大张异体皮加微粒自体皮的手术方法，一次切痂面积32.3%±6.7%TBSA（烧伤面积）。术中和术后病人均无不良反应，皮片愈合良好，全身症状稳定，全部治愈，并未出现人们担心的机体难以耐受手术打击，也未产生加重应激反应。证明只要麻醉成功，补足血容量，在防治休克的同时切除大面积焦痂，术中及术后保持血流动力学各项

指标处于稳定状态，休克期切痂植皮是安全可行的。

他们通过大量临床观察及60例烧伤病人血流动力学监测结果发现，伤后24小时总入量达13 141 mL（包括手术中入量），尿量达96 mL/h，入院时的精神萎靡或躁动、口渴、恶心等临床症状于16~24小时即消除。心率、Hb和Hct也伴随入量的增高而逐渐减低，24小时恢复正常，手术后仍维持在正常水平。以此为据，盛志勇提出了休克期切痂的时机和临床指标：①第1个24小时入量$2.6 \sim 3.0 mL \cdot kg^{-1} \cdot 1\% TBSA^{-1}$；②尿量80~100mL/h；③意识清楚；④口渴明显减轻，无恶心、呕吐；⑤心率100~110次/分钟左右；⑥血红蛋白≤ 150 g/L；⑦血细胞比容≤ 0.50。在没有条件开展血流动力学监测的单位，依据上述临床指标实施休克期切痂植皮也是行之有效的。

2. 成功研究出皮肤玻璃化储存方法，并建立国内第一个低温异体皮库

在烧伤的临床治疗中，植皮是大面积深度烧伤救治成功的一个关键环节，不仅可以有效控制创面感染，减少系统性炎性反应，预防毒血症及多器官功能衰竭等症状的发生，而且可以减少后期瘢痕增生，使手、足、四肢、颈部及颜面等关节部位获得较好的功能和形态。对于大面积深度烧伤病人，患者自身可供植皮的部位很少，必须依赖大量的异体皮覆盖创面。临床上常常遇到有皮的时候没有伤员，烧伤病人需要植皮的时候却又找不到皮源的情况。20世纪70年代初，盛志勇就提出建立皮库的设想，把平时搞到的异体皮或自体皮存起来，需要时拿出来使用。一个偶然的机会，他从一份文献中看到国外用液氮储存牛精子的报道，他想牛的精子能储存成活，皮肤也应该可以储存成活。他与朱兆明教授一起，在极为简陋的条件下，靠一张办公桌，两只杜瓦瓶起家，在皮肤储存领域开始了探索和实验研究。其间，他们先后攻克了储皮装置研究、皮肤活力测定、抗冻液配制、皮肤消毒方法以及降温复活控制等道道技术难关，终于研究出了用液氮储存皮肤的玻璃化储存方法，建成了当时全国第一家、亚洲最大的低温异体皮库。

从理论上说，皮肤储存的温度越低，其活力保持的时间越长。因为温度越低，细胞组织的代谢、氧的消耗越低，污染的细菌也不易繁殖。液氮的温度是-196℃，在这种环境之下，细胞的代谢几乎等于零，细胞、生物组织处于所谓"生命悬持状态"，在理论上可以无限期地储存。但低温储存皮肤的关键环节是如何防止在降温和复温过程中低温对细胞组织的损伤。他们通过反复试验发现，以每分钟1~3℃的降温速度，将皮片温度下降到-70~-80℃左右，然后放入液氮容器内储存，复温后皮肤活力可维持50%~60%，他们把这种降温方法称为慢冻法。1987年之前，他们

用慢冻法储存的皮肤临床救治大面积烧伤病人500余例，取得满意效果，但将慢冻法储存的皮肤移植在感染的、局部血运不佳的，或切痂不彻底的创面，效果不够理想。从1987年开始，他们在慢冻法的基础上开始玻璃化储存皮肤的研究。当时国内外尚未有这方面的报道，也没有相关资料可以借鉴。他们首先进行了抗冻剂液的种类和浓度的筛选，寻找出一组毒性小、抗冻效果好的抗冻剂组合。经动物实验和小规模临床应用后证明效果良好，然后进行了大规模的玻璃化皮肤储存和临床应用。采用玻璃化储存后，皮肤活力较慢冻法储存的皮肤相比提高了近20%，最高可达95%。他们总结分析了将储存1周到24个月的异体皮移植到烧伤早期削痂、切痂创面的278例病人、398例手术的效果。患者年龄8~78岁，烧伤总面积20%~98%（平均55.3%），三度面积15%~72%，一次植皮面积500~4560 cm^2，植皮时间在伤后3~16天。398例次手术共用玻璃化异体皮1 174 000cm^2，总植皮成活率为94%。其中成活率达95%以上者349例次，占87.7%，50%~94%者26例次，占6.5%，50%以下者23例次，占5.8%。皮片移植创面后贴附良好，术后3~4天皮肤开始转红，94%以上的皮片均未见有出现水疱或表皮脱落。这一研究成果大大提高了我国大面积深度烧伤病人救治的成功率，先后3次获军队科技进步奖二等奖，1992年获国家科技进步奖二等奖。

（三）揭示脓毒症的发病机制，创建符合烧伤临床实际的脓毒症诊断标准，建立脓毒症综合防治方案

虽然我国大面积烧伤救治成功率达到较高水平，但仍有一部分危重烧伤病人由于延误了救治时机，失去了早期治疗的黄金时间，导致并发症发生而死亡，其中严重烧伤脓毒症以及由此引起的多器官功能衰竭是导致烧伤病人死亡最重要的原因之一。脓毒症发病机理复杂，早期诊断和救治困难，病死率高，是当今创、烧伤外科和危重病学亟待解决的重大课题，从20世纪80年代以来，一直被列为国家和军队的重点攻关课题。盛志勇作为我国烧伤医学的开拓者之一，责无旁贷地主动承担了这一研究课题，就烧伤脓毒症的发病机制、诊断标准及防治措施，进行了大样本临床回顾和前瞻性研究。

1. 制定了符合临床实际的烧伤脓毒症诊断标准

1991年，美国胸科医师学会和危重病监护医学会共同定义了脓毒症为由感染引起的全身炎症反应综合征的定义和诊断标准。2001年欧美多家医学会对这个诊断标准做了修改，建立和增加了许多新的标准。然而，在临床实践中发现，烧伤作为一

种特殊原因所致的损伤,直接套用美国胸科医师协会和危重病医学学会提出的标准,脓毒症的诊断特异性较差,难以客观反映病情的轻重程度,不利于烧伤病人的救治及预后判断。盛志勇组织所在烧伤科通过对1641例住院烧伤患者回顾性和前瞻性研究,对美国胸科医师学会和危重病学会制定的SIRS加感染的脓毒症诊断标准作了修正,制定了符合临床实际的烧伤脓毒症诊断标准:凡临床上具有细菌学证据或高度可疑的感染并符合以下4条中2条加第5条中的任何一项即可诊断为烧伤脓毒症:①体温>39℃或<35.5℃,连续3天以上;②心率>120次/分;③白细胞计数>12×10^9/L,其中中性粒细胞百分比>0.8或幼稚粒细胞百分比>0.10;④呼吸频率>28次/分;⑤临床症状和体征:精神抑郁、烦躁或谵语;腹胀、腹泻或消化道出血;舌质绛红、毛刺,干而少津。他们采用这一标准分析了烧伤面积大于30%的患者149例,并发脓毒症者57例,无脓毒症的92例,其中脓毒症组发生多器官功能障碍综合征10例,死亡6例;非脓毒症组无一例并发多器官功能障碍综合征,全部存活。临床应用结果证明,他们制定的这一标准更加符合烧伤临床实际,能够真正反映烧伤的病情,有助于诊断的准确性和判断预后,更有利于治疗的早期干预,得到了中华烧伤专业委员会的认可。

2. 揭示烧伤脓毒症的发生机制并建立临床综合防治方案

盛志勇和他的学生通过对多家医院进行细菌流行病学调查发现,近年来造成严重感染的病原菌发生了很大变化,金黄色葡萄球菌感染的构成比正在不断升高,其中耐甲氧苯青霉素金葡萄(MRSA)的比例也在快速上升,已占到50%~90%。更值得注意的是抗万古霉素的金葡萄球菌(VRSA)也在临床上出现。金葡菌能产生致炎的毒素较多,如肠毒素B、中毒性休克综合征毒素-1(TSST-1)、磷壁酸、肽聚糖、A蛋白等,其中肠毒素B的细胞内信号转导途径与脂多糖有相似之处,但主要是通过激活淋巴细胞而释放各种炎性递质。尤为重要的是,内毒素与肠毒素有很强的协调作用,可使各自的致死量降低100倍。

欧美各国虽然投入了巨量的基础和临床研究,但脓毒症发病机制仍未完全阐明,临床治疗进展不大。盛志勇认为,失败的原因可能是思维方法的局限:线性观点。实际上身体各系统之间有密切的关系,相互影响,形成复杂的非线性网络。因此,必须将研究重点由单一介质或细胞因子转向各个炎症介质在体内的相互关系上,以非线性观点来研究脓毒症的发病机制和治疗策略,并提出在脓毒症的发生、发展过程中,低容量性休克时肠壁缺血导致的病理生理变化、免疫功能失"和谐"以及凝血机制的变化——微循环的广泛血栓形成三个因素值得重视。

（1）休克期肠道细菌和内毒素移位。盛志勇和姚咏明教授在家兔 MODS 模型中观察到，内毒素血症与 MODS 的发生发展关系密切。临床资料也发现，大面积烧伤病人内毒素血症发生率为58%，脓毒症组患者血浆内毒素均值显著高于非脓毒症组。且血浆内毒素水平与烧伤后 MODS 发生频率呈正相关。持续严重内毒素血症者多呈现脓毒症症状，最终可并发 MODS 而死亡。相反，非 MODS 者伤后早期尽管暂时性升高，但其变化趋势进行性下降，一周后仅表现为轻度内毒素血症，患者感染症状多随之减轻，预后较好。动物实验和临床资料都证明，内毒素血症与烧伤后脓毒症、MODS 发病可能具有密切关系。

既往多认为，烧伤后内毒素血症来源于烧伤创面或血循环中革兰阴性菌感染后大量释放。盛志勇和施志国教授等通过临床观察发现，大面积烧伤的早期，患者血浆内毒素水平即显著升高，常表现出明显的脓毒症症状，而此时烧伤创面并无大量细菌繁殖，血培养也无细菌生长。这些现象提示，烧伤早期的内毒素血症主要不是源于创面，肠道蓄积的内毒素移位侵入血循环则可能是重要的来源之一。

肠系膜循环供应的器官仅占全身总重的5%，但所供应的血量约占心排出量的20%～30%。严重烧伤后导致低容量性休克，全身组织灌流降低，血流量重新分布，人体的大部分血液被分配到生命中枢以维持生命，胃肠道缺血发生最早，恢复最晚。肠道缺血使肠黏膜受损，导致肠道细菌和内毒素进入肝脏等脏器和血液中，引起脓毒症。这一病理生理现象他们在动物模型和严重烧伤病人的临床研究中均予以确凿证实。他们通过系列动物实验发现，致伤前大鼠门静脉血中含有微量内毒素，烫伤后2小时其含量迅速升高，8小时内毒素水平达峰值，体循环内毒素水平明显低于门脉系统，24小时门、体循环内毒素含量基本处于同一水平。说明在烫伤早期肠道内毒素即可通过受损的肠黏膜屏障，由门静脉经肝脏进入全身血循环。正常状态下，肝脏的枯否细胞和网状内皮系统具有中和清除毒素作用。在烧伤应激状态下，由于肝脏受损而削弱了其灭活减毒作用，从而使肠道中移位的内毒素得以"溢出"进入体循环而导致内毒素血症。大面积烧伤病人临床观察也发现，在缺血期、复苏后组织重灌流期，肠黏膜遭到明显的损伤（黏膜上皮细胞坏死和凋亡，血浆内二胺氧化酶活性增高），肠壁通透性增高（血浆内 D 乳酸量增高），旋即发生肠腔内内毒素移位，血液内内毒素量随烧伤严重程度而相应增高。同时，在肝、肺等器官中脂多糖结合蛋白和 CD14 表达上调，增敏炎症细胞对内毒素的作用，由此通过信号转导途径产生一系列的促炎递质，导致全身炎症反应。据此，他们提出了肠道细菌和内毒素移位与脓毒症密切相关的概念，先后获军队和国家科技进步奖二等奖。

（2）免疫功能失"和谐"。机体在经受大量微生物袭击时，补体裂解加剧而产生大量的 C5a，而过量的 C5a 已被证明可以抑制中性粒细胞的杀菌功能。盛志勇在临床观察中发现严重烧伤病人中，尤其是在发生脓毒症前，血中 C5a 量显著增高，而作为细胞内杀菌功能指标的粒细胞化学发光强度却显著地减弱，在发生多器官功能衰竭的病人中，这种现象也很突出。

动物模型和临床研究发现，高迁移率族蛋白 B1（HMGB1）是介导创伤脓毒症和多器官损害的重要"晚期"致病因子，在烧伤后期达到高峰，烧伤病人炎症反应持续加剧。与此同时，大面积烧伤后大量 T 淋巴细胞凋亡，树突状细胞功能下降，造成免疫功能紊乱与患者并发脓毒症、MODS 密切相关，而严重烧伤患者血浆 HMGB1 水平的持续升高对机体细胞免疫功能抑制具有显著影响。该结果证实 HMGB1 不仅是体内重要的晚期促炎介质，而且与机体细胞免疫功能障碍密切相关。

据此他们认为，脓毒症的全身炎症反应和免疫抑制在多数情况下是同时存在的，无论实施抗炎或免疫刺激，单一治疗均不足以有效逆转免疫炎症反应紊乱，而应该是抗炎与免疫刺激治疗并举。他们组织了全国范围的多中心、前瞻、随机、对照临床试验，结果证实 28 天和 90 天治疗组病死率明显低于对照组。

（3）凝血紊乱是脓毒症发病机制的另一个重要因素。细菌侵入机体后，其毒素通过信号转导，即释放炎性递质（如 TNF-α、IL-1、IL-6 等），这些递质作用于血管内皮细胞，不仅诱导产生组织因子，而且与肠缺血、再灌流损伤一样可以上调黏附分子，使白细胞聚集并黏附于内皮细胞上。组织因子可激活凝血因子Ⅷa、Ⅴa，继而激活凝血酶，于是纤维蛋白形成。血液内的活化蛋白 C 是抑制组织因子的固有成分，但是由于内皮细胞被损伤，降低了血栓调节蛋白，活化蛋白 C 的含量显著减少，降低了抑制组织因子的作用。同时纤溶酶活化抑制剂被激活，形成的纤维蛋白不能被溶解，于是微血栓在微循环内广泛形成，酿成微循环障碍，严重影响组织细胞获得赖以生存的营养和氧供，其结局为功能障碍。盛志勇带领他的学生率先采用低分子肝素纠正脓毒症时异常凝血，经多中心双盲临床试验，脓毒症 28 天死亡率降低 14%，90 天死亡率降低 28.4%。

在动物实验和临床研究的基础上，盛志勇和他的学生共同制定了脓毒症及脓毒性休克的综合治疗方案。对出现脓毒性休克病人，首先加强液体复苏，使中心静脉压达 $1.07 \sim 1.06$ kPa（$8 \sim 12$ mmHg），平均动脉压达 8.66 kPa（65 mmHg），尿量 >0.5 mL·kg^{-1}·h^{-1}，中心静脉或混合静脉血氧饱和度 $>70\%$。升压药以异丙肾上腺素（去甲肾上腺素）（$0.01 \sim 3/\mu$g·kg^{-1}·min^{-1}）为佳，也可伍用盐酸多巴酚丁胺。严重的脓毒症有时可能并发高钠血症，可施行血仿膜肝素吸附无肝素血液透析或连续肾替代治疗（CRRT）。后者的流量可 >300 mL/min，滤液 $>70 \sim 80$ L/d，滤膜面积

1.6m²，不单能纠正高钠血症，而且对脓毒症也有一定疗效。对于因没有及时有效治疗的大面积深度烧伤病人，常会出现大面积创面严重侵袭性感染而并发严重脓毒症，他们采用快速静脉推入地塞米松100mg、潘生丁100mg、山莨菪碱40mg联合治疗，待全身状况及脓毒症症状明显改善后，立即切除感染创面。1998年，他们连续收治8例濒危的烧伤创面脓毒症患者，其中6例并发多器官功能衰竭，2例并发脓毒性休克，采用这一综合治疗方案全部救治成功。

首次提出脓毒症和多器官功能障碍综合征发病机理的双相预激学说，主张脓毒症以防为主。盛志勇和他的学生通过对451例脓毒症和20例多器官功能衰竭病人进行临床研究，发现烧伤脓毒症患者中有18.02%并发多器官功能衰竭，而这些病人在发病前都有脓毒症表现，脓毒症是多器官功能障碍综合征的发病基础，在国内外首次提出脓毒症和多器官功能障碍综合征发病机理的双相预激（二次打击）学说。他认为第一次打击常为烧伤本身和休克，以及引发的内毒素移位；第二次打击则为感染和坏死组织存留。根据这一研究结果，他主张烧伤后脓毒症和多器官功能衰竭防治重点应放在第一次打击阶段，即早期及时去除或控制诱发脓毒症和多器官功能衰竭的病因，防止炎症失控，避免第二次打击的治疗原则，并制定了相应的防治措施。第一，妥善防治休克。及时、快速、充分纠正低血容量，尽快恢复肠道血供应，减轻氧自由基损伤。第二，加强营养代谢支持。及早开始经口营养，补充谷氨酰胺、精氨酸，控制高血糖症，维持血糖在8.3mmol/L之下。第三，及早切除三度创面，消除烧伤毒素的有害作用，去除感染发源地，降低黏附分子上调。第四，保护支持内脏功能。严重烧伤后如怀疑有呼吸道损伤，应及时行气管切开，进行机械通气，通气量应维持于6~7mL/kg，气道峰压35cm H_2O 之下，$PaCO_2$ 维持于9.33kPa（70mmHg）之下，一旦具备了撤机的适应证，应毫不犹豫地撤机。第五，审慎合理地应用抗生素。

他们关于脓毒症系列研究成果及综合防治措施在全国20多个省市的100多家医院推广应用后，使我国在烧伤脓毒症的防治上有了突破性进展——发病率由20世纪90年代初的43.9%降为26.0%；多器官功能障碍综合征的发病率和病死率分别由17.3%和87.5%降为6.9%和40.0%。相关研究成果先后多次获军队科技进步奖一、二等奖和国家科技进步奖二等奖，2002年获国家科技进步奖一等奖。

（四）提出用美容的观念治疗烧伤病人，关注烧伤病人的容貌、心理和功能康复，让烧伤患者重新走向社会

大面积深度烧伤病人，虽然经治疗保住了性命，但无一例外的在身上留下了终

生无法抹掉的疤痕，成为今后人生路上永远的伤痛。盛志勇认为，现代烧伤治疗的目标不应该仅仅局限于保住生命，而应该包括患者身心、外貌及功能的康复，使他们达到生活自理，有较高的生活质量，还要走向社会，为社会所接受，成为自食其力的劳动者。

在20世纪80年代初，盛志勇和他的同事就在烧伤领域开始了新的探索，在国内最早研制出适用于烧伤患者涂用的化妆油彩，解决了浅度烧伤愈合后皮肤色素沉着或脱色素的问题。在长期的临床实践中，他们根据烧伤的不同时间、不同部位、不同伤因、不同年龄、不同心理状态等，总结出一套不同手法的体疗按摩规律和系列功能康复疗法，如温水浴疗法、器械疗法、加压疗法、注射疗法、牵引疗法等，达到了无疤预防，有疤早治，促进功能康复的效果。一个个四肢疤痕挛缩畸形、长年卧床的患者，在他们的治疗下重新站起来，有的重返工作岗位。这一研究成果获全国首届护理科技进步奖二等奖，国内外烧伤专家评价这项成果"推动了学科的发展"，是对世界烧伤医学的一大贡献。

深Ⅱ度以上的大面积烧伤患者在受伤时，身上的汗腺都被烧掉了，没有汗腺体内的汗就排不出来，严重影响生活质量，尤其是夏天，病人更是难以耐受，不敢出门，有的在房间安两台空调。近年来，世界各国对替代皮肤的研究不断获得新的进展，但如何解决大面积烧伤后皮肤出汗问题一直是困扰世界烧伤界的重大难题。

21世纪初，在国家"973"和国家自然科学基金重点项目资助下，盛志勇和付小兵教授带领课题组开始进行骨髓干细胞体外诱导培养再生汗腺的研究。他们从汗腺在胚胎发育过程中的形成规律开始研究，用人体骨髓间充质干细胞同经过热处理后的人体汗腺细胞一起在体外进行培养，发现骨髓间充质干细胞在体外可以转变成汗腺样细胞。他们将体外诱导培养的骨髓间充质干细胞种植到经过破坏的裸鼠脚掌上，观察发现裸鼠创面汗腺获得再生，而且具有发汗功能。在此基础上，他们对12名治愈后的烧伤志愿者进行临床试验。首先取病人自体骨髓间充质干细胞进行体外诱导培养汗腺细胞，然后将病人的瘢痕切除，把体外诱导培养的汗腺样细胞种植到新鲜创面上，用经过处理的去细胞打孔异体真皮覆盖，把自体微粒皮撒在上面，再用异体皮覆盖创面。两个月后病人伤口愈合，发汗试验发现病人的皮肤上有汗液排出，其发汗速度比正常人较慢。经免疫组化鉴定，证明确是汗腺细胞，生化实验也证明，分泌的汗液pH值、电解质、渗透压和正常人的汗液基本相同，表明这种体外培养的汗腺细胞具有发汗功能。盛志勇说，这一研究只是找到了一种方法，真正用到病人身上还有许多工作要做，随着研究的不断深入和成熟，有望在大面积烧伤早期切痂即植入经诱导而形成的汗腺细胞，创面愈合即获得出汗功能，大面积深度烧伤患者救治成活后因汗腺破坏而无法排汗的世界性难题有望得到破解。

谈到在烧伤领域所取得的研究成果，盛志勇深有感触地说，没有科学研究，临床就不可能有突破。医院的科学研究应该着眼临床，应用于临床，把临床救治中的难点作为科研的重点，用科研取得的成果指导临床救治。正是盛志勇在烧伤领域里的取得的创新性研究成果，把我国大面积烧伤救治水平推向了世界领先地位。迄今为止，他们累计收治烧伤患者 20 000 余例，烧伤总治愈率达 99.8%，LA50（半数治愈的烧伤面积）达 98.97%，远远高于美国 28 个烧伤中心 95% 和 81.00%、英国伯明翰烧伤中心 94% 和 42.83% 的治疗水平。

面对迅猛发展的世界科学技术的挑战，盛志勇把为国家培养人才作为自己后半生的最大心愿。他用国家奖给他的奖金设立"盛志勇奖励基金"，把自己多年珍藏的外文原版图书捐赠给医院图书馆，并为医院向国外友人募集医学书籍杂志上千册。先后培养博士后 2 名、博士生 11 名、硕士生 9 名。今日的烧伤研究所医学科研队伍中硕士以上学历占 83%，博士、硕士研究生导师 7 名，国家有突出贡献的中青年专家 1 人，全国优秀青年科技之星 2 人，总后科技金星 2 人，科技银星 2 人，科技新星 1 人，研究所下设临床部、基础部 6 名正副主任平均年龄 43 岁，全部为硕士、博士研究生和博士后。"我国烧伤领域后继有人，是我最感欣慰之事"，盛志勇如是说。目前，已有二人曾在他的研究室共同工作并被选为中国工程院院士。

回首往事，无怨无悔。盛志勇说："我的来年不多，在有限的时间里，还有四大课题需要攻克：一是吸入性损伤的研究。三医大在这方面做了许多工作，但治疗问题没有解决。我们已经在动物身上取得初步进展，拟进一步在临床上进行研究。二是研制一种用于灾难现场或战场能延迟伤员休克时间的口服药物，为后面的抢救赢得时间。三是进一步开展汗腺的研究。四是找到一种能快速诊断细菌的方法。"

三、盛志勇主要论著

盛志勇. 1979. 液态氮储存皮肤的应用. 中华外科杂志, 17（1）: 53.

盛志勇. 1983. 严重烧伤并发多器官功能障碍. 中华医学杂志, 63（8）: 518.

Sheng Z Y, Sheng M D, Yu A L, et al. 1987. Neutrophil chemiluminescence in burned patients. J Trauma, 27（6）: 587.

Sheng Z Y. 1987. Medical support in the Tangshan earthquake: A review of the management of mass casualties and certain major injuries. J Trauma, 27（10）: 1130.

Guo Z R, Sheng Z Y, Wang D W, et al. 1989. The use of blood in burn shock: Clinical and experimental study. J Burn Care Rehabil, 10（3）: 226.

胡森, 盛志勇, 薛丽波, 等. 1992. 创伤后多系统器官衰竭（MSOF）动物模型的实验研究. 中华整形烧伤外科杂志, 8 (1): 2.

盛志勇, 徐世豪, 施治国, 等. 1992. 肿瘤坏死因子致伤无菌大鼠多器官功能损害的初步研究. 解放军医学杂志, 17 (3): 168.

Fang Z Y, Li N G, Sheng Z Y, et al. 1992. Modern Treatment of Severe Burns. Springer-Verlag.

Sheng Z Y, Yang H M. 1994. The concept and diagnosis of multiple systems organ failure. Chin Med J, 107 (8): 563.

Sheng Z Y. 1994. The association of circulating endotoxin with the development of multiple organ failure (MOF) in burned patients. Intensive Care Med, 20 (1): S111.

Sheng Z Y, Gao W Y, Guo Z R. 1997. Anisodamine restores bowel circulation in burn shock. Burns, 23 (2): 142.

柴家科, 盛志勇, 杨红明, 等. 1999. 八例烧伤创面脓毒症的治疗经验. 中华医学杂志, 79 (12): 27.

盛志勇, 杨红明, 柴家科, 等. 2000. 大面积烧伤后多器官功能障碍综合征的临床防治. 中华外科杂志, 38 (6): 34.

姚咏明, 盛志勇. 2002. 高迁移率族蛋白-1 在脓毒症发病中的作用与意义. 解放军医学杂志, 27 (9): 753.

付小兵, 李建福, 盛志勇. 2003. 对细胞逆分化现象的再认识. 解放军医学杂志, 28 (7): 575.

盛志勇, 郭恩覃, 鲁开化. 2004. 手术学全集: 整形与烧伤外科手术学. 北京: 人民军医出版社.

盛志勇, 林洪远, 姚咏明. 2007. 脓毒症中的免疫"失和谐"现象（英文）. 解放军医学杂志, 32 (8): 783.

姚咏明, 盛志勇. 2008. 脓毒症防治学. 北京: 科学技术文献出版社.

Sheng Z Y, Fu X B, Cai S, et al. 2009. Regeneration of functional sweat gland-like structures by transplanted differentiated bone marrow mesenchymal stem cells. Wound Repair and Regeneration, 17 (3): 427.

主要参考文献

朱兆明. 2002. 皮肤储存基础与应用. 北京: 人民军医出版社.

盛志勇, 郭振荣. 2005. 烧伤学临床新视野. 北京: 清华大学出版社.

姚咏明, 盛志勇. 2008. 脓毒症防治学. 北京: 科学技术文献出版社.

撰写者

张献怀（1949~），解放军总医院第一附属医院副局级政治协理员。长期从事医院新闻宣传，多次参与盛志勇人物和医学科研成就的宣传。

张金哲

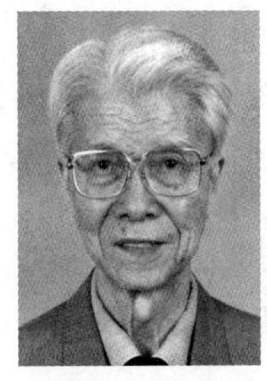

张金哲（1920~），天津宁河人。小儿外科学家，中国小儿外科创始人之一。1997年当选为中国工程院院士。1946年毕业于上海医学院。现任北京儿童医院外科主任医师，首都医科大学小儿外科学教授、博士生导师，中华小儿外科分会名誉主任委员及中华小儿外科杂志顾问、临床小儿外科杂志名誉主编。1950年在北大医院首建小儿外科专业，1958年受卫生部委托开办一年制小儿外科医师进修班，学员多成为各地小儿外科骨干。1964年发起组织小儿外科学会，1987年正式成立中华医学会小儿外科分会，并被选为首任主任委员。有不少外科技术创造，如"张氏钳"、"张氏瓣"、"张氏膜"等曾为国内及国际同行称道。发表论文250余篇，主编及合编著书40余部，科研成果获省部级奖10多项。2000年获英国皇家学会"丹尼斯布朗"金奖，2002年获印度"甘地"金奖。2004年及2006年先后被授予中国香港及英国皇家学会外科学院荣誉院士称号。

一、历 史 背 景

1920年9月25日，我生于天津海边盐村（汉沽区寨上庄原属河北省宁河县）一个制盐工业资本家家庭。祖上留有一片海滩，开渠引海水，用风车式水车将海水灌入海滩盐田，约一周的日晒，形成原盐售与"盐商"（承包国家盐税）即所谓"官盐"行销给市场。我家是个大滩户，自家有一个木工作坊，专供盐田所需工具。我在幼儿时每天都到作坊玩耍，有时木工师傅给我做个小玩具。年龄渐长，自己也学着用工具做简单小品。童年就养成动手动脑一刻不闲的性格。我6岁入乡村小学，学习语文、算术、自然，也读了《论语》、《孟子》、《诗经》各一小部分；10岁后随父母迁居天津市内读高小及中学。

学生时期，我经历了九一八事变，冀东22县（宁河县在内）"自治"，七七事变，八年抗战，我接受了深刻的抗日教育，同时也深感当时中国政治的腐败，科学的落后。我暗暗立志，努力学习，立下了"科学救国"的志愿。学生时代我的成绩一直保持着前三名的水平。原拟学习航空工程，但中学毕业时，华北已被日军占领，于是改志学医。1938年，我考入燕京大学医预系，1941年又考入北平协和医学院。

后因日美太平洋战争，协和被日军关闭，1942年转学上海圣约翰大学。然而，1943年，圣约翰大学也被日军占领，于是又转学上海医学院直到毕业。1945年，我从上海返回北京（日本投降），来到原协和医学院的老师们聚集的中和医院，1947年转入北京大学医学院附属医院。1949~1950年，我在该院作了两年外科总住院医师，完成了医生的培训。从此，我正式成为一名职业外科医生。

从1950年开始，我专攻"小儿外科"，1955年正式调入新建的北京儿童医院，任外科主任。从无到有，儿童医院逐步发展为各个分科俱全、医教研并进的一流小儿外科中心。半个世纪以来，做出了一些成绩，也获得一些国内外的荣誉。于是有人约我写一写"成功之路"，无非又是自吹自擂。介绍成功经验，自然也只拣好的写。初稿曾复印10份，分发给不同岗位的好朋友征求意见。给我印象最深的反馈是"此一时，彼一时"，人们的思想观点是要随着社会条件而变的，历史只是过去的事实。仅供参考。

二、事业成就

我事业发展的机遇与规律，基本上符合诸葛亮提出的"天时、地利、人和"。新中国成立之初，我做小儿外科最早，是中国小儿外科第一代创始人，因此我占了天时。我的工作地点在首都北京，是中外学者访问集中的地点，与卫生部、中华医学会及人民卫生出版社联系方便，我也占了地利。工作中有诸福棠院士、吴英恺院士这样德高望重学术权威性的老师鼎力支持，亲手提携教导；又难得有潘少川教授那样全心全意协助我，一生亲密合作的同事；更有很多学生和国内外名人、朋友的帮助支持，我更拥有了人和。所谓时势造英雄，得天独厚的我侥幸成功。当然，除了这些客观条件外，也与我个人的努力和争取分不开。

（一）把握天时

新中国成立初期，百废待兴。我选择了创建小儿外科，这个选择看似偶然，却也有思想基础。那是在1950年7月，我作为原北京大学医学院胡传揆院长的随从秘书，列席参加了第一届全国卫生代表大会。会上制定了加强妇幼卫生的政策，全国各省要建立综合性儿童医院。会下闲谈时，儿科专家诸福棠提出"中国儿科，首先应建立小儿外科"。那时我刚作满了两年外科总住院医师，熟悉临床现状，就介绍了当时北京大学年终统计小儿外科手术死亡率为39.6%，对比同时期成人手术死亡率为5.6%，大家深感遗憾。诸福棠请求胡传揆支援他一个小儿外科医生，胡院长就当面推荐了刚出师、正待固定专业的我。我欣然同意。诸福棠马上向北京大学儿科报喜，儿科全体向我表示了热烈的欢迎。秦振庭主任给了我一本从美国带来的 Ladd 和 Gross 合编的《小儿腹部外科学》，并且在儿科病房划出 5 张床专门收治小儿外科患儿。外科主任也派来了轮转住院医生，安排了小儿外科手术日和专业门诊时间。1950 年 8 月 1 日，北京大学小儿外科正式挂牌成立。就这样，我披挂上阵。

小儿手术风险大，那时又无常规可循，我之所以毫不犹豫地选做小儿外科，有一定的个人思想基础。一件事是 1945 年，我在中和医院（现北京大学人民医院前身）外科值夜班，我的中学老师抱来他的小女儿，患白喉、呼吸道梗阻，奄奄一息。我马上找来上级医师，并建议马上做气管切开。上级医师讲：我们的条件只能打强心针、做人工呼吸，没有为婴儿做气管切开的设备与技术，连麻醉都没有办法给，不能儿戏生命。没有办法，我只能一直为患儿做按压式人工呼吸，直到老师含泪抱走尸体。他的背影至今在目。第二件事是 1949 年 8 月，我的第二个女儿出生。当时北京及全国很多城市产科病房正流行一种恶性皮下化脓性传染病。婴儿多在出生后 3 天发病，无一能活。医院只能关闭两周消毒。我爱人怕孩子染上此病，产后第二天就提前出院。不幸，出院两天后也发生了此病。大姨把孩子急送到医院。我知道按常规治疗必死，大胆为她作了切开引流，她奇迹般的活了下来。我这个大胆决定，也有根据。我从 1948 年做总住院医师时就已注意到婴儿室的这种恶性化脓病。认为它的特点是皮下组织坏死液化，液体的压力使病变扩散很快，不待局限形成脓肿而死亡。新生儿开始发病多在腰骶部小部分皮肤发红，一两天内就扩散至全后背或更广，至死也不局限形成脓肿。按一般外科原则，化脓感染不局限就不能手术，中医传统也讲不熟透就不能切开。此病的细菌培养为抗药性金黄色葡萄球菌感染，当年是无药可治，因此医生只能束手无策。我与病理科林振刚讨论，都认为应该早切开向皮外引流，避免感染性液体在皮下自由剥离、扩散。然而请示外科专家领导，都认为只凭推论，根据不足。而且细菌感染未除，即使引流也未必能活。违反常规的手术造成患者死亡，无人敢负责任。因此早期切开的设想，不可能实现。如今我自己的女儿切开后痊愈，我就有了根据。此后，一遇到初发病的婴儿我就立即切开，连续几例都获成功。我意识到婴儿手术死亡率之所以居高不下，与医生惧怕困难，无人钻研有关。总住院医师的年度手术死亡率统计显示，3 岁以下小儿手术，甚至小手术，也很少存活。这应该视为外科医生的耻辱。正因为有这种思想基础，所以胡院长推荐我做小儿外科我会欣然同意。

（二）把握地利

那时，卫生部、中华医学会和人民卫生出版社公开对全国开放。我在北京开展一个新专业，本地没有导师，同行也很少。要联系外地，少不得依靠卫生部代为组织，就连买一本外国的小儿外科书（1953 年 Gross 小儿外科学）也要请卫生部批外汇。卫生部了解到我做小儿外科，需要支持，便将国内国外有关访问交流都介绍给我，医学会和出版机构更成为我做展示、交流和宣传的必要平台。学会与杂志这个地利，只要你有工作、有成绩、肯发表、肯发言，就会给你机会，促你进步、促进发展。这些地利，即使你不在北京也可利用，反之，你在北京也不一定能利用。我肯抓地利，因为我渴望事业发展。当然也与我自幼喜动、喜钻，不甘保守的性格有关。

（三）扩大人和

应该说人和是我事业成功的最重要保障。包括老师、密友、同事、家庭内助以及方方面面有接触的所有人。至于获得人和更要靠自己的主动。在工作起步时期，老师起到关键性作用。我在燕京协和读书时都是前几名的学生，特别是 1944 年在上海医学院临床课实习时组织全班同学主编了《实习医师手册》（Interns Pocket Book）很受教授们赞赏。我回北京时的介绍信中着重提到此事（当时上海医学院教授多与协和有关系）。尽管我与北京协和的老师们从未接触过，但他们也都先入为主地对我有个好印象。我在小儿外科事业的发展，主要感谢诸福棠的提拔培养。事实上我做小儿外科以前也未接触过诸老师，只是在卫生代表大会上经胡传揆介绍才认识。二老是同班同学，彼此十分信任。而胡传揆对我青眼有加，选我做他的随从秘书也不是偶然。我从 1948～1950 年在北医外科做了两任总住院医师，实际上总管外科的技术与管理工作。胡老当时是医院院长，对我的工作很满意，很赏识我的创新能力。诸老要开展新专业，他觉得我是个人才，便很严肃的推荐了我。老师们的支持无疑是人和中的重要部分。

一个好汉三个帮，工作中助手更是非常关键。从学生时代开始，潘少川便与我一同工作，这一搭档就是一辈子。他创造出很多新点子，也承担了很多风险。我出名，他受累蒙冤。特别是"文化大革命"中，他代我受尽冤枉批判与无理折磨。无怨无悔，始终如一，甘心作我的助手。最使我难忘的是 1952 年他轮转小儿外科为住院医生，正值我要去抗美援朝。我向科里要求留潘少川在小儿外科固定，以维持小儿外科专业工作不中断。当时另一个高级教授也想留他为固定助手。在科会上，潘少川毅然公开表态留在小儿外科。我不在北京时，他帮我整理了当时小儿外科常见的 8 种疾病的教材与常规，发表了两篇重要的文献（婴儿皮下坏疽与小儿脑脊膜膨出），并在之后随我调到北京儿童医院，一起建设从无到有的小儿外科，开展医疗、教学、科研、特别是医学会工作。因为工作需要,我派他专攻骨科,建立了全国最早的小儿骨科专业。他仍然全面照顾,广泛团结各方同道,扩大国内国际联络,使北京儿童医院形成中国小儿外科中心。让我成为核心人物,而他自己却永远居于副位。现在我们均已年过九旬,仍然同室工作、同车回家,彼此互相照应。这样的朋友,世不多见。这样的剖心交友之道,当引为争取人和的秘诀:诚信为本,热情诚恳,谦虚待人,有求必应。以这种精神,办进修班、组织学术会议、交流访问,半个世纪以来,在我周围的同心密友比比皆是。可称桃李遍全国,朋友满天下。广泛而坚实的人和,才是真正的事业成功基础。

我是外科医生,学生时期读克氏外科学,扉页上大字印着"先交朋友,后做手术"。对每个患儿家属,都争取交朋友。交朋友的秘诀就是"讲病"。我在2002年以前,一直住在医院宿舍内,夜间常到病房看看,和家长聊聊,谈谈孩子的病,尽量讲透讲深,患者家属一定爱听,讲别人的病他们也愿听。我在长途车中,只要谈及疾病便立刻成为车厢中谈话中心人物。既作了科普宣传,又交了朋友。这些虽然是短暂朋友,也都是人和力量。

在这里,还必须提一提家庭的人和。夫人沈恩濂,小我一岁,她的父亲是庚款留英的土木工程师。新中国成立后,她与我同在北京大学医院工作,她在药房,工作时间比较规律。工作之余她承担了全部敬老育幼、维持安乐家庭事宜。我们有四个孩子,虽经"文化大革命"辍学,也都补齐了大学教育。他们各自成家立业,时常回家团聚,其乐融融。我一生忙于工作,毫无后顾之忧。她不只是贤妻良母,而且在街坊四邻里口碑极佳。在北京大学医院时,西四一带邻居商贩称她为"二姑奶奶",(她在沈家行二,自幼在西四居住多年)。"文化大革命"时迁居西单枣林街,她又成了该地的"二姨"。她57岁退休后,曾在北京儿童医院护校教英语,因此那里很多护士均称呼她"沈老师"。改革开放以后,我的外事活动频繁,外宾多带夫人,我的夫人也成了我的外事半边天。她辞退了护校工作,专门陪我在国内外参加学术活动。国内同行无不称她"沈老师",国际友人互相称赞"Famous Elizabeth"。一生遇到一个内事外交十全十美的爱人确实不易。因此家庭方面的人和,绝对不容忽视。

扩大人和,我还有一招,就是业余文体生活多样化。兴趣广泛,不但能丰富自己的生活,也是联系群众、广交朋友的有力手段。我可以说文体各项全都喜好,老式的琴棋书画,新式的桥牌、跳舞、演戏、打球,什么都会一点儿。能和老师及老同学对弈打桥牌,也能和年轻的医生护士们一起跳舞、演戏、游泳和溜冰。我当过京剧社长,和不少职员工友相处融洽。我当外科主任时,按时组织文体竞赛。安排有特长的人负责领导球队、剧组、歌舞队,鼓励争取冠军。医务工作劳累紧张,文体活动竞赛,既调剂生活,又加强集体观念,促进团结。现在我年老耳聋,玩不动了,但一有机会仍然给朋友写字儿、画画儿、参加晚会表演个魔术。这些不务正业的把戏,让我在衰老后没有被群众抛弃和遗忘。

(四)关于荣誉

我在业务上做出了一些成绩,也获得一定的荣誉。然而不少人一生努力不一定有成绩,有成绩也不一定得到荣誉。荣誉不可强求,也不是追求的目标。而成绩则必须争取。所谓成绩,必须得有一定的群众认可。50多年前我白手起家,一个刚出师的年轻医生,要做别人都未做过的小儿手术,起初同事和患儿家长都不予信任。后来,医院领导委任我建立小儿外科,我能在医院内站稳,并且在业务上有所发展,至少是得到了周围有关群众的认可,这就是一个了不起的成绩。这之后,我又调到北京儿童医院,扩大了业务,开办了进修班,为全国各地培养了一些同道。1964年在全国儿科大会上,与会的小儿外科代表们,提出组织小儿外科学会和出版小儿外科杂志的要求。这标志着全国小儿外科医生自己对小儿外科的成绩有了认可。1987年,中华小儿外科正式被批准成立,我被选为首届主委,代表了中国医务界对我们小儿外科成绩的认可。1997年,我被选为中国工程院院士,代表了全国科学界对我们的小儿外科成绩认可。2000年,我获得英国皇家学会Denis Brown金奖,说明了国际小儿外科界对中国小儿外科成绩的认可。这一切都说明我们小儿外科有了一定的成绩。这成绩是全国小儿外科工作者半个世纪的共同努力所得,但是奖章只能发给其中的个别代表。和我同时创始中国小儿外科的先驱功臣们,纷纷先我去世,于是这个荣誉就落到了我的头上。这个荣誉应该视为鞭策再创辉煌的动力,不只鞭策获奖的本人,更有利于鼓励集体共同努力。

三、成 功 经 验

(一)开展技术之路

开展小儿外科,风险很高,周围的同事都很担忧。因此初期的工作一定不能出错。每做一个新手术,必先查书(手术学与解剖学),再找一个同龄者的尸体,试做几次,达到熟练(当年医院小儿死亡率很高,家长多不领走,现在情况不一样了)。估计术后有把握能活才去做。有危险的手术,我拒绝施行,仍由内科常规保守治疗。新建的小儿外科,要争取一两年内手术无死亡。这便形成了当时北京大学医院小儿外科 8 种病之说，即：幽门狭窄、脑膜膨出、疝、阑尾炎、肠套叠、肛门闭锁、皮下坏疽、直肠息肉。个别病情严重的病例，必须经过抢救，好转后才手术。逐渐的，随着术前术后与麻醉技术的提高，患儿手术后基本上都能顺利成活。有了一年内手术无死亡的记录，舆论上就传言北京大学医院做小儿手术不死人。有了一年的考验，也有了一年经验，同行们也逐渐认可了我们的工作。有了社会信任之后，我们便开始开展新手术。当时已有潘少川的合作，我们也就"来者不拒"，不会做的手术就先收进来，再请成人专家协助。我们自己的工作重点，是保证麻醉、术前术后护理。我们有护理小儿手术的条件，专家们也都愿借我们的基地开展各专科的小儿手术，我们也逐渐学会了各种专科手术。这样，北京儿童医院外科逐步发展成了专业齐全的小儿外科中心。当年，胸科吴英恺和黄国俊、骨科王桂生和杨克勤、泌尿科吴阶平、普外（肝胆）黄萃庭、成型科王大玫、麻醉科谢荣等，都成了北京儿童医院外科的专科技术实际指导或负责人。工作中任何困难都有老师帮助，器械不足也可以向老师借。我们的专家多，在同行中社会上都替我们说话撑腰。只要术前术后和麻醉工作都能达到，专家就愿来帮助手术。

（二）科研创新

小儿外科业务的发展，实质上要靠技术发展。世界上能治的病我们都要学会、治好，并且还要按我们国家的条件和要求，不断改进与创新。

提起科研不少人有神秘感。常有人问我秘诀："你是院士又获大奖，听说有三大发明，希望传授一些经验。"其实评院士获大奖都是奖励"中国小儿外科对世界的贡献"。用他们评奖文件的最后一句结语"Professor Zhang, for all that you have achieved and particularly for being the father of paediatric surgery in China, we present to you the Denis Browne Gold Medal."说明我的发明并不是主要的。

所谓我的三大发明是指"张氏钳、张氏瓣、张氏膜"，都是个别外国人按他们的习惯自拟的名词。介绍一些研究过程和经验，也许有些参考意义。

1. 张氏钳

张氏钳是我为先天性巨结肠设计的根治手术中使用的专用钳夹。因为是环形所以也称环钳。同时还有一个配套的器械是空心炮弹头状长柄套筒。20 世纪 60 年代初，Duhamel 手术传入中国，很受国人的欢迎。基本方法是：腹内切除病肠，保留直肠，将正常结肠自直肠后隧道，穿入肛门口拖出。使直肠后壁与结肠前壁并拢。从肛门插入两把 Kocker 钳夹合，坏死脱落，使直肠残段与拖出结肠形成侧吻合腔。

但是此法缺点也很严重。主要为：在肛门里插两个长 Kocker 齿钳，潜在的危险严重。护理不慎可伤及腹内。钳齿穿破肠壁可发生脓肿。因为此手术是直肠残端后壁与结肠前壁吻合，保留了半片直肠及其盲端，形成憩室，积存粪便，引起发烧及排便梗阻，称为盲囊症状群。针对以上缺点，我设计了一个短的环形钳。环形钳分为前后两片，前片为椭圆形环，后片为椭圆形板，板上有齿位于环后。经过器械模型试验、小肠标本试验、动物试验、尸体试验，确定了手术具体步骤，包括：开腹闭式切除病肠，保留直肠及部分乙状结肠。将正常结肠盲端纳入套筒，保护系膜血管，用套筒的炮弹头在直肠后撑开做一隧道。将直肠末端及肛管后壁顶出肛门，在齿线上做横切口，使套筒及结肠盲端穿出。去除套筒，将结肠盲端与肛管后壁吻合。再将保留的直肠乙状结肠从肛门翻出，经肛门置入环钳前片，将翻出之直肠套入环内，深入套过直肠翻转部。将后片插入拖出至结肠腔内。前后片并合压实。使翻出直肠前壁反折处与拖出之结肠前壁并拢夹在一起，等待自然脱落。新法的环钳较短，钳齿在钳吻之后，避免了咬伤肠壁处感染向腹内扩散，减少了肛门外长钳护理危险，特别是直肠前壁与结肠前壁吻合，避免了 Duhamel 手术的盲端囊性残留后遗症。此法传入日本后，中条俊夫撰文介绍，使用了张（金哲）氏钳这一名词。

2. 张氏膜

张氏膜是指直肠外层存在一层纤维组织，层次界限不清，它限制了直肠的弹性，保持了直肠的容积与形状。老的解剖学曾有描写，但无系统讲述，也无专用名称。我的研究也仅是工作中的偶然发现。最初，我们行尾路肛门成型时常因盲端不够长而开腹游离直肠。于是想借用食管盲端环切肌层的办法延长直肠盲端，避免开腹。意外发现轻轻划开直肠外部浅层纤维组织，尚未达肌层，而局部肠壁立刻表现松开。使直肠壁和其他部位肠壁同样可以拉长。环直肠壁多处划开后肠管可以拉长 3~5cm。此后肛门成型手术基本上避免了开腹。此法在 1988 年天津国际小儿外科会上传到瑞士。1989 年，我去瑞士访问，苏黎世的 Stauffer 欢迎我，说他们用了松解"张氏膜"（Zhang's sheet）手术，一年多未因肛门成型而开腹。希望我给同仁作个研究的报告。我从未听到过此名词，也未曾研究，只好如实相告。他提出要与我共同研究。我回国后马上安排研究生（付明医师）进行了系列研究。翻阅了旧书的记载，我们搞清了此膜的解剖、生理功能。临床上，松解该膜可延长直肠盲端，也可避免开腹手术而造成的肛门畸形。了解了直肠外膜的功能、直肠的特点以及保留部分直肠的重要性，我们对各种肛门成型与巨结肠根治术的改进，都有广泛的影响。肛肠拖出手术等术后排便不畅问题得到进一步的预防与补救。

张氏钳与张氏膜的提出,并不在于两个小技术的改进。而是简化了此类手术步骤,增加了安全性,从而动摇了小婴儿肛肠手术必先造瘘的常规戒律。把此类手术从需要一年经过三次手术,简化为只需一周时间一次手术而完成。省去了一年的肠瘘护理与护理肠瘘的必要条件,特别受发展中国家欢迎。然而在国际小儿外科学术界,关于造瘘问题始终存在争议。1987 年,美国肛门闭锁专家 Pena 到北京传授他的手术,强调了婴儿造瘘的必要性。曾举行过一次专题讨论。我们介绍了 1970 年以前我院做过的婴儿造瘘的随诊结果。约 70% 死于根治手术以前,而一期根治手术很少死亡。最后认为不造瘘是中国贫困权宜之计。后来在文献交流与国际会议上介绍了中国大批婴儿一期肛肠手术成功。一般只是承认我的两项手术改进成功,并且认为加上造瘘则更安全。直到 1999 年亚特兰大国际学术邀请会上我做了不造瘘的专题报告,才引起与会者的兴趣与重视。事实上,我们提出免除术前必须造瘘,并不是因为我那两项技术改进。最初也仅是以两项减少污染技术为由,给不造瘘找个借口。工作开展之后人们会想出很多办法保证手术成功。现在随着医学的进步,腹腔镜手术、吻合器的使用,以及会阴一期拖出手术,进一步减少腹腔损伤。张氏钳早已成为历史文物。而一期婴儿肛肠手术,越来越为普遍接受。

3. 张氏瓣

张氏瓣是胆肠吻合防反流手术的改进。当时防反流一般都做 Roux-Y 手术,但是肠管在腹内不停地蠕动,你摆成 Y,他自己可能变成 C 而不能防反流。我学习了曾宪九教授将 Y 的两升支并拢缝合方法预防变 C。后来发现在小儿并拢缝合的肠管又自然分开。为了避免术后分开,我将 Y 的一个通向胆道的升支肠管一侧半周浆肌层剥除后互相贴紧缝合。剥除浆肌层后并拢缝合,保证了长期不再分开,意外发现了单向活瓣作用。当时国际上也因为 Roux-Y 手术不满意施行肠套叠式(telescope)单向瓣,缝合后也有套叠处完全脱开的报道。所以此法很快引起国际注意。首先是美国的 Bronsther 撰文介绍,用了张氏瓣名词(Zhang's valve),后来日本的大井采用,称矩形瓣(spur valve)。

具体手术方法为:做好 Roux-Y 吻合后,将两升支并拢。将胆道升支与十二指肠支相邻的一面,从分叉处开始向上切除浆肌层,长 5 厘米宽 2 厘米(肠壁半周)。然后并拢展平,折叠缝合成 Y。由于胆道升支只有黏膜,失去弹力,并拢后被十二指肠支压瘪而起到单向瓣作用。

张氏瓣原本为了胆肠吻合防反流。但是在研究过程中,发现并提出反流有高压和低压两种情况。这个发现则是重要的学术发展。一般单向瓣,靠压力压闭通道,只能阻止高压反流。平时肠蠕动的压力，允许通道开放。肠内容物自由出入，并无妨碍。偶尔较大残渣进入而停留，则成为结石的核心，感染的病灶。张氏瓣使胆道支肠管成为一个狭长的扁缝隙。由于液体表面张力作用，缝隙间能保存一定量的液体，相当于胆内压。实验证明 5cm 长的缝隙能保持 20cm 水柱压力，相当于小儿胆内压。足以阻止蠕动引起的反流。如遇蠕动紊乱发生高压，则压闭单向瓣，阻止反流。这种双重作用，通用的肠套叠式单向瓣是做不到的。Roux-Y 加长胆道支肠管，虽然能阻止反流入肝，但增加残渣停留形成结石的可能性。然而有人不理解张氏瓣的扁缝隙意义，只是形式上做了个矩形瓣，缝隙既不扁也不平，存水保持压力不达标准。则失去张氏瓣的原意。这个小技术改进，也只能解决部分因反流发生的问题，并不能预防各种逆行感染。临床价值并不大。但是，两种反流的理论倒是单向瓣手术设计的一个进步发展。因此张氏瓣发表之后，很快被引用到：胃食管反流手术、Kock 囊式回肠造瘘手术、结肠代膀胱手术、肠梗阻短路吻合防盲脏手术。

  这三个发明说明临床科研都是日常临床工作中的自然发展。成功的关键是要有个强烈的科研意识。否则每天忙碌于常规工作，不动脑筋，连科研题目都找不到。上述的张氏膜问题就明显暴露我的科研意识低于瑞士。然而临床科研来自临床工作，不容置疑。回顾一下我 60 年来发表的论文，基本上都和当时国内的临床工作有关。20 世纪 50～60 年代主要是麻醉、补液、急腹症。80～90 年代主要是腹部先天性畸形；90 年代以后，重点转移到肿瘤与腹腔镜。可惜现在我已经力不从心，唯有尽力而已。我的科研意识养成，应该说与儿时木工房的游戏熏陶有关。看见有技术内涵的事物就想改进。我在儿童医院家中的坐椅扶手上装着一个小台钳。钳工、木工、电工小工具一应俱全。平时手术器械不合用我就自己改造，我那些发明创造最初的模型，都出自我的小作坊。家用的机电用具、孩子的玩具、甚至朋友的钟表我都管修。"文化大革命"时我在厕所里劳动改造，我也作了几个小发明，改造了厕所。我劳改结束回家后，老伴一直喜欢用我绑的拖把。其特点是绑跟小、布梢长、吸水多，能插入矮脚桌椅床柜底下清擦。动手作些物件成了我个人生活喜好的一部分。总之，科学研究、发明创造没有什么神秘。只要你对技术有精益求精之心，日常工作中随时都有研究课题。动手动脑的"天性"，也是后天培养的，并且不断强化的。中国是文明古国，如果落后于西方，愧对祖先。

四、思　想　建　设

  成为一名有成绩的科学家必须有正确的思想基础，思想建设的重要性是不容置疑的。然而成熟的观点常常是在做出成绩过程中，逐步形成和完善的。我下面要谈的都不是事先确立，以后遵照实行。但是有个参考指导观点肯定少走弯路。因此我愿介绍下列四个观点。

（一）人生观

人生观是最根本的思想基础。要为社会上做些成绩首先要确立一个奉献人生观。人是社会动物，必须依靠集体互助生活、繁衍。每个人都要维护集体，才能保证个人生活。人活着，就是为社会做贡献，这就是"奉献人生观"。个人能力不同，主客观条件不同，贡献可以不同。不但自己奉献，也有责任督促别人奉献。别人不奉献自己仍然奉献。医疗工作是高科技、高风险、非等价交换的服务工作。没有奉献精神不可能成为一名好医生。毛主席提的"对同志对人民极端热忱，对工作极端负责任，对技术精益求精"，就是一个医生奉献人生观的具体内容。奉献人生观的医生治好一个患者就是最高的荣誉、快乐和享受。反之，就会无限悲恸、懊丧和不安。医生奉献必须是自愿的，否则会受到良心谴责、舆论攻击，甚至法律难容。奉献是医生的生命价值、生活的动力和奋斗的目标。事实上，任何人自觉不自觉都有自己的人生观，受家庭和教育的影响。建立完善的奉献人生观常需要多想群众，严于律己，全面思考，勤于实践，通过工作与生活，完善和巩固奉献人生观。随时警惕，不要偏离方向。

（二）世界观

世界观是认识自然规律，明辨是非的基础。远古不理解自然，奉之为神。现代科学进步，理论可以解释自然，实践可以证实自然。一切工作活动，既要适应自然规律，还要改变自然以满足人们需要。这就是世界不断进步的自然规律。我写了一首五言诗："哲人善顺天，不顺苦多烦，志令天顺我，世界乃更迁。"这是我有了些成绩之后的总结，写给我的学生们参考的。当然医生面对人命的任何改动，都要像我在前文讲的遵循严格的安全根据。不改则永无进步，最后决定的标准就是对患者有利。做一名有责任心的医生，永远不能满足现状，要不断创新。必须尊重科学，但不能拘泥于过去的生物医学，而是讲人文医学，以人为本。

（三）道德观

人需集体生活，但每人有各自想法，称为人情个性。共同生活中必须互相包容，大多数人的共同想法，称之为公共道德。人情要服从道德，否则受到舆论谴责。不同社会背景有不同的道德，维护全国的秩序统一，还要经过共同讨论制定法律，有权力的约束，违法要强制制裁。每个人的道德观常常是自然形成，是在生活与工作中，向群众学习逐渐形成自己的道德观。为了奉献社会，作一个道德高尚的人。原则是多多照顾别人利益，处处节制自己。根据当时社会条件，物质生活上、精神生活上都不脱离群众，保持良好的口碑。1997年，我入选中国工程院院士之后，写了四句偈语："一生努力，两袖清风，三餐保暖，四邻宽容。"以戒晚节。因为入选院士，是群众拥戴的荣誉。各方群众必然祝贺，如果因此自认为高于群众，就会变成孤家寡人，这样的院士，不但不能带动群众进步，反而失去原来成功的基础。

（四）知识观

在现代市场经济制度下，知识有产权，知识是财富。以往只讲知识就是力量，周总理说"知识交给群众才是力量"。否则只是个人头脑里储存的一些信号。知识源于群众，被你学会，成了你个人私产。因此，知识要用于群众，为群众谋利益，才有价值。知识经过群众实践才能验收，才能修改，才能进步更新，一成不变、墨守成规的知识就要掉价。阻挡进步的知识只能是反动力量。"祖传秘方"应该是代表经过多年、多人使用的考验而有效，经久不衰。但是也确有人真的把百年前保存的处方拿来配药，殊不知百年后原料是否有变，疾病性质是否有变，人的体质和生活习惯与环境是否有变？这只能说是对祖传秘方的误解。现代医学应该说都是经过科学论证、实践考验的成果。看看我们小儿外科权威Gross的书里介绍的手术，不过50年，很多是早已废弃了。知识在进步中存在，即使申请专利，也是暂时的。我自己的所谓三个发明，现在连我们科里都不多用了。这不是不尊师，这是进步，这是作为科学家，容许年轻人创新的成效。这也正是说明我的手术方法仍未能满足患者的需要。任何时期，知识都有正确的也有错误的。实践永远是检验真理的标准。医学书本上都是前人经过考验的知识纪录；向老师学习也都是实践考验过的知识；最后经过你的学习和理解，再加上你的实践验证，才是你的知识，才能用以给人治病。通过治病实践，发现问题，又进一步学习钻研，又增长了新知识。循环不已，学无止境，哲学术语叫做"否定之否定"。使知识不断更新。"博思勤动"就是我表示要追求知识更新的座右铭。

五、张金哲主要论著

Chang J Z. 1945. Interns Pocket Book. Shanghai：Longman Publisher.
潘少川，张金哲. 1954. 婴儿皮下坏疽初步报告. 中华医学杂志，4：116.

张金哲, 潘少川, 王义. 1957. 肌肉注射硫喷妥钠基础麻醉在小儿外科之应用. 中华外科杂志, 5 (9): 749.

张金哲. 1965. 小儿外科补液问题的基础知识. 武汉医药杂志小儿外科附刊, 2 (1): 55.

张金哲. 1976. 尾后路肛门成型术的应用. 武汉新医药, 6 (1): 36.

张金哲, 王燕霞, 陈晋杰. 1980. 胆道空肠 Y 型吻合加强防逆流措施——矩形瓣成型术. 中华小儿外科杂志, 1: 5.

张金哲. 1983. 小儿粘连性肠梗阻的诊断与治疗. 实用外科杂志, (3): 159.

张金哲. 1987. 小儿外科的发展需要外科医生的共同努力. 中华外科杂志, 25: 607.

张金哲, 谢兴雅. 1987. 小儿急性阑尾炎 20 年回顾. 中华小儿外科杂志, 8 (3): 149.

付明, 张金哲. 1991. 直肠壁外纤维层的研究与临床应用. 中华小儿外科志, 12: 323.

张金哲, 陈晋杰. 1991. 小儿门诊外科学. 北京: 人民卫生出版社 (1999, 第 2 版; 2008, 第 3 版).

Zhang J Z. 1993. Anorectal Diseases Among Children. Beijing: International Academic Publisher.

张金哲. 1996. 实用小儿外科新型手术图解. 南宁: 广西科学技术出版社.

Zhou H, Zhang J Z. 1999. Rectal insufflation reduction of intussusception: further improvement on the basis of spasm theory. Asian Journal of Surgery, 22: 136.

张金哲. 2002. 第三生态的小儿外科问题与第四医学. 中华小儿外科志, 23 (2): 181.

张金哲, 李家驹, 王东方, 等. 2003. 现代小儿肿瘤外科学. 北京: 科学出版社 (2009, 第 2 版).

张金哲, 潘少川, 黄澄如. 2003. 实用小儿外科. 杭州: 浙江科学技术出版社.

张金哲. 2006. 张金哲小儿创伤外科学. 杭州: 浙江科学技术出版社.

张金哲, 杨启政, 等. 2006. 中华小儿外科学. 郑州: 郑州大学出版社.

张金哲. 2008. 张金哲小儿腹部外科学. 杭州: 浙江科学技术出版社.

主要参考文献

Fu M, Zhang J Z. 1997. The discovery and a study of the adventitia rectalis: a fibrous layer of the rectal wall. J Pediatr Surg, 32 (1): 7.

Fu M, Zhang J Z, Wang Y X. 2000. Evolution in the treatment of choledochus cyst. J Pediatr Surg, 35 (9): 1344.

The Denis Browne Gold Medal. 2000. Leela Kapila. J Pediatr Surg, 36 (9): 260.

Fu M, Zhang J Z. 2001. Zhang's ring-clump modification of Duhamel's procedure: 30 years experience. Pediatric Surgery International, 17 (8): 668.

张金哲. 2006. 中华小儿外科学. 郑州: 郑州大学出版社: 1.

撰写者

张金哲 (1920~), 传主本人。

黄国俊

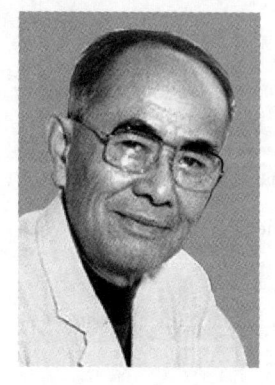

黄国俊（1920～），广东汕头人。1943年获燕京大学理学士学位，1948年获美国纽约州大学医学博士学位。历任中国人民解放军胸科医院主治军医（1956～1958），中国医学科学院阜外胸心血管医院外科副主任（1958～1964）、中国医学科学院肿瘤研究所及医院大外科主任（1964～1986）、中国医学科学院研究员、中国协和医科大学外科教授及博士生导师（1974～）。曾长期担任中华外科学会委员和中华胸心血管外科学会副主任委员。自1979～1989年连任世界卫生组织癌症专家顾问。曾是国际食管疾病学学术委员、亚洲外科医师协会会员、美国国际胸科医师学院院士、澳大利亚皇家外科学院心胸外科荣誉会员、德国外科学会永久会员。1988年1月，他作为亚洲第一人受英国皇家外科学院接纳为限额120人的荣誉院士（Hon. F. R. C. S. Eng）。1995年9月国际食管疾病学会在意大利米兰召开的国际学术大会上宣告接纳黄国俊为永久荣誉会员。他在国内外已发表的论著共209篇，其中第一作者148篇，退休后发表23篇，在国际发表40篇，包括1984年由他和吴英恺主编并由德国著名Springer-Verlag出版社出版的英文专科书 Carcinoma of the Esophagus and Gastric Cardia，该书的出版在国际肿瘤医学界引起很大重视。他于1992年起享受政府特殊津贴，于1993年获中国医学科学院"名医"称号，于2008年10月获中华医学会心胸血管外科分会"杰出贡献奖"，2008年12月获北京胸外科学会"杰出贡献奖"，2009年11月获国家癌症中心中国医学科学院肿瘤医院"胸部肿瘤外科杰出贡献奖"。

一、"读那么多书干什么？"（1920～1939）

我于1920年11月2日出生后被发现双脚为先天性马蹄内翻足畸形，我父母极为懊丧，有弃之荒野之念，但见此婴方头大眼，安静可爱，遂苟且养之。两岁时我被送往汕头市博爱医院经两次全麻石膏矫形无效出院，只能爬行。其后我父每日以手法尽可能扳正我的双脚，然后令我手扶饭桌忍痛站立地面，直至满头大汗。此法渐见成效，直至6岁我终能站立行走，实属庆幸。我父一生经商，未上过学，却能治好我的先天畸形，可谓奇迹。

我8岁就读乡塾，9岁随父母迁居汕头市，入学汕头东鲁小学二年级。第一学期我是全班第一名，学校通知家长说将于下学期开学时奖给我一个大皮球，但到了第二学期在开学典礼上奖给我的只是一个橡皮球。我父耻笑学校"骗人"。翌年我转入汕头广州旅汕小学，该校悉以广州话教学，是汕头市最好的小学，我就读4年，也从此谙熟粤语。1933年，我考入汕头私立角光中学，该校师资与设备为当时广东潮梅地区之冠，位于汕头对海，群山之巅，学生必须寄宿，男生宿舍建于山顶，学校生活须上下山坡跑动。我原有足疾，很感困难，但也饱受锻炼，加以习泳打球，脚力日强。一年半后，我因好奇心所驱，于寒假未得父母同意擅与另3位同学乘轮船至上海转火车到北平考入西城弘达中学。在此期间，我对科普知识深感兴趣，课余沉迷于装配收音机，学业颇有荒废。半年后父母勒令我返回汕头。我母亲是个善良的越南人，无文化。她眼见我家人从上到下都在越南经商，因此对我说："你读那么多书干什么？你学会打算盘写家书就够啦。"但我不愿从商，愿意读书。在我的苦苦央求下父母终于同意我去广州升学，那年我15岁，从此我便"合法"地独自离家在外求学，成家立业，直到如今。

随后，我到广州入学建国中学初中三年级，这是一所只有初中的学校。记得该年学校派我参加广州市中学生作文比赛，那时九一八事变已经发生，考题是"论读书与救国"。我的作文只有3页，主要论点是读书不忘救国，但救国并非人人拿枪，读书受教育也是救国。我考得全市第五名。1936年，我转学培英中学，有着父亲治好我双脚的记忆，我体会到医生是治病救人的高尚职业，因此立志从医，而且想当个会做手术的医生。1937年，我考入广州最好的教会学校培正中学，那时七七事变爆发，广州岌岌可危，我随学校迁往偏僻的鹤山县城，一年后又迁往澳门。我在培正中学的两年中受到了良好的教育，在英文、物理、生物和数学方面打下较好基础。我也喜欢手工劳作，素描和炭画是我的长项，作品每每被展出。1939年，我被保送入北平燕京大学医预系，我抱着强烈的愿望要在3年后考入全国最高水平的协和医学院，接受八年制的医学教育。

二、艰难的学医年代（1939~1948）

燕京大学是当年中国规模最大、环境最优美、学术水平最高的教会大学。该校与美国哈佛大学结成哈佛燕京学社，校训是"因真理得自由以服务"。我能在这个湖光塔影的美丽校园中学习，非常满足。我们每天课余去体育馆参加各种运动，晚间到图书馆自修，学习努力，生活充实。

我对物理学、生物学、无脊椎动物学、比较解剖学、第二外语（德文）等都很感兴趣，分数也不错。我很佩服教我们无脊椎动物学的胡经甫，他是美国 Cornell 大学毕业的昆虫学家，讲课清楚，声音洪亮。他用整个黑板画一只大蚂蚱来讲解它的解剖，给我留下了深刻的印象。他曾展出已发表的论文单行本 70 多篇，我非常钦佩，视他为榜样。我连续两个暑假都留校，每天上午，我会看书学习，也选修过侯仁之的地理学，他讲课生动有趣，见解独特；下午我会骑车到颐和园游泳。那时我能从十七孔桥的另端龙王庙游到石舫，体力还不错。

1941 年 12 月 8 日，日本偷袭珍珠港，燕京大学在那天凌晨就被日军封闭，学生被赶出校外，我和几个广东同学无家可归。此时距报考协和医学院只有半年，这个美梦破碎了。在朋友乡亲帮助下我和几个同学于 1942 年 1 月辗转到了上海圣约翰大学医学院借读。在那里，我们系统地学习了人体解剖学和生物化学，我对这两门功课都很有兴趣。但此时上海在日军统治下生活困难，社会混乱，实非久留之地。我和几个要好的同学商量冒险逃往成都，转学华西大学医学院。辗转奔波了 7 个月后，我终于注册插班入学华西协合大学医学院二年级生理班。耽误了半学年的功课，我不得不用 9 年的时间去完成八年制的医学院教育，但能够活着到达大后方继续求学，已是极大庆幸。

华西医学院位于成都华西坝校园内，环境幽美，学习和生活条件都很好。这时北平协和医学院、山东齐鲁医学院、南京金陵女子文理学院和燕京大学也都迁到成都，到处是青年学子，一派求学气氛。我见到了不少老同学也结识了许多新朋友，很高兴。只是我的父母和家人都在越南，无法联系，我的经济来源断绝，学费和生活费只能靠助学金和少量奖学金来应付。幸好我课余找过家教和打字员的工作，总算有些经济补助。第三年，我获得美国纽约州 SYRECUSE 大学为数可观的奖学金，经济难题才基本解决。

华西协合大学医学院当时的院长是加拿大人 Kilborn 博士，教师约有一半是加拿大人，一半是中国人，也有个别美国人，都是很有基础理论或临床经验的老师。他们讲课多数用英文。记得教我们药理学老师上第一课时未及开口就在黑板上写着"庸医杀人不用刀"的警语，这句话成为我终生的座右铭。我上每一堂课都认真记笔记，不管老师用英语还是中文，我都用英文记下来。第一学期下来，我的每门功课都是 1 分（5 分制的最高分）。直至 1948 年毕业，我的各项功课分数都名列前茅。回顾 1939～1948 年，我先后获得燕京大学的理学士学位、华西协合大学医学院和美国纽约州大学医学院的医学博士学位。这 9 年的学医岁月，是我一生中最艰苦难忘而又勇往直前的时代。

三、"一念之差"（1948）

1947年，我就开始考虑毕业后的去向。从1943年来到华西医学院插班以来，我的成绩一直是全班之冠，如果毕业后我愿意留在华西医院工作，肯定会被接收。但我不想留在那里，因为我的梦想是要上协和医学院，现在抗日战争胜利了，协和医院什么时候回到北平开院？我会不会被接收？心里茫然。

和我一样从燕京转来的华西同学刘钤，没等做完实习就去了美国深造，很受大家羡慕。我的同屋高逢田也准备到美国去，于是我也打听好几个美国的医院，试探着寄去申请书。

1948年年初，我接到美国芝加哥的嘉惠尔医院（Garfield Hospital & Medical Center）回信接收我去当外科住院医生，同时还有两个其他医院也回信接收我。恰好高逢田已决定到芝加哥的Wesley Memorial医院当住院医生，我们便约好结伴一起到芝加哥去。

与此同时，我也寄了申请书给协和医学院，希望协和医院在北平开院时得到做外科住院医师的机会。

我提前两个月中断我在华西医院的实习，于1948年4月初和高逢田飞到南京办理赴美护照。为了不耽误实习，我拜托南京中央医院小儿科一位朋友替我等候护照，自己马上到广州博济医院（孙中山纪念医院）的妇科和外科补两个月的实习。这两个月的实习得到博济医院外科主任王就安的好评。多年后我被中山医科大学校友会接纳为校友。

1948年6月中旬，南京的朋友寄来我的出国护照。同一时间，北平协和医院也来信同意接受我去当外科住院医生。这可以说是双喜临门，但显然二者不可得兼，如何取舍呢？

美国医院的设备和技术是我所向往的，但中国人在美国受歧视，中国医生看病特别是手术的机会必然受限制，我的成长就会受影响。而协和医院呢？它虽然是美国的设备、制度和技术，但它是在中国的土地上，它的患者是中国人，它的培养对象也是中国人，不会存在种族歧视，手术锻炼的机会不会比在美国少。这"一念之差"，就决定我舍美国而取协和医院。

1948年6月30日，我准时到达北平协和医院报到，这是我一生中另一个里程碑，梦想成真，心里有说不出的喜悦。

1949年1月北平和平解放，同年10月1日中华人民共和国成立。我也开始师从吴英恺从事胸部外科专业。1951年2月4日，我和协和医学院护理系毕业的手术室护士长郭淑如结婚，婚后一个月我们双双参加北京首批朝鲜战争手术队开赴东北救护伤员。那时我在队里是管理240多床位伤员的主治医生，淑如是她亲手建立起来的手术室的护士长。半年后我们回到北京，先后在协和医院、解放军胸科医院、阜外医院和中国医学科学院肿瘤医院工作，为医疗卫生事业献出我们毕生的精力。

50年后，当我和家人共同回顾1948年我那"一念之差"的时候，儿子们说："爸爸，如果你当年下决心到美国去你不也会和他们（指我的同学刘铃、高逢田等人）一样是个富翁吗？"儿子们说完这话后定神一想又说："哟！那也就没有我们的妈妈和我们啦！"

我回答他们说："我不后悔那一念之差，虽然两袖清风，但有妈妈和你们，有我的胸外科事业，有我的老师和桃李，我宁愿留在国内。也不愿做个异国他乡的富翁！"是的，我和老伴郭淑如结婚的60年中，虽然经历了无数困难和委屈，但我们在事业上始终兢兢业业。老伴是个很有才智和高效的贤内助，她历任协和医院、阜外医院及肿瘤医院手术室护士长、肿瘤医院教育处主任兼护士学校校长，她有着自己繁重的工作和教学任务，但对我的事业的帮助、对3个孩子的抚养教育、对家务的安排等都井然有序，数十年如一日。在我从医的70年中，我的工作忙中有成，我的家务劳中有乐，应该归功于内助。我们的3个儿子小时虽然都爱玩，但在学习方面从不用我们操心。1977年全国恢复高考时，我正出差云南执行周总理生前关心锡矿矿工肺癌防治工作的任务。一天，我接到老伴发来电报，上面只有"双中"两个字。周围的同事都看不懂什么意思，只有我知道这是说报考高校的两个儿子双双中榜了！大儿黄力生考入上海复旦大学计算机专业，三儿黄力平考入北京大学历史系考古专业，这是天上掉下来的好运，也是他们自己努力学习和父母身传言教的结果。

我今年虽已94岁高龄，但仍恋恋不舍我的专业，仍然得到领导、同事和可敬的后来人的关爱和帮助。我一再想起当年的"一念之差"，我高兴地感到我走对了。

四、走上胸部外科征途（1948～1964）

1948年7月1日，我开始在协和医院当外科轮转实习医生。我和陈加尔、宋献文、范度虽然都重复一年实习，但大家似乎都想得开。能够到协和医院来工作是百里挑一，这里的医疗传统、名医老师、学习工作环境和生活条件是中国独一无二的。实习医生的24小时工作制是很艰苦的，每两周只有一个下午休息，但收获很大。一开始我就开足马力学习和工作，不论写英文病历、做化验、报告病情、观察患者、换药拆线、准备手术器械、看门诊、值急诊、分析病案、复习文献等都认真对待，讲究质量，毫不马虎。记得有一天我收了5个新患者，为了完成全部入院常规，我连续工作了23个小时，次日照常上班。我喜欢素描，常在病历及手术记录中加入插图，自我欣赏。在以后的若干年中，协和医院、阜外医院、日坛医院还常展出我当年的病案作为教材。科里的主任和高级医师在手术时如有特殊发现也常叫我到现场把手术发现画下来。我的老师吴英恺于1948年著书时要我为他画了一套食管胃贲门吻合术的手术图谱，没想到他把此画保存了50年。1998年，他亲手把此画还给我，还亲笔写上"1948年黄国俊绘"，让我非常感动，也敬佩他老人家一生中对学术资料的爱护。当时外科床位不多，手术数量也少，但医疗护理质量很高，一丝不苟。在这种情况下，我对每遇到的新病种都要先结合教科书了解它的全面基本情况，对于手术步骤方法的学习，我特别注重基本功的锻炼，认真观察学习不同手术者的优点加以综合吸取，为己所用。这在床位少、手术机会不多的情况下更为重要。

那时胸部外科还处于幼年时代，胸部疾病的诊断和手术治疗的难度相对较大，但发展前景很宽阔。协和医院有中国胸外科的奠基人吴英恺，他才艺高超，治学严谨，手术精湛。1940年，他成功进行中国第一例胸内食管癌切除食管胃吻合术，享誉国内外。有这样的优势，我决定从事胸外科专业。1949年，我被接纳为外科胸组住院医生，1953年，我开始担任胸外科主治医生。但不足的是那时协和医院胸外科只拥有19张病床，这远远不能满足中国胸外科的发展和人才的培养。1956年4月，经吴英恺的努力，在北京西郊黑山扈原结核病疗养院建立起中国第一所胸部专科医院，名为解放军胸科医院。原协和医院的胸外科人员和手术室护士长郭淑如等全体转入此院。这时胸外科拥有4个病房和4个手术间，每病房有40张床位，我也参了军成为主治军医，并主管一个病房。大批年轻医生、护士、进修医生、工作人员从全国各地调入本院受训，一片欣欣向荣。

1958年，解放军胸科医院搬迁至北京阜成门外大街并改编为中国医学科学院阜外医院，此时的医院拥有800张床位，胸外科实际上已分为心血管外科和普胸外科，我被任命为普胸外科副主任。自1956年离开协和医院来到胸科医院后，我临床工作量及教学任务猛增，院外会诊、经验总结、论文撰写、杂志审稿编辑等日渐繁忙，每周7日几乎都超时工作。这段时间我每周参加4天手术，1次查房，1次出院病案讨论，有时一天手术还跳台1~2次。那时没有专门的ICU病房，指挥每个危重患者的抢救自然也是我的责任。我始终坚持每日巡视患者，节假日也不例外。这种超负荷的工作量和精神压力是常人难以承受的，但我的专业理论水平和临床经验也因此水涨船高。

食管癌是中国的多发病，它的防治研究一直是吴英恺所关注的重要课题。1959年，吴英恺在中国医学科学院阜外医院召开了中国四省（山东、山西、河南、河北）一市（北京）食管癌防治科研协作大会，引发食管癌高发区对食管癌防治研究的高潮。1964年春，我随吴英恺院长到食管癌高发区河南林县（现林州）进行现场调查，了解到食管癌患者早期发现和早期外科治疗的可行性。同年5～11月进我驻林县人民医院并在简陋条件下成功开展中国县级医院食管癌外科治疗的先例。在吴英恺的领导下，1948～1964年食管癌的外科治疗已累积千余例的经验，但大多为中晚期（Ⅲ～Ⅳ期）病例，早期（Ⅰ～Ⅱ期）甚少，远期效果不够理想。为了提高治疗效果，1958年，我开始和阜外医院放射科、病理科以及刚建院不久的日坛（肿瘤）医院协作进行食管癌术前放射与外科综合治疗的研究，截至1962年共总结113例的经验，初步说明此项综合治疗有提高手术切除率和远期生存率的效果。当年这一临床经验曾在苏联国际学术会议上报告，受到国内外同行的重视和引证。其后我在中国医学科学院肿瘤医院带领胸外科、放射科及病理科协作对此项综合治疗采用前瞻性随机分组对比方法继续研究，并于1989年在国际报告360例的经验，其临床应用价值获得进一步肯定，成为国内外食管癌多学科综合治疗的重要组成部分。

五、和胸部肿瘤外科的不解之缘（1964～1991）

1964年12月，我从阜外医院调到日坛（肿瘤专科）医院的，当时中国医学科学院这时正计划把阜外胸科医院改为心血管专科医院，必须把富有成绩的胸部肿瘤工作和在河南林县的食管癌防治研究工作转到日坛医院来。那时我已多次到过日坛医院会诊或做手术，知道日坛医院的外科只有头颈组和腹部组，很不齐全。虽然那里已从阜外医院调来两位胸外科大夫，但要进一步健全外科并开展胸部肿瘤外科工作，人力显然不够。我看到日坛医院肿瘤工作的重要性和潜在前景，加上我深受吴英凯严谨的医教研传统和治学风范的陶冶，早已和食管癌和胸部肿瘤的外科工作结下了不解之缘，因此很乐意到日坛医院来继承我老师的衣钵、开创新的天地。

虽然我到日坛医院来暂时不在吴英恺老师的身边，但直到他老人家2003年11月13日因病逝世，我仍不断地得到他的教导。在他所著《医务生活六十年》（上海科学技术出版社，1987）和《学医、行医、传医七十年》（中国科学技术出版社，1997）回忆录中的"可敬的后来人"一章中，他对我的鼓励和鞭策使我终生受益。他写道：

"黄国俊同志自1948年以来一直是我胸外科班子里多才多艺的得力助手。他1964年调至中国医学科学院肿瘤医院任外科主任，20多年来在食管癌临床研究及外科治疗方面做出重要贡献。他工作认真，手术精湛，多年来对食管癌和贲门癌的早期诊断、病理分型分期、食管胃吻合技术、术前放射治疗等方面有许多独到的见解和贡献。我俩合编1965年上海科学技术出版社出版的《食管癌和贲门癌》反映了60年代中期有关食管癌的认识和经验。他近年又广泛吸收70年代以来的新进展，组织各科专家用英文编写出一本《食管癌和贲门癌》的新版专题参考书，由德国Springer-Verlag出版社出版。为此书的出版，黄国俊同志花了很大精力，显示了高超的分析综合能力，该书出版以来在国际上引起很大的重视。由于历史关系此书仍以黄国俊同志和我两人主编，其实主要工作都是出自他手。1984年，我和黄国俊同志应美国外科医师学院的邀请合拍了一部《食管癌外科治疗》电影，反映中国40年来有关方面的经验和学术成就。这部电影在该学院年会放映，受到与会各国专家的好评。黄国俊同志近年来多次出席国际食管外科学术会议，成为国际瞩目的食管外科权威，1988年，他应邀成为英国皇家外科学院的荣誉院士。"

日坛医院创建于1958年，是中国第一所肿瘤专科医院。初期虽然床位较少，但在中国医学科学院和历届院领导带领下，于1965年开始在河南林县建立起食管癌防治研究基地，为食管癌的病因学，流行病学，临床早期诊断治疗等方面做出卓著成绩。该院于1983年迁址到了龙潭湖畔，因"日坛"二字已不适用，便正名为中国医学科学院肿瘤研究所和肿瘤医院。在历届党委和院长们的领导管理下，全院各科床位和设备大为提高，胸外科拥有80病床，其后又成立肺癌外科病房共120病床，2005年医院又建成现代化的外科大楼及其他重要设施，肿瘤的医教研工作质量和成就大为提高，实质上已成为中国癌症的临床和科研中心。（黄注：2009年被批准为国家癌症中心）。

我到日坛医院来虽说是大外科主任，但重点工作是领导胸部肿瘤外科组的临床、科研和教学工作。在我当大外科主任的22年中，在党和历届院领导以及科内可敬同道们的支持帮助下，胸部肿瘤外科的医疗和学术水平提高很快，在国内享有第一流的学术地位，从20世纪70年代起，胸部肿瘤外科与国际学术界交流频繁，在国际也享有很高声望。胸部肿瘤外科每年除常规接收来自中国各地的进修医生外，也有来自阿尔巴尼亚、阿根廷、泰国、意大利等国的短期进修医生，加上从20世纪70年代起，胸部肿瘤外科开始招收硕、博士研究医生，这些人员至今总共不下350余名，他们学成后回到原单位或留在科里工作，都为中国胸部肿瘤外科的普及和发展起到重要作用。

六、恶性肿瘤的多学科综合治疗（1965）

我爱外科，因为外科能治好肿瘤。我喜欢把手术做好，因为每台手术都关系到患者的安危，同时一台好的手术也是一件外科的艺术作品，但恶性肿瘤的本性是无情地增长、扩散、转移，而外科手术的作用只是局部切除。当肿瘤属于较早期限于局部范围之内时，彻底完整的手术切除是首选的有效治疗方法。否则，外科不但无效，甚至有害。在这种情况下，多学科综合治疗是当今公认的正确道路，应该不断研究提高。

从1965年开始，我倡导外科胸组和放射科、内科、诊断科、病理科共同建立了每周一次的联合会诊（查房）制度。它的主要内容是由胸外科逐一报告过去一周做过手术患者的病史、术前诊断、手术所见及治疗方法等。然后由诊断科讲解患者的术前X线和其他成像的所见和诊断，再由病理科讲解切除标本的病理检查结果，最后由大家讨论该患者的最后诊断、p-TNM病期、治疗的优缺点和预后的估计、是否需要放射或化学和其他的辅助治疗等。此外也会诊各科有特殊情况的患者的诊断和处理以及决定参加综合治疗研究的病人。这个制度对于学科间的合作和交流、对于年轻医生的培养、对于医疗质量的提高、对于保证病案记录的准确性和真实性、对于肿瘤患者的多学科最佳综合治疗方案的设计和执行都很有好处，是适应肿瘤学防治研究发展需要的。这个制度甚至在"文化大革命"期间也没有间断，至今已40余载，仍然为临床医、教、研发挥积极作用，且有所进展提高。现代医学实践证明，恶性肿瘤的多学科综合治疗是必由之路，应该继续研究发展。

七、国际学术交流活动（1974~2003）

20世纪70~90年代，我频繁地被邀请到十几个国家和地区进行学术交流，内容主要是报告中国和胸部肿瘤外科有关食管癌和肺癌的外科治疗经验。我们治疗例数之多、经验之丰富、手术死亡率之低、远期生存率之高，都受到国际学者的重视和赞赏。那时没有电脑，要准备一份英文的学术报告、要做好一张幻灯片，都要花很大工夫。但为了提高中国在国际上的学术地位，每次出国我都努力做好准备，出席会议时无论是仪表、交往、谈吐、报告的质量、问题的解答，都落落大方，从未出现问题。在国际会议上也偶有中国学者参加，他们做英文报告一般都过得去，但在讨论回答问题时往往有困难。遇到这种情况时，我就主动要求主持人让我上台当翻译，解决一时之难。

我在国际学术交流的活动中结识了不少同行，成为了不错的朋友。有了这些关系，我在以后的多年中，得以陆续派送后起之秀到中国香港、日本、英国、美国等地的重要医院进修，吸取经验，为己所用。他们在进修期间，都很认真地学习和交流，得到好评，也为胸部肿瘤外科的发展起很好作用。

八、英国皇家外科学院荣誉院士（1988）

1988年2月，我意外地接到英国皇家外科学院（The Royal College of Surgeons of England）主席Mr Inn Todd的来信，该学院在1月11日召开的全体院务会议上通过了接纳我为荣誉院士的决议，特来函征求我的意见，希望我选择该年5月12日或9月某日亲到伦敦该学院接受这一荣誉。

我过去知道一些关于英国皇家外科学院院士的情况。这个学院已有将近200年的历史，一直以保持世界上最高的学术地位而闻名于世。它在外科、口腔外科和麻醉等方面是国际上公认具有最高权威的学府，它指导着世界第一流的科研工作并且负责制订和保持外科教育和实践的规范。该院院章规定，在世的荣誉院士在任何时候不得超过150人，其中医务人员不得超过120人，被推荐为荣誉院士的医务人员必须在外科及其他有关方面有突出的成就。

我接到邀请函后非常高兴，当即给Inn Todd回信表示感谢并愉快地接受他的邀请，并选择5月12日这一天在伦敦接受这一荣誉。

1988年5月12日下午2时庄严肃穆的授勋仪式在英国皇家外科学院礼堂举行，与会者全是该学院的院士和长老理事们。大会主席对我表示热烈欢迎，并说："你是第一个获得这个荣誉的中国人。"次日，伦敦、香港的中文日报均以套红标题"华人之光"报道这项喜讯。国内人民日报和光明日报也在第一版报道这一消息。回到北京后，我的医院召开欢庆会为我表示祝贺，并邀请吴英恺、黄孝迈等专家教授参加会议。我的老师吴英恺在他的致词中说："黄国俊受之无愧！"

九、退而不休（1991~）

我于1991年6月退休，那年我71岁，虽然精神体力都很充沛，但岁月无情，按规定我已经超龄了。我的最后一次手术是给一位约70岁的老干部做食管癌切除术。患者对手术很满意，术后还推荐《中国科学报》的一位资深记者王友恭先生来采访我。这位记者于 1991 年 12 月 3 日在该报以《权威》为题整版刊登我的事迹。我看了很受鼓舞，对我此生职业更感热爱，更下决心不该因退而休。2006 年，我突然收到王友恭来信说："从电视上（注：指中央电视台《大家》栏目）看到您的风采，作为采访报道过您的晚辈，甚感欣喜。"此信令我感动。

1991 年 8 月 22~23 日，我在北京会议中心作为大会秘书长主持了"亚太地区国际肿瘤学术会议"，事后去了美国。1992 年，我从美国应邀到日本神户参加国际食管癌会议，隔海遥望神州祖国，心情凄凄。返美后美国的纽约医院院长、国际食管癌学术权威之一的 David Skinner 邀请我到该院作为客座教授进行一周的学术活动，并破例地邀请我列席该院的院务会议。他们希望我能到该院胸外科工作以加强该科实力并招来更多中国患者，但事与愿违，我这把年龄在美国很难取得行医执照。1993 年，我和老伴应邀参加在香港举行的国际外科学术大会，会内会外和许多亲朋好友相聚，非常高兴。该年我和老伴迁居波士顿，并受聘担任在波士顿的美国亚洲科学和医学高等研究所的顾问及它的英文季刊 The American Journal of Chinese Medicine 的编辑。那时这个季刊的稿件多数来自日本和美国，研究的内容主要是中药的药理和经络的理论，来自中国的稿件很少，我想这主要是因为这本杂志在中国的知名度不高，英文翻译有难度的缘故，亟待改变这一现况。在连续担任这个工作的 4 年中我保证了这个刊物的正常运行并完成中医文献及季刊索引的编撰，同时也提高了来自中国的稿源。

我由衷感谢原肿瘤医院领导、各科室同事和胸部肿瘤外科领导从 1996 年起每年秋季都返聘我回院 3 个月进行学术活动。在这段时间里我参加科里的查房、联合讨论、会诊、门诊，以及有关胸部肿瘤的全国或国际性学术会议，有时也在学术会议上和医学杂志上发表一些评论性或指导性的学术报告。这些活动对于已退休的我是可贵的温故知新和接受继续教育的机会，加上阅读网上的文献和向后来人的学习，我对国内外胸部肿瘤外科的新进展有了了解和接触，同时也能够看到我院和我科的飞速进步，这是我的一大快乐。

2008 年 10 月 31 日，我应邀参加在成都召开的中华医学会第八次全国胸心血管外科学术会议。大会授予我"杰出贡献奖"。这是对我此生从事胸外科和胸部肿瘤外科事业的进一步鼓励和鞭策，我内心充满荣幸和感激！

2008 年 12 月 28 日，北京医学会胸外科学会成立，在成立会上也授予了我光荣的"杰出贡献奖"。这也说明首都胸外科同道们对我的关爱和鼓励。

人生是有限的，而恶性肿瘤的防治还需要许多代人的努力才可能取得有历史性意义的突破。我自 19 岁起开始学医、行医、传医，至今 70 载，从寿命讲是相当长了，但从事业讲还是太短！我眼见我们肿瘤工作者每天都在进步，一代比一代强，我相信总有一天恶性肿瘤会像天花一样，被人类征服。

十、黄国俊主要论著

中国医学科学院日坛医院胸外科，病理科，放射诊断科. 1973. "腔内型"食管癌的分型探讨. 肿瘤防治研究，(3)：8.

Huang G J, Gu X Z. 1976. Experience with combined preoperative irradiation and surgery for squamous-cell carcinoma of the esophagus // Wagner G, Zhang Y H. Cancer of the liver, esophagus and nasopharix. Berlin：Springer-Verlag：34.

Huang G J, Shao L F, Zhang D W, et al. 1981. Diagnosis and surgical treatment of early esophageal carcinoma. Chin Med J, 94：229.

Huang G J, Wu Y K. 1984. Carcinoma of the esophagus and gastric cardia. Berlin, Heidelberg, New York, Tokyo：Springer-Verlag.

黄国俊，汪良骏，张大为，等. 1986. 肺癌不同术式外科治疗的评价. 胸心血管外科杂志，2：213.

黄国俊，谷铣之，王正颜，等. 1988. 关于修改我国食管癌病变部位分段和临床病理分期标准的建议. 中华肿瘤杂志，10：316.

Huang G J. 1989. Replacement of the esophagus with the stomach // Shields T W. General thoracic surgery, 3rd Ed. Lea & Febiger：433.

Huang G J. 1989. Prognostic significance of lymph node metastasis in surgical resection of esophageal carcinoma. IV World Congress of ISDE.

黄国俊，吴英恺. 1990. 食管癌和贲门癌. 上海：上海科学技术出版社.

黄国俊. 1991. 食管癌，贲门癌，食管和贲门部良性肿瘤.《中国医学百科全书》胸部外科. 上海：上海科学技术出版社：35.

Huang G J. 1992. Carcinoma of the esophagus：Epidemiology and surgical experience in China // Leaper D J, Branick F J. International surgical practice. Oxford Medical Publications：212.

黄国俊. 1998. 食管癌外科的回顾和展望. 中国抗癌协会第五届全国食管癌学术会议论文汇编，1.

黄国俊，汪良骏，张德超，等. 2000. 肺非小细胞肺癌新 TNM 分期及其测定. 中华肿瘤杂志，22：269.

黄国俊. 2002. 中国食管外科发展史（上、下）. 食管外科，1：40；2：40.

黄国俊. 2003. 外科在胸部恶性肿瘤治疗中的地位. 中华外科杂志，41（6）：401.

黄国俊，毛友生，张德超. 2005. 局部晚期非小细胞肺癌侵及纵隔器官扩大手术治疗的评价. 中华肿瘤杂志，27（1）：59.

黄国俊，张德超，毛友生，等. 2005. 2007 例肺癌的临床分期与外科病理 TNM 分期比较. 中华肿瘤杂志，27（9）：551.

Huang G J, Fang D K, Cheng G Y, et al. 2006. Surgical therapeutic strategy for non-small cell lung cancer with mediastinal lymph node metastasis（N2）. Chinese Journal of Oncology, 28（1）：62.

黄国俊. 2007. 话胸部肿瘤外科73年. 中华肿瘤杂志，29（2）：155.

黄国俊. 2007. 半世纪来我国食管癌外科的基本经验. 中华肿瘤杂志, 29 (10): 795.

主要参考文献

黄国俊. 1973. 中国医学科学院日坛医院胸外科, 病理科, 放射诊断科. "腔内型" 食管癌的分型探讨. 肿瘤防治研究, 3: 8.

Huang G J, Gu X Z. 1976. Experience with combined preoperative irradiation and surgery for squamous-cell carcinoma of the esophagus // Wagner G, Zhang Y H. Cancer of the liver, esophagus and nasopharix. Springer-Verlag: 134.

Huang G J, Wu Y K. 1984. Carcinoma of the esophagus and gastric cardia. Berlin, Heidelberg, New York, Tokyo: Springer-Verlag.

黄国俊. 2003. 外科在胸部恶性肿瘤治疗中的地位. 中华外科杂志, 41 (6): 401.

撰写者

黄国俊 (1920～), 传主本人。

黄志强

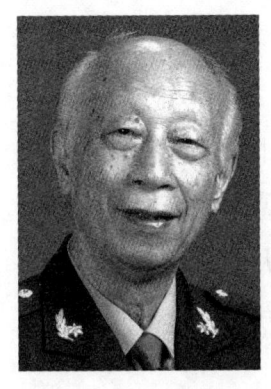

黄志强(1922~),广东新会人。普通外科学专家,我国肝胆外科学的奠基人之一。1997年当选为中国工程院院士。1944年毕业于国立中正医学院医疗系,就职于重庆中央医院。新中国成立后曾任重庆大学医学院、中国人民解放军第七、第三军医大学外科学助教、讲师、副教授、教授,西南医院副院长。现为解放军总医院及军医进修学院主任医师、特级专家、教授,解放军总医院全军肝胆外科研究所所长,解放军总医院野战外科研究所所长。解放军总医院肝脏肿瘤诊疗中心主任。1983年中华外科学会胆道外科学组成立,他是第一任主任委员。历任中华外科学会常委、解放军医学科技委员会荣誉委员、国际外科学会会员、中国医学基金会理事、美国医学杂志JAMA中文版总编辑。1973年,他在国际上首次提出"原发性肝胆管结石可呈肝内局限性分布"、"高位胆管狭窄是影响原发性肝内胆管结石手术治疗效果的主要病因"。在外科治疗上,他创造了用肝外科手术解决肝内胆管结石病的问题,取得了良好的疗效,而他创造的解除高位胆管狭窄的系列手术方法,也为肝胆管结石病的治疗奠定了基础。1963年,他创建了我国第一个集医疗、教学、科研于一体的肝胆外科专业学科。同时,他在微创外科、胰腺外科、肝脏外科、心脏外科、颅脑外科、休克和器官衰竭等领域亦有建树。发表论文450余篇,编著有《外科手术学》、《黄志强肝脏外科手术学》、《黄志强胆道外科手术学》、《黄志强胆道外科学》、《肝胆胰外科聚焦》(2007年首获中国政府出版奖)等19部专著。1999年获军队科技进步奖一等奖、2000年获国家科技进步奖一等奖、2002年获何梁何利基金科学与技术进步奖、2003年获军队科学与技术重大贡献奖、2005年获全军"十五"重大医药卫生成果奖;2007年荣立一等功;被解放军三总部评为"全军优秀教师",被总后勤部授予"科学技术一代名师"。

一、志向和人生价值根植于对祖国的深爱之中

黄志强,1922年1月1日出生于广东省新会县。黄志强的祖父年轻时曾在印度尼西亚颠沛流离了漫长的17年,受尽了屈辱。回国后用劳动所得购置了房屋和田

地，用于维持一家人的生计，在当地算是小富人家。由于新会、台山、开平、恩平、鹤山五县在外华工比较多，在广东被称作侨乡。侨乡人崇拜成功者，崇尚科学而务实。改革开放后，我国首条"院士大道"由江门市政府筹划在江门市落成。"院士大道"位于江门市北新区白石大道会展中心路，长200米、宽60米，两旁分别立有五邑（新会、台山、开平、恩平、鹤山五县）籍两院院士艺术雕像31尊。雕像个个栩栩如生。这是我国目前仅有的一条"院士大道"，她表达了家乡人民对文化知识的尊重和对这些院士为国家做出杰出贡献的纪念。

黄志强的父亲黄北琚是一位西医，毕业于当时的博济医院，博济医院是清朝末年由美国传教士在广州长堤开设的医院，后来成为中华民国时期著名的百年西医院，因孙中山先生曾在该院习医而更名为孙逸仙纪念医院，现称中山大学附属第二医院。黄北琚毕业后留在该院内科工作，后因家庭开支太重，故决定离开医院，独立开了一家诊所。

黄家有兄弟姐妹8个，黄志强排行老二，上面有一个姐姐，他是家中头一个男孩，对于一个三代单传的家庭来说，黄志强的出生无异于锦上添花，备受家庭宠爱。

1938年，黄志强高中毕业了。也许是生活中受到父亲太多的影响，黄志强选择了学医，那时学医可以免交学费。接到中正医学院的录取通知书时，正值日寇大举向南侵犯。家乡沦陷了，他想继续读书。但生命尚在旦夕，上学谈何容易?！进出的道路都被日本人封锁，怎么办？强烈的求学愿望驱使着当时只有16岁的黄志强，大胆选择了有可能不归的路——"偷渡"，踏上了未知的征程。那天，天上乌云密布，夜死一般的寂静，为躲避日寇的骚扰，家家关门闭户，街上见不到一个行人。为了读书，忐忑不安的父亲和抑制不住扑扑心跳的少年黄志强，在黑暗中沿着曾经十分熟悉的道路摸索前进，时而匍匐时而躬身站立，躲过了一次又一次日军探照灯的来回扫射，几经辗转总算挨近了崖门。崖门是珠江的出海口，日军的封锁线。大气不敢出的黄志强迅速迈上了早已隐秘在港湾里的一只小木船，夜色中小木船无声的悄悄地向远方划去。逃出日军封锁线的小木船，顺利抵达了澳门。从澳门再换乘交通工具经水路到达香港，在香港改乘大货轮。"海上无风三尺浪"记得穿越琼州海峡时，风很大，货船不稳，随风上下颠簸，左右摇晃，船上的人被摇得连胆汁都吐了出来。几天后，货船终于靠近了越南的海港城市，在海防市上了岸，此时人已十分疲惫。到昆明还要有很长的路程要走，越南境内的火车天亮启程，天黑休息，车停后自行解决住宿。黄志强拎着一只旧皮箱，那是父亲黄北琚在黄志强离家前留给他的，当时越南被法国人占领，法国大兵发现了黄志强随身携带的箱包，勒令黄志强站住，只见他用枪杆野蛮指向少年黄志强，强行将箱包打开，随后，一双新皮鞋在哈哈大笑的法国大兵手中被扔出去老远。这双新皮鞋是黄志强临行前倾其所有在香港买的，尚未舍得穿，就遭此厄运，再也无法找见。法国大兵哈哈大笑，黄志强内心受到的侮辱和气愤难以表达，只能痛苦地埋在心底。小火车（法国人修建，铁轨宽1米）走走停停，经过河内，从河内再沿滇越铁路到云南。终于，列车进入了云南，在中越交界处的老街改换国内火车再开往昆明，中正医学院校址当时搬迁到了昆明。

中正医学院是抗日战争时期兴办的，校址原在江西南昌，青山湖畔，湖中荷花环绕，那里风景优美，环境幽静。可惜学院尚未建成之时，由于日本人入侵，学校搬迁，由南昌迁至昆明。1938年在昆明时期称作西南联合医学院，由中正医学院和上海医学院联合办学，采用6年制教育。学校校舍简陋，泥垒的墙，茅草的屋顶，周围道路泥泞，吃的红米饭，菜油灯光下看书学习，条件相当艰苦。但屋前有清清的溪水绕过，令人心情愉悦，有德国造的质量很好的显微镜，可以用来学习。授课全部采用英文，考试严格，淘汰残酷。读书的日子是令人难以忘怀的，可惜好景不长，日寇南进占领了东南亚，学校被迫搬迁到贵州镇宁，没有多久疯狂的日寇又沿湘黔路向西侵犯，学校又被迫回到江西永新泰和。学校不断的搬迁，那时的黄志强，心中时刻都在想着："假如我们能有一个强大的国家，那该是多么幸福啊！"国家、民族的感情就在那战火纷飞、朝不保夕的时代里燃烧起来。

二、良师益友，受益匪浅

1944年，6年颠簸流亡的大学生活就要结束了，尚处在实习医生生活的最后阶段，马上就要毕业了，然而由于日军南犯，长沙大火，22岁的黄志强又随同湖南衡阳医院的一行人逃难来到贵阳，当时"难区医务人员接待站"就设在贵阳，他被"征调"。为了生活，在遵义县医院蹲了下来。在遵义县医院期间，依靠了该院仅存的《外科学》和《外科手术学》的英文原版书，开始了他的外科医生职业生涯，为那些从前线撤离路过这里的国民党兵看病。遵义县当时很穷，撤离路过的国民党士兵中，伤兵少，病兵却很多，卫生条件极差，疾病得不到有效控制、治疗和处理。黄志强本人亦因长期营养不良，抵抗力下降加上劳累和频繁接触病人而被染上斑疹伤寒，连续2周高热昏迷，差点送命。幸亏同事们发现及时，抢救及时，照顾周到，他才得以死里逃生，侥幸存活下来。"征调"满一年后，1945年7月通过虞颂庭教授（时任重庆中央医院主治医师，浙江慈溪人，1939年毕业于北京协和医学院，获医学博士学位）的推荐，黄志强来到吴英恺门下做了外科住院医生。吴英恺1943年秋从美国圣路易市华盛顿大学回到祖国，在重庆中央医院主持外科工作，当时吴英恺只有37岁，风华正茂，任重庆中央医院外科主任。吴英恺是我国食管、胸、心外科的创始人。吴英恺的手术简洁稳重，重视术前准备、外科病理和第一手资料，外科学造诣颇深。吴英恺说过："医学有两座高峰，一座是学术高峰，一座是医德高峰"，吴英恺用一生的德和行挺起了这两座高峰。他的博学和治学严谨影响了黄志强的一生，在随后几十年的行医生涯中，使黄志强受益匪浅。不久（1946年6月），吴英恺奉命调回天津，任天津中央医院外科主任。临行前的一次查房中，语重心长地望着黄志强："重庆的胆道疾病多，留下来的人可以多做一些工作……"，听了老师的话，黄志强留在重庆，继续在重庆中央医院做外科医生。从此，开始了他人生中漫长不弃的医学追求和探索。

三、四十年磨一剑，肝内胆管结石的禁门被撬开了

黄志强在临床工作中发现，实际接触到的病人与他原来背得烂熟的课本有着太多的不同，日常遇见的太多的疾病，没有资料可以查询。那时西南地区患肝内胆管结石病的人较多，患者常突发右上腹绞痛、寒战、高热，当结石堵塞胆总管时临床上可见黄疸和广泛的肝实质损害，反复发作为其特点，病情辗转，缠绵难愈，晚期可见严重的肝硬化，治疗上存在复杂性，当时被称作"不治之症"，它是良性胆道疾病中导致死亡的最常见原因，由于此病多见于东方，长沙马王堆出土的女尸，证明了2000多年前这位女士就患有此病。

胆管结石多为棕褐色的胆色素性结石，质地松脆易碎，随胆管铸型或呈泥沙状，尤其是肝内胆管结石，因其结石位于肝脏小胆管内，限于肝脏解剖结构的复杂和特殊性，外科手术很难探到并将结石取净，在诊断和治疗上没有前人经验可以借鉴，如何治疗此病是当时困扰着医学界的一大难题，研究者却寥寥无几。那时的医学书籍中只对西方人易患的胆囊结石病有所描述。胆囊结石多为胆固醇类结石，质地坚硬，不易破碎，形状多是椭圆形、杨梅子或石榴子样，结石局限于胆囊内，手术切除胆囊可达到治愈。

"医学科学的领域里为什么不应该有我们自己的东西呢？"一种民族自尊心的感情在黄志强心中悠然升起：病人的需要就是对我的召唤！不管她在外国人眼里占的什么位置，因为这是我们的国家，我们的人民。黄志强在心里暗暗地下定决心，既然要研究中国的问题，就需要有我们自己的资料，有适合中国的教材。黄志强的信念和坚持，最终使他成为中国胆道外科第一个勇敢地吃螃蟹的人。

那时影像诊断技术远没有像今天这样发展和应用，当时肝内胆管结石病在诊断上较为困难，临床病例多是晚期或再次手术者。为了弄清病因，治疗此病，黄志强首先展开调查研究，俗话说"不入虎穴，焉得虎子"。在当时极端艰苦的条件下，他先后多次对西南地区进行小范围调研工作，对于临床重症，经常连续几天几夜守候在病人床旁，游弋在病人和疾病之中，忘记了时间，忘记了周围的一切。多年下来他积累了大量第一手资料和宝贵临床经验，黄志强大胆地提出肝胆管结石是可治之病，并指出"原发性肝胆管结石呈肝内局限性分布"以及"高位肝胆管狭窄是肝内胆管结石的主要病因和手术治疗上的主要难点"的论断。

黄志强在治疗上指出"解除梗阻，去除病灶，通畅引流"的外科治疗的基本原则和重要性。畅通良好的环境有利于受损组织的恢复和愈合，就是这个道理。根据肝内胆管结石造成的胆道淤滞，他创建了间置空肠并十二指肠人工乳头胆肠吻合术、胆管狭窄合并门脉高压的分期手术等一系列独特的手术方法，解除淤滞。针对晚期胆管结石引起的肝硬化，1963年，他首次实施脾-下腔静脉端侧吻合术、肠系膜上-下腔静脉侧侧吻合术等进行有关门脉高压的外科治疗和对胆道疾病的二期手术方法。他提出了肝内胆管结石节段性分布的特点和肝叶切除术的使用。在外科临床上最早应用肝叶切除术治疗肝内胆管结石病。40年前，当他提出用肝叶切除术治疗胆管疾病时尚不能被人理解。1959年在《中华外科杂志》上他报道了两例用肝切除术治疗肝内胆管结石的病例，其中一例为肝右叶切除，另一例肝左外侧叶切除（后者在38年后并发肝胆管癌），这是在国际上见到报道最早的病例，开创了应用肝外科技术解决胆道问题的先河。此手术在一些治疗中心已用于治疗约近半数的肝内胆管结石患者，来自台湾的报告亦达到此数字。当前，用肝叶切除术治疗肝内胆管结石病已被广泛接受并采用，尤其在治疗左肝内胆管结石时往往已成为常规的手术。

黄志强提出肝胆管狭窄是肝内胆管结石外科治疗上的主要障碍，80%的外科治疗失败是由此引起的。肝内胆管结石病人约有30%~40%合并有肝胆管狭窄，再次手术者中，其比例更高。针对不同类型的肝胆管狭窄症，他设计并完善了肝门部胆管高位切开成型术、胆管重建术、胆管取石扩大修复术等，他设计的一系列手术方法已被广泛接受并采用，已成为我国治疗此病的经典手术方法。

黄志强首先提出了肝源性β-葡萄糖醛酸苷酶与肝胆管结石形成的关系，在肝胆管结石成因的研究理论中，修正和补充了日本学者有关色素结石形成的理论。在临床探索中认识到胆道免疫、胆道感染、胆道蛔虫和胆石形成的密切关系。胆道感染、胆道梗阻和胆汁淤滞是肝内胆管结石形成的主要原因，而改善整体的调控机制亦是很重要的。

黄志强在临床实践中大胆排除以往认为是胃出血的诊断：20世纪50年代初期，胆道手术后时有发生大出血，当时的老前辈对此也无经验。有一位中年的女性病人，胆管结石手术后，突然发作了上腹部剧烈疼痛，从引流管内流出血液，血液尚能凝块，伴有呕血，经过治疗后出血停止了，但是过了几天又出现同样的发作。为了获得第一手材料，黄志强每遇到这种情况便守候在病人床旁，仔细观察分析掌握病情的全过程：病人突发性上腹部剧烈绞痛，引流管内可见出血，血色鲜红，可以凝固，同时伴有呕血，有间歇性发作的特点。他分析认为这符合动脉性出血的特点，出血来自哪一支动脉呢？经他客观判断分析出血应该来自肝动脉，便果断给病人做了肝动脉结扎术，出血停止了，病人获救了。而他也将其上升到作为诊断胆道大出血的理论依据，排除了以往惯认为是胃出血的诊断，在随后的实践中，诊断多次得到了证实，病人的性命得以挽救。

黄志强在临床实践中发现，当患侧肝脏呈纤维化、萎缩时，对侧肝脏则呈现出代偿性增大，而此时患者并无明显黄疸和肝功能损害等临床症状出现。因而在1963年时他提出了肝内胆管结石时胆管阻塞所致的"肝脏增大–萎缩复合征"现象及其在诊断及治疗上的意义，它有助于手术前对病变部位的判断，手术入路的选择，术中肝门的显露，肝叶切除的评估等临床需要，在临床治疗上真是起到了莫大的作用。

黄志强对肝内胆管结石病不断提出新的认识。随着医学影像技术的发展，肝内胆管结石已能做出准确的手术前诊断和结石在肝脏中的定位以及对肝脏的伴同改变亦能达到清楚的认识，从而使肝内胆管结石的早期诊断得以实现。现在临床上的中晚期病例已较少见，肝内胆管结石病的模式已逐渐演变为：症状趋于轻型化、范围趋于局限化、病程趋于早期化。在外科治疗上，亦从以往的对症治疗到当前和今后的彻底性治疗。治愈肝内胆管结石和预防结石再发已成为治疗的重点。在这种情况下，他又提出了：早期的肝内胆管结石多是局限于肝内某一亚肝段或肝段的局限性病变，感染较轻，在病灶以外的肝内胆管和肝实质多属正常，较少合并肝外胆管结石的发生，而只限于局部的肝内胆管病变，外科治疗可以彻底切除病灶，即系统规则性的肝段切除术，以谋求达到肝内胆管结石病的治愈而非缓解症状的对症治疗或用外科手术完整地切除病变部位的肝内胆管支，保存正常的肝组织。此手术方法对早期肝内胆管结石应为"治愈"并恢复胆道系统的生理状态功能，而非胆肠吻合术，因为胆肠吻合术后胆管失去了十二指肠欧蒂氏括约肌的保护作用，而将无一例外地发生逆行胆道感染，引起肝内胆管的慢性炎症。然而肝切除虽然能清除当时肝内的病灶，但它不能预防在有慢性胆道系统炎症改变时在他处重新出现的肝内胆管结石；强调了恢复和保持胆道自然生理功能的重要性。

四十年磨一剑，2000年"肝胆管结石及其并发症的外科治疗与实验研究"荣获国家科技进步奖一等奖。黄志强如今已经是耄耋老人，他坦言："说实在的，我是一个土生土长的'专家'，在我五十岁的时候，我还没有踏出过国门一步。因为古话说'人过五十万事休！'但是，作为一个医生，当我看到、接触到经我们的治疗方法治愈的病人，感觉到他们的喜悦，心里面总是觉得非常踏实。我们终于拥有了我们国家自己的诊治理论和技术体系。"《黄志强胆道外科学》、《黄志强胆道外科手术学》被认为是肝胆外科领域的经典著作。这两部专著曾荣获全国科学大会著作大奖；《黄志强肝脏外科手术学》、《肝胆胰外科聚焦》等19部著作相继出版。其中《肝胆胰外科聚焦》荣获首届中国政府出版奖，是黄志强的晚年之作，《肝胆胰外科聚焦》是医学图书中首次采用看图识字的全新方式，对外科范围内许多常常难以单独用文字表达清楚的问题进行论述，图文并茂，形式新颖。此书的产出历经4年时间，4年内无寒冬酷暑和白天黑夜，黄志强进入状态便没有了时间的概念，开始了废寝忘食的浩繁的整理和书写工作。对60年来肝胆胰外科领域内的焦点、热点、难点问题进行阐述，整部书的文字如行云流水，观点独到，是成功老人几十年行医心得体会的自然释放，"登高望远"。黄志强著作书中的手术图谱多是老人家根据手术中的情景亲手绘制的，线条流畅，重点突出，令人过目不忘。

黄志强主持翻译的《希夫肝脏病学》（上下两册），2006年由化学工业出版社出版，此书出版时黄志强已84岁高龄，中文译稿上布满了老人家密密麻麻的批注，他尊重了原译者的翻译风格，又要将词意表达到位。2006年6月30日《健康报》"书苑"题为"站在巨人的肩膀上阅读"评《希夫肝脏病学》，着重指出了翻译中最难能可贵的是对于原著中的部分疑难之处，主译黄志强给出了自己的见解，作为"译者注"呈现给读者们。《希夫肝脏病学》在学科专著中享有盛誉，堪称肝脏病学领域的"圣经"，被列为"十一五"国家重点图书，荣获优秀引进科技图书奖。

在他的带领下，我国对肝内胆管结石病的诊断和治疗取得了突破性进展。几十年不断地努力追求和探索，已经开花结果，在国际肝胆外科领域形成了具有我国特点的一整套独特有效的诊治理论、技术和方法。肝胆管结石病已经不再是"不治之症"。

黄志强曾多次代表我国出席世界外科学术大会并做重要学术报告，在国际上奠定了我国肝胆外科的学术地位。

四、老骥伏枥，不减当年

黄志强坦言：医学科学实在并没有一条平坦的道路，要在前人未曾涉及的领域里走出一条道路来真是谈何容易！何况医学是面对病人，是充满着特殊性的科学。在面对生命濒危的病人，外科医生可能会有两种态度，是知难而退呢，还是向困难挑战呢？然而，外科医生的"勇气"不应单纯是"良好的愿望"，而应建筑在深厚的基础之上。你要创新，你得首先熟知医学。年轻时我下苦工夫把最基本的参考书一字一句地从头读起，我读遍了我可能得到的全部书籍。现在看来，这可能是太笨了，多么好的青春美好时光就这样的在厚厚的书本前度过了，实在是多么可惜！现在回想起来，又感到正是那样多年下来，才使我对所从事的工作有了坚实的基础，才使我对临床的现象能够融会贯通，并且养成了读书的习惯。当我一旦坐在案前，便有脱离"红尘"的感觉，任何烦恼，都影响不了我。这种境界，在我的一生过程中，真是起到过莫大的作用。

经黄志强手术的病人，手术后恢复都很顺利，没有并发症发生，住院时间明显缩短。2003年全国第三届21世纪肝胆胰外科国际研讨会上直播了81岁的黄志强做手术的全过程，病人已经做过3次大手术，当地医院难以解决问题而转来解放军总医院治疗，打开腹腔后只见里面粘连得一塌糊涂，正常的解剖结构已经不复存在，只见黄志强一步一步稳步扎实地分离组织，直到胆管显露时，大家终于看明白了。有些医生感叹，"黄志强的本领恐怕我们一辈子也学不到了"。

一位来自内蒙古自治区极危重的胰腺病人，在当地医院曾用多种方法对症治疗未得到缓解，于是施行紧急剖腹探查手术。手术后，出现严重的脓毒症状，病人情况危重，病人被紧急转送北京某医院治疗。在北京经过几天的处理，病情不仅未得到控制，反而进一步加剧而紧急转入解放军总医院治疗，入院后检查发现，病人的呼吸迫促，体温39.5℃，轻度昏迷，腹部有一切口，已大部分裂开，动脉血氧分压下降，急诊腹部CT检查显示胰腺肿大，体尾部和胰腺周围组织坏死，原有引流不够充分。需要再次手术，然而此时施行手术，医生和病人自然都需要冒极大的风险。但外科医生的责任感不容许黄志强退却。病人被安排急诊手术，手术台上黄志强却改变了以往常规的手术体位，大家愕然。就是这看似小小的体位改变，却融入了黄志强对病人病情的个性化思维，他常说"治病不像造飞机，疾病在发展过程中涉及不同阶段和诸多因素，既有差别又相互联系，而且还在不断变化，临床医生必须了解随时变化着的病情，掌握疾病的总体，才能针对不同阶段的特性采用更加合理的治疗。"就这个病人来说，体位的变化得以去除腔内死角，使坏死组织能够充分引流出来；手术后次日，病人的体温下降至正常，这是很多天来的第一次，伤口的引流物脓性减少，感染很快得到控制，创伤逐步愈合，神志恢复已经有了物质基础。在坚持优良的护理和全身支持治疗下，病人果然逐步地恢复了，手术和抢救获得了成功。

黄志强做手术看起来"慢"。黄志强说:"可能和自己的性情有关系,我做手术并不快,往往做一步,想一步,看着这一步没有问题,再进行下一步。"熟悉他的同道都知道,黄志强做手术其实很快,基本功扎实,没有多余的动作,实际时间用的短。还有,黄志强做手术有一个特点,实施外科手术看不见血,术中解剖结构清晰,动作轻柔,止血彻底,做手术很干净,十根手指似乎长了眼睛,融进了老人家的灵感、睿智和聪慧。黄志强认为,仅靠技术永远不会成为优秀的外科医生;手术做得快说明不了什么,关键是要做得好。没有扎实的临床学科基础,缺乏细致的观察和分析能力,不能时刻将术中悬而未决的问题放在心上,这样的外科医生只能算是"刀匠"。而要成为一个"外科学家",必须要掌握丰富的外科学知识,同时还要在动手术之前,多思考,从心理学、生物学、生理学和病理生理学各个相互关联的学科知识去决定患者应该做的手术,这样的手术才能够获得最大的成功。"理论巨人"和"行动矮子"不一定是好外科学家,而"莽撞家"则更坏事。对于外科医生,摇摆不定的心思比颤动的双手更有害。临床医学尚离不开经验的累积,经验是宝贵的,但经验是历史性的。

如今已是93岁高龄的黄志强记住了每一个手术抢救成功的病人。多年后,经他治愈的病人路过这里顺道看望他老人家时,尽管病人模样已经改变,看起来已经陌生,但只要一提起所患的疾病,老人就会记起,同时脸上荡漾出亲切的笑容。

五、唱响了微创外科的主旋律

1948年,黄志强最早在国内报道了应用迷走神经切断术治疗消化性溃疡的经验。20世纪60年代,他率先在国内开展手术创伤对肾上腺交感神经内分泌的研究,肝脏创伤时儿茶酚胺代谢的改变和肾上腺交感神经在多器官衰竭调节中的作用。他明确提出外科医生是用创伤治疗疾病,外科手术是一种创伤,更是一种特殊情况下的创伤。每天面对手术创伤给病人造成的痛楚,黄志强作为一名外科医生,一直在留意和思考如何将手术创伤减到最小?如何使手术病人"无痛"地渡过手术后的早期?他反复强调围手术期的重要性。基于以往对无数的重症手术病人的细心观察和对创伤反应的认识,他是选择了伤后交感神经肾上腺内分泌轴心这一快速反应系统,开始研究病人的手术后反应规律,他曾假设,与生俱来的创伤反应是动物界应付突然事件时内在的反应模式,自然界里的创伤与手术治疗有目的的创伤应该是两种情况不同的事件,由于当前妥善的围手术期处理以提供身体所需要的代谢底物,所以属于本能的"野生型"（未经过调整的身体的自然反应）的过分强烈的创伤反应就显得没有必要了；再由于"野生型"的反应时，往往是首先激发大量肾上腺素的释放，随后才是主宰整个反应过程的肾上腺皮质激素分泌增加，而肾上腺素和交感神经系统过度兴奋会带来许多副作用。因此，他考虑若提前升高皮质激素分泌有可能影响肾上腺素的分泌和减轻其副作用。他曾采用过向肾上腺皮质激素的预刺激和随后的较简单的补充疗法，对稳定病人的内环境，促进创伤愈合，收到了较好疗效。记得在物质相对匮乏的年代，本单位的一位年轻女护士患了甲状腺疾病，需要手术治疗，"这么年轻！还没有对象，脖子上如果留下一条疤，看起来难看不说还会对心理产生影响"，但当时的医疗条件想要找到很细的缝线是很不容易的。"假如我们能设身处地地体会病人的一切，我们就会自然而然地小心谨慎地行事"，怎么办？只见他取下了病人的一根长发，头发很细，很柔韧，相当于很细的缝线，经过消毒处理后，用它缝合了皮肤。皮肤的切口顺着颈部皮肤的纹理愈合，效果果真很好，没有遗留明显的疤痕。

20世纪后期，随着科学技术的进步，外科医生追求的境界亦有所改变，她总是伴随着当时科学技术水平的发展，内镜的出现已是意中之事。1987年，Philp Mouret完成第一例腹腔镜胆囊切除术，小切口，大视野，有限制的充分显露；内镜解决了手术入路，但并未改变外科的实质。为此，在中国工程院的主导下，2000年黄志强主持了召开了"中国工程论坛——微创外科新概念"，标志着我国微创外科时代的到来。"小切口外科"、"腔镜外科"是指小的皮肤切口，而"微创外科"带有更深而广泛的含义，它缩小了常规外科手术所带来的对身体局部或全身的伤害性效应，减轻患者对创伤的不良反应和改善创伤后的愈合过程，从而把微创外科观念"从小切口微创"推向更纵深的发展。

目前，解放军总医院肝胆外科医院已经累积了国内最大一组腹腔镜肝叶切除手术病例，它减少了手术用血量，减轻了全身炎症反应，明显缩短手术后恢复期，同时只留下最小的手术疤痕，病人容易接受。21世纪的外科将更趋于人性化，更加完美，尽可能顺应和保持机体自然环境，微创外科是21世纪外科的主旋律。《光明日报》2001年11月26日《科技周刊》刊出了黄志强的文章《外科手术中的"微创"与"无创"》；《健康报》2001年9月2日《医生论坛》中整版篇幅报道了黄志强《外科与微创外科-微创外科与创伤的"微型化"-大外科21世纪你向哪里发展？》的文章。《新药研究论坛》2006年11月24日"会议专版"又刊出黄志强的发言《微创外科时代对胆石与相关胆道疾病外科治疗的再认识》，全方位地唱响了我国微创外科发展的主旋律。

黄志强对医学充满了浓浓深情，有学生问他，成功的妙诀是什么？他说："我常常在想，是我的幸运？机遇？聪明？还是我的勤奋？我的经历告诉我，只有强大的祖国做后盾，坚信科学，坚持真理，努力和勤奋是顶重要的。"

耄耋之年的黄志强至今仍是老骥伏枥，笔耕不辍，思路清晰，从来没有离开过医、教、研第一线。

六、黄志强主要论著

黄志强，马宵. 1958. 肝部分切除术治疗肝内胆管结石. 中华外科杂志，6：1121.

Huang C C. 1959. Partial resection of the liver in treatment of intrahepatic stones. Chin Med J, 79：40.

Huang C C, Huang W, Liu T C, et al. 1962. Intrahepatic stones and their surgical management. Chin Med J, 81：287.

黄志强. 1976. 胆道外科. 北京：人民卫生出版社.

黄志强. 1979. 胆管狭窄合并门脉高压的外科治疗问题. 中华外科杂志，(5)：351.

黄志强. 1980. 手术对肾上腺交感神经内分泌的影响. 中华外科杂志，(2)：104.

黄志强. 1980. 损伤性高位胆管狭窄治疗方法的改进. 中华外科杂志，(4)：368.

黄志强. 1982. 肝门部高位胆管狭窄的外科治疗. 中华消化杂志，(1)：3.

黄志强. 1984. 色素性胆石形成原因的研究. 中华外科杂志，(5)：261.

中华外科学会胆道外科学组. 1987. 中国人胆结石的特点——全国11342份胆结石手术病例临床调查. 中华外科杂志，25：321.

中华外科学会胆道外科学组. 1988. 我国肝内胆管结石外科治疗的现况. 中华外科杂志，26：514.

黄志强. 1988. 我国肝内胆管结石外科治疗的现况：全国4197例手术病例的分析. 中华外科杂志，26（9）：513.

黄志强. 1991. 黄志强胆道外科手术学. 北京：人民军医出版社.

黄志强. 1992. 急性坏死性胰腺炎的危险因素分析. 中华外科杂志，30（1）：27.

黄志强. 1993. 腹腔镜外科与胆石病治疗的变革. 中华外科杂志，31（7）：387.

黄志强. 1999. 我国胆道外科五十年的进展. 中华外科杂志，37（9）：522.

黄志强. 1999. 黄志强胆道外科. 山东：科学技术出版社.

黄志强. 2000. 高位损伤性肝胆管狭窄修复的技术问题. 肝胆外科杂志，8（2）：81.

黄志强. 2000. 肝内胆管结石：治疗观念上的变迁. 中国普外基础与临床杂志，7（2）：65.

黄志强. 2001. 肝内胆管结石治疗的现状与展望. 中国普外基础与临床杂志，8（2）：65.

撰写者

王燕生（1947~），解放军总医院副高职称，1997年开始担任黄志强院士秘书。

吴孟超

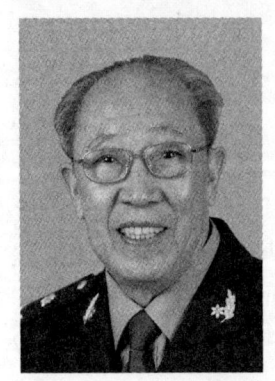

吴孟超（1922～），福建闽清人，马来西亚归侨。肝胆外科专家，中国肝胆外科事业的开拓者和创始人。1991年当选为中国科学院学部委员（院士）。1949年毕业于上海同济大学医学院。他长期从事肝胆外科疾病的临床治疗和基础研究，现任第二军医大学东方肝胆外科医院院长和研究所所长。现为国际外科学会会员和国际肝胆胰学会会员，兼任全国医学专业学位教育指导委员会副主任、解放军总后勤部专家组副组长等职。他创立了中国肝胆外科的基础理论体系和技术体系。1956年以来，他首先翻译出版第一部中文版《肝脏外科入门》专著；率先制作出完整的肝脏血管铸型标本；创造了间歇性肝门阻断切肝法和常温下无血切肝法；成功完成中国第一例中肝叶切除术；切除重达18千克、迄今为止世界最大的肝海绵状血管瘤；为年仅4个月的女婴切除肝母细胞瘤；成功进行世界第一例腹腔镜下的肝癌切除手术；率先提出巨大肝癌先经综合治疗再行手术切除的"二期手术"概念；率先提出"肝癌复发再手术"观点等，他以这些创造性的贡献和成就成为国际肝胆外科界的杰出人物。他创立了亚洲第一个肝胆外科专科医院，并为中国培养了一大批肝胆外科优秀人才，使中国肝胆外科事业不断发展壮大。他先后获得国家自然科学奖二等奖、国家科学技术进步奖一等奖、首届何梁何利基金奖、陈嘉庚医学科学奖等40多项大奖。1996年被中央军委授予"模范医学专家"荣誉称号。2005年获国家最高科学技术奖。2011年5月，中国将"17606"号小行星命名为"吴孟超星"。2012年被评为"感动中国人物"。

一、赤子归国

1922年8月31日，吴孟超生于福建省闽清县。在吴孟超很小的时候，父亲为生活所迫，背井离乡到马来西亚打工，在那里当割胶工人。1927年，母亲带着当时才5岁的吴孟超到马来西亚投奔父亲。在马来西亚，吴孟超一边帮父亲割橡胶一边读书。初中毕业时，他已经能把割胶刀玩得流星一般飞转。

吴孟超是家里的长子，尽管当时生活非常艰苦，但是父母都非常支持他读书。1931年，他进入光华学校读书。当时学校里有一个思想非常进步的老师，经常给吴孟超他们讲国内的抗日形势，讲国家兴亡、匹夫有责的道理。加上那时身在异国他乡，他常遭受外国人的欺负，所以特别希望自己的国家强大。吴孟超那时认为，如果国家强大了，外国人就不敢欺负我们，日本也打不到我们国内！

在初中快毕业的时候，吴孟超和几个同学通过当时陈嘉庚先生组织的华侨抗战救国会，给在延安的八路军总部捐了款。初中毕业时，吴孟超毅然放弃了父母为他安排去英国读书的机会，和6位同学相约回国去延安抗日。

1940年，吴孟超和其他6名同学一起辗转回到云南之后，他们才发现根本就不知道延安在哪，也不知道怎么去延安，当时的形势更不允许他们去延安！他们只好在当地上学，经过刻苦努力，吴孟超顺利考上了因战乱迁到云南的同济大学附中。三年的高中生活，在紧张学习的同时，还要经常为躲避日本鬼子的炸弹而跑来跑去，这就更加坚定了他一定要为祖国做贡献的理想。

二、师从裘法祖

1943年秋天，吴孟超考入德国人创办的同济医学院。从此，开始他的医学生涯。

有一天，正在做作业的吴孟超听到同学们都在兴奋地谈论着裘法祖教授的名字，说裘法祖要来给他们上课。这个消息给吴孟超带来了无比的惊喜——裘法祖可是在德国外科界都大名鼎鼎的中国人！在第二次世界大战中，裘法祖挽救了无数德国人的生命，被誉为"当代中国外科之父"。

不久后的一天，教导主任陪着一位英俊潇洒的男子来到他们的教室，高兴地搓着双手向大家介绍："同学们，这就是刚从德国回国的裘法祖教授！"教导主任的话音未落，雷鸣般的掌声在教室响起，同学们纷纷站起来欢迎这位名扬中外的医学大家。裘法祖，从那堂课开始，吴孟超和裘法祖便结下了师生情谊。

毕业后，吴孟超到第二军医大学长海医院作了一名外科住院医生。裘法祖从朝鲜战场回国后，因种种原因并没有随同济医学院内迁武汉，于是就成为了上海各大医院和学校的"热门人物"，各大医院和学校竞相请他做客座教授和兼职教授。第二军医大学长海医院当然不甘落后，第一批聘请裘法祖教授做兼职教授。因为曾是裘法祖的学生，吴孟超受医院之命去请裘法祖。俩人一见面，裘法祖就一下子想起了那个在学校时喜欢问问题的小个子。师生重逢，裘法祖也非常高兴，而且爽快地答应了出任第二军医大学长海医院兼职教授的请求。

吴孟超再一次成为裘法祖的学生！

以前在同济医学院当学生时，吴孟超和裘法祖离得很近的时候是听裘法祖讲课，因为他坐在第一排。在医院实习时，吴孟超只能踮起脚跟在人堆里远远地看裘法祖手术。现在就不一样了，他可以跟在裘法祖后面，真真切切地看裘法祖做手术了，裘法祖的每一个动作他都能看得清清楚楚，有什么看不明白或者不理解的都可以向裘法祖提问！更让吴孟超兴奋的是，过了不久，他就成为裘法祖手术时的助手了。于是，他把裘法祖手术时的一招一式看在眼里，记在心里，下了手术台以后还要再细细品味几遍。

吴孟超勤奋好学，裘法祖特别喜欢这个总是跟在自己身后有无数个问题要问的小个子住院医生。吴孟超跟他手术时，他总是耐心细致地向吴孟超示范，吴孟超提出的问题，他也总是耐心地解答。

后来，吴孟超在裘法祖的指导下可以独立完成手术了！他严格按照裘法祖的指点去完成手术的每一个步骤。功夫不负有心人。慢慢地，吴孟超的手术有点老师的味道了，手术动作也接近老师了。

三、结缘肝胆

1956年春天，吴孟超被提升为主治医师，并被授予中国人民解放军大尉军衔，还光荣地加入了中国共产党。天资聪明而又努力上进的吴孟超在裘法祖的悉心指导下，已经小有名气。

吴孟超并不满足于现状，他知道一个外科医生要有扎实的基础理论和解剖学知识，最重要的是要学会做手术，这一点他在裘法祖的指导下已经有长足的进步。他觉得光会做普通手术还不够，要想真正在医院站得住脚，还应该有点专长，如胸外科、泌尿外科、脑外科等，到底该向哪个方向发展呢？

一天晚饭后，满怀心事的吴孟超去请教裘法祖，他把自己的想法都如实告诉了老师，还说自己想试着往肝脏外科方向努力。裘法祖对他说："世界医学发展得很快，但肝脏外科目前还是薄弱学科，而中国的肝脏外科几乎是一片空白。如果你真有志向的话，可以朝肝脏外科的方向发展。"

老师的话与吴孟超的想法不谋而合。吴孟超坚定地对老师说："那我以后就朝着肝脏外科的方向干！"裘法祖赞许地看着吴孟超说："如果你能朝这个方向努力，说明你很有志气。但是，搞肝脏外科一切都要从头开始，你要想在这方面取得成绩或者获得突破，一定要付出艰辛的努力，中间的过程也一定很辛苦、很漫长，如果认准了的话，就不要后退。"

吴孟超用力地点点头，并在黑暗中使劲把两只拳头握得紧紧的。

从这个晚上开始，吴孟超就走上了肝脏外科之路，而且他在心里根本没给自己留下退路，他下决心要找到解决威胁中国人健康最大"杀手"的办法。从此，他和肝脏外科结缘，而且是一辈子也化不开的缘。

既然吴孟超已经决定走进肝脏外科，他就必须从头开始。

当时的中国外科界，之所以做肝脏外科手术，仅是基于对外科的了解，而对肝脏本身却并不了解，现在看来当时敢做肝脏手术真是有点冒险的味道。中国当时肝脏外科的现状是"三没有"：没有教科书，没有肝脏解剖理论，更没有成功的手术先例。

第二天，吴孟超下班后连家也顾不上回，就一头扎进图书馆，几乎翻遍了所有的藏书目录，终于找到一本英文版的《肝脏外科入门》。除此之外，再也找不到肝脏外科方面的书，偌大的图书馆里，关于肝脏外科方面的书，仅此一本！因为当时中国的大门还没有向外打开，所以外文图书几乎没有，吴孟超捧着这本《肝脏外科入门》如获至宝，他心想：也许这就是打开肝脏之门的钥匙呢。

吴孟超英语功底比较扎实，读起这本英文版的书来，并不感到吃力，但总还有一些地方不能准确理解。

吴孟超拿着这本书去找老师。裘法祖看到这本《肝脏外科入门》，深为学生的言出即行而高兴，他好像看到了中国肝脏外科的希望。于是，裘法祖鼓励吴孟超以最快的速度把这本书翻译成中文，这样才能更好地帮助中国外科界了解肝脏外科，也能指导吴孟超开展肝脏外科的研究。吴孟超当即请来当时的同事方之扬，开始一起翻译这本《肝脏外科入门》。

吴孟超和方之扬都是第一次翻译外文书籍，难度可想而知。白天他们要在病房工作，只有利用晚上的休息时间翻译书籍，但是休息时间也经常因为要抢救病人而被分割成几个部分。有时候，他们刚刚开始翻译，科里有病人病重或者发生紧急情况，他们就只好放下书稿，拔腿往病区里跑，等处理好病人的情况，再继续进行翻译。有时候甚至会往返好几遍，所以尽管他们每天都会干到很晚，但翻译的进度一直不算快。

为了尽可能准确地将原文翻译过来，吴孟超和方之扬对每一句话甚至每一个单词都反复推敲，有时碰到拿不准的句子或专用词语，他们会去请教老师、请教同事、请教词典，两个人还经常会为某一句话翻译产生的不同意见而"面红耳赤"，激烈争吵。

由于过度劳累和不规律饮食，吴孟超患上了细菌性痢疾，高烧近40℃，被送进了隔离病房。这让吴孟超心里非常着急，他一心想着尽快把书翻译出来，当然不愿意时间白白在病房流失。当病情稍微稳定，他就央求妻子吴佩煜把书、字典、纸和笔带进病房，一边挂着点滴一边翻译。妻子虽然心疼丈夫，但深知丈夫的脾性，也只有看在眼里，疼在心里。碰到难题时，他就把方之扬请到病房里一起翻译，一个星期下来，他竟然在病房里翻译出了3万多字。

在"连轴转"40天之后，他们终于将《肝脏外科入门》翻译完毕！吴孟超和方之扬像抱着自己新出生的孩子一样，怀抱着由英文变成的20多万个汉字去找方之扬的一个同学，因为这个人的英语水平比他们高，所以就请他为他们做最后的校正和修改。之后，他们才郑重地将翻译好的书稿拿给裘法祖教授。裘法祖看着他们的译稿，再看看瘦了一圈的弟子，激动得一连说了几个"好"，他没有想到这两个年轻人在这么短的时间内就将这本书翻译出来，这可是第一部中文版的肝脏外科译著啊。虽然这本书是从外文版翻译过来的，但它对中国肝脏外科，甚至于对中国外科的意义都非同小可，可以说是具有划时代的意义！

后来，经裘法祖推荐，这本书由上海科学技术出版社出版发行。这是中文出版第一部有关肝脏外科方面的书。这本书的出版发行，不仅为吴孟超真正走进肝胆外科奠定了理论基础，还成为当时国内肝脏外科的指导性书籍。

从此，吴孟超正式拉开了向肝胆外科进军的序幕。

之后，他一发而不可收：

——1958年，他和同事经过4个多月的辛苦努力，灌注出一具结构完整的肝脏血管模型。之后，他一鼓作气，用一年多的时间制作完成了200多具肝脏模型，并总结成文章发表，奠定了肝脏外科的理论基础；

——1960年3月，已经掌握肝脏禁区"密码"的吴孟超，主刀完成了第一例成功的肝脏手术，打破了中国肝脏外科零的纪录；

——1961年，他创造了间歇肝门阻断切肝法和常温下无血切肝法，缩短了手术时间，减少了手术出血，提高了手术成功率；

——1963年夏天，他闯入被称为肝脏外科"禁区中的禁区"，成功完成世界首例中肝叶切除术，这一成功使中国一举迈进国际肝脏外科的前列；

——1975年，他为安徽的农民陆本海切除18kg的巨大肝海绵状血管瘤，肿瘤大小至今还保持着世界纪录；

——1984年，他成功为一名年仅4个月的女婴切除了肝母细胞瘤，创下了世界肝母细胞瘤切除年龄最小的纪录；

——1993年，他和学生一起成功进行了世界首例腹腔镜下的肝癌切除手术；

——他通过临床和肝脏生化研究发现了"正常和肝硬化肝脏术后生化代谢规律",并据此提出了纠正肝癌术后常见的致命性生化代谢紊乱的新策略;

——他带领学生开展的肝癌介入治疗、生物治疗、免疫治疗、病毒治疗、基因治疗等方法相继投入临床,并接连取得重大突破;

——他针对肝癌发现时晚期多、巨大且不能切除者居多的特点,提出巨大肝癌先经综合治疗,待肿瘤缩小后再行手术切除,即"二期手术"的概念,为晚期肝癌的治疗开辟了一条新的治疗途径;

——他针对肝癌手术后复发多,但又缺乏有效治疗的特点,率先提出"肝癌复发再手术"的观点,显著延长了肝癌患者的生存时间;

——他针对中国肝癌合并肝硬化多,术后极易导致肝功能衰竭的特点,提出肝癌的局部根治性治疗策略,使肝癌外科的疗效和安全性得到有机统一。

付出就有收获。吴孟超带领学生使中国的肝癌术后 5 年生存率由 20 世纪 60~70 年代的 16.0%,上升到 80 年代的 30.6% 和 90 年代以来的 48.6%。如今的东方肝胆外科医院已经站在了世界肝脏外科的最前沿。

四、人民医生

吴孟超之所以取得如此巨大的成就,不仅仅在于他对中国肝脏外科的贡献;而对病人的一腔热情和爱心,是他不断创新进取的原动力,也是他作为医学家的魅力所在。

凡是吴孟超主刀手术的病人,无论什么时候再找到他,他都能想起当年手术的情况。因为,他心里始终把病人放在第一位。

吴孟超常说,病人没有高低贵贱。作为医生,没有挑选和敷衍病人的权力,只有为他们解除病痛的义务。几十年来,冬天查房时,吴孟超总是先把手在口袋里捂热,然后再去接触病人的身体。每次为病人做完检查之后,他都顺手为他们拉好衣服、掖好被角,并弯腰把鞋子放到他们最容易穿的地方。吴孟超说,这对医生而言仅是举手之劳,却能带给病人很大的温暖。

吴孟超说,做医生的不能患上"富贵病",如果连治病救人的医生都嫌贫爱富的话,那整个社会都不可救药了!也正因为如此,几十年来,吴孟超对病人都是一视同仁。不管是高级干部,海外侨胞,还是普通人民大众也罢;不管是腰缠万贯的大款,还是一文不名的农民;不管是身份显赫的将军,还是普普通通的士兵,只要是找到他,他都会认真诊治。

1987年，有一位叫洪珍兰的女士到医院找他求治。她当时在香港的一家医院里被诊断为左肝叶肿瘤破裂出血，无法手术且不可救治，存活最多不过3个月。由于她的病情严重，吴孟超前前后后给她做了5次手术。因为她一个人住院，没有亲人在身边，吴孟超就经常让老伴给她送些好吃的，就连出差在外也会打电话询问她的病情。后来，洪珍兰奇迹般地活了5年多。

1996年，有一个从西北老区来的病人，由于到上海后已经是晚上，他没有找地方住下就敲响了吴孟超的家门。吴孟超在认真地了解病情、作了诊断后，还亲自打电话帮他安排住的地方，把那个老实的庄稼人感动得泪流满面。

吴孟超说，敢于承担风险和责任是衡量一个医生是否具备医生资格的基本标准，医生只有敢于承担风险，才能在救助病人时不畏首畏尾、顾虑重重。如果一个医生在风险面前过多考虑自己的名利得失，那无数的病人也就可能在医生的犹豫和叹息中抱憾离开人世。医生要用自己强大的责任心，把病人一个一个背过河。

1975年，安徽农民陆本海来到医院求治。当时，他挺着个大肚子，像十月怀胎的孕妇一样，吴孟超在认真为他检查之后确诊为肝脏巨大海绵状血管瘤。当时，国内外在这方面的救治成功率还不到40%。吴孟超在得失取舍面前做了激烈的思想斗争：若手术不成功，将会影响自己的名声，但如果不为他手术，那么巨大的血管瘤非常容易破裂，进而导致病人死亡。当自己所要承担的风险与病人的生命冲突时，吴孟超毅然决然地选择了后者。早上8点，陆本海被推进手术室。开腹、结扎、探摸、检查、切除、缝合、打结……整整12个小时，吴孟超和助手非常成功地将那个巨大无比的瘤子切掉了。助手将切下的瘤子一称，竟然达18kg！此时，吴孟超已经被超长时间且高度紧张的手术折磨得筋疲力尽。然而，他并没有马上回家休息，而是抱着铺盖住进了病房，他要认真观察、记录陆本海术后的各种指标，而且一住就是一个星期，直到陆本海病情稳定。陆本海从此得以健康地生活。

2004年9月，毕业于北京外国语学院的湖北女孩王甜甜在父母的陪伴下来到东方肝胆外科医院找吴孟超求治。这个刚20岁出头的姑娘中肝叶上长了个巨大的海绵状血管瘤，严重压迫第一、二、三肝门，稍有不慎，病人就会因血管破裂大出血而死亡。中肝叶是肝脏禁区中的禁区，很少有人敢涉足这个禁区，强烈的生存欲望让她抱着最后一线希望来找吴孟超。在多次讨论和论证之后，吴孟超决定再闯中肝叶禁区，手术切除血管瘤。9月18日，吴孟超带领姚晓平教授，用了5个小时，成功将瘤体完全切除。如今，完全恢复了健康的王甜甜还经常来信来电话，感谢吴孟超和姚晓平给了她第二次生命！

吴孟超看不上不负责任的医生，在他看来，漠视病人的生命，就是亵渎医生的神圣称号。在吴孟超领导的东方肝胆外科医院,他不允许有医生敷衍了事,也正因为如此,年轻医生既想吴孟超查房,又最怕他查房。希望他查房是想多学点知识,怕他查房是因为他要求极为严格。如果谁把病人的性别写错了、年龄写的前后不一致、职业和家庭住址没写清的话,是一定要受批评的,而初始诊断记录和病程记录更不允许出半点差错。他常说,如果一个医生对病人不负责任,那就失去了做医生的基本资格。

收受病人红包和拿药品回扣,是吴孟超一直深恶痛绝的事情。他常说,病人生病已经非常不幸,为了治病他们可能已经花光了家里所有的钱,有的还负债累累。医生有治病救人的义务,没有收受红包的权利;作为医生,一定要设身处地地为病人着想,替病人算账。在他手术时,用的麻醉药和消炎药都是最普通的,结扎都是用线而不用专门的器械。平时,他要求医生不用价钱贵的抗生素,做检查时也尽量为病人省钱。如果做 B 超能解决问题,决不让病人去做 CT 或者磁共振检查,如果他们外带的片子能够诊断清楚,也决不让他们再做第二次检查,尽量为病人省钱。

五、益友良师

在中国医学界,吴孟超和他的老师中国外科之父裘法祖的师生关系是人所共知的榜样。

一个是中国外科之父,一个是中国肝脏外科之父,两个医学界的泰斗互敬互爱半世纪,肝胆相照五十载。其实,裘法祖仅比吴孟超年长 8 岁,但每一次与老师见面,吴孟超都是亲自为他开车门,并小心搀扶着老师。每次去同一个地方开会之前,吴孟超都会先打电话问清楚老师的出发时间,他要求自己一定要比老师先到,为的是要去接老师。有一次在接受电视台采访时,裘法祖说:"吴教授的外科水平已经超过了我。"吴孟超立即接着说:"如果真的能超过老师,那也是老师培养的结果。"

吴孟超对老师是如此的尊敬,对学生也是情深意切,宽厚慈爱。

2005 年年初,吴孟超的学生、40 多年的工作搭档陈汉教授因病去世,让吴孟超痛心不已。在陈汉灵前,生性坚强的吴孟超泪如雨下,并亲自为陈汉整理遗容,让在场的所有人都为之动容。

沈峰是吴孟超的学生,当年他从美国留学回国时是一个冬天的早晨五点多,他怎么也想不到当时已年过花甲的老师会到机场接他。直到现在,已经成为肝胆外科著名专家的沈峰想起这件事还感慨良多。

除了宽厚和慈爱的一面,吴孟超对学生的要求极其严格。

"会做会说会写",这"六字诀"是裘法祖当年对吴孟超的要求。吴孟超正是深刻领悟并秉承了这个"六字诀"的深刻内涵,才成就了今天的成绩。同时,他也把这"六字诀"作为对学生的基本要求。

"会做"就是判断准确,下刀果断,手术成功率高;"会说"就是善于旁征博引,阐述理论,能走上国际讲坛;"会写"就是善于总结经验,著书立说,发表高质量论文。这"六字诀"带给他的成就是:手术精湛娴熟,一气呵成,堪称"神刀";讲课简洁明了,通俗易懂,四座惊叹;文章概括准确,结构严谨,著作等身。

为了让学生真正掌握这"六字诀"的内涵,使他们成为功底深厚、素质全面的外科医生,吴孟超把自己的"一切"都教给了学生。王义教授说,从发展方向到攻关课题,从学习书目到实验研究,从手术方案到如何下刀,吴孟超无一不是言传身教。施乐华教授现在还清楚地记得,老师在和他第一次谈话时就提出了"六字诀"的基本要求,从拉钩到打结,从下刀到探摸,从切除到缝合,吴孟超一一细心指导,并鼓励他们大胆动手,不断提高学生做手术,特别是复杂手术的能力,现在的他已经成为中国肝胆外科界知名的专家。

吴孟超还常常利用自己在国内外学术界的影响;把年轻人推上学术交流的讲坛和科研一线。他的学生丛文铭教授在攻读硕士期间,就在厦门召开的全国病理学术会议上宣读论文;并获得一等奖;在中华医学会第五届中青年医学学术交流会上,吴孟超带来的8名学生提交的8篇论文全部获奖,其中一等奖3篇,二等奖2篇,三等奖3篇,成为那次会议上的"团体冠军"。

吴孟超认为:一个好的外科医生,必须具备严谨、细致和耐心的医风,否则将一事无成。在这方面,吴孟超对学生的要求严格。每次查看医嘱或病程记录,他都会一个字一个字地看,连标点符号也不会放过。一旦有谁的字写得不工整或数据不对,他都会给予批评指正。他常说写病历和给病人看病一样,都要严谨细致,有足够的耐心,不能有丝毫的马虎和不耐烦。在学术问题上,吴孟超的严谨和细致可以用"过分"来形容。对于学生即将外投发表的论文,不管多忙,他都会认真审阅,对一些言过其实的提法和描述,他会坚决要求修正或删掉。因为,吴孟超常挂在嘴边一句话是:"医学是来不得一点虚假的。"

吴孟超培养出来的78名硕士生、56名博士生和博士后,绝大多数成为目前中国肝脏外科队伍的中坚力量,其中1人被评为中国工程院院士,18人次获得中国青年科学家,长江学者计划特聘教授,总后勤部科技金、银、新星,中国有突出贡献博士,国家百千万人才工程入选者,上海市科技精英等,可谓是桃李芬芳。但吴孟超总说,他希望学生们能更有出息,因为只有学生超过了老师,才是一个老师的成功。

六、不老斗士

作为一个杰出的肝胆外科专家，已经 92 岁高龄的吴孟超现在只要不外出开会，还坚持做手术。

术前洗手是每一个外科医生的必修课。每次洗手时，吴孟超都像一个刚入门的学生一样认真，从手指头、指甲缝开始，一点一点往手臂上洗，然后再从手臂一点一点往下洗，然后再洗上去。几十年来，他一直这样认真地做着进手术室后的第一件事，可能也正因为如此，与具有强烈传染性的肝病打了一辈子交道的吴孟超一如往昔的健康。

肝癌是癌中之王，全世界每年约有 60 多万人患肝癌，而中国就占 55% 之多。吴孟超从 1956 年进军肝胆外科以来，和同事一起用手术刀为近 2 万个病人做了肝癌手术，创造了世界医学界的无数个奇迹。

吴孟超说："只要能拿得动手术刀，我就会站在手术台上。但是，如果我不能保证完成手术的话，也决不再上手术台，因为我不能拿病人的生命逞强。"

除了学术会议和必须处理的公务，吴孟超最多的时间是在病房和手术室。只要没有出差和开会，平均每天都有两台手术等着他做。如果哪天没有手术，他也一定会去手术室看一看，转一转。回到家，吴孟超习惯看报纸和电视新闻，《解放军报》、《科技日报》、《健康报》和《参考消息》一定要看，而中央电视台的《新闻联播》是必须要认真看完的。如果哪天出差，老伴就把报纸收起来，等他回来再看，正是这个良好的习惯，使 92 岁的他"耳聪目明"。

笔者特意查了一下医院近 10 年的手术记录，这个精力充沛的老人保持着每年 200 台以上的手术量，而这还要除掉出差在外的 100 多天！

2006 年，吴孟超获得了国家最高科学技术奖，成为中国医学界获此殊荣的第一人！吴孟超并没有满足和止步，他深邃的眼光又瞄向了肝病病人集成式研究和治疗。回到上海后，吴孟超联合其他 6 位院士递交了《集成式进行肝病诊疗研究》的报告。肝癌集成式研究已经被列入"十一五"国家传染病重大专项，而国家发展和改革委员会明确表示，将在上海建立一个由吴孟超牵头负责的集国际领先性、不可替代性和高度开放性于一体的一流科研平台——国家肝癌诊疗科学中心。目前，这项工作正在紧锣密鼓地进行。

面对这个永远不老的"年轻斗士"，大家完全有理由相信：他的对肝胆外科事业的满腔热情和执著追求将不断推动中国肝胆外科向前发展并立于世界领先地位，他的努力和付出将造福更多的肝病患者!

七、吴孟超主要论著

方之扬,吴孟超.1958.肝脏外科入门.上海:上海科学技术出版社.

吴孟超.1961.实用核医学.上海:上海科学技术出版社.

吴孟超.1975.外科手术图谱.上海:上海人民出版社.

吴孟超.1982.肝脏外科学.上海:上海科学技术出版社.

Tang Z Y, Wu M C. 1982. Primary Liver Cancer. Germany: Spring-Verlag.

吴孟超.1987.胆道外科学.沈阳:辽宁科学技术出版社.

Wu M C. 1987. Cancer of the Liver, Esophagus and Nasopharynx. Germany: Spring-Verlag.

吴孟超.1989.新编外科临床手册.北京:金盾出版社.

吴孟超.1990.外科理学诊断.北京:人民军医出版社.

吴孟超.1992.腹部外科学.上海:上海科学技术文献出版社.

吴孟超.1992.临床外科手册.北京:金盾出版社.

吴孟超.1992.肝癌与肝病.上海:上海科学技术文献出版社.

吴孟超.1995.外科手术图解.上海:上海三联出版社.

吴孟超.1995.外科手术全集.北京:人民军医出版社.

吴孟超.1996.外科学新理论新技术.上海:上海科学技术出版社.

吴孟超.1966.腹部外科手术学.北京:人民卫生出版社.

吴孟超.2000.肝脏外科学.第二版.上海:上海科学技术出版社,上海科技教育出版社.

吴孟超.2004.外科手术全集.第二版.北京:人民军医出版社.

撰写者

张鹏(1973~),中国人民解放军第二军医大学第三附属医院(东方肝胆外科医院,东方肝胆外科研究所)研究生队队长,吴孟超院士部属。

王云钊

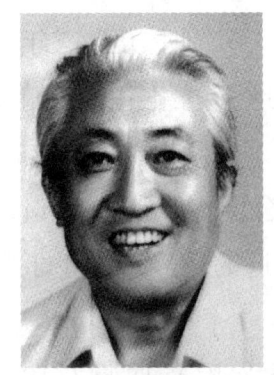

王云钊（1922～2010），河北定兴人。医学影像学家，中国骨影像病理学的先驱。1950年毕业于北京大学医学院。曾任北京积水潭医院放射科副主任、主任，北京市创伤骨科研究所放射病理研究室主任。1978～2010年，任北京大学医学部教授，1980年起担任北京大学医学院硕士生导师。他致力于中国骨关节影像学的发展和创新，带领的研究小组发明了用中国墨汁进行骨微血管造影的病理研究技术、病理大切片研究技术及用医学影像与病理切片对照的研究方法，开创了中国的医学影像病理学的对照研究。1965年以来，主持举办了25届部级全国骨放射一年制进修班，培养的200多名进修生已成为各省、市、地级医院的业务骨干。1980～1999年，他共培养硕士研究生9名。先后发表论文100多篇，主编出版了有关骨影像学方面的专著7本共400万字左右。1999～2009年退休期间，又发表论文21篇，并编写出版有关骨影像学方面的专著4本600多万字。1964年获北京市发明奖1项，1978年获全国科技大会奖2项（5817号）。先后获得卫生部、公安部等部级和北京市级科技进步奖共10项。1956～1985年，任中华医学会放射学分会第三、四、五届委员会委员（干事），1985～1993年，任中华医学会放射学分会第六、七届委员会常委。1985年获得"全国地方病防治先进工作者"称号，1989年成为国际骨学会（ISS）会员。1991年被北京市委、市政府评为北京市有突出贡献的专家，同年开始享受国务院政府特殊津贴。

一、成 长 经 历

王云钊，1922年出生于河北省一个农村的中医家庭，父亲是一位农村中医，同时还开了一个中药铺。从他记事起，就经常见到很多农民找父亲看病。很多农民根本没钱看病和抓药，遇到这种情况，父亲总是免费给他们看病抓药，这给年轻的王云钊留下了深刻的印象。父亲对患者的仁爱之心和救助义举，对以后王云钊从事医学工作和研究起到了榜样作用。

1938年，王云钊的叔叔接他到北京上中学。1944年高中毕业后，受父亲的影响，王云钊考入北京大学医学院。当时上课的老师，全部都是协和医院的教授，他们用渊博的医学知识及严谨的教学训练，为王云钊日后从事影像医学研究打下了坚实的理论和实验基础。

北京大学是一所具有光荣历史和优良传统的学校，一贯倡导民主、科学与进步。1946 年，王云钊在北京大学求学期间，受到中国共产党地下党组织（中共地下党）的引导和教育，积极参加了反美反蒋的爱国学生运动。1947 年，王云钊上大学三年级，他参加了中共地下党在北京西郊什坊院组织的活动。白天，地下党组织同学们为当地农民义诊看病；晚上，方亮和彭瑞聪（新中国成立后任北京大学医学院党委书记）就组织大家学习马克思主义理论和毛泽东的文章，并结合国内局势进行讨论。这些活动令王云钊终生难忘，对他思想的成长进步及树立先进的世界观产生了巨大的影响。

1950 年春，北京市委从北京大学医学院附属医院（简称北大医院）抽调了 10 名业务骨干到北京市第三医院工作，其中就有王云钊。当时第三医院缺少医生，王云钊有两年的时间几乎是全天 24 小时当班。在这期间，每当遇到疑难骨病，他就骑车回北大医院向老师求教。院领导知道后，对王云钊在业务上的积极进取予以充分的肯定和支持，并帮他联系协和医院，有问题可就近求教。但即便如此，仍有一些疑难病症得不到满意的解释。后来，王云钊找到一本 Brailsford 按部位编写的《骨关节放射学》，他下定决心自学，在临床实践中学习。在工作中一遇到疑难骨病就翻书查阅，这对他的帮助很大。

1956 年，王云钊被调到新成立的、以骨科为主的积水潭医院放射科工作，他的老师孟继懋担任院长。孟继懋着眼于医院的长远发展，对青年医生的培养非常重视，这使王云钊幸运地得到了更多学习和锻炼的机会。每次孟继懋会诊，总是让王云钊等一些年轻医生先诊断，并耐心地教他们怎样从临床所见诊断骨病，使王云钊受益匪浅。

1959 年，北京市委把协和医院骨科的部分教授和医师调入积水潭医院，以加强积水潭医院的骨科专科力量。和这些骨科专家相比，王云钊深感自己创伤骨科方面的知识的缺乏。为增加自己对骨关节创伤的知识，他利用业余时间，阅读英文原版骨关节创伤的书籍；并一头扎进病案库，利用医院多年留存的 45 569 份 X 线平片，按骨折部位进行挑选归类，做进一步的分类研究。在很短的时间内，王云钊迅速提高了自己骨关节创伤的诊断水平。

"文化大革命"期间，王云钊排除各种干扰，综合了这四万多份骨关节创伤的档案资料，并结合骨关节 X 线功能研究和微血管研究，于 1975 年撰写完成了《骨关节创伤的 X 线诊断》的书稿。由于当时条件所限，积水潭医院为他印刷了无图书。此书内部发行后，受到了来自全国各医院骨科大夫和放射进修班学生的欢迎。1994 年，该书附上逼真的线图正式出版。这本书具有很高的研究和实践水平，受到业内同行的高度评价，不仅是放射科大夫的必读专业书籍，而且也是骨科大夫整复手术的重要参考书。该书在 1998 年获得北京市科技进步奖二等奖。

二、主要研究领域和成就

（一）骨放射病理研究系列成果

1. 骨微血管造影技术研究

涉及骨骼肌肉系统（Musculoskeletal system）的基础医学，不外乎人体解剖学、组织学、病理学、生化学等多种学科。在近代，通过诊断疾病的设备（包括 X 线、CT、MRI、超声、核医学等）所获得的影像，就是以不同形式来反映人体局部器官的解剖、组织和病理变化的过程。而这些过程，又是各种组织内的微血管和细胞的生长变化的表现。因此，通过对微血管生长变化的观察，可以研究骨与软骨的形成和生长过程，可以观察骨内微循环（包括骨髓内的微细动脉和静脉窦），骨皮质内的毛细动静脉沟通，生长（软骨）板骺侧丰富的毛细动脉和干骺端软骨柱下的血管。

在研究骨折愈合的过程中，可以了解骨折后骨内微循环的变化及骨痂和软骨痂是在什么条件下形成的。关于骨感染，可以观察血源性骨髓炎最早的骨髓内微循环变化和骨髓的炎性浸润，观察骨髓感染过程中新生血管与肉芽组织对坏死骨和脓肿是如何吸收的，还可以观察反应性新骨形成的过程。对于代谢性骨病，诸如大量应用激素，包括口服、关节周围封闭、关节腔内注射等对骨和关节软骨的损坏、对生长板的损害，都与骨内的微血管相联系。尤其是过量服用维生素 D，在发生骨内转移性钙化之前都先有"疯狂"的毛细血管增生。一般认为，X 线照射对关节软骨没有损害，但实验病理观察，X 线照射不但对生长板软骨有明显损伤，而且对关节软骨和骨髓血管也有损害，这些都影响骨的生长和发育。上述种种，通过对微血管的观察，都可对其特定的病理变化取得新的认识。

1960 年，孟继懋提议研究"骨折愈合过程中的血运"。为完成这一科研任务，王云钊和他的研究小组首先研究骨微血管的造影技术。通过查阅大量文献后，王云钊发现国内只有骨折的大血管造影；国外也只有英国的 Trueta 用微粒钡灌入血管内，再用显微 X 线机摄影显示骨内微血管。然而，当时中国根本没有这种设备。为给骨内的微血管显影，他们想到了病理科所做的骨骼病理切片，只要在制作切片前往血管里灌注一种显影剂，就可以实现骨微血管显影。经过一年多的反复试验，他们试用了蓝墨水、食用色素、铅丹等诸多材料，最终在灌注中国"一得阁"墨汁后取得了最满意的结果。切片后王云钊惊讶地发现，所有的细微血管包括骨皮质哈弗氏管、新生血管芽、骨髓的动静脉窦都可显影。

微血管造影技术是一种组织学的研究手段。这一技术是王云钊和他的研究小组独创的。这也成为王云钊一系列科学研究的重要手段和方法。

微血管造影技术于 1978 年获全国科学大会奖。

2. 骨折愈合微血管研究

骨微血管造影技术的创造，为实现孟继懋的"骨折愈合过程中的血运"研究创造了条件。王云钊和他的研究小组对 60 只幼兔的小腿，进行了人工骨折后愈合过程中的微血管造影。为了研究需要，他们还在这项研究中开发了病理大切片技术和用医学影像与病理切片对照的研究方法。微血管造影技术、病理大切片技术和用 X 线平片与病理切片对照的研究方法的结合使用，使王云钊的研究工作如虎添翼。由于从来没有见过骨内微血管，大切片刚制作出来时他们根本看不懂。经过刻苦钻研，向病理组织学的专家学习请教，及时总结经验，王云钊终于在 1965 年取得了微血管造影技术的第一个成果。

通过实验性骨折愈合的组织学见到：肌中的新生血管旁细胞可分化成巨噬细胞，吸收骨折端的出血，而后血管旁细胞分化成软骨组织（软骨痂）。再经过软骨内成骨形成骨痂。由此可以提出新的见解：①骨折端出血形成的血肿对骨折愈合具有重要作用，血肿的机化是骨化的必经过程。否定了以前"血肿是骨痂形成的障碍"的观点。②肌中的血管对骨折愈合起着非常重要的作用。在骨折早期，骨折部位周边的肌内新生血管周围，有大量间叶细胞增生，并逐渐向骨细胞分化。因此，肌中的血管及其周围细胞的增生是形成软骨的基础。胫、腓骨下段骨折难愈合，不是骨内血管少，而是肌少。③软骨对骨折愈合的作用十分重要。错位型骨折的早期连接，主要依靠有弹性的软骨，以保持骨折早期的相对稳定性；缺损性骨折如果没有软骨连接，则很容易发生骨折不愈合。④实验组织学证明，骨折后可出现骨髓静脉窦栓塞，导致骨折端的骨膜和骨皮质缺血。这是骨折不愈合的原因之一。

根据上述研究成果，王云钊的论文《骨折愈合过程中血管和成骨的关系》刊登在 1973 年的《中华医学杂志》中文版和英文版上。论文发表后受到了国外同行的极大关注，他先后收到 40 多封来自国外的索要论文的来信。但当时正值"文化大革命"期间，没有条件给国外同行回信，更无法与他们就此进行学术交流。

3. 软骨内微循环与软骨生长的研究

20 世纪 70 年代初，王云钊在骨病研究中，开始关注软骨内微循环与软骨生长的问题，并做了专题研究。因为全身骨骼（除部分颅、锁骨外）都是经过软骨内成骨发育而来的。有很多骨关节病都是由于软骨发育障碍引起的。无疑，这些疾病的病理变化是有规律的。为了正确认识和掌握这些规律性的变化，必须首先了解软骨的正常发育生长，其中一个重要的问题就是软骨内的微循环。

王云钊在研究这个问题时认为，英国的 Trueta 虽然对儿童发育期股骨头骺软骨内的微血管形态进行了细致的观察，但还缺乏对软骨内微血管形成与生长的系统论述和对软骨内微血管功能的研究。为此，王云钊选取了 21 例人工流产胎儿和新生儿尸体的全身软骨作为研究材料，经脐动脉和颈动脉注入中国墨汁，使微血管显影。实验发现：紧贴软骨膜的血管先形成血管攀，然后血管攀周围的软骨膜细胞迅速分裂增生，逐渐把微血管包埋在软骨内。因此，微血管周围全是软骨膜细胞。随着软骨的不断长大，微血管组织也就被包埋得越深。紧贴微血管壁的软骨膜细胞最幼稚，然后分化为成软骨细胞。因此，软骨是以血管为中心生长的。另外，骨骺软骨内微血管发出纤细的血管，分布于骺板软骨的储备细胞附近，负责提供营养，使骺板软骨（生长板）迅速增长，并逐渐骨化。

软骨内微血管的存在和生长有三个功能：①为软骨生长提供营养；②当软骨细胞变为肥大细胞时，为肥大细胞输送钙质；③使原始骨化中心和二次骨化中心骨化。

这项研究还论述了软骨内血管转化为骨内血管的过程，并仔细观察了儿童生长发育过程中生长板的血液供应。该研究为今后研究软骨类疾病、骨的发育和生长中疾病的病理变化，以及对骺板软骨的损伤、感染后果的判断提供了基础理论。

此项研究于 1978 年获全国科学大会奖。

4. 大骨节病研究及其诊断标准的制定

1970 年 5 月 23 日，周恩来总理决定，北京四所医院（积水潭医院、友谊医院、宣武医院、同仁医院）每年派一批医疗队赴延安，为当地人民群众送医送药。此项工作前后共派出 10 批医护人员。1972 年，王云钊作为第二批医疗队的队长，带队到陕西省安塞县。到延安后，医疗队全心全意为延安人民治病，共做大小手术 100 多例，很好地落实了周总理的指示和嘱托。

在医疗队工作期间，王云钊发现当地的地方病非常严重。当时，延安总人口为125万，而大骨节病、甲状腺肿、克山病三大地方病患者就占了10%，也就是说有十几万人正在受三大地方病的折磨和痛苦。当时医疗队参加了当地对大骨节病等的预防和治疗工作。但那时中国还没有对大骨节病等的诊断标准，而且也不清楚大骨节病的病理变化。

1979年，中央地方病领导小组决定，对陕西永寿县大骨节病的流行状况进行考察，并组织了由流行病学、生态环境、放射、病理、生化和临床防治等15名专家组成的考察组。王云钊作为成员之一参与了考察组的工作。

大骨节病的形成具有地方性和儿童生长期致病等特点，其主要病理改变为软骨坏死，因此，大骨节病是在儿童骨发育期形成，致病后可累及全身骨骼，特别是大关节，进而引起骨发育障碍，造成终生残疾。考察组决定，普查应以儿童为重点，以照射手部X线平片为准，最终形成了大骨节病的诊断标准。

由于儿童全身各骨处于生长过程中，其关节均为关节软骨和骺软骨构成，因此，凡有软骨坏死的部位，均会出现成骨障碍、骨的轮廓出现凹陷、反应性骨增生、骨骺早期闭合等征象，致使大骨节病的诊断易与有些病相混淆。例如，软骨萎缩、软骨成熟障碍、成骨成熟障碍等疾病，这些疾病也会出现骨轮廓凹陷、成骨障碍，但不会出现反应性骨增生。因此，反应性骨增生是儿童大骨节病的重要的鉴别诊断特征。而成年人大骨节病的诊断则主要看其是否有软骨坏死的后遗症。

考察组还对陕西永寿县大骨节病进行了流行病学、生态环境、临床防治、X线诊断、病理学和生化学等方面的研究，并将上述诊断标准编写进了《永寿大骨节病科学考察文集》（人民卫生出版社出版）。其中王云钊撰写的《大骨节病科学考察X线病理研究》于1982年获卫生部科技成果奖甲级奖。

5. 氟骨症X线病理研究及氟骨症诊断国家标准的制定

1978年，王云钊根据北京市卫生局的要求，对北京郊区房山、延庆、门头沟等五个区县进行了氟骨症专项考察。考察确定了氟中毒的范围以及氟中毒的途径。比如房山的煤烟污染氟中毒比较重，而延庆饮水引起氟骨症更为严重等。这项考察为以后的氟中毒防治及改水工作奠定了基础。

在考察期间，王云钊带领一个研究小组拍摄了很多X线平片。经过与动物实验性氟骨症病理大切片进行对照研究，他们初步总结提出了氟骨症的诊断标准，即"三型三度"：骨硬化型、骨疏松型、混合型，轻度、中度、重度氟骨症。

1980年，中央地方病办公室组织了王云钊和哈尔滨地方病中心、辽宁地方病研究所各一位医务人员共三人,对湖北恩施、三峡地区煤烟污染氟中毒和四川雅安、河北怀安、承德等地的氟骨症进行了专项考察。

1981年,在北京大兴县举办了两期氟骨症研讨班,正式通过了将"三型三度"法作为氟骨症的诊断标准。

1991年,全国卫生标准委员会指定北京积水潭医院的王云钊,负责组织、起草、制订氟骨症X线诊断的国家标准。

在对氟骨症进行大量的临床实践与放射病理研究的过程中,王云钊认识到:X线平片并不能严格区分出骨质疏松与骨质软化;而且研究证实,软化型氟骨症绝大多数伴有骨硬化,软化型与混合型难以区分。于是在1992～1994年,王云钊组织了6位标准制定协作组专家,多次召开全国氟骨症会议、中华放射学术会议,对已在全国实行的"三型三度"法诊断标准和后来提出的"四型四度"法观点进行了修正。同时,经过对全国5个省市燃煤污染氟骨症622例、8个病区饮水氟骨症933例、高铝氟骨症39例,总计1594例氟骨症的X线平片的研究,以及对来自全国4省6个地区非病区的744例健康农民所作的正常X线平片对照,确定了氟骨症诊断标准的三大基本病变,即骨增多、骨减少、骨转换(turnover of bone),以及分为轻、中、重三期所需要的33个X线征。

1995年,新的国家氟骨症诊断标准制定完成。这个新标准与世界卫生组织推荐的由Singh and Jolly将氟骨症分为三期的方法比较接近,但又没有照搬他们的诊断方法,它与原有的"三型三度"的诊断标准相衔接,更便于中国的氟骨症诊断。

在氟骨症的研究和诊断标准制定期间,王云钊等先后发表了6篇关于三峡地区煤烟污染氟中毒的论文,其中一篇题为《实验性氟骨症X线病理研究》的论文,于1986年获北京市学术成果奖。

6. 急性化脓性骨髓炎的临床与基础研究

1965年,为了了解临床放射诊断有无误诊现象,王云钊经常组织放射科的医生到骨科病房查阅病例,并进行X线诊断与临床结论的对照研究。在这个过程中王云钊发现,在40例骨关节感染病例中,绝大多数都留有不同程度的残疾。有的是因股骨头、股骨颈、胫骨等骨坏死而无法植骨造成下肢短缩,有的是因关节化脓坏死造成关节融合进而失去活动功能等。

他们从骨科了解的原因是:按传统办法,一般是将急性化脓性骨髓炎发病两周内即出现干骺端骨质破坏定为"早期"。但实际上,在患病高热2～3天后即形成脓肿。此时X线平片只能显示出软组织肿胀,无法确认肿胀性质,如是否存在感染,是软组织感染还是化脓性骨髓炎等。其次，X 线平片无法在早期确认脓肿的部位和范围，即不能对临床手术切开脓肿引流冲洗给予指导，也就无法进行早期治疗。等两周后，X 线平片能够发现骨干骺端破坏并做出诊断却已为时已晚，必然会遗留残疾。因此，要想让急性化脓性骨髓炎患者不遗留残疾，必须将早期诊断和确定脓肿部位的时间提前。

针对这个问题，王云钊认真分析、总结出 40 例急性化脓性骨髓炎软组织肿胀的 X 线征象的特点：①皮下脂肪层因水肿而增厚，密度增高，并有粗大网状结构；②肌间脂肪移位、模糊或消失；③脓肿所在部位有均匀性密度稍高的阴影等。同时他还提出：可以尝试用抽脓造影的办法确定脓肿的部位和范围。

此后，王云钊和他的科研小组一遇到发病 4~7 天的急性骨关节感染患者，就建议其门诊进行抽脓造影。由于早期诊断及时确定了脓肿的部位和范围，进行了彻底的引流冲洗，避免了骨的广泛破坏，患者病情很快得到好转。有的患者抽脓造影后 24 小时高烧就退了。他们先后共对 22 例患者进行了抽脓造影和骨髓穿刺，每个患者都收到了良好的预后，无一例遗留残疾。

抽脓造影技术可以在 X 线平片上清晰地显示出骨膜下脓肿，其效果可与现代的 MRI 相媲美，而且还可以应用介入治疗冲洗。在当时，这是急性化脓性骨髓炎早期诊断治疗的好方法。即使是在没有 MRI 等先进技术的情况下，抽脓造影技术对于不具备 MRI 条件的地区仍然有重要的临床诊疗价值。此项成果于 1987 年获北京市科技进步奖三等奖。

王云钊认为，在临床实践和病理研究中，还有一些问题不能理清。比如血源性骨髓炎是怎样发病的，骨质破坏以前的病理发展变化是怎样进行的，骨髓炎在发展过程中骨内微循环是怎样的等。深入研究这些问题是提高 X 线诊断水平的重要基础。

王云钊通过动物实验的病理研究，解决了上述血源性骨髓炎的发病机制等问题。病理研究可见：血源性骨髓炎最早出现的是炎性浸润。感染 48 小时后骨髓的炎性浸润很明显，但骨内血管的结构并未被破坏。只是炎性浸润进一步发展形成化脓时，才破坏了静脉窦，脓液进入静脉血循环，导致脓毒血症。

通过上述病理研究，王云钊还对急性化脓性骨髓炎的"早期"为两周的传统观点进行了修正，将该病的早期细分为三期：①骨髓炎性浸润期：发病 2~3 天，炎性浸润静脉窦破坏。②骨膜下脓肿期：发病 3~4 天，骨膜剥离，血管中断；发生死骨。③骨膜破裂期：发病 5~6 天，骨膜破坏，脓液蔓延。

哪里有脓肿，哪里发生骨破坏，哪里就发生骨坏死。如果在早期就能做出明确诊断，通过抽脓造影的方法寻找到脓肿的位置和范围，彻底进行引流冲洗，即不会使患者遗留残疾。

急性化脓性骨髓炎的临床与基础研究成果，于1988年获卫生部科技进步奖三等奖。

7. 激素对骨与软骨的损害X线病理研究

20世纪60~80年代，王云钊发现部分手外科患者的关节周围在激素封闭后可引发局部剧烈疼痛，其中一例还引起腕关节融合。此外，他还遇到过两例儿童大量服用激素后，全身各关节和生长板软骨坏死的病例。其中一例口服了一年多的激素药物，累计量达4000毫克，该患儿身体矮小，走路非常困难。针对此类问题，王云钊收集了10位患者的病例，带领他的研究生进行了"激素对关节和生长板软骨有无损害的动物实验"的专项研究。

研究从激素对关节损伤的影像及病理分析入手，采用三种不同的激素引入方式进行，即口服大量激素、关节内注射激素以及关节周围激素封闭。实验结果是：①口服大量激素的11只实验兔，经1~9个月的X线病理对照观察发现，不仅发生关节软骨萎缩、变性、坏死，且早、中期发生骨髓细胞增生，晚期还发生皮质骨松化、松质骨硬化。②分别向42只实验兔的关节内注射三种剂量的激素，经X线与病理观察发现，激素可引起严重的关节软骨变性坏死，导致关节软骨黏液样坏死、关节软骨折裂和软骨细胞巢状增生，还可引起自身对侧未注射激素的关节软骨细胞器损坏（在电子显微镜下可见微丝形成）。③关节周围封闭，同样发生关节软骨坏死。

上述实验研究都证明，激素确实对关节和生长板软骨存在明显的损害。尤其儿童应用大剂量激素治疗关节炎后可影响骨的发育，造成多发性关节损害和身材矮小，大剂量应用激素甚至会造成关节融合。此项研究于1989年获北京市科技进步奖三等奖。

8. 早期佝偻病诊断标准的研究

"文化大革命"期间，卫生部门对北京市的1000多个婴幼儿患佝偻病的情况进行普查。当时，北京东城区与西城区的诊断结果相差较大。其原因主要有：①存在尺桡骨远干骺端的类似早期佝偻病的正常变异。②早期佝偻病的诊断标准不明确，导致误诊率很高。因此，需要重新建立明确的早期佝偻病的诊断标准。

王云钊与北京儿童医院李同合作，对52例婴幼儿佝偻病X线平片和病理进行了对照研究。早期佝偻病的病理显示：①骺软骨中出现类骨质。②骺软骨中只有二次骨小梁，没有初级骨小梁；由于肥大软骨细胞的堆积不能骨化，边角（骨皮）突出，其 X 线表现为尺骨远端干骺端边角突出。只有尺骨远端干骺端边角突出可以与正常变异有明确的区别，由此他们提出：尺骨远侧干骺端"边角突出"，可作为诊断婴幼儿早期佝偻病的唯一标准。

此项研究于 1993 年获卫生部科技进步奖三等奖。

9. 维生素 D 中毒对骨骼和器官损害的研究

在进行佝偻病诊断标准研究的同时，佝偻病治疗中存在的问题也显现出来。当时，很多家长把维生素 D 当成营养品，认为大剂量服用维生素 D 对预防和治疗佝偻病大有裨益。有人甚至一次注射 30 万国际单位维生素 D，是国际标准每天 400 国际单位的 750 倍。东北某地方医院的一位专家认为当地天气寒冷，儿童接受日光少，为了预防佝偻病，给幼儿服用或注射了大剂量维生素 D，引起上百例幼儿维生素 D 中毒。北京儿童医院胡亚美院长对这种情况非常着急，大声疾呼："救救孩子"。

当时，已有关于维生素 D 中毒对软组织和肾的损害有转移性钙化的报道，但对骨骼的病理诊断却尚未见过。以往诊断骨骼维生素 D 中毒的指征是尺桡骨干骺端有硬化带，可是一般生长快的儿童各骨的干骺端也都有硬化带。为此，王云钊认为，应当彻底弄清维生素 D 中毒对骨骼、对哪些器官有哪些损害，多大剂量的维生素 D 可引起中毒。

王云钊和李同等通过对实验兔的微血管造影病理大切片和 X 线平片对照的实验研究发现以下方面。

（1）骨骼方面：骨小梁周围骨髓有大量转移性钙沉积。干骺端、骨骺都有钙沉积，骨皮质或骨膜下也有钙化。维生素 D 中毒还可导致关节软骨下钙沉积，皮质骨松化，皮质骨微血管丛生。

（2）器官方面：①大、中剂量维生素 D 可在心肌、心内膜、心腱索、瓣膜产生钙沉积，主动脉可明显钙化。②肾的大部肾小球和曲细管钙沉积。③消化道的黏膜腺底、黏膜下和肌层都可有转移性钙化。④肺部肺小叶、肺泡可有钙沉积，还可形成钙球。⑤腮腺的血管有钙沉积。总之，几乎所有实验幼兔的器官都可发生钙沉积。可想而知，如果给幼儿大剂量服用或注射维生素 D，可产生同样的转移性钙沉积。此外还应该明确，小剂量维生素 D 对各种器官的损害，X 线片是难以发现的。

那么多少剂量可发生维生素 D 中毒？王云钊和李同用小剂量维生素 D 注入实验兔研究其对肾的损害。结论是：1 万国际单位的维生素 D 即可引起肾曲细管钙化。

但这些只能在显微镜下见到，而 X 线平片则难以发现。

该项研究于 1992 年获卫生部科技进步奖三等奖。

（二）其他研究成果

1. 前臂骨折旋转错位角度的确定标准研究和制定

前臂骨骼由桡骨和尺骨共同组成。正常的前臂有旋转功能，是人类工作技能得以实现的重要功能。前臂骨折属常见创伤。根据 4.56 万例全身各种骨折的统计，前臂骨折发生率居第三位。无论是单骨还是双骨骨折，均会受到来自旋前肌肉和旋后肌肉的作用力，导致发生骨折的上下段向相反的方向旋转。如经不适当治疗后形成骨折愈合，势必造成愈后功能障碍。

以往的前臂骨折治疗，都是按照英国医生 Evans 在 1945 年提出的，用健侧对照的办法确定前臂尺、桡骨骨折上下段旋转的角度进行复位。然而这种方法并不理想，一是只能确定桡骨骨折上段旋转的程度，应用范围受限制；二是复位不太准确。

孟继懋将前臂骨折旋转错位角度的测定标准这一研究课题交给了王云钊。在本院 100 多名志愿参与课题研究的工作人员和学生的大力支持下，王云钊对志愿者正常前臂的特定位置，即不同的旋前和旋后位置全部照射了 X 线平片，同时研究尺、桡骨标本各 50 个。经过整理、研究、分析和正常变异的统计，最后画出桡骨上端 5 个图、远端尺桡关节 7 个图、尺骨小头 8 个图，作为判断桡骨上段、下段和尺骨小头旋转角度的标准图。这项研究成果发表在 1964 年《中华放射学杂志》第 12 卷第 7 期。北京积水潭医院骨科至今依然应用这项研究成果，参照此标准整复的前臂骨折患者愈后都获得了良好的功能。这 3 个判断尺、桡骨骨折后上下骨折端各自旋转角度的标准图，已被收录在《中国医学百科全书·骨科学》中，其他著作也有引用。这一成果于 1965 年获北京市发明奖。

受此项研究的启发，王云钊和他的研究小组在以后的四年间，又研究了在骨折治疗中容易出现不适当固定的其他部位，即股骨头和股骨颈、胫腓骨、肩关节三个部位的功能 X 线解剖，并将研究成果编写在王云钊所著的《骨关节创伤 X 线诊断学》中，用以指导临床治疗。此书于 1998 年获北京市科技进步奖二等奖。

2. 人体骨骼年龄性别法医鉴定指标研究

20 世纪 90 年代中后期，王云钊利用其对骨骼放射病理数十年研究的经验，参与了北京市公安局法医中心的人体（碎尸）性别年龄鉴别的课题研究。

王云钊提出了依据 X 线平片判断成人性别的三个定性指标，即骨端大小、骨干粗细、皮下脂肪厚度；以及判断成人年龄的六个定性指标，即残留骺线，骨皮质哈弗氏管，骨小梁结构，关节软骨退变，关节周围韧带、肌腱、骨间膜骨化，关节缘骨唇增生等。

经过与其他专家共同对680例成人男女X线平片的研究，王云钊制定了人体四肢肩、肘、腕、髋、膝、踝六大关节判断性别和年龄的指标体系。他实现了上述判断成人性别和年龄定性指标的定量化，并与科研小组共同完成了用回归方程式计算成人年龄的方法。

这一研究成果，解决了公安机关对碎尸性别和年龄鉴别的办案难题，并获公安部科学技术奖二等奖。此成果收录于王云钊主编的《骨骼肌肉疾病影像诊断图谱》一书中。

王云钊倾其全部精力所从事的研究工作，是从实践中来到实践中去的典范。他在长期从事临床诊断和骨影像病理学的研究中，形成了非常突出的研究特点。一是在临床工作实践中发现问题，然后形成课题进行研究，再用研究成果指导临床实践。真正做到了医学研究服务于民众、服务于社会。二是从不跟风、不随大流、不赶时髦，坚定地走自己的科研之路，结果是异军突起、独树一帜、开一方之先河，做到了跟风随流者永远做不到的事，为祖国、为人民、为学术做出了重大而有特色的贡献。

王云钊总结自己几十年的研究经历，深切感到：书本知识作为前人的经验和研究成果，必须适应时代发展才有持续的生命力；临床诊断经验固然宝贵，但它需要通过理论升华与条理才能系统化、科学化。而这两者的结合，正是我们进行医学理论与技术创新，推动中国医学事业发展的坚实基础。

2010年11月25日，王云钊不幸去世，享年88岁。

三、王云钊主要论著

王云钊，徐均超，朱云瑞. 1964. 在X线照片上前臂骨旋转方向和角度的确定方法. 中华外科学杂志，12（7）：6385.

王云钊，徐均超，朱云瑞，等. 1964. 骨微血管摄影的实验研究（一）. 中华医学杂志，50（2）：97.

王云钊，徐均超，朱云瑞，等. 1964. 骨微血管摄影的实验研究（续）. 中华医学杂志，50（3）：148.

王云钊，钱云玄，朱云瑞，等. 1965. 成骨肉瘤基本X线征的病理基础. Ⅰ. 中华放射学杂志，10（3）：195，275.

王云钊，钱云玄，朱云瑞，等. 1965. 成骨肉瘤基本X线征的病理基础. Ⅱ. 中华放射学杂志，10（4）：312，364.

北京积水潭医院放射科（王云钊，徐均超主笔）. 1973. 骨折愈合过程中血管和成骨的关系. 中华医学杂志，

(3): 168.

王云钊,徐均超,薛殿民. 1973. 软骨内微循环与软骨生长(胚胎期软骨和骨发育). 中华医学杂志,(10): 623, 68.

王云钊,徐均超,薛殿民,等. 1978. 急性化脓性骨关节感染实验研究. Ⅰ. 血源性骨髓炎的初步观察. 中华放射学杂志, 12(1): 37, 9.

王云钊,徐均超,薛殿民. 1980. 急性化脓性骨关节感染实验研究. Ⅱ. 化脓性关节炎. 中华放射学杂志, 14(4): 248, 41.

徐均超,王云钊,薛殿民,等. 1982. 氟骨症基本X线表现及病理基础. 中华放射学杂志, 16(1): 4, 2.

王云钊,朱昌仁,应明信,等. 1984. 大骨节病骨软骨的病理形态和X线征的演变. 中华放射学杂志, 18(2): 81.

孟俊非,王云钊,朱昌仁,等. 1987. X线对生长骨损伤的实验病理观察. 中华病理学杂志, 16(4): 298, 54.

刘斯润,王云钊,邢绍忠. 1988. 关节内注射肾上腺皮质激素对软骨的损害——动物实验X线病理观察. 中华放射学杂志, 22(1): 45, 10.

王云钊,兰宝森. 1994. 我国放射学的发展前景. 中华放射学杂志, 28(6): 365.

王云钊,曹来宾. 1994. 骨放射诊断学. 北京: 北京医科大学中国协和医科大学联合出版社.

王云钊,李果珍. 1994. 骨关节创伤X线诊断学. 北京: 北京医科大学中国协和医科大学联合出版社.

Wang Y Z, Yin Y M, Gilula L A, et al. 1994. Endemic fluorosis of the skeleton: radiographic features in 127 patients. AJR, 162: 93.

Wang Y Z, Yang Z Y, Gilula L A. 1996. Kashin-beck disease: radiographic appearance in the hands and wrists. Radiology, 201(1): 265.

王云钊,兰宝森. 2002. 骨关节影像学. 北京: 科学出版社.

孟俊非,屈辉,王云钊. 2003. 实验性软骨放射损伤的再认识. 临床放射学杂志, 22(6): 495.

撰写者

王云钊(1922~2010),传主本人。

孟俊非(1941~),中山大学教授,博士生导师,中山大学中山医学院医学影像学系主任,附属第一医院放射科首席专家、学科带头人,传主的学生。

徐均超(1937~),主任医师,原北京市急救中心放射科主任,传主的学生。

王渡(1954~),传主的亲属。

邵源(1954~),传主的亲属。

刘泰福

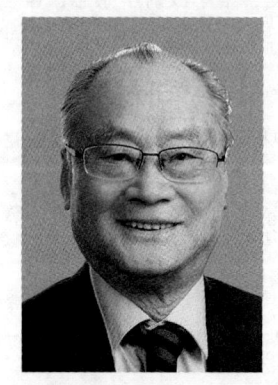

刘泰福（1923~），浙江宁波人。放射治疗学家。1949年毕业于上海震旦医学院。曾任复旦大学附属肿瘤医院放射治疗科主任、教授、博士生导师，中华医学会放射肿瘤学会副主任委员、《中华放射肿瘤学杂志》第一副主编、美国《国际放射肿瘤学生物·物理杂志》（International Journal of Radiation Oncology Biology-Physics）、《欧洲放射肿瘤学会杂志》（Journal of the European Society for Therapeutic Radiology and Oncology）、《日本放射线肿瘤学会杂志》（The Journal of Japanese Society for Therapeutic Radiology and Oncology）国际编委。他长期致力于头颈部恶性肿瘤的放射治疗，开创鼻咽癌鼻咽腔内多管模型疗法和舌癌镭针插植治疗方法，推动了外放射与近距离放射的结合，为中国放射肿瘤学的发展做出了重要的贡献。他重视基础研究与临床的结合，先后创建了放射物理室和放射生物研究室，开展放射与其他疗法对癌症的综合治疗；参与国际合作，从事放射增敏剂和放射损伤的研究。他翻译出版的《镭疗的物理基础与放射性同位素》、《医用放射物理学》分别是第一部向国内介绍近距离治疗和放射物理的译著。他主编的《现代放射肿瘤学》获国家科学技术学术著作出版基金资助，在中国放射肿瘤学发展史上具有里程碑意义。现为美国放射学院荣誉院士、欧洲放射治疗学会荣誉委员、复旦大学附属肿瘤医院荣誉教授。

一、生平概要

刘泰福，1923年4月16日出生在日本横滨市，祖籍浙江宁波。他天资聪慧，好学上进，从小就表现出极高的天赋。

1941年，刘泰福在日本横滨圣约瑟夫中学毕业。同年随母亲回国，考入上海震旦大学医学院。开学时，上海已经沦陷，但日本人还没有进入法租界，学生们的生活还算平静。当年，刘泰福作为华侨，学费和生活费由还在日本的父亲提供，生活条件比较好。1942年，因经济来源突然中断，刘泰福只得一边靠变卖家乡的房产来付学费，一边在学校帮校方打印（在中学时学过打字）法语讲义得到一些生活费。刘泰福从富家子弟沦落为穷学生，开始时的确是很难习惯，但他还是以坚强意志完成了学业。

经过8年的潜心苦读，刘泰福于1949年获医学博士学位，就职于中比镭锭治疗院，师从中国放射治疗学家、中国现代肿瘤学奠基人吴桓兴。

中比镭锭治疗院由比利时政府利用庚子赔款于1931年在上海建立，附属于当时由中国上海著名天主教徒、公教进行会会长、实业家陆伯鸿创建的圣心医院。在中比庚款教育慈善委员会的支持下，治疗院购买了0.978克镭锭、2台深部X线治疗机和1台X线诊断机。当年的治疗院没有专业的放疗医生，仅由一个中国医师和一个比利时医师负责诊断和治疗，医生大多是凭着自己的经验来制订治疗方案，放射剂量和照射范围都不是太明确，也没有多少科学依据。中比镭锭治疗院除了在临床上应用镭（Ra）放射源主治妇科癌症外，还治疗少量头颈部肿瘤，如皮肤癌、牙龈癌、舌癌等，是当时中国唯一能对恶性肿瘤进行放射治疗的专科医院。1936年，中比镭锭治疗院脱离圣心医院后独立，1950年更名为上海镭锭治疗院，1953年命名为上海第一医学院附属肿瘤医院，1985年改名上海医科大学附属肿瘤医院，2000年成为现时的复旦大学附属肿瘤医院。

放射治疗是一门专业性非常强、与放射物理学和放射生物学密切相关的临床学科。它的原理是让电离辐射进入人体组织，传递电离辐射的部分或全部能量，通过与人体组织中的原子相互作用，使肿瘤细胞产生一系列的损伤。

刘泰福长期致力于头颈部肿瘤的放射治疗，在鼻咽癌、舌癌的近距离治疗方面颇有建树，积累了丰富的临床经验。所谓近距离治疗，是将放射源连同施源器放置于人体自身腔体、管内、组织间或将细针管植入肿瘤体内再导入放射源的治疗技术。

鼻咽癌是中国最常见的恶性肿瘤之一，高发于中国南方的广东、广西、福建、湖南、台湾地区，而北方鼻咽癌的发病率则相对较低。同样是鼻咽癌，在中国的南北方不仅有病理学上的差异，局部病变所引起的症状也有许多不同之处。鼻咽的解剖结构非常复杂，鼻咽腔的位置深而狭小，邻近有诸多对放射线敏感的重要器官和组织，如：眼睛、垂体丘脑轴、脑干、脊髓等。手术进路困难，不可能进行根治性切除，而且没有能控制鼻咽癌的有效药物，最有效和最肯定的治疗手段只能首选放射治疗。

当时的治疗手段是将镭作放射源。镭是一种天然放射性同位素，半衰期长达1590年，在衰变过程中放出α、β、γ三种射线，治疗鼻咽癌是利用镭的γ射线。操作方法是将镭装入铂铱合金做成的管套，再放入患者的鼻咽腔进行放射治疗。铂铱合金管套具有密封镭在衰变时释放的氡气、能滤过α、β射线的作用。因治疗过程完全由手工操作，且防护条件有限，医务人员也不同程度地受到放射线的辐射。实践证明，这种治疗方法很不正确。为了达到理想的治疗效果，刘泰福集思广益，积极探索，在一无设备二无参照物的情况下，与同事密切合作，根据鼻咽的 X 线正侧位片，决定治疗部位的形状和大小，然后用透明塑料做成模型，将镭管腔内治疗法改进为镭模腔内治疗法。此模型根据鼻咽内的肿瘤方向，劈开一个面以便勾出放置小镭管的槽，一般放两根管子。为方便操作，他在模型上加了两根引导线，引导线通过患者的口腔从鼻孔拉出，这样就可以方便地将镭模引入到鼻咽腔，非但解决了先前用镭管腔内治疗法碰到的放射源难以固定的问题，还明显地提高了患者的生存率，与常规外放射相比，5 年生存率的疗效从 53.2% 提高到 88.6%。

刘泰福为人正直，实事求是，敢讲真话。就在他事业上取得骄人业绩时，却在"反右"中受到了不公正的待遇。刘泰福虽身处逆境，仍坚定信念，从未间断自己深爱的肿瘤放疗事业。

舌癌是口腔中最常见的恶性肿瘤，约占口腔癌的 1/3～1/2。20 世纪五六十年代，临床上广泛应用镭针插植的组织间治疗。舌前或舌中 1/3 处的早期无淋巴结转移、肿瘤小于 15mm 的舌癌，用镭针插植治疗的局部控制效果较好，但容易发生口腔及肺部并发症，因为舌活动受限，容易把气管阻塞或将喝入的液体呛入肺内。单一的组织间治疗，即使是肿瘤小于 1 厘米的舌癌，其 5 年生存率也只有 35%。刘泰福在总结前人经验的基础上，根据放射生物学原理，先以小剂量外放射消除舌癌伴有的局部炎症，抑制肿瘤外围细胞的生长，减少间质治疗时可能引起的肿瘤扩散，休息 1～2 周后再作镭疗。在临床实践中，刘泰福注意到外放射与间质治疗的间歇时间不宜超过 2 周，否则，外放射对肿瘤外围细胞的抑制作用会明显减弱，5 年生存率也会从 80% 下降到 30%。经过这样处理，早期无淋巴结转移病例的 5 年生存率达到了 85%。

由于镭的射线穿透力强，不易防护；半衰期长，操作不当易环境污染，且短期内无法消除；进入人体后停留时间长，易使组织特别是脊髓受损等诸多缺点，在 20 世纪 80 年代已被禁用，被放射性比度高、粒源体积小、点源等效性好、高活度的 ^{192}铱所取代。

随着影像学和放疗技术的改进，早期鼻咽癌和舌癌的疗效得到进一步的提高，但有些放射抵抗或体积较大的肿瘤因其所需放射剂量受到正常组织的限制，仍难以控制。这就需要新的理论、新的方法来指导并服务于临床实践。

刘泰福认识到放疗设备只是一种治疗工具，他注意到放射物理学具有指导选择辐射能量、保护正常组织的意义，它与放射治疗密切相关、不可或缺。

20 世纪 50 年代初，刘泰福主持创建了国内第一个放射物理室，条件非常简陋，只有两个小房间，外加两个工作人员，剂量计算依靠计算尺和机械计算器，等量线是用透明塑料重叠法画出来的。1958年，他翻译出版了C. W. Wilson的专著《镭疗的物理基础与放射性同位素》一书，把放射物理的基础概念与临床发展联系起来，以理论为依据，积极探索高剂量率近距离放疗的新方法。

刘泰福在放射治疗方面取得的成就，代表了当时中国肿瘤放射治疗领域的最高水平，为国内众多专家学者所认同。由他创造和总结的宫颈癌腔内镭疗、舌癌镭针插植治疗、鼻咽癌腔内多管镭模治疗等方法和放射剂量计算，推动了外放射与近距离放疗的结合。

刘泰福非常关注临床放射治疗手段的先进性和实用性，他关心国际放疗界的动态，把握国际放疗界的脉搏与动向，并将这些信息及时地传达给国内同行。

20世纪70年代中期，国际上兴起的放射生物学，是研究放射线对生物体作用的科学，主要探讨人类肿瘤及正常组织的放射生物效应。放射生物学的根本任务是为肿瘤临床放疗服务，尽可能地提高射线对肿瘤组织的杀伤作用，同时也减轻对正常组织的损伤。刘泰福亲自编写放射生物学讲义，系统地向国内同行介绍放射生物学及肿瘤细胞增殖动力学的基础理论。他还及时地将新的科学理念引入国内，建立了放射生物研究室。与上海交通大学合作开展的放射和加热联合治疗的研究、与院内头颈外科的合作经验，启发了同行们对放射与其他治疗手段相结合的综合治疗重要性的认识；通过对放射增敏剂与放射损伤的实验研究，他认识到生物效应与放射的总剂量对临床治疗有重要指导意义。他发现剂量效应间的关系呈"S"状曲线，当放射剂量达到一定阈值时，微幅增加剂量，可明显增加放射敏感性；但剂量达到一定限度后，即使再加大剂量，放射效应的增加也显得微不足道。并且在一定的剂量范围内，放射剂量的微幅增加，可以提高局部控制率；反之，剂量的不足也会增加肿瘤局部复发的可能性。

1978年，刘泰福终于获得了平反。从此，刘泰福在事业上如鱼得水。1979年，在张去病教授力荐下，刘泰福出任上海第一医学院附属肿瘤医院放疗科第一副主任，次年升任放疗科主任。

20世纪80年代，国际上应用超分割与加速超分割放射治疗，在实验和临床上取得了一定的进步。刘泰福在对放射治疗观念有了不少新的认知后，及时地将其运用到本科的临床实践中，在鼻咽癌、食管癌治疗中取得了不同凡响的成果，大幅度地提升了患者的生存率。以独创的后期加速分割照射为例，肺癌的3年生存率从常规分割的6%上升到28%，鼻咽癌的5年总生存率从53%提高到67%，食管癌的5年生存率从15%提高到34%。该方法后来在全国得以推广。

1986年，64岁的刘泰福退居二线，不再担负临床治疗任务，但他老骥伏枥，继续关注着肿瘤放疗事业的发展，仍孜孜不倦地学习新理论、新知识、新技术，为后辈的同事们搭桥铺路。

刘泰福精通英、法、日三国语言，在国际交往中发挥了重要作用。改革开放给他提供了更多出国访问的机会。他曾20多次受邀在国际学术会议上作特别报告，多次出任国际会议主席团成员。

刘泰福广泛开展与各国同行的交流与合作，向世界介绍中国在肿瘤放疗方面的成就。在20世纪80年代前，国际放疗界对中国放疗的发展情况很不了解。80年代初，刘泰福先后组织了中美、中日双边放射治疗学术研讨会，促进了国际间的学术交流，扩大了中国放疗界在国际上的影响，为举行更高层次的国际学术会议打下了良好的基础。

1987年4月，经国家科委批准，上海国际放射肿瘤学会议（Shanghai International Conference on Radiation Oncology, SICRO）在上海召开，这是新中国成立以来肿瘤放疗界首次举办大型的国际学术会议。刘泰福与他的同事张志义、何少琴合作邀请了以美国《国际放射肿瘤学杂志》主编Philip Rubin为代表的一批当时在国际放疗界举足轻重的人物，共13个国家和地区的50多名知名专家来华参加会议，其中有32位外宾在会上作学术演讲。通过这次会议，国际上认识到了中国放疗发展的水平。从此以后，中国肿瘤放疗界开始大踏步地走向了世界。随着国际往来的逐渐增多，中国放疗在国际上的地位也得到提升。现在，中国专家会经常收到欧美各国的邀请，让中国代表在他们的年会和学术会议上发表演说。中国的经验和技术也越来越得到欧美等发达国家的重视，国际认可度也在逐年提高。

当年，申办国际会议必须逐级上报并经过国家科委批复，才有资格举办。如此大规模的国际学术会议由一家医院承办也算得上是上海医科大学附属肿瘤医院的壮举，开创了国内的先河。为此，上海市人民政府分管卫生文教的副市长也专门到会致贺。中国国内有26个省、市、自治区的代表出席会议。以往，中国人都是走出国门，去参加由外国人组织的国际会议，现在，我们自己也能举办名副其实的大型国际会议了。这项国际盛事定为每四年举办一次，至今已连续举办了七届。SICRO已作为复旦大学附属肿瘤医院主办国际学术交流的一个品牌，载入了医院的史册。

通过国际交流，刘泰福发现了中国放射肿瘤学与国际先进国家的差距，他迫切需要通过国际间的科研合作交流，来提高中国放疗医师的科学研究能力，掌握参与科研项目的基本技能。20世纪80年代末，刘泰福不失时机地与美国宾夕法尼亚大学医院放疗科的 Morton Kligerman 教授合作，开展了为期3年的 WR-2721 放射增敏剂在直肠癌放射治疗中的研究，他所取得的成果连续在国际专业杂志上发表。在国际合作的过程中，Kligerman 教授对当年上海医科大学附属肿瘤医院常用的照射方法很不理解。提出了"为什么你们每天只轮照一个野"的疑问。刘泰福特别重视 Kligerman 教授的批评，经过物理和生物学的分析，证实了每天轮照时皮肤下的放射剂量要比每天照射所有野要大得多，虽然肿瘤物理量算起来是一样的，但是实际生物效应是不同的。起初，放疗技术员认为同中心放疗技术的摆位太费时间。日后的实践证明，同中心照射摆位时间并没有像人们担心的那样增加得那么多。Kligerman 教授带来的同中心照射法所体现出来的生物效应，不但改变了该院的做法，随着研究成果的交流与推广，也改变了整个中国放疗的照射法。

二、教书育人，享誉海内外

刘泰福在学术上有很高的造诣，即使身处逆境、遭受不公正的待遇，他也从未停止过学术研究。英国 C. W. WiLson 的《镭疗的物理基础与放射性同位素》和加拿大 H. E. Hohns 的《医用放射物理学》，就是在他处境最艰难的时候翻译出版的。2001年，国家科学技术学术著作出版基金资助出版了由他主编的《现代放射肿瘤学》。在这本著作中，他阐述了放射生物学与临床治疗的关系，特别强调早期治疗与后期反应在临床治疗中的重要性及如何提高患者放射治疗后的生存质量；他把放射物理的基本概念与最新的临床发展联系起来，指导医师在不同的情况下实施不同的放射治疗，也就是今天倡导的个体化治疗，解决了以往参考书对具体治疗方法描述不详的问题。刘泰福在国内外专业杂志上先后发表过百余篇学术论文。

刘泰福从事放射治疗事业已65个春秋，他孜孜以求，辛勤耕耘，言传身教，诲人不倦，把高尚的医德、高超的医技毫无保留地传授给了年轻一代。上海第一医学院附属肿瘤医院放疗科受卫生部的委托，自1953年起，举办了52届为期一年的全国放疗医师进修班，刘泰福每届必到，他精心备课，修订教案，授课内容从不雷同。他严谨治学、一丝不苟的科学态度，让青年医生受益匪浅。他为全国各地培养了千余名放疗医师，绝大部分都成为了当地放疗治疗的中坚力量。

国家恢复研究生考试制度后，刘泰福被国务院指定为国内第一位放射治疗专业博士生导师，他先后培养了10余位博士生和硕士生。

刘泰福凭借他广泛的国际联系及他个人的名望，不断地选送优秀学生到欧美先进国家进修。据不完全统计，从20世纪80年代起，上海第一医学院附属肿瘤医院放疗科先后派出40多名医师远赴美国、法国、英国、比利时、日本等国进修，相当于现在该科在编医师的规模，现任的科主任全部是"海归派"。

1984年，法国外交部在Bernard Pierquin医生的要求下，立项为中国培养100名放疗、化疗、外科医师及放射物理师的计划。刘泰福曾在巴黎第十二大学附属Henry Mondor医院和Gustave Roussy研究所学习，他下定决心，一定要为这个计划做出努力。作为中方第一代表，他促成了由已故法国肿瘤放射治疗学会主席、法国肿瘤放射治疗专科教育委员会创始人J. P. le Bourgeois教授发起创立的中国留学生赴法深造计划。1986~2000年，他先后在天津、重庆和上海主办了四届中法放射治疗培训班。学员除了进行法语强化课程外，还要接受由刘泰福（上海）、杨天恩（天津）、胡逸民（北京）的放射治疗与放射物理的专业培训。只有通过法方严格的书面考试和口试，才有资格赴法深造。其间共有60名放射治疗医师、27名放射物理师、4名放射治疗技术员赴法完成了预期的学业。这些学员学成归来后，90%以上在专业技术职称晋升中都占据了优势并获得了不同的行政管理职务，如科主任、院长、医学院院长乃至省卫生厅的主要负责人等。刘泰福因此被J. P. le Bourgeois盛赞为"中国放射治疗的标志性权威人物、吴桓兴教授的继承者"。如今，法国的古斯塔夫·路希研究所（Institute of Gustave Roussy）与美国的安德逊癌症中心（M. D. Anderson Cancer Center）已成为复旦大学附属肿瘤医院赴欧美进修的首选单位。

刘泰福在临床治疗、科研和教学上取得了丰硕的成果，确立了在中国肿瘤放疗界的地位，赢得了国内外同行给予的荣誉。鉴于刘泰福为复旦大学附属肿瘤医院做出的杰出贡献，2002年，医院授予刘泰福荣誉教授的称号；2007年，第六届全国放射肿瘤学大会授予他杰出贡献奖。为表彰刘泰福在"让国外同行了解中国放射治疗的现状及中国放射治疗学界放眼世界"方面做出的贡献，1988年，美国放射学院（American College of Radiology）授予他荣誉院士称号；在2008年欧洲放射治疗学会（European Society Therapeutic Radiation Oncology）年会上，他被授予荣誉委员的至高称号，这在中国放疗界是绝无仅有的。

刘泰福欣喜地看到，在他继任者们的辛勤努力下，复旦大学附属肿瘤医院放射治疗学科的综合实力雄居中国前列，现已发展成集医疗、教学和科研为一体的现代肿瘤放疗中心。鼻咽癌、肺癌、食管癌、乳腺癌、直肠癌、胃癌和恶性淋巴瘤的治疗和研究在全国居领先地位。该学科现为上海市肿瘤放射治疗临床医学中心、上海市放射治疗质量控制中心挂靠单位，上海医学会肿瘤放疗专业委员会主任委员单位。

与新中国成立初期的中比镭锭治疗院的3名医师、30张床位，门诊治疗20个患者相比，复旦大学附属肿瘤医院放疗科现有在职人员190名，其中教授10名、副教授19名、主治医师12名、住院医师7名、放射物理师20名、放射治疗主管技师、技师、技士71名、护师、护士45名、设备维修工程师6名。在29名高级职称人员中，有博士生导师6名、硕士生导师9名、80%有在国外进修半年以上的经历。在主治医师及以上职称中，100%拥有硕士学位，75%拥有博士学位。新进的放射治疗技术员的最高学历已从原来的中专提升到大学本科。临床有3个住院病区180张床位、7个门诊治疗组，年收治新患者6500名左右，日放射治疗患者850~900名，70%以上的患者来自全国各地。

目前，复旦大学附属肿瘤医院放疗科拥有医用直线加速器8台、深部X线治疗机1台、近距离治疗机1台、射频深部加热机1台、四维CT模拟定位机2台、常规X线模拟定位机2台、虚拟模拟机2台、六维治疗床1张、3D治疗计划系统13套，具有完善的网络系统和医生工作站，分布在门诊楼地下一、二层。硬件设备及患者候诊与治疗环境发生了根本性的改变，患者从收治到疗程结束，病历书写、治疗计划设计与勾画、图像传输、定位验证、治疗实施等，已全面进入电子化时代。随着放疗技术日新月异的发展，自2001年起，原先在放射治疗中占主导地位的常规放疗技术，已被适形放射治疗、调强放射治疗、图像引导放射治疗等新技术所取代。质子治疗项目已在2013年进入临床试验阶段。

复旦大学附属肿瘤医院放疗科在教育方面，主要由副高级以上职称者承担本科生和进修医生的教学与研究生的培养，该学科为博士学位授予点；在科研方面，正逐步形成系统的研究方向，安排硕士生、博士生承担课题，申请国际博士生交流计划。《人鼻咽癌裸小鼠移植瘤——瘤株的建立及其主要生物学特性的研究》和《食管癌后程加速超分割放射治疗临床研究》获国家教委科技进步奖一等奖。2013年通过质控验证，成为国内现今唯一加入美国放射治疗组织（Radiation Therapy Oncolog Group，RTOG）的单位。

该学科正致力于IGRT、DGRT、BCRT、基因谱和基因芯片的研究，其社会意义是通过放疗技术的改进，提高放疗的精确性，为患者获得较高的治愈率。

刘泰福的从医生涯与新中国同龄，他见证了中国放射肿瘤学发展的历史进程。谈及中国放疗的历史与现状，他是最有发言权的。当媒体记者邀他评价放疗界的现状时，他的兴奋、自豪之情溢于言表。他说："新中国成立60年来，我们国家的放射治疗发展很快，特别是在改革开放以后，引进了很多国外的先进设备和技术。目前，在中国的大医院中，放疗设备的先进性并不亚于国外大医院的设备，医生的技术水平也逐渐与国际接轨。我们国家的现实情况是患者较多，复旦大学附属肿瘤医院放疗科一天要治疗800多个患者，工作压力非常大。因受时间、场地、设备数量的限制，有些新技术只能用于部分患者，不能推得太广，从经济层面分析，不光是医院的经济条件有限，患者也受到自身条件的制约。从学术水平上来看，能够紧跟国际动向。近年来，我们一直有很多优秀的文章发表在国内外的各类专业期刊上，基本体现了中国放疗发展的水平。"

"放射治疗设备从最早200KV的深部X线机，发展到Co60，再发展到直线加速器，当然还有一些类似于质子、重离子等设备。"

"放射治疗技术从最初的普通放射治疗发展到三维适形、三维调强治疗，最终的目的都是通过各种手段不断地提高放射治疗的精度，提高治疗增益比。我们医院已广泛应用调强技术，我们完全能够针对某些特殊形状，如马蹄状的肿瘤，将剂量的分布避开重要器官，从而能够提高肿瘤剂量，而在此前的技术水平下是难以想象的，例如，以前为了保护脊髓等重要器官，医生唯有牺牲肿瘤剂量范围，这样就出现了肿瘤复发率高的问题。"

"图像引导放疗（IGRT）、剂量引导放疗（DGRT）、自适应放疗（ART）等，是在调强治疗技术基础上的又一大进步。我们现在拥有医科达的KVCB和西门子的MVCB两台IGRT的设备。已选择性地开展IGRT治疗，主要的工作还是集中在对摆位误差的纠正上。DGRT开始和美国加州大学（UCSF）合作搞研发工作。ART是一个相当复杂的技术，对设备和操作人员的要求也相对较高。理想状态下的ART能够对放疗整个过程中的变量进行监测并予以纠正。这当中涉及几何数学、放射物理学、医学影像学和放射生物学等多种学科。比如：治疗过程当中不光要考虑肿瘤的移位，肿瘤形状的改变，器官的运动导致的肿瘤运动和实际剂量分布等多种因素，甚至还要考虑到患者个体差异、肿瘤在运动过程中的形变、细胞的基因表达和再增殖等更为复杂的因素。如果能将这些因素一一予以监测并纠正，那么放疗技术将进入一个全新的、近乎完美的境界。我们正试探性在鼻咽、肝、肺等胸腹部和前列腺方面开展部分研究工作。"

"放疗技术从简单的普放到适形再到调强和后来的IGRT、DGRT、ART，虽然治疗的精度是提高了，但技术越来越复杂，治疗时间也越来越长，医生和物理师、技术员的工作量大大增加。我想技术的发展应该是由简入繁，由繁再返简的一个过程。复杂的技术能带来治疗效果和精度的提高，而后在保证效果和精度不变的前提条件下，再将技术或者工作量简化，方便其应用和推广。"

刘泰福期待着能够早日看到中国在IGRT方面的研究成果，能给患者更大的治愈机会，让他们更舒适地延长生命，而不是生存在痛苦中。

三、刘泰福主要论著

Wilson C W. 1958. 镭疗的物理基础与放射性同位素. 刘泰福，译. 上海：卫生出版社.

刘泰福，张有望，张去病. 1964. 舌癌的放射治疗. 中国肿瘤临床，(2)：100.

刘泰福. 1975. 探讨剂量率与放射治疗计划的关系. 国际肿瘤学杂志，(5)：191.

刘泰福. 1975. 对缺氧细胞的分割放射实验. 国际肿瘤学杂志，(6)：226.

刘泰福. 1977. 细胞动力学、模型与癌肿治疗的关系. 国际肿瘤学杂志，(1)：28.

刘泰福. 1978. 喉癌的放射治疗. 上海医学，(10)：34.

张有望，刘泰福，何少琴，等. 1981. 鼻咽癌的远处转移. 上海医学，(1)：8.

刘泰福，王颖. 1984. 超声波加热和X线相结合治疗小鼠S-180肿瘤的临床意义. 肿瘤，(1)：25.

施学辉，刘泰福. 1984. 睾丸精原细胞瘤的放射治疗技术. 癌症，(3)：202.

朱愉恒，刘泰福. 1984. 恶性肿瘤的联合治疗. 癌症，(3)：224.

何少琴，刘泰福. 1985. 肿瘤多细胞球体在放射治疗基础研究中的应用和意义. 辐射研究与辐射工艺学报，(3)：37.

张有望，刘泰福，傅慈禧. 1987. 高剂量率后装腔内放射治疗鼻咽癌. 中华放射肿瘤学杂志，(3)：19.

施学辉，刘泰福. 1987. 声门和声门上喉鳞状细胞癌放疗失败原因. 肿瘤，(6)：263.

刘泰福. 1988. 1987年上海国际放射肿瘤学会议的开幕报告. 肿瘤，(1)：1.

刘泰福. 1993. 从肿瘤生物学研究放射治疗. 中华放射肿瘤学杂志，(4)：7.

刘泰福. 1993. WR-2721放射增敏剂. 国际放射医学核医学杂志，(6)：248.

刘泰福. 1996. 鼻咽癌放射治疗的进展. 齐鲁肿瘤杂志，(3)：4.

刘泰福. 1996. 现代放射生物学概念与临床放射治疗的关系. 齐鲁肿瘤杂志，(4)：4.

刘泰福. 1996. 肺癌放疗与化疗综合应用的并发症. 肿瘤，(S1)：141.

刘泰福. 2001. 现代放射肿瘤学. 上海：复旦大学出版社.

主要参考文献

胡逸民. 1999. 肿瘤放射物理学. 北京：中国原子能出版社.

刘泰福. 2001. 现代放射肿瘤学. 上海：复旦大学出版社.

撰写者

王祥洪（1954~），复旦大学附属肿瘤医院放疗科秘书。

胡亚美

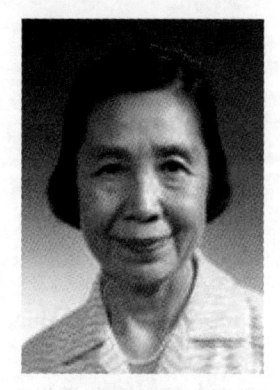

胡亚美（1923~），北京人。儿科学家。1994年当选为中国工程院院士。首都医科大学儿科学终身教授，博士生导师。中国儿童血液病学暨儿童白血病学研究主要开拓者与奠基者。1947年毕业于北京大学医学院。1955年协助其恩师中国现代儿科奠基人诸福棠教授筹建了当时亚洲最大的北京儿童医院。曾为北京儿童医院第二任院长。20世纪50年代，对危害中国儿童健康的主要疾病之一营养性贫血进行了系统的临床观察和研究，提出和制定了小儿营养性贫血和大细胞性贫血的主要诊断和治疗方案，并向全国推广，取得了显著疗效。70年代开始，她带领北京儿童医院血液组成员对儿童白血病进行研究，经过多年探索，并不断与国内外专家交流，至90年代，儿童急性淋巴细胞白血病（ALL）经强化治疗方案，5年无病存活率已达到74.4%，属国际领先水平。1996年该成果获北京市科技进步奖一等奖。到21世纪，她领导的北京儿童血液肿瘤中心，ALL的5年无病存活率已超过80%，长期存活病例已超过1000例。1994年，以胡亚美为首发起并创建了中国儿童白血病基金会。自70年代开始，多次修订了400多万字的大型儿科学工具书《实用儿科学》，以她为第一主编的该书获国家科技进步奖二等奖、卫生部科技进步奖一等奖和国家优秀图书奖一等奖。

一、追求真理　献身于儿科事业

胡亚美，1923年4月27日出生于一个书香门第。童年时期读过的《稻草人》、《卖火柴的小女孩》等书在她心中留下了深刻的印象。从小就对那些生活困难、身体虚弱的儿童产生了极大的怜悯和同情心，对"朱门酒肉臭，路有冻死骨"的社会现实愤然不平。后来，从巴金小说《家》、《春》、《秋》中三少爷的离家出走受到了启发，而"九一八"、"一二·九"、"七七事变"等重大事件，又给胡亚美年幼的头脑里注入了不少新的思想。从此，她立志做一个自强自立的女人，做一个有益于社会的人。在这种思想主导下，1941年，她考入了当时有名的燕京大学医疗系。1942年春，在人民大会堂西侧府前街成立了一所私立儿童医院，这所医院就是现北京儿童医院的前身，院长是著名儿科专家、中国现代儿科医学奠基人诸福棠教授，副院长是吴瑞萍、邓金鎏教授，都是诸老在协和医院小儿科的同事，他们渊博的学识和高超的医术，以及救死扶伤的人道主义精神，被广为传颂，使这所仅有几十张床位的小医院，成为北平一所医疗水平很高的小儿科专科医院。1943 年，这所医院刚开诊不久，胡亚美来到医院学习，学习了黑热病的诊断要点。在与医生交谈中，胡亚美问吴瑞萍大夫是否在弟弟骨髓中找到黑热病特有的利朵氏小体，吴大夫一听十分惊讶，连忙反问："你怎么知道应找利朵体？见过它的样子吗？"并带她到显微镜下认识这种原虫。吴瑞萍十分赏识这位女学生的学识和对医学知识的深刻理解。这次偶然的邂逅相遇，竟使胡亚美与这所医院和几位老专家结下了不解之缘。她选择了这所医学院进行毕业实习，最终在赵锡祉教授的介绍下，1947 年毕业留任该院作了住院医生，成为诸福棠的得意门生。诸福棠不仅是一位名扬海内外的名医，而且是一位学识渊博的长者，一位治学严谨的辛勤园丁。胡亚美就是诸福棠亲手培养出的优秀的儿科医生。1949 年，26 岁的胡亚美成了这所医院的住院总医师。她除了管理病房外，每日还要看门诊，工作十分繁忙，医院实行住院医师 24 小时一贯负责制，胡亚美昼夜奔忙在医院的病房和门诊之间，即使是每周半日休息，也须向院方请假。这珍贵的半天自由时间，胡亚美也大都在图书馆度过，她把自己诊治的病人又从书本中得到理论上的充实和提高，再回到实践中指导治疗，就像蜜蜂一样吮吸着花粉带回蜂窝中酿出甜甜的蜂蜜。周复一周，月复一月，她脑子里装着的是满满的知识。医院里保持着良好的学术空气，每周一次的读书报告会和病例讨论对年轻医师是极好的提高机会。胡亚美的第一篇学术论文是关于嗜血流感菌脑膜炎的报告，其后在中华儿科学会上作非典型性肺炎的报告，获得与学者的一致好评，这位年轻的女医生在儿科学科上开始崭露头角。24 小时一贯负责制不仅使人在理论上提高很多，在实验操作上也锻炼了青年一代，不但血、尿和大便常规要求自己独立完成，而且 24 小时要对病人负责，随叫随到，现在看来是很苦的，甚至有些残酷，但实际上培养了青年医师独立工作的能力，不管在任何地方，条件有多艰苦、简陋，只要有一台显微镜，一个血细胞计数盘，几种试剂，就可以诊断出很多疾病，这些基本功直至现在对培养青年医师实际能力仍然至关重要。

青年时代的胡亚美也十分热爱生活，需要生活丰富多彩。胡亚美经常回忆这些美好的日子，她说"我们不是玩，我和江载芳等青年医师，经常利用半日休息看一场电影，溜溜冰或游泳，松弛一下紧张了一周的神经。"每当说起这段生活，胡亚美总是那么津津有味，觉得生活那么充实。

二、知难而进　儿科血液学研究开创者

新中国成立后，各项事业蒸蒸日上，诸福棠看到了祖国灿烂的明天，为了中国儿科事业的发展，1952年毅然将他们为之奋斗了十几年亲手创建的北平私立儿童医院无偿交给了国家。1955年6月1日，北京儿童医院正式成立。时年32岁的胡亚美担任了内科副主任。当时的北京，儿童营养缺乏是主要社会问题之一，广大群众生活贫困，知识缺乏，孩子吃奶到3岁还未断奶，营养不良和营养性贫血普遍存在。但是当时连中国小儿的血液正常值都没有。胡亚美和其他医师一起夜以继日走出医院，到学校、幼儿园等地采集血样，回到医院亲自化验、计算数据，终于总结出了中国儿童外周血液细胞各项指标的正常值，并通过阅读大量文献，制订出适合中国国情的小儿营养性贫血的治疗方案和预防措施。有关论文发表于1959年的《中华儿科杂志》。1962年国家正值三年困难时期，每年春末夏初都有大批腹泻患儿涌入儿童医院。孩子们睁着无神的眼睛，每天十几次甚至几十次的腹泻和呕吐，使孩子们双眼凹陷、手脚冰凉，皮肤一捏一个皱褶。许多孩子因为来不及救治而夭折了。为了深入研究该病，在邓金鋆的指导下，胡亚美和同事们组成了公关小组，通过大量的研究，终于总结出了严重脱水患儿补液疗法的十六字方针，即"先快后慢，先浓后淡，先盐后糖，见尿补钾"。这短短的十六字方针是胡亚美及其同事们付出大量的心血和智慧换来的，指导了当时儿科领域对中毒性消化不良的治疗，使其病死率由20%下降到1%。

三、勇挑重担　白血病患儿的"祖母"

1976年，胡亚美看到北京市儿童死亡原因的回顾资料。资料表明，北京城区5～14岁小儿死亡原因中恶性肿瘤上升至第一位，而危害最严重最多发的是血癌——白血病。约占儿童肿瘤的1/3以上。当时得了白血病就等于宣判了患儿的死刑。医生会向家长交代：回去吃点好的，好好照顾孩子。言外之意就是得了绝症。当时放映的一部日本电视剧《血疑》中幸子的不幸遭遇深深打动了胡亚美的心。孩子们为什么会得白血病呢？带着这些疑问胡亚美查阅了大量国外资料。看到各国科学家都在潜心研究，并取得了一些突破。

长期以来，白血病的临床研究工作在我国一直是一项空白。那时"文化大革命"刚刚结束，我国的科研事业百废待兴。从事这项研究需要承担极大的风险，它

病死率高、难度大，治疗花费也大，加上治疗周期长，其间需要抽骨髓检查等，困难重重。面对这一切，当时已年近花甲的胡亚美毅然决定攻克这一顽症。在诸福棠老院长的支持写下。在无成功经验可借鉴、无治疗方案可遵循的情况下，成立了血液专业组，开始了白血病公关课题。1977年，胡亚美和课题组杨士元、隋采芹、诸美瞻等同事一道，借鉴少得可怜的国外资料，利用仅有的几种抗癌药物，开始了试验治疗。首先遇到的难题是中国儿童的身体素质和国外儿童不同，由于中国孩子体质差，无法耐受大剂量的化学药物，但药物剂量不足，又不能有效控制病情，加上当时抗白血病的药物十分缺乏和单一，于是她和国外联系，利用一次外宾来华访问的机会，索取国外资料并求助抗癌药物。根据中国孩子体质的具体情况，课题组制定了白血病的化疗方案。一年很快过去了，几个接受此治疗方案的病人都健康活着，这给医生们增强了信心。随着时间的推移，一些患儿先后出现了脑膜白血病和睾丸白血病。在查阅大量资料的基础上，决定在治疗方案中增加放射治疗。就这样，不断探索、不断总结，在实践中不断总结成功和失败的经验，再指导治疗，不断修改已有方案，成活患儿越来越多。

　　胡亚美几乎把全部精力都投入到了白血病的研究中。为了提高课题组成员的整体医疗水平，她经常组织讲课和各种形式的交流，只要看到新资料，了解到新进展，就毫无保留地告诉大家，并争取用到病人身上。她对护理工作也非常关心，经常了解病人的饮食情况，耐心地告诉护士在病人用左旋门冬酰胺酶时一定不能给孩子吃富含脂肪的食物，在用大剂量甲氨蝶呤时一定要注意病人口腔和肛周护理等。病房的消毒、取血操作时选用针头的粗细，取血压迫时间长短等，她都一一过问。因为她知道治好病人用药只是一方面，大量细微的护理也很重要。大家只有一个共同的目标：使病人早日康复。

　　胡亚美爱孩子，孩子们更爱他们的"胡奶奶"。每次联欢会上，只要胡亚美一出现，就会立即被孩子们紧紧地围起来。"胡奶奶，我好想你……""胡奶奶，我这次数学考试得了第二名……"看着一张张熟悉的面孔，听着一声声的呼唤，胡亚美总是把孩子们紧紧搂在怀里，点头、微笑。一个曾患过白血病的孩子从服装学校毕业了，她来到医院对胡亚美说："胡奶奶，我要亲自为您做件衣服。没有您，也没有我的今天，我永远感激您。"胡亚美很高兴，穿着患儿亲自为她做的衣服，自豪地站在人民大会堂的发言席上。胡亚美对待孩子，总是充满了慈爱之心。她不止一次为病儿付医药费，使垂危孩子重获新生。一次，一个外地的孩子来北京检查，胡亚美怕孩子住在旅馆不方便，就将自己的房子腾出来让他们父子住，胡亚美还特意为孩子准备了食品。将这父子安排好后，胡亚美起身告辞，说："你们好好休息，我不打搅了。"家长讲到这儿，眼里已闪动泪花，在场的人也被深深感动。胡亚美不仅为孩子治病，还要为他们今后的生活操心。一个已经长成大姑娘的白血病孩子，告诉胡亚美一个秘密：她在谈恋爱，但男友及他的家里还有些犹豫，怕她旧病复发。胡亚美请来了姑娘的男友，详细介绍了姑娘的病情及现在的情况，使姑娘的男友打消了顾虑。当两人结婚时，特意为胡亚美送来了喜糖。这件事解决了，但也牵动了胡亚美的心，她想：应当让社会了解疾病，正确对待这些孩子。为此，她不止一次地呼吁：全社会都来关心白血病儿童的上学、就业及生活。9 岁曾患急性淋巴细胞白血病的李春华不仅存活至今，还生下了一对健康的双胞胎男婴，如今已健康地成长了十多年。胡奶奶和患儿间的故事数不胜数……

胡亚美是中国儿童白血病研究的开拓者，更是白血病患儿心目中慈善可亲的"胡奶奶"。

四、开拓创新　为了"幸子"勇攀科学高峰

1982 年，白血病的临床研究取得了初步成果。病人都可持续缓解 3 年。在此基础上，课题组认真总结经验，改进方案，使 331 名患儿近期缓解率达到 95.6%，其中凡坚持治疗的，5 年持续缓解率达到了 53%，属国内领先水平。

经过 20 多年的不懈努力，北京儿童医院儿童急性淋巴细胞白血病（ALL）5 年无病生存率已达 74.4%（1995 年资料），进入世界先进行列。截至 2000 年年底，存活 5 年以上的急淋白血病儿童 601 人。其中，已参加工作和上大学的 160 人，已结婚的有 22 人，18 人生育有 21 名健康的小宝宝。小儿急性髓细胞性白血病（AML）的诊疗水平也有了很大的提高，10 年无病生存率已达到 27.88%，代表了国内 AML 的当前治疗水平。从这些看似枯燥的数字中，凝聚着血液病组同志们的大量心血，反映出他们付出的长期艰苦努力的辛劳和汗水。他们送走寒来暑往，熬过了无数个不眠之夜，然而他们并未满足。改革开放以来，随着国内外交流日益频繁，国外先进的设备和新型的药物不断引进，白血病的诊断和治疗又向前迈进一大步。

诊断方面，胡亚美在国内率先使用了流式细胞术（FCM）检测微小残留病等方法，大大提高了儿童白血病的诊断水平，并对判断预后、指导治疗提供了科学依据；开展了新的白血病分类法，即形态、免疫、遗传和分子生物学（MICM）分类，已能诊断出各种混合型白血病。另外，胡亚美在疾病管理和提高儿童白血病的生存质量等研究方面也取得了引人注目的成绩。比如：在国内率先研究并得出结论，颅脑大剂量放疗（24GY）预防脑膜白血病对儿童的智力有明显的损害；追踪了不同治疗

方案对男女患儿性腺功能的影响等。随着现代科学的发展，胡亚美清醒地认识到：同样的治疗手段对一些病例却不能获得较好的疗效，得不到长期缓解或缓解后又复发；少数长期缓解的患儿仍有远期复发。于是组织团队研究了儿童白血病与环境的关系，儿童白血病大剂量化疗后免疫重建、儿童白血病遗传背景、儿童白血病与癌基因抑癌基因的关系等研究。发现上述情况可能与不同的病因（如环境因素、缓解后免疫重建、遗传背景、分子生物学特点等）造成白血病不同类型的基因变化有关。于是，近年来，胡亚美带领她的团队开始从分子水平、基因水平去深入认识白血病，应用新技术、新方法进行了儿童白血病耐药和复发等问题的研究，即治疗前后应用各种新技术进行耐药基因、微小残留病的检测，为指导用药提供了科学依据。

同时，抗癌药物不断增添新品种，为白血病的治疗开辟了更美好的前景。进入21世纪，对难治和复发白血病还开展了干细胞移植等新的治疗手段。

为了拯救全中国儿童白血病人，加强各种医治白血病儿童的经验交流，胡亚美又发起儿童白血病全国联网，制定出统一的化疗方案，以提高全国的治疗水平，这在中国白血病治疗上是个创举。为了加强与国际接轨，胡亚美分别在1996年、1997年在北京亲自主持两次小儿血液肿瘤国际研讨会，商讨与国际白血病治疗组协作，利用国际组织的力量，提高中国白血病的诊治水平。

五、德艺双馨　中国儿科医学"大家"

50多年前的"六一"儿童节，是北京儿童医院的诞生日。随着儿童医院的成立，由我国儿科奠基人诸福棠等老前辈开创的北京儿童医院培育出大批儿科界专家。胡亚美就是由当时的"三小"成为如今北京儿童医院"四老"的一个典型代表。这一方热土泽被后人，儿童医院的前辈们都是中国儿科事业的辛勤耕耘者和开创者。胡亚美桃李满天下，经她带过的学生已达几十人。大家对她共同的评价是业务上是严师，生活上像慈母。她对待自己的学生甚至比对待自己的子女都亲。她的学生们都说自己很幸运。胡亚美做学问，也是正如司马迁所说的"好学深思"之士，她选择专业都是根据我国儿科医学发展所需。经过以她为首的同道们的共同努力，到20世纪90年代初，北京儿童医院有关白血病的研究达国际先进水平。这里面浸润了她大量的心血。她最为珍贵的东西是记录了白血病患儿战胜病魔历程的三大本相册！做学问，她孜孜不倦，精益求精。学生们写的文章、论文，她都会逐字逐句地修改。她常说，临床工作十分重要，是科研工作的基础，科研工作必须紧紧围绕临床工作开展，必须为临床服务。当时她虽已年近80岁高龄，但她一有时间仍旧出专家门诊，每周一次的儿科查房从不轻易缺席。所有这些皆因她心目中有一个至高无上的"上帝"，那就是患儿。她在社会上有40多个兼职，各种社会活动应接不暇，可她最感兴趣的还是学术活动。进入20世纪90年代，随着各种新技术的出现，各种前沿学科的进步，有关儿童白血病的研究已达到很高水平。胡亚美虽已年迈，却从不放过任何一次像分子生物学等前沿学科的学术活动。她是学术界名人，已出访过十几个国家，加上她外语功底深，她对国内外学术界的最新动态了如指掌。她还非常注意自己知识和观念的更新。由于她思想活跃，思维敏捷，更由于她有扎实的临床功底，所以能指导学生们不断攀登科研高峰。通过她的言传身教，学生们都能自觉地以事业为主，都能勤勉于工作和学习。2000年，她还牵头承担了"中国孕妇和儿童铁缺乏调查"的大型全国性课题。从课题设计到具体实施她都亲自过问。由她参与主编的《实用儿科学》是中国儿科医学的经典著作，曾获国家科技进步奖二等奖、卫生部科技进步奖一等奖和国家优秀图书奖一等奖。所有这些都和胡亚美的辛勤劳动分不开。她虽然是一位大学问家，但非常谦逊，不耻下问，还常常以"学生"自居。这是一种高尚的治学美德，值得后辈铭记在心。

"富贵不能淫，贫贱不能移，威武不能屈，此之谓大丈夫"，这句大思想家孟子的名言是胡亚美一生真实的写照！另外，这个挂在她办公室门上的条幅，更为深刻的用意是启迪后辈学生的。这里有一个故事：她有一位很欣赏的学生，学业不错，但他经不住经济大潮的诱惑，做了几件错事，于是胡亚美就让懂书法的丈夫手书了这一条幅，用以教育这位学生和教育晚辈。

大家都知道，胡亚美名气很大，可好多人并不知道她的架子却很小。无论是博士生找她辅导论文，还是外地外院请她讲学，无论是请她做科学宣教，还是请她当评委，她都有求必应，从来不拒绝任何人。经常有不认识的患儿家长登门求助或求教咨询，她都会耐心地接待，热情地帮助。她家的电话就是一个全国性的免费咨询电话，最近几年由于胡亚美等在小儿白血病治疗上的突出成绩，国内外都有大量的求治者和咨询者。她家里常常有不知名的家长打来电话，而她总是认真解答。

20世纪90年代末，北京大学专设了必修课"修身养性"。胡亚美在这方面做得非常好，她向来是严于律己，宽以待人。用她自己的格言是：正人先正己，责人先责己！她给患儿家长垫钱看病已不计其数。可她自己平素穿的是20元就能买的衣服和鞋子。她曾经用自己主编的《实用儿科学》稿费给研究生买一台电脑，可她自己常常吃的是干粮。她为了不过多给医院增加负担、不给司机添麻烦，常常自己骑自行车去人民大会堂、科技会堂开会，去医院看护住院的老伴儿。就这样，她仍然不失幽默地说："我也有一辆非常好使的车，是11号车。"而那时，她已是一位年近

80岁的高龄老人了！她为了解决学生的后顾之忧，并体谅医院的难处，将自己女儿的房子让给学生住；当科里一位年轻同志的父亲病重，手头拮据时，她毫不犹豫地拿出钱来救急。可她自己呢？身上的衣服是办公室的同志领着去摊儿上做的，自己的头发也是由办公室的同志修剪的，要知道，她是享受共和国副部级待遇的干部啊！对于受过她救助的学生、同事、患儿家长，甚至小保姆来说，胡亚美又与母亲有什么区别呢？慈祥、平易近人、乐善好施——这就是胡亚美的人格魅力！

修身、养性，治国齐天下。作为一名中国自己培养起来的科学家、领导干部，作为一名新中国的新女性，无疑她做得很好。做人与治学完美统一是胡亚美的人生写照。她常对周围同志说：在我有生之年，能看到一个集科研、临床、教学和培训为一体的血液病中心成立，我将坦然地去见马克思。现如今她的愿望终于实现了——亚洲最大的儿童血液肿瘤中心在北京成立了。如今，耄耋高龄的胡亚美仍然耕耘在儿科第一线……

六、胡亚美主要论著

胡亚美. 1982. 110例小儿急淋白血病疗效. 中华儿科杂志，20（3）：131.

胡亚美. 1983. 小儿组织细胞增生症X追踪观察及分析. 中华儿科杂志，21（5）：273.

胡亚美. 1985. 血小板表面结合IgG检测站儿童ITP的意义. 中华儿科杂志，23（2）：69.

胡亚美. 1987. 小儿急性白细胞并发卡氏肺囊虫病16例分析. 中华儿科杂志，25（5）：264.

胡亚美，等. 1991. 联合化疗毒对急淋白血病儿童性腺功能及生长的影响. 中华儿科杂志，33（5）：264.

赵全，胡亚美. 1994. 应用流式细胞术检测微量残留白血病. 中华儿科杂志，32（6）：325，384.

吴瑞萍，胡亚美，江载芳. 1995. 实用儿科学. 第6版. 北京：人民卫生出版社.

段渊，胡亚美，崔建涛，等. 2000. HLA抗原与儿童急性白血病的相关性研究. 中华血液学杂志，（2）：33.

胡亚美. 2000. 儿童白血病P16基因检测及其意义. 中华儿科杂志，38（5）：306.

马晓莉，胡亚美，吴敏媛，等. 2001. 6-巯嘌呤细胞药理学研究对急性淋巴细胞白血病治疗的指导作用. 中华儿科杂志，39（3）：35.

胡亚美，江载芳. 2005. 诸福棠实用儿科学. 第7版. 北京：人民卫生出版社.

主要参考文献

段渊. 2007. 胡亚美//中国科学技术协会. 中国科学技术专家传略·医学编·临床医学3. 北京：人民卫生出版社：167.

撰写者

段渊（1964~），医学博士，主任医师，北京安贞医院，胡亚美院士的学生。

肖碧莲

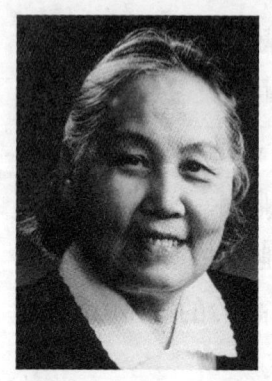

肖碧莲（1923~），广东中山人。妇产科和生殖内分泌学家。1994年当选为中国工程院院士。1949年获上海圣约翰大学医学院博士学位。现任国家卫生计生委科学技术研究所名誉所长。从事妇产科和生殖内分泌科的临床、教学和科研工作50余年，是中国计划生育科学研究的开拓者和带头人之一。创建了中国第一个计划生育研究室，在国产避孕药的临床应用和作用机制研究中，尤其是在确定避孕药的低剂量及口服避孕药的配制与批量生产等方面做出了重大贡献。她是中国国家人口计生委科学技术研究所的筹建人之一，是该所第一位世界卫生组织人类生殖研究合作中心主任。主持和参加了大量的国际、国家级重大研究课题，在甾体避孕药物的临床药代动力学及卵巢功能调控的研究方面取得了显著成绩，获得国家计生委科技进步奖和国家"八五"科技攻关奖。她致力于计划生育领域的国际和国内技术合作与交流，引进国际先进经验和技术，争取国际援助，为提高中国计划生育科研水平做出了贡献。1980年和1987年，她先后两次被世界卫生组织人类生殖研究特别规划署聘为科技顾问组成员，1986年被美国国际家庭健康主任委员会聘为高级顾问。1995年获第二届中华人口奖。随后，她又带领科研团队从事米非司酮紧急避孕、催经止孕、黄体期避孕、常规避孕的研究，再创辉煌，为解除妇女非意愿妊娠做出了巨大贡献。2004年获中华医学科技奖一等奖，2005年获国家科学技术进步奖二等奖，2011年获"十一五"全国人口和计划生育优秀科技成果奖二等奖。

一、不寻常的青春抉择

肖碧莲，1923年10月31日出生于上海。她从小聪敏好学，是品学兼优的好学生。她是新女性，健康开朗，多才多艺。溜冰场上，可以看见她健美的身影；明月窗下，可以听到她弹奏的悠扬钢琴声。富裕的家境、良好的教育、秀外慧中的仪表，成为当年不少青年追崇的偶像。她崇尚的是对祖国忠贞不渝的大爱和对自然科学献身的情怀。

她在日本侵略军的铁蹄下度过了中学时期，面对生灵涂炭、内忧外患的祖国，曾经无忧无虑的女孩迅速蜕变,"国家兴亡,匹夫有责"的志向已经在她心底扎根。在已投身革命的姐姐影响下,她秘密从事了共产党领导的地下革命活动。1945年6月的上海笼罩在白色恐怖(国民党政府蒋介石政权期间实施的恐怖统治)中,这位22岁的年轻姑娘毅然加入了中国共产党,庄严宣誓为共产主义不惜献出自己的生命。在她日后几十年不断地科学进取与那时彰显出的正义、良知和不畏艰险的品格是对同一种信念的坚守。

肖碧莲目睹了当时贫困羸弱的中国妇女,社会地位低下、卫生保健条件差,多数人有病得不到适当和及时的诊治,甚至有人直接死于妇产科疾病,毅然选择求学上海圣约翰大学妇产医学专业。在临床实习的一个夜晚,一位妇女在生产她的第六个孩子时由于产后大出血失去了年轻的生命,凄厉的哭声震撼着年轻女医学生的心灵。有多少个不眠之夜,她看见在苦难中挣扎的妇女同胞,因为没有任何选择,无可奈何地反复妊娠、生产,甚至因此死亡,她不断听到她们的呼救声,那声音深深挤压着她的心房,这就是她选择从事妇产科和计划生育科学研究的原动力。

1949年上海解放了,同年她获得了圣约翰大学医学院博士学位。那时的祖国正期盼着优秀的人才,浴火锤炼的女儿心无旁骛地开始了为新中国妇女生殖健康事业而奋斗的长征之路。

二、优秀科学家 科研带头人

新中国成立后,肖碧莲在上海第二医学院附属宏仁医院从事妇产科医疗和教学工作。在大量的临床工作中,她敏锐地观察到生殖内分泌对人类生殖的影响,下决心帮助妇女摆脱不情愿的反复妊娠。为了进一步深造,1956年,她赴苏联莫斯科大学第一医学院攻读研究生,开始了对妇产科内分泌的潜心钻研。在学期间,她刻苦努力,对该领域的发展方向有了自己独特的见解,为以后的研究工作打下了坚实的基础。1959年,她获得莫斯科大学副博士学位后回国,1960年在上海仁济医院创建了国内第一个计划生育研究室,开展内分泌的临床和实验室研究工作。1963年,国家科委、卫生部、化工部联合组织对口服避孕药的研究,她所在的实验室通过对避孕药的临床和实验室研究分析,肯定了国产口服避孕药的作用机制和临床效果。由于当时国际上口服避孕药常规用量大,不良反应明显,不易为妇女接受。为此,肖碧莲多次参与口服避孕药的减量研究,肯定了1/4量的效果,为中国首创的1号、2号低剂量口服避孕药研制提供了科学依据,并为确定其效果及批量生产做出了重大贡献。1967年,国产口服避孕药通过了国家科委的鉴定并推向全国。这一成果在当时处于国际领先地位。最早合成避孕药的美国化学家 Djesassi 曾经说过："中国的避孕低剂量药物比其他国家早七八年。"

十年"文化大革命",她尽量排除外界干扰,在条件简陋的情况下,默默无闻地埋头工作,继续对避孕药、避孕针剂的作用机制、药代动力学和临床内分泌学进行研究。1979 年 9 月,国务院批准成立国家人口计生委科学技术研究所,并从北京、上海、哈尔滨等地抽调了一批专家、学者,她是筹备领导小组成员之一。她参与了与世界卫生组织、联合国人口基金等国际组织的联系工作,亲自办理申请援助项目的种种纷繁手续,在短时间内即获得人口基金第一期 350 万美元的援助,使科研所一成立就得以用上当时国际上先进的仪器、设备,为科研所带领中国计划生育科学研究工作、跻身于世界之林奠定了坚实的基础。

1991 年,国家人口计生委科学技术研究所被确定为"世界卫生组织人类生殖研究合作中心",肖碧莲任该中心第一任主任。多年来,她借鉴国外科研机构的先进经验,积极向多个国际组织、基金会、财团、药厂争取了大量的项目经费,为开展高水平的科学研究奠定了坚实的经济基础。在科学研究方面,她始终认为科研部门应当有相对独立的科研规划,包括近、中、远期各个阶段的规划,做到近期有安排,中期有准备,远期有目标,保证科研计划持续、循序渐进地进行。她认为科研成果要不断地反馈到实践中去,她所从事的研究充分体现了这一指导思想。为了合理地使用人力、财力和物力,肖碧莲对选择科研课题的指导思想是:第一,解决迫切需要解决的重大实际问题;第二,要瞄准科技发展的前沿;第三,要重视基础性研究。因此,她所确定的研究方向都是重大的探索性课题并且有重要的应用价值。

20 世纪 80 年代,她开始负责多学科的"卵巢功能及其调控"、"卵泡发育和黄体萎缩机制"等课题的研究,从猕猴实验中发现甾体激素进入卵泡液中直接影响卵巢功能的新的科学资料,阐明了卵巢功能的某些调节因素,以及避孕药的作用影响,提出了发展避孕技术的新途径。她先后获得了国家计生委"七五"、"八五"攻关成果三等奖和科学技术进步奖二等奖。1980 年和 1987 年,她先后两次被世界卫生组织人类生殖研究特别规划署聘为科技顾问组成员,1986 年被美国国际家庭健康主任委员会聘为高级顾问,1994 年当选为首届中国工程院院士,1995 年获第二届中华人口奖。

近年来,由于社会性观念的变化导致婚前性行为大量增加,许多未婚先孕等非意愿妊娠妇女寻求终止妊娠,这不仅增加了社会负担,也导致了许多相关并发症,直接威胁着妇女的健康。为了解决这一急待解决的重大问题,20 世纪 90 年代,肖碧莲将紧急避孕药这一崭新的概念引进国内。1996 年 10 月,国家人口计生委科学技术研究所与世界卫生组织人类生殖特别规划署在北京联合召开了紧急避孕与着床研究讨论会。

米非司酮是20世纪80年代法国研制成功的一种抗孕激素的新型药物，90年代开始在中国广泛使用，其配伍前列腺素可显著提高终止早孕的效果，使药物替代手术终止早期妊娠成为现实。后来，国外科学家发现米非司酮可用于紧急避孕。在此研究基础上，1998~2002年，由肖碧莲领导完成了"米非司酮用于紧急避孕、黄体期避孕及催经止孕的研究"项目。这是一项由国内政府部门（国家人口计生委）、临床（国家人口计生委科学技术研究所）、工厂（上海华联制药有限公司）与国际组织（洛克菲勒基金会、创意基金会、世界卫生组织和PATH）联合组织的大协作项目。作为世界卫生组织、洛克菲勒基金联合资助的3项大规模多中心临床研究课题的负责人，肖碧莲不仅是一位优秀的科学家，也是一位出色的科研组织者。世界卫生组织（WHO）和国际家庭健康（FHI）的审核后，认为该试验资料完全符合临床试验管理规范（GCP）要求，已达到世界一流的研究水平。米非司酮用于紧急避孕的研究为国内首创，全国有31个临床研究单位参与，其大样本量在国内外临床研究中亦属罕见。米非司酮加米索前列醇用于黄体期避孕和催经止孕在国内外亦属领先。此项目所试验的米非司酮用于紧急避孕、黄体期避孕及催经止孕的3项避孕方法均能开发成为妇女可以自己掌握的避孕药。这些方法对预防无保护性生活的妊娠有很大效益，不仅可以减少人工流产，而且可以降低因流产而带来的妇科疾病，有利于提高妇女的生殖健康。肖碧莲为进一步改善中国育龄妇女的生殖健康状况，特别是减轻妇女流产痛苦做出了积极的贡献，受到国外专家的高度赞誉。此项目的研究成果在国内外极具影响力的 Human Reproduction、Contraception、《中华医学杂志》及《中华妇产科杂志》等杂志上发表，2004年获中华医学科技奖一等奖，2005年获国家科学技术进步奖二等奖。

为了开发米非司酮更广泛的用途，2003年，肖碧莲又提出了米非司酮用于常规避孕的研究建议。在完成随访的502名妇女共3004个研究周期中，仅有4例妊娠，而且其中2例未按照要求服药。该项研究的成果为开发一种安全、简便、有效的常规避孕方法提供了科学依据。2007年，论文发表在 Contraception 上，国际妇产科专家 Irving M. Spitz 博士的评语是："我祝贺你们发表在 Contraception 上的关于用米非司酮周服片避孕的极好的文章，这的确是引用抗孕激素药物避孕的里程碑的研究。"随后，该文章被国际性医学论文评价体系授予"F1000论文"称号（由国际知名生物学家和医学专家，从每年所发表的生物医学SCI论文中评选出不足千分之二的重要文章，赋予"F1000论文"称号）。

2007年，肖碧莲和她的研究团队承担了"十一五"国家科技支撑项目"抗早孕新技术研究"，完成了两项大规模多中心临床研究。课题研究的减低剂量和不同途径给予米非司酮配伍米索前列醇催经止孕的方法可能开发成为女性自我掌握的口服催经止孕药物，其使用方法简便，价格低于任何流产手术。临床使用满意度调查结果显示妇女乐于接受。2011年，此项成果获得了全国人口和计划生育优秀科技成果奖二等奖。

肖碧莲从事避孕药和生殖内分泌的临床和研究几十年，精心指导临床实践，为研究适合中国妇女的避孕药付出了一生心血，为避孕药的进一步发展提供了科学依据，为中国的计划生育工作实践创造了技术条件。

三、辛勤施教　无私育人

从20世纪60年代起，肖碧莲就开始从事学生的教育和培养工作。为不同年代的内分泌临床和实验室研究工作培育出一支前赴后继的专业骨干力量。特别是改革开放以后，为了快速提升科研人员的研究技能，她多方努力造就新人。随着对外交流的不断扩大，她积极与国外联系，争取经费，把科研人员送出国门学习，并鼓励他们要学成归来报效祖国。同时，她鼓励科研人员参加学术交流活动，将国外的专家请来授课，使他们在学术上尽快成熟起来。为鼓励后辈主动承担科研任务，努力创新，她多次主动将自己的科研经费拨给年轻的科研人员，帮助他们争取课题。她是一个严格的师长，平日治学严谨，在总体课题设计中不放过任何一个细小的差错。出现失误时，她总是挺身而出，分析原因，承担责任。她从不文过饰非，也从不气馁，最大限度地为学生们营造出一个宽松的科研环境，调动起每个研究人员的积极性。此外，她在百忙中还亲自组织科研人员讨论课题及相关文献，拓展大家的知识面；组织大家学习外语，加强听说读写能力，以利于更好地和国外研究人员进行直接的交流。在学生眼中，她威望极高，她不仅学风正派，而且视野、思路宽阔。肖碧莲在科研业务中是良师，在生活上像慈母，关心后辈，平易近人。她对年轻人的学业、思想修养、生活等各个方面都给予了亲切的指导和无微不至的关怀。在她的精心培育下，一批骨干成长为学科的带头人。

在培养高级研究人员的同时，她同样重视对基层科研人员的培训。她高瞻远瞩，深谋远虑，认为整体科技水平的提高是落实国家计划生育工作的必要保障。为了使国内的研究尽快与国际同步，她于1979年最早引进了国际上刚刚起步的激素放免测定技术，组织放射免疫测定技术学习班，推动了中国生殖激素研究工作总体水平的提高，为中国的生殖内分泌研究工作进入定量时代做出了积极的贡献。

1989年，肖碧莲担任科研所所长以后，连续五年面向全国各省的科研所举办每期一年的进修班，为全国各地计划生育研究机构培养了一批科研骨干，现在这些学生中的许多人已走向领导岗位。此外，她还同其他专家学者组织了多次专题学习班和国际学术研讨会，请国外生殖医学和生育调节的专家介绍他们的科研成果和经验，内容涉及诱导排卵、分子生物学和细胞培养基础研究、男性节育技术、宫内节育器新发展、多囊卵巢综合征、不育症、女性生殖神经内分泌等方面，促使国内外最新科研成果尽快推向全国，造福于广大育龄群众。后来，根据中国实际需要，她从国外引进了紧急避孕方法，组织学习班，通过媒体向计划生育卫生系统和社会广泛宣传紧急避孕的意义，普及各种有关紧急避孕方法的科学知识。

自1989年起，她担任科研所与协和医院合办的《生殖医学杂志》副主编、主编。1993年，她主编的《计划生育技术手册》一书全面系统地阐述了中国计划生育方面的技术和进展，发行达数万册。之后，她又努力寻找国际组织资助，陆续组织了《展望》、《进展》、《国际计生联医学通讯》及《生殖健康要略》的编译工作。这些杂志的内容广泛，涉及生殖健康的诸多方面，如性伦理和道德、计划生育、生殖道感染、艾滋病、妇婴保健等。她将这些杂志免费发送至国内省、县、乡镇一级的卫生部门和计划生育部门的管理机构、医院、计划生育指导站（研究所）、妇幼保健站（院）、妇女团体、非政府组织，以及香港和澳门的生殖健康研究和临床部门，为计划生育科研工作提供了大量宝贵资料，起到积极宣传作用。

为了迅速让世界了解中国的计划生育政策和尽快汲取国外科学研究的先进经验，肖碧莲除了参加每年度的世界卫生组织人类生殖研究规划科技会议外，还多次参加在欧、美、非洲、东南亚、大洋洲举行的国际性专题研讨会及重大学术会议，如世界妇产科大会、第四届世界妇女大会和非政府组织论坛等。每次参加会议她都积极宣传中国的计划生育科研成果和中国的生殖健康事业，在国际上引起了很大反响，为中国争取国际合作开展计划生育研究做出了贡献。另外，肖碧莲作为国际知名专家，十分关注发展中国家的计划生育科技事业，她先后接受多名朝鲜留学生，对他们进行内分泌、男女临床和细胞生物学实验室培训。

四、普通劳动者和自觉革命者

既有担当大事的智慧和气魄，又有普通劳动者的勤劳、谦虚和朴素，这是优秀人类的高尚品格。作为共产党员，肖碧莲与时俱进，严于律己，处处表现出先进性。

"少说漂亮话，踏踏实实多做些实际工作。"这是她给学生们印象最深的一句话。过去的光荣历史她从来讳莫如深，大家都是从只言片语中去推断。她不愿接受新闻媒体的采访，试图采访她的人都有一个共同的感觉：见她难。但是无论是在实验室、临床，还是在会议上，任何科研人员，甚至非本专业人员都可以向她提问，即使是一个学生很幼稚的问题，她也会予以耐心解答，没有一点架子和不耐烦。因此许多专业人员在遇到关键问题的时候，都想找她请教、探讨，从她那里总是可以得到有益的启迪。

她工作过的地方都留下了她爱岗敬业的美谈。1970年，为了进一步了解口服避孕药的使用情况，肖碧莲带领实验室的同事们深入上海郊区，从向育龄妇女发放药物，调查服药者的不良反应，到调查服药者停药后生育的孩子的发育情况，共进行了上千人份的追踪调查。当时条件非常艰苦，每次采集妇女的尿样后只能挤长途汽车带回实验室分析。这就是她一贯坚持的工作作风。

她总是努力捕捉先进事物，微机和互联网刚一出现，她就加紧学习、探索并很快掌握，从不依赖助手，自己独立完成各种计算机操作。她率先将《生殖医学杂志》联入因特网，同时也经常上网查询国际最新进展。她为助手们配置了先进的计算机，提高了整个科研组的工作效率。

她生活一贯简朴，根据她的条件，年事已高完全可以雇请保姆照顾生活起居，但在身体健康时，她总是骑一辆已用了多年的自行车去市场买菜；在疾病缠身居家养病时，她怕影响工作，常常拒绝单位和学生探望，但仍旧心系规划，用自己的影响力为科研团队争取课题。

作为国际组织专家顾问，肖碧莲出国开会讲学都由外方提供经费，但她却尽量节约开支，出门总是坐公交车或步行，将节约的钱购买仪器和实验用品。她在生活上严格要求自己，公私分明，私事从来不用所里派给她的车。

肖碧莲虽然工作繁忙，仍一直坚持参加党小组活动，努力学习政治文件，按中央改革开放的精神办事。她自觉守纪，抵制不正之风，多次被评为"优秀共产党员"。作为院士，她参加院士资格审评、重大课题申请和评奖时都坚持公正、严谨的科学态度，多次拒绝他人贿赂，或将其上交组织，成为反腐倡廉的楷模。她获得中华人口奖两万元后，悉数捐献，一万元捐给生殖医学杂志，另一万元作为科研基金。

五、致　　敬

据《2009中国两院院士调查报告》显示，在1955~2009年近2000位两院院士中，女院士共 98 人，仅占全体院士的 5.06%，肖碧莲就是其中一员。在中国，她是一只金凤，一位巾帼英雄。而在她看来，这不仅是至高的荣耀，更是一种责任。肖碧莲现已至耄耋之年，却仍潜心于科研工作。她为之奋斗几十年的领域被列为治国大计，直接影响着妇女解放、社会经济和生产力的发展。有人粗算，中国实行计划生育以来，少生育了 2 亿人口，其中科技进步起了至关重要的作用。

六、肖碧莲主要论著

贾孟春，杨燕，曾陶，等．1994．细胞外基质对大鼠卵巢颗粒细胞分泌激素和合成蛋白质功能的影响．生殖医学杂志，3（3）：140．

Beverly Winikoff, Xiao B L, et al. 1997. The acceptability of medical abortion in China, Cuba and India. Intentional Family Planning Perspectives, 23: 73, 89.

Beverly Winikoff, Xiao B L, et al. 1997. Safety, efficacy, and acceptability of medical abortion abortion in China, Cuba, and India: a comparative trial of mifepristone-misoprostol versue surgical abortion. Am J Obstet Gynecol, 176: 431.

Chen X, Xiao B L. 1997. Effect of once weekly administration of mifepristone on ovarian function in normal women. Contraception, 56: 175.

Irving Sivin, Xiao B L, et al. 1997. Contraceptives for lactating women: a comparative trial of a progesterone-releasing vaginal ring and the copper T 380A IUD. Contraception, 55: 225.

Xiao B L. 1997. Trends in steroid contraceptive research. Chin Med J, 110 (1): 11.

Xiao B L, Zhao B G. 1997. Current practice of family planning in China. Inter J Gynecol Obstetrics, 58: 59.

Xiao B L, Zhu P D, Wu S C. 1998. Use of the levonorgestrel-releasing intrauterine system for contraception and treatment of menorrhagia-the Chinese experience. Genecology Forum, 3 (3): 26.

Xiao B L, von Hertzen H, Zhao H, et al. 2002. A randomized double-blind comparison of two single doses of mifepristone for emergency contraception. Hum Reprod, 17 (12): 3084.

肖碧莲，吴尚纯．2003．米非司酮用于避孕的系列临床研究进展．中华妇产科杂志，38（8）：499．

肖碧莲，赵珩，吴尚纯，等．2003．米非司酮与米索前列醇用于催经的研究．生殖医学杂志，12：137．

肖碧莲，von Hertzen H，赵珩，等．2003．两种单剂量米非司酮用于紧急避孕的随机双盲比较研究．中华医学杂志，83（10）：813．

Xiao B L. 2006. The levonorgestrel-releasing intrauterine system (Mirena) in the treatment of menorrhagia. Gynecology Forum, 11 (2): 13.

Pei K, Xiao B, Jing X, et al. 2007. Weekly contraception with mifepristone. Contraception, 75 (1): 40.

裴开颜，肖碧莲．2008．每周口服米非司酮用于避孕的机理研究．生殖医学杂志，17（1）：6．

裴开颜，肖碧莲，经小平，等．2008．两种单剂量米非司酮用于常规避孕的随机双盲比较性研究．中华妇产科杂志，43（4）：294．

Xiao B L, Zhao G, Wu S C, et al. 2010. Conception probabilities at different days of menstrual cycle in Chinese women. Fertility and Sterility, 94 (4): 1208.

撰写者

贾孟春（1948~），研究员，国家卫生计生委科学技术研究所。

裴开颜（1971~），研究员，国家卫生计生委科学技术研究所。

黎介寿

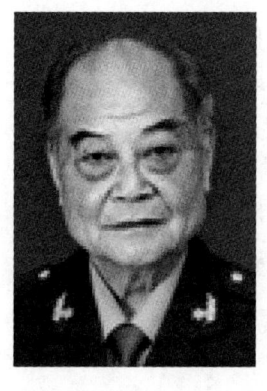

黎介寿（1924～），湖南浏阳人。普通外科专家、医学教育家。1996年当选为中国工程院院士。南京总医院副院长，南京大学临床学院副院长，解放军普通外科研究所所长，国家、军队、江苏省重点学科（实验室）负责人。主任医师、教授，博士生导师。南京大学、第二军医大学、南方医科大学教授，香港中文大学医学院客座教授，浙江大学、华西医科大学、哈尔滨医科大学、第三军医大学等兼职或名誉教授。曾任解放军医学科学委员会副主任委员、江苏省医学会副会长、国际外科学会会员、欧洲肠外与肠内营养学会会员、中华外科学会常委等。擅长腹部外科，尤其对肠外瘘、临床营养支持、小肠移植、肠屏障功能障碍、重症急性胰腺炎、短肠综合征、顽固性便秘等复杂疑难疾病的诊断与治疗有丰富的治疗经验与卓越效果。1994年完成了亚洲第一例人同种异体小肠移植术，2003年4月完成了亚洲首例肝肠联合移植，同年10月进行亲体供肠移植，从而完成了对肠功能障碍的系列研究。根据我国临床医学教育受传统医学教育的影响，教育观念、教学内容、教学手段、知识结构等不能满足医疗卫生事业需要的现状，遵循医学教育与卫生人才的成长规律，确立科学的临床医学教学理念，建立全新的临床医学教育模式，凝炼大师加团队的组织形式，培养博士研究生143名、硕士研究生165名、博士后16名，绝大部分成为我国临床医学的拔尖人才。发表学术论文600余篇，担任13卷巨著《手术学全集》总主编，主编《肠外瘘》、《临床肠外及肠内营养支持》、《围手术期处理》等专著10部。以第一完成人，获全国科技大会奖1项，国家科技进步奖一等奖1项、二等奖2项，军队及省部级医教研成果一等奖8项。获何梁何利奖励基金医学与药学奖、中国医师奖、中国人民解放军专业技术重大贡献奖、总后勤部有突出贡献的医学专家、培养人才先进个人等称号10余次。2009年，中共中央总书记、国家主席、中央军委主席胡锦涛签署命令为黎介寿院士记一等功。领导的团队，2011年被南京军区授予"科技创新模范医疗科室"荣誉称号、2012年被中央军委四总部授予"全军科技创新群体"。2013年获"江苏省科学技术突出贡献奖"。2014年4月，国际小行星中心和国际小行星命名委员会命名"192178"号小行星为"黎介寿星"。

一、艰难求学　走进医学殿堂

　　黎介寿，1924年10月11日出生在湖南省长沙市。父亲黎浦棠生前任中学英语教员、两浙盐务管理局秘书，母亲周霞是一位家庭妇女。全家兄弟姐妹六人，黎介寿排行老五。1931~1942年，黎介寿先后在上海、南京、杭州等地念完小学，然后进入湖南长沙的广益中学和长郡中学就读。由于父亲过早去世，家境贫寒，无力支付学费，黎介寿读到高中二年级时被迫辍学。黎介寿的求学生涯也因此异常艰辛。当他考上机械化学校时，因拿不出学费和去学校报到的路费，而被迫辍学。然而困难并没有泯灭黎介寿的求学之心，他把自己的情况写信告诉了靠勤工俭学刚刚读完医大的大哥黎鳌。经大哥多方奔走，他来到了江西，在一家医院做了检验练习生，白天挣钱糊口，晚上复习功课。

　　黎介寿的早年志向是学工，但家道的中落使他读不起这类缴费学校，只能在当时可以免费读书的师范学院和部分医学院中做出选择。想到父亲的早年病逝，再受大哥黎鳌学医的影响，经过一年的发奋攻读，他终于走进了可免去吃住、学费等一切费用的国立中正医学院。上大学时，物质、生活条件极差，经常吃不饱，穿不暖。既无教科书，也无讲义，全靠记笔记。写字用的是毛笔、毛边纸，写的却是英文，然铅笔都找不到，晚上四人共用一盏桐油铁灯照明。学解剖时，到旷野、荒山破毁的无主坟中拣回枯骨制作标本，从水田中抓回青蛙做生理试验。在这种艰苦环境下，他深知求知的不易，那时他多么盼望有一个强盛的国家，能在和平的环境里学习啊！也许这些经历，是黎介寿一生热爱工作、乐于读书、追求知识的根源！1949年6月，黎介寿完成了大学学业，接着又考入了南京中央医院（现南京军区南京总医院）实习。

　　1949年，南京解放之后，黎介寿加入了解放军的行列。从此，他致力于军队医学事业的发展，在我国胃肠外科研究领域独领风骚。

二、提出"确定性手术是最后治疗选择"的肠外瘘治疗原则

　　1962年6月的一天，一位14岁的病儿因急性肠扭转躺在了南京总院的手术台上。此时，孩子的肠道像拧衣服那样被绞作一团，缺血已达6个多小时，常规的治疗方法已经无效，主刀的主任眼看着面前的小肠严重发黑、坏死而无计可施，便叫来了全科的外科医生在手术台前紧急讨论。黎介寿提出将当时的扩血管新药 Pegitine

（酚妥拉明）用来解除小孩的肠动脉痉挛。这一突破常规的办法很快使肠体由灰变红，血液迅速得到恢复，肠位转为正常。手术后，这个孩子一直由黎介寿专门负责治疗，孩子曾一度出现肠子的坏死、肠黏膜溃烂、肠溃疡出血、肠吸收功能不全等，病情十分严重、复杂。当时在无成熟治疗经验可供借鉴的情况下，黎介寿阅读了大量的资料，边学习、边研究、边实验、边应用。经过3个月努力，终于成功地挽救了孩子的生命，病儿健康出院。

从这一病例中，黎介寿对肠道疾病的治疗获得了一定的临床经验，从此开始重视搜集这方面的资料，为今后的进一步研究奠定了牢固的基础。

黎介寿真正把胃肠病的外科治疗作为自己的重点研究方向是在1968年。当年医院接收了一名已多次手术而治愈的肠外瘘患者。肠瘘是一种由手术、创伤、肠疾病等引起的严重并发症，病理生理改变十分复杂，存在着严重感染、营养不良、器官功能障碍等问题，治疗相当棘手。20世纪60年代，国内外肠外瘘病人的死亡率高达60%，由此可见此症的治疗难度。医院指定由黎介寿负责治疗这个病人。面对这一疑难病例，他克服了资料少、经验不足的困难，一边认真研究，一边精心治疗，经过4年的不懈努力，病人终于康复了。

这一消息不胫而走，引起了国内同行的惊叹，但黎介寿并没有因此而兴喜过忘，他把注意力集中到尚未解决的肠外瘘的治疗方法和原则性问题，并以此为突破口，开始了动物实验和临床研究工作。20世纪70年代以前，国内外对肠外瘘的治疗都遵循"早期手术"的原则，希望通过手术尽早关闭瘘口。终止肠液的外溢所带来的生理病理改变，可是得到的结果却往往事与愿违。这种"早期手术"的失败率甚高。经过多年的艰苦研究，黎介寿终于洞悉了肠瘘的发病规律，提出了与过去皆然不同的治疗策略，即"设法使瘘自行愈合，确定性手术是最后的治疗选择"。这一突破传统的理论使国内外医学界对肠瘘的认识发生了根本性改变，出现了一次质的飞跃。

此外，黎介寿还研究出了一套独特的、适合我国国情的控制腹腔感染、处理瘘口、营养支持、手术技巧等完整的治疗方法。设计了管状瘘用黏合胶；研究出了硅胶片内堵盲端管堵塞以及水压等方法；解决了带血管蒂肠浆肌层片修被复杂肠瘘手术的难题；创造了运用腹腔感染灌洗引流，以控制腹腔内感染的方法。近年来又研究应用免疫抑制剂、生长抑素加肠外营养治疗炎症性肠道疾病并发的肠瘘，进一步提高了肠瘘的自愈率并缩短了疗程。1971~2009年，他所领导的研究所接收的2868例肠瘘病人，治愈率为94.5%，是国内外文献中治疗例数最多、治疗效果最佳的一组，且在治疗中不断有创新，在国际上居于不可动摇的领先地位。

三、我国临床营养支持研究领域的先行者

营养支持是自20世纪60年代末医学界发展起来的一门新兴学科,许多危重病人依靠这一治疗手段渡过了凶险的急症期而得以康复。20多年来,国内外医学界的许多名人志士为了进一步完善和促进营养支持的基础理论、应用技术与营养制剂等方面的发展,付出了巨大努力,做出了重大贡献。黎介寿就是其中的一员。

1969年,黎介寿从一份国外杂志上看到一篇报道,是有关将静脉营养成功地应用到一个先天性腹壁缺损婴儿的文章。他敏锐地感到,这一方法可用来解决临床上一直困扰着他的一些难题。然而,如何掌握营养支持这一技术呢?当时国内从未有人尝试过营养支持疗法,人们对静脉营养的临床效果没有一点感性认识,市场上也没有任何可供静脉营养所用的器械和营养制剂供应。怎么办?等是等不来的,只有靠自己了。凭着这股自力更生、顽强拼搏的精神,黎介寿通过大量实验终于掌握了静脉营养的输注方法,并自行设计制造了价廉实用的腔静脉导管,于1970年2月在我国第一次成功地将全肠外营养支持应用于临床,取得了理想的效果。从而在我国临床营养支持的发展上掀开了光辉的第一页。

然而,这对黎介寿来说仅仅是一个开端。在后来的研究工作中,他结合国内的实际情况,在营养支持的临床应用上不断开拓、不断创新,取得了一个又一个成果。他先后参与研制脂肪乳剂、3%甘油与3%氨基酸混合营养液、应激病人复方氨基酸液等;进行了卓有成效的创伤病人个体化氨基酸研究;应用环氧酶抑制剂减少前列腺素的产生,降低分解代谢率;应用间接能量测定仪指导临床营养支持,使供给的能量与脂肪、糖、蛋白质的配比更为合理,减少代谢紊乱心;着重研究了肠外营养致淤胆的原因,首次提出了"非蛋白质热量过高是导致肠外营养淤胆的主要原因"。这一崭新的理论否定了国外有些学者提出的"感染是致肠外营养淤胆原因"的说法,临床应用后,明显降低了淤胆发生率。至2006年年底,临床营养支持已应用近5万例。

黎介寿既是我国临床营养支持的奠基人,也是热心推动这项技术在全国广泛应用的主要贡献者。由于营养支持在我国起步较晚,一些医院,特别是中小医院对上知之甚少。二十年来,黎介寿一方面潜心研究,另一方面致这项技术的传播。他先后主持了30多期营养支持学习班,亲自编写教材,为各地医院培养了一大批技术骨干;总结了多年来的临床经验,拨冗撰写了《临床肠外与肠内营养支持》这部专著,使医生们在开展临床营养支持时有了可靠的依据;为了使中国也有自己的营养

支持学科组织，四处奔波，费尽心机，于 1990 年促成了中华外科学会营养支持学组的成立。

四、攀登人体器官移植领域的高峰

黎介寿医术高超，但他从不满足，总是瞄准医学科技前沿，顽强拼搏，矢志攀登世界医学高峰。

20 世纪 80 年代中期，一名 20 岁的姑娘因腹腔大出血，在地方医院手术整个小肠被切除，剩下的肠子不能吻合。抬到南京总医院后，姑娘的父亲恳求黎介寿："给她接一段肠子吧，我把我的肠子给她。"然而当时我国还没有攻克这个难题。看着姑娘和她父亲流着绝望的泪走了，黎介寿心中十分愧疚。面对越来越多的短肠综合征病人，他横下一条心：为了挽救这些病人，一定要把小肠移植术这个难题攻下来。

年过花甲的黎介寿开始了艰难的小肠移植研究。此时国际上器官移植技术已经有了飞速的发展，肝、肾移植已先后走上临床，可是小肠移植尚无成功的先全例。其主要原因是小肠本身的淋巴结组织极其丰富，排异反应较人体其他器官强烈，感染也更容易发生。他根据小肠移植中的各种技术难题，将全所的骨干力量，分成移植技术、排斥病理诊断、免疫反应监测、营养支持、功能改变、供体保存等几个攻关小组。在他的统一指挥下，各负其责，各司其职，团结协作，锐意攻坚。没有现成的经验可供借鉴，也没有完整的资料可供查询，每一关都经历了很多次实验、失败、再实验。仅动物手术后存活 24 小时这一关，就做了将近一年。一次他们给一头小猪做了小肠移植手术，24 小时以后，移植的肠子开始蠕动。他和助手们日日夜夜陪伴它，细心护理它。第 8 天，小猪摇摇晃晃地站了起来。成功了！

随着时间的推进，黎介寿又定了动物术后存活动 100 天的目标。经过不懈的努力，黎介寿他们终于在 1992 年 2 月获得了动物异体小肠移植实验的成功。这在亚洲尚属首次。

大动物小肠移植的成功，为黎介寿进行了人体小肠移植鉴定了基础，又经过了两年多的艰苦实践，他完成了动物实验向临床的过渡。1994 年 3 月 12 日，他亲自主刀，为一名患短肠综合征的病人移植了 2.5 米的异体小肠，病人术后存活 310 天。这一手术的成功打破了我国及亚洲小肠移植零的记录，把我国的器官移植技术推上了国际先进水平。1996 年 1 月 19 日，黎介寿再次成功地进行了亚洲第 2 例人体异体小肠移植手术。2003 年 4 月又完成了亚洲首例肝肠联合移植术，10 月进行亲体供体肠移植，从而完成了对肠功能障碍的系列研究。至 2009 年 5 月已累计完成 14 例小肠移植，成为常规手术。

五、著书立说　硕果累累

黎介寿著述丰盛，硕果累累。先后荣获国家科技进步奖一等奖 1 项、二等奖 2 项、三等奖 1 项，军队级、部省级医、教、研成果奖一等奖 8 项、二等奖 22 项。在国内外学术刊物发表科研论文 600 余篇，其中被 SCI、EI、ISTP 收录近百篇。担任 13 卷 2000 万字巨著《手术学全集》的总主编，出版专著 10 部，参编著作 31 部。

由于他在医学研究领域的贡献卓越，先后荣立一等功 1 次、二等功 2 次、三等功 6 次。1991 年、1993 年、1995 年三次被评为南京军区培养科技人才先进个人。1989 年被解放军总后勤部授予医院建设先进个人称号。1996 年获得中国人民解放军专业技术重大贡献奖与何梁何利基金科学与技术进步奖。1996 年是黎介寿永生难忘的年头：2 月，当选为中国工程院医药与卫生学部院士；6 月 21 日，荣膺首届全军专业技术重大贡献奖。2009 年 5 月，中共中央总书记、国家主席、中央军委主席胡锦涛签署通令为黎介寿院士记一等功。他领导的团队，2011 年被南京军区授予"科技创新模范医疗科室"荣誉称号，2012 年被中央军委四总部授予"全军科技创新群体"。2013 年获江苏省科学技术突出贡献奖。2014 年 4 月，国际小行星中心和国际小行星命名委员会命名"192178"号小行星为"黎介寿星"。

六、精于管理　倾心育人

黎介寿十分关注中青年科技人才的成长，把自己的知识和经验，毫无保留地传授给年轻一代。他常说：作为老一代知识分子，看到学生在成长，看到事业后继有人，也就像看到自己的科学生命在延伸。

黎介寿始终站在学科前沿，把世界性医学难题作为主攻方向，着力培养高层次人才。全肠外营养的瘀胆是国内外医学专家苦苦研究了多年而无进展的课题。黎介寿将此交给了学生舒志军。从课题设计到临床观察等每一环节，他都具体指导，使研究工作连连获得突破，在国内首先发现瘀胆的原因，并摸索出治疗方法。这一成果达到国际先进水平。

用介入放射治疗法治疗门脉高压症，是 1991 年才在国外少数几个国家获得成功的一项尖端技术，治疗效果好，但手术难度大。黎介寿获取这一信息后，立即指导学生在国内率先将这项技术应用于临床,成功地救治了400多例患者。在此基础上,他又引导学生进行深层次研究,创造性地运用这一技术,成功的治愈100余名布加综合征患者。他的学生们因此深受启发,懂得学习掌握一门新技术不能单纯模仿,更要注意创造性地运用和发展。

在临床治疗上,黎介寿更是热心对大家传帮带。从病情诊断、手术方案的制订、手术的每一个步骤到可能碰到的难题怎么解决,他都手把手地教。他对学生要求严格,规定每人3个月必须交一篇综述文章,每周安排一名年轻医生在科里讲课,逼着他们去看书、总结。对学生们的每一篇论文,他至少修改3遍以上,连标点符号都不放过。为了尽快让年轻人脱颖而出,他尽可能让他们挑大梁、唱主角,鼓励学生超过自己。这几年,一些复杂、高难度手术,他常常让学生主刀,自己在一旁做助手;接到学术会议邀请,他尽量让弟子去参加;约他写的书稿,他让年轻人领衔。

旧社会的贫穷和蒙受的屈辱,铸就了黎介寿无比顽强的毅力,奠定了他事业成功的稳固基础;社会主义祖国的稳定和发展,则为他的跨越和腾飞注入了新的生机和活力,对此他是那么的珍惜。黎介寿年过七旬,但他依然壮心不已,开始了对"十五"科研项目的攻关,矢志要为祖国医学事业再做新的贡献。

他教书育人,诲人不倦,几十年如一日致力于普通外科人才的培养。他要求外科医师要做到三会:"会治病,会科研,会讲课",并提出了"大胆放手,具体指导,严格要求"的12字教学原则与"集中精力,在有限的时间内实现有限的目标,有所为,有所不为,才能取得满意的效果"的希望。他常说:"看到学生在成长,看到事业后继有人,就像看到自己的科学生命在延伸。"他毫无保留地把自己的知识和经验传授给年轻一代。在临床治疗上,他更是热情传帮带,从疾病的诊断、手术方案的制订、手术中可能碰到的难题,他都手把手地教。至2009年5月,举办全国、全军肠瘘、营养支持、普外进展等各种培训班36期;从1998年起承担国家卫生部继续教育课程班,培训2088余人;承担全军及军区腹部外科1~2年学习班8期,毕业的腹部外科骨干68名;承担南京学医不院、第二军医大学的临床教学任务;探索出一套规范、引导、激励的研究生管理模式,培养了近百名博士后、博士生和硕士生;有近300名中青年专业人才现已成为军队或地方医院的学科带头人和医疗科研骨干,使事业保持经久不衰和发展后劲。由于他在医学教育中做出了突出的贡献,先后获省部级教学成果特等奖1项、一等奖1项。

黎介寿不但医术精湛,而且善于管理。在他的领导下,全军普通外科研究所自1979年成立专科中心至今,各项工作均取得了突出进展。1998年被国家卫生部批准为临床药理基地(营养支持专业);同年被总后卫生部批准为全军普外科器官移植重点实验室；1999 年被评为全军十个重点学科之一，2000 年被评为江苏省医学重点学科（实验室），2001 年被评为国家重点学科。

黎介寿从医 60 余年，始终以"为人民造福、为祖国争光"作为自己的人生追求。他潜心探索，精心育人，为我国临床外科的发展做出了卓越的贡献。

七、黎介寿主要论著

黎介寿. 1963. 急性上肠系膜血管阻塞. 中华外科杂志, 11 (7): 522.

Li J S. 1980. The menaqenent of 125 cases of external gastrointestinal fistula. Chin Med J, 93 (5): 335

黎介寿. 1981. 带蒂肠肌浆片修补腹壁缺损. 中华外科杂志, 19 (10): 629.

黎介寿. 1982. 严重腹腔感染病人血清白蛋白与支链氨基酸值的改变. 解放军医学杂志, 7 (2): 86.

黎介寿. 1984. 255 例肠外瘘的治疗经验. 中华医学杂志, 64 (11): 686.

黎介寿. 1985. 完全胃肠外营养应用中的代谢并发症. 中华外科杂志, 23 (2): 72.

黎介寿. 1986. 用肠肌浆层片修补治疗十二指肠外瘘. 中华外科杂志, 24 (9): 520.

Li J S. 1989. Changes of plasma amino acids in total parenteral n u trition supported patients with intraabdominal infection. Chin Med J, 102 (12): 920.

黎介寿. 1994. 肠外瘘 661 例临床分析. 普外临床杂志, 9 (3): 171.

黎介寿. 1994. 雷公藤多甙抑制猪同种异体小肠移植排斥的效果研究. 解放军医学杂志, 19 (4): 55.

黎介寿. 1994. 同种异体小肠移植的实验与临床应用. 中国实用外科杂志, 14 (12): 725.

黎介寿. 1998. 营养支持在外科病人治疗中的作用. 中国实用外科杂志, 18 (12): 709.

黎介寿. 1998. 感染病人的营养支持. 中华医学杂志, 76 (6): 405.

黎介寿. 1998. 肿瘤学手册. 上海: 上海科学技术出版社.

黎介寿. 1999. 我国肠外瘘治疗的进展. 中国实用外科杂志, 19 (4): 234.

黎介寿. 1999. 手术学全集 (13) 卷. 北京: 人民军医出版社.

黎介寿. 2000. 我国营养支持的现状与展望. 肠外与肠内营养, 7 (1): 1.

黎介寿. 2000. 我国器官移植展望. 江苏医药杂志, 26 (1): 3.

黎介寿. 2000. 改善粘连性小肠梗阻手术的质量. 中国实用外科杂志, 20 (8): 450.

黎介寿. 2001. 我国临床营养支持的过去与未来. 中华外科杂志, 39 (1): 16.

撰写者

唐星明（1967～），主任医师、教授，南京军区总医院全军普外研究所，黎介寿院士专职秘书。

陈灏珠

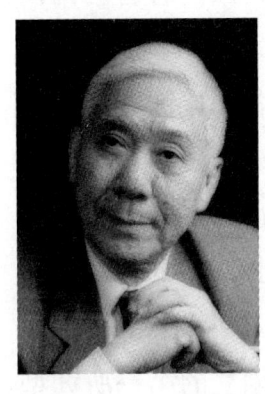

陈灏珠（1924～），广东新会人。心血管病专家和医学教育家，中国现代心脏病学主要奠基人之一。1997年当选为中国工程院院士。20世纪60年代初，在右心导管的基础上，率先在国内发展左心导管、心腔内心电和心音、染料和氢离子稀释曲线等介入诊断法，确诊先天性和风湿性心脏病，使患者得到手术纠治。1964年率先成功施行经静脉右心室临时电起搏法，1968年施行我国首例埋藏式永久性起搏器安置术，成功救治完全性房室传导阻滞患者。1973年在我国率先施行选择性冠状动脉造影；1976年国际首创用超大剂量异丙肾上腺素静脉滴注抢救"奎尼丁晕厥"成功。1978年与国际同步用超速起搏法治疗顽固性快速心律失常成功。1980年以后，指导心血管病流行病学研究，推算出的健康人血胆固醇和甘油三酯正常最高值在得到公认。1991年又率先开展冠脉腔内超声检查确诊冠心病，为患者接受搭桥手术和介入治疗奠定基础。曾任中华医学会心血管病学分会领导职务，现任世界卫生组织心血管病研究和培训合作中心主任等职。担任上海市心血管病研究所所长25年，带领该所由小到大，发展成为具有国际影响的心血管病研究所。1991年获国务院颁发的为发展我国医疗卫生事业做出突出贡献证书，2006年获中华医学会"中国介入心脏病学终生成就奖"，2010年获上海给予科研工作者的最高奖励——上海市科技功臣奖。他解决了我国心血管病诊治中存在的一些关键性技术难题，为心血管病介入性诊断和治疗技术在我国的发展做出了开拓性贡献。

一、成长历程

陈灏珠，祖籍广东省新会县，1924年11月6日出生于香港一个书香家庭，他在那里度过了童年和青少年时代。当时香港是英国殖民地，但父亲陈国伦（曾任广东省新会县政协主席）和母亲吴云香从小就把他送到中国人自己办的学校中接受中国式的教育。1941年太平洋战争爆发，香港沦陷，因不堪忍受日本侵略军的蹂躏，陈灏珠全家几经转折回到祖籍广东省新会县后又遭遇家乡水灾。此时他高中差一个学期就毕业了，却无书可读，与父母颠沛流离。目睹了当时国贫民弱，国土被占，民不聊生，饱尝了被侵略者欺凌之苦。他立志要为祖国的强大，国民身体素质的提高而贡献力量。后来他北上到广东省北部的韶关市就读中学，于1943年毕业，随即考入当时流亡到粤、湘、赣交界处的国立中正医学院医学本科就读。大学一年级时日军侵入，学校被迫迁到赣、闽交界处，大学二年级时又被迫匆匆迁到福建省长汀县，在那里读完了大学三年级课程。其时抗日战争胜利，学校迁回江西省省会南昌市，两年后读完全部医学院5年的理论课程。战争年代在流亡中读书，其环境多变，条件艰苦，可想而知。当时许多同学因为营养状况恶劣或生病等各种原因不得不中途停学或退学。大学毕业时，陈灏珠所在的班级当初同时入学的100位同学只剩下30多位了。在战争与流亡的磨难中完成的求学生涯，对陈灏珠以后的工作和事业影响很深，练就了他在艰难的环境中，不向困难低头的精神。以后近60年的行医生涯中，无论外界局势如何，他总能潜心学业，勤奋工作，以报效祖国。

1948年，陈灏珠以优秀成绩毕业，被学校推荐到中国人自己创立的第一所大型综合性医院——国立上海医学院附属中山医院（现复旦大学附属中山医院）实习，实习一年期满正式毕业时，上海已经解放，他应聘留在中山医院内科工作。中山医院以教学严谨著称，沿袭欧美国家的医生培养制度，汇聚着留学归来以及国内的一批杰出教授。年轻好学的他在这样的工作环境中，博览医学群书，心无旁骛地扑在医疗、教学、科研第一线，在实践中临床经验积累得越来越丰富，掌握了许多教学技巧和科研方法。

1950年，陈灏珠参加了上海市郊区为中国人民解放军防治血吸虫病的工作，当时工作条件比较简陋，进行静脉注射锑剂治疗危险性也大，他对患病的解放军战士严格、悉心地治疗和看护，使无一发生意外或严重并发症，为此荣立了三等功。1951年，陈灏珠又积极参加了抗美援朝医疗队，驻队于东北军区第二陆军医院，治疗从朝鲜前线转送下来的伤病员，同时帮助创建东北军区军医专科学校（现南方医科大学的前身），荣立一小功。1954年，陈灏珠晋升为内科主治医师，他选择了心血管病专业，在陶寿淇教授的指导下开展工作。1957年，他被时任中山医院院长的心胸外科专家黄家驷教授和陶寿淇教授选派，赴北京中国医学科学院心血管学专家黄宛教授和方圻教授处进修心导管术。回来后陈灏珠在中山医院建立起心脏导管室，开展心血管病介入性（有创性）诊治工作，为当时国内少数的心导管室之一。

20世纪50年代末到60年代初，陈灏珠作为一名年轻的心脏内科医师，在紧张的临床工作中，发表了大量学术论文和病例讨论总结，其中相当一部分在学术上颇有创见，在国内有一定影响。1954年，他在国内首先发表诊治心肌梗死的论文，在国内首先应用"心肌梗死"一词，并首先用心电图单极胸导联诊断和定位心肌梗死；1958年报告了在临床工作中注意预防应用洋地黄及洋地黄类药物时的毒性反应的总结；1959年以后连续发表了许多有关心导管检查、其他介入性检查诊断先天性心血管病和后天性心瓣膜病，以及配合心脏外科治疗心血管病的论文。他在心脏内科学界崭露头角。

1968年，陈灏珠参加医疗队到贵州省威宁县巡回医疗，为边远山区人民特别是少数民族服务。山区生活极其艰苦，医疗器械和药品更是奇缺。整整一年，陈灏珠坚持天天爬山提供医疗服务，想方设法扩大药源，赢得了当地群众的尊敬。为提高当地的医疗水平，他在百忙之中抽出时间培养了一批当地基层医生。1969年，云南通海发生大地震，他作为上海市抗震救灾医疗队的一员连夜乘飞机到昆明，清晨到达灾区，立即开始救援工作。在频频余震中陈灏珠和同事们风餐露宿，不分昼夜地抢救伤病员，控制灾后传染性疾病。为了帮助解决一些疑难病症，他是最后一批撤离的医疗队队员。

"文化大革命"期间，年轻医师"闹革命"，年老的教授与医师们许多受到了隔离审查。时值中年的陈灏珠默默地承担起了医疗工作的重任，有一段时期他一个人总负责100张病床的超大病房，几乎每个晚上都会在睡眠中被唤起抢救危重病人。工作虽然劳累，但他仍一如既往地对所有来求治的病人和蔼热情、尽心尽力地服务，对技术精益求精，仍孜孜不倦地做学问。

20世纪70年代起，来访的国外人士逐渐增多，陈灏珠多次参加来华访问患病外宾的抢救工作，挽救病人生命的同时也取得了良好的国际影响。如1975年4月美国血吸虫病代表团在江苏无锡访问期间，副团长巴茨博士突患急性心肌梗死，生命危在旦夕，陈灏珠奉命前往抢救，担任抢救组组长，他婉言谢绝美方派医务人员来华主持抢救的要求，与无锡的医务人员共同承担全部医疗责任，经过7个昼夜的精心治疗和严密监护，病人转危为安，3周后病人完全康复回国。1976年第136卷美国权威的内科学杂志 Archives of Internal Medicine 载文予以详细报道，同时发表了美国心脏病专家 Dimond E. G. 教授的特别评论："中国医务工作者的纯正的热忱、良好的愿望和他们的献身精神现实地提醒了我们，不论政治制度如何，这些品质是可以而且应该坚持的。"

20世纪80年代以后，陈灏珠在中国心血管病学术界已经颇有名望，还勤奋地工作在临床、科研和教学第一线。

陈灏珠一贯积极参加医学学术活动，是5个国际学会会员，曾任 Geriatric Cardiovascular Medicine 杂志编委和 Medicine Digest 杂志顾问；曾作为中华医学会心血管病分会特派代表出席第43届美国心脏病学院院士授证典礼。他先后担任《中华医学杂志》、《中华心血管病杂志》和《中华内科杂志》副总编辑。他常被邀请主持或参加国际心血管病会议、讲学或访问，并在国内组办多次国际性专科学术讨论会，接待数以百计的外国专家。学习国外经验的同时，也展示了自己的学术水平和实力。他共发表论文和其他文章 700 余篇。他科研成果卓越，曾获国家科技进步奖二等奖 2 项，全国科学大会重大贡献奖 2 项，部省级重大成果奖或科技进步一等奖 7 项。1990 年，国家教委授予了他"从事高等学校科研工作 40 年成绩卓越荣誉证书"。

陈灏珠一贯重视普及医学知识，花甲之年仍利用业余时间亲自参加心血管病防治宣传活动。他爱好文学，常利用参加学术会议在旅途中的间隙，撰写诗文。他的诗作曾发表在《上海联合时报》、《院士诗词》和《当代科学家诗文选》内。他为人谦逊，平易近人。他那活到老、学到老、奋斗到老的精神、严谨的治学态度、勇于探索的学术精神和实事求是的学者风度，堪称医学界的楷模。1997 年，他当选为中国内科心血管领域第一位中国工程院院士。

二、主要研究领域和成就

（一）中国心血管病介入性诊断和治疗的奠基人之一

1957 年，在时任中山医院内科主任陶寿淇教授的领导和支持下，陈灏珠在上海第一医学院附属中山医院建立了心导管室。在施行大量的右心导管检查，诊断先天性心脏病和风湿性心脏病的基础上，陈灏珠参考国外的文献资料，在国内率先开展了左心导管检查、心腔内心电图检查、心腔内心音图检查、选择性染料稀释曲线测定、氢和维生素 C 稀释曲线测定等，进一步提高了心脏的介入性诊断水平。1962 年，陈灏珠编著的《心脏插管检查的临床应用》一书由上海科技出版社出版，该书于 1963 年再次印刷，1980 年修订出第二版（更名为《心脏导管术的临床应用》），内容丰富，可操作性强，是具有指导意义的重要文献，被中国学者视为介入性心血管病诊断和治疗的经典著作。20 世纪 50 年代起，冠状动脉造影技术在西方发达国家迅速发展，被誉为冠心病诊断的"金标准"，凭借造影的结果，医生可以清楚地看到患者冠状动脉内的病变特别是堵塞情况。但直到 70 年代，中国在这一领域还是一片空白。1972 年陈灏珠承担了上海市的重大科研任务开展这方面的研究，1973 年 4 月 23 日，通过与上海市第六人民医院的协作，陈灏珠在国内首先施行选择性冠状动脉造影成功，开启了中国现代冠心病的介入性诊断的先河。选择性冠状动脉造影这项具有挑战性的工作，可以使得心脏病患者在开胸腔手术前就得到精确的诊断，从而为外科医生开胸做搭桥手术提供依据。这项技术的成熟，直接促进了此后我国心脏外科手术和介入性治疗的迅速发展。其后，他在所著的第二版《心脏导管术的临床应用》一书中予以详尽的阐述。

1991年，陈灏珠又率先在国内报告血管腔内超声检查显示血管壁病变的实验研究工作，随后他的同事们将这一技术应用于临床取得成功，并在国内最早用于诊断冠状动脉粥样硬化。血管腔内超声检查是无创性超声检查技术与有创性的心导管检查技术相结合的诊断方法，通过得到的这种超声切面显像不但可以看到血管腔内而且可还以看到血管壁各层的形态结构情况，通过这一方法可进一步提高诊断冠心病水平。1995年，陈灏珠在国际会议上报告了冠状动脉腔内超声检查临床应用的论文。该文是心脏病学超声诊断的一项出色的研究成果。这对中国心脏病介入性诊断发展具有重要意义。该项工作后来获2006年国家科技进步奖二等奖。

1962年，陈灏珠参加了由上海市第一人民医院和上海第一医学院附属中山医院组成的研究小组，先后研制出了中国第一个用心外膜或心肌电极和用心内膜电极的体外起搏器。1968年，石美鑫和陈灏珠在国内首次施行埋藏式起搏器安置术治疗一例完全性房室传导阻滞的病人，获得成功。研究小组与上海医用电子仪器厂工程师合作，于1976年研究出用镍电池作动力的国产埋藏式起搏器并在临床上应用。该课题"心脏起搏器的研制和临床应用"获1978年全国科学大会重大贡献奖。研究小组又在国际上较早地开展用人工心脏起搏法治疗心动过速的心律失常，1972年，陈灏珠率先主持用经静脉心脏起搏法中止快速心律失常获得成功，达到国际先进水平，他的论文《难治性快速心律失常电起搏治疗》发表在《中华内科杂志》(1978)和美国《PACE杂志》(1980)中。1987年，他应邀出席世界卫生组织心血管病诊断技术咨询会议，1991年在第九届世界起搏和电生理会议上报告我国的心脏起搏工作情况。

（二）研究冠心病、动脉粥样硬化和与之相关的血液脂质变化的先驱者之一

1954年，陈灏珠在《中华内科杂志》首先报告在上海见到的心肌梗死病人的研究论文，并在国内首先应用单极胸导联心电图诊断和定位心肌梗死取得成功。20世纪60年代初，他采用并阐述"活血化瘀"治则的中医辨证论治治疗冠心病取得较好的疗效，并讨论其原理。1972年，他在《中华医学杂志》发表论文介绍并讨论了治疗急性心肌梗死的体会其中提出了应用中药丹参制剂治疗的疗效。"丹参治疗冠心病的研究"课题获1977年上海市重大科技成果奖，"血瘀本质及活血化瘀原理的研究"课题获1978年全国科学大会重大贡献奖。

20世纪70年代初期，在我国大多数临床医生和基础研究人员还没有对血脂研

究意义予以足够重视时，陈灏珠就在上海市健康人群中开展了中国首次大规模从健康的新生儿到百岁老人的血脂水平调查。在1975年《生物化学与生物物理学报》上发表了对1385位健康居民抽样调查研究血脂水平的结果。80年代，他在国内率先进行配对调查以阐明冠心病致病危险因素，提出预防策略；率先研究其急性期的血组织型纤溶酶原激活剂的浓度，提出治疗对策。血液中的脂质含量发生变化包括总胆固醇、低密度脂蛋白胆固醇、三酰甘油水平增高，高密度脂蛋白胆固醇水平降低，是学术界公认的冠心病危险因素。根据多年的调查，1986年又在《中华医学杂志》上发表了上海3312位居民的血脂水平与营养的关系论文。他们发现中国人血总胆固醇、三酰甘油和β脂蛋白值低于西方人，而高密度脂蛋白值则高于西方人，提出这是我国动脉粥样硬化病远较西方少见的主要原因。通过当时的研究，陈灏珠和他的同事们用统计学方法推算出中国人血胆固醇的正常最高值为每100ml血220mg，三酰甘油的正常最高值为160mg，1997年《中华心血管病杂志》编委会血脂异常防治专题组制定中国的血脂异常防治建议时采用了这一结果。陈灏珠于1982年和1985年在第六届和第七届国际动脉粥样硬化会议上宣读了这一研究的结果，并汇总后1983年在英国 Atherosclerosis 杂志发表，这些以前未进行过的研究均提供了非常宝贵的资料，填补了中国相关领域研究的空白，受到国际注目。

20世纪80年代和90年代，冠心病等心脏病逐渐增多，血脂研究领域引起了中国心脏病学家的广泛关注。陈灏珠在80年代和90年代又带领他的小组，开展了相关方面的调查和研究，综合调查报告的结果正如同他在70年代所预言的，中国健康人群的平均血脂水平在逐年增高，血脂水平超出正常值的人也越来越多，相应的冠心病的发生率也逐渐增高。这一系列健康人群的血脂调查报告为中国血脂水平的变迁和疾病谱变化提供了依据，并为预测冠心病的发生和趋势提供参考。

在中国改革开放的初期，陈灏珠就已经意识到伴随人民生活水平的提高引起的膳食结构变化必然会影响到中国人的血脂水平，进而会影响到心脑血管疾病的发生率，合理科学的膳食是预防疾病的一个重要措施。此后，陈灏珠不断呼吁加强对心血管病尤其是冠心病的预防措施，劝导人们养成健康的生活方式，做到预防疾病的"八个一"，即一种宽广的胸怀、一种坚强的意志、一种规律的生活、一种健康的饮食习惯、一种适合自己的体育锻炼项目、一项业余爱好、一张笑脸、一种正确对待疾病的态度；提出不仅要治病更应当防病，越来越体现出一位医学大家的风范。

（三）重视心血管病流行病学研究，积极开展人群防治

早在20世纪50年代开始陈灏珠就注意观察中国疾病模式的变化，对临床工作

中常见的心脏病病种如冠心病、风湿性心脏病和先天性心脏病等进行统计分析，并根据临床工作的统计分析结果，发现冠心病等与感染无关的心脏病逐年增多，而风湿性心脏病等与感染有关的心脏病则逐年减少，从而高瞻远瞩地提出我国心脏病的病种变迁和流行趋势随人民生活水平的提高和卫生条件的改善而逐渐与发达国家接近，预测冠心病将逐渐成为最常见的病种，就此提出防治方法。1981年，他在前期工作的基础上，又将上海市两所综合性医院——中山医院和华山医院内科30年来心血管病住院病人的情况进行统计并分析，发现住院病人中心血管病所占比例逐渐增多，在各种心脏病病种中，风湿性心脏病逐渐减少而冠心病逐年上升，他的论文《32年来上海所见心脏病及其病种的变迁》在《中华内科杂志》发表，并获中华医学会上海分会优秀论文奖。随后，陈灏珠每过10年便对这两家医院内科住院病人的心脏病病种进行统计分析。这项工作陈灏珠迄今已坚持了超过半个世纪，研究结果提供了我国心脏病疾病谱"流行病学转变"的证据，为各个时期政府制定卫生决策提供了依据。

20世纪80年代起，陈灏珠主持参加世界卫生组织所组织的心血管病人群监测工作，和同事在上海市城市和郊区设置了监测点，培训当地地段医院医生和乡卫生员，由基层卫生员协助，开展入户调查进行死亡原因监测、核实。他自己亲自下农村，进行监测的质量调查。他和他的研究小组在国内外发表了一系列的流行病学调查报告和论文，陈灏珠也曾多次出席这方面的国际学术会议和工作会议，1985年和1987年，他在澳大利亚和美国讲学介绍我国心血管病的现状，向国外介绍中国的研究成果，参加心血管病人群防治工作的讨论。

以后，陈灏珠和他的研究小组与北京安贞医院流行病室合作，参与了《中国人群心血管病危险因素和10年心血管病发病危险因素的前瞻性队列研究》，作为全国协作组的成员之一，对上海市有代表性的人群开展了心血管病危险因素的队列研究。相关研究成果获得了2004年北京市科学技术进步奖二等奖。

陈灏珠作为一个心脏内科临床医学家，认真地学习汲取国内外流行病学专家的经验，积极参与流行病学领域的科研和合作。1987年起陈灏珠被选为全国心血管病防治研究领导小组成员，2002年起任全国心血管病防治研究中心专家委员会顾问，他为我国心血管病流行病学的发展做出了贡献。

（四）在心脏病其他研究领域取得多方面成就

陈灏珠最早在我国研究各型原发性心肌病。他又是我国少数研究心脏肿瘤的学者之一。他在心血管非介入诊断方面，开展了多项研究。他也是研究心肌细胞电生理的学者。在心血管药物治疗研究方面，他主持、协作或单独开展多种心血管病药物治疗研究包括抗心律失常、抗心绞痛、抗高血压、强心苷和调整血脂等药物治疗的研究，促进了国产药物的发展。1974年起他在国内外首先用超大剂量异丙肾上腺素持续静脉滴注抢救"奎尼丁晕厥"（严重快速室性心律失常）成功，其论文于1996年在澳大利亚国际会议上报告。他所做的大量心脏病学研究工作，为以后的相关领域研究做出了开拓性贡献。

（五）培育医学人才

早在20世纪50年代，陈灏珠就认为我国医学事业的发展主要是需要培养医学人才。当时许多临床医师认为教学只是一个知识输出的过程，对自身临床经验的积累和学术水平的提高没有帮助，相反要投入大量的时间与精力。陈灏珠担任上海第一医学院附属中山医院和内科学院的内科学助教时，主要承担临床示教工作。他热情辅导医学生和实习医生，课余收集辅导资料，整理大量临床病例和临床病理讨论资料，不断提高临床示教水平，也提高了自己的学术水平。这些资料陆续发表在《中华内科杂志》中，受到青年医师的欢迎。1957年起他担任讲师。在"文化大革命"期间，学校正常的教学次序被破坏，他不得不脱离了教学岗位。"文化大革命"结束后，他重新走上讲台，1978年被晋升为副教授，1980年被破格晋升为教授。在60余年的教学生涯中，陈灏珠承担了包括临床医学院、预防医学院、药学院、留学生班、夜大学班、护士学校等有关循环系统疾病内科学和诊断学的课堂教学和临床示教。此外，每年都有临床进修医师、各种进修班如全国心脏内科进修班、全国心电图学进修班、心血管病诊断技术进修班以及兄弟单位举办的学习班或进修班的教学任务。他主持并已经坚持了30余年的"全国心血管内科进修班"已经培养了1000余位专科医师，许多医师回到原单位后都成为心血管内科的骨干或领导。"心血管内科继续教育十九年"课题，获得1996年上海市优秀教学成果奖一等奖。他"提拔优秀中青年教师"的工作获1989年上海医科大学伯乐奖；培养优秀中青年教师的工作获2001年上海市第八届银蛇奖的特别荣誉奖。

1978年，陈灏珠被定为硕士研究生导师，1981年又被定为全国第一批博士研究生导师，共培养了4位博士后、52位博士和24位硕士。他除指导研究生进行研究工作外，还开设和讲授研究生课程，编写讲义和教材，修改论文并指导投稿，鼓励和指导他们参加学术会议，以增长见识、开阔视野，指导他们用英文书写论文，申请各级科研基金课题。今天，陈灏珠的学生已经遍布全国各地区，有一些已经成为国内或国际的知名心脏病专家。他以渊博的知识，精彩的讲授，引导一代又一代青年学子步入救死扶伤的神圣殿堂。

2007年，陈灏珠在家人的帮助下，向复旦大学教育发展基金会捐资100万元，用于设立"复旦大学陈灏珠院士医学奖助学金"，帮助家庭经济困难、品学兼优的医学生顺利完成学业。

（六）严谨治学，著书立说

历年来，由陈灏珠编写的教学用讲义有40余种，他主编了高等医学院校教材《内科学》第三版和第四版，参编了第一版至第七版。这是一套全国医学生的必备教材，一些基层医生也以此作为临床工作的参考书，因此发行量非常大。其中第三版（1990年版）于1996年获得卫生部第三届全国高等院校优秀教材二等奖，第四版（1996年版）于1997年获得上海市优秀教材奖一等奖。为了配合教学，他还主编了《实用内科学》、《实用心脏病学》（与董承琅、陶寿淇共同主编）、《医学百科全书心脏病学》、《心脏导管术的临床应用》、《心血管病鉴别诊断学》、《心血管病新理论、新技术》、《心血管病诊断治疗学》（与陈国伟、顾菊康共同主编）、《起死回生100例》（与陈兆民共同主编）以及《高血压与相关疾病》（与阎西艴共同主编）等12部参考书，参与编写的参考书达到30多部。《中国医学百科全书心脏病学》为代表国家水平之作，《实用内科学》、《实用心脏病学》和《心脏导管术的临床应用》都达到国际同类书籍的水平。

《实用内科学》是由上海第一医学院内科专家编写的中国最早出版的一部大型内科综合性参考书，详尽地阐述各种内科疾病的病因、流行情况、发病机制、病理解剖、病理生理、临床表现、诊断、鉴别诊断、预后、预防和治疗。内容全面而广泛，主要引用中国自己的资料，以实用为主，也适当介绍有关的理论知识，主要适用于县卫生院以上的内科医师在临床实践中参考，也供医学院校学生学习内科学时作为补充教材，也可作为内科各专科医师了解非本专业的其他专科时的参考书。因而深受欢迎，读者众多，是国内最畅销的医学书籍，在香港地区及朝鲜和东南亚地区也有一定影响。这本书每隔4年左右修订再版一次，补充新内容，追赶时代步伐，为读者提供尽量新的资料。该书历经半个多世纪，一直是我国内科领域乃至整个医学界最主要的参考工具书之一。从第七版起，陈灏珠开始担任该书的副主编，第十版以后陈灏珠为主编。第七版《实用内科学》于1982年获全国优秀科技图书奖一等奖；第九版《实用内科学》于1996年获卫生部科技进步奖一等奖、1998年获国家科技进步奖二等奖。

另外，他还先后主译了世界医学名著《心脏病学》（布朗威主编）、《希氏内科学精要》、《默克老年病学手册》等。在百忙之中，他还曾为39位中青年医师所编写的专著作序，鼓励他们著书立说。

（七）发展上海市心血管病研究所

上海市心血管病研究所建立于1958年，设在上海中山医院之内，当时研究所包括心脏外科、心脏内科和研究室。建所之初，陈灏珠就跟随黄家驷、沈克非、石美鑫和陶寿淇等教授一起，进行创业工作。他的主要工作领域为心脏内科。然而在十年"文化大革命"中心血管病研究所的工作遭到严重的破坏，实际上处于解体状态。1973年，上海市心血管病研究所恢复建制，这时老师陶寿淇已经调到北京工作，陈灏珠协助心胸外科专家石美鑫所长开展临床、教学和科研各项工作。

1972年，陈灏珠被任命为中山医院第一任心内科主任。1978年，陈灏珠被任命为上海市心血管病研究所副所长，1984～2009年，任上海市心血管病研究所所长，2009年至今任名誉所长，对心血管病研究所的创建和发展，对培养我国高等心脏医学人才，做出了重大贡献。这期间，他团结全科和全所同志努力工作，先后建立心血管病专科病室、心内科专科门诊、心血管病监护病室、造影诊断室和超声诊断室等。历年治疗了数万名心血管病病人，提高了对危重病人的抢救效果。此外，还完成了市内和国内许多会诊和抢救任务，配合心脏外科进行心脏病病人的直视下手术治疗。他所领导的心内科于1989年被国家教委和卫生部定为重点学科，1994年被上海市卫生局定为上海市医学领先专业，1997年被列为"211工程"发展规划重点学科，1998年蝉联上海市医学领先专业，2001年再度被教育部评为重点学科，2002年被评为上海市心血管病临床医学中心。他本人也在1991年获得国务院颁发的为发展我国医疗卫生事业做出突出贡献证书，并获得政府特殊津贴。

陈灏珠身兼数职，每天各种事务非常多，但都处理得有条不紊。他对人严格，但又宽厚，他严于律己，以身作则，从不居功自傲，使人们感到他是位既严厉又慈爱的长者。他有很强的时间观念，不论大会、小会从不迟到早退。新世纪到来之后，他虽然正在步入80岁的高龄，但仍不辞艰辛，在国内外网罗人才，加强心研所的科研力量，使心研所发展成为临床和基础两大学科互相渗透、互相配合、国内为数不多的心血管病研究机构之一。

三、陈灏珠主要论著

陈灏珠，叶根耀，陶寿淇. 1954. 心肌梗死. 中华内科杂志，2：172.
陈灏珠，林佑善，陶寿淇. 1959. 上海地区3778例成人心脏病的比较发病率分析. 中华内科杂志，7：710.
陈灏珠. 1962. 心脏导管术的临床应用. 上海：上海科学技术出版社（1980，第2版）.

Chen H Z, Tao S Q, Shi M H, et al. 1962. Rupture of congenital aneurysm of sinus of valsalva into right ventricle: Its diagnosis and treatment. Chin Med J, 81: 784.

Chen H Z, Cao F K, Pu S Y, et al. 1963. Electrocardiographic changes during profound hypothermia and extracorporeal circulation in open heart surgery. Chin Med J, 82: 788.

陈灏珠执笔. 1973. 选择性冠状动脉造影. Ⅰ. 造影方法初步报告. 中华医学杂志, (12): 718.

Chen H Z, Jiang L, He M X, et al. 1979. Primary cardiomyopathy: Clinical analysis of 74 cases. Ⅱ. Obstructive and restrictive cardiomyopathy. Chin Med J, 92: 565.

Chen H Z, Huang Y Z, Jiang S Y, et al. 1980. Preliminary report on the termination of refractory tachyarrhythmias by cardiac pacing. PACE, 3: 302.

陈灏珠. 1982. 中国医学百科全书心脏病学. 上海:上海科学技术出版社.

Chen H Z, Pan X W, Li W X. 1982. Case-control study on myocardial infarction. Chin Med J, 95: 873.

Chen H Z, Zhuang H Z, Han Q Q, et al. 1983. Serum high density lipoprotein cholesterol and factors influencing its level in healthy Chinese. Atherosclerosis, 48: 71.

陈灏珠. 1990. 内科学. 第3版. 北京:人民卫生出版社 (1996, 第4版).

陈灏珠, 沈学东, 戎卫海, 等. 1992. 血管腔内超声切面显象的实验研究. 上海医学影像杂志, 1 (1): 3.

Chen H Z, Jiang L, Rong W H, et al. 1992. Tumors of the heart. Chin Med J, 105: 153.

董承琅, 陶寿琪, 陈灏珠. 1993. 实用心脏病学. 第3版. 上海:上海科学技术出版社.

陈灏珠, 宗普, 浦寿月. 1997. Management of Quinidine Syncope in Twenty cases. Chin Med J, 110 (4): 315.

陈灏珠. 1997. 实用内科学. 第10版. 北京:人民卫生出版社 (2001, 第11版; 2005, 第12版; 2009年, 第13版; 2013, 第14版).

陈灏珠. 2000. 心血管病学新理论与新技术. 上海:上海科技教育出版社.

Chen H, Jin X, Zhou J, et al. 2008. Trends in serum lipid levels of healthy Chinese in Shanghai from 1973 to 1999. Front Med China, 2: 5.

Chen H, Chen Y, Jin X, et al. 2011. A survey on blood lipid levels among newborns and healthy inhabitants in urban Shanghai (2008~2009). J Clin Lipidol, 5 (5): 380.

主要参考文献

中央电视台《大家》栏目. 2005. 大医精诚 (下册). 北京:商务印书馆: 101.

陈灏珠. 2007. 上医附属医院的第一个研究所——记上海市心血管病研究所//刁承湘. 上医情怀. 上海:复旦大学出版社: 58.

陈灏珠. 2007. 此生永结中山缘//王玉琦. 我与中山医院. 上海:复旦大学出版社: 8.

撰写者

金雪娟 (1968~), 1992年毕业于上海医科大学, 获医学学士学位。2000年, 获得医学硕士学位。1992年起, 一直在陈灏珠院士的指导下, 从事心血管病流行病学研究工作。

周俊 (1977~), 2001毕业于复旦大学公共卫生学院 (原上海医科大学)。复旦大学附属中山医院上海市心血管病研究所助理研究员, 兼任陈灏珠院士学术秘书。

王澍寰

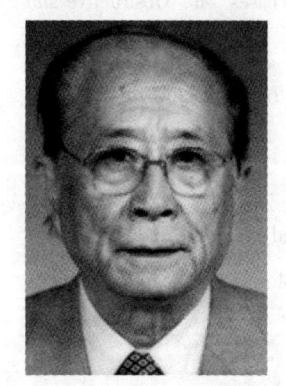

王澍寰（1924～2013），北京人。手外科学家，中国手外科学的开拓者。1997年当选为中国工程院院士。1950年毕业于北京大学医学院医学系。曾任北京积水潭医院院长，中华医学会骨科分会第二、三届主任委员，手外科分会第一届主任委员。《中华骨科杂志》、《中华外科杂志》、《中华手外科杂志》主编、副主编等。他长期致力于手外科、骨科临床及临床应用研究工作。1958年创建手外科专业。1963年开始研究直径1.0毫米以下小血管外科技术并建立了兔断耳再植实验模型。1964年取得家兔断耳再植成功，并在临床上取得断指再植成功。1978年发明"大网膜轴型皮瓣"。1978年编写出版中国第一部《手外科学》，在国内外发表论文120余篇。主编专著7部、参编专著12部、主译专著4部。获科技成果奖23项，其中国家级科技成果奖4项、省部级13项、其他6项。在手外科检查、诊断、治疗技术及手术器材等方面做了多项改进和创新。1999年获何梁何利基金科学与技术进步奖。他的研究成果及学术思想对中国手外科事业发展具有重要指导意义。

一、曲折外语学习路

王澍寰，1924年12月12日出生于北京。1938～1944年，王澍寰在北京育英中学读初中和高中。当时育英中学是一所美国教会学校，非常注重外语教学，初中一年级起就由外籍教员教授英语口语课程。初中三年的英语教育为他以后的学习打下了良好的基础。但好景不长，随着珍珠港一声炮响，1942年12月8日，育英中学也遭到了日军的封锁，学生被逐出学校。一个月后复课，校长换成了日本教官，他们勒令学生剃光头、穿日式学生制服，并且将英语课程换为日语课。强烈的反日情绪导致同学们不愿接受日语学习。直到高三，他们了解到要报考北京大学日语必须及格，这才不得不利用晚上时间补习日语。经过近半年的努力，王澍寰总算如愿以偿，考上了北京大学医学院。

北京大学医学院一年级的生理课教授是日本人，他用日语讲课、日语考试。生理是重点课，为了学好生理课程王澍寰只能课后加倍努力，念课本、背讲义，一年下来总算能听懂日语讲课、通过日语生理考试了。当时日本医学师承德国，所以医学生们还要学习德语。北京大学医学院要求一、二年级学生每周学习四学时的德语课。1945年，抗日战争胜利了，日本人和日式办学制度撤出了北大校园，北京大学医学院的基础和临床课程全部聘请了原北平协和医学院的教授。过去协和医学院在学习和医院工作中完全用英语，参考书也都是英文的，门诊实习、写病历、查房等为了避免对患者产生不利影响，也全部使用英语。这对大部分只有初中英语水平的同学们来说是很困难的，但王澍寰没有退缩。他课后查生词、读懂教科书甚至整段地背参考书。一年多时间他在医学课程和临床实习中英语听、说、用基本过关了。1948年，王澍寰读完了医学系的课程，进入临床实习阶段。学校规定学生可以自己找实习医院。王澍寰想学外科，当时北平的中和医院（北京人民医院前身）外科实力很强，名医荟萃、医术精良、蜚声全国，是王澍寰理想中的实习医院。那一年该院外科只需要两名实习医生，在众多的申请者中，王澍寰以优异的成绩通过了钟惠澜院长的面试。从此，王澍寰开始了外科医生的生涯，开始了他对理想、事业的追求。

二、苦心志、劳筋骨，坚韧不拔的跻身外科领域

1949年10月1日，举国欢腾，中华人民共和国成立了。作为实习医生的王澍寰深知"千里之行，始于足下"，实习医生是临床医生的起点，要在大量日常重复性工作中打好基础，练好基本功。他24小时值班，白天接诊患者、跟班手术、化验、检查，晚上书写病历，经常工作到凌晨，从没有完整的休息天。两年的实习结束，王澍寰留在了人民医院工作。回忆起这段历史，王澍寰十分庆幸，他说："我一生之所以能为人民做一点有益的事情，与其说是自己有些思想抱负，倒不如说是在中和医院打下的基础和养成的习惯起了主要作用。一个人由懒散变勤奋很难，但由勤奋变懒散也不容易。初到医院工作培养起来的责任感和敬业精神，奠定了我一生事业的基础。"

住院医生阶段是漫长医疗生涯中的第一步。作为外科住院医生，王澍寰不但要积累大量的临床经验，训练手术技术，还要丰富理论知识。他把接诊的每一位患者都看作是对自己的一次考试，认真检查、分析、判断，细致入微地进行术前、术中对照，术后反思及密切观察。这样日积月累王澍寰的临床经验逐渐丰富起来。

王澍寰经常提醒自己，外科大夫不是手术匠，光做手术漂亮不行，还必须有丰富的知识。他每天五点起床看文献、写笔记、描绘插图，久而久之，头脑里的知识

多了起来。这种习惯他坚持了几十年。后来，他的查房和病历讨论引人入胜，他的文章已达到炉火纯青的境界。

新中国成立初期，北京各医院的麻醉医生多由外科医生兼任。1951年，北京大学附属医院一位从美国回来的麻醉专家要举办一个为期3个月的培训班，共收4名学员，人民医院有1个名额。在外科主任冯传汉的推荐下，王澍寰得到了这次学习的机会。他十分珍惜这次难得的学习机会，学习起来如饥似渴。他白天参加常规手术麻醉，晚上值急诊麻醉班，在繁忙的工作之余又阅读了大量的麻醉学文献、专著，积累了丰富的资料。学习班结业后，他回到医院，除了外科临床工作外，还兼做更复杂的麻醉工作。不到半年，他在医院陆续开展了闭式正压吸入麻醉、静脉全身麻醉，利用不同比重的药液控制腰麻平面，做到半侧腰麻、节段腰麻和骶管麻醉等。他的工作受到外科和妇产科医生的欢迎。

1952年，不少在朝鲜战场负伤的志愿军战士需要做整形手术，为此北京大学附属医院办了一个整形外科学习班，为期一个月。为了参加这项工作，王澍寰主动要求把当年的两周休假变为28个半天，这样就可以每天上午到医院看门诊，下午赶去整形学习班学习。他这种精神得到了副院长孟继懋的支持，特许他学习结束在院内适当开展整形手术。

1954年，王澍寰从住院总医师晋升为主治医师。外科主任冯传汉推荐他作骨科医生，同时他可以有选择地收治一些整形患者。他把几年来积累的知识、技术全部倾注在骨科临床工作上，运用整形外科技术做骨科手术，使患者获得了满意的功能恢复。将骨科与整形外科技术的结合为他以后开创的手外科事业打下了坚实的基础。

三、事业胜于个人，无私奉献一生

北京积水潭医院始建于1954年，是一家综合性医院。1958年，北京市决定在北京积水潭医院重点发展创伤骨科。中国骨科的开拓者孟继懋由北京人民医院调北京积水潭医院任院长。同年9月，创伤骨科收治了两名大面积烧伤患者，为了挽救患者的生命，在市领导的支持下，孟继懋院长和创伤骨科郭子恒主任亲自点将，从协和、北大、人民医院调来了援助人员，其中最年轻的主治医师就是王澍寰。

当时王澍寰正在人民医院骨科门诊看病，接到去积水潭医院参加抢救任务的指示后，他二话没说，立刻找到替班医生，自己直奔积水潭医院。从此他留在积水潭医院开始创伤骨科的工作。当时创伤骨科患者多、医生少，什么伤病都能遇得到。王澍寰凭借在人民医院培养的扎实基本功和刻苦钻研的精神，悉心救治，经他手术治疗的骨科患者，达到了不错的恢复水平。他的工作得到了骨科前辈们的赞赏。

1958年，随着国内工农业生产机械化程度的提高，手外伤患者大量增加。孟继懋经过认真分析和考证，适时做出了在积水潭医院创建手外科的决定。开展手外科需要一位通晓骨科、熟悉整形外科、能够吃苦、勇于进取的医生，无疑这重担落在了王澍寰肩上。时年34岁的王澍寰欣然接受了领导的嘱托。他深知劳动者手受伤的机会最多，让手部受伤的劳动人民恢复劳动能力，就是为人民服务。他坚定了信心，一定要建立属于中国自己的手外科，一定要做出成绩来。就这样他和当时的住院大夫程绪西、曹宝珠、张佩玉还有刚从北医毕业的卢家泽、杨克非一起迈上了创建手外科的征途。当时在国内中国找不到一本手外科的书刊杂志，更无处进修学习，能看到的只有一本孟继懋从国外带回的由［澳］B. K. Rank 和 A. R. wakefield 编著的《手部创伤的修复》。1956~1957年，孟继懋组织翻译这本书，王澍寰有幸参加了这项工作。他对该书逐字逐句进行了翻译，并得到孟继懋、冯传汉的逐字修改。该书于1959年由上海科学技术出版社出版，这本简要的小册子成了当时手外科医生唯一的参考书。由于手外伤患者很多、急诊很多，经常一天连做七八台手术，病床从十几张很快增加到五十余张，他们没有条件也没有时间先学后用，就只能在以往骨科、整形外科的基础上边工作边学习边摸索。

他经常为了一个病例仔细对照解剖图谱、反复检查、仔细琢磨处理方法。王澍寰认为，手主要具有运动和感觉两大功能，要做好手外科，必须充分掌握手的功能奥秘，而功能以解剖为基础，因此必须在功能解剖上下大工夫。其次，还要认真学习手部各种组织的修复原则与技术。以这两项为基础，王澍寰对每一位患者检查、诊断、分析、制订治疗方案，用无创技术进行手术。他白天进行临床医疗工作，晚上有时间就做手部解剖。在五年的时间里，他的手外科的临床技术日趋成熟。

手外科专业创建初期，手外伤后严重感染的病例很多，针对这种情况王澍寰开始了对手外伤创面的感染控制方法的研究。通过对急诊手外伤创面、急诊室环境、医务人员的手等方面同时进行细菌学研究，他发现急诊患者除了肉类、皮毛加工类和粪肥类污染严重的伤口存在致病菌外，大部分手外伤伤口细菌学培养并无致病菌存在，反而在急诊室、医护人员手的细菌学培养中发现存在不少致病菌。因此王澍寰要求对急诊手外伤患者要严格避免医院内交叉感染，并研究出一整套上肢清创术的方法和相应设备。他通过急诊清创术把手外伤开放性伤口（污染伤口）变为接近清洁伤口并闭合，减少感染，以利于患者日后手功能的恢复与重建，并做到手外科开放性伤口除个别有特殊污染的创面外，术后一律不用抗生素。他严格的要求加强了医生们的责任心，提高了清创手术的水平，减少了患者的痛苦和负担。王澍寰还对接诊的大量手外伤晚期感染、骨髓炎的病例进行研究，改变了传统的先治疗炎症后消灭创面的治疗方法，制定出手外科治疗慢性骨髓炎的方法，在彻底清除死骨的同时，应用皮瓣一期修复创面，缩短了疗程，减少了患者的痛苦。王澍寰在临床工作上精益求精，对全体医生要求非常严格，但他从不保守，对摸索出的新手术方法经他临床实践确实可行后，就立即放手让其他医生学习掌握。

示指拇化拇指再造的方法是美国医生首创的，在20世纪60年代属于尖端技术。经过王澍寰的不断改进，使原来需要5个小时的手术，仅用50分钟就能完成，并且手术更加安全。1963年来自世界8个国家的手外科专家观摩了王澍寰的这一手术，称赞不已。当时的《北京晚报》记者曾以《手的赞歌》为题描述当时北京积水潭医院手外科的工作情景。不少国内医院的医生先后来到手外科进修学习，王澍寰坦诚相待，将他自己千辛万苦积累的经验、技术，毫无保留地传授给远道而来的同道。

1963年年初，上海成功地进行了一例断手再植术，名扬全国，这对北京积水潭医院手外科震动很大。通过这件事的启发，王澍寰想到接活断指的关键也是接通血管，而且手指血管直径在1mm左右，难度更大，如果能认真进行小血管吻合技术训练，接活断指是完全可行的。掌握了小血管吻合技术后，如果遇到断手病例，也会更容易再植成功。为此，王澍寰开始寻找实验动物模型。他发现兔耳的结构简单，血管粗细和手指接近，而且呈半透明状，术后容易观察血管畅通的情况，是攻克小血管吻合技术最理想的实验模型。随后，他经过数月的努力，研制无创缝合针线、改制手术器械（因为小血管管壁很薄，普通的线穿针的方法不能通过），最终在鞍山钢铁公司一位八级钳工师傅的帮助下，通过拉丝孔夹线的方法，将尼龙线裹在针尾里制成了初期的无创缝合针线。同时，他夜以继日地钻研显微外科技术。当时没有手术显微镜，所有吻合血管操作都是在两倍左右的"吴良材"放大眼镜下进行的。1964年，王澍寰终于完成了国际上第一例兔耳完全离断再植成功的实验研究。1964年5月，他成功地在放大眼镜下接活了一例小儿完全离断的手指，指动脉直径仅0.4毫米，这在国际上也属首例。这两项创新成果来之不易，它凝聚着王澍寰和手外科全体人员的心血。

1964年9月，积水潭医院手外科迎来了第一位断手患者，患者经腕上完全离断伤。5小时的手术后，王澍寰成功地完成了国内第二例断手再植。半年后患者复查，再植手的外形和功能几乎和正常手一样。之后王澍寰亲自对手外科医生进行小血管吻合技术培训，使每位医生都掌握了小血管吻合技术和断指、断肢再植技术。此时，王澍寰和他的手外科已经成熟，开始向更高的目标攀登。

"文化大革命"打破了北京积水潭医院骨科各专业界限，在大骨科里所有高年资骨科医生只能作住院医生。作为一个普通的住院医生，王澍寰认真地接诊每一位患者，他的工作态度和精湛医术影响着科里每一位年轻医生。他和年轻医生一起值急诊、做手术，无论是深夜还是凌晨，站在手术台前他总是精神抖擞。他坚信为人民解除病痛是医生的天职，他为年轻医生树立了榜样。他从未停止过读书、做笔记，他积累的临床资料成为了以后手外科临床与研究最可宝贵的资料，填补了"文化大革命"时期资料的空档，为以后的《手外科学》成书提供了依据。

1977年，骨科各专业科室得以恢复，王澍寰再次出任手外科主任。为了赶上国内外在手外科专业十几年的发展，他只能加倍地辛勤劳动，弥补这十年的空白。他敢于正视自己的不足，带领年轻医生先后到上海华山医院、上海市第六人民医院等兄弟单位参观学习。为了普及显微外科技术，王澍寰让手外科的年轻医生轮流接受小血管吻合技术的培训，并且由他亲自指导、陪练。那段时间王澍寰每天端坐在手术显微镜前，认真观察每位医生的镜下血管操作，指出不足，纠正操作，最终让每个人都掌握了显微外科技术。这为北京积水潭医院后来成立显微外科打下了基础。为了尽快开展显微外科工作，医院党委决定把显微外科组从手外科中独立出来，以便更好的发展。王澍寰对这项工作给予了无私的支持，并把他多年积累的显微外科全部资料主动提供给新建的显微外科。为了事业的发展，王澍寰一贯大公无私，顾全大局，从不计较个人得失。

王澍寰思维敏捷，在科研与临床第一线始终保持着旺盛的"求进取、勇开拓"精神，对新生事物非常敏感，许多科研思路经他指点而成为现实。

1977年，烧伤科主治医师沈祖尧提出了利用大网膜预构腹部带血管蒂皮瓣的设想，当时在论证这一课题时，院内意见很不一致。王澍寰则充分肯定了这一想法，并亲自帮助设计、实施手术，"大网膜轴型皮瓣"在临床取得成功，并获国家发明奖。

北京积水潭医院手外科在积累了大量临床实践经验的基础上，在1978年出版了凝聚着王澍寰十几年心血的《手外科学》。时至今日，这部专著仍发挥着重要的指导作用。它的问世不仅能够指导医生、造福患者，还标志着中国手外科已经成熟，它以高水平的学术推动了中国手外科事业的发展。该书已再版三次，印刷十余次。1981年，王澍寰晋升为北京积水潭医院主任医师、北京医科大学教授、北京市创伤骨科研究所研究员，并任北京市创伤骨科研究所副所长。

1982年，王澍寰出任北京积水潭医院院长。在任的8年中，他为北京积水潭医院综合实力的提高努力地工作着。他非常重视对年轻医生的培养，重视发挥每一位专家的作用，重视临床工作与科研工作的紧密结合，使北京积水潭医院取得了北京市属医药卫生单位科研成果连续三年获奖项第一的好成绩。1997年,王澍寰当选为中国工程院院士,1999年获何梁何利基金科学与技术进步奖。

四、创建学术组织,推动中国手外科事业发展

王澍寰曾连任中华医学会骨科学会第二、三届主任委员,始终倡导学术民主的原则和风气。他常说"人各有所长",他尊重全国各地的专家、学者,与国内同道广交朋友。他在任期间,骨科学会从四个学组增加到八个,使当时国内骨科学术活动空前活跃,推动了中国骨科事业的发展。在第四届换届改选时,尽管请王澍寰连任的呼声很高,但他坚决婉谢连任的推荐,并推荐年轻有为的学者出任主任委员。

中国幅员辽阔、人口众多,为了满足社会经济发展的需求、使中国手外科事业有长足的发展,全国手外科必须组织起来,共同努力。王澍寰的提议很快得到国内手外科专家孔令震、董吟林、陶锦淳、顾玉东、程国良、洪光祥等同道的热烈响应,得到广大手外科工作者的支持。1984年,王澍寰组织召开了"第一届全国手外科学术交流会",并成立了"全国手外科学组",他被推举为手外科学组组长。为了手外科专业知识的及时交流与传播,王澍寰筹措资金、组织力量,于1985年以全国手外科学组的名义创办了《手外科杂志》。

王澍寰既为人师表,更是一位"伯乐",他经常强调要青出于蓝而胜于蓝。为了祖国的手外科事业的发展,在人才的发现上他没有本院和外院之分,一视同仁。他不仅注重北京积水潭医院手外科人才的培养和梯队建设,在祖国的大江南北,无论城市还是乡镇,只要那里的手外科同道需要,他都给予热情的支持和无私的指导与帮助。在为手外科事业奋斗的岁月,他和国内一批中青年手外科专家顾玉东、程国良、洪光祥、寿奎水及更年轻的蔡林方、裴国献……都结下了深厚的友谊,是手外科事业把他们联结在一起。在王澍寰的带领下,手外科学组经过10年的努力,晋级为中华医学会手外科学会。1993年《手外科杂志》纳入中华系列杂志,更名为《中华手外科杂志》。

此时的手外科在全国已形成一支强大的专业队伍。据不全统计,全国已有180多家医院建立了手外科,专业床位达7040张,手外科专业医师780多人,兼职医师1120多名,手外科研究所、手外科中心和手外科专科医院陆续成立。王澍寰的学生遍布全国,许多人已成为手外科专业的栋梁。来自世界各国的手外科专家、学者陆续来北京积水潭医院手外科进行学术访问、考察。王澍寰也作为中国手外科的代表被特邀访问许多国家,多次出席国际学术会议,为中国的手外科跻身国际先进行列

做出贡献。1981年，王澍寰被美国巴尔的摩联合纪念医院手外科中心和约翰·霍普金斯医院手外科聘为客座教授。同年，他被美国手外科学会接纳为国际会员。在中华医学会手外科学会第二届改选时，尽管手外科同道一致希望王澍寰继续留任主任委员，但他坚持推举年富力强的中国手外科后起之秀顾玉东为主任委员。作为名誉主委的王澍寰尽管年逾古稀但依然精力充沛，他全力支持以顾玉东为首的手外科学会全体同道，为发展中国的手外科事业尽心尽力。20世纪90年代，王澍寰曾对手部创面的处理发表了十分重要的指导性文章，在他的观点指导下，中国手外科工作者扭转了滥用皮瓣的趋势。2000年，南方医院获得两例异体手再植成功。在祝贺中国手外科获得异体手移植重大突破的同时，王澍寰及时在《中华手外科杂志》上撰文，指出："南方医院异体手再植成功，标志着中国手外科在异体复合组织移植方面迈出了一大步。"同时指出"异体肢体移植，目前应由少数具备条件的单位大力开展基础及临床研究工作，而不能作为一种医疗方法广泛开展。"王澍寰对学术问题从来是坦诚相见，从不隐瞒自己的观点。

五、尊师重教，情深义重

王澍寰一向尊师重教，具有中国人的传统美德。他永远不忘他的三位师长：钟惠澜、孟继懋和冯传汉。是他们为王澍寰一生的事业发展指明了方向，是他们多年辛勤育苗、培养他成长，是他们为他前进铺平了道路。王澍寰每每提起他们总有着无尽的感激。

王澍寰爱好广泛、多才多艺，喜欢书法、绘画、摄影和京剧，但在临床工作的几十年里，他放弃了所有的业余爱好，把全部时间奉献给手外科工作。

王澍寰认为，手外科专业从创建、发展到取得成就，有四个人功不可没，就是孟继懋、戎子清、张彤和郭子恒。孟继懋提出了创建手外科专业的构想，时任北京积水潭医院党委正、副书记的戎子清、张彤为创建手外科专业搭建了平台，创伤骨科主任郭子恒不避风险、全力以赴地开展手外科专业，没有他们就不可能开创这一新的专业。至于自己，王澍寰认为他只是在领导铺平的大道上做了一点技术工作而已！

王澍寰对远道来会诊的患者给予认真的检查、诊断，帮助医生选择治疗方案。每次手外科教学查房，他对病例的精细分析和讲解，让每个手外科医生和进修医生都有新的收获。他对年轻医生的科研思路总是认真地倾听、善意地指导和热情地帮助鼓励。在他的办公桌上总是堆满叠叠稿件。他认真地修改着每篇文章，为年轻医生的科研课题、论文、专著默默地做着幕后指导工作。王澍寰在60年的医疗、科研与教学生涯中，孜孜不倦地为手外科事业奋斗着。

2013年10月8日，王澍寰在北京逝世，享年89岁。

六、王澍寰主要论著

王澍寰，程绪西. 1962. 用游离肌腱移植修复手指内屈指肌腱损伤. 中华外科杂志，10（7）：617.

王澍寰，程绪西，等. 1963. 手及前臂局限性深度烧伤的治疗. 中华外科杂志，11（7）：564.

王澍寰，卢家泽. 1964. 兔耳血管吻合动物实验. 北京医学，创刊号.

Wang S H. 1975. Replantation of Severed Limbs Analysis of 40 Cases. Chin Med J, 1 (4): 265.

沈祖尧，王澍寰，等. 1979. 大网膜轴型皮瓣———一种形成游离皮瓣的新技术. 中华外科杂志，17（3）：151.

Wang S H, Yang K F, Wei J N. 1981. Replantation of severed limbs clinical analysis of 91 cases. The of Hand Surgery, 6 (4): 311.

Wang S H. 1985. Reconstruction of the Thumb. International Symposium on Orthopedic Surgery.

路奎元，王澍寰. 1986. 腱鞘壁层滑膜对肌腱粘连的实验研究. 中华外科杂志，24（4）：246.

Wang S H. 1987. Reconstruction of the Thumb. Clinical Orthopaedic and Related Research, 215: 24.

王澍寰. 1993. 指端植皮的选择与晚期疗效. 中华手外科杂志，9（2）：67.

王澍寰. 1993. 皮肤感觉功能的组织结构及康复. 中华手外科杂志，9（2）：97.

赵书强，王澍寰，等. 1994. 手功能评定标准的改进. 中华手外科杂志，10（2）：6.

王澍寰. 1997. 手部创伤的修复. 北京：北京出版社.

陈祥圣，王澍寰，等. 1999. 自体和异体滑膜内外肌腱移植的研究. 中华手外科杂志，15（3）：168.

王澍寰. 1999. 手外科学. 北京：人民卫生出版社.

Wang S H. 1999. Hand Surgery in China 40 years. Chin Med J, 112 (10): 910.

王澍寰. 2000. 要不要开展异体肢体移植. 中华手外科杂志，16（3）：129.

王澍寰，程国良，等. 2002. 手外科手术图谱. 杭州：浙江科学技术出版社.

刘波，王澍寰，等. 2005. 同种异体肌腱移植后的细胞转归. 中华手外科杂志，21（3）：138.

王澍寰. 2005. 临床骨科学. 上海：上海科学技术出版社.

主要参考文献

张沪. 1985-12-18. 一切为了开创中国的手外科. 北京日报.

晚晴. 1994. 重塑第二张面孔的人. 北京政协，5（50）：14.

北京积水潭医院. 2000. 我国手外科的开拓者王澍寰院士. 中华外科杂志，38（3）：8.

尹大庆. 2001. 中国手外科事业的创始人王澍寰院士. 中华骨科杂志，21（12）：765.

裴立英. 2004. "中国手外科之父"眼中的手伤. 健康人，（4）：8.

撰写者

尹大庆（1945～），北京积水潭医院手外科退休医生，曾任中华医学会骨科分会第二、三、四届秘书，中华医学会手外科分会第二、三届副主任委员及《中华手外科杂志》副主编。

王忠诚

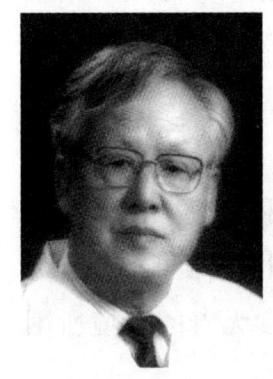

王忠诚（1925~2012），山东烟台人。神经外科专家。1994年当选为中国工程院院士。1950年毕业于北京大学医学院医疗系。曾任北京宣武医院院长、北京天坛医院院长、中华医学会神经外科分会主任委员、北京市神经外科研究所所长、北京天坛医院名誉院长、北京神经外科学院院长、中国医师协会神经外科医师分会名誉会长、北京市王忠诚医学基金会名誉理事长、中华神经外科杂志编辑部总编、武警总医院神经外科研究所顾问等职。他提出了"脑干和脊髓具有可塑性"、"脊髓缺血预适应"、"大型血管母细胞瘤术后可产生正常灌注压突破"四大观点。撰写的我国第一部《脑血管造影术》一书，率先在国内采用并推广显微神经外科技术；牵头组建了"中华医学会神经外科分会"，创办了《中华神经外科杂志》，统一了全国神经外科疾病诊断标准，创办了"王忠诚医学基金会"。发表论文285篇，出版专著28部，培养研究生67名。1997年获香港何梁何利基金科学与技术成就奖，1999年获白求恩奖章，2001年获第12届世界神经外科最高奖，2008年获国家最高科学技术奖。获得科研成果61项，其中国家级8项、省部级27项。2012年6月4日，经国际天文联合会小天体命名委员会批准，编号为"18593"号小行星被正式命名为"王忠诚星"。

一、少年志向

王忠诚，1925年12月20日出生于山东省烟台市一个普通劳动人民家庭。由于家境贫寒，九个兄弟姐妹中只有他一人有幸迈入学堂。他在烟台市立一中念完初中后又以优异的成绩考入了北平名校汇文中学高中部，不久便成了学校里的高才生。

迈进这所学校大门的那一天，少年的王忠诚感到自己的人生仿佛迎来了春天，自己奋发图强改变命运的努力就要成功了。可就在这时，一封家书将这个美丽的梦想击碎。"校长，我要退学"，1942年的一天，王忠诚找到校长说。"为什么？还差半年就高中毕业了，你不是准备报考大学吗？"年迈的校长感到非常意外，他深爱着两年前从山东考入本校的这位高才生，认为他是个难得的人才。

原来年迈的父母已难以挑起生活的重担，生活的窘迫已无法继续供王忠诚上学。

王忠诚走了，在家乡道恕街小学当了一名小学教师。晚上，在昏暗的油灯下，翻阅着在汇文中学时的书和笔记。难道自己当初立下的以科学救国的志向就这样成为一场虚梦了吗？不！一定要争取实现这个志向。王忠诚开始节衣缩食地积攒学费，一方面贴补家中的生活，一方面想有机会再回汇文中学。

一年之后，王忠诚突然接到汇文中学的一封来信。信是校长亲自写来的，信上说："回来吧，学校已决定破例让你免费就读。希望你珍惜这得来不易的机会，将来成为国家栋梁之才"。真是喜从天降，王忠诚激动得热泪盈眶，第二天就返回了汇文。一年后，他以优异成绩毕业。

1944年，高考在即，为了不使自己落榜，王忠诚采取了"广种薄收"的方法一口气考了几所大学，谁料榜榜得中，读哪所大学竟成了他颇费思忖的难事，若按他的本意，想学工科，走"工业救国"之路。可他被自己眼前衣食无着的窘境所困扰，囊中羞涩的他最终选择了食宿有靠的北平医学院医疗系就读。

六年的大学生活，是他有生以来最为艰苦的一个时期。为生计他当过家庭教师，也干过许多令当时所谓斯文人不能干、也干不了的苦差，如打零工、煤工等，挨过多少白眼和嘲笑尚且不论，即便如此，他还是时常腹内无食，身上衣单……但他以顽强的毅力，节衣缩食，战胜了各种困难，以优异的成绩迎来了伟大新中国的诞生。1950年毕业，他被分配在天津总医院外科做住院医，从此开始了以患者为本的医学生涯。

二、人 生 抉 择

1950年，朝鲜战争爆发。1952年，年仅26岁的王忠诚担任了天津医疗队一组组长，赴中朝边境吉林洮南县，在临时搭建起的两栋土坯房屋救治从前线下来的伤员，这个偶然的医疗队生活对他后来走上神经外科的道路起了关键作用。

在那段时间里，王忠诚和他的战友们夜以继日地抢救着各种外伤病员，许多伤员得到了及时的救治，但当遇到脑外伤的伤员时他却束手无策，因为他没有学过神经外科。当时的神经外科同刚刚诞生的祖国一样，百废待兴，每牺牲一位头部受伤的战士，王忠诚的心就会被深深地刺痛一次，愧对于那些最可爱的人。也就是从那一时刻起，王忠诚立志：一定要做一名神经外科医生，去开创中国的神经外科事业！

1952年，卫生部在天津总医院创建第一个脑系科，可是，报名参加的人却寥寥无几。机遇不等于时间，时间过去了还有第二天、第三天，机遇一旦错过却难得追回。抓住机遇，把握时机，是一种难得的智慧。刚刚参加朝鲜战争归来的王忠诚抓住这个机遇毅然报了名。此举,如同向平静的水面投进一块石头,掀起了轩然大波,几位知心朋友好心劝阻他"在脑袋上动手术弄不好就死人,风险太大。你搞普外已有两年了,再努力一下就可以升主治医了,搞神经外科还得从头学,何必自找麻烦。"此时此刻,在他耳边响起昏迷的志愿军伤员高呼"冲啊、杀啊"的声音和他们痛苦的呻吟,想起了他们因无法医治脑外伤而死去的情景,这坚定了他的决心,绝不能让没有死在敌人炮火下的战士,死在我们医务人员手中。明知山有虎,偏向虎山行,王忠诚毅然地加入脑系科,做了中国神经外科奠基人赵以成教授的助手。从此,王忠诚开始了神经外科的临床和研究工作,这一干就是半个多世纪。

三、艰苦创业

世界上第一个神经外科是美国神经外科专家 Cushing 教授于 1920 年在波士顿 Brigham 医院创建的。阿基米德说过"给我一个支点,我就能撬起整个地球"。王忠诚就是撬起中国神经外科支点的人。

许多老一代神经外科专家,在回忆起我国神经外科的发展历程时无不感慨。神经外科专家赵雅度教授说:"中国神经外科虽然起步晚,但发展很快。研究所和天坛医院是在党和各级领导关怀下不断发展壮大起来的。但是,在这一历程中也充分反映了王忠诚教授一心为祖国神经外科事业所做出的不可磨灭的功绩。毫不夸张地说,没有王忠诚几十年的不遗余力地为之奋斗,就不会有中国神经外科的今天。"

说到此,我们不妨先谈谈中国神经外科的历史。

严格地讲,在王忠诚之前我国神经外科还是一片空白。新中国成立以前,我国没有神经外科专业,新中国成立初期,也只有北京协和医院的关颂韬、天津总医院的赵以成等几个外科医生兼做神经外科工作,病例病种也非常有限。

1952 年 5 月在天津总医院组建了我国第一个脑系科,赵以成任主任。

初创时的神经外科起步异常艰难,没有教材、没有教具、没有标本,科研条件几乎等于零。就是在这样一无所有的艰苦条件下,专家赵以成带领薛庆澄、王忠诚等一批有志青年千方百计、想方设法,克服重重困难,创建新中国自己的神经外科。没有标本,他们就去无人认领的乱坟岗子上去挖死尸,一架架白骨和生满蛆蛹的颅骨使人作呕。他们顶着恶臭,用手将蛆蛹掏出,将白骨一架架运回,用水煮沸、漂白消毒,然后用铁丝串起来,制成标本。没有教材自己刻印,为了搜集病理资料和神经解剖图谱,王忠诚等几乎走遍天津的大小医院和图书馆,真可谓"上穷碧落下黄泉"。

那时的神经外科专业分工远没有现在这样细,每位医生都是身兼数职,除了本职工作，还要负责神经内科、神经眼科、神经耳科、神经放射及麻醉科工作。据王忠诚回忆："那时候当大夫的什么都干，就连患者开颅前的剃头也得亲自动手。"

1955年，王忠诚随师赵以成调到北京同仁医院，创建了我国第一个神经外科。随后，上海、沈阳也相继成立了神经外科。1958年成立了新中国第一所以神经外科为重点的综合性医院——北京宣武医院。1960年创建了北京市神经外科研究所，赵以成任所长，王忠诚、陈炳桓任副所长。为了更快更好更大规模地发展中国的神经外科，赶超世界先进水平，1982年在王忠诚的努力下，在党和政府的支持下，在原天坛医院旧址基础上重建以神经外科为主的现代化综合性医院——北京天坛医院，设有神经外科床位300余张，王忠诚任院长。2004年6月，他又成立了全国第一所神经外科医生培训基地——北京神经外科学院。王忠诚在这里带领他的团队创造了一个个医学奇迹，填补了一项项医学空白，为中国神经外科走向世界做出了不可磨灭的贡献。

四、专 著 问 世

今天的神经外科医生阅读《脑血管造影术》一书时，他们也许不知道，该书背后的那一段艰辛的中国神经外科诊断发展史。

20世纪50年代，困扰中国神经外科发展的主要问题是诊断难。当时，在神经外科界流传着这样一句话"诊断难死人，工作累死人，疗效气死人"。那时我国采用的检测手段还是西方国家20年代用的"气脑造影"。

气脑造影是美国神经外科医生丹迪和布莱克1918年发明的。方法是将过滤的空气往患者脑子里打，然后再拍X线，根据脑室系统变形、移位来判断病变。气脑造影虽然比功能定位诊断法有了很大进步，但方法比较残酷，给患者带来的痛苦巨大，有些患者甚至因剧烈头痛而撞墙。检查致残、致死率达1%~3%，而且许多疾病还检测不出来。

1927年，葡萄牙神经外科医生莫尼兹教授发明了脑血管造影术，并由此获得了诺贝尔奖。然而，由于西方国家采取了的经济封锁和技术垄断，新中国成立初期，国内使用的仍然是气脑造影。

"纸上得来终觉浅，绝知此事要躬行"。为了缩短我国与发达国家的差距，尽快掌握先进的"脑血管造影"技术，为中华民族争气，为患者造福，王忠诚和他的助手们以"敢上九天揽月，敢下五洋捉鳖"的拼搏精神，在同仁医院一间没有通风设备的屋里与尸体打了一个整整夏季的交道。没有现成的资料，他就到图书馆查阅外文杂志。没有操作经验，他就反复解剖尸体练习颈、椎动脉穿刺。没有防辐射的铅围裙，他不惜以自己的健康和生命为代价，坚持做X线验证……冬练三九，夏练三伏。当时王忠诚他们做一次脑血管穿刺的X线验证，所接受放射线的剂量就相当于做胸透的大夫几个月接受量的总和。当王忠诚熟练地掌握了"脑血管造影"技术之后，长期的X线的辐射，也让他的身体受到严重的损伤。白细胞降至$4\times10^9/L$以下，不明原因的发烧经常侵扰着他，并接连七次患肺炎。其间，有一次两侧肺炎、胸腔积液，呼吸困难，险些丢掉性命。

经过10年的努力，积累了2500余份脑血管造影资料，王忠诚于1965年出版了我国第一部《脑血管造影术》专著。该书的问世，不仅大大提高了我国神经外科的诊断水平，使原检查致残及死亡率由1%~3%下降到1‰~3‰，而且使我国神经外科诊断水平一步跨越38年的时空，大大缩短了我国同西方发达国家的差距。该书1978年获全国科学大会奖。

五、悬 壶 济 世

（一）忠诚于人民，服务于人民

"忠诚于人民，服务于人民"是王忠诚一生的座右铭。王忠诚的名字之所以能在广大患者心中广泛传播，既不是他如何作为一个领导开拓了中国神经外科事业，也不是如何作为一位名师受到同行学界的瞩目，而是他数次成功的颅脑外科手术。

人脑，是人体的司令部又是身体中最脆弱的部分，在坚硬的颅骨下面，是一片像豆腐一样又软又脆的脑体。这里血管密布、神经众多，每个部位都与人体各器官神秘地联系着。在这里进行的每一个动作都关系到人的生死存亡。

20世纪70年代初，显微外科问世，王忠诚敏锐地洞察到，及早开展显微神经外科将是脑王国中革命性的重要一步，是中国神经外科质的飞跃步入世界医学殿堂的起点和希望，一定要抓住这个机遇。

为了将显微外科尽快播种到自己辛勤耕耘的这贫瘠的土地上，他身先士卒、言传身教、大胆改革，突破了禁区，创造了奇迹，填补了中国医学史上的空白。

他在小鼠颈部和兔子耳朵的背部直径0.5毫米左右的血管上练习血管吻合术。眼睛看累了闭目养养神，胳膊酸了，歇会儿再做，多少个日日夜夜都是在实验室里度过的。意志是折不断的翅膀，经过无数次的苦钻苦练，他终于熟练地掌握了这门技术。

1977年，王忠诚成功地完成了国内首例颅外血管与小脑血管吻合术。这个手术难度极大。术孔只有火柴盒大小，而手术部位却深达 2～3 寸。要用比头发丝还细的缝合线在直径 0.5 毫米左右的血管上缝合，其手术难度可想而知。血管壁薄如蝉翼，又很滑，极易破裂，手术部位很深，通道又狭窄，手劲稍大一点就会把血管扯坏，松一点吻合处又会渗血。王忠诚屏住呼吸，钳起比绣花针还细小几倍的缝合针，全神贯注，小心翼翼使每个动作保持轻巧、准确、一致。小小血管缝了 10 针用了 11 个小时，当他缝完最后一针，松开吻合血管两端的止血夹血流顺畅通过的时候，他才感到自己的腰已经僵直的打不了弯，双脚胀得发紫，就像是穿了双紫袜子。手术成功了，王忠诚却大病一场。

（二）"拼搏创新是他永久的追求"

20 世纪 80 年代初，王忠诚选择了当时世界最前沿的课题——脑干肿瘤进行研究，开始攀登新的高峰。

脑干是人脑中最重要的部分，由中脑、脑桥、延髓三部分组成，约 6～8 厘米长，虽然只有成人拇指大小，却是主宰人的呼吸、心跳、意识、运动、感觉等生命中枢。瘤子长在脑干上，直接影响到人的这些功能。切除这个部位上长的肿瘤，手术的风险性非常大。因为，切断患者的生命和治愈患者只在毫厘之间，所以，攻克生命禁区脑干肿瘤手术是 20 世纪中外医学家探索的医学难题。

从 20 世纪 80 年代初王忠诚就带领科研小组对脑干进行解剖研究。他不顾年老多病亲自饲养、亲自观察术后动物的表现，经过多年的实验努力，通过大量的动物实验，得出脑干肿瘤可切除的可塑性理论。

1991 年，河北固安一位农民的小孩，患脑干胶质瘤，被某医院判为"死刑"，患者父亲带着最后一线希望来到北京天坛医院，王忠诚给这位农民的儿子做了开颅手术。18 年过去了，2009 年 5 月当我们再次采访时，当年被判为"死刑"的小男孩已长成了壮实的小伙子，现已娶妻生子，还办了一个渔具加工厂。他说："感谢王爷爷给了我第二次生命。"据有关资料证实，脑干胶质瘤存活期比较短，而这个小男孩目前已生活了 18 年，无任何后遗症，这难道不是奇迹吗！

脊柱支撑着人的躯体，能使脊柱支撑起来的是脊髓，它主宰着人的知觉和运动，这个部位长了瘤子就像一根水管中堵了一块石头上下不通造成瘫痪。在这个地方做手术，每一个细小动作都关系到患者生与死、健康与瘫痪。所以多年来脊髓内肿瘤只能做活检和减压，或部分切除，如果全切，会造成瘫痪，甚至死亡。为了解决这个威胁人民健康的难题，20 世纪 90 年代，王忠诚开始研究髓内肿瘤手术切除的方法。最后得出肿瘤可以整个摘除，不会造成瘫痪的可塑性理论。

1995年3月，一位18岁的江苏淮阴的小伙子因患脊髓内肿瘤，被人抬进北京天坛医院，经磁共振检查，瘤体长22cm，粗约2.5cm，从延髓一直到胸髓，患者在上海、南京等大医院都看过，由于没法医治来到北京天坛医院。这么大的瘤子王忠诚自己平生也是第一次见到，手术的风险很大，稍有不慎非死即瘫，但只有手术才能给患者争取生存的希望。王忠诚亲自主刀，经过近10个小时的手术，终于全切了这个大瘤子。现在患者不仅能走路，骑自行车，还能搬煤气罐上楼。手指灵巧能打计算机。类似这样的例子不胜枚举：

——世界首例一次切除脑干至颈髓10个血管母细胞瘤。

——世界首例一次手术切除中脑及延髓各一处室管膜瘤获得成功。

——手术治疗千余例脑动静脉畸形，使我国该病死亡率降至1%以下。

——世界首例摘除直径9cm、内无血栓的巨大脑动脉瘤。

——国内首例完全切除脑垂体腺瘤并保留正常脑组织。

——国内首例一次开颅夹闭4个脑动脉瘤成功。

——世界首例延髓至胸髓髓内室管膜瘤全切成功。

——世界首例成功切除难度最大直径6.5cm血管网织细胞瘤。

……

这些成绩的取得极大地鼓舞了我国年轻的神经外科医生，为显微神经外科手术在国内的普及奠定了坚实的基础。

六、高瞻远瞩

王忠诚是一位艰苦奋斗、不断创新把中国神经外科提高到国际先进水平而不懈努力实干的科学家，又是一位运筹帷幄、高瞻远瞩、想方设法努力提高发展中国神经外科的战略家。

20世纪80年代前，中国没有专门的神经外科杂志，只有一本集神经内科、神经外科、精神病学三个学科为一体的《中华神经精神科杂志》，神经外科医生只能从上面得到不足1/3的学习内容。为了让广大神经外科医生拥有一本自己的杂志，进行独立讲坛学术交流，他四处奔走，积极筹划，终于在1985年正式创刊了《中华神经外科杂志》。他在第一次订稿会上指出：我们的杂志是中华牌的，论文一定保证质量，一定要办出高水平来。两个"一定"使《中华神经外科杂志》几年来坚持走"百花齐放，百家争鸣"普及与提高相结合的方针，现已由当初的季刊变为月刊、年出版杂志7.8万册，对提高中国神经外科医疗、科研、教学起到了积极的促进作用。该杂志现已被列为中国自然科学核心期刊，1997年获中国科技期刊奖二等奖，2006年获中国科协精品科技期刊。

如果说《中华神经外科杂志》为神经外科医生提供了百舸争流的学术平台的话，那么中华神经外科学会就是团结各路诸侯，挽起臂膀共同发展中国神经外科的团队。

1986年3月，在王忠诚的牵头倡导下在北京召开了"中华神经外科学会"成立大会。会上，上海华山医院史玉泉教授和哈尔滨附医院的易声禹教授说："王忠诚有魄力，业务能力强，待人诚恳，他当家长能带领大家更快更好地发展我国的神经外科。"王忠诚当选为第一届主任委员。随后又成立了中华医师协会神经外科医师分会，王忠诚当选为第一届主任委员，从后来我国神经外科的发展看，有力地证明了两位教授的意见。后人把20世纪80年代称之为中国神经外科发展的"里程碑"。

随着社会的发展，王忠诚敏锐地洞察到，人才是提高和发展我国神经外科的关键，为此，他把获得的香港何梁何利基金最高奖金100万元港币全部捐献给国家用于人才培养，同时，他向有关部门建言，欲成立一所神经外科学院专门培养神经外科医生。在他的努力下，2004年6月成立了我国第一所专科培训结构——北京神经外科学院。目前，该学院一年制学员已毕业20人，已有五年制学员30名。同年，又成立了"北京市王忠诚医学基金会"，奖励为我国神经外科做出突出贡献的优秀医务工作者，支持西部贫困地区神经外科建设。

七、硕果累累

王忠诚医德高尚、学识渊博、技术精湛，在半个多世纪的医学生涯中，他呕心沥血、拼搏奋斗、勇于创新，取得科研成果64项，其中，国家级9项、部市级35项、局级20项，发表论文300余篇，出版专著30部，总字数超过2800余万字。

西方人称他的技术是艺术的杰作，日本说他的技术代表了亚洲最高水平，中国同行把他视为引导者、学海的摆渡人，患者把他看成是生命的点灯人。他先后被美国、日本、加拿大、瑞士等33个国家邀请进行学术交流和访问，在世界性的神经外科会议上，他的出席和所做的学术报告为人们所瞩目。

王忠诚多次在世界上为祖国赢得了荣誉，他是世界卫生组织神经外科专家咨询团的委员，1986年被亚欧神经外科学会选为名誉副主席，1989年被选为美国神经外科学会名誉会员。鉴于他在我国神经外科史上的突出贡献，1989年被北京市评为"有突出贡献专家"，1994年当选为中国工程院院士，1997年被北京市委评为优秀共产党员，中国共产党第十五、十六大代表，并获首都精神文明奖章及香港何梁何利基金科学与技术成就奖，曾被选为全国第五、九、十届人大代表，并为第十届人大代表主席团成员之一。1999年被评为首都楷模；2000年被授予"白求恩奖章"；2001年被评为全国优秀共产党员；2002年中央电视台影视频道将王忠诚的事迹排成电影《王忠诚》在全国播放，引起强烈反响，该剧获得第三届电视电影百花奖一等奖、第九届中国电影华表奖优秀电视电影奖；2005年获首都杰出人才奖；2006年11月在第八届亚大颅底外科协会上被授予"颅底外科贡献成就"奖；2008年12月获国家最高科学技术奖；2012年6月4日，经国际天文联合会小天体命名委员会批准，由中国科学院国家天文台施密特CCD小行星项目组发现并获得国际永久编号的"18593"号小行星，被正式命名为"王忠诚星"，这表达了国家和人民对卓越科学家的尊重和爱戴。

八、奋斗终生

星移斗转，沧桑巨变。

王忠诚由一个普通的医生，成长为享誉国内外的神经外科专家，有自己奋斗的一面，更是党和人民培育的结果。他感慨地说："在旧中国自己可能成为一个好医生、名教授，但绝不能把自己的工作和生命与国家、民族和世界联系在一起……感谢党，感谢新中国，感谢伟大的中国人民。尽管在中国实现共产主义的道路还很曲折、遥远、漫长……但我是共产党员，要为共产主义在中国的实现奋斗终生。"

"老牛自知夕阳晚，不用扬鞭自奋蹄"，王忠诚虽已届耄耋之年，不能亲自上手术了，但仍每天处理人民来信、来访、会诊疑难重症，指导工作，伏案疾书。他说："我来日无多，要抓紧晚年的时间多为党和人民做些工作。"

岁月能改变山河，但历史将不断证明有一种精神永远不会失落，拼搏忠诚，永攀高峰，将超越时空，成为中华民族永恒的追求。

时间会冲淡记忆，但人们绝不会忘记他为中国神经外科挺起了脊梁，他的理想事业、医术情操，使千万人的心灵为之震撼。

他一生最伟大的作品是——中国神经外科的腾飞。

2012年9月30日，王忠诚因病在北京逝世，享年87岁。

九、王忠诚主要论著

北京市宣武区医院神经外科. 1963. 急性颅脑损伤诊断及治疗. 北京：人民卫生出版社.

王忠诚．1965．脑血管造影术．北京：人民卫生出版社．

《实用肿瘤学》编辑委员会．1978．实用肿瘤学．北京：人民卫生出版社．

王忠诚．1993．神经系统 MR 诊断图谱．北京：北京出版社．

王忠诚．1994．脑血管病及其外科治疗．北京：北京出版社．

王忠诚．1997．显微神经外科技术训练教程．北京：北京科学技术出版社．

王忠诚，等．1997．神经外科手术图谱．北京：中国科学技术出版社．

石祥恩，A L Rhoton Jr，王忠诚．1999．显微神经外科解剖图谱．北京：北京科学技术出版社．

王忠诚．2000．神经外科手术学．北京：科学出版社．

王忠诚．2002．颅脑外科临床解剖学．济南：山东科学技术出版社．

王忠诚．2004．脑干肿物及其治疗．北京：中国科学技术出版社．

王忠诚．2005．王忠诚神经外科学．武汉：湖北科学技术出版社．

王忠诚．2007．名医名家谈脑血管病．北京：农村读物出版社．

王忠诚．2008．神经外科学．北京：人民卫生出版社．

主要参考文献

王建柱．2001．王忠诚：生命的点灯人．党员之友，(22)：20．

沈得立．2001．脑功能开发的理论与实践．北京：教育科学出版社．

焦健生．2002．脑王国中的革命——中国神经外科的研究与发展．科技潮，(10)：23．

撰写者

焦健生（1951～），主治医师，北京市神经外科研究所党支部书记、办公室主任。

史轶蘩

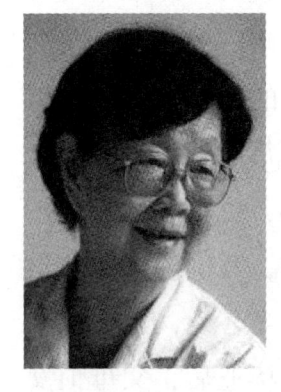

史轶蘩（1928～2013），江苏溧阳人。内分泌学家。1996年当选为中国工程院院士。1954年于北京协和医学院毕业后即留在医院工作。她曾任卫生部内分泌重点实验室主任、中华医学会内分泌学分会主任委员、北京协和医院内分泌科主任、中华内分泌代谢杂志主编等职。她有丰富的临床经验，早年通过敏锐的观察和细致的分析，对内分泌临床的疑难问题如嗜铬细胞瘤的术前药物准备、糖尿病酮症酸中毒、甲亢危象分期和抢救、甲状旁腺功能亢进症可伴有骨软化等提出自己独到的见解，提高了这些疾病的诊治水平。改革开放以来，她针对我国在神经内分泌疾病诊治非常薄弱的情况，大力开展垂体瘤、生长激素缺乏症和男性低促性腺激素性性功能减退症等下丘脑垂体疾病的临床和基础研究工作，使我国对这些疾病的诊治赶上国际先进水平。她领导的研究组在国内率先建立了7种垂体激素的测定和11种下丘脑—垂体—靶腺的功能试验，并首先应用神经递质和神经激素类药物如溴隐亭、CV-205、生长激素、生长激素释放激素、生长抑素激动剂进行治疗。在国际上是首先提出了垂体卒中的分类、治疗原则和预后；首次发现生长抑素类似物有形成胆石的副作用；设计出鉴别下丘脑性和垂体性生长激素缺乏症的5日法生长激素释放激素兴奋试验等。在临床研究基础上开展的发病机制的研究紧跟国际动向，从整体、细胞和分子水平进行系统深入的研究，为治疗方法的选择和垂体瘤的分类提供了理论依据。在"男性内分泌性性功能减退症"、"特发性生长激素缺乏症"及"激素分泌性垂体瘤的临床和基础研究"以第一获奖人获国家科技进步奖一、三等奖各1项，卫生部科技进步奖一、二、三等奖各1项。1996年获何梁何利基金科学与技术进步奖。在国内外发表论文200余篇。她在临床内分泌学领域辛勤工作50余年，为我国临床内分泌学的发展做出了杰出的贡献。

一、求学生涯

史轶蘩，江苏省溧阳人，1928年11月1日出生于广东江门。溧阳史氏是当地望族，迄今仍有史氏宗祠，历史上曾经出过理学家史孟麟、政治家史可法等名人，并有"孝、友、睦、姻、任、恤、中、和"的"八行"家训传世。史轶蘩的父亲史恩灏，早年考入海关工作，当时海关依照英美制度，要求工作人员在每一地任职满3年后必须调至其他地方，以免腐败发生。于是史轶蘩等兄妹4人在幼年时历经多个城市的生活。兄妹4人是"轶"字辈排行，分别是史轶寅、史轶漪、史轶蘩、史轶芳。史轶蘩排行老三，但在4兄妹中分东西的时候往往由她来分派，总是能取得公平的结果。史轶蘩从小就聪明绝顶，所有考试成绩都是数一数二的，并且始终有一种不服输的精神，这种精神在她以后的生涯中产生了很大的影响。史轶蘩在青岛上中学期间，恰恰是第二次世界大战时期，青岛是日本帝国主义的沦陷区，尽管她上的圣公女中是一所教会学校，日本帝国主义的占领者仍然强把每周6学时的英文课改为2学时，另4学时改教日文。由于对日本的侵略极为仇恨，史轶蘩置日语不顾，自己在家补学英文。她在中学学习期间，考试成绩十分优秀，其中理科如数学及物理尤为出色，深得教师的喜爱。史轶蘩对逻辑性强的学科相当喜爱，这也影响了她以后选择内分泌学作为自己毕生从事的专业。1946年夏中学毕业后，父母怕女孩学理科将来不好就业，希望史轶蘩改报考医学。由于成绩优秀，她考上了辅仁大学化学系、燕京大学医预系、金陵大学医学院和北京大学医学院等。而因为北京协和医学院在国内医学界的声望极高，因此史轶蘩决定上燕京大学医预科。在燕京大学学习的三年医预科教育为史轶蘩打下了广博的基础：由于该校采取学分制，必修课中有人文学科，故选修了心理学、社会学及哲学；在理化课中除必修科外，也有选修课如胚胎学、遗传学等当时的新兴学科。教师的教学方式多种多样，多为启发式教育，收获很大。史轶蘩学习努力，3年中只去过一次颐和园，到暑假就参加学生会组织的给附近老百姓种痘打预防针等公益性社会实践活动。她一直因学习成绩出色，每年获该学校优秀学生奖学金。1949年，史轶蘩考入北京协和医学院。1950年，即在北京协和医学院学习医学前期课一年后，史轶蘩和同班同学一起获得了燕京大学生物系毕业证书。而她单独获得的还有当年燕京大学理学院"金钥匙"奖，这是因为她大学4年成绩优异并且全面发展而被授予的至高荣誉。协和医学院是以"高起点、高标准、高水平"的办校方针著称的，20世纪30年代已经在国际上颇有名气；各学科教授要求之严格，也是在业内同样出名的。后因日军侵占而停办，自1947年复校后，原协和的中国籍教授绝大多数已经从各处回到协和，教学力量仍然十分可观。无论是基础课还是临床课，老师都是国内最好的，讲课深入浅出，一切从生理生化基础讲起，因之对疾病能从发病机制了解起。基础课教师注重实验课，临床课老师对病人的服务及科研态度，使史轶蘩逐渐认识到病人在某种程度上是医生的老师，在为病人服务的过程中，病人也提高了医生对该病的进一步认识。繁重的临床工作也是临床学习的一部分，医学生往往需要学习、工作到凌晨才能回宿舍休息，但第二天早晨六点即需进入病房继续工作。在协和医学院就读期间，史轶蘩仍然是其中的佼佼者，在1954年毕业时被授予"三好学生"称号。史轶蘩见习时的导师是张安教授，他有深厚的内科临床工作经验和内科知识，在收治每一例病人后细致地为其改病历、复查病人体征、参考化验结果、作鉴别诊断的分析。他的细心指导使史轶蘩掌握了科学的现代化医学的诊断技术，为做一个优秀临床医生打下牢固的基础。

二、曲折前行：典型的协和人

史轶蘩于1954年北京协和医学院毕业后即留在协和医院工作。从那时起她先后任内科住院医师、总住院医师和主治医师。到1956年内分泌组从胃肠病组独立出来以后，史轶蘩已经醉心于内分泌学的完美逻辑了。她的导师张安教授当时希望史轶蘩选择血液科，但她觉得血液科大多是恶性肿瘤患者，治疗效果不满意；而内分泌学逻辑学强，因此最终选择了内分泌专业。1958年夏，刘士豪教授带领北京协和医学院生化系的一组研究人员与协和医院内科内分泌组合并，建立内分泌科；并很快被要求迁至北京医院，又于10月被要求迁回协和医院内科。史轶蘩就是内分泌科最早的成员之一，跟随刘士豪去了北京医院又回到协和。刘士豪是世界知名的内分泌专家，1950年开始任协和医学院生物化学系系主任兼协和医院内科教授，在生物化学和内分泌学方面均有很高造诣。他1958年卸去生物化学系主任一职，专门致力于建设我国第一个内分泌学专科。他特别注重结合临床的实验研究，对史轶蘩影响很大。刘士豪另有一大特点是特别关注国际学术动向，家里订阅了很多国际知名期刊，很多研究都是紧跟国际趋势，这一点也对史轶蘩的学术道路产生了影响。当时美国学者刚发明了检测胰岛素的放射免疫测定法，体液中激素的水平和含量可以直接测定了，内分泌学的发展从此出现了一个新的飞跃。而刘士豪于1962年就招收研究生去建立胰岛素的放射免疫测定法，于1965年成功。虽然后来因"文化大革命"未能临床应用，但为后来生长激素的放射免疫测定法的建立打下了坚实的基础。而正是生长激素的定量测定让史轶蘩的垂体瘤研究得以起步，最终获得国家科技进步奖一等奖。

1963年，史轶蘩任协和医院内分泌科主治医师，此后一直到"文化大革命"结束后的1978年，她都一直在这一岗位上勤勤恳恳地工作。新中国成立后，由于协和的美国背景，在历次政治运动中都是一个特殊的重灾区。但无论社会多么动荡，也无论伪科学如何盛行一时，史轶蘩都一如既往地认真对待每一个病人，尽一个医生的职责。这种认真的工作作风让她积累了大量临床经验，成为以后厚积薄发的重要条件。同时，她对临床教学的认真也是全院知名的。比史轶蘩低两届的师妹、协和心内科教授吴宁，曾经在一次访谈中回忆："每次我听像史轶蘩这样的上级大夫查房，都会深受触动。他们的问题永远是启发式的，每个问题和问题之间，贯彻着自己清晰的思维。有时，他们为了给我们提问，隔夜就开始准备，就是为了让我们能够学得更生动，印象更深刻。我至今还记得有一次，史大夫查房时，这么问了我们三个问题：一个心力衰竭的病人，经过你的治疗后，你怎么判断他的病情，是比进病房时好还是坏？有什么具体的现象能够说明？你应该怎么做？我们七嘴八舌地说开了，说实话这样的问题我自己都没有深入思考过。然后，只见史大夫走到病人床前，把原本垫在病人背后的两只枕头，轻轻地抽掉了一只，询问病人的感觉是否仍然感觉舒服。病人点了点头。史大夫回过头来跟我们说：这就是比入院时情况好转了，原来不能平卧的，经过治疗可以平卧，这个简单的现象就能说明病人的病情经过治疗有所缓解。她这么一个抽掉病人枕头的动作，我至今还记忆犹新。"

在繁重的临床工作之余，史轶蘩还不断对内分泌的各种疾病进行总结。早在1955年还是住院医生时，她就参加了张学德教授总结脑膜炎临床特征的工作；1957年起开始参加了内分泌疾病的临床总结工作；1960年起对糖尿病、库欣综合征、性腺功能减退症、甲状腺功能亢进症、肾上腺皮质癌、嗜铬细胞瘤等各种内分泌疾病均做了大量的临床总结工作，在当时的艰苦条件下更显难能可贵。其中，她对甲亢危象的临床总结尤为重要。在病例总结的基础上，史轶蘩首先提出了甲状腺功能亢进危象可分期为危象前期及危象期的概念，使危象得以早期诊断，降低了死亡率。另外，她还在国际上首先提出原发性甲状旁腺功能亢进症患者可合并有骨软化。1974年，她在国内首先使用酚苄明为嗜铬细胞瘤术前准备药物，大大降低手术死亡率，使我国嗜铬细胞瘤的治疗水平大为提高。

协和人的特点是：无论环境如何，都会尽可能地高标准、严要求做好医、教、研的工作。而史轶蘩正是这样执著的协和人，并且是出类拔萃的协和人。

三、继往开来：临床结合基础的典范

改革开放的春风使协和人面临着新的机遇。

1979年，内分泌科出于进一步开展临床结合基础的研究，开始划分专业组。史轶蘩将自己的专业方向定位在垂体。后来，史轶蘩在谈到这一选择时说，当时主要研究方向搞甲状腺疾病的人员已经很多，而糖尿病是一个在治疗上病人主导、占相当地位的情况，医生在很多情况下无能为力；相比较而言，垂体的研究在国内还是一片空白，于是她选择了这一领域作为主要研究方向。经过十余年研究，最终取得丰硕成果。

其实，这一阶段的发端应该说始于1977年。内分泌科对放射免疫测定法的重视始于刘士豪，在1965年成功建立胰岛素的放射免疫测定法研究以后，他已经开始着手规划建立生长激素的放射免疫测定法，然而"文化大革命"开始使这一计划化为泡影。这一测定方法是需要用生长激素纯品来免疫动物，使动物产生抗体，然后用同位素标记抗体，再利用竞争性的抗原抗体反应来测定未知抗原的数量。因此，制备抗体是建立放射免疫法测定的关键步骤之一。而当时，陆召麟从英国进修归来，他的导师赠予他少量生长激素纯品，但按照常规皮下注射制备抗体的方法，这些生长激素纯品的量是不够的。该课题组创造性地使用了静脉注射的方法来免疫实验用兔，结果竟然产生了意想不到的效果，产生了大量兔抗人生长激素抗体，迄今仍在使用。在此基础上，生长激素的放射免疫测定法得以建立并在史轶蘩的领导下迅速投入临床使用，为生长激素相关疾病的诊治提供了几乎是最有力的武器。这一方法学的进步获得了1981年的卫生部乙等奖。

1981~1982年，史轶蘩被派赴美国国立卫生研究院（NIH）的儿童健康与人类发育研究所进修2年，导师是Richard J. Sherins，男性生殖内分泌学专家，美国男科学学会的创建者之一，并曾任该学会主席。在NIH期间，史轶蘩不仅对下丘脑垂体性腺轴进行了深入研究，做了大量相关动物实验，而且对正规化的科学研究方法和临床结合基础的科学研究思路有了非常深刻的认识，为她回国后领导内分泌科蓬勃发展奠定了基础。

当时Sherins希望史轶蘩能继续在NIH工作1~2年，但她认为自己应该回国开展工作，同时使内分泌科其他医生有机会出国进修，遂婉言谢绝了导师的好意，如期回到祖国。回国前，史轶蘩还用节衣缩食省下的生活费自费购买了加样器、计算器、各种试剂及胎牛血清等实验用品带回国内，使研究工作得以立即开展。这以后的十年之间，史轶蘩以第一获奖人获得国家科学技术进步奖一、三等奖各1项，卫生部科学技术进步奖一、二、三等奖各1项，成果斐然。

史轶蘩的研究风格是：临床结合基础，基础为临床服务。这一思想，从现在的角度看来，就是转化医学的概念。史轶蘩之所以取得如此可观的成就，一定程度上也是与这一超前的理念有关。一般来说，她首先着重于建立垂体相关激素的测定法，在方法学能够用于临床以后，就开始对垂体相关疾病进行临床研究，对疾病进行精细的评价，确定相关激素在中国人的正常参考值范围，并且在大量数据的基础上提出中国人的诊断标准；在治疗上也是精益求精，从药效学、药代动力学到临床，无一不是通过仔细观察来总结中国人在用法用量的特点，从而为临床服务。

在下丘脑垂体性腺轴疾病的研究中，史轶蘩与研究组成员在国内首先建立血睾酮、双氢睾酮、卵泡刺激素、黄体生成素的放射免疫法和血清性激素结合蛋白的容量测定法，并建立了3项性腺轴功能试验，提出男性性腺功能减退症的临床和实验鉴别诊断指标。她还对男性内分泌功能减退症的病因、诊断及各种睾酮制剂替代治疗进行了研究。她领导的"男性内分泌性性功能减退症的临床研究"，1989年获卫生部医药卫生科技进步奖三等奖。

在儿童生长激素缺乏症的研究中，史轶蘩所领导的研究组在北京东西城区10万余中小学生普查了特发性生长激素缺乏症的患病率，并建立了一系列筛选和确认试验，在国际上最先设计鉴别下丘脑性和垂体性特发性生长激素缺乏症的5日法生长激素释放激素兴奋实验，证实多数患者为下丘脑垂体轴有功能损害。她领导的研究组改进文献方法，继在中国首先建立生长激素的放射免疫测定法后，后又建立生长激素的放射受体测定法及IGF-I（胰岛素样生长因子-I）放射免疫测定法及多种生长激素兴奋试验，测定大量中国人的正常值及病理值，使此症有了确诊试验，并在国内首先开展了以基因工程合成的人生长激素及合成的生长激素释放激素治疗生长激素缺乏患儿，使他们的生长速度明显增快。针对这一疾病开展的"特发性生长激素缺乏症的临床研究"，1990年获卫生部医药卫生科学技术进步奖二等奖，1991年获国家科学技术进步奖三等奖。

史轶蘩最突出的成就是她任课题组长的"激素分泌性垂体瘤的临床和基础研究"。她带领内分泌科与神经外科、耳鼻喉科、眼科、病理科、麻醉科、放射科、放疗科、信息中心9个专业学科协作，60余人参加。这一课题的成功不仅要归于史轶蘩的选题，还需要注意垂体疾病患者临床资料的累积，均换成医院保存的大病历，并制作卡片，使比较少见的垂体疾病能累积成大系列。她特别强调基础临床资料的详尽，提出临床的诊治经验及教训。历时14年的激素分泌性垂体瘤的课题，他们分析总结国际最大系列1041例垂体瘤的临床表现，在国内率先建立了7种垂体激素的检测方法和8种下丘脑垂体靶腺的功能试验，并在国内首先将神经递质和神经激素药物如溴隐亭、CV-205、生长激素、生长激素释放激素、生长抑素类似物及口服抗利尿激素应用于临床。其中垂体卒中的分类、治疗原则和预后，生长抑素类似物有形成胆结石的副作用等研究居于国际先进或领先水平。在临床研究基础上开展垂体瘤的发病机制研究，从整体、细胞和分子水平进行系统深入探讨，为治疗方法的选择和垂体瘤的分类提供了理论依据。"激素分泌性垂体瘤的临床和基础研究"课题，在激素测定、视野检测、蝶鞍影像学检查、经蝶垂体瘤切除术、垂体瘤放射治疗、垂体瘤的药物治疗、病理发病机制及视交叉血运等方面，均有创新之举。课题1991年获卫生部医药卫生科学技术进步奖一等奖，1992年获国家科学技术进步奖一等奖。

以下是该课题的成果简介：

（1）通过对国内外最大系列（1041例）垂体瘤病例的临床分析，总结出我国病例的特点，并对各种垂体瘤所引起的代谢紊乱和脏器损伤的范围和严重性进行深入的探讨，在国际上首次提出垂体卒中后有完全和部分破坏两种结果的概念及治疗原则。

（2）建立整套先进的诊断方法，使我国垂体瘤诊断水平迈入国际先进行列，包括：在国内率先建立5项相关垂体激素放免测定及一项放射受体测定，确定了正常值和病理值。在国内首先建立8种下丘脑垂体靶腺功能试验；引进国际上先进的蝶鞍CT扫描技术；改进视野检查，有多项新发现。其结果是早期诊断的病例及微腺瘤的比例明显增加，提高了鉴别诊断能力。

（3）国内最早引进并改良了经口鼻蝶窦显微外科及闭路电视监护技术切除垂体瘤。手术400多例，居国内之首，在国际也属较大系列。手术疗效、并发症及死亡率等已达国际先进水平。放射治疗垂体瘤300余例，疗效和国外报告相近。应用溴隐亭敏感试验预测该药对PRL瘤的疗效符合率93%，国外未见报道。国内最早应用生长抑素类似物（SMS）治疗GH瘤，并创造性地建立SMS敏感试验预测疗效及前瞻性观察该药对胆道系统功能的影响。

（4）国内首先用电镜、免疫组织化学染色及免疫电镜等研究垂体瘤，例数居国内之首。发现具有诊断价值的催乳素小体，国内外未见报道。

（5）从整体及垂体细胞瘤体外培养研究垂体瘤的发病机理，已得初步结论：垂体瘤是功能自主性垂体瘤，但仍保留部分对下丘脑激素的反应。此结果为治疗方案的选择提供依据，部分研究比国外深入。深入研究了视交叉的血供，为垂体微腺瘤引起的视野缺损找到了解剖学和病理学依据，国内外均无同类研究。

此外，近年来，在获奖工作的基础上，又带领全组工作人员对尿崩症的临床表现进行分析，并对特发性生长激素缺乏性身材矮小、肢端肥大症、肾性尿崩症进行了基因突变的研究。

四、老骥伏枥：肥胖与青春发育研究

随着我国社会经济逐渐恢复，肥胖的患者越来越多。早在1980年，肥胖在国内尚不受重视之际，史轶蘩就对这一领域做了综述。1998年，史轶蘩将主要研究方向转向肥胖,从基础到临床均开始了启动性研究,并于2001年成立了北京协和医院肥胖诊治中心,还主持编写了《肥胖症临床诊治手册》以指导规范诊治肥胖症。后来的发展趋势表明,这一举措是高瞻远瞩的。另外,她还大力提倡青春发育研究,在大庆连续4年观察正常青少年的发育情况,为这一研究领域提供了中国人自己的资料。

五、诲人不倦:善于临床教学

史轶蘩应用基础知识对临床实际进行深入浅出地讲解,对研究生及下级医生要求严格,并注重独立思考能力的培养,着重培养临床及基础内分泌的研究能力。史轶蘩长期讲授的研究生课程"内分泌总论"一直得到一片赞誉之声并非偶然,实际上课堂上的点点滴滴都渗透着她对内分泌学的理解。抽象的内分泌总论到了史轶蘩的课堂上就变得非常具体生动,每逢难点,她或打比喻,或举例证,或用图表,总是能够恰到好处地将枯燥而深奥的理论娓娓道来。"激素就是内分泌学的明星,我们内分泌学就是研究明星的",这样的讲课风格让每个学生都终生难忘。另外,史轶蘩对学生和住院医师的表达能力也是非常重视的,在每周三下午的文献汇报时,如果汇报者不能做到流利报告,则极有可能尚未汇报完毕就被史轶蘩要求重新准备。

史轶蘩已在国内外学术刊物上发表论文200余篇。她主编的《协和内分泌和代谢学》在国内长期作为权威参考书使用。她曾任卫生部内分泌重点实验室主任,中华医学会内分泌学分会主任委员、北京协和医院内分泌科主任、中华内分泌代谢杂志主编等职。1996年当选为中国工程院院士,同年获何梁何利基金科学与技术进步奖。

六、史轶蘩主要论著

史轶蘩. 1982. 肢端肥大症190例的临床表现:对病情活动指标进行探讨. 中华内科杂志,(4):206.

史轶蘩. 1983. 垂体性巨人症31例的临床表现:与肢端肥大症比较. 中华内科杂志,(8):495.

史轶蘩. 1983. 脑脊液生长激素水平对判断垂体生长激素腺瘤鞍上扩展的价值. 中华内科杂志,(10):607.

Shi Y F, Sherins R J, Brightwell D, et al. 1984. Long-term stability of aqueous solutions of luteinizing hormone-releasing hormone assessed by an in vitro bioassay and liquid chromatography. J Pharm Sci, 73 (6):819.

史轶蘩,李光伟,曾传玉,等. 1986. 肢端肥大症垂体卒中临床及内分泌功能改变:垂体瘤内科性切除. 中华内分泌代谢杂志,(4):213.

Shi Y F, Patterson A P, Sherins R J. 1986. Increased plasma and pituitary prolactin concentrations in adult male rats with selective elevation of FSH levels may be explained by reduced testosterone and increased estradiol production. J

Androl, 7 (2): 105.

史轶蘩. 1989. 长期睾酮治疗对男性内分泌性性功能减退患者的男性化作用. 中华医学杂志, 69 (10): 582.

史轶蘩, 郭爱丽, 高素敏, 等. 1990. 生长激素释放激素 1-44 治疗促使下丘脑性生长激素缺乏患者生长速度增加. 中华内分泌代谢杂志, 6 (4): 195.

Shi Y F, Liu R, Bao X L, et al. 1990. Clinical trial with somatonorm in idiopathic growth hormone deficiency in children. Chin Med J, 103 (6): 470.

Shi Y F, Harris A G, Zhu X F, et al. 1990. Clinical and biochemical effects of incremental doses of the long-acting somatostatin analogue SMS 201-995 in ten acromegalic patients. Clin Endocrinol (Oxf), 32 (6): 695.

史轶蘩, 邓洁英, 张殿喜, 等. 1991. 单次及多次 GHRH 兴奋试验对鉴别下丘脑性和垂体性生长激素缺乏的价值评估. 中华内分泌代谢杂志, 7 (2): 77.

Shi Y F, Zhu X F, Harris A G, et al. 1993. Prospective study of the long-term effects of somatostatin analog (octrcotide) on gallbladder function and gallstone formation in Chinese acromegalic patients. J Clin Endocrinol Metab, 76 (1): 32.

Shi Y F, Zhu X F, Harris A G, et al. 1993. Restoration of gallbladder contractility after withdrawal of long-term octreotide therapy in acromegalic patients. Acta Endocr (Copenh), 129 (3): 207.

Shi Y F, Deng J Y, Yin J J. 1996. The Role of GRH Mediated AC-CAMP System in the Pathogenesis of Human Pituitary GH-Secreting Adenomas. Chin Med J, 109: 603.

Shi Y F, Tang D, Deng J Y, et al. 1998. Detection of gsp oncogene in growth hormone-secreting pituitary adenomas and the study of clinical characteristics of acromegalic patients with gsp positive pituitary tumors. Chin Med J, 111 (10): 891.

史轶蘩. 1999. 协和内分泌和代谢学. 北京: 科学出版社.

史轶蘩, 李光伟, 朱禧星, 等. 2001. 奥利司他对中国肥胖患者的疗效和安全性分析. 中华内分泌代谢杂志, 17 (6): 383.

史轶蘩. 2001. 肥胖症临床诊治手册. 上海: 上海科学技术出版社.

史轶蘩, 潘长玉, 李光伟, 等. 2002. 西布曲明在中国肥胖症患者中的疗效及安全性分析. 中华内分泌代谢杂志, 18 (1): 70.

史轶蘩, 潘长玉, 高妍, 等. 2004. 奥利司他在中国超重或肥胖 2 型糖尿病患者中的疗效分析. 中华内分泌代谢杂志, 20 (5): 403.

主要参考文献

邓洁英. 2007. 史轶蘩//中国科学技术协会. 中国科学技术专家传略·医学编·临床医学卷 3. 北京: 人民卫生出版社: 311.

撰写者

李乃适 (1974~), 中国医学科学院北京协和医学院, 北京协和医院内分泌科副教授, 医学博士, 2000 年毕业于中国协和医科大学, 师从史轶蘩院士。

孙 燕

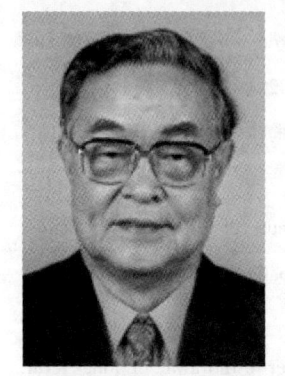

孙燕（1929~），河北乐亭人。临床肿瘤学家，中国内科肿瘤学的开拓者和奠基人之一。1999年当选为中国工程院院士。1948年孙燕考入燕京大学医预科，1956年毕业于北京协和医学院，获医学博士学位。1959年被分配到中国医学科学院肿瘤医院。1979~1981年曾以客座教授的身份赴美国休斯敦，在M. D. Anderson肿瘤中心从事研究工作。现任中国医学科学院肿瘤医院国家新药（抗肿瘤）临床研究中心主任，北京协和医学院临床肿瘤学教授、博士生导师。兼任国内外12所大学或研究所的名誉教授和24种国内外期刊的主编或编委、亚洲临床肿瘤学会主席和中国癌症研究基金会副主席、中央保健委员会专家组副组长及NCCN中国版总召集人等职。从1959年开始，在老一辈临床肿瘤学家的支持和指导下致力于中国肿瘤内科治疗的开拓、发展和教育工作。多年来在我国和国外研制的新抗肿瘤药的临床试验方面的卓越成就；应用现代免疫学方法阐明了扶正中药促进细胞免疫功能和黄芪、女贞子抑制肿瘤病人过多的T抑制细胞（Ts）活性的作用，受到国内外的重视；并在肿瘤的综合治疗上突出了中西医结合，重视控制肿瘤和保护机体抗病能力，后来被称之为"中国模式"的观点，在睾丸肿瘤、肺癌、乳腺癌和淋巴瘤的综合治疗方面取得一定进展。他曾被评为中国协和医科大学和中国医学科学院名医、教书育人模范和全国卫生系统先进工作者、北京市医德楷模、中央保健委员会杰出专家。发表学术论文300余篇，编著学术专著36部，主持翻译专著6部，包括《内科肿瘤学》、《中西医结合防治肿瘤》、《肺癌》、《三阶梯止痛指导原则》和《国际抗癌联盟临床肿瘤学手册》等。曾获国家科学大会奖、国家发明奖二等奖、国家科技进步奖、教育部和卫生部级奖、中国医师奖和中国医学科学院北京协和医学院奖多项。培养博士34人、硕士4人、进修医师千余人，主办全国肿瘤内科治疗学习班15次，全国抗肿瘤药物GCP培训班8次和其他国际和全国会议多次。

一、生平概要

孙燕，1929年2月1日生于河北乐亭农村一个普通人家。父亲孙昕山为一家私人银行职员，母亲钟冰如则是一位家庭妇女。和其他同龄人一样，从他开始懂事的时候所接触到的就是民族危亡。那时，日本人已经开始侵略中国，离七七事变已经比较近了。所以，孙燕很小的时候父母就对他说："你要努力，将来要为我们的民族，为中国人做些事，为国争光。"国破家亡，在异族统治下的生活使幼年的孙燕就深深懂得没有祖国的富强，不管穷人富人，不论你个人有多大的本事，敌人一来都是一样。

1942年，父母为了孙燕能接受相对比较好的教育，送他到县城的昌黎中学附属小学寄读。较早地离家住在学校里，这段经历对孙燕的成长很重要。那时，中国大半江山已经被日本人占领，出入城门要向日本兵和伪军表示些敬意，否则就会遭到打骂。也常常听到日本侵略军在各地干了很多坏事。这些对孙燕的影响非常大，最重要的是对祖国的地位有一个明确的概念。

受同学父亲的影响，孙燕小学将毕业的时候就立志学医。这在孙燕人生的道路是一个重要的抉择，从此无论有什么困难都未动摇过。孙燕曾坦诚地说："这一志愿激励我不断学习，同时也部分支撑了我克服后来人生道路中的蹉跎。"孙燕1943年小学毕业后，到北京汇文中学初中二年级学习。那是日本占领中国的最后两年，人民生活很苦，学校吃的是混合面丝糕和咸菜。尽管如此，由于知道日本快要战败，孙燕和同学们均努力学习，企盼国家早日光复。1945年夏天，日本投降了，胜利的欢乐也曾使孙燕等青年学生欣喜若狂。但美梦很快就被"接收大员们"的贪污腐化给破灭了。同时，由于父亲失业及肺结核病复发，家庭陷入困境，孙燕面临失学。幸好当时汇文中学设有资助优秀学生的奖学金，孙燕从高中开始只能靠奖学金，在比别人艰苦的条件下继续学业。他在高中期间开始接触到进步学生运动。1947年，孙燕在地下党组织的领导下参加反内战反饥饿大游行，现实的教育使他对新中国充满了期望，也迎来了1948年北京的解放。

1948年，孙燕考入燕京大学医预科就读。1949年新中国成立以后，孙燕怀着极大的激情参加了各项运动，努力改造自己。1952年加入共产主义青年团，1954年参加中国人民解放军，一切似乎都是一帆风顺的。但是，1958年春"反右"斗争已经基本结束，孙燕接续其他3位团员被"候补"为"右派分子"。这种不公正的现实使孙燕陷入困惑、迷惘之中。那时孙燕并不理解"右派"的含义，抱着党的一切决定都是对的思想，努力加速改造自己。1958年5月，孙燕以下放干部的身份到昌平上苑乡麦庄一边参加劳动一边给当地农民看病。1959年2月，孙燕被调到中国医学科学院西山造林队做医生。1959年10月，他被摘去"右派"帽子，分配到中国医学科学院肿瘤医院工作。

1959年12月，孙燕怀着极大的热情来到中国医学科学院肿瘤医院，在吴桓兴和李冰两位院长直接领导下和周际昌医生一起创建了肿瘤内科治疗小组。虽然开始条件十分艰苦困难，但治疗和科研工作仍迅速发展起来。到1965年正式成立了内科病房，并且编写了3部专著。不久，"文化大革命"来了，这些成绩反而成了吴桓兴、李冰"搞高精尖走资本主义道路"的罪状，孙燕成了走"白专道路"的典型。

1970年1月，孙燕带着全家到甘肃定西地区医院安家落户。定西是有名的"三西"贫困地区之一，严重缺水，连吃的水都要从远处运来。但是在那里孙燕仍然做出了很多成绩，抢救了许多垂危的病人，和当地人民建立了深厚的友情。1972年5月，孙燕调回北京工作，尽管"文化大革命"还未过去，他已开始了扶正中药促免疫和主持肺癌综合治疗的科研工作。1975年5月，孙燕参加云南锡业公司矿工肺癌医疗队，多次赴个旧在那里开展医疗、普查和科研工作。粉碎"四人帮"以后，孙燕的工作热情更高了。不断开始了多项新药的临床研究取得一些成果。1979年12月，孙燕通过国家考试作为第一批访问学者以客座教授的身份赴美国休斯敦M. D. Anderson肿瘤中心从事研究工作。他用东方人特有的勤劳努力工作赢得了同行的信任，争取到了同行的合作和研究经费，使扶正中药的实验研究进一步取得了成绩。但是，当他收到两位院长要他回院工作的信件以后毅然在1981年年底回到祖国，并担起发展学科的任务。用孙燕自己的话说："改革开放以后，才有了科学发展的春天，也是我真正多年梦寐以求发挥自己能力的工作机会。"1983年，孙燕晋升为主任医师，协和医科大学临床肿瘤学教授，并在1984～1992年担任内科主任，经过多年的努力使中国医学科学院肿瘤内科成为一个国内最大、在国际上有一定影响的、承担着大量临床治疗、科研课题和教学任务的专业科室。孙燕1985年加入中国共产党，1996年起担任国家抗肿瘤药GCP中心主任，1999年当选为中国工程院院士。

近50年来，孙燕和他的同事们在相当艰苦的条件下对开发国内外研制的抗肿瘤新药、应用现代科学方法阐明扶正中药的促免疫作用以及淋巴瘤、肺癌和睾丸肿瘤的综合治疗方面卓有建树，多次在国内外受奖。他曾被评为教书育人先进个人、中国医学科学院协和医科大学名医、全国卫生系统先进工作者。他是我国实体瘤内科肿瘤学的开拓者和学科带头人。

孙燕除了上述职务外，主要兼职有世界卫生组织（WHO）癌症专家咨询委员会委员（1991～2000）、国际抗癌联盟（UICC）元老委员会委员（2000～）、NCCN中国版总召集人（2006～）、中国癌症基金会副主席（CCR）（2002～）、亚洲临床肿瘤学会（ACOS）主席（2001～）和中央保健委员会专家组副组长（2005～）等职。

他还是中国药品监督管理局药品审评委员会和麻醉品委员会委员（1985~），人事部、卫生部医学专业考试委员会主任（2001~），国家药典委员会委员（2002~），并在北京大学医学部人民医院、中国中医研究院、军事医学科学院307医院、北京宣武医院肺癌中心、北京朝阳医院呼吸病研究所、郑州大学医学部、第三军医大学、南方医科大学、广大省人民医院肺癌中心、天津医科大学肿瘤医院和肺癌中心、山东肿瘤防治所等担任客座教授，在解放军总医院肿瘤中心任名誉主任等。兼任《中国医学论坛报肿瘤学专刊》、《医师报肿瘤学专刊》、《中国肺癌杂志》、美国《临床肿瘤学杂志》（JCO）中文版和《肺癌》（Lung Cancer）杂志中文版主编，《英国医学杂志》（BMJ）名誉主编；《中国肿瘤临床》和《癌症进展》杂志副主编；《中华肿瘤杂志》、《中国肿瘤临床》、《实用肿瘤杂志》、《实用癌症杂志》、《现代诊断与治疗》、《日本临床肿瘤学杂志》（JJCO）、Critical Review Clinical Oncology/Hematology、International J Experimental and Clinical Chemotherapy 等24种期刊的编委。

二、中国协和医科大学名医和北京医德楷模

1993年，孙燕和他的老师方圻、宋鸿钊等一同被评为中国协和医科大学的名医，在肿瘤医院4位名医中他年龄最小，资历也最浅，这使他非常惶恐更加勤奋工作。多年来他不但勤于学习和临床实践，而且医德医风高尚，无论在条件较好或逆境他都很敬业。他在睾丸肿瘤、肺癌、乳腺癌和淋巴瘤的治疗方面均有独到的经验和见解。经他治疗痊愈的病人遍布海内外。由于他的精湛医术和在国内外的影响，以致经常有欧、美、东南亚国家以及港、台等地的肿瘤病人慕名而来或邀请他参加会诊。多年来参加国内外首长和知名人士的保健工作，成绩突出，从1991年以来每年均受到嘉奖。入党后能严格要求，多次出国到美国、朝鲜、新加坡和柬埔寨执行任务都能较好地完成。他对中青年医师、博士研究生、硕士研究生及进修医师的培养十分重视，言传身教。例如，他要求医生绝对不能和病人发脾气，但是允许青年医生有不同意见和他争辩。因此他还被评为中国医学科学院、北京协和医学院"教书育人先进个人"（1991）和"终身成就奖"（2012）；1994年被评为全国卫生系统先进工作者；2005年被评为中央保健委员会杰出保健专家和获得中国医师协会医师奖；2012年获得吴阶平-保罗杨森"医学药学特殊贡献奖"；2007年被评为北京市医德楷模。

从1958年以来孙燕得到很多机会到农村、工矿工作。他对那些岁月很怀念："回到农村、工矿，我如鱼得水。如果不是带有某种惩罚的意义，青年人多接触工

人、农民本来是很好的。"1959年春节,在孙燕下放的北京昌平农村,正流行着小儿麻疹,看到很多孩子在发高烧,他便一个人留在村里,没有回家过年。他走东家串西家为孩子们查看病情,为抢救病重的孩子他毫不犹豫地抽自己的血。过年的那几天,老乡们为感谢这位好心的孙大夫,一日三餐排着队来请他去自家吃饭。1966年春,他作为食管癌高发区林县医疗队的成员在林县工作,那年正遇上脑膜炎流行。他为了抢救病儿口对口人工呼吸,开展大剂量阿托品治疗,并为县举办培训班;为了抢救急症病人他为病人输血;半夜骑自行车到40里以外的大山中一个叫马跑泉的小村抢救病人。1970年,就在孙燕到定西地区医院上班的第一天,下班时分,一个刚刚满月的男孩子被父亲抱进门,孩子得的是重症肺炎,眼看没气了,儿科医生认为已经无望。孙燕立即进行口对口和用手进行人工呼吸,并及时用上高剂量阿托品和抗生素。经过一夜的观察孩子恢复了自主呼吸,体温也恢复正常。看着自家的独苗得救了,孩子的父母千恩万谢,从此孩子改名"敬燕",和孙燕大夫认了干亲。至今,敬燕已经长大成人有了自己的孩子。每当看着敬燕寄来的"全家福",孙燕心里感到了极大的宽慰。一位得了败血症的妇女刘兰香,已被家人穿上了"寿衣",孙大夫妙手回春,硬是把她救活了。为此,老乡们将"定西名医"的称号送给了孙燕,他被甘肃省评为2011年"感动甘肃"626医疗队代表;甘肃药业称他为"扶正之父",并在定西市脱贫博物馆为他树立了铜像。一个黑龙江的8岁女孩住在舅舅家来京治疗淋巴瘤,她的妈妈在孩子病情稳定以后把孩子留在北京托付给孙燕和门诊的护士继续治疗。每次小立杰来孙燕都特别关照。后来孩子长大了在铁路上工作。她母亲一定要她给孙燕做义女,一有机会就来医院看望。前年,立杰自己有了孩子,祖孙三代来京看望孙大夫。孙燕对儿童病人特别同情关照。他常说:"有病的儿童都特别懂事,能忍受大人通常不能忍受的痛苦配合治疗。"说起病人对他的爱护,至今孙燕仍十分动容。1970年一个寒冷的初春,3名经他治疗过的淋巴瘤病人,蹬着平板车,给他送来一个木箱子。当时物质十分匮乏,这箱子是他们用自己家里和四处拣来的木板拼凑在一起钉起来的。因为他们知道孙大夫全家就要下放甘肃了。1972年4月决定从甘肃调回时,临行那个晚上来他住的小院送行看望的人几乎站不下。午夜火车才从定西路过,到站送行的足有150多位。"那种场面使你无法不落泪,一个人还能期望什么?这种真情是我在定西两年多最高的奖励。"1975年以后,他又转到云南个旧锡矿工作。受周恩来的派遣那年3月先是调查组,5月就派出医疗队,7月在昆明和个旧举办了全国性会议。以后连续4年每年去那里工作2~6个月。1982年以后,他作为队长负责云锡肺癌的防治工作。1986年,他在昆明和个旧组织了国际会议,邀请了8个国家的有关专家解决了病因问题的争论。他十分同情老矿工的悲惨遭遇，从中受到很大教育。1997年，他和当年的老队长黄国俊教授访问22年前治疗的肺癌病人，中央电视台曾有报道，成为当地流传的佳话。

孙燕每年均接待从甘肃、河南、云南等地来京看病或访问的人，说起他们，孙燕总是说："我再忙也要好好接待，这么多年他们未忘记我老孙就是老朋友见面，我怎能慢待他们。"孙燕很少吃请，但他却经常请这些老朋友在家或附近饭店吃饭。有的也在他家住上几天。他的同事常说："像家里来人一样，接待他的老乡们。"全国各地经他治疗过的病人，很多只要有机会到京，总要来看上他一眼，送一句祝福。这是孙燕最感幸福的事："劳动人民最实事求是，也最真诚。你待他们好他们也对你好，而不考虑你是失意或得意。这份情谊，是我克服一切困难、抛弃烦恼的良药。"也许这就是孙燕的根，是他克服人生道路上一切坎坷的动力。

尽管孙燕已年过八旬，又兼任种种职务，但至今无论在医院的门诊还是病房，你常会看到他奔忙的身影。"我是医生，怎么能离开病人呢？"他热爱自己的医生职业，憎恶见病不见人和从病人身上捞取钱财的丑恶行为。凭孙燕现在的身份和医术，发财的机会不少。然而，不要说自己没有这种想法，就是对那些送上门的额外收入，他也是一概拒之。他说，"找我帮忙可以，但是我的基地在肿瘤医院，工作是大家做的，离开我的集体和学生不行。"他笑言："钱多了有什么用？还得经营，够花就够了。吃得太好了，又得减肥，还会动脉硬化。要车干什么？外出需要乘车能乘上就很好了。"这番道理被他那些已经富起来的朋友戏称为"穷人哲学"。同样，他对于其他待遇也是如此。虽然医院规定院士出门可以向医院要车，中央保健委员会还给他配有专车，他却很少要。外出他最喜欢的仍然是骑车或走路锻炼。

三、科 研 成 就

（一）开创我国实体肿瘤内科治疗专业

孙燕作学生时很喜欢外科。1959年调至中国医学科学院肿瘤医院之初，他满以为这回可以从事外科工作了。可是，院领导却给他压上了一副沉重的担子：开创一个新的学科——肿瘤内科。尽管自己并不情愿，但孙燕还是服从了这一安排，并且从此再也没有反悔过。当时医院的内科治疗组只有5张病床，抗癌药只有4种，只有他和与他年龄相近的周际昌医师2名医生。他们在医院领导的关心和具体指导下，边学习边摸索实践，开展医疗和科研工作，而且很快就有了进步。1965年内科病床增加到了30多张，科里也有了5名青年医生、2名进修医生和8名护士，肿瘤内科已初具规模了。同时，科室的医疗和科研工作也有了很大的进展。从1960年起，他们试用中国医学科学院药物研究所开发的抗肿瘤新药 N-甲酰溶肉瘤素治疗睾丸精原细胞瘤，取得突出成果。很多晚期病人得到缓解和根治手术的机会。论文在 1962 年于莫斯科召开的第八届国际肿瘤大会上进行报告，引起轰动，被称为"药物治疗有效控制肿瘤的典范"。后来孙燕总结：Ⅰ期病人手术后辅助应用 N-甲酰溶肉瘤素 10 年治愈率达到 100%；Ⅱ、Ⅲ期和复发病人为 67%；甚至一些已发生肝、骨转移的精原细胞瘤病人经过治疗后，得以长期生存。这项工作获得了 1978 年全国科学大会奖和卫生部甲级成果奖。此外，他们开创的乳腺癌晚期术前化疗、胸壁复发的局部治疗、肺转移的治疗，使一部分病人存活期长达 10~30 年，还开展了胸腔积液的局部治疗和头颈部癌的动脉化疗等在当时均在国内属于首创。然而，正当肿瘤内科事业顺利发展的时刻，"文化大革命"开始了。孙燕等被下放甘肃，肿瘤内科也拆散了。直到 1972 年，是周恩来总理亲自把他和几位专家调回到北京，才又重新组建了肿瘤内科。如今，中国医科院肿瘤医院内科人才济济，已经成为集医疗、科研、教学为一体的大规模科室和我国最大的肿瘤内科专业。在国际上也有一定影响，每年承担着大量临床治疗和新药研究任务。孙燕成为我国自己培养的第一代肿瘤内科学专家。

每提及肿瘤内科的创建，孙燕总要念及 3 位老人：吴桓兴、金显宅、李冰，从心里感激他们。"日坛医院建院之初，院长吴桓兴是放射肿瘤学家，顾问金显宅教授是外科肿瘤学家，李冰书记是在革命队伍中成长起来的外科专家，但他们根据病人和肿瘤事业发展开展综合治疗的需要，创建了肿瘤内科治疗专业。今天，中国的肿瘤事业包括内科肿瘤学都发展了，3 位元老功不可没，正是由于他们的远见卓识才造就了我们这一新的学科。"

目前，孙燕仍主持多项国内外新抗肿瘤药的临床验证及国际协作研究，从他负责的国家新药临床研究中心的年报中查到：近 5 年来每年完成 198~365 项从各个方面来的临床试验任务。比较重要的新抗肿瘤药物如卡铂、优福定、紫杉醇、泰索帝、诺维本、草酸铂、美罗华、健择和来曲唑等新药的临床试用大多数均是由孙燕和他的同事完成的。近几年完成或正在进行项目如单克隆抗体西妥昔单抗（MabThera）、曲妥珠单抗（herceptin）、贝伐珠单抗（avastin）和尼妥珠单抗（泰欣生）；小分子药物吉非替尼、厄罗替尼、索拉非尼、索坦、凡德他尼和埃克替尼等，以及治疗肝癌的新药 Nimorubicin、三氧化二砷和阿霉素磁珠等都是由孙燕作为 PI（主要研究人）主持进行的。Nimorubicin 是瑞典 Phamacia 药厂开发的，阿霉素磁珠是美国 Pharax 公司研制的 Ⅰ 类新药，均在我国开展 Ⅰ~Ⅱ 期临床试验。近年来全国自主研发的靶向治疗新药血管内皮抑素（恩度）、参一胶囊和埃克替尼（凯美纳）也都是由他主持临床试验后上市的。孙燕因卡铂的研究获国家"七五"攻关成果奖（1992），因主持恩度的临床研究获得国家发明奖二等奖（2008）、因参与靶向药物获国家科技进步奖二等奖（2004）、肺癌早期诊断获教育部科技进步奖一等奖（2008）；参与编写的《肿瘤化学预防及药物治疗》获卫生部科学进步奖二等奖（1996）；因主持抗肿瘤新药 N-甲酰溶肉瘤素获全国科学大会奖（1978）；紫杉醇的研究与开发获国家科学进步奖三等奖（1997）；因参与中药榄香烯的研究获国家科技进步奖二等奖（2012）等。

（二）中西融合，开创"祛邪扶正"治疗肿瘤新模式

1993 年，台湾荣民总医院院长给孙燕写来一封信，请他为一位食管癌晚期病人提供治疗意见。孙燕根据自己的经验，为病人提供了紫杉醇和一些扶正中药的资料。结果病人情况很快有了起色，他一定要亲眼见见这位了不起的大夫，并亲自接受他的治疗。后来他争取到了赴大陆探亲治病的机会，满足了自己的愿望。在这以前，孙燕也曾结合中医扶正祛邪的方法为新加坡的两位副总理和友好邻邦的国王治疗过淋巴瘤，取得良好效果。中国的传统中草药竟有如此神奇的作用，引起外国同行的极大兴趣。一时间国内外媒体争相报道。

说起对中医中药的研究，孙燕这位八年制毕业的西医大夫，有着极大的兴趣。他说："我从小就是吃中药长大的，相信能够存在几千年的东西一定是有道理的。"1961 年，孙燕脱产一年师从三代世医姚孝武学习中医。老师在他完成阶段学习后，对他说："为了学习在临床上我严格要求你开经方，但在以后的临床实践中我希望你要创新。中医也需要不断进步"。孙燕深情地说："我相信历史的筛选，最喜欢中医的辨证论治。我们应该把中医的思想融入自己的临床实践，最大限度地应用现代医学的方法来阐明中医的内容。"但这种想法有时会遭到一些比较保守的老中医反对，他们提出质问："张仲景懂得淋巴细胞、免疫功能吗？李时珍从来没学过分子生物学。"在这些人看来，西医和中医原本就是格格不入的。对此，孙燕反驳道："秦始皇的'二牛抬杠'在当年是非常先进的生产方法，但是如果到了今天你还用，就成笑话了。同样，如果我们今天还只用古人的方剂来治疗肿瘤而不允许发展，怎么能行呢？许多病通过辨证论治可以药到病除，但是对癌症，就需要艰苦钻研不断创新。中医的调理无疑对病人是有益的，但是单靠目前的调理解决不了病人的全部问题，只有和抑制肿瘤细胞增殖的方法合理有计划地综合应用，以及从更深入的从分子水平和细胞免疫功能方面调理才能攻克癌症。和其他方面一样，越是民族的就越是国际的，世界卫生组织寄希望于我们通过传统医学在疑难疾病方面做出成果，

我们一定要探索出一条中西融合、解决癌症和其他疾病的有效方法，从而做出我们民族的贡献。"

下放甘肃定西时，孙燕发现当地黄芪很多，农民甚至担着在集市上卖。他知道黄芪是最常用的中药，具有扶正补气的功效，就决定从黄芪入手开展对中药的研究。他把自己关在实验室里，用现代科学方法对中药的效果进行细致的观察和分析。他多年来，包括在 M. D. Anderson 肿瘤中心和美国同行的反复试验的结果终于证实：传统中药黄芪、女贞子、芦笋、仙灵脾等可促进病人免疫功能的恢复，抑制肿瘤病人过多的 T 抑制（Ts）细胞的活性，保护肾上腺和骨髓功能。辅助放射、化疗应用，能够提高病人的远期结果。他与天津医药科学研究所合作，从女贞子提取了一种促免疫有效成分——齐墩果酸，通过多中心双盲临床研究证明有良好疗效。同时通过测定发现，晚期病人的细胞免疫功能大多有一定的损伤，而服中药后病人的一般情况包括疲乏和免疫功能可以好转。他从事的扶正中药研究被评为卫生部、天津市及中国医学科学院成果，并获得第一届国际自然免疫与生物反应调节剂大会奖。孙燕等为配合临床治疗所研制的贞芪扶正冲剂、胶囊、扶正女贞素和固元颗粒等中药制剂自正式投产以来，畅销国内外，并获得 4 项专利，贞芪扶正胶囊和颗粒已进入我国基本药品名单。很多业内专家认为：根据中医扶正培本原理提出，通过测定病人细胞免疫、骨髓和肾上腺皮质功能和观察远期生存等西医指标来判断中医治疗的效果是孙燕开创中西医结合的一个新领域。为此，孙燕对肿瘤治疗中应用"祛邪—扶正—强化治疗—扶正"的模式做了研究和新的阐述，并在淋巴瘤和小细胞肺癌综合治疗的治愈率均达到国际先进水平。临床治疗表明，祛邪—扶正反复轮替，就能取得好的疗效。因为开始时肿瘤较大，需要最大限度地祛邪，之后应注意病人骨髓和免疫功能的恢复和重建，即扶正。最后，再采取一切可能的方法提高病人的免疫功能，使肿瘤负荷降低到最低，这时肿瘤就很可能治愈了。目前，孙燕十分热衷于扶正中药对抑癌基因调控作用的研究和对中医"阴虚"的探讨两项研究课题。"中医学是祖先留给我们的财富，我们应格外珍惜。这也是我国医学家对世界医学做出贡献的可能途径之一"，孙燕感慨至深。

孙燕对扶正中药的研究成果曾在美国、日本、德国、法国、瑞士、泰国、马来西亚、新加坡及中国香港、台湾地区和在中国大陆召开的国际会议上报告，并在相应的杂志或论文集中发表。美国医学会杂志（JAMA）曾专门发表评述誉为"东西方会谈共同调节免疫学的阴阳"；美国全国性报纸 USA Today、Oncology Times、《洛杉矶时报》、Tempa Tribune、Tyler Day by Day 和我国《健康报》、《医学论坛报》、Beijing Review 等也都做过报道。1996 年在第 63 次香山科学会议上被认为是我国肿瘤学领域内应用现代科学从事传统医学研究的典范。孙燕因从事扶正中药促免疫功能的研究曾获得中国医学科学院和协和医学院科技进步奖、夏威夷肿瘤免疫和 BMR 大会奖、2009 年抗癌协会中西医结合特殊贡献奖。

（三）继续倡导肿瘤综合治疗

中国医学科学院肿瘤医院成立时，吴桓兴、金显宅和李冰 3 位元老在讨论医院的组织和前景时，制定了以综合治疗为模式的方向，并且身体力行到处倡导开展有关的研究。今天，综合应用现有的可能方法诊断、防治肿瘤已经深入人心，为广大国际国内学术界所接受，但在当时还是难能可贵和具有远见的。3 位元老共同支持和创建了一个正在发展中的幼稚学科——内科肿瘤学。当时，他们已经清楚地认识到药物治疗将成为肿瘤治疗中不可缺少的重要手段之一。综合治疗在肿瘤的治疗中已经越来越占有重要的地位，由于肿瘤学者普遍重视开展综合治疗，使很多肿瘤的治愈率有了相当提高，而且还有很多新的研究课题正在开展。更重要的是临床医生正在将实验研究的重大成果迅速地用于临床，而且在常见肿瘤甚至某些罕见肿瘤的治疗上也积累了丰富的经验。

1976 年，孙燕参加了总编《实用肿瘤学》时，与吴桓兴、金显宅两位前辈讨论肿瘤综合治疗的撰写，通过讨论他们写下了以下定义："根据病人的机体状况，肿瘤的病理类型、侵犯范围（病期）和发展趋向，有计划地、合理地应用现有的治疗手段，以期较大幅度地提高治愈率。"这是重视病人机体和疾病两个方面，并且不排斥任何有效方法，而且目的明确即"较大幅度提高治愈率"的全面定义。孙燕常说："当然，随着时代的发展还需要不断补充，如果他们两位仍然在世，一定会同意在综合治疗的目的中加入'不但提高治愈率，而且应当改善病人的生活质量'这句话。"

孙燕在吴桓兴和金显宅故去后，把倡导综合治疗作为自己继承他们遗志的工作之一。每次讲课他都不忘介绍他们对发展我国临床肿瘤学的贡献和献身精神。目前，很多肿瘤医院在学科以外还有综合治疗组或研究组。可以不夸张地说，在临床肿瘤学中多数重大进展都和综合治疗分不开。充分发挥中医辨证论治、扶正祛邪的指导思想和我国在这一方面传统，提高综合治疗的水平从而对世界医学做出贡献是大有可为的。

1999 年，孙燕和谷铣之总结了肿瘤医院 40 年开展肿瘤综合治疗的成果和经验。在头颈部癌、食管癌、乳腺癌、肺癌、鼻咽癌、淋巴瘤和中西医结合方面都取得了丰硕成果，很多已经在全国推广。进入新时代以后，孙燕认为由于强调循证医学更需重视积累有关综合治疗的经验和资料，特别是全国性大规模的协作研究，只有这样才能使治疗更为有效，在国际学术界占有一定的地位，也给广大患者带来真正的裨益。

近年来，他积极引入美国同行肿瘤综合诊疗的规范，并主持制定符合我国情况的 NCCN 中国版，从 2006 年开始每年组织美国和我国专家共同交换意见讨论中国版的内容，现在已经完成肺癌、乳腺癌、淋巴瘤、胃癌、大肠癌、子宫颈癌、卵巢癌、肾癌、头颈癌和胰腺癌的中国规范。

四、教学为自己学术生命的延续

作为中国协和医科大学的博士生导师，孙燕喜欢学生，喜欢给学生们上课。越是年岁大了，他这种感觉就越强烈。很多学生也说"听孙教授讲课是一种享受，不但学到新知识，而且学到方法。终生受益"。有的青年医生就是听了他的讲课才专门投考他的研究生的。"我是在听了孙燕的讲课才对肿瘤内科有了兴趣，他把这么枯燥、高难度的学科讲得这么有味，使我树立的信心。"他认为："肿瘤学是一门既艰难又有趣的学科，需要不断学习、研究和实践。其间有太多的课题要做，一个人的知识、精力和时间太有限了，就是不吃不喝也做不完，因此需要培养大批新人。"站在讲台上，孙燕感觉好极了，因为他可以畅快淋漓地把自己对人生、对生命科学的理解以及多年来积累的临床经验，传给年轻的医生们，使自己的学术生命得以延续。另一个孙燕情有独钟的事情是每周二上午的内科大查房。几十年来，把新入院的病人，特别是疑难病人拿到全科参加的大查房。在肿瘤医院内科大查房是很有名的活动，很多进修医生在完成一年学业临离开时都深情地说，他们通过大查房收获最大，学到了很多书本没有的知识，也看到全科如何认真对待每一位病人的。无论多忙，内科大查房孙燕总是按时参加。他说："这不但是我的责任，也是我学习的最好机会。"他经常告诉他的学生："我并不是什么都会，我每次查房以后多数时间都要回去看书，弄清楚很多不太明确的观点、方法。如果你反复这样多次，下次遇到这问题就会好些。面对病人我们不可以有半点不懂装懂，医学是一门严格的科学，而且是立竿见影的科学。你处理对了，病人会因而得益，处理错了病人会因而受损。必须学会通过实践不断校正自己的判断和改进对病人的处理。"他告诫这些年轻人："每处理一个病人都是一个艰难的过程，作为医生，要谨慎敬业，马虎不得。你可能治过 1 万例病人，但到一万零一个可能出错。"孙燕曾参与编写 36 部学术论著，发表了 300 多篇论文，是他学术思想和临床经验的最好总结，也是送给后来者的宝贵财富。到目前为止，孙燕已培养了34名博士、4名硕士。他关心全国内科肿瘤学的发展，他也把帮助、培养全国各地有为青年医师当成自己分内的事。一些外地的从未有机会来肿瘤医院进修的医师也认他为师，他对这些年轻有为愿意进取的医师从不拒绝，而是倍加爱护，给他们机会在工作中提高。他戏称："这是我的秘密武器，随时可以招来参加协作研究或帮助治疗病人。"他对自己的学生既慈爱又严厉。科里有个人人皆知的"老规矩"：有不同意见可以争论，但绝不能与病人发生争吵，更不允许收受病人的财物。孙燕高尚的医德、渊博的学识和精湛的医术深深影响着年轻的一代。通过讲课、培养研究生、办进修班和学习班等渠道，孙燕的学生已经有数千。所以很多同行开玩笑说："你和孔夫子一样弟子三千。"他常常因此十分高兴但又觉责任更重。

为了组织大家共同提高，他积极推动成立了抗癌协会临床肿瘤学协作专业委员会（CSCO）。在他担任指导委员会主任的10年间，每年都提出发展的关键课题，促进全国同道的团结。目前CSCO已经有会员13 000余人，并且和美国的ASCO、欧洲的ESMO和亚洲的ACOS建立了共同承认会员资格的互利平等关系。

五、把个人荣辱和祖国命运相联系

孙燕第一次走出国门，是在改革开放的1979年，那时他已是我国颇有名气的肿瘤内科学带头人了。在美国的那段日子里，他作为客座教授，以中国人特有的勤奋和令人刮目相看的成绩，受到国外同行们的尊敬。他们希望孙燕能长期留下来。但是两年后，当两位老院长写信叫他回国时，他丝毫不为年薪4万美金挽留所动，带着自己的科研成果义无反顾地回到了自己工作的中国医科院肿瘤医院。他说："孩子放学了，理所当然要回家。"后来在他的影响下，他的儿子、儿媳和几个博士生也都学成回来，用所学的知识和才能为祖国服务。其实，如果那时孙燕选择了留下，人们也会理解。几十年过去了，今天，当他已成为医术高明、受人爱戴的名医，成为一名共产党员、全国卫生系统先进工作者、中国工程院院士时，当他的名字被载入世界医学名人录并一次次被邀出席国际会议时，他常常为自己是中国人而感到自豪。他深情地告诉我们，1980年5月，他在休斯敦工作时第一次参加在圣迭戈召开的美国临床肿瘤学会时，他有关中国淋巴瘤临床特点的10分钟报告被安排在那一专题的最后，但来听的除了一大屋子听众以外还有从洛杉矶开车专门赶来的Rappaport教授等。在报告后大家的提问竟延长了两小时，其中包括了很多在美国工作的台湾同胞。他们很可能并没注意孙燕是谁，他们主要是希望了解中国。1992年，他应邀到新加坡会诊，由于多次在电视台露面，走到街上也有人打招呼表示祝贺。1995年，他在当年亚洲临床肿瘤学会报告对我国淋巴瘤特点和治疗结果的分析以后，提出了治疗淋巴瘤的新观点。友好的同行赞誉为"中国模式"，他清醒地明白这是由于对中国的崇敬。这种爱国情怀，同样在欧洲和美国学术会议的讲台上和包括 *USA Today*、*JAMA* 等报纸和权威学术期刊对他的成果报道、评述时都一次次地被强化。面对名利，孙燕坦言："爱国心在我们这一代人中根深蒂固，我们不可能不顾国家的利益而只考虑个人的利益。这没有什么商量，甚至没有什么动人的思想过程。"在美国工作取得一定成绩后争取到一笔扶正中药促免疫的研究经费，但他推荐别人继续完成工作，自己谢绝较高的待遇毅然按期回国。

回想一生走过的路，孙燕直言："自己也有许多遗憾，常有一些想起来至今很后悔的事。"在最近对全院青年医生的谈话中讲到："人不可能十全十美，英文中也有 never perfect 的格言。为了自己终生追逐的目标——做爱国者、好医生、好老师，我要活到老，学到老，检讨到老。"

六、孙燕主要论著

吴桓兴，周际昌，孙燕，等.1962. N-甲酰溶肉瘤素治疗恶性肿瘤初步临床报告.中华医学杂志，48：488.

本刊编辑部.1976. 我国恶性淋巴瘤的发病情况和某些临床特点.肿瘤防治研究，(2)：30.

中国医学科学院日坛医院内科.1979. N-甲酰溶肉瘤素在睾丸精原细胞瘤治疗中的作用.中华医学杂志，59：103.

孙燕，张友会，余桂清，等.1981. 中医扶正治则在肿瘤治疗中的作用.中华医学杂志，61：97.

Sun Y, Hersh E M, Lee S L, et al. 1983. Preliminary observations on the effects of the Chinese medicinal herbs Astragalus membranaceus and Ligustrum lucidum on lymphocyte blastogenic responses. J Biol Response Mod, 2: 227.

Sun Y. 1987. Occupational lung cancer in a tin mine in south china. Gann 813 Monograph on Cancer Research, 33.

孙燕，余桂清.1995. 中西医结合防治肿瘤.北京：北京医科大学中国协和医科大学联合出版社.

Sun Y, Zhang X R, Yin W B et al. 1995. Prospective multimodality treatment of SCLC-experience during the past 18 years. Jpn J Cancer Chemother, 22 (Suppl Ⅲ): 222.

孙燕，李惟廉，李丽庆，等.1996. 固元冲剂扶正作用125例的临床观察.中国新药杂志，5：29.

孙燕，管忠震，金懋林，等.1999. 奥沙利铂单药或与氟尿嘧啶-甲酰四氢叶酸联合应用治疗晚期大肠癌Ⅱ期临床报告.癌症，18 (3)：237.

孙燕，何友兼，许立功，等.1999. 美罗华治疗B细胞淋巴瘤Ⅱ期临床验证报告.中国新药杂志，8 (12)：822.

孙燕.2001. 内科肿瘤学.北京：人民卫生出版社.

Muridsen H, Sun Y, Gershanovich M. 2001. Final survival analysis of the double-blind, randomized multinational phase Ⅲ trial of letrozole (Femara) compared to tamoxifen as first-line hormonal therapy for advanced breast cancer. 24th

Annual San Antonio Breast Cancer Symposium, Breast Cancer Research: 69.

孙燕, 李丽庆, 宋三泰, 等. 2003. 注射用曲妥珠单抗治疗晚期乳腺癌临床验证报告. 中华肿瘤杂志, 25: 581.

孙燕, 林洪生, 朱允中, 等. 2006. 长春瑞滨合并顺铂（NP）加参一胶囊或安慰剂治疗晚期非小细胞肺癌的多中心双盲临床研究报告. 中国肺癌杂志, 9: 254.

孙燕, 吴一龙, 李龙云, 等. 2010. 经过治疗的非小细胞肺癌患者中评价吉非替尼与多西他赛的Ⅲ期随机开放国际临床试验（INTEREST）：中国入组患者的评价. JCO, 28: 744.

Herbst R S, Sun Y, Eberhardt W E, et al. 2010. Vandetanib plus docetaxel versus docetaxel as second-line treatment for patients with advanced non-small-cell lung cancer (ZODIAC): a double-blind, randomised, phase 3 trial. The Lancet Oncology, 11: 7619.

Shi Y K, Zhang L, Liu X Q, et al. 2013. Icotinib versus gefitinib in previously treated advanced non-small-cell lung cancer (ICOGEN): a randomised, double-blind phase 3 non-inferiority trial. Lancet Oncol Published Online August 13.

Sun Y, Wang J W, Liu Y Y, et al. 2013. Long-term results of a randomized, double-blind, and placebo-controled phase III trial: endostat (rh-endostatin) versus placebo in combination with vinorelbine and cisplatin in advanced non-small cell lung cancer. Thoracic Cancer, 4: 440.

Sun Y. 2014. The role of Chinese medicine in clinical oncology. Chin J Intrgr Med, 20: 3.

主要参考文献

江沪沪. 2001-10-16. 孙燕奏响人生主旋律. 健康报, 第8版.

刘之灵. 2007. 成就一生梦想书写千秋之功. 科学中国人, (7): 1.

张兴杰. 2007. 院士们也都是普通人. 报告文学, 86: 46.

刘林, 苗小芹, 孙燕. 2014. 中国抗癌符号. 健康大视野, (302): 66.

孙燕. 2014. 中国医学院士文库：孙燕院士集. 北京：人民军医出版社.

撰写者

石远凯（1960～），主任医师，中国医学科学院北京协和医学院肿瘤医院，孙燕院士的学生。

陈中伟

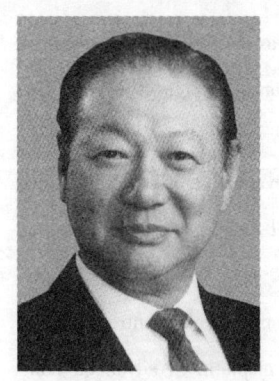

陈中伟（1929~2004），浙江宁波人。骨科专家。1980年当选为中国科学院学部委员（院士），1986年当选为第三世界科学院院士。1954年毕业于上海第二医学院医疗系。毕业后在上海市第六人民医院外科工作，1982年调入复旦大学附属中山医院。1978年起被选为国际显微重建外科学会创始委员、执行委员（1984~1988年任该学会主席）、12个国际著名医学中心的客座教授、国务院学术委员会学科（临床医学）评议组成员、中华医学会显微外科副主任委员、卫生部医学科学委员会委员、中华医学会外科学会副主任委员、复旦大学附属中山医院外科教研室主任、骨科主任、教授、博士生导师；曾担任 Microsurgery、Plastic and Reconstructive Surgery、《中华医学杂志》、《中华外科杂志》、《中华骨科杂志》、《中华显微外科杂志》等杂志编委。1963年完成世界首例完全离断手臂再植成功，1978年获断指再植成功，在国际上首创了"断手再植和断指再植"等6项新技术。由于他在断肢再植与显微外科领域的突出贡献，1963年获卫生部记大功一次，1981年获国务院国家科学大奖，1994年被求是基金会授予"首届十大杰出科学家奖"；在国际上被称为"再植之父"，1999年7月25日国际修复重建显微外科学会在美国向他颁发了"修复重建显微外科杰出贡献奖"，2003年，他主持的"羟基磷灰石人工骨的研制与临床应用"研究，获得国家科技进步奖二等奖。发表论文150余篇、论著10部。共培养博士生20名、硕士生5名。

一、成长经历

陈中伟，浙江省宁波市人，1929年10月1日生。陈中伟的父亲，从医后1922年在宁波创办了保真医院，母亲为药剂师，几个姐姐也都先后学医，耳濡目染，在童年时代陈中伟就对生物医学萌生了很大的兴趣，并自小立下宏愿：长大从医。1948年在宁波效实中学毕业后，考入上海同德医学院（新中国成立后院系调整为上海第二医学院）。1951年家庭突然发生变故，他一下子失去了经济来源，由于就读期间，他对外科学浓厚的兴趣和努力，除了很高的领悟力外还有一双灵巧的双手，行事细致。老师让他指导低年制学生的尸体解剖，并制作解剖标本，而且学校鉴于他是一个优秀的学生而免去了他的学费。在大学余下的学习期间他就这样做了三个学期的解剖助理，依靠勤工俭学以优秀的成绩获得毕业。1954年，他毕业于上海第二医学院医疗系。毕业后分配到上海市第六人民医院工作，曾经在骨科专家叶衍庆指导下进修两年，熟读并彻底理解了经典著作《骨与关节损伤》。回院后在上海市第六人民医院创建了骨科。

他常说：解剖对于外科医生，就像地图对于军事家那样重要，科学家要创造发明，基础知识和动手能力同样重要。他曾告诉研究生们，如果说自己后来在外科事业上有所成绩，首先得益于学生时代坚实的解剖学知识、扎实的基础理论知识和基本技术的训练。

二、世界首例完全离断肢体再植

作为新中国培养的第一代医生，他身体力行，经常到工厂、下农村送医上门，了解他们的医疗需要。1963年1月2日，工人王存柏的右手腕关节以上一寸处的手臂完全离断，病人和断手被送到医院，他和钱允庆、鲍约瑟等医生，大胆进行断手再植的手术，经过4个多小时细致艰苦的手术操作，将完全离断的骨骼、肌腱、神经和血管进行了修复、缝合，术后闯过再植肢体的肿胀关、休克关、感染关和坏死关，终于使断手再植获得成功，仅6个月，患者再植的肢体功能得到了康复。这是世界医学史上首例完全离断肢体再植的成功，从而开创了一个显微外科正式登上了临床医学的新时代，这是近代中国人对世界医学界作出的一个重大贡献。周恩来总理赞扬他敢想敢做的精神和实事求是的工作作风，鼓励他再接再厉。周总理的教诲成了他日后工作的座右铭。在1963~1983年这段期间，他在断肢再植和显微外科领域救治了大量的断肢病人，他接上肢（包括肩、臂、肘、手腕）963例，存活752例，存活率78%；接下肢（包括大腿、膝部、小腿、踝、脚）144例，存活119例，存活率82%。其中1/3手术都是由他亲自做的，并获得很大成功。为四肢外伤病人带来了福音。首例断肢再植成功的病例在1963年9月罗马举行的第20届国际外科学会议上得到世界医学界的公认。

三、开创显微外科在骨科应用的新纪元

在长期骨科、断肢再植和四肢显微外科的临床和实验研究工作中，陈中伟不断

开拓显微外科新技术应用于断手或断指再植和移植手术。使我国四肢显微外科水平在世界上长期处于领先地位。

（一）用显微外科技术接活断指

接活断指比接活断手、断肢难度更大、更复杂。手指牵涉大量的细小血管和神经，手术精细异常。他从三方面下工夫：一是推动医疗器械厂进行器械革新。"工欲善其事，必先利其器"，变肉眼下做手术为在显微镜下做手术，请有关医疗器械厂生产细针细线，以及相应的夹具，使医疗器械适应显微外科操作需要。二是苦练显微外科操作基本功、他在大白鼠和兔子身上苦练细小血管的缝合技术，做了千百次的实验。三是研究相关的基础理论。比如：动、静脉的缝接比例与再植存活的关系、在冷藏断指条件下增加接活率的研究、高压氧在断肢再植手术后的应用等，使缺血或断血较长时间的肢体亦能接活。他接活的断指成活率达到国际先进水平。

（二）段截与再植

一名14岁病孩患肩胛骨软骨恶性肉瘤，按常规应予切除整只手臂，他经反复考虑，切除患肿瘤的一段，将没有受肿瘤侵犯的远段手臂接上，虽然臂部短了一截，但手和臂的功能仍能保留。这一大胆的设想在实践中获得成功，30多年来，患者至今健在。又一名女工左肱骨上端患巨细胞瘤，经手术将肩胛部与上臂近段切除，远侧肢体再植，左臂短了一截，而再植肢体的功能仍保持良好。他这一手术方法，影响甚远，在许多医院得到推广。经他本人主持的这类手术，均获成功。

（三）大块游离肌肉的移植

一位病员前臂屈肌发生缺血性坏死，几乎丧失整只手的功能。他设计将坏死的和机化的肌肉切除，从自身其他部位移植一块弹性好、能收缩的好肌肉来代替损坏的前臂肌肉。在科研人员的支持下，研究和制定了手术方案，提出移植肌肉的长度和收缩力、血管和神经的粗细、肌肉的纹理要与受区的肌肉基本一致，取下的肌肉要不严重影响供区的健康和功能。经过反复研究，他终于想到了用胸大肌移植来治疗患者前臂缺血性挛缩，使手术获得成功。这一应用基础的研究，丰富充实了解剖学，是世界上首例大块肌肉移植获得成功的病例，《英国医学杂志》评论这次手术的成功是"为人类开创这类手术奠定基础"。他将临床上遇到的问题作为实验室的课题，又将实验室的研究成功，应用于临床，如此由实践-认识-再实践-再认识的过程，使显微外科不断地有新的发展。由陈中伟主持的"人体12块肌肉显微解剖"

的研究，获卫生部科技进步奖。

（四）游离腓骨的移植

"先天性胫骨假关节"是骨科的一大难题。患者不能站立，或难以行走，有的患者甚至只能爬行。治疗这种疾患，国内外许多医生都做过探索，有几十种治疗方案，但效果并不理想。1977 年，陈中伟另辟蹊径，将患者患有假关节的病变的组织彻底清除，从患者身体对侧小腿取带血管的游离腓骨移植于长段胫骨骨缺损处，将腓骨的血管与受区的血管接通，重建血液循环。移植的腓骨在 6 个月后与正常的腓骨同样粗壮，他成功地进行了游离腓骨的移植。一位印度尼西亚华侨的病孩患先天性胫骨假关节，步履艰难，在中国香港、新加坡求医，医家棘手，无能为力。专程来上海请他医治，患儿恢复了健康，回到了印尼，这在当地被视为奇迹。因此在印度尼西亚华侨中陈中伟享有盛誉，被称为"神医"。

（五）拇指再造

人手五指，拇指最为重要，占手功能的 50%。如果患者的拇指轧碎、坏死，会造成患者生活和工作极大的不便。陈中伟用大脚趾的皮肤、甲瓣与第二脚趾的骨头、肌腱合并移植于手上，再造一个拇指。这样第二脚趾不存在了，大脚趾的功能却仍可保持。而手的大拇指经再造而重生了。这项拇指再造手术在 1980 年获得成功，被公认是"巧妙的嫁接"。

（六）缺血性坏死股骨头的治疗

患者由于外伤或长期应用激素，股骨头就可能发生缺血性坏死，引起髋关节疼痛、变形、不能行走。陈中伟设计把带血管蒂的髂骨移植于坏死的股骨头上，使股骨头重新获得血液循环，坏死的股骨头得以起死回生。

（七）制定再植肢体功能恢复的标准

陈中伟根据他多年的临床实践经验，提出了简便实用的鉴定断肢再植后肢体功能恢复的标准。规定功能评定应在肢体功能最大限度恢复后进行，一般是在一年以后。按以下四级评定：Ⅰ级 能恢复原工作，关节活动度达 60% 以上，感觉良好，肌力为 4~5 级；Ⅱ级 能进行适当工作，关节活动度达 40% 以上，主要神经的感觉存在，肌力为 3~4 级。Ⅲ级 有助于日常生活，关节活动率达 20% 以上，部分神经感觉存在，肌力为 3 级；Ⅳ级 肢体尚存，但功能几乎全部丧失。目前这个标准仍被国际上大多数从事再植外科的医师所采用,并被尊称为"陈氏标准"。

(八) 再造手指控制的电子假手

为使因创伤等原因而失去手臂的患者,能提高生活质量,重返工作岗位,1996年,他与上海交通大学合作,首创了移植患者足趾到手臂的残端再造手指,术后再造手指经过康复训练控制电子假手获得成功。这是显微外科与生物医学工程的首次结合,提高了假肢控制的精确度,1996年12月通过国家科委的自然科学基金项目鉴定。此外,他开展了以手臂残端的运动神经信息作为控制多自由度电子假肢的信息源研究,最早完成了臂丛神经三维重建,探索周围神经内部结构的特点,开创了新颖假肢的研究工作。2000年,此项目获得国家自然科学基金重点项目基金的资助,并已成功结题。

四、享誉国际显微外科学界

陈中伟在断肢再植,显微外科领域的开拓性成就,受到各国学者的敬仰。由于他在断肢再植与显微外科领域的突出贡献,1963年获卫生部记大功一次,1974年在美国达拉斯城召开的手外科年会上,他应邀作断肢再植创始者学术报告。由于在断肢再植领域中的卓越成就,1980年,他被国际同行誉为"断肢再植之父",同年当选为中国科学院学部委员。1981年获国务院颁发的"国家科学大会奖"。1983年,美国纽约大学医学中心邀请他作国际上享有崇高声誉的卡柴琴纪念讲演(Karzarjian Lecturer,每年仅邀请一位国际上有成就的整形外科专家演讲),这是东方科学家第一次登上这个讲坛。他成为引领中国医学技术登上国际舞台的"医学外交大使",1994年被求是基金会和李鹏总理授予杰出科学家奖。1999年7月25日,国际修复重建显微外科学会在美国的洛杉矶向他颁发了"Millennium Award for His Landmark Contribution to Replantation and Microsurgery"。他还是国际外科学会中国委员会理事,美国哈佛大学、瑞士苏黎世大学和日本东京大学等12所著名大学的客座教授。

五、教书育人,桃李满天下

从才华横溢的青年医师,到德技双馨的医界泰斗,陈中伟数十年如一日言传身教,诲人不倦,硕果累累。他的精神,激励了一代代有志青年献身于医学事业。为培养我国断肢再植、显微外科高级专业人才,经他系统讲课传授指点的进修医生有

450多人，经短训班培训的约有1500多。受培训的进修医生遍及全国30个省、市、自治区。他还悉心辅导外国医生，先后有美国、加拿大、德国和澳大利亚等12个国家、20多位医生在他指导下作短期进修，学习我国在断肢再植和显微外科领域的先进经验，促进了国际医学交流。其中加拿大曼克劳医生和芬兰维尔基医生回国后都卓有成就，他们在取得成绩时，都谦逊而自豪地表示，自己是师承陈中伟的。

作为研究生导师，陈中伟共培养硕士、博士研究生40余名。他以渊博的学识和精湛的技能孜孜不倦地塑造医学新人。对于研究生，他有宽进严出的原则。他认为做学问首先是做人，一个有道德、有修养的人才能做好学问。他非常感恩叶衍庆老师、过邦辅老师以及徐印坎教授。在1963年首例断肢再植术后，患者的远端肢体出现水肿，静脉回流障碍，徐印坎介绍他在狗腿再植实验中曾用水蛭吸血减轻水肿的经验，给了陈中伟很大的启发，他利用浅表皮肤小切口减轻肢体水肿获得成功。他常教育大家要尊重前辈的经验教训，他认为带研究生，不是要学生帮老师做课题、完成项目，而是要指导学生学会思考、发现临床工作中碰到的问题和疑点、翻阅文献、了解历史，然后提出实验目的，设计实验步骤，如实地记录，客观地分析结果，完成训练，培养独立工作的能力。研究生毕业论文都经过他的手认真地讨论修改，从严要求。他反复告诫年轻的一代，机会只给有准备的人，要有扎实的基本知识和基本技术，因此毕业的研究生在国外，有的成为Stanford大学显微外科实验中心的负责人，有的成为国际显微外科杂志的主编，海外学生都会与陈中伟交流信息并进行科研合作。他的许多在国内工作的研究生，大部分已经是各自医院的学科带头人。陈中伟治学严谨，一丝不苟，崇高的医德医风，给每一位学生都树立了一代老知识分子的榜样。

陈中伟不断地对实践经验加以总结提高，不知疲倦地探求未知的领域，2003年1月，在他73岁高龄时，主持了和华东理工大学合作研究的"羟基磷灰石人工骨的研制与临床应用"获国家科技进步奖二等奖，这是医学和工学结合的有益尝试。从医50余年中共发表专业论文150余篇，其中在国外权威杂志发表50余篇，主编专著10部。1965年，陈中伟与他的合作者钱允庆医师一起总结了断肢再植的经验，编写了《断肢再植》。1971年，他又编写了专著《创伤骨科与断肢再植》。1978年，他与杨东岳、张涤生一起编撰的专著《显微外科》，1982年被译为英文，由联邦德国Springer出版社向全世界出版发行，受到了国内外医务界的广泛关注。这部专著是新中国成立以来，中国学者第一次系统地把自己的创举、研究成果和经验介绍给国外同行。他还担任《中华骨科杂志》、《中华外科杂志》、《中华医学杂志》（外文版）、《国际显微外科杂志》、《国际显微重建外科杂志》和《国际血管外科杂志》

的编委，为中国和世界医学做出了重要贡献。他担任国务院学位委员会委员、国务院临床医学学科评议组成员、中国显微外科学会荣誉主任委员、中国神经伤残研究会理事长和卫生部医学科学委员会委员以及中华医学会理事等职。他是第四届全国政协委员和第四、五届全国人大代表。

陈中伟医师有他谨小慎微，淡泊明志的一面，也有他平易近人，真诚待人的一面。他对生活的热爱，同样让人感动。垂钓、木工、裁缝和厨师他集于一身；骑摩托、打网球、游泳、拉小提琴和跳舞，样样在行。一个精力充沛的优秀外科医生、一个登上科学高峰的伟大科学家，以他对生命的热忱和事业的挚爱，拥有着健康美丽、多姿多彩的人生。在一次有多位科学家参加的会议上，一位美国医学家介绍：陈中伟是一位发明者，是一位老师，是一位对病人有感情的医生，是一位和蔼可亲的父亲。

2004年3月24日，陈中伟因为担心自己的迟到会让已预约了的门诊病人等候，急着寻找钥匙打开走廊门时，不幸发生了意外逝世。他再也不能用精湛的医术和仁厚的医风为他深爱的病人服务了。一位60年代曾接受过他治疗的老病人赶到医院，痛惜地向大家叙述着陈教授与病人似朋友相处的医患之情，并一起送别陈中伟。人们不仅赞叹他作为一名优秀医生技术超群，更难忘怀他对病人的无私同情和无限爱心。

为了纪念陈中伟对断肢再植和显微外科的卓越贡献，他的陵墓被安放在上海市宋庆龄陵园，半身铜像永远安置在中山医院的外科大楼内。

六、陈中伟主要论著

Chen Z W, Chien Y C, Pao Y S. 1963. Salvage of the Forearm following Complete Traumatic Amputation, Report a Case. Chinese Med J, 82: 623.

陈中伟，钱允庆. 1966. 断肢再植. 北京：人民卫生出版社.

陈中伟. 1974. 创伤骨科与断肢再植. 上海：上海人民出版社.

Research Laboratory for Replantation of Severed Limbs, Shanghai Sixth People's Hospital. 1975. Replantation of Severed Fingers 217 Cases. Chin Med J, 1: 184.

Research Laboratory for Replantation of Severed Limbs, Shanghai Sixth People's Hospital. 1976. Free Muscle Transplantation by Microsurgical Neurovascular anastomosis, Report a Case. Chin Med J, 2: 47.

陈中伟，于仲嘉. 1978. 足趾游离移植再造拇指. 中华外科杂志, 58 (6): 341.

陈中伟，杨东岳，张涤生，等. 1978. 显微外科. 上海：上海科学技术出版社（1985，第2版）.

Chen Z W, Meyer V E, Beasley R W. 1981. The Versatile Second Toe Microvascular Transfer. Orthopedic Clinic of North America, 12 (4): 827.

Chen Z W, Yang D Y, Chang D S. 1982. Microsurgery, Shanghai S &T Publisher. Spriger-verlag, New York.

Chen Z W, Wang Y. 1983. The study and clinical application of osteocutaneous flap of fibula. Microsurgery, 4: 11.

陈中伟, 倪爱民. 1989. 带血管的游离骨移植. 中华骨科杂志, 9 (4): 306.

陈中伟, 陈峥嵘. 1991. 改良拇甲皮瓣重建拇指缺损. 中华显微外科杂志, 14 (2): 65.

陈中伟, 徐林. 1992. 吻合血管的神经移植桥接臂丛缺损. 中华显微外科杂志, 15 (1): 11.

陈中伟. 1995. 创伤骨科与显微外科. 上海: 上海科学技术出版社.

陈中伟. 1996. 运动医学. 上海: 上海科技教育出版社.

陈中伟. 1998. 周围神经损伤基础与临床研究. 济南: 山东科学技术出版社.

陈中伟, 陈峥嵘, 胡天培. 1999. 再造手指控制的电子假手. 中国创伤骨科杂志, 1 (1): 28.

陈中伟, 陈统一. 2001. 临床骨科手册. 上海: 上海科技教育出版社.

Chen Z W, Hu T P. 2002. A reconstructed digit by transplantation of a second toe for control of an electro-mechanical prosthetic hand. Microsurgery, (1): 5.

Zheng X J, Zhang J, Chen T Y, et al. 2003. Longitudinally implanted intrafascicular electrodes for stimulatin and recording fascicular physioelectrical signals in the sciatic nerve of rabbits. Microsurgery, 23 (3): 268.

撰写者

张键 (1963~), 复旦大学附属中山医院康复医学科主任, 骨科主任医师、博士生导师。陈中伟院士的博士研究生 (1993~1996)。1996 年毕业后在中山医院骨科工作, 临床和科研工作得到陈中伟院士的亲手指导。

陈统一 (1944~), 复旦大学附属中山医院骨科二级教授、博士生导师。在陈中伟医师指导下工作近 25 年, 协助陈中伟医师培养博士研究生十余人。

汤钊猷

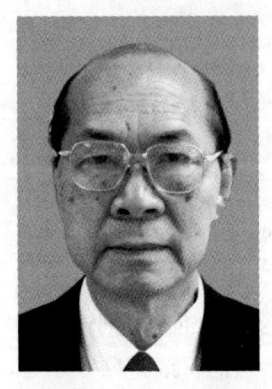

汤钊猷（1930~），广东新会人。肿瘤外科学家，小肝癌研究奠基人。1994 年当选为中国工程院院士，2004 年当选为美国外科学会名誉院士，2006 年当选为日本外科学会名誉院士。1954 年毕业于上海第一医学院医学系。曾任上海医科大学校长、国际抗癌联盟（UICC）理事、中国工程院医药卫生学部主任、国家教委科技委员会副主任、中华医学会副会长、中国抗癌协会肝癌专业委员会主委。现任复旦大学肝癌研究所所长，肿瘤外科教授。他最早系统提出"亚临床肝癌"新概念，主编英文版《亚临床肝癌》专著，国际肝病学奠基人 Hans Popper 称"这一概念是人类认识和治疗肝癌的重大进展"。它使肝癌手术切除后 5 年生存率提高一倍，使肝癌从"不治之症"向"部分可治之症"转化。近年又研究"肝癌转移复发"，最早建成转移性人肝癌模型系统并用于肝癌转移研究。主编专著 8 本，参编国际专著 10 本；发表论文 600 余篇，其中 SCI 收录 199 篇；11 本国际杂志编委，2 本任亚太区主编。以第一作者获国家科技进步奖一等奖 2 项和三等奖 2 项，以及何梁何利基金科学与技术进步奖、中国医学科学奖、中国工程科技奖和美国纽约癌症研究所金牌奖。2 次任国际癌症大会肝癌会议主席，90 次在国际会议作特邀演讲，组办 7 次上海国际肝癌肝炎会议并任主席。

一、何许人也

汤钊猷，1930 年 12 月 26 日生，是一位知名的肝癌研究学者。现任复旦大学（中山医院）肝癌研究所所长。他 38 岁就投入肝癌研究，至今 40 余年。常年耕耘，这位学者已略有驼背，但由于坚持游泳，人看来还很精神。虽已秃顶，但头发仍乌黑，他打趣说这可能是每天吃芝麻的缘故。与之交谈，思维敏捷，走路尚无明显老态。但他说几乎从头到脚都有病：高血压，青光眼曾手术，用助听器不满意，甲状腺全切除需终生用药，手术后声带闭合不全影响演讲，胆囊结石，前列腺肥大，骨质疏松曾因咳嗽致腰椎骨折，等等。但他仍每天到办公室，包括大查房、看外宾门诊、陪病人看超声检查、带博士生、亲自主编《现代肿瘤学》第三版等。如无会议，下午在家给研究生改文章，准备会议讲稿和幻灯片。往常每年出国参加学术会议3~4次，近年因听力问题已减少，但国内会议仍每月2~3次。他常对人说："我并不聪明，但比较勤奋，做事准时、有条理、有始有终，如此而已。"

二、两件半事

关于学术成就，汤钊猷常说，在肝癌研究方面一生只做了两件半事，而且这"两件半"也是集体的成果。第一件是20世纪70年代完成的，即"小肝癌的诊断与治疗"。过去肝癌被认为是不治之症，主要由于就诊时已届晚期。他们因为研究出肝癌早期诊断和早期治疗的办法，使肝癌最好的治疗方法——手术切除的疗效提高一倍。由于这是世界上最早和最好的，为此他获得美国金牌奖和国家科技进步奖一等奖。第二件在80年代完成，即"不能切除肝癌的缩小后切除"。当小肝癌的治疗已有点办法，他们立即将重点放回到占临床多数的不能切除大肝癌。终于找到了使一部分大肝癌缩小变为小肝癌的办法，结果使住院的不能切除肝癌病人的5年生存率出现了零的突破，达到15%左右，为此获国家科技进步奖三等奖。尽管前两件已使肝癌病人的疗效有了前所未有的提高，但无论是小肝癌还是大肝癌，手术切除后多数都因复发和癌转移而死亡，为此，癌转移的研究成为进一步提高疗效的关键。90年代起，他们全力以赴研究肝癌转移，建成国际上还没有的"转移性人肝癌模型系统"，并用这个模型找到了一些抗转移新途径，如干扰素有预防肝癌转移的作用，并已使病人受益。这个模型系统在国内外广泛推广，成为寻找抗肝癌转移新药、新途径的有用平台，为此他获得第二个国家科技进步奖一等奖，并在国际上保持了肝癌研究的先进地位。

三、意想不到

1994年，汤钊猷当选为中国工程院医药卫生学部首批院士，这反映了国内对他学术贡献的认可。但他意想不到的是，2004年收到美国外科协会来信，信中写道："您已被美国外科协会投票通过为外籍名誉会员（Honorary fellow），这是协会能给予外国学者最高的荣誉，迄今全球仅64人，希望您能出席接受此殊荣。"他虽然曾担任中国抗癌协会肝癌专业委员会主任委员15年，也曾代表中国当过国际抗癌联盟理事8年，但对美国外科学会并不熟识。经了解，原来这是全球最权威的外科学会，已有125年历史，当时我国仅两人入选，另一人在香港。他到美国出席其年会时曾询问名誉会员评选过程，对方说"这主要是由于您的贡献，其实我们对您已注意多年了"。他想，美国的信息可能主要来自发表在 SCI 杂志的论文，因为此前他已发表 199 篇 SCI 收录的论文，被引用 2331 次。2006 年，他同样意想不到地收到日本外科学会的来信，说他已被选为日本外科学会名誉会员（Honorary member）。他同样去信询问，对方告之，"迄今全球仅 19 人入选"，和他同时入选的是肝移植的创始人之一英国的 Calne 教授，而他又一次成为中国大陆入选的第一人。由于其学术贡献，他曾两度成为国际癌症大会肝癌会议主席，曾 90 次应邀在国际学术会议做专题演讲，他还主办了 7 届上海国际肝癌肝炎会议并任主席，使之成为亚太区最具影响的国际肝病会议之一。这些均反映了国际上对他学术贡献的认可。他体会到，争取到国际舞台去比武，才能促进学术达到更高的水平。

四、坎坷人生

汤钊猷原籍广东新会，1930 年 12 月 26 日生于广州。其父曾在美国读经济学，回国后从事教育，母亲是妇儿科医生。童年时，父亲教他读古典名著，讲老子的故事，老子的朴素辩证法对他有一定影响。1938 年因抗日战争而举家迁澳门，他记得每天经过镜湖医院后门，总有饿死的尸体运走，那时葡萄牙的小孩也敢欺负中国的大人，从小他就体会到"落后挨打"这个真理。抗战胜利后，他随父迁上海。但给他留下印象最深的是马路上酱油店的"酱"字和当铺的"当"字，反映旧中国"经济落后"和"民不聊生"。1948 年，他在上海名校育才中学高中毕业，那时兵荒马乱，父亲失业，他只好到外汇经纪人办事处去打杂，白天用英文报价，成交后立即送合同，晚上做账。走路快、会打字和会说英语就是那时打下的基础。青少年的坎坷，倒给他留下终身受用的东西，认识到国家富强是首要的；他能自力更生，艰苦奋斗，顽强拼搏，持之以恒，也源出于此。1949 年，他考进上海第一医学院（后称上海医科大学）。他事事认真，在实习期间所写病史被认为是全院最好的。毕业后他留在中山医院外科，1955 年曾到北京苏联红十字医院进修外科。1958 年，他和大学同窗李其松结婚，妻子全身心支持他的事业。1959 年，他加入中国共产党。他曾用 6 年业余时间，写成 30 万字的科普书《发展中的现代医学》，虽因"文化大革命"而未能出版，也使他受益匪浅。他研究肝癌敢涉足基础研究，和他的知识面有关。他的第一篇论文，请我国外科创始人沈克非教授审，论文被改得面目全非，但这种"严谨"的学风却使他受益终生。他早年参加血管外科研究，那时用丝绸做人造血管这个"创新"思维深深影响了他。这个时期，他有机会进行了几百条狗的血管外科实验。1962年,他在国内最早研究显微血管外科技术,4年后和杨东岳教授共同完成游离足趾移植再造拇指的创举。在此期间,他建立的临床和实验档案曾被认为是医院最好的科研档案。他还曾自学过中医理论,并兼搞医院行政。他在38岁时能独立领导一个研究组,并从事了40余年的肝癌研究,也和多种工作的锻炼分不开。他以为,"坎坷人生"应一分为二来看待,小时候多吃点苦,不一定是坏事。

五、受命危难

他干一行爱一行,正当在血管外科已初有成效时,1968年,周恩来总理发出了攻克癌症的号召,他毅然服从需要,改行搞肝癌研究,于是一切又得从头做起。那时情景可概括为病人"走进来,抬出去(死亡)",他可谓受命于危难中。他的身心受到前所未有的压力,他的团队悲观情绪高涨,没有人愿意继续干下去;更使他受不了的是短短5年竟死去500多病人。那时还是"文化大革命"期间,医生还要做护士和公务员的工作。一天晚上,5分钟内死去两位肝癌病人,他不得不用一部推车推两具尸体。作为医生,遇到病人死亡是难免的,但短期内死去这么多病人则不是一般医生所能遇到的。放在他面前的路有两条:退却还是坚持?他选择了后者,他暗下决心终生"斗癌"。直到40年后,他无怨无悔地看到,多数病人"走进来,又走出去(治愈或好转出院)"。回顾过去,他发现"知难而进"还是"知难而退"往往是学术成败的开端。

六、寻找良策

光有投身肝癌抗争的决心显然不够,关键是找到提高肝癌疗效的办法。他们从四个方面去寻找:在治疗病人的实践中找,从文献书本中找,从兄弟单位的经验中找,到民间去找。那时治疗病人可算是千方百计,如将大肝癌切除后,再将放射性核素封在小玻管内再埋到残余癌结节内,尽管尸检证明这种办法局部有效,但病人最终仍死于癌转移;同样常规化疗不行就用大剂量,结果随着肿瘤缩小病人也死去。他白天忙于手术、救治病人,晚上到图书馆将肝癌文献和书籍翻个透,直到闭馆,如是连续5年。但使他失望的是,所有中外文献最终只得出一个结论:"肝癌是急转直下的绝症。"于是又和他的战友杨秉辉共同分析全国21个医疗单位的3000多肝癌病例,希望从中找到线索。那时没有电脑,各种分析的表格铺满一个房间,但结果又一次使他们失望,因为连5年生存率都没有。20世纪60～70年代,他们还到江西等地寻找单方秘方，民间说半枝莲有效，他们就试，一两不行就用一斤，口服无效就试注射，等等。这些努力的结果如同竹篮子打水，他感到在学术上按常规办事常难有突破，必须要有新的思路。

七、另找出路

既然常规途径找不到办法，那只有另找出路。为什么病人死的这么多，这么快？归根到底是病人来看病已为时太晚。但肝癌实现早期诊断谈何容易，因为等病人感到不适来就医，肿瘤至少已有苹果大小，半数已届晚期。1964年，苏联科学家Tatarinov发现肝癌病人血中可测得甲胎蛋白，后来我国基础研究学者又把它引入国内，但国外未能证明验血中甲胎蛋白有早期发现和早期诊断价值。汤钊猷等在病房注意到不少病人来自江苏省启东县，于是便到启东去考察，他们团队的杨秉辉（后来成为中山医院院长）、余业勤（后任研究所副所长）等都先后去过，汤钊猷也在20世纪70年代带领上海医疗科研队到启东工作一年。他们注意到，一些农民血中查出甲胎蛋白，但没有任何不适仍在田里劳动，谁也不敢做出肝癌诊断。但观察一年以后，这些人中80%死于肝癌，说明血中查出甲胎蛋白升高（但不伴有谷丙转氨酶异常）就可能有肝癌存在。那时没有超声显像，更没有CT和磁共振成像，因此诊断没有症状的肝癌，不是去检查病人，而是根据几次验血的结果进行分析，然后通过手术去验证（这是最重要的），最后证明这个办法可在症状出现前6~12个月诊断出肝癌，这时的肝癌一般只有枣子大小。这种诊断方法当时在世界上其他国家还没有。过去教科书所阐述的诊断肝癌靠病人有"四大症状和核素扫描有占位性病变"，但如果等这些出现，早期就变成晚期。他认为，科学进步固然离不开新技术，但冲破旧观念，建立新观念有时也不可缺少。

八、重大进展

早期诊断只解决问题的一半，对小肝癌应采取什么方法来治疗呢？作肝叶切除已经证明是肝癌最好的治疗方法，但我国肝癌病人绝大多数合并肝硬化，如果对小肝癌也采取肝叶切除，癌固然被切除，但病人却要冒极大的手术风险。因为在切除小肝癌的同时还将切除大量有功能的肝组织，病人难免死于肝功能障碍。他们大胆改变了过去肝癌手术治疗的公认准则，提出有肝硬化时用局部切除代替肝叶切除。这项革新使多数小肝癌病人得到手术切除的机会，手术风险（手术死亡率）则为肝叶切除术的 1/10，而且局部切除的长期疗效不仅没有降低，相反还有所提高。他们获得了一条过去书本上从未见到的生存率曲线，小肝癌切除后 5 年生存率达 60% 左右，而大肝癌切除，5 年生存率也仅 30% 左右。这个结果比美国的报道几乎早了 10 年。但好事多磨，不久他们看到近半数小肝癌切除后出现复发，那时有些医院因此否定了"早期切除"的价值。他们想，甲胎蛋白既然能诊断还没有症状的小肝癌，理应也能诊断还没有症状的复发。由于病人术后每两个月都复查甲胎蛋白，果然发现，没有症状的复发同样可通过甲胎蛋白随访来发现。但他们又面临另一个问题，教科书认为，肝癌一旦复发转移，手术属禁忌。他们分析，因为效果差，所以过去对有症状的复发不主张手术，而现在能发现没有症状的复发，手术效果理应和小肝癌切除效果一样好。实践又一次证实，"再切除"可延长病人的生存期，甚或使病人获得另一次根治的机会。这项改革，使小肝癌切除后 5 年生存率又提高了 10% 左右，而这是用其他疗法所达不到的。这项成果 1984 年在国际上发表。他经常说："教科书的东西不可不信，但也不可尽信；在新的条件下，有时'正确'会变成'错误'，而'错误'则可能变成'正确'，这就是辩证法。"

九、定制衬衫

小肝癌研究使肝癌切除的疗效大幅度提高，并出现了一批过去很少见到的长期生存的肝癌病人，在他组办的一次上海国际肝癌肝炎会议上，几十位生存 10 年以上病人在开幕式上的大合唱，震惊了与会的 600 位中外学者。小肝癌研究迅速获得国际承认：现代肝病学奠基人 Hans Popper 于 1979 年邀请汤钊猷在他的 Mount Sinai 医学中心演讲；1982 年邀请汤钊猷在其主编的《肝脏病进展》一书中撰写肝癌一章；同年，他被邀作为主席团成员在国际肝病会议上演讲；1983 年，Popper 又亲自主持了他在美国召开的全球性会议上的演讲；1985 年，汤钊猷主编英文版《亚临床肝癌》时，Popper 又在此书的前言中写道："亚临床肝癌这一新概念，是人类认识和治疗肝癌的重大进展"。在国内，汤钊猷作为第一完成人获得国家科技进步奖一等奖。1987 年，他作为全国 14 名有突出贡献的中青年专家之一受到邓小平同志的接见。多年来的日夜拼搏，身高 1.68 米的他，体重只有 47 千克。因为太瘦了，买不到现成的西装和衬衫，为了接受中央领导的接见，他不得不定做了一套。这些衣服后来想送给人家也送不出去，因为没有这样瘦的人。他的家庭在他的学术成就后面也付出了代价，那时他爱人在贵州医疗队一年，而他整天泡在手术室内，根本无法去照顾他 8 岁的儿子，这已成为他一生中的憾事。回顾一生，他的理解是：选择医生这个职业首先就意味着"奉献",而要同时在学术上做出成绩,付出更大;但医生也有别人得不到的享受,那就是因为自己的发现而治好病人的喜悦。

十、面 对 多 数

经过10年奋战,小肝癌有了治疗办法,大家都感到欣慰,但占病人多数的不能手术切除的大肝癌是否就没有办法呢?第二个10年他们决心对大肝癌展开攻势。小肝癌切除的成果是否可能应用到大肝癌上呢?通常的思维是小肝癌可以长成大肝癌,很少会想大肝癌也可能变成小肝癌。但从辩证法的角度,小可变大,大也可变小。这样,关键之一是如何使大肝癌变小。但多少年来只看到极少数肝癌能变小,说明老路走不通,得要想新办法。过去"单打一"不能使肿瘤缩小,如果综合几种办法是否会好些?如果再加上新的办法是否会更好?真知只有通过实践去获得。病人不能做试验,1979年,他借赴美受奖的机会,带回那时国内还没有的裸小鼠,建立了裸鼠人肝癌模型。用这个模型作实验性治疗,果然发现多种疗法的合用明显好于单用,肿瘤不仅缩小,有的还完全消失,出现了"1+1+1>3"的现象。为了探索新疗法,他们开展了"肝癌导向治疗"研究。这项研究得到国家"六五"、"七五"和"八五"计划的资助,投入了十几名研究生,终于找到几种可供临床试用的东西。果然,导向治疗的加入,使综合治疗的效果更好。问题又来了,肿瘤缩小后要不要切除?很快答案就有了,因为即使加上导向治疗的综合治疗,大多肿瘤缩小后不久又重新长大。至此,他们终于提出了"不能切除的肝癌缩小后再切除"的命题。但问题并未到此为止,原先大的肝癌缩小后切除的效果好不好?他们又不得不等待长期随访结果。意想不到的是,其远期结果竟和小肝癌切除的效果一样好,他们因此又拿到一个国家科技进步奖,发表在国际杂志。他以为,科学进步常离不开辩证思维,在临床科研实践中,正确与错误、多与少、大与小、质与量,等等,它们的相互关系和转化,都还有不少学问需要研究。

十一、找 到 瓶 颈

汤钊猷科学研究的思路始终有一条线,那就是不断提高疗效,造福病人。"早期诊断和早期切除"虽大幅度提高了疗效,但没有彻底解决问题。癌的生物学特性仍是不可逾越的障碍,这也是为什么小肝癌切除的5年生存率始终徘徊在60%左右,再也没有进一步提高的原因。因为,即使小肝癌作"根治性"切除,5年内仍有约半数病人出现复发转移；大肝癌切除的复发率更高；即使作"再切除"，同样有很高的复发率；缩小后切除也不例外。20世纪90年代初，汤钊猷苦苦思索了一年，终于非常痛苦地放弃已从事13年的导向治疗研究，将整个研究所的研究方向转到研究肝癌转移方面来。其实这不仅仅是肝癌的问题，也是其他癌症的共同问题。攻克癌症不外两个目标，一是不生癌，这是预防问题；二是生了癌不转移，如果不转移，恶性肿瘤就变成良性肿瘤。癌转移研究已被认为是21世纪生命科学迫切需要解决的问题之一。近年来癌症已成为我国人口死亡的首位原因，而肝癌则是全球癌症中的第三位杀手，在我国更高居第二位，为此研究肝癌转移便成为一个迫切的重要课题。一旦找到影响肝癌疗效进一步提高的瓶颈，他们便全力以赴投入新的战斗。15年来在肝癌转移研究方面的积累，已开始使病人受益，并继续保持了肝癌学术上的国际先进地位。他认为，从事科学研究要不断思考并抓住关键问题，一旦抓住就要全力以赴。

十二、新的战斗

研究肝癌转移，临床上主要是解决两大问题，一是如何预测转移复发，二是如何防治转移复发。前者过去只有诊断指标，没有预测指标。后者重点在预防转移，而这方面还没有办法。一切都得自己做，好比喝茶，得自己种茶树，自己挖井，自己烧水，才能泡茶。第一步是建立国内外都没有的人肝癌转移模型。如同过河，没有船，过河就成一句空话。因为不能用病人去做试验，要研究癌转移，就必须建立酷似病人的模型。因为这项工作不是"最时髦"的分子生物学，很多人不愿去做，他不得不自己直接带研究生做。他花了12年的时间，克服了种种困难，创用了一些新的技术，终于建成一个人肝癌转移模型系统，其特点是：①是可供体内和试管内研究的裸鼠和细胞两方面的模型。②细胞模型包括相同细胞遗传背景的较高和较低肺转移潜能的细胞系，包括相同遗传背景但不同靶向转移倾向（转移到肺或淋巴结）的细胞系，以便排除不同遗传背景干扰，筛选转移相关分子。③细胞模型包括可示踪的自发绿色荧光高低转移的细胞系。这个模型系统可用于筛选抗转移新药、新途径；用于寻找与肝癌转移相关的分子，而这些分子就可用于转移的预测或作为治疗的"靶点"，从而成为研究肝癌转移的重要平台。他们用此模型已筛选了几十种抗肝癌转移新药物和新途径。如他们在世界上最早证明干扰素在裸鼠模型有预防转移复发作用，并发现这个作用主要通过抑制血管生成，使癌得不到足够的血液供应，论文在肝病的顶级杂志 *Hepatology* 发表。他们又马不停蹄地将其转化临床，经过7年的"临床随机对照试验",终于证实在临床也同样有效,病人的中位生存期对照组仅38.8个月,而干扰素组则为63.8个月。

在预测指标方面,他们也有一些创新性发现,他的博士生与美国合作,发现第8对染色体短臂丢失与人肝癌转移有密切关系;发现了一个含153个基因的模型可较准确地预测有无转移倾向,其中骨桥蛋白已被证明有预测肝癌转移价值;发现转移相关基因的改变主要是发生在原发瘤阶段,从而有助于调整防治肝癌转移的战略。

随着研究的深入,他们面临越来越复杂的图景。他们发现癌转移相关的基因不仅可从癌细胞找,还可从肿瘤血管内皮、癌周围的正常肝组织中去找;不仅侵袭转移相关基因,而且免疫炎症相关基因也有关。虽然这些新的发现也曾发表在如 *Nature Medicine*、*Cancer Cell* 等高影响因子杂志,但要使病人受益则还有待时日。汤钊猷体会到,客观事物是"复杂"、"多变"的,而且"变是永无止境的",肝癌转移也不例外。

十三、再 获 高 奖

2006年年底,他意想不到地被告知,他们申报的"转移性人肝癌模型系统的建立及其应用"获国家科技进步奖一等奖。为什么说是意想不到呢?汤钊猷说:"我的一生中,有幸得到过国家科技进步奖一等奖,那是1985年,是经13年小肝癌研究的结果,它给病人带来前所未见的好处。而这次'转移模型系统'尽管也付出了13年的努力,在国内外几十个科研院所推广应用,包括美国国立癌症研究所的反映也不错,但模型不能直接用来治疗病人,病人直接受益的还不多,肝癌转移的问题也远未解决,所以我们只报二等奖。"他曾多次与人谈到前后两个国家科技进步奖一等奖,从现在科技角度衡量,小肝癌研究的科技含金量不高,因为甲胎蛋白是外国人发现的,他们的贡献实质上是属于临床技术革新,即:"首创对甲胎蛋白的动态分析诊断还没有症状的肝癌;倡导对合并肝硬化的小肝癌,以局部切除代替肝叶切除;提出对亚临床期复发的再切除可进一步提高疗效等"。但这些革新导致肝癌由"不治之症"转变为"部分可治之症"。而"模型系统"则"含金量"要高得多,有3项明显的技术创新,发表了30余篇SCI论文,影响因子累计近80分,含3篇全国优秀博士论文,也获得国家专利,用去的经费也多得多,然而病人受益度至少当时仍远不如小肝癌研究。他经常说:"复杂的'高、尖、新'固然重要,但我们也不能轻视那些'简单'的东西,有时简单的东西同样产生效益,却更容易推广应用。根据国情,走我们自己的路,仍然是我国医学科学研究的重要目标。"

十四、集体成果

他以第一完成人获国家科技进步奖一等奖和三等奖各2项,还有中国医学科学奖、中国工程科技奖、何梁何利基金科学与技术进步奖、陈嘉庚生命科学奖、美国金牌奖以及美国和日本外科学会名誉会员等,反映了国内外对他学术的认可。美国外科学会授予的名誉会员仅23个国家入选,通常各1~3人;日本外科学会仅选出19位名誉会员,均为国际外科界名人。他常说:"我有幸成为中国大陆入选第一人,既是由于国家的培养,更是由于国家的日渐强盛。"他也曾琢磨,在这些学术成果后面,主要是什么?他以为:"严谨进取,团结创新"是不可或缺的。首先是创新,小肝癌研究是创新,"转移模型系统"也是创新;要创新,没有团结也难以做到;而严谨则是创新的基础;有严谨而没有进取则难有进步。而这些多源于学校校训、医院和研究所的传统,以及老师的潜移默化。为此,汤钊猷一再告诫自己,所以能够获得一些学术成果,应归功于祖国、归功于母校、归功于集体、归功于老师以及家庭的支持。

十五、论悬空寺

多年来,他思考取得学术进步的基础还有一个很重要的"软实力"。于是他出版了《医学"软件"》一书,此书的前言写道:"电脑有硬件和软件,二者缺一不可。医学也有硬件和软件。所谓医学硬件,可以指医学领域的相关理论和技术;而医学'软件',则可理解为与临床医学、医学教育、医学科研和学科梯队建设相关的软科学。"他前几十年比较重视医学"硬件"建设,而后半生感到医学"软件"也不可或缺,二者相辅相成。例如,书中有一章"悬空寺的启迪——论特色与和谐",兹摘几句:"我一生看过不少寺庙,而印象最深的莫过于山西的悬空寺。其所以有特色主要是有创新。首先构思创新:不求大,不求金(塔尔寺有金顶),求独一无二。二是选址创新:不在平地,在悬崖,又可避风雨洪水。三是设计创新:巧妙、双保险(立柱分支撑与不支撑)。四是供奉创新:同时供奉儒、道、佛。从医学角度,有没有特色关系到能否在国际学术舞台占一席之地。我国现代医学曾有过一些特色,都是国外所无,如断肢再植、游离足趾移植再造拇指、臂丛损伤修复、肝癌早诊早治、白血病分化诱导治疗,等等。"他认为,创特色一要明确目标,抓大放小;二要抓大事,亲自做,重细节;三要持之以恒。他还认为需要有和谐的氛围,悬空寺所以 1500 年没有被人为破坏,主要是对儒、道、佛三教采取同样待遇,一起供奉。"严谨进取,放眼世界"是他的座右铭,实际上也是他软实力的概括。

十六、多彩人生

大家一定以为汤钊猷除了工作还是工作,这也不假。但最近不少院士看到他赠送的《汤钊猷摄影小品》后非常吃惊,"他居然还有这样的雅兴"。其实他也很重视人生,1996 年,他曾写过《保持身心动静平衡》一文。兹摘几句:"这几年,我爱人和我坚持每天游泳,夏天游 500 米,冬天参加冬泳,只要在家,一天不漏。"年过 80 岁的老人每周 3 次游泳仍在坚持,他说不是为了延寿,而是为了更有效工作。"60 岁以后我订了一条规矩,晚上不超过 12 时睡觉。65 岁时又加了一条,每周出去看一次电影,以增加出外散步。不过,这一条未能做到。我喜欢摄影,有时摆弄一下照片。为了腾出时间,64 岁时,学会用电脑写文章,明显提高了效率,而写作是知识分子很重要的工作。""'心'的动与静也同样重要。所谓'心'的动,我以为不断进取,不断迎接挑战是最重要的。回顾过去 30 年,每 10 年都有一个主攻目标。人生就是奉献,就是不断追求真理。'心'的静不同于睡觉,坦然、舒畅、心慰……都是无价的,其核心同样是奉献。对我来说,治好病人,指导年轻人成才是最大的享受,不要太多计较得失与名利。"他说,生命是丰富多彩,要享受人生。

十七、年轻一代

当他拿到第二个国家科技进步奖一等奖时,记者问他:"您以前说做了两件半事,现在国家奖也拿到了,是否可以说完成了三件事呢?"他不假思索地说:"还是两件半,因为解决肝癌转移问题还有太多事要做,这'半件'交给年轻一代去完成。"他坚信,年轻一代思路敏捷,有第一线实践经验,一定能在攻克肝癌方面做出贡献。他对年轻一代的寄语是:"病人需求是动力,辩证思维是关键,科学研究是根本。"

其学术成就可概括为:国际最先在肝癌早诊早治上取得突破,使肝癌切除疗效提高一倍,提出"亚临床肝癌"的理论;其理论与实践还延伸到大肝癌,使部分不能切除肝癌变为"可治";建成国际首个"转移性人肝癌模型系统",为肝癌转移研究提供了平台,并已开始使病人受益。从而为我国肝癌研究在国际上占一席之地增砖添瓦。

十八、汤钊猷主要论著

Tang Z Y, Yu Y Q, Lin Z Y, et al. 1979. Small hepatocellular carcinoma - clinical analysis of 30 cases. Chin Med J, 59: 35.

Tang Z Y, Ying Y Y, Gu T J. 1982. Hepatocellular carcinoma: changing concepts in recent years // Popper H, Schaffner F. Progress in liver diseases. Vol VII. New York: Grune & Stratton: 637.

Tang Z Y. 1985. Subclinical hepatocellular carcinoma. Berlin: Springer.

Tang Z Y: 1987. Surgical treatment of subclinical cases of hepatocellular carcioma // Okuda K, Ishak KGc. Neoplasms of the liver. Tokyo: Springer: 367.

Tang Z Y, Yu Y Q, Zhou X D, et al. 1989. Surgery of small hepatocellular carcinoma-analysis of 144 cases. Cancer, 64: 536.

Tang Z Y, Liu K D, Bao Y M, et al. 1990. Radioimmunotherapy in the multimodality treatment of hepatocellular carcinoma with reference to second-look resection. Cancer, 65: 211.

汤钊猷, 朱世能, 曹世龙, 等. 1993. 现代肿瘤学. 上海: 上海医科大学出版社.

Tang Z Y, Yu Y Q, Zhou X D, et al. 1995. Treatment of unresectable primary liver cancer: with reference to cytoreduction and sequential resection. World J Surg, 19: 47.

Sun F X, Tang Z Y, Liu K D, et al. 1996. Establishment of a metastatic model of human hepatocellular carcinoma in nude mice via orthotopic implantation of histologically intact tissues. Int J Cancer, 66: 239.

Tang Z Y. 1997. Treatment of unresectable hepatocellular carcinoma: cytoreduction by chemotherapy, hepatic artery ligation, radioimmunotherapy, and other methods // Okuda K, Tabor E. Liver cancer. New York: Churchill Livingstone: 537.

Tang Z Y, Yu Y Q, Zhou X D. 1997. Surgical resection of small hepatocellular carcinoma // Wanebo H J. Surgery for gastrointestinal cancer- a multidisciplinary approach. Philadelphia: Lippincott-Raven: 503.

Tian J, Tang Z Y, Ye S L, et al. 1999. New human hepatocellular carcinoma (HCC) cell line with highly metastatic potential (MHCC97) and its expression of the factors associated with metastasis. Br J Cancer, 81: 814.

Wang L, Tang Z Y, Qin L X, et al. 2000. High-dose and long-term therapy with interferon-alfa inhibits tumor growth and recurrence in nude mice bearing human hepatocellular carcinoma xenografts with high metastatic potential. Hepatology, 32: 43.

汤钊猷. 2001. 汤钊猷临床肝癌学. 上海: 上海科技教育出版社.

汤钊猷, 刘银坤, 吴志全, 等. 2002. 肝癌转移复发的基础与临床. 上海: 上海科技教育出版社.

Ding S J, Li Y, Tan Y X, et al. 2004. From proteomic analysis to clinical significance-overexpression of cytokeratin 19 correlates with hepatocellular carcinoma metastasis. Mol Cellular Proteomics, 3: 73.

Tang Z Y, Curley S A. 2004. Liver cancer // Pollock R E. UICC manual of clinical oncology. 8th edition. New Jersey: John Wiley & Son: 405.

Zhang T, Sun H C, Xu Y, et al. 2005. Overexpression of platelet-derived growth factor a in endothelial cells of hepatocellular carcinoma associated with high metastatic potential. Clin Cancer Res, 11: 8557.

Budhu A, Forgues M, Ye Q H, et al. 2006. Prediction of venous metastases, recurrence, and prognosis in hepatocellular carcinoma based on a unique immune responsesignature of the liver microenvironment. Cancer Cell, 10: 1.

Pang J Z, Qin L X, Ren N, et al. 2007. Loss of heterozygosity at D8S298 is a predictor for long-term survival of patients with Tumor-Node-Metastasis Stage I of hepatocellular carcinoma. Clin Cancer Res, 13: 7363.

主要参考文献

沈铭贤. 1983. 我深深得益于方法. 医学与哲学, 4 (12): 30.

Popper H. 1985. Preface // Tang Z Y. Subclinical hepatocellular carcinoma. Berlin: Springer-Verlag.

初卫华. 1989. 曙光在望——记肝癌研究学者汤钊猷 // 朱介良, 陈少梗. 科技精英. 北京: 科学普及出版社: 39.

易余木. 1991. 汤钊猷 //《科学家传记大辞典》编辑组. 中国现代科学家传记 (第一集). 北京: 科学出版社: 687.

宋雨. 1994. 汤钊猷与小肝癌研究 // 中国当代科技精华编委会. 中国当代科技精华·医学卷. 哈尔滨: 黑龙江教育出版社: 66.

撰写者

汤钊猷 (1930~), 传主本人。

李绍珍

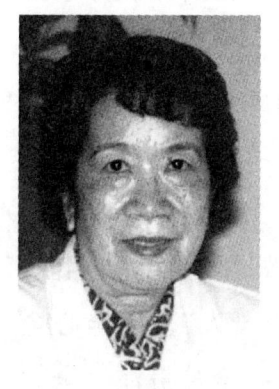

李绍珍（1932~2001），广东台山人。眼科专家。1999年当选为中国工程院院士。1954年毕业于华南医学院医学本科，1962研究生毕业于中山医学院眼科。曾任中山医学院眼科住院医师、助教，中山医学院附属眼科医院主治医师、副教授、副院长，中山医科大学中山眼科中心教授、眼科中心主任、眼科医院院长；第七、八、九届全国人大代表，中华医学会眼科分会副主任委员等。她在眼科学、尤其是白内障的发病机理和防治方面有很高的造诣。在白内障病因实验研究方面，她与美国国立眼科研究所合作首次系统地对人类从胚胎到老年的主要晶体蛋白及其亚基进行研究，发现不同年龄成人 α 晶体蛋白的聚集体较胚胎者大；分析透明和白内障晶状体中 γ-晶体蛋白的含量，首次发现人透明晶状体中 γ-晶体蛋白各亚基量随年龄的不同而有变化，但总量恒定，在白内障晶体中则减少；与国际同期发现胚胎 γ-晶体蛋白含量有糖基成分，并首次报道胚胎 γ2 和 γ3 晶体蛋白的非酶糖基有差异；提出 γ-晶体蛋白的总量下降及亚基改变与白内障形成有关；进一步阐明白内障发病机理，发现晶体上皮细胞凋亡基因过度表达是各类老年性白内障发生的共同分子基础。在白内障手术方面，她首创 Nd：YAG 激光断线治疗现代囊外摘除术后角膜散光；创立选择改良巩膜切口、术中调整缝线、术中或术后角膜切开、术后选择性断线等综合方法对囊外摘除人工晶体植入术的角膜散光进行防治，使患者更好地恢复视力。曾获国家科技进步奖三等奖，南粤杰出教师奖，美中眼科学会授予优秀服务、教育和研究奖牌，亚洲太平洋眼科学会优秀服务奖等奖项。

一、成 长 历 程

李绍珍，1932年9月16日出生于广东省广州市，原籍广东省台山市。父亲李逢怡早年是我国留德英才，与周恩来、邓小平赴法留学同期，取得化学博士学位。怀抱满腔报国热情学成回国不久，抗日战争爆发。此时的李绍珍刚刚就读于广州市第56小学。由于广州市沦陷，全家不得以辗转香港和澳门等地逃难谋生，并不幸于途中遭遇海盗，全家财产全部被抢。由于当时营养严重缺乏，李绍珍骨瘦如柴的母亲，暴露的肋骨被海盗误认为是绑在身上的金条。她不畏海盗，在被搜身情况下仍央求不要抢。

1940年，父亲李逢怡为生计不得不去越南经商，李绍珍随母亲投靠父亲留德时的好友王时鉴先生处。由于生活极不稳定，其间的学习、生活受到严重影响。抗战初期，李绍珍先在广东省湛江郁南的培才中学就读，后来随抗战流亡的知识分子到广西贺县八步镇学习。由于当时有大量的革命进步人士云集此地，李绍珍初步受到革命思想的熏陶。抗日战争结束后，1946～1949年，李绍珍回到广州市协和女子中学读书，在经历了之前的艰苦岁月后，她日益珍惜得来不易的学习机会，成绩一直名列前茅。更重要的是因为她的外语学习成绩好，为日后的国际交流打下了坚实的基础。据她在协和学习时的同学描述，她是个娴静、腼腆、勤奋好学的"优异生"。而李绍珍自己且说协和给了她最深刻的教诲是"非以役人，乃役于人"。这全心全意为人民服务的协和精神，成了她一生的工作动力和做人准则——全神贯注、全力以赴、孜孜不倦忘我工作的一生。李逢怡在抗战胜利后利用所学的专业知识在广州创办了自己的制药企业。由于经营得当，家境逐渐好转。广州解放后，制药厂并入广州市第一制药厂。李绍珍也因从小就学习成绩优秀，一直得到父亲的特别喜爱。

1954年，李绍珍毕业于岭南大学医学院医本科（原为华南医学院，现中山大学医学院），投身杏林。1953年院系调整后，李绍珍于1955年留校任助教，并兼任华南医学院住院医生；1962年中山医学院眼科研究生毕业；1980～1981年，她先后于美国旧金山加州大学Proctor眼科研究所及贝勒医学院任眼科研究员，从事眼免疫学研究及进修。通过多层次的眼科专业学习，为她在眼科事业的发展奠定了坚实的基础。

二、积极引进和创新白内障手术的技术

李绍珍作为一名学者，在科研工作中总是孜孜不倦，积极探索，正如她所说：我们自己要继续学习，知识要不断更新，思想要紧跟时代。她也是这样做的。早在1959年，她参与建立我国第一个眼科生化实验室，开始对国人晶状体生物化学成分进行研究。她非常注重掌握眼科学的最新研究动态，在确定研究方向、选题设计、实验操作、实验结果的处理、论文撰写五个环节方面，力求从实际出发，将课题的先进性、科学性与临床实际紧密结合，取得了如下研究成果。第一，晶状体蛋白质成分的研究方面，首次系统地对人类从胚胎到老年的主要晶状体蛋白及其亚基进行研究，发现不同年龄成人α晶体蛋白的聚集体较胚胎者大；分析透明和白内障晶状

体中 γ-晶体蛋白的含量，首次发现人透明晶状体中 γ-蛋白各亚基量随年龄的不同而有变化，但总量恒定，在白内障晶状体中则减少；与国际同期发现胚胎 γ-晶体蛋白含量有糖基成分，并首次报道胚胎 γ2 和 γ3 晶体蛋白的非酶糖基有差异；提出 γ-晶体蛋白的总量下降及亚基改变与白内障形成有关。第二，进一步阐明白内障发病机理，发现晶体上皮细胞凋亡基因过度表达是各类老年性白内障发生的共同分子基础。第三，在白内障防治方面，发现紫花杜鹃甲素及黄芩苷有抑制晶体醛糖还原酶的作用，对糖性的白内障的治疗做了有益的探索；对后发性白内障的防治研究发现中药高三尖杉酯碱、骆驼蓬碱等不但能抑制体外培养的晶体上皮细胞增殖，而且在（兔）晶体囊外摘除后，前房注入此类药物亦可抑制晶体上皮细胞增殖的作用；发现激发或诱导晶体上皮细胞凋亡对防治后发性的白内障有重要意义；为探索对晶体上皮细胞增殖抑制的有效方法，率先开展细胞周期调控的分子机制的研究，利用基因转染技术阻断晶体上皮细胞周期进程，探索预防后发性白内障的可能性。研究工作先后获得国家自然科学基金，国家教委博士点基金，广东省科委、卫生部、美国 NEI 和 HKI 等科研基金的资助。先后发表论文 150 篇。

为了提高白内障临床手术治疗的质量，李绍珍积极投身白内障手术的技术引进和创新。早在 20 世纪 70 年代后期，她亲自率领专业组人员及研究生积极开展白内障囊外摘除人工晶状体植入术，对白内障囊外摘除联合后房型人工晶体植入术进行了系列创新研究，取得显著成绩。首创 Nd：YAG 激光断线治疗现代囊外摘除术后角膜散光；创立选择改良巩膜切口、术中调整缝线、术中或术后角膜切开、术后选择性断线等综合方法对囊外摘除人工晶体植入术的角膜散光进行防治；开展对高度近视、抗青光眼术后、葡萄膜炎和糖尿病并发白内障等复杂情况下的人工晶体植入术，拓宽人工晶体植入术的适应证；通过改良手术切口和术式，以及小切口超声乳化白内障摘除和可折叠人工晶体植入术，使创口愈合加快，裸眼视力显著提高；在国内率先报道门诊人工晶体植入术的结果，为患者解决住院难及经济负担等问题；率先开展儿童二期人工晶体植入术，为恢复双眼单视和立体视创造了条件。主持的"白内障防治研究"获 1996 年国家科技进步奖三等奖和 1995 年卫生部科技进步奖二等奖；"人工晶体手术源性角膜散光的自然演变及其控制的研究"获 1995 年国家教委科技进步奖二等奖（第二作者）。她主编的《眼科手术学》于 1999 年获卫生部科技进步奖二等奖。

除此之外，李绍珍亲自参与并指导眼免疫实验研究，对葡萄膜炎发病机制的研究结果，取得显著成绩。"葡萄膜视网膜炎发病机制的系列实验研究"获取 1998 年国家科技进步奖三等奖（第二作者）、1997 年卫生部科技进步奖二等奖（第二作者）。

三、毕生从事防盲治盲工作

从20世纪60年代起，李绍珍就随着毛文书教授远赴基层开展防盲治盲工作，她的足迹踏遍南粤大地的工矿和农村。在长期的实践工作中她深深地体会到，无论自己的水平有多高，工作能力有多强，即使无日无夜地干，也不能满足众多盲人的需求。因此，李绍珍在年轻的时候就有一个梦想——建立培养我国高级眼科医生和研究人员的基地，培养一大批献身于我国眼科事业、分布在全国各地的眼科医生。为了这个理想，她和她的前辈一道投入了大量的精力和倾注了毕生的热情。

在国内积极推广新技术，李绍珍的研究成果有重要的临床指导和理论意义，她主持举办了各种形式的白内障人工晶状体植入、白内障超声乳化手术学习班，培训了来自我国23个省、市、自治区及澳门近千名眼科医生，促进人工晶状体植入术在我国的推广和提高。作为白内障防治课题负责人与美国国立眼科研究所和国际防盲机构（HKI）合作，深入农村示范和推广人工晶状体术，在广东省建立5个白内障手术防治基地，并在农村进行白内障患者疗效与生存质量的研究，找出影响我国农村白内障复明手术质量和数量的原因和对策。她积极参与国际合作的防盲治盲研究工作，曾是美国海伦凯勒国际防盲组织在中国的唯一顾问。由于她在白内障工作方面做出的优异成绩，1996年开始受卫生部委托主持十年百项中的"白内障手术防治"面向基层和农村的技术推广工作。

四、精湛的医术，高尚的医德

李绍珍在中国现代眼科学奠基人陈耀真教授、毛文书教授等老一辈知名专家的高尚医德和刻苦钻研的精神鼓励下，40多年如一日勤奋地工作在眼科临床医疗第一线，以精湛的诊治技术，热情周到的服务，良好的医德医风，深受眼疾患者好评。1966年，她到广东省封开县农村进行医疗工作，在公社卫生院及县医院当了三年多的眼科医生。她医术高明，许多病人远道从广西慕名而来请她治病，做眼科手术，被称为"眼科李"、"杏林李"。由于农村缺医少药，条件十分艰苦，她和同事们研制了中草药和用葡萄糖静脉注射液治疗病人，但李绍珍在用于病人之前先在自己身上试验。她从年轻时代积极投身眼科专业工作，临床上争取多值班，多练手术基本功，起早摸黑做24小时的眼压测定和房水静脉观察。无论是担任手术者或是手术助手，她都投入十分的热忱，每次术前洗手消毒时间，她都要求将手术的每个步骤及手术时可能会发生合并症及处理方法在头脑中过一次"电影",尽管这些手术已经做过许多次,但是她觉得,病人的眼睛由你诊治,你就要为他的眼睛负责,手术一定要尽量做得好,减少并发症。经过一次又一次的经验积累和技术改进,经她手术后的病人其视力恢复良好。

李绍珍为人诚挚热情,对待接诊的病人无论是普通农民还是高级领导干部、港澳同胞和海外侨胞,她都能一视同仁,想方设法为他们解除疾苦,使他们重见光明。她年事渐高仍坚持查房做手术,组织疑难病例讨论。由于她在医疗工作中的高质量服务,得到群众和领导的赞誉。1994年她被评为广东省白求恩式医务工作者,1999年被中央保健委员会授予保健奖状。

五、教书育人

李绍珍以老前辈为楷模,继往开来,教书育人。从20世纪50年代开始,数十年来,她一直参加本科生、研究生、进修生和基层医务工作者培训的教学工作。从1983年起,每年都承担本科生英语眼科学部分章节的讲授工作。自选自编英文讲义,由于她的知识渊博,英文水平高,融知识性和趣味性于一体,深入浅出、重点突出、流畅表达的授课,深受学生的欢迎。1983年起,她协助毛文书指导硕士研究生。1987年开始担任博士研究生指导教师。

李绍珍十分重视师德。她常常教育她的学生和科学工作者"应该兼备德、识、才、学",即使是从高校毕业到了工作岗位,首先也应该是一个道德高尚的人、一个为人民群众无私奉献的人,而这些也正是她为人的写照。她作为眼科专家、学者,经常有出国参加学术交流活动的机会,每次出国她都如期而归。曾有国外的研究单位挽留她,但被她婉言谢绝。每当她看到外国人看不起中国人,甚至被人欺负的时候,民族自尊心和爱国心便油然而生。在她的启发教育下,她的学生都拥有一颗热忱为社会主义祖国效力的热心。

李绍珍常说:"为人师,应甘作人梯。"她是中山医科大学眼科白内障专业的学科带头人。她知识渊博,善于把握当今国内外白内障临床和基础研究的学术动态和研究热点。在研究论文里,无论从选题到实验方法的设计,从结果分析到文章的撰写,无不凝聚着她的心血,但李绍珍常常将自己的名字从第一作者的位置上划掉,而将学生和年轻学者的名字列为第一作者。这尽管是一件很平凡的普通事,但并非每个人都能做得到。一位具有博大胸怀的学者形象,常令他的学生和同事为之动容。对于较早开展白内障摘除后房型人工晶体植入技术的为数不多的最早掌握这种技术的专家，她将这种技术毫不保留地向学生和年轻医生推广，通过举办多期的白内障手术培训班，亲自授课和手术示范，希望能有更多的眼科医生掌握这门技术，使广大白内障患者受益。

在她无私奉献精神的影响下，她的学生顶住拜金主义思想的冲击，坚持在教学和科研工作岗位上，经她培养的 13 名博士生，都成为所在单位的科研和学术骨干，一些学生已担任国家自然科学基金、国家教委科研基金、卫生部和广东省科委青年科研基金资助研究项目负责人，并在白内障、葡萄膜炎、眼科免疫等多个研究领域处于国内的领先地位，令同行瞩目。由于她在教学和培养人才中成绩突出，1993 年被授予全国优秀教师奖章，1993 年获南粤教书育人优秀教师特等奖，1997 年获南粤杰出教师奖。

李绍珍热爱祖国、热爱人民，多次谢绝国外科研机构的挽留和优厚待遇，始终怀着一颗爱国报国的赤子之心，把发展我国医学教育和眼科事业为己任。她曾任广东省第五、六届政协委员，还被选为第七、八、九届全国人大代表。作为全国人大代表，她积极参政议政，为我国医疗和眼科事业的发展建言献策。

六、李绍珍主要论著

Li S, Sie B. 1960. The possibility of a virus etieology of rodent ulcer. Ophthalmologica, 140: 311.

毛文书，李绍珍，等. 1965. 新会县的白内障摘除术. 中华眼科杂志，12: 216.

李绍珍，毛文书. 1966. 老年性白内障的胆固醇分析. 中华眼科杂志，13: 210.

李绍珍，谢楚芳，等. 1985. 老年性白内障病人对晶体蛋白的免疫反应. 眼科学报，1: 37.

李绍珍，刘奕志，等. 1991. 门诊人工晶体植入术. 眼科学报，7: 70.

刘奕志，李绍珍. 1991. 掺钕钇石榴石激光断线控制人工晶体植入术后散光. 中华眼科杂志，27: 268.

Li S Z, Mao W S, et al. 1991. Inhibition of rat lens aldose reductase by guercetagetin and patuletin. Eye Sci, 7: 29.

杨培增，李绍珍. 1992. 光感受器间维生素 A 类结合蛋白的提纯及其致色素膜炎视网膜炎活性. 中华眼科杂志，28: 99.

刘奕志，李绍珍. 1993. 人工晶体手术源性角膜散光的术中控制. 中华眼科杂志，29: 323.

刘奕志，李绍珍. 1994. 后房型人工晶体术后角膜散光的改变. 中华眼科杂志，30: 22.

郭海科，李绍珍，等. 1995. 人类晶体上皮细胞培养与其生长抑制的实验研究. 中华眼科杂志，31: 102.

李绍珍，刘奕志. 1996. 原位碎核超声乳化白内障摘除术. 中华眼科杂志，32: 92.

刘奕志，李绍珍. 1997. 无缝线隧道切口可折叠人工晶体植入术后房角膜观察. 中华眼科杂志，33: 30.

刘奕志，李绍珍. 1997. 小切口植入折叠式人工晶体的临床观察. 中华眼科杂志，33: 277.

李绍珍. 1997. 眼科手术学. 第 2 版. 北京：人民卫生出版社.

Yang F Y, Li S Z, Liu Y Z. 1997. Membrane formation and cellular response on the surface of lenses implanted in rabbit eyes. J Cataract Refract Surg, 23: 1265.

刘奕志，李绍珍. 1998. 颞侧透明角膜隧道的起声乳化白内障吸出及折叠式人工晶体植入术. 中华眼科杂志，34：428.

杨培增，李绍珍. 1998. 葡萄膜炎. 北京：人民卫生出版社.

Li S, Xu J, He M, et al. 1999. A survey of blindness and cataract surgery in doumen county, China. Ophthalmology, 106：1602.

He M, Xu J, Li S, et al. 1999. Visual acuity and quality of life in cataract patients in doumen county, China. Ophthalmology, 106：1609.

主要参考文献

陈景荣. 2007. 李绍珍//中国科学技术协会. 中国科学技术专家传略·医学编·临床医学卷3. 北京：人民卫生出版社：428.

撰写者

吴明星（1964~），教授、博士生导师，中山大学中山眼科中心白内障专科，李绍珍院士的博士研究生。

陈景荣（1952~），研究员，原中山眼科中心办公室主任，现已退休。

邱蔚六

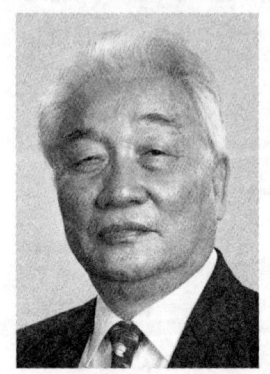

邱蔚六（1932～），重庆人。口腔颌面外科专家。2001年当选为中国工程院院士。1955年毕业于四川医学院。曾任上海第二医科大学口腔医学系主任、口腔医学院院长、附属第九人民医院院长等职。现为上海市临床口腔医学中心主任，上海交通大学口腔医学院名誉院长、口腔颌面外科教授、主任医师、博士生导师；中华医学会总会理事、中华口腔学会名誉会长、口腔颌面外科专业委员会名誉主任委员、中国抗癌协会顾问、香港牙医专科学院名誉院士及大阪齿科大学名誉教授，以及国际牙医学院等四个国际学会院士或会士。曾任国际口腔颌面外科医师学会理事。擅长颌面部肿瘤与整复外科。获国家发明奖、科技进步奖3项；36次获部市级一、二、三等科技进步奖和何梁何利基金科学与技术进步奖。"经关节镜滑膜下硬化疗法治疗颞下颌关节脱位"曾被国外专著所引用。他在国内首先对颞下颌关节强直伴发OSAHS患者行手术矫治。他倡导"综合序列治疗"，使口腔鳞状细胞癌的平均5年生存率有显著提高。1989年，他作为特别演讲者，应邀在美国第71届口腔颌面外科年会上作了《头颈部肿瘤的处理——中国的经验》专题报告，是中国学者在该年会做专题报告的第一人。主编专著10余本，参编20余本；在国内外杂志上发表论文300多篇。曾被评为全国先进教师（1989）、上海市先进教师（1996）、全国卫生先进工作者（2004），并获得首届中国医师扬子杯奖（2004）、上海市科教系统伯乐奖（2007）。2009年获中国口腔颌面外科华佗奖及由国际口腔颌面外科医师学会颁发的最高奖项——杰出会士奖（Distingnished Fellow Award），2010年国际牙医学院授予他该院最高荣誉——大师（Master）称号。

一、成长历程

一个人选择什么职业，也许会有许多偶然因素，但是一个人能够一辈子执著于同一项工作，并且成为该领域中顶尖的人物，那肯定包含了某些必然的因由。邱蔚六出生于1932年10月13日四川成都，他与医学结缘就有着一段鲜为人知的故事。

如果不是1947年年底傍晚的那场不幸，这个叔伯、姐姐、姐夫，以及表兄弟、表姐妹大都选择经济或会计的家族里可能又会增加一个经济师或会计师，而不会横空冒出这么一个医师、一个选择口腔颌面外科学作为终生追求并取得辉煌成就的名人。

那天晚上，几个持枪人闯进邱蔚六家中。他们不由分说，把明里是国民党党员，而暗中已是"民革"进步地下组织成员的父亲撂倒在地，一顿拳打脚踢和枪击后，父亲腹部、肘部多处皮开肉绽，躺在血泊里，奄奄一息。等那伙人走后，家人赶紧将父亲送入医院。所幸，经医生精心抢救，父亲总算脱离险境，转危为安。

在父亲住院的大半年时光里，邱蔚六辍学了。他常常徘徊在白色长廊内外、逗留在医院的病房里，尽自己所能照料父亲，直到父亲一点点地康复。也就是在这段时间，邱蔚六对医院、对医生有了最初的印象和认识。年幼的他了解到，危及父亲生命的主要是外伤，治疗主要是在医院的外科。他开始意识到外科医学技艺的神奇和作为一个医术精湛的白衣天使救死扶伤的神圣。邱蔚六对外科产生了奇异的吸引力，外科医师更使他无限向往。

邱蔚六就读的高中，是教会学校华西协合高级中学。这是华西协合大学的附属中学，高中毕业生大多顺其自然地考入华西协合大学。医学院和牙医学院是华西协合大学的强项，尤其是牙医学院，是全国创建最早、也是当时最具影响力的口腔学院。它堪称口腔医师的摇篮，我国老一辈口腔医学人才几乎都是它培养的。作为一名学业优秀的高中生，1951年，邱蔚六顺利考入华西协合大学牙医学院，也是在同年，牙医学院改为口腔医学系。1952年院系调整后，华西协合大学成为纯医科学校并改名四川医学院。1995年，该校又合并到四川大学，目前被称为四川大学华西口腔医学院。从我国最早创立的口腔医学院校毕业，邱蔚六一直引以为豪，这是他踏上漫漫人生征程的开始，也为日后成为口腔医学界第一位也是迄今为止唯一一位中国工程院院士奠定了坚实的基础。

1989年，在旧金山举行的美国第71届口腔颌面外科年会上，邱蔚六站在讲台上作了一小时的专题演讲"头颈部肿瘤的处理……中国的经验"。大会在给他的感谢函中称："这是中国医师历史性地、第一次在美国的口腔颌面外科年会上作专题报告。"在此之后，中美口腔颌面外科学界进一步加强了学术交往；国际口腔颌面外科医师学会也主动邀请中国口腔颌面外科学会参加国际口腔颌面外科医师协会，认为这一国际组织决不能没有中国的参与。但是由于涉及"一中一台"问题，在经过不懈地努力，多次通信和协商后，1999年，国际口腔颌面外科医师协会主动将台湾更名为中华台北后，中国口腔颌面外科学会终于被正式接纳为国际口腔颌面外科医师学会成员，邱蔚六也代表中华人民共和国出任了第一届理事。从此，中国口腔颌面外科正式融入了国际口腔颌面外科的大家庭，也确立了我国口腔颌面外科在国际上的应有地位。

邱蔚六与老一辈口腔颌面外科学专家一起，开创和形成了被国外同仁美誉的"中国式"口腔颌面外科学。在他倡议下，建立了以外科为主的口腔颌面部恶性肿瘤的综合序列治疗模式。创造性地应用游离前臂皮瓣行软腭再造术，解决了因肿瘤切除导致的语言、吞咽等功能障碍，提高了患者的生存质量；首创了经颞下颌关节镜滑膜下注射硬化剂治疗颞颌关节脱位；与同事们一起建立了中国第一株人舌癌及涎腺癌的系列细胞系；率先开展颅颌面联合切除治疗晚期口腔恶性肿瘤，填补了国内空白。他最早引进显微外科技术，一组2000多例游离组织瓣移植的成活率达98%，使口腔颌面部癌瘤的五年生存率和生存质量均跃居世界先进水平。1986年以来，邱蔚六先后成为国际牙医学院（International College of Dentists）院士、香港牙科专科学院荣誉院士，并出任国际口腔颌面外科医师协会（IAOMS）理事。曾任中华口腔医学会副会长，口腔颌面外科专业委员会主任委员，中国抗癌协会头颈肿瘤外科专业委员会主任委员，国务院学位委员会第2~4届学科评议组临床II组、口腔医学组成员和召集人，以及全国临床医学专业学位教育指导委员会委员。目前他是中华口腔医学会名誉会长和中国抗癌协会顾问。

二、情钟口腔医学，心系口腔颌面外科

作为一名口腔颌面外科医生，邱蔚六能体味口腔医学在中国发展的艰辛历程。口腔医学虽然在教育部的学科目录中早已是一级学科，然而在1998年以前研究生的学科目录中，口腔医学仍然被视为二级学科被排列在临床医学II组（外科学组）中。"我要为口腔医学教育正名，口腔医学有自己的规律和特色，从老一辈的口腔医学家开始，我们一直在为口腔医学能成为研究生教育的一级学科而努力。"1998年，口腔医学终于从原来的临床医学II组中分离出来，成为独立的一级学科，这是邱蔚六参加国务院学位委员会学科评议组工作近20年中，他感到最满意的事情。

今天，邱蔚六所在的上海交通医学院（原上海第二医科大学）附属第九人民医院口腔颌面外科被国内外公认为是口腔颌面外科中心之一，是国内口腔颌面外科的领头羊。这个科室人才济济，几乎没有学术梯队的断裂层，各亚科学科的带头人都有博士学位且年轻有为。该科多次被评为上海市重点学科及国家"211"工程重点建设学科，2002年至今一直是教育部国家级重点建设学科，也是卫生部指定的口腔颌面外科高级医师培训基地。

由于大家的团结协作，第九人民医院口腔颌面外科还曾先后被评为上海市劳模

集体；2008年获五一劳动奖章集体及全国工人先锋号的光荣称谓。

邱蔚六一贯强调：医学虽然属于实践性很强的学科，但离不开理论指导，"外科医师不是开刀匠"，外科医师应该是"学术型的外科医师"。邱蔚六说："我很幸运，一开始就能朝着学术型外科医师的目标努力。"

作为一个临床科室，需要基础医学研究，但更需要的是"转化医学"研究，是能结合解决临床实际问题的课题。他总是跟他的学生讲："做医生，就要做到别人看不好的病我们力争看好，别人不会开的刀我们要会开。"他也是用这样的信念带领着他这支口腔颌面外科队伍的。

从1955年毕业分配到广慈医院的口腔颌面外科至今，邱蔚六已在这个领域躬耕了50多年。他从来也没有停滞自己前进的脚步，一直用"无须扬鞭自奋蹄"来勉励自己，不断在科研、教育等领域著书立说、挖掘人才、培养人才。他对自己所从事的口腔颌面外科专业无限热爱，一直热切关注着这个学科的发展，并对上海市交通大学医学院附属第九人民医院的口腔颌面外科的梯队建设做出了不可磨灭的贡献。加之第九人民医院其他口腔医学特色专业也发展迅速，形成了"小九院，大口腔"的现象，这都留下了邱蔚六为此努力奋斗的一步步攀登的足印。由邱蔚六带领的口腔颌面外科队伍及他培养的博士张志愿目前领军的口腔颌面外科专业已经形成了一根前后延续、不断扩展的链条，保证了该学科始终处于国内外发展的前列。20年来在历届的上海学科评比中，他们也都取得了骄人的成绩。

三、视患者为家人，痛患者之痛

邱蔚六总是对别人说，对患者的"痛"要像对待自己的"痛"一样。成为一个让患者信赖的医师，就要"将心比心"，应当以自己作为患者的心情去理解和体会患者的心情和痛苦。就拿"疼痛"来说，局麻下行外科手术常常是镇痛不全的，手术后伤口痛也是可以理解的。然而作为外科医师常常忽略这些，认为是次要的细节。有时甚至叫患者"咬咬牙"、"忍一忍"就过去了。可是只有自己患病后才能体会那"咬咬牙"、"忍一忍"是什么滋味。邱蔚六自己前前后后大小手术做过十几回，全麻下做过5次。有一次，他腹壁疝手术后全麻清醒之后，疼得禁不住要从床上跳下来。从此，他更是经常对同行宣传手术及术后的镇痛。提倡对患者的"痛"和"镇痛"要像对待自己的"痛"一样。邱蔚六说："自己有了体会，才有发言权。"

1964年，当时医学界开展针刺麻醉手术，邱蔚六带了一组人专门从事口腔颌面外科针刺麻醉手术的研究。但是针麻究竟能否起镇痛作用？它的效果究竟如何？邱蔚六决心"以身试针"。在说服了同事后，他接受了一次在针刺麻醉下摘除一个耳前淋巴结的手术。这个手术给邱蔚六的启示是："切皮时稍微有点痛，能接受；缝皮时基本不痛；分离淋巴结时一碰到神经末梢像闪电一样地痛。"在此基础上邱蔚六总结出了一套口腔颌面针麻手术操作常规，目的是为了减轻患者的痛苦，提高手术成功率，并写入《针刺麻醉》和他自己主编的《口腔颌面外科理论与实践》两本书中。通过这次亲身经历，邱蔚六对针麻的评价是"有镇痛作用，但镇痛不全"。

谈到此处，邱蔚六又不禁回忆起1976年带领医疗队赶赴唐山"7.28"地震的场景。"文化大革命"还未结束，当时邱蔚六还是个老主治医师，医院派出两个医疗队，他任其中一个队的队长，在震灾发生后的第二天即赶赴灾区。路上来来往往都是运粮食的车，满眼望去尽是倒塌的房屋，一片狼藉，空气里还弥漫着腐烂的味道。当地还有余震，大家都睡帐篷，却也不觉得害怕。邱蔚六率领医疗队员，都背了尽可能多的东西，尽快地投入工作。可伤员实在太多，带去的药品几乎半天就用光了，这其中包括麻醉药。在这样艰苦的条件下，邱蔚六决定应用他在20世纪60年代的科研成果——针刺麻醉。该技术在手术时就起到了一定的作用。庆幸的是，一个星期后麻醉药品终于补给到位。在震灾的后期，他还应用针刺麻醉为当地患者成功地施行了颞下颌关节强直成形术。邱蔚六感叹说："在这救灾的一个多月中，我体会到了天灾的无情，但最重要还是人要有感情，有亲情。让人惊喜的还有，在抢救病员当中我们可以学到不少的急救知识和相关的技术。这对今后发展灾害医学是十分有益的。"

作为一名医生，邱蔚六时时刻刻考虑着病患所遭受的生理上的痛苦，体会着患者看病难、看病贵的难处，始终把患者的利益放在第一位。现今，不少专家只看特需门诊不看普通专家门诊，但邱蔚六却不是，按他资历，找他看病的人都能排成长龙，然而他考虑到的是很多患者都是疑难病例，很多都是已经花了不少钱，费尽周折才过来的。他总是对他们说，"找我看病，就挂我的普通专家号吧。"因为特需门诊费要100多元，而专家门诊才20元。他考虑到很多患者都是千里迢迢慕名而来，为了保证患者能看上病，不论他的行程安排的如何紧张，工作如何繁忙劳累，他总是尽量保证专家门诊的时间。

邱蔚六已记不清自己总共看了多少患者，但是，如果有人问他："最高兴的事情是什么？"他一定会回答说："当我看见被我治好的患者健康而愉快地生活着时。"在记忆深处，邱蔚六珍藏着不少与患者的情谊片段。

一位科学工作者患了上颌窦癌，其他医院都因病期晚而婉拒了他，邱蔚六毅然为其施行手术后，患者不但健康地活着，而且还为医院提供了一台他自行研制的医疗仪器——中国自制的体外碎石机。一位某自治区的原卫生厅厅长也因晚期癌症不远数千里来院得到救治，当邱蔚六因公顺便去拜访他时，已近90高龄的他激动地邀请邱老去家里作客。有一次在无锡义诊时，一位70多岁老人知道邱蔚六来了，特意到义诊现场来看他，他是多年前被治愈的患者，这让邱蔚六感到无比的安慰，"这样的关系，早已经超越普通的医患关系。"

经邱蔚六医治的患者中，无论工人、农民还是学生，在康复出院后，许多人还与他保持通讯联系，甚至视这位医生为知心朋友。医疗技术古称"仁术"，"仁"就是要有爱人之心，邱蔚六这样的好人缘大概就是"妙手仁心"的魅力吧。

四、饮水思源，不断追求

邱蔚六曾担任过9年医院的院长，但是繁重的行政管理工作也没有影响到他在临床上、科研上的追求，他"白天在医院当院长，晚上在家当专家"，每天都工作学习十几小时。对于学习，邱蔚六主张"杂"，他说，不杂，思路就局限了。不仅限于本专业，还应包含其他非专业；不但学自然科学，也需要学社会科学，因为人文的东西对一个人的素质甚至思维方法都是影响深远的。对一名外科医生的成长来说，环境和条件同样至关重要。邱蔚六曾说自己很幸运，刚参加工作就来到了一个很优越的环境氛围中。当时他所在的上海第二医学院附属广慈医院（现上海交通大学附属瑞金医院）口腔颌面外科，是我国较早在国内建立有口腔颌面外科病房的单位；那时的科主任是中国口腔颌面外科的两位创始人——张涤生教授和张锡泽教授，说起自身的成长与机遇，邱蔚六掩饰不住对"二张"的感激之情。邱蔚六说，整形外科是口腔颌面外科的重要基础，不论是中国还是外国，不少整形外科医师都是毕业于口腔医学系或具有口腔医学学习经历的人从事的。邱蔚六说起自己今天能够有些成就，认为重要因素之一是基础打得牢，而他坚实的基础是得益于名师的悉心培育。张涤生是新中国整形外科的缔造者之一，是我国整形外科方面的专家，也是中国工程院院士。张锡泽也是口腔颌面外科的老主任，他的严谨治学、知人善任和张涤生的善于研发创新都是学术界有名的。

当时为了加强基础训练，住院医师每周都有专门的小手术门诊，这对学会正规的外科操作很有帮助，打好外科基础，尤其是整形外科基础，对口腔颌面外科医师是十分重要的。20世纪50年代开始，医学界下乡巡回医疗及参加意外灾害事故的机会特别多，有人曾对此抱怨，但邱蔚六却认为学到不少在医院内学不到的东西。比如，他曾参加医疗队在皖南工作，当时医疗队设立了简易手术室，做手术"从头到脚"、包罗万象，这样的机会不是什么时候都有的。张涤生手把手地教他，张锡泽甘为人梯的精神使他几十年来一直无法忘怀对恩师的深情。如今，他还尊先师为榜样，沿用许多过去的方式方法来指导自己的学生，教育自己的弟子。正是因为恩师的精心培养和经过半个多世纪的勤奋开拓，邱蔚六和他的前辈们才能够使得"中国式"的口腔颌面外科得到确立，并在国际口腔颌面外科学领域中占有一席之地。

五、爱才护才，慧眼赛伯乐

邱蔚六作为教学医院的教授，他十分重视教育，"十年树木，百年树人，人才是学科兴旺发达的基石。"他一直认为：一个人的成长背后必须有一个良好的环境和条件——专业学科作为基地，才能有施展舞台与用武之地，才能被赐予永不枯竭的资源；一个学科的发展，必须有一批精英、良才的加盟、参与，才能推进事业步步提升，获得源源不断的力量。人才与基地，二者相得益彰，不但可创建专业的优势，同时也可以发掘并培养属于本专业的优秀人才。邱蔚六认为"青年人的培养是学科发展的希望所在"，因此，他甘为人梯把自己的许多时间和精力献给了年轻人，为他们"搭舞台"，让一批有创造力的青年人脱颖而出。他从1980年起开始招收硕士，1986年开始招收博士，为我国口腔颌面外科医学界培育出一片"人才森林"：硕导20余名，博导18名，博士后出站近10名，硕士、博士生67名，正副教授62名。在他培养的众多学生中，现任上海交通大学医学院附属第九医院院长张志愿是他最得意的门生，也是他在口腔颌面外科专业上的接班人。其中较出色的学生还有，现任南京大学医学院口腔系主任、南大医学院附属口腔医院院长胡勤刚，现今已是口腔界较为出色的人物。另外，上海同济大学口腔医学院、口腔医院院长王佐林，是在日本获得博士学位，归国后做了邱蔚六的博士后，也已经在专业中显示出相当的潜力。他的研究生中担任科主任及学科带头人者则更比比皆是。他们的成就除了他们自己的天赋和努力外，后面都有着邱蔚六严格的研究生训练给他们的巨大帮助。

邱蔚六对待学生有自己的管理方式和教育手段，他认为对待学生既要严格，又要知人善任、量才为用，这样才能做到事半功倍。用人不疑，用人要用他的优点，这是邱蔚六总结出来的重要经验。邱蔚六带领学生奔赴唐山大地震参与医疗救灾期间，发现了一位上海第二医科大学76届的学生，经过观察，邱蔚六认为他是个行政方面人才，有意在行政方面发挥他的长处。邱蔚六任第九医院院长后，提拔他成为第九医院的副院长，并送去美国进修管理。之后又提拔他为上海第二医科大学的副校长，这人就是现今上海知识产权局局长陈志兴。邱蔚六还有一个博士，具有很强的科研能力。在邱蔚六的动员下，他从事了头颈肿瘤内科研究工作。他认识到内科虽不动刀，但其内涵很深广，如今该领域已发展了基因治疗、靶向治疗、中医治疗等诸多方面。这位博士在这方面做出不少出色成绩，在国内也产生了一定的影响。

邱蔚六培养的众多学生都对其有着深厚的感情，"如果没有邱老师的识才用才，也没有我们的今天"，许多邱蔚六的学生都曾这样动情地感慨。1994 年，邱蔚六患上急性坏死性胰腺炎，情况非常凶险。仅仅住院 20 天后，他刚刚能坐起来，身上还插着引流管，就又开始为博士改论文。在他住院期间，他的学生们自发地轮流看护直到邱蔚六病愈出院。病好后，他在家中请学生们聚会，请学生们吃他夫人做的担担面。从此，这一传统就保留下来。每年正月十五，在邱蔚六家中都会有一个特别的聚会。这些已毕业的研究生，只要有空，一定会赶去。虽然家中空间有限，总是被挤得满满的，许多人只能坐在地板上，但大家其乐融融，就像是个家庭聚会，温馨和谐。

满头银发的邱蔚六，早已逾古稀之年，但他仍然笔耕不辍，著书立说。他的医学技艺，更显炉火纯青；他的累累硕果，使他当之无愧地成为我国口腔颌面外科专业翘楚、学科英才。他带领的专业学科、优秀团队铸就了上海交通大学医学院附属第九医院口腔颌面外科的辉煌功业。邱蔚六以勤勉的工作态度和严谨的治学风格，长时间保持了专业的领先位置。千里马常有，伯乐难寻，邱蔚六以其授之以渔的教书育人的师德、广纳良才的伯乐精神为口腔颌面外科事业和其他领域培养和挖掘了大批优秀人才。

六、爱好广泛，生活充实，家庭幸福

除了口腔颌面外科事业外，体育、戏剧以及文学是邱蔚六的最爱。

小时候邱蔚六身体并不强壮，年轻时经常患上呼吸道疾病，为了健身，他爱上了体育运动。高中时他就读的是华西协合高级中学，坐落在当时成都十分闻名的华西协合大学校园华西坝之后，被称为华西后坝。华西后坝有一个十分漂亮的标准足球场和田径场，并且，那里有一位很好的体育老师杨绪尧。杨绪尧曾是民国时期全运会的跳高冠军。在他的带领下，华西协合高级中学有一个华西田径队，而邱蔚六也是其中的一员。好场地加上好教练，使得华西田径队的成绩在成都如日中天。邱蔚六的田径项目是跳高、撑竿跳和 110 米高栏，曾代表川西区去参加过西南区运动会，后来还改行打了几年排球，也入选过成都市排球队。体育锻炼可以加强体质，更可以锻炼人们的意志。邱蔚六说，回想起当年，每天早晨都要起早锻炼，无论刮风下雨都从不停止，对后来作为一名外科医师有很大的帮助。此外，邱蔚六还有一段从事演艺的经历。在华西协中时，邱蔚六参加过一个新中国成立前地下党外围组织的一个剧团，叫"熊星"剧社，他参加过演出曹禺的著名话剧《雷雨》，饰演鲁大海一角。大学时参加《人往高处走》一剧，出演村长。工作后在广慈医院参加过狼牙山五壮士朗诵剧的表演，以及后来在第九人民医院甚至还改行唱起了京戏红灯记中的李玉和片段。邱蔚六也爱文学，看书，写散文，20世纪70年代初，在支援小三线建设去皖南的途中，他萌发了诗意，从此不时也会写写诗抒情，以此勉励自己。

邱蔚六的座右铭，是他自勉、自励、自戒的准则和信条，也是他50多年从医生涯的真切感悟：

    为人之道——严以律己，宽以待人，做人知不足；
    从医之道——救死扶伤，为民悬壶，仁术德为先；
    执教之道——授之以渔，甘为人梯，青定胜于蓝；
    著研之道——渴求创意，永不言弃，攀高无止境。

邱蔚六有一个十分美满的家庭，那是他成功的动力和休憩的港湾。邱蔚六的夫人王晓仪与他是同班同学，也一直是他的同事——牙体牙髓病学教授。读大学时邱蔚六是班长，而她是团支部书记，一起从四川被分配到上海，一个在口腔颌面外科，一个在口腔内科，相似的经历让他们走在一起，几十年来互敬互爱，相濡以沫。邱蔚六常用八个字来形容夫人：简朴克己，对人友善。他说，夫人为自己、为家庭奉献了很多。即使自己做9年医院院长期间，她也从不计名利，不争地位。因为她，一家人生活得很幸福。

邱蔚六坦言因为自己很喜欢孩子，女儿年幼时接送去幼儿园和小学都被他"承包"了，甚至病假中还给他们做做针线活。邱蔚六说："不想让这双外科医师的手闲着，针线活可以锻炼手的灵巧性。"正因为如此，年轻时的邱蔚六曾被医院评为过"好爸爸"。提及此事，邱蔚六的脸上竟表现出了难得的"得意"。如今，三个女儿都已成人、成家。然而，与许多父母都从医的家庭一样，孩子们看多了父母亲工作的辛劳和压力。除了小女儿是药剂师外，其他孩子都不愿意继承父母从事的医学事业。作为父亲，邱蔚六尊重孩子们的选择。

据最新的信息：邱蔚六在美国的一个外孙女愿意继承外公的医学事业；并已优良的成绩被排名美国第一的哈佛大学医学院录取。作为外公的他欣喜地逢人便说："了却一桩心愿，了却一桩心愿！"

当年这位为中国口腔医学界赢得荣誉的人，现在已是年逾八旬的白发老人了。他仍然坚持每天到医院上班，参加查房、病例讨论、看门诊，始终工作在第一线，几十年来，邱蔚六笔耕不辍，坚持把自己的临床心得和研究成果化成文字出版。他先后主编出版了《口腔颌面外科学》、《口腔颌面外科理论与实践》及《口腔颌面外科手术图解》等12部系列专著，在国内外杂志上发表论文400余篇，2008年还出版了院士医学丛书《邱蔚六口腔颌面外科学》。他的永不言弃的求索精神着实让人感动。这是他对自己毕生事业的不懈追求和对自己永不停息工作学习的自我苛求。

七、邱蔚六主要论著

邱蔚六. 1979. 颅颌面联合切除术治疗晚期口腔颌面恶性肿瘤. 中华口腔科杂志，(14): 197.

邱蔚六. 1980. 口腔颌面外科学. 北京：人民卫生出版社.

邱蔚六. 1983. 全额及隧道皮瓣在整复口腔颌面缺损中的应用. 中华口腔科杂志，(18): 70.

邱蔚六，刘世勋，唐友胜，等. 1984. 小血管吻合游离组织移植在口腔颌面外科应用的评价. 中华口腔医学杂志，19 (3): 143.

Qiu W L, Liu S X, Yuan W H. 1984. Evaluation of free flaps transferred by microvascular anastomosis in oral and maxillofacial surgery. J Reconstr Microsurg, 1 (1): 75.

邱蔚六，潘家琛，潘可风，等. 1985. 颞下颌关节真性强直伴重度呼吸障碍的同期手术处理. 中华口腔医学杂志，20 (3): 154.

邱蔚六. 1986. 口腔颌面外科临床手册. 北京：人民卫生出版社 (2001，第2版).

邱蔚六. 1995. 口腔颌面外科手术图解. 南京：江苏科学技术出版社.

邱蔚六. 1997. 常见口腔疾病诊治图谱. 济南：山东科学技术出版社.

Guan X F, Qiu W L, He R G, et al. 1997. Selection of adenoid cystic carcinoma cell clone highly metastatic to the lung: an experimental study. Int J Oral Maxillofac Surg, 26 (2): 116.

邱蔚六. 1998. 治疗性颞下颌关节镜外科的临床应用. 中华口腔医学杂志，33 (4): 241.

邱蔚六. 1998. 口腔颌面外科理论与实践. 北京：人民卫生出版社.

邱蔚六. 2002. 口腔病防治丛书. 北京：人民卫生出版社.

邱蔚六. 2002. 老年口腔医学. 上海：上海科学技术出版社.

邱蔚六. 2002. 口腔颌面外科临床解剖学. 济南：山东科学技术出版社.

邱蔚六. 2002. 颌面颈部疾病影像学图鉴. 济南：山东科学技术出版社.

邱蔚六. 2003. 外科并发症学. 北京：世界图书出版公司.

Qiu W L, Zheng J W. 2003. Development of oral and maxillofacial oncology in China. Chin Med J, 116 (10): 1567.

邱蔚六. 2006~2008. "口腔医学精粹丛书"共15本，已出版5本，世界图书出版公司.

邱蔚六. 2008. 邱蔚六口腔颌面外科学. 上海：上海科学技术出版社.

主要参考文献

邱蔚六. 2008. 中国工程院院士自述（第二卷）. 北京：高等教育出版社：592.

撰写者

王琪齎（1984~），邱蔚六院士秘书，中华口腔医学会口腔颌面外科专业委员会秘书。

陈洪铎

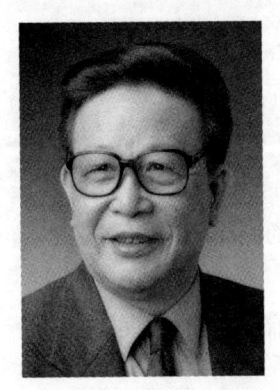

陈洪铎（1933～），浙江绍兴人，皮肤性病学专家。1999年当选为中国工程院院士。1956年，他从中国医科大学毕业后，一直从事皮肤性病学临床实践和学术研究。他关于朗格汉斯细胞来源、分布、转换、抗原、功能和病理以及角质形成细胞免疫功能的研究结果已获国际公认。他发现维甲酸能促进紫外线所致皮肤损伤的恢复，已被用于皱纹等光老化性皮肤损伤的修复；证实了绿茶提取物、薏苡仁提取物等对光老化、光免疫抑制及光致癌的预防和治疗作用；发现温热能促使朗格汉斯细胞成熟，已用于跖疣等顽症治疗。他将基础医学的研究成果运用于临床实际，是转化医学的杰出代表。他发表学术论文549篇（其中英文论文202篇），教材专著34部；获全国五一劳动奖章，"全国杰出专业技术人才"称号，吴阶平医学奖，国家自然科学奖三等奖，卫生部科技进步奖一、二、三等奖，教育部科技进步奖二、三等奖，中华医学科技奖一等奖，辽宁省科技进步奖一等奖，辽宁省科技功勋奖，国际皮肤科学会突出贡献奖，国际皮肤科学会联盟表彰奖等。现任卫生部免疫皮肤病学重点实验室主任、中国医科大学附属第一医院名誉院长、中华皮肤科杂志总编、国际美容皮肤科学会会长、国际生物医学科学协会副会长、国际皮肤科学会常务理事、美国 International Journal of Biomedical Science 和欧洲 Journal of Applied Cosmetology 期刊副总编、世界卫生科学院终身荣誉会员、American Academy of Dermatology 荣誉会员、American Dermatological Association 国际荣誉会员、研究皮肤病学会荣誉会员、日本皮肤科学会荣誉会员、亚洲皮肤科学会名誉理事等。曾任中华皮肤性病学会主委，国际皮肤科学会副会长，第五届亚洲皮肤科学大会（1998，北京）、第九届国际皮肤科大会（2004，北京）、第九届国际美容皮肤科大会（2009，罗马）主席、第十一届国际美容皮肤科大会（2014，北京）名誉主席等。

一、成 长 经 历

陈洪铎，1933年2月18日出生于浙江绍兴。少年时就读于成章小学、锡麟小学和鲁迅小学，青年时在鲁迅、蔡元培等人创办或任教过的绍兴中学学习。寻求光明进步，爱国救国报国的思想一直在影响着他，并在他的心灵深处扎下了根。当时的外国人称中国人为"东亚病夫"，这对他刺激很大。1949年，陈洪铎16岁在上海同济大学数学系读书时，新中国诞生了。当听说中国医科大学是中国共产党最早创建的医科大学，渴求光明和进步、痛恨中国人被称为"东亚病夫"的陈洪铎用青春的激情做出了一个彻底改变他人生之路的选择——弃理从医，到中国医科大学去学"医"，那是中国共产党一手创建的医科大学！

1950年年初，不满17岁的陈洪铎与另外几位考上中国医科大学的同学告别了家乡父老，踏上了去沈阳的征程。

入学后的第一个冬天，正赶上中美关系紧张，他们被紧急疏散到黑龙江北部，那里的最低温度在零下50摄氏度。"当时，我们睡的是大通铺，洗脸要去锅炉房打热水。穿上大棉鞋，戴上皮手套，端着脸盆，路上结满了冰，走起来颤颤巍巍……一次，我不小心摔倒，等爬起来时，发现手套和棉鞋已经冻在了地上。"陈洪铎回忆说，当时他们这些南方来的学生身体虚弱得连做广播体操的劲儿都没有。有些同学实在抗不住，不得不打道回府。但陈洪铎的固执让人吃惊，"人家能活，我相信我也能活！"一直坚持下来至今，成了一名地地道道的沈阳居民。

"人无论在什么情况下，都不要被表面现象所迷惑，一定要看得长远些。"陈洪铎经常这样说。当年他在同济大学时学的是德语，考入中国医科大学后，改学俄语，学校当时不允许学生借阅英语书籍，没机会学习和应用英语，因此，好多人放弃了英语学习。后来他发现中国人写论文常常要大量引用英语文献，而且国际学术会议的主角几乎全是讲英语的人，这一"发现"让他思绪重重。于是，他又拾起了中学时学过的英语，不懂就查字典，大量翻阅英文资料，一点点地提高自己的英语水平。

1956年毕业后，陈洪铎被分配到中国医科大学附属第一医院皮肤科，他在"文化大革命"中成了"只专不红"的典型。陈洪铎的夫人翟明教授回忆说："那年月，读书无用，学校停课，大家对未来很茫然。老陈不然，天天坐小板凳上看书，早上5点就起来背英语单词。一次我说，你真是带着花岗岩脑袋进棺材，学这些有什么用！他头也不抬地说，你是目光短浅，没出息！"在历次政治运动中，即使在"读书无用"的年代，他都没放弃过学习，认为知识终会有用。在农场劳动时，他视白天劳动为锻炼身体，清醒头脑，掌握平时接触不到的东西，晚上一直坚持看书学习。陈洪铎自学英语付出了巨大的心血，达到了痴迷的程度。看到一个物品，他就努力掌握它的英文名称；遇到一个交流场合，就主动用英文和对方谈话。日积月累，他的词汇量和交流能力达到了相当高的水平。甚至在餐桌上，每上一道菜肴，他都基本能说出原料的英文名称，令很多经过系统培训的后生，甚至"老外"都惊叹不已。

"文化大革命"后的1978年,国家选派首批留学生到海外学习,陈洪铎在全国英语选拔考试中取得了优异的成绩。

二、主要研究领域和学术成就

(一) 开阔的视野,前沿的选择

1868年,德国医学生朗格汉斯(1847～1888)用氯化金染色,首次在皮肤表皮层中发现一些树突形状的细胞,以后就以他的名字命名为朗格汉斯细胞。由于朗格汉斯细胞的形状与神经细胞相似,该细胞曾被认为是皮肤中的神经细胞;以后又长期被认为是衰朽的黑色素细胞。20世纪末期,伴随着免疫学理论和技术的突破性进展,科学家们揭示:朗格汉斯细胞有摄取、处理和递呈抗原的功能,在皮肤免疫应答反应中发挥重要作用。有人形象的比喻,朗格汉斯细胞是皮肤免疫的哨兵,它们能迅速发现、报告敌情,引导机体的守卫者(其他免疫细胞)合围并消灭入侵者。沉寂百年的朗格汉斯细胞研究突然迸发了。

1979年,陈洪铎到美国留学,师从国际知名的免疫遗传学家、原美国遗传学会主席塞尔维斯教授。当塞尔维斯征询陈洪铎的研究设想时,他很快就锁定了皮肤朗格汉斯细胞。这个研究目标的确立不是突兀的。十年"文化大革命"并没有淹没陈洪铎对皮肤科学研究的热情,没有挡住他积极的磨砺和学术跟踪。在大部分随波逐流者忙于"运动"的时代,他一直默默地查阅着当代皮肤科学的研究进展,苦心思索着未来的研究方向。皮肤是机体与外界的屏障,这个屏障不应当局限于机械的隔离,更应当是积极的防御体系;也就是说,皮肤是机体免疫系统的重要组成部分。他敏锐地意识到,免疫学是当代生命基础科学研究最活跃的领域之一,研究皮肤免疫就意味着搭上了当代生命科学研究的快车。尤其重要的是,皮肤是机体的"窗口",皮肤免疫的研究不仅使皮肤科学受益,更由于皮肤取材方便、观察直观,具有其他器官免疫研究不可比拟的优越条件,还可为机体其他系统的免疫研究提供借鉴资料。作为皮肤免疫系统重要组成部分的朗格汉斯细胞研究刚刚起步,还有众多科学问题有待回答。皮肤的朗格汉斯细胞是从哪里来的?在机体是如何分布的?用哪些方法能够有效鉴定朗格汉斯细胞?朗格汉斯细胞在皮肤功能活动中如何发挥作用?当陈洪铎将这一系列问题呈给塞尔维斯教授时,塞尔维斯教授连连摇头:"朗格汉斯细胞,这块硬骨头可不好啃!"陈洪铎用两个小时的时间硬是说服了导师。

方向有了,目标明确了,方案的具体实施则是极富挑战性的漫漫过程。十年"文化大革命",当时国内基本科研条件已破坏殆尽,根本不具备学习、摸索、掌握实验技术的条件。作为当代世界科技强国，美国的高端实验室能够提供充分的设备和材料。已过不惑之年的陈洪铎，只有重新开始学习相关的实验技术。要认识、饲养、培育各种各样的实验动物，C57BL/6、BALB/c、Lewis……好奇怪的名字啊；组织相容性抗原、弱抗原、嵌合体、移植排斥……每个概念后面都是一叠叠厚厚的资料；免疫荧光、免疫组织化学、细胞培育术、组织移植……都是当时皮肤免疫研究的最先进技术。"时间对每个人都是常数"，这是挂在陈洪铎嘴边的口头禅。在这个"常数"的框架下，要达到学术追求的目标，只好以牺牲个人的休息、娱乐，甚至健康为代价。那段难忘的时光里，陈洪铎像陀螺一样，飘转在图书馆、实验室、动物房等部门之间，常常是几个实验同时进行。他找来一个定时器，分别上好时间。15分钟后，定时器响了，他匆匆离开，到另一个实验室去……下班后，大家陆续离去，只有他的身影固执地叠印在实验室寂寞的灯光下。

每拟开展一个实验前，陈洪铎都要阅读大量的英文文献。他有一个习惯，阅读文献时，左手握着一把不同颜色的彩笔。以不同的色彩，标示出不同方面的内容；在页脚等空白处，摘录读书心得或要点。每设计一个实验方案时，陈洪铎都反复推敲，不错过任何一个细微之处；这也应了他的另一句口头禅："一万件事中，做对了9999件，有一件做错了，后果都可能是毁灭性的。"

研究需要在几代大鼠身上做实验。他把大鼠身上朗格汉斯细胞分布不同的皮肤组织从这只移植到那只，又从父辈移植到子辈，然后进行在当时很先进的免疫荧光和单克隆抗体染色，再用肉眼观察哪些移植物被排斥掉了，哪些相安无事……刚出生的大鼠只有花生粒大，移植骨髓的操作要在解剖显微镜下进行，常常盯得头晕眼花，而手上则出现了被剪刀磨出的血泡……

就这样，在大约两年的时间里，经过千余次动物实验后，当初塞尔维斯担心的称之为"硬骨头"的朗格汉斯细胞研究，经过陈洪铎和同事们的潜心雕琢，散发出一个又一个新亮点。证实了：（1）在大鼠表皮内，朗格汉斯细胞的密度因部位及年龄而悬殊，同时，证实大鼠的朗格汉斯细胞表达组织相容性Ⅱ类分子（Ia抗原）；（2）将含朗格汉斯细胞最多的雄性大鼠躯干皮肤移植到同种雌性大鼠，100%能被受者所排斥；将含有朗格汉斯细胞较少的雄性大鼠其他部位皮肤移植到同种雌性大鼠，仅约50%被排斥；而含朗格汉斯细胞更少的雄性大鼠蹄部结节皮肤移植到同种雌性大鼠，则几乎100%被接受；（3）将雄性大鼠躯干皮肤内原有的朗格汉斯细胞更换成同种雌性大鼠的朗格汉斯细胞后，则60%可被接受。进而提出，如把移植脏器内此类细胞设法清除或更换，则可能被同种异基因个体所接受；如设法增加此类细胞则可能使肿瘤排斥。在国际上首次揭示朗格汉斯细胞具有提呈组织相容性抗原的功能，并且在国际上首次于动物活体证实了移植物内的朗格汉斯细胞对移植物被排斥过程中的重要作用。此研究是现代免疫学中的一项重要基础理论性，其结论对脏器移植及肿瘤防治具有指导意义。实验完成了，用英语总结实验结果、撰写论文。科学论文的撰写有其特殊性。陈洪铎又发扬了蚂蚁啃骨头的精神，反复推敲、仔细斟酌，并在老师的悉心帮助下，撰写了"Influence of major histocompatibility complex compatible and incompatible Langerhans cells on the survival of H-Y incompatible skin grafts in rats"、"Studies on the behavior of H-Y incompatible skin grafts in rats"、"Occurence of donor Langerhans cells in mouse and rat chimeras and their replacement in skin grafts"等高品质文章。文章发表在 Transplantation、Journal of Immunology 及国际皮肤领域最高层次的 Journal of Investigative Dermatology 等多种期刊上。发表的论文被国内外学者大量引用。他还多次受邀在日本、欧洲、美国、拉美等地的学术机构和国际会议上宣讲，得到了同行的高度赏识。一些国际著名专家以"杰出的"、"无可辩驳的"、"当代皮肤科学界尚无别人做过如此周密而耗时的研究"这样的语言评价陈洪铎的科研成果。他被国际同行公认为朗格汉斯细胞及皮肤免疫系统研究的权威学者之一。

（二）立足国内，团队发展

"文化大革命"期间，由于海外关系和家庭出身，陈洪铎受到迫害，但他的爱国热情、奋斗目标一直没有变。他出国留学也是为了振兴自己的祖国。

留学期间，鉴于陈洪铎的突出工作，宾夕法尼亚大学破格聘请他为客座教授——中国讲师被美国著名大学聘为教授，这是少有的，在宾夕法尼亚大学这是极大的荣誉。

宾夕法尼亚大学及埃维实验室以优厚的待遇聘请陈洪铎在美国长期工作，被他婉言谢绝了。

回国前，陈洪铎用按政策应归个人的大约 2500 美元的生活节余，购买了当年在国内难以买到的一些仪器、试剂和图书，整整装了六大箱子，托一艘停泊在费城港口的中国货轮捎回祖国。归国途中，陈洪铎参加了 1982 年日本东京举办的第 16 届世界皮肤科大会，并在会上宣读论文。当大会主席介绍说"下一个发言的是美国的陈洪铎教授"时，陈洪铎登上讲台后说的第一句话是："我是中国人，我来自中华人民共和国。我是在回归祖国的途中来参加这个大会的。"话音刚落，台下掌声响起，经久不息。许多外国的专家、学者在讨论中对陈洪铎研究成果给予了高度的评价。

国外求学的经历，使他清楚地意识到，中国皮肤科学研究的基础还非常薄弱，人才匮乏、资金短缺、学术氛围不浓。他回国后做的第一件事，就是组建临床免疫研究室，打造一支免疫研究的学术队伍。他相信，要想走得远，必须大家一起走，这是现代科学的规律和要求。这支年轻拼搏的队伍，很快与陈洪铎国外开展的研究工作接轨、延伸。陈洪铎还意识到，国内研究的最大优势在于有丰富的临床资源，这些病例资源的充分利用，将快速提升中国医疗科研的地位和水平。在资金极为短缺的时期，购置了深低温冰箱、冰冻切片机等设备；开始临床标本的冷冻保存；建立了相应的管理制度。迄今，实验室已储存了数万份各种临床标本。团队成员在正常人体皮肤、多种炎症性皮肤病、肿瘤性皮肤病中，检测了朗格汉斯细胞的分布规律，为探讨这些疾病的发病机理提供了重要资料。文章发表在 *Journal of the American Academy of Dermatology*、*Journal of Investigative Dermatololgy*、*British Journal of Dermatology* 等重要期刊。当初只有几个人的免疫研究室，现已发展成人员设备基本齐全的、国内唯一的卫生部免疫皮肤病学重点实验室、教育部免疫皮肤病学重点实验室。陈洪铎带动的以朗格汉斯细胞研究为核心的免疫皮肤病学研究，构建了我国免疫皮肤病学研究的旗舰，在国内外业界形成了巨大影响。

陈洪铎认为，青年是国家的希望所在，也是科研工作的希望所在。多年来，他在科研工作及管理工作中处处关心和扶植青年教师及学生，热心指导他们撰写论文，他1982年回国以来与美国、英国、法国、德国、意大利、瑞典、澳大利亚、日本、韩国等国的世界著名学府建立了协作关系；选拔了一批青年分别赴牛津大学、柏林自由大学、美国国立卫生研究院、宾夕法尼亚大学、不列颠哥伦比亚大学、弗朗士孔泰大学、东京大学等世界著名学府深造。他把科主任的位置让出来，让中年骨干去挑大梁；把有潜力的人才推荐到中华医学会和国际皮肤病学杂志当委员和编委……随着规模的扩大和研究人员的增加，陈洪铎又适时提出了细化研究方向的决策。目前的免疫皮肤病学重点实验室的主要研究方向有四个：包括角质形成细胞、朗格汉斯细胞的皮肤免疫系统；遗传与免疫遗传；自身免疫与皮肤病；光免疫与美容皮肤病学。陈洪铎和他的团队不断开拓进取，在各个研究方向均取得了突出的成绩，尤其在崭新的美容皮肤病学领域取得了一系列的成绩已获国际认可。陈洪铎在美国研究期间发现维甲酸能促进紫外线所致结缔组织损伤的恢复，对皮肤衰老的防治具有理论和实际意义（*Connective Tissue Res* 1984；12：139）。近年来他和他的团队组织多中心、大样本合作课题，对中国人各种皮肤类型进行调查，分析相关因素（*J Appl Cosmetol* 2005；23：83. *Skin Res Tech* 2007；13：43）；研究天然植物或中药中的抗氧化剂对紫外线造成的光老化、光免疫抑制及光致癌的预防和治疗作用（*Skin Res Technol* 2009；15：338. *Int J Mol Med* 2012；29：625. *J Eur Acad Dermatol Venereol*

2013；27：345. *J Drugs Dermatol* 2013；12：464）；证实传统的防晒剂不能对皮肤提供充足的防护，只能让皮肤免于晒黑、晒红，但无法预防皮肤的光免疫抑制，而抗氧化剂复合物（维生素 C，维生素 E 等）能协同防晒剂增强防晒霜的光免疫保护（*Clin Exp Derm* 2011；36：178）；总结强脉冲光治疗华人黄褐斑、光老化、瑞尔黑变病、鲜红斑痣、痤疮、瘢痕等的经验，发表多篇 SCI 收录期刊论文（*Dermatol Surg* 2008；34：693. *Lasers Surg Med* 2010；42：185. *Dermatol Surg* 2011；37：119. *J Cosmet Laser Ther* 2013；15：85）。杂志编委 Henry Chan、Michael Gold 等分别在文章后撰文评论，予以高度肯定。

近五年（2010～2014）他的团队在各个方向所开展的项目受到了卫生性行业科研专项、国家临床重点专科建设项目、"973"分课题、国家自然科学基金等项目支持，获得科研经费 5000 余万元；发表学术论文 254 篇，其中包括 132 篇英文文章；出版各种著作 24 部，其中主编英文专著 1 部；获得省部级科技奖 6 项。

（三）辛勤耕耘，硕果累累

陈洪铎这位出生在越王勾践故乡的科学家，卧薪尝胆的文化血脉浸润着他，使他在科研之路上，不畏艰难，带领他的研究团队，几十年磨一剑，为人类的健康事业耕耘，取得了累累硕果。

免疫排斥、皮肤移植及朗格汉斯细胞的研究（"大鼠 H-Y 不相容性移植物性状的研究"和"朗格汉斯细胞于免疫排斥过程中作用的新发现"），1984 年获卫生部科技进步奖一等奖。"大鼠 H-Y 不相容性移植物性状的研究"取得两项重大发现：一是在国际上首次证实了成年动物即使不用免疫抑制物，也可以导致对组织相容性抗原的耐受；二是在国际上首次阐明了成年动物对 H-Y 抗原发生耐受的各种影响因素。这一研究成果不仅具有深远的理论价值，而且对脏器移植等具有临床指导意义，在实验技术与研究领域填补了我国的空白。"朗格汉斯细胞于免疫排斥过程中作用的新发现"取得两项重大发现：一是在国际上首次证实了移植物的存活或排斥与移植物本身内部的朗格汉斯细胞密度有关；密度越高，越容易被排斥；二是在国际上首次提出如将移植物内原有的朗格汉斯细胞用同种基因朗格汉斯细胞更换后，移植物即可能被接受。

"朗格汉斯细胞的免疫生物学研究"，1986 年获卫生部科技进步奖二等奖。该研究取得 3 项重大发现：一是在国际上首次发现了移植物内部的 LC 在移植物本身排斥过程中作用的 MHC 限制性；二是在国际上首次发现移植物内如果含有较少的与移植物 MHC 一致的朗格汉斯细胞，可导致宿主对移植物抗原的耐受；三是在国际上首次发现朗格汉斯细胞的前身除存在于骨髓外，也存在于脾脏，发明了一种能够证实嵌合体的新方法。该研究还获得了国际上最完整的关于人类朗格汉斯细胞分布的研究结果。迄今为止，国外只有少数人采取个别临床病人的正常皮肤黏膜做了一些分析研究，其结果既不完整又不一致；国内则无人对此做过研究。1984年，陈洪铎团队用ATP酶检查法及单克隆抗体免疫荧光技术，做了迄今国际上最完整的关于朗格汉斯细胞分布的研究。其内容在国际上做了交流，论文发表于 British Journal of Dermatology，至今多部权威英文教材仍在引用。

在对朗格汉斯细胞系列研究的基础上，1988年，"皮肤移植物内朗格汉斯细胞在移植物排斥或耐受过程中的作用"获国家自然科学奖三等奖。有关内容发表在 Journal of Immunology、Journal of Investigative Dermatology、Transplantation、British Journal of Dermatology、Developmental Genetics、《中华医学杂志》、《中国免疫学杂志》、《中华皮肤科杂志》等期刊，以及 23rd Annal Meeting of the American Society of Dermatopathology、17th World Congress of Dermatology 等国际学术会议。

此外，"正常及病变皮肤中组织相容性抗原和白细胞分化抗原的表达"，1993年获卫生部科技进步奖三等奖。"硬红斑的病因及其发病机理研究"，1995年获国家教委科技进步奖三等奖。"凝集素结合形式在某些异常增生/分化皮肤病论断中的应用"，1997年获辽宁省科技进步奖三等奖。"外阴癌及癌前病变的生物学行为研究"，2005年获辽宁省科技进步奖一等奖。"角质形成细胞的免疫表型及免疫功能研究"，2004年获辽宁省科技进步奖二等奖。"遗传性对称性色素异常症致病基因定位和突变筛查"，获2005年度教育部科学技术进步奖二等奖。"角质形成细胞的免疫、病理生理功能及调控研究"，获2010年中华医学科技奖一等奖。"几种免疫相关性皮肤病的临床和实验研究"，获2011年辽宁省科技进步奖二等奖。"几种表皮细胞免疫生物学活性的新发现及其应用"，获2012年辽宁省科技进步奖一等奖。

科学是不断发展的。近些年来，伴随着分子生物学技术的发展和渗透，朗格汉斯细胞的研究不断深入，科学家们建立了多种不同的基于基因工程的动物模型，人们对朗格汉斯细胞的功能和表型也有了更新的认识。陈洪铎一直关注着朗格汉斯细胞研究的进展，并思索着如何开辟朗格汉斯研究的新途径。他注意到，研究朗格汉斯细胞，除了研究该细胞本身的生物学特点外，还要关注朗格汉斯细胞所在的组织环境对它的作用，关注皮肤以外的物理、化学、生物因子对它的影响。这些问题的提出，并不是臆想，而是源于临床实践中发现的问题。

在皮肤组织中，朗格汉斯细胞周围的主要细胞成分是角质形成细胞，两者可能相安无事吗？最近，陈洪铎指导的研究发现，角质形成细胞产生的细胞因子对朗格汉斯细胞的游走成熟有影响；角质形成细胞可合成结合珠蛋白，并有可能被朗格汉斯细胞摄取而调节其功能。相关成果发表在 British Journal of Dermatology、International Journal of Dermatology 等期刊，引起了同行的关注。银屑病是皮肤科常见的、反复发作性皮肤病，其发生发展和机体免疫相关，适度的免疫抑制对该病有良好的治疗作用。但有一个有趣的临床现象尚缺乏科学解释，很多银屑病患者的病情受神经精神因素的影响：精神紧张、情绪低落者恢复差、易复发。朗格汉斯细胞与神经系统之间是否有所联系？令人兴奋的是，他的团队发现在银屑病中，神经纤维与朗格汉斯的接触明显增多。这个现象为皮肤免疫与机体神经系统的关联研究提供了一手资料，文章发表在 Journal of Dermatological Science。又一扇关于朗格汉斯细胞研究的窗户打开了。

孜孜耕耘，得到了国际同行的关注和认可。2009 年，国际皮肤科学会联盟决定授予陈洪铎国际皮肤科学会联盟表彰奖，这是中国皮肤科医生首次获得该荣誉。

1868 年，在德国发现朗格汉斯细胞。百年后在遥远的中国，有一位执著、勤奋、认真的耕耘者，一位头脑中充满着东方智慧和科学热情的皮肤科学工作者，几十年如一日，为世界朗格汉斯细胞的研究做出了突出贡献。半个世纪前美国的 Kligman 教授开始了皮肤老化的研究，几十年后还是这位心中充满爱国热情和博大胸怀的中国皮肤科学领航人为世界光老化的研究翻开了新的篇章。

三、陈洪铎主要论著

Chen H D, Silvers W K. 1982. Studies on the behavior of H-Y incompatible skin grafts in rats. J Immunol, 128: 2044.

Chen H D, Silvers W K. 1983. Influence of Langerhans cells on the survival of H-Y incompatible skin grafts in rats. J Invest Dermatol, 81: 20.

Chen H D, Raab S, Silvers W K. 1985. Influence of major histocompatibility complex compatible and incompatible Langerhans cells on the survival of H-Y incompatible skin grafts in rats. Transplantation, 40: 194.

Chen H, Yuan J, Wang Y, et al. 1985. Distribution of ATPase-positive Langerhans cells in normal adult human skin. Br J Dermatol, 113: 707.

Chen H D, Ma C, Yuan J T, et al. 1986. Occurence of donor Langerhans cells in mouse and rat chimeras and their replacement in skin grafts. J Invest Dermatol, 86: 630.

Chen H D, Zhao Y, Sun G, et al. 1989. Occurence of Langerhans cells and expression of class. II. antigens on keratinocytes in malignant and benign epithelial tumors of the skin. J Am Acad Dermatol, 20: 1007.

Chen H D, Silvers W K. 1991. Major histocompatibility complex restriction and cross priming of H-Y antigen in rats. Transplantation, 51: 259.

陈洪铎. 1997. 皮肤性病学（卫生部规划教材）. 第 4 版. 北京：人民卫生出版社.

Gao X, Chen H D, Wu X. 1997. Presence of human papillomavirus DNA and expression of L-fucose moiety in some vulvar intraepithelial lesions and vulvar squamous cell carcinoma. Dermatol Surg, 23: 1025.

Li Y H, Chen G, Dong X P, et al. 2004. Detection of epidermodysplasia verruciformis-associated human papillomavirus DNA in nongenital seborrhoeic keratosis. Br J Dermatol, 151 (5): 1060.

Li P, Gao X H, Chen H D, et al. 2005. Localization of haptoglobin in normal human skin and some skin diseases. Int J Dermatol, 44: 280.

Wang H, Gao X H, Wang Y K, et al. 2005. Expression of haptoglobin in human keratinocytes and Langerhans cells. Br J Dermatol, 153: 894.

Li Y H, Wu Y, Chen J Z, et al. 2008. Application of a new intense pulsed light device in the treatment of photoaging skin in Asian patients. Dermatol Surg, 1459.

Li X, Gao X H, Jin L, et al. 2009. Local hyperthermia could induce migrational maturation of Langerhans cells in condyloma acuminatum. J Dermatol Sci, 54 (2): 121.

Li Y H, Wu Y, Wei H C, et al. 2009. Protective effects of green tea extracts on photoaging and photommunosuppression. Skin Res Technol, 15: 338.

Cui S, Xiao T, Wang Y, et al. 2009. Morphological relationship between nerve fibers and Langerhans cells in the epidermis of psoriasis vulgaris and lichen simplex chronicus. J Dermatol Sci, 56 (2): 132.

Huo W, Gao X H, Sun X P, et al. 2010. 15; Local hyperthermia at 44 ℃ for the treatment of plantar warts: a randomized, patient-blinded, placebo-controlled trial. J Infect Dis, 201 (8): 1169.

Quan C, Ren Y Q, Xiang L H, et al. 2010. Genome-wide association study for vitiligo identifies susceptibility loci at 6q27 and the MHC. Nat Genet, 42 (7): 614.

Qi R Q, He L, Zheng S, et al. 2011. BRAF Exon 15 T1799A mutation is common in Melanocytic Nevi, but less prevalent in Cutaneous Malignant Melanoma, in Chinese Han. J Invest Dermatol, 131 (5): 1129.

Li X D, Hong Y X, An Q, et al. 2013. Successful treatment of Rosai-Dorfman disease with low-dose oral thalidomide. JAMA Dermatol, 149 (8): 992.

主要参考文献

王友恭. 1987-5-8. 中年教授陈洪铎贡献突出. 人民日报.

王宏伟,郝晓明. 2005-5-9. 陈洪铎:崇尚简朴一心为民. 香港文汇报.

郭秀芝. 2009-9-2. 一生坚守铸就辉煌(上篇). 中国医科大学报.

郭秀芝. 2009-10-16. 一生坚守铸就辉煌(下篇). 中国医科大学报.

郭秀芝. 2010. 工程科技的实践者——院士的人生与情怀. 第二册下. 北京:高等教育出版社:1149.

撰写者

郭秀芝(1961~),教授,中国医科大学宣传部部长,《中国医科大学报》主编,《健康报》记者。

高兴华(1963~),教授,教育部长江学者特聘教授,教育部学部委员,中国医科大学附属第一医院皮肤科主任,博士生导师。

郭昊(1988~),助教,住院医师,中国医科大学附属第一医院皮肤科。

张震康

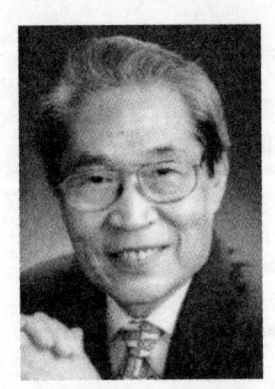

张震康（1934～），江苏无锡人。口腔医学教育家、口腔颌面外科专家、中国口腔医学事业的领军人。1956年毕业于北京医学院。曾任北京大学口腔医学院院长、中华医学会常务理事，现任中华口腔医学会名誉会长、北京大学口腔医学院名誉院长。1973年，他在国内首先提出颞下颌关节紊乱病的临床分类诊断标准和治疗原则，和邹兆菊合作完成颞下颌关节造影术，首次成功施行小关节盘穿孔修补复位术，在国内首次提出颞下颌关节紊乱病的免疫因素和心理因素。同年在国内首次成功应用现代正颌外科原理矫治牙颌面畸形，成立和领导了国内第一个正颌外科研究组，开创了中国现代正颌外科学。他是全国"920爱牙日"的主要倡议人之一。他在全国开展了全民口腔健康教育运动，是全国牙病防治指导组的主要组织者和领导者之一。1996年，他创建了国家一级学会——中华口腔医学会，并先后担任第一、二届中华口腔医学会会长。2006年首次在中国大陆举办了世界牙科联盟年会，这是100年来首次在中国大陆举办也是国内医学界规模最大的一次国际学术会议，共计有14 700多口腔医生参会，其中来自96个国家和地区的4700多名国外口腔医生参加了此次盛会。积极促成中国加入三大国际牙科组织（国际牙科研究会、国际牙科联盟、国际牙医师学院）并成为其合法成员。1986年入选国际牙医师学院院士，1988年获国家级中青年有突出贡献专家称号，1991年开始享受国务院颁发的政府特殊津贴待遇，1992年获北京医科大学首届名医奖，1994年获北京医科大学桃李奖，1995年被聘香港牙科学院名誉院士，1996年入选英国爱丁堡皇家外科学院（牙科）名誉院士，2009年获第二届北京大学国华杰出学者奖。

一、成 长 经 历

张震康，1934年2月4日出生于江苏省无锡市。1952年，他考取北京大学（简称北大）医学院口腔医学系。作为全国高等学校院系调整之前的最后一届北大学生，他为自己北大学子身份感到自豪。他认为全国乃至世界上都没有一所大学像北京大学一样将自己的命运与民族的存亡、国家的兴衰紧密相连。在北大学到的不仅是知识，更重要的是精神，一种自强不息、自我牺牲、敢当重任的精神。1956 年，他以优异的成绩从北京大学医学院口腔医学系毕业并获首届北京市三好学生称号，有幸在中南海聆听周恩来总理的教诲。他怀着纯真的理想、高尚的热情、愿为祖国献身的精神，带头号召同学填报新疆边远地区的毕业志愿，并且多次向领导表达了到新疆工作的决心，然而系里最终决定让他留校。张震康不仅服从留校工作，同时还放弃了自己热爱的龋病研究，服从组织安排到口腔颌面外科工作。1958 年，他与大学同班同学曹采方结为终身伴侣。同年，他在北京市第三人民医院进修普通外科学和麻醉学，之后他开始研究颞下颌关节紊乱综合征。作为一名中国共产党党员，他服从上级安排的六次变动工作：从毕业后分配到颌面外科，到之后调去负责人事工作，"文化大革命"中期研究肿瘤病学，再后来研究整形外科，20 世纪 90 年代末担任北京大学口腔医学院院长，再到被推举为中华口腔医学会会长。不论是什么工作，张震康都以不断进取的风格、克己奉公的精神为中国口腔医学事业的发展不懈地奋斗着、努力着！

二、主要研究领域和贡献

（一）开创中国颞下颌关节紊乱综合征和正颌外科学研究

1958 年，张震康开始研究颞下颌关节紊乱综合征，并得到当时口腔界前辈的支持和帮助。毛燮均逐字帮助校对英文译文，刘鼎新教导张震康要把治疗每一位患者都当做科学研究，郑麟蕃亲自修改张震康的第一篇临床研究论文。1962 年，张震康在《中华医学杂志》上发表《颞下颌关节紊乱病的临床研究》论文，首次提出颞下颌关节紊乱综合征分类。1966 年，他率先撰写论文提出颞下颌关节紊乱综合征的临床分类、诊断标准和治疗方案，并于 1973 年进一步完善，至今被大学教科书沿用。1963 年，张震康和邹兆菊合作，成功开展了颞下颌关节造影并在全国推广了这一技术，使其成为颞下颌关节紊乱综合征的常规诊断方法，使中国在该病的诊断及发展机制上有了突破性进展。他率先在中国开展小关节盘穿孔修补复位术，最早提出颞下颌关节紊乱综合征的免疫因素和心理因素。20 世纪 70 年代，张震康和正畸专家傅民魁合作采用正畸方法在国内成功治疗了因咬合因素等引起的颞下颌关节病并获北京市科技进步奖。1978 年，张震康作为第一作者完成的有关颞下颌关节紊乱综合征研究获得了全国医药卫生科学大会奖二等奖，张震康也获卫生系统先进个人称号。30 多年来，他诊治了 40 000 多名颞下颌关节病患者，既填补了这一领域的国内研究空白，又使我国颞下颌关节病的研究跻身于世界先进行列。

1973年，张震康主刀为一位因颜面畸形而丧失生活勇气的少女，进行了国内首例应用现代正颌外科理念和方法的矫治手术并获得成功。此后，他陆续开展此类高难度的复杂外科手术千余例，使牙颌面畸形患者的口颌系统生理功能得以康复并以美丽容貌而重返社会。他先后和博士生王兴一起提出并建立了颌面部软硬组织移动比例与相应直线方程、多元线性回归方程等实验基础理论，同时开展了正颌外科的多项临床研究，实现了面中部和面下部各类牙颌面畸形手术矫治后功能与美学的统一，取得了我国改造面型技术的大幅度进展。他的"牙-颌-面畸形外科矫治的临床与实验研究"曾获北京市科技进步奖二等奖、卫生部科技进步奖一等奖以及国家科学技术进步奖三等奖（1988）。张震康是我国第一位获得国家科学技术进步奖的口腔医师。他的"正颌外科计算机面像预测系统"及头面云纹测量技术应用在临床，准确率达90%以上，这些研究成果，使中国跻身于国际正颌外科的先进行列。1999年为表彰张震康对中国正颌外科事业做出的杰出贡献，中华口腔医学会正颌外科学组授予他"我国正颌外科事业的开创与发展所做出的杰出贡献"感谢状。2006年，张震康获中国口腔颌面外科建设与发展杰出贡献奖。

（二）拓展口腔医学教育，硕果累累

1978年，中国迎来了科学的春天。时任北京医学院口腔医学系主任的郑麟蕃下达任务给张震康，要求他和邹兆菊共同培养中国医学界第一位博士生马绪臣。那时中国各行各业百废待兴，特别是科技界没有培养研究生的经验，一切都在探索。张震康本人没有博士学位，却要指导博士研究生；从未接受过正式科学训练，却要正规地执行一个国家行为去训练培养博士研究生。他克服重重困难，从学业到生活都给予马绪臣及时和正确的指导。张震康采取"我做你看—我做你助—我做一半、你做一半—你做我助—你做我走"的模式培养学生。张震康为学生在研究道路上取得的成绩而自豪，也对他们的不足提出劝告批评。现在马绪臣不仅荣获首届"中国优秀博士学位获得者称号"现在已成为教授和博士生导师、国内外著名学者、卫生部有突出贡献专家，他曾任国际口腔放射学会主席，是颞下颌关节病学和口腔颌面放射诊断学领域公认的权威。

1983年，张震康招收王兴作为博士生，主要进行口腔颌面外科特别是正颌外科的临床教学及研究工作。经过三年的精心培养和严格要求，1988年，王兴以我国第一位研究正颌外科的医学博士生身份毕业，并和张震康合作研究正颌外科，获卫生部科技进步奖一等奖、国家科学技术进步奖三等奖。此后又独立研究，在国内开创颌骨牵引成骨技术，获首届中华医学科技奖一等奖，美国颌面外科医师协会、美国内固定研究协会2004年度最佳临床研究论文奖。

多年来，张震康指导博士生23人，硕士生2人。培养出北京大学口腔医学院正颌外科团队，至今这个团队在中国以及世界范围内的口腔界位居前列。为表彰张震康在口腔医学临床研究领域以及口腔医学教育领域所取得的成就，1992年北京医科大学授予张震康首届名医奖；1994年授予其北京医科大学桃李奖。

1992年和1995年，张震康连续两届担任卫生部全国高等院校口腔医学专业教材评审委员会主任委员，多年来他和其他委员一起筹划全国口腔医学规划教材，把原来仅有3种口腔医学教材扩增为15种。至2001年，张震康卸任卫生部全国高等学校口腔医学专业教材评审委员会主任委员改作名誉主任委员时，全国高等院校口腔医学专业规划教材已增加到16种。1994年，张震康作为第一主编出版了第一本正颌外科专著。1996年由他担任第二主编的《实用口腔科学》一书获卫生部科技进步奖二等奖。1998年，他组织和出版了第一本对外报道中国口腔医学研究成果的英文版杂志 *Chinese Journal of Dental Research* 并任第一届主编。同年，他又组织和出版了中国口腔医学继续教育杂志，任第一届主编。迄今，张震康共出版学术专著25部，发表论文248篇。其中国外学术刊物33篇，国内学术刊物215篇，SCI、EI、ISTP特邀收录21篇。

张震康凭借多年在口腔医学界的从医、从教经历，形成了立足实际高瞻远瞩的口腔医学教育思想。2001年，北京大学决定临床医学专业实行八年制，张震康坚持口腔医学专业也实行八年制，得到上级批准。因此，北京大学口腔医学院是中国第一个实行八年制的口腔医学院。2004年，张震康任中国高等口腔医学教育相关专业课题研究组组长，他建议建立中国口腔治疗师和口腔修复工艺技师高等教育培养体制（大专），被教育部和卫生部采纳。

（三）拓荒口腔预防事业，惠及大众

1988年，中国口腔卫生状况面临着严峻局面：全国口腔医生与人口的比例是1：10万；有20多亿颗龋齿需要充填；成百吨的牙石要清除；全国70%的人群未养成刷牙习惯；有关口腔健康的错误观念在老百姓头脑中根深蒂固，急需在大众中普及正确、健康的口腔保健知识。时任北京医科大学口腔医院院长的张震康立志改变这一现状，那时联合全国口腔医学专家组织筹建了中国牙病防治指导组，张震康亲自担任首届中国牙病防治指导组第一副组长（组长由卫生部医政司张自宽司长担任）。

中国牙病防治指导组成立初期面临重重困难，没有活动经费，没有人员编制。

张震康果断决定以自己负责的医院作为挂靠单位，从医院抽调人员并负担薪酬。他提出中国牙病防治指导组的工作战略是走预防口腔医学的道路，通过口腔专业人员和领导的结合、和群众的结合，形成以口腔专业人员为核心的领导、群众三结合的工作模式。逐步构建出遍布全国、下至区县的多级牙病防治网络，形成了一支牙病防治骨干队伍。1988~2007 年，中国牙病防治指导组矢志不渝地推进口腔健康教育与观念启蒙，为贫困弱势人群的口腔健康水平提高做了大量公益活动，给他们送去了健康、平安和温暖；组织开展了规模巨大的全国口腔健康流行病学调查；协助政府制定了中国卫生保健目标规划及与之配套的牙病防治方案等。

1989 年，在包括张震康在内的 14 位口腔医学专家的共同呼吁下，国家卫生部等 9 个部委下发文件确立每年的 9 月 20 日为"全国爱牙日"，这是中国历史上第一个进行群众性口腔健康教育的全国性节日。北京大学口腔医学院几乎所有的口腔医师都走上过街头向老百姓进行口腔健康宣教，张震康本人也做过巡讲专家。他们采用各种形式进行宣传活动，得到媒体、企业、学校、社会各界的广泛关注与重视。从 1989 年的"人人刷牙，早晚刷牙，正确刷牙，用保健牙刷和含氟牙膏刷牙"到 2009 年的"维护口腔健康，提高生命质量"。20 年来，通过"全国爱牙日"活动、社会各界力量广泛参与支持、群众口腔卫生知识的普及教育广泛开展，极大地增强了人民大众自我口腔保健的意识和能力，全国人民口腔健康水平有了大幅度提高。国际牙科联盟主席看过全国爱牙日活动录像后深有感触："以前我一直认为中国应该向西方国家学习，看过你们的全国爱牙日活动后，我觉得西方国家也应该向中国学习。"

在全国爱牙日活动取得巨大成就的同时，张震康也清醒地看到口腔健康教育仅在爱牙日做宣传是不够的。他深刻领会时任卫生部部长陈敏章"为革命老区提供口腔保健"的想法，1997~1998 年组织开展了面向老区人民的"牙防新长征"活动，从瑞金到延安，循着红军曾走过的路线，跨越 13 个省，覆盖 70 个县，为革命老区人民送去新的口腔保健知识，捐赠口腔保健的器材和物资，取得了显著的成绩。

隶属于大学的北京大学口腔医学院的工作任务的传统说法是：医疗、教学、科研。张震康将其扩充为：医疗、教学、科研、预防。口腔预防虽然只是口腔医学的一个分支，但对于牙科疾病来说，预防意味着最小的投入和最大化的收益。张震康为口腔预防事业投入了大量精力，从没有一个其他口腔医学分支学科像预防口腔医学这样长期在他心中占据重要地位。1989 年 5 月底，张震康作为中方大会联合主席召开了"第二届世界预防口腔医学大会"，有 150 余名外宾出席。1994 年，他筹建中国牙病防治基金会，出任首届第一副理事长。

伴随着经济的快速发展、人民生活水平的提高还有人均耗糖量的增长，龋齿患病率必将上升。但中国并没有重蹈发达国家的覆辙。2005年，中国第三次口腔健康流行病学调查结果显示：全国人口刷牙率达到80%，5岁儿童龋齿患病率从1995年的77%下降到2005年的66%，10年间中国儿童减少了1000多万颗龋齿，为国家节省了大笔医疗经费。这些数字说明，投向预防口腔医学资金的收益是巨大的，是卓有成效的。

随着近年来政府公共服务职能的不断强化和行业民间组织的快速发展，2007年4月，中国牙病防治指导组圆满地完成了肩负的历史使命。卫生部在疾病预防控制局成立口腔卫生处，负责全国牙病防治管理工作。

（四）加强医院管理，创建一流专科医院

1988年，张震康被任命为北京医科大学口腔医院（现北京大学口腔医院）院长。那时，伴随着中国改革开放的深化，公立医院改革已经起步，医院也从计划经济的全事业单位转向了国家少量拨款、自负盈亏的独立法人单位，国家财政投入大幅度减少，可医院的成本不降反升。张震康院长面临的最大难题就是经营困难，如果不采取有效措施，医院甚至有倒闭的危险。张震康首先组织力量计算医院的经营成本，这是北京医科大学口腔医院第一次做成本核算，也是中国各口腔专科医院中最早进行成本核算的医院。核算结果显示在国家财政收入不增加的情况下，依据当时口腔医疗服务的收费标准，医院将彻底亏损。张震康多方奔走，向上级部门陈述当时的物价政策的弊端、据理力争，终于使北京大学口腔医院被国家有关部门确定为按成本收费的试点医院，保证了医院转型的最初阶段能够平稳过渡。

张震康视人才为瑰宝，他注重培养人才，为口腔医院带出了一支专业强、又有领导才能的人才梯队。他扶植了一批学科带头人及专家教授，不仅亲授技艺，还安排其他知名教授尽心培养。他的治院标尺是"北京大学口腔医院教授的研究工作必须是全国一等的"，以此鞭策医院已获得和想获得高级职称的人员，让他们背负压力，奋力前行。他悉心关注这些人员课题的进展，给予科研资金的支持，为他们推荐诸如担任全国统编教材主编的机会。张震康常说，不能妒贤嫉能，不能怕后辈超过自己，要为人才的脱颖而出创造条件。

在张震康担任北京医科大学口腔医院院长期间，他出台了一整套科学严谨的管理方法，整顿松散、奖罚分明。他顶住其他院领导的异议，将每人每月平均20元的奖金水平提高到80元，整整翻了两番。张震康1988年重新筹建北京医科大学口腔医院昌黎培训中心；1989年提议并设立北京医科大学口腔医学院院务委员会，组织

德高望重、经验丰富的老领导、老专家为学院发展献计献策；1991年在北京医科大学口腔医院设立综合科；1994年组建北京医科大学口腔医学院中北公司，并和台湾合作开办第一个合资口腔门诊部；1995年倡议并组织召开了首次全国口腔医学院院长、系主任会议，逐步发展成为全国口腔医院领导者和管理者交流的平台。

然而再严厉的人也具备柔情的一面：他为生病职工找医院、找专家；为爱好音乐的职工组织小乐队；为因病休假被扣发工资的职工送去自己的慰问金。

张震康先进的管理理念、务实的管理风格和行之有效的管理举措，带动了北京大学口腔医院快速发展，打造了其"对外是窗口、对内是示范"的国内口腔界领跑者的地位，张震康本人也于1991年被中共中央北京市委评为北京市优秀共产党员。1992年，他当选为全国第八届政协委员。1994年，他获得了光华科技奖一等奖。1995年，他被北京市政府授予北京市先进工作者称号。2001年，北京大学口腔医学院授予他为"20世纪为口腔医学院做出卓越贡献"奖牌。2008年，北京大学口腔医学院授予他"为口腔医学院做出重要贡献"感谢状。

（五）发展中国口腔医学事业，勇攀高峰

1996年，当张震康从北京大学口腔医学院院长的位子离任时，充满了即将可以全身心投入科研工作的喜悦，而恩师朱希涛的嘱咐却又一次把他推到了中国口腔医学事业发展的前沿："国内的学会和国际上的学会差距太大了，无论如何你要把口腔医学会办成一个一级学会。我一辈子没有完成，现在只有你可能去完成。"朱希涛鼓励张震康说："你一个人最多看几千患者，可是作为一个学会会长，引领的是全国的口腔医生。你如果建好一个学会，会有更多的患者受惠。"带着老师的嘱托，张震康协调各方关系，克服种种不利因素，在他的不懈努力下，1996年，中华口腔医学会终于从一个隶属于中华医学会的二级分会（中华医学会口腔科学会）成为具有独立法人资格的国家一级学会，这意味着口腔医学与临床医学同样成为国家的一级学科，他出任第一任会长。十几年来，张震康领导的中华口腔医学会为中国口腔医学事业的发展全力工作。2006年，中华口腔医学会授予张震康"学会建设和发展终身成就奖"。

1989年，张震康参加柏林"21世纪世界牙科展望"的高层峰会时，国际口腔医学界并不看好中国的牙科发展。可作为中国唯一的代表，张震康依然坚定地在大会发言中提出"在21世纪中国口腔医疗卫生事业将可能像西方国家那样，私人牙医变得普遍并担任重要角色"。虽然在场的口腔医学专家多有质疑，但张震康坚守着一个信念：中国的改革开放不会改变，中国的经济发展路线不会改变。经过多年

的思考和调查，张震康认为中国应该发展民营口腔，鼓励口腔专业学生自己创业，这样既可以满足民众的医疗需求，又可以解决毕业生的工作问题。

1989年，为了改变学生毕业后全部涌向公立医院、大城市大医院的观念，张震康邀请了香港专家到北京大学口腔医院就"私人牙医开业"主题做讲座。之后，无论是参加研讨会公开发表言论还是面对学生私下里的询问，对于私人开业的问题，他的回答始终是一个词"支持！"张震康在1995年上书卫生部陈敏章部长筹建中国口腔社区示范诊所，2001年获正式批文。2002年，他出版了《社区口腔诊所开设和经营管理》一书。2003年，张震康又倡议召开了首届中国民营口腔医疗机构可持续发展论坛。

现在的中国，无论是在公立口腔医院，还是在私立口腔医疗机构，络绎不绝的求诊者用事实证明了中国口腔医疗市场的巨大潜力。后来出台的医改方案也进一步明确了张震康提倡发展民营口腔的这一思路——"加快形成多元化办医格局，鼓励民营资本举办非营利性医院"，张震康的理念和实践具有超前性。

（六）广泛开展国际交流与合作，走向世界

FDI（FédérationDentaire Internationale）是国际牙科界的权威机构，是世界各国牙科学会的组织，有超过140个国家和地区参加，代表100多万牙科医生。在张震康和时任中华口腔医学会常务理事的傅民魁的共同努力下，1995年，中国加入世界牙科联盟成为正式成员。世界牙科联盟成立100多年，每年在不同的国家召开年会，却从来没有在中国大陆举办过。能够在中国大陆举办一场世界牙科联盟的年会对促进中国口腔事业的发展和提高中国在国际口腔医学界的地位具有重要意义。

2000年，由张震康率领的中华口腔医学会代表团前往法国巴黎参加世界牙科联盟2000年年会，同时向牙科联盟提出申办2006年年会的申请。2001年年初，世界牙科联盟理事会初步同意2006年年会由中国来办。但北京国际化的会议中心与大规模的国际展览中心两者相距甚远，部分参展商对此提出异议，认为这会影响学术会议与展览会的互动交流。因此，2004年在北京举行年会的方案未能通过牙科联盟理事会的表决。尽管中方据理力争，但依然没有办法改变理事会的决定。就在大家失去信心并准备接受现实的时候，张震康却仍在锲而不舍地寻求解决方案。一次偶然的机会，张震康得知深圳即将建成国际化的会展中心，便立即组织组委会成员前往考察。看到场馆条件完全符合世界牙科联盟年会要求，他立即通知时任FDI主席的巴纳德率团到深圳进行考察，但当时已有其他国家和地区向世界牙科联盟理事会提交了申请，中国面临着强大竞争。张震康做了大量的公关工作，最终力挽狂澜。

2005年1月,世界牙科联盟理事会就2006年年会举办地重新投票,中国深圳以绝对优势胜出。在世界牙科联盟100年的历史上进行第二次投票的事,仅此一次。

2006年9月22日晚,2006年世界牙科联盟年会开幕式在深圳会展中心隆重举行。国务院副总理吴仪出席大会开幕式并致辞。国家卫生部部长高强在开幕式上朗声宣布:"世界牙科联盟2006年年会开幕!"有90个国家的5000多名外宾注册参加,35个国家和地区的363个厂家报名参展。在为期4天的会议日程中,约90位知名牙科专家发表了精彩的学术演讲,共计140个小时。

这一万余人参加的2006世界牙科联盟年会耗费了张震康会长多少心血,中国口腔医学界同仁们有目共睹。2005年5月,在紧张的筹备工作中,张震康病倒了,他经历了一场生与死的搏斗,与死神擦肩而过。医院向家属发出病危通知书后张震康委托妻子曹采方将他的口头嘱咐一字一句地记录下来并交给学会的主要领导,信中所叮嘱的仍然是工作。嘱咐一旦抢救失败,大会工作由王兴接替我负责。

如今,在张震康会长的带领和组织下,中国已成为国际牙科研究学会成员国、国际牙科联盟成员国以及国际牙医师学院成员国。

1986年,张震康当选为中国首批国际牙医师学院院士。1998年,他当选为亚洲第一位英国爱丁堡皇家外科学院(口腔)的名誉院士。2004年张震康获国际Pierre Fauchard(Dr. Pierre Fauchard被称为现代牙医学之父)科学院Elmer S Best纪念奖,成为该奖项自1963年设立以来第一个获此殊荣的中国口腔医学专家。2009年,张震康获北京大学国华杰出学者奖。

三、张震康主要论著

张震康,曾祥辉. 1962. 颞下颌关节功能紊乱综合征的临床研究(166例分析). 中华医学杂志, 48: 708.

张震康. 1966. 各种颞颌关节疾患的诊断和治疗. 中华口腔科杂志, 12: 39.

张震康,曾祥辉. 1973. 颞下颌关节功能紊乱症的分类和诊断. 中华医学杂志, 53: 606.

张震康,赵福运,孙广熙. 1975. 正常成人颞颌关节100例X线分析. 中华医学杂志, 55: 130.

张震康,等. 1979. 下颌前突畸形手术矫治六例报告. 中华口腔科杂志, 14: 174.

张震康,张熙恩,陶宠美,等. 1982. 上颌前牙前突畸形的外科正畸(附10例报告). 中华口腔科杂志, 17: 140.

张震康,张熙恩,陶宠美,等. 1984. 牙颌畸形的外科正畸(62例手术总结). 中华口腔科杂志, 19: 207.

张震康,张熙恩,王兴,等. 1986. 牙颌面畸形的外科矫治——附200临床病例总结. 北京医科大学学报, 18: 251.

张震康,张熙恩,马绪臣,等. 1987. 关节盘复位/修补术及关节盘摘除、硅胶盘置入应用的初步报告. 中华口腔科杂志, 22: 78.

张震康. 1990. 论颞下颌关节紊乱综合征的病因机理. 中华口腔医学年鉴. 北京：人民卫生出版社：347.

张震康, 张熙恩, 傅民魁. 1994. 正颌外科学. 北京：人民卫生出版社.

郑麟蕃, 张震康, 俞光岩. 1995. 实用口腔科学. 第2版. 北京：人民卫生出版社.

张震康. 1997. 颞下颌关节紊乱病的病因机制. 日本全身咬合学会杂志, 3：19.

王兴, 张震康, 张熙恩. 1999. 正颌外科手术学. 济南：山东科学技术出版社.

Zhang Z K, Ma X C, Gao S. 1999. Studies on Contributing Factors in TMD. Chin J Dental Res, 2：7.

张震康, 邱蔚六, 皮昕. 2001. 口腔颌面外科临床解剖学. 济南：山东科学技术出版社.

张震康. 2001. 牵引成骨技术——正颌外科矫治牙颌面畸形的新技术. 中华医学杂志, 81：963.

张震康, 樊明文, 傅民魁. 2003. 现代口腔医学（上、下册）. 北京：科学出版社.

张震康. 2004. 试论我国口腔医疗保健服务模式改革的发展趋势. 中华口腔医学杂志, 39：73.

张震康, 俞光岩. 2009. 实用口腔科学. 第三版. 北京：人民卫生出版社.

主要参考文献

张震康教授从医从教50周年纪念文集编写组. 2006. 张震康教授从医从教50周年纪念文集.

孟玨, 孙馨, 杜晓鹏. 2009. 大医张震康. 中国卫生人才,（5）：40.

赵铱民. 2009. 牙科博览. 北京：人民卫生出版社.

撰写者

王兴（1945~），北京大学口腔医学院教授，张震康先生的博士生。

于洪钊（1981~），北京大学口腔医学院。

戴尅戎

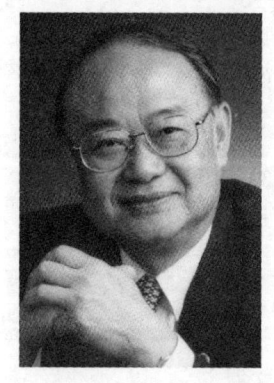

戴尅戎（1934~），福建漳州人。骨外科学和骨科生物力学专家。2003年当选为中国工程院院士。上海交通大学医学院终身教授。1955年毕业于上海第一医学院。曾任上海第二医科大学附属第九人民医院院长、骨科主任，上海交通大学医学院九院临床医学院院长。现任上海交通大学医学院骨与关节研究所主任、教育部数字医学临床转化工程中心主任、上海市关节外科临床医学中心主任和干细胞与再生医学转化中心主任。先后担任世界华裔骨科学会会长、亚太人工关节学会会长、国际内固定学会理事及中国分会主席、国际多学科生物材料学会副主席、中华骨科学会副主任委员等职。他通过医工结合有特色地为骨科学的发展做出了贡献。在国际上首先将形状记忆合金用于人体内部，并发明多种形状记忆医用制品，在步态与平衡功能定量评定、内固定应力遮挡效应、人工关节的基础研究与定制型人工关节、骨质疏松症、干细胞移植与基因治疗促进骨再生等方面获创新性成果。先后获国家发明奖二等奖，国家科技进步奖二、三等奖，国家教委、卫生部、上海市科技进步奖一、二、三等奖等45项奖励；获得授权专利43项。被授予首届上海市发明家、97香港杰出中国访问学人、法国国家医学科学院外籍通信院士、法国地中海大学荣誉博士、上海市医学荣誉奖、何梁何利基金科学与技术奖、吴阶平医学奖、澳大利亚西澳大学Raine访问教授、上海市科技功臣、教育系统抗震救灾先进个人等荣誉称号与奖励。

一、信念影响抉择

——到最艰苦的地方去

1934年6月13日，戴尅戎在福建省厦门鼓浪屿出生了，响亮的啼哭声宣告了一个生命的诞生。当时正值抗日战争前夕，父亲给他取名为"尅"（意为制服、战胜）"戎"（战争）。然而，他的童年恰恰笼罩在硝烟之中。1937年，抗日战争爆发，戴尅戎在战乱中断续在内地读完了小学的课程。抗战结束后，戴尅戎一家回到南京，而后又到上海。他以良好的成绩考上了金陵大学附中，以后又考进了上海南洋模范中学，接着考入上海第一医学院。

医乃仁术，渡人渡己。戴尅戎的家庭为医学世家，祖父从医，父亲从医，母亲是半个医（营养学专家），妹妹、妹夫是医，还有舅舅、舅妈是医，姨丈、姨妈是医，表弟是医……血脉中流淌的医魂使他在步入校门的那一刻就为一生立下了誓言：做一名好医生。

1955年，戴尅戎将要毕业了，当时他的父亲患了喉癌，做了部分喉切除，母亲又患了心脏病，他是父母身边唯一的孩子，照理他应该留在上海，可他铁了心要去"最艰苦的地方"。在他看来那个"最艰苦"的地方就是新疆，因为那里"最遥远"，那里的患者最需要好医生。他和班里另两名同学带头贴了一张"决心书"，坚决要求到要到边疆去，到祖国最需要的地方去。病中的父母看着热血沸腾的儿子，目光里除了不舍，更多的是理解，便放他远行。然而，当宣布去向时，那两位同学被分到内蒙古，而戴尅戎却被分到北京。北京是许多人都向往要去的地方，而他却觉得沮丧，他想去边疆的热情毫不减退。报到的时间临近了，戴尅戎不情愿地踏上了北京的列车。到达北京后，住在招待所中不愿去医院报到，领导终于被他的诚心打动了，把他重新安排到当时闻名中外、正在建设中的宝（鸡）成（都）铁路线上的工地医院中。宝成铁路在崇山峻岭中建造，医院就坐落在秦岭的南侧山脚下，开始住帐篷，后来搬进了"活动房"，就是在这艰苦特殊的环境中，戴尅戎抢救了一个又一个重危患者，他们中有骨折，有脑外伤，有复合伤，戴尅戎从接骨、开腹、开颅、开胸，甚至上产钳做"剖宫"，什么都干过。抢救患者时常需要输血，而山坳中根本没有血库，手术医生为患者输血的动人情景经常出现。戴尅戎做的手术多，因而献血次数也多，每次400毫升，他也记不清自己献了多少次血。许多垂危患者在戴尅戎的手术刀下康复了，同时也练就了他过硬的技术。1957年，即毕业后一年多，他的第一篇论文《胸震荡与肺挫伤》发表在《中华外科杂志》上，随后又在其他杂志上发表了多篇论文。

二、选定目标，勇往直前
——九院骨科从六张床位起步

宝成铁路竣工后，戴尅戎又扛起背包跑到太行山区修铁路了。1959年时，父亲患癌症的事情让铁道部的领导知道了，当即决定调戴尅戎回上海铁道医学院。医院给戴尅戎看调令，但建议他最好别回上海，他立即答应了。1961年，铁道部有关领导发现戴尅戎还"赖"在太行山区，得知他随后又被调到汉口铁路中心医院参加武汉铁道医学院的新建，便在一次干部会上颇为严厉地说："部领导调一个'小'医生就难到这个程度啊!"

就这样,在一周之内,戴尅戎去上海铁道医学院报了到,在骨科主治医生的位置上一干就是13年。"文化大革命"中,席卷全国的高等院校大调整使戴尅戎又一次面临人生的选择。

他与部分同事被分到上海第二医学院,医学院要他自己选择一所附属医院,对此,他十分慎重。最后,他选择了上海第二医学院附属第九人民医院的骨科,放弃了瑞金、仁济、新华等知名度更高、条件更好的医院,理由就是他仍旧离不开的那个"指导思想":"上海第二医学院下属的数所医院中,第九人民医院的骨科最小,因此最需要人!"当时,第九人民医院的骨科只有6张床,属外科管,戴尅戎调来一个月后,科里原来唯一的一位骨科医生也病了,很长一段时间里骨科就只有他一个"光杆司令"。

他并不气馁,原本他就是知难而来的!戴尅戎就是这样的性格脾气:他喜欢挑战困难,喜欢享受战胜困难的喜悦。他先后与外地来沪进修的医师轮流隔日值班长达两年多,随后在医院支持下新增了住院医师,直到1978年,骨科才完全独立出来。

戴尅戎在建立了骨科病房的基础上,又建立了科研小组。他请来暑期休假的大学生当助手,并调来工程技术人员,建立了国内医院中第一个骨科生物力学研究室,将生物力学引入骨科领域,取得了一系列开创性的基础和应用研究成果。随后,戴尅戎还接受中国力学学会生物力学专业委员会的委托担任了《医用生物力学》杂志主编。他与广大编委一起共同努力,将《医用生物力学》办成为我国唯一一本国内外公开发行,以反映我国生物力学基础与应用研究成果,促进医、理、工各学科相互了解和合作为目的的学术性刊物,为我国的骨科生物力学发展做出了贡献。在国内,他首先建立步态、平衡功能和脊柱运动微机化定量评定系统,对内固定应力遮挡效应、人工关节磨损与骨溶解、骨质疏松症的显微构筑与生物力学、股骨上段骨折发生与治疗的力学机理等进行创造性研究,并形成系统理论。他将生物力学与其他生物学研究手段结合,对不同力学环境下骨骼的生物学与力学性能变化进行系列研究,在国际上首先提出"应力松弛接骨板系统"和"选择性应力遮挡"的概念,不断研发新型骨折内固定装置并用于临床。

三、"魔术制品"显奇效

——医工结合结硕果

1978年的一天,上海钢铁研究所的杨海波工程师到第九人民医院口腔科作讲座，介绍了一种特殊的金属材料，该材料具有"形状记忆功能"——把它置于某一低温下即可随意变换形状，而在提高温度后，它就会迅速恢复到原来的形态……那天，戴尅戎在出门诊，没去听讲座。当他看完门诊出门时恰巧在候诊大厅遇上了那位正准备离院的工程师。5分钟的沟通使戴尅戎眼睛一亮，忙问："医疗上有没有用过？""没听说！""我们共同合作！"双方实打实地搞起来，才发现困难重重。比如，如何确保金属植入人体安全？变形和回复温度如何设定才不至于把周围组织冻伤或烫伤？医学、材料学、加工技术……相关的多学科知识和处理技术都被工程师和医生们派上了用场。而与此同时，另一些难题也冒了出来，比如：镍钛合金具有特殊的韧性，一般的刀具对付不了，制成的产品必须经过特殊的热处理才能具备记忆效应，热处理的参数需要反复试验探索。3年里，为记忆合金在医疗中的尽早应用，戴尅戎和工程技术人员们尽情释放着自己的才华与热情，辛勤的劳动终于结出丰硕的成果。1981年9月，戴尅戎向世人展示了一项神奇的手术：那是一位年近花甲的女患者，左腿膝盖骨骨折，患者的膝盖骨已跌成锯齿形的两瓣，如采用常规的治疗手段，用钢丝固定很难做到准确对位和稳定，功能恢复差。戴尅戎遂打破传统做法，决定采用镍钛形状记忆合金加压骑钉固定，在分为两瓣的膝盖骨上各钻了两个孔，将两只外形犹如订书钉的骑缝钉置入冰水中拉开钉脚，然后迅速将这种钉子的双脚插入骨折两边的孔内，再用温水纱布盖在钉子上，只见"订书钉"的双脚立即向内收缩，原来分为两瓣的膝盖骨被紧紧地固定在一起。

那个神奇的"订书钉"就是后来被国外专家誉为"魔术般金属制品"的形状记忆骑缝钉。戴尅戎成为世界上首次将形状记忆合金制品应用于人体内部的医学专家。此项发明，为治疗经关节骨折提供了一种全新的技术，为形状记忆合金在医学各领域的应用创造了一个良好的开端。这项成果的学术论文对外发表、产品推广后，全国先后有26个省、市的340家医院使用了这一产品，取得了巨大的社会效益。随后，形状记忆合金的多种制品在骨科、整形科、妇产科……迅速获得推广应用。为此，他获1989年度国家发明奖二等奖和上海市首届发明家称号，受到国家领导人的亲切接见，并在日本名古屋召开的国际形状记忆合金学术会议上被授予奠基人金杯。

"医学科学需要严谨，也同样需要梦想和激情。"戴尅戎说："每个人都不可能是全才，但能拥有综合运用多学科先进技术的团队，最有希望创造出奇迹。"

"没有创新的思维，不借助多学科的融合，我们会与许多机会失之交臂。"正是这种开放思维、大胆假设、刻苦攻关求证的精神，推动着戴尅戎不断创新。

四、真情挚爱为病家
——患者的需要是研究的目标和动力

戴尅戎几十年来,在医疗、医学科研工作中做出了重大开拓性贡献,然而,在这些非凡的成绩面前,戴尅戎一丝不苟的工作作风没有变,全心全意为患者服务的精神没有变。他认为"医学乃仁者之术。让每位患者都挺胸直立、挥洒自如、阔步行走,是骨科医生的天职"。如今,80岁高龄的戴尅戎一如既往地奋战在临床一线,坚持每天看患者,每周都要做手术。"戴医生是咱们病家的贴心人,他不仅医术高,而且人品好,医德高尚。"赞扬的话语是许多骨科患者的肺腑之言,是对戴尅戎关心体贴患者的真实写照。

来自江西九江的程观发,他的右侧臀部出现巨大肿块,他辗转多家大医院求治,诊断为右骨盆肉瘤,但均因手术风险太大而遭拒绝。2002年4月,这位有41年军龄和工龄的退伍军人慕名来到第九人民医院骨科求治,此时肿块已长成头颅大小,经CT、X线摄片及病理检查证实为右骨盆腺泡状肉瘤,须使用定制型假体重建右半骨盆。因医药费昂贵,程观发无力承担。戴尅戎决定动员各方面的力量,来解决患者的困难。经与上海交通大学、上海思爱公司、台湾联合骨科器材公司等联系后,决定医工合作,有钱出钱,有力出力,有设备出设备,免费为患者定制半骨盆假体。当时,戴尅戎的父亲年已99岁,因严重肺炎、心衰而住院抢救,戴尅戎就将研制现场"迁入"重病房,他们综合应用了快速原型技术与计算机辅助设计、制作技术,在精确复制出病变骨盆模型的基础上,设计和制造出能与残存的半骨盆和右大腿精确衔接的半骨盆假体。

手术那天由戴尅戎亲自操刀,他严格按照事先设计的方案,先切除这颗头颅大小的肉瘤,这可是高难度、高风险操作,任何一点疏忽都会导致手术失败,给患者带来生命危险。肿瘤切下后,戴尅戎再将定制的半骨盆假体置入缺损处,竟然天衣无缝。接着穿入铆钉、螺钉固定……终于,手术获得了成功,程观发又可以站立起来了。这次手术的成功标志着我国已在国际上率先采用数字技术并结合骨盆力学特点创新设计,进行计算机辅助定制型半骨盆置换术。戴尅戎实现了自己心中的又一个梦,同时为医工结合的深层次发展和科研成果产业化走出了新路。

作为戴尅戎的院士推荐提名人之一、中国工程院院士邱蔚六这样总结戴尅戎身上值得年轻人学习的三种精神:执著的敬业精神;耕耘不息的奋斗精神;洞悉科技前沿,始终坚持理、工、医结合研究方向的创新精神。

我国第一代微机化步态分析系统，第一代微机化人体平衡功能测试系统，第一代微机化上肢功能检测系统，采用数字信息技术并结合骨骼力学特点设计实施的计算机辅助定制型人工关节……纵观戴尅戎取得的一个个骄人成就，无不是"三种精神"培育下的创新之果。

戴尅戎的突出成就赢得了荣誉，成为患者、同事、学生们公认的骨科王国里的"主心骨"。2003年，他当选为中国工程院院士。

五、机会就在你身边
——时刻准备着面对"机遇"

机遇，总是惠顾有准备的人。在戴尅戎的经历中，无机骨粒骨水泥的实验研究与临床应用就是一个生动的例子。

把一个规则的人工关节放在不规则的骨头里面，为了稳定就要在关节周围添上骨水泥"嵌缝"。但时间一久，骨水泥容易发生松动或破裂。美国一位生物力学专家想出了一种方法：把骨头磨成一定大小的颗粒，调在水泥里。血管可以逐层地长进骨粒，在骨粒被吸收的同时，活的骨组织也随之长入，这样骨粒骨水泥就可以和患者的骨头牢牢地"咬合"在一起。

想法不错，但这位专家却在关键的动物实验中遇到了麻烦。一个偶然的机会，戴尅戎到美国艾奥瓦大学访问，与这位专家交谈时得悉他们花重金聘请日本骨科大夫做动物实验，由于实验手术必须双侧同时进行，术后总有一侧伤口会与地面接触，以致伤口100%发生感染，做了4条狗已经死了3条，剩下的1条也已伤口感染，研究被迫中止。

戴尅戎脑中迅即闪过一个念头："我们一起合作如何？有关骨粒的力学问题由你来解决，骨粒的制作和动物实验部分全由我们来做。我们做的实验经费自己出。"对方当即同意。

回国后，戴尅戎和他的同事们花了一年时间就把动物实验全部完成，没有一条狗死亡。《无机骨粒骨水泥的实验研究与临床应用》论文一经报告便在国际上引起重视，论文的图片还上了国际学术杂志的封面。随后，戴尅戎又与同事们开展了"有机骨粒骨水泥"的实验研究。

参观半天，抓来一个系列课题。戴尅戎感慨地说："机遇其实就是一瞬间。就这个课题而言，你要我去计算骨颗粒直径得多大才能一个碰一个，我还真做不出来，那是人家的强项，但要说实验研究并结合临床需要做进一步延伸，我们完全可以大显身手。"

同样的慧思灵动在有关基因给药技术的研究中也闪现出来。

我国创伤骨折患者每年超过100万人,临床上促进骨折愈合、修复因疾病、创伤、人工关节周围骨溶解所造成的骨缺损,都面临如何促进骨再生的难题。美国华盛顿有一位华裔科学家楼觉人博士搞出了一种腺病毒,可以把骨形态发生蛋白-2(被认为是最好的一种诱导成骨细胞分化的生长因子)的基因带进人体骨髓基质干细胞内,让细胞在体内持续一个月在局部不断产生生长因子,从而促进骨的再生,修复骨的缺损。

楼觉人博士想在国内寻找合作伙伴,说起来大家都有兴趣,但一涉及具体合作,就没了声响。他每次都是乘兴而来,败兴而归。然而,就在楼博士与戴尪戎在网上"不期而遇"后,他当即被邀请到第九人民医院骨科,讲课、讨论、提问,到了第七天,院领导便为合作"拍了板"、签了协议。这位专家感慨万分:"尽管你们现在连专用的实验室都没有,这样实打实做事情的人在国内我还是第一次碰到,就凭这我信任你们。"

第九人民医院占地面积仅45亩地,最缺的就是空间,甚至比人还缺。戴尪戎与院领导在院内四处搜寻,最后找到一个二十来平方米的洗衣间库房,大家笑言改造后它将是世界最小的实验室。同期,戴尪戎还派遣他的副主任去美国进修,时间就一个月,不干别的,就死学这门技术,然后把病毒带回来。如果按部就班重做实验,需要两三年。在这个过程中,戴尪戎的智慧和他领导的优秀团队又一次帮助了他,有效地节约了宝贵的研究时间。第一阶段是重复美国同行做过的工作,关键是要重复出来,以掌握技术并验证他们的结果。因此,他们从裸鼠开始,紧接着就腾出手来做大鼠,再就是做兔子。一年之内他们把楼博士所做的工作全部重复做完,并熟练掌握了所有技术。然后,在楼博士的支持下进入第二阶段,做到了哺乳动物羊,成功修复了国际上公认为难题的大动物羊胫骨大节段缺损,并对这项技术的安全性进行了实验观察,为临床应用奠定了坚实基础。

2002年12月,各大媒体报道了这一消息:戴尪戎、汤亭亭研究员和美国华盛顿大学医学院楼觉人合作研发的"BMP2基因给药技术促进骨再生"通过上海市科委专家组鉴定,其中大动物节段性骨缺损的研究成果被评定为国际领先水平!

目前,戴尪戎又牵头组建了跨学科、医工一体化的数字医学临床转化教育部工程研究中心,利用数字信息技术带动临床医学的发展,发挥科研成果向临床及产业转化的桥梁作用,推动我国现代医学技术的发展,推动我国医疗器械产业的发展,以造福更多的患者。

迄今，戴尅戎先后负责国家、市及国际合作科研项目达 30 多项，科研成果曾获国家发明奖二等奖，国家科技进步奖二、三等奖，国家教委、卫生部、上海市科技进步奖一、二、三等奖等 45 项奖励；获得授权专利 43 项。先后在国内外发表学术论文 500 多篇，主编、参编中英文专著 59 部。

六、满腔赤诚育桃李
——身体力行，爱在深处

戴尅戎由于其学术成就、良好的英语水平和组织能力，在海内外具有很高知名度。先后进入多个知名国际学术组织的领导机构，20 世纪与海外人士经过十余年共同努力，组建了世界华裔骨科学会，并担任该会第二任会长。随后又参与发展亚洲太平洋人工关节学会，在担任该会会长的同时，长期担任该会的经常性会务工作，连续十多年担任该学会常设秘书长。他还担任了国际多学科生物材料研究会副主席。曾连任七年知名度极高的国际内固定学会（AO/ASIF）理事。他是美国密西西比大学医学院客座教授和两本国际学术刊物及美国医学会杂志（JAMA）中文版的编委。曾任香港科学研究资助委员会和香港大学海外科学技术评审委员，并被授予 97 年香港杰出中国访问学人。与哈佛大学医学院和北京、上海的四所医院组织了 BSB 骨科教育与研究计划，成功地开展了中美两国间高层次的学术交流。他是国际髋关节学会通过选举（必须超过 4/5 同意票）产生的正式会员。该学会的正式会员均为极有名望和贡献的学者，至今不足百人，戴尅戎是进入该会的第一位中国人和第三位亚洲人。2000 年，他当选为美国骨科学会通信会员，该学会已有一百多年历史，当选时世界各地有通信会员 43 人，戴尅戎为该会唯一的中国会员。仅近几年他就主办或主持 20 余次国际学术会议或研讨会，曾组织 40 余位大陆学者赴台湾交流。经常应邀赴海外作特邀演讲，为国际及海峡两岸骨科学术交流做出较大贡献。2002 年经法国教育部与外交部部批准，被授予法国地中海大学荣誉博士，是获得该殊荣的唯一亚洲人。2007 年被授予澳大利亚西澳大学访问教授称号。

作为博士生和硕士生导师，戴尅戎还十分注重人才培养，强调"先学做人，再学做事"。先后培养博士后 11 名、博士生 72 名、硕士生 15 名。目前正在培养博士生 9 名。毕业的学生中已有 52 人取得副高以上职称，有 11 人成为博士生导师或所在学科的学术带头人，在国外一流大学和科研机构工作的有 5 人。在他看来，一个人的成功，智商只起到 20% 的作用，而 80% 靠的是情商。这情商包括创新能力、抗挫折能力、组织能力和人际沟通能力。他说："我们在培养创造型人才的基础时期、成长时期、使用时期都应该提供一个适合的环境，让被培养者的智商和情商同步增长，切莫偏废。"虽然他工作繁忙，但对学生研究中的关键问题一定与学生反复讨论，以保证科学性和严谨性。研究生的论文他都亲自修改，连标点符号都不放过。戴尅戎修改后的文章，有时是"满目疮痍"，整张纸已经不能再写下任何字符。事无巨细，戴尅戎时刻都为学生们做出了榜样。

戴尅戎培养研究生，除了十分重视对学生基本素质的培养外，尤其重视"一主二翼"的学习，即医学知识、计算机和外语的学习，更重视培养他们独立思考、自我创新的能力。鼓励学生自己进行调查研究，自己选择研究课题。许多年前，有研究生在查阅文献时看到国外从脂肪组织中分离出干细胞，于是想到能否用于组织工程骨的构建。虽然在当时还没人做过，但戴尅戎还是积极支持，最终取得成功。多年来，戴尅戎始终如一的对学生严格要求、悉心帮助，指导学生或青年医师发表学术论文，每年都有青年医师获得自然基金的资助。显然，这些成果与戴尅戎不畏挫折、勇于创新精神影响是密不可分的。此外，戴尅戎鼓励学生艰苦奋斗，自主创新，靠自己的实力来打拼出一片天地。他曾说过："公爵因为偶然的出身而成为公爵，而贝多芬是靠自己成为贝多芬的。"这种精神教育了他人，也是戴尅戎人生观的一种反映。

重视学科梯队建设，积极推动年轻人全面发展，科室现任主任和副主任均年富力强，在戴尅戎带领下，科室发展迅速，被评为国家重点学科、"211工程"重点建设学科、上海市教委重点学科、上海市医学领先学科和上海市关节外科临床医学中心，并拥有3个研究室，新近又建立了3D打印技术临床转化研究中心，该中心已成为我国骨科领域中基础和临床研究的重要中心之一。另外，在中国工程院医药卫生学部的支持下，每年举办一届国际骨科前沿技术与临床转化学术会议和3项国家级医学继续教育。

七、为了生命的召唤

——震后两周，飞抵成都

2008年5月12日，四川省汶川县发生8.0级特大地震。5月25日晚，卫生部紧急指派刚从加拿大返国的戴尅戎、北京大学第一医院肾内科专家王海燕和北京协和医院重症医疗专家刘大为组成卫生部专家组，于5月26日上午奔赴余震和次生灾害不断的灾区。

戴尅戎和专家组一起在9天内足迹遍布成都、绵阳、广元、绵竹、汉旺、都江堰 6 个地区的 16 家医院，最多的一家医院去过 5 次。深入第一线全面掌握危重伤员的分布和病情情况，形成了救治方案，在卫生部和四川省卫生厅的支持下，基本实现了卫生部部长陈竺总结提出的"集中危重病人、集中救治、集中专家、集中支撑条件"的要求，协助在成都建立了两个危重患者救治中心和一个后备中心。使伤员病死率最大程度的降低，使前方救援人员不避艰险抢救下来的伤员能够转危为安。在 9 天的奋战中，戴尅戎每天最多就睡四五个小时，最少的一天连一分钟都没合过眼。他这种忘我的工作精神和强壮的体魄给一起工作的同伴们留下了十分深刻的印象。

在川期间和回沪后，戴尅戎又继续为灾区伤员的康复工作多次向卫生部和四川省卫生厅提出建议。同时作为世界华裔骨科学会前任会长，他又积极投身到华裔骨科学会"站起来"计划中去，与港台专家一起多次飞赴成都。冒着烈日酷暑，深入到已建立地震伤员康复中心的华西医院、四川省人民医院、成都市第二人民医院，详细了解截肢患者病情和需求，旨在为灾区建立一个持久有效、集思广益、能引进外援，为截肢患者康复做出贡献的体系。

戴尅戎时常告诫身边的工作人员和学生："到祖国最需要的地方去，是我们的责任，也是人生价值的体现。"

2008 年 1 月，戴尅戎在获"上海科技功臣"殊荣后，忙里偷闲接受媒体采访时，却深感对家人亏欠太多：在秦岭和太行山上一待就是多年，作为独子的他无法陪伴身患癌症和心脏病的父母；由于自己忙于工作，积劳成疾的妻子住院治疗，自己却未能给她应有的关心和照顾……

对于同事和合作伙伴，戴尅戎更有一份感激："我是站在很多人的肩膀上获得成功的，我广交朋友，有许多帮手，我是他们中幸运的一员。"

对于人生目标，戴尅戎有过三句话：青年时"勤于探索"，壮年时"精益求精"，老年时"乐在参与"。他解释说，自己不一定要挂"头牌"，不一定要求"功名"，只要"挨得进去（能够参加）就行"。"看晚辈们进步，一个个超过自己，我么也能锻炼脑筋，蛮开心的。"

"有时，我们并不在乎结果如何，而在意其经历和过程！"跨过人生的每个台阶，戴尅戎总是那么乐在其中。

八、戴尅戎主要论著

戴尅戎. 1957. 胸震荡与肺挫伤. 中华外科杂志，5：403.

戴尅戎，苑建新. 1981. 螺纹钉穿刺插针内固定治疗新鲜股骨颈骨折. 中华骨科杂志，1 (1)：42.

戴尅戎，汤荣光．1982．平地常速行走时的步态观察．中国生物医学工程学报，1（1）：15．

戴尅戎．1983．镍钛形状记忆合金假体用于双杯型全髋置换．中华外科杂志，21（9）：540．

戴尅戎，郑泽坤，洪汉洲．1988．逆置型人工全肩关节的研制与临床应用．中华外科杂志，26（2）：113．

戴尅戎，洪汉洲，郑泽坤，等．1990．多孔表面人工关节的实验研究．中华骨科杂志，10（5）：357．

Dai K R, Liu Y K, Park J B, et al. 1991. Bone-particle-impregnated bone cement: An in vivo weight-bearing study. J Biomed Mater Res, 25 (2): 141.

Dai K R, Hou X K, Sun Y H, et al. 1993. Treatment of intra-articular fractures with shape memory compression staples. Injury, 24 (10): 651.

戴尅戎，倪诚，吴小涛，等．1994．形状记忆锯齿臂环抱内固定器的实验研究与临床应用．中华外科杂志，32（10）：629．

戴尅戎，倪诚，王成焘，等．2003．定制型膝肿瘤假体的设计与临床应用．中华骨科杂志，3（10）：606．

戴尅戎，朱振安，孙月华，等．2005．计算机辅助个体化人工半骨盆的设计与应用．中华骨科杂志，25（5）：258．

邱贵兴，戴尅戎．2005．骨科手术学．第3版．北京：人民卫生出版社．

Dai K R, Xu X L, Tang T T, et al. 2005. Repairing of goat tibial bone defects with BMP-2 gene-modified tissue-engineered bone. Calcif Tissue Int, 77 (1): 55.

Sun H L, Wu C T, Dai K R, et al. 2006. Proliferation and osteoblastic differentiation of human bone marrow-derived stromal cells on akermanite-bioactive ceramics. Biomaterials, 27 (33): 5651.

戴尅戎．2007．现代关节外科．北京：科学出版社．

Dai K R, Yan M N, Zhu Z A, et al. 2007. Computer-aided custom-made hemiplevic prosthesis used in extensive pelvic lesions. J Arthroplasty, 22 (7): 981.

Gan Y K, Dai K R, Zhang P, et al. 2008. The clinical use of enriched bone arrow stem cells combined with porous beta-tricalcium phosphate in posterior spinal fusion. Biomaterials, 29 (29): 3973.

Fu L J, Tang T T, Miao Y Q, et al. 2008. Stimulation of osteogenic differentiation and inhibition of adipogenic differentiation in bone marrow stromal cells by alendronate via ERK and JNK activation. Bone, 43 (1): 40.

Barbara Alving, Kerong Dai, Samuel H H Chan. 2013. Translational Medicine-What, Why and How. An International Perspective. Karger.

戴尅戎，裴福兴．2014．中华骨科学·关节外科卷．北京：人民卫生出版社．

主要参考文献

戴尅戎．2014．戴尅戎院士集．北京：人民军医出版社．

撰写者

水汶（1973～），馆员，上海交通大学医学院附属第九人民医院，戴尅戎院士秘书。

王正国

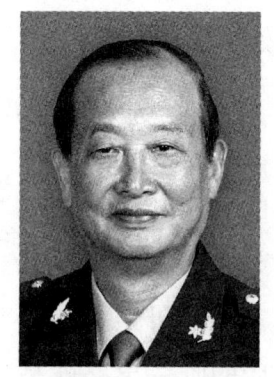

王正国（1935～），安徽合肥人，生于福建漳州。医学家，中国冲击伤、创伤弹道学和交通医学研究的主要开拓者和奠基人。1994年当选为中国工程院院士。1956年本科毕业于中国医科大学临床医学系。现为中国人民解放军第三军医大学野战外科研究所研究员，专业技术一级，文职特级。现任国际交通医学学会副主席（候任主席）。曾任国际医学科学院联盟中国执委、世界卫生组织国际交通安全策略研讨会顾问、中华医学会常务理事、国务院学位委员会学科评议组（临床医学）召集人、国家科技部奖励委员会评委、中国工程院医药卫生学部主任、中华医学会创伤学分会主任委员等职。他长期致力于中国战创伤基础理论和应用基础研究。在国际上首次较系统阐明冲击波致伤机制，提出完整的冲击伤防治措施；较早合作开展创伤弹道学研究，提出高速投射物致伤机制及防治原则，军事效益显著；率先开展中国交通事故伤研究，为推动中国交通医学发展，减少交通事故危害做出积极贡献。主持完成多项国家和军队重大科研项目，获国家科技进步奖一等奖1项、二等奖4项、三等奖4项，国家发明奖三等奖1项，军队及重庆市科技奖励数十项。先后主编出版学术专著35部，其中《冲击伤》、《分子创伤学》为国际该领域首部专著，《交通医学》为国内该领域首部专著。以第一作者发表学术论文260余篇。获香港何梁何利基金医学科学技术奖、美国迪贝克（Michael DeBakey）国际军医奖、陈嘉庚医学科学奖、国际交通医学重大成就奖、光华工程科技奖、重庆市科技突出贡献奖、吴阶平医学奖。

一、成 长 历 程

1935年12月12日，一个新生命降生于福建省漳州市一个小知识分子家庭，嘹亮的啼哭冲淡了动荡岁月给人的压抑，男孩的到来给这个父亲是军医、母亲是小学教员的家庭带来了些许欢乐，他被取名王正国。

1936年5月，因时局不断恶化，父亲将襁褓中的王正国和母亲、姐姐一起送到安徽滁州外祖父家暂住。一年后抗日战争全面爆发，滁州沦陷，其父只身随军转移至后方重庆，随即与家人失去联系，整个八年抗战期间一直杳无音讯。

王正国的外祖父是一名机关小职员，家里虽略有数亩薄田，但因人口众多，日子颇为拮据。母亲一人承担起了养育子女的重担，依靠她小学教员的微薄收入勉强维持全家的生活。

尽管日子十分艰难，但幼师毕业、知书达理的母亲仍想方设法让姐弟俩能接受正规教育。于是，王正国4岁时就被母亲送入其执教的小学跟班就读，但因年龄太小，玩心未泯，又生性好动，经常是"人在课堂，心在操场"，故而学习成绩平平。至今王正国仍记得其小学四年级时班主任对他的一段评语："该生浮躁，平时不知静心求学，甚为可惜。"

1945年抗战胜利后，后方的人纷纷返回家乡，而一家人苦盼的父亲却并未如期归来。母亲多方打听，得知其父在北京，便千里迢迢赶到北京找寻，但其父此时已再婚，不愿与母亲见面。无奈之下，母亲只身黯然返回滁州。回家后的母亲心神交瘁，多次语重心长地对姐弟俩说："父亲已把我们抛弃，你们今后的唯一出路就是勤奋读书，好好做人，只有这样，将来才能在社会上立足。"从此，她把全部的爱都倾注在孩子们身上，言传身教，鼓励他们多与品学兼优的同学交朋友；多干力所能及的家务活；即使旧衣服打上补丁，衣着也必须干净整洁……以此培养他们勤奋、诚实、俭朴、自尊的品德和吃苦耐劳、坚韧不拔的意志。每当孩子们犯了错，母亲从不责罚，总是和颜悦色地讲道理，帮他们分析，让他们从心里明白错在哪里，自觉改正。多年以后，每当有人问起他的母亲时，王正国总是深情地说："母亲是我一生中对我影响最深的人，她具有中国传统女性的优良品德，教导我正派做人，勤奋做事，使我受益终生。"

父母感情的变故，对王正国造成了极大的影响，年幼的他变得成熟、懂事了许多。在母亲的教导和老师的鼓励下，王正国慢慢知道了读书的重要，他把全部心思都放在学习上，开始发奋努力，对所有课程都要求自己努力学好。一年后，在小学毕业的100多名同学中，他名列第二，考初中时又是名列前茅。初中三年，勤奋的王正国每学期都因学习成绩优异而获得奖学金。1949年南京解放，王正国考入了中央大学附中（现南京师范大学附中），从这所中学现已走出了52位两院院士。

1950年冬，全国上下轰轰烈烈地掀起了抗美援朝、保家卫国的爱国热潮，年轻的王正国深受感染，他毅然向母亲提出参军，得到母亲的支持，于是报考了军干校，被分配到中国医科大学军医系学习。

告别了母亲，怀着救死扶伤、做一名白求恩式外科医生的抱负，15岁的王正国只身踏上了赴沈阳的求学之路。在这所医学高等学府中，他丝毫不在意生活条件的简陋，却不愿放过任何学习的机会。对理想的执著时刻鞭策着这个年轻人，让渴求知识的他犹如大海中的一块海绵，如饥似渴地吸取着各种养分，不断的积累，逐渐的成长。六年的大学学习，铸就了腾飞的坚实根基。

1956年，王正国大学毕业，却没有能实现当外科大夫，用手术刀为伤病员解除病患的心愿，成绩优异的他被分配到军事医学科学院实验外科学，从事颇具"神秘"色彩的军事医学研究工作，并接受了军队的指令性任务：烧伤和放射复合伤研究。

理想与现实的相悖，让踌躇满志、一心想到临床大展拳脚的王正国颇受打击，年少气盛的他起初并未意识到所承担课题的重要，对做基础研究工作不很积极。为培养、锻炼外科基本功，领导安排科研人员每个月有一半时间要到医院作外科医生，这是王正国最高兴的事，他总希望在临床工作的时间能长一些，甚至越长越好。

此时，军事医学科学院涌现出蔡翘、周廷冲等一批国际知名的医学专家，他们不计个人得失，为了我国军事医学的发展，甘愿隐姓埋名，默默奉献的高尚情操深深地触动了王正国。如同面对人生之镜，以他们为榜样，王正国认真地反省，实现了人生观的升华：个人的愿望只是"小我"，国家和军队的需要才是"大我"，只有把理想抱负和民族的命运结合起来，才能实现人生真正的价值。从此，王正国把军事医学研究作为毕生为之奋斗的事业，只要是国家、军队需要的任务，不管多苦多难，他都毫不犹豫地站出来主动承担，全身心地投入。几十年来，他主持完成了数十项国家和军队重大科研任务，取得大量创新性科研成果，为国家和军队的医学卫生事业做出了杰出的贡献。

二、研究领域和成就

（一）我国冲击伤研究的开拓者

核武器和大型爆炸性武器在爆炸瞬间会释放出巨大能量，使爆心区的压力和温度急剧上升，并借助周围的介质迅速向外传播，形成高压、高速的冲击波，作用于人体，可发生严重损伤，这就是冲击伤。它也是平时各种爆炸事故，如煤矿、炸药爆炸时最常见的一种损伤类型。

20世纪60年代冷战时期，我国处于超级大国核威胁的阴霾下，国家安全受到严重威胁。冲击伤的防治研究作为核战争条件下医疗救护的重要组成部分，成为国家和军队的迫切需要。

1970年，组织安排已从事烧放复合伤研究十几年并取得部分研究成果、小有名气的王正国负责冲击伤研究这一课题。此时，我国才刚刚掌握了核武器，科学家们对它的杀伤效应和致伤机制还只有一个模糊的认识。一些同事劝说道："老王，你不要搞这个研究。冲击伤是重伤治不了，轻伤不用治，没什么研究价值。你去搞这个，是出力不讨好。"王正国没有过多地考虑这些，他有自己的思索，军人的职责使他坚定地认为国家的需要、人民的需要高于一切！泱泱中华，这么大一支军队，决不能在冲击伤研究领域留下空白。

冲击伤的研究，是1945年8月日本广岛、长崎爆炸原子弹以后兴起的，此时美国的科研水平远远走在世界前列，代表科学家是里奇蒙德。落后并不意味着一定要在别人后面爬行，要实现跨越式的发展，必须面对现实知难而上。从研究一开始，王正国就雄心勃勃地把目标定在了和世界水平抗衡上。当时的实验条件十分简陋，没有一台像样的仪器，没有足够的资金，可借鉴的资料也很少。面对这些，王正国没有气馁，先后8次进入核爆区，2次深入云南前线，10余次赴化爆试验及意外事故现场，观察各种爆炸物的致伤现象，调查、收集冲击伤第一手资料；进行大量动物实验，反复摸索冲击波的杀伤效应、量效关系、安全标准，探求冲击伤发生的规律和机制，总结并撰写了《核武器对人员损伤及其防护》、《核爆炸冲击伤》等有关专著或章节，为冲击伤研究奠定了基础。1983年，王正国主编出版了国际上第一部系统阐述冲击伤致伤机理和防治措施的专著《冲击伤》，有关理论被美国军事医学教科书引用。

1984年，在中国科学院力学研究所的协作下，王正国和他的同事历经3年刻苦攻关，研制成功了我国第一台生物激波管，可以在室内模拟不同当量爆炸物爆炸产生的冲击波，首次解决了在实验室内开展冲击伤研究的难题，随后又相继研制成功中、小型生物激波管，组成了一个生物激波管系列。该套设备能较真实地模拟核爆炸和炸药爆炸产生的冲击波，并能同时模拟爆炸波的正压和负压，且波形光滑、整齐；经过安装附加舱段，还可分别模拟高原、高空或水下等特殊环境冲击波致伤，可广泛用于各种条件下的冲击伤研究。这在世界上仅有两家，而美国另外一家所模拟出来的爆炸波只有正压，没有负压，其模拟效果相对较差。

1988年，美国"冲击伤之父"里奇蒙德来到了中国。初次见面，虽曾在美国军事教科书中引用的中国冲击伤研究成果中见到过王正国的名字，但里奇蒙德对眼前这个小他10多岁的同行，似乎并无多少感觉。可当他参观王正国实验室并听取工作介绍，以专家的眼光审视中国的激波管时，却被震惊了，不仅赞不绝口，还当即邀请王正国参加第二年在美国举行的国际学术会议，自此，俩人结下了深厚的友谊。一年后，王正国到美国开会前特意给里奇蒙德打电话，请他预定一家旅馆。在机场接到王正国后，里奇蒙德说："宾馆找好了，五星级的"，而车子却直接驶到了里奇蒙德家门前。轻松欢快的家庭宴会完毕后，里奇蒙德在王正国博士研究生一篇题为《论述冲击波负压对人体伤害》的论文上写下了"国际先进"的评语，这标志我国在冲击伤研究领域步入了世界先进行列。

利用这一先进装置，王正国和课题组对冲击波杀伤效应、量效关系、安全标准及其防护等进行了系统研究，在国际上首次较系统地阐明了冲击波的致伤机制（过牵效应理论），率先提出一整套冲击伤的防、诊、治原则，尤其是利用灌注、铸型冷冻蚀刻、形态立体测量、分子生物学等多种技术，对肺冲击伤进行了创新性研究，提出了肺冲击伤新的病理分类方法；针对以往重度肺冲击伤输液治疗会加重肺水肿，加重伤情的传统认识，经过深入研究，提出"足量补液加监测"的治疗原则，为肺冲击伤的临床治疗提供了有力的依据。

系列生物激波管的成功研制及冲击伤研究的系列成果对我国国防和经济建设具有重大的军事和社会效益，二十年磨一剑，在先后获得两项军队科技进步奖一等奖的基础上，1992年王正国作为第一负责人完成的"系列生物激波管的研制及其应用"获得了国家科技进步奖一等奖。

（二）我国创伤弹道学研究的奠基人之一

创伤弹道学是研究弹丸、破片等投射物击中机体后，在体内的运动规律、致伤机理和致伤效应的一门交叉学科，其研究成果可直接用于指导武器、弹药设计和提高投射物伤的防护与诊治水平。

在20世纪60年代越南战场上，美国首先装备了M16自动步枪，与之配套的M193弹丸，速度很快，达到每秒900~950米甚至更高。弹丸速度加快后，虽然质量较轻，但总能量要大得多，造成的伤情更为复杂，伤势更为严重，救治也更为困难。而我国此时还未装备此类武器。1978年，国际创伤弹道学会议向我国发出邀请，邀请中国代表与会交流，有关方面以尚无这方面的研究为由礼貌的谢绝了，这件事对王正国刺激很大，泱泱中华，几百万军队，几十年战史，竟无人涉足这一领域，面对高新技术武器的不断出现，还是老规矩研究怎么样清创，必然不适应现代战争的需求。当时已在冲击伤研究领域内有所建树的王正国深感责任重大，他立即向组织汇报，并迅速和野战外科研究所刘荫秋教授、轻武器所马玉媛教授等成立了研究班子，一道开始了我国创伤弹道学的拓荒研究。

王正国和他的战友们独辟蹊径，勇于创新，短短数年，他们在高速投射物致伤效应、瞬时空腔效应的高速摄影、伤道形态病理学和生物化学、致伤机制、坏死组织判定等方面进行了系统研究。1981年，王正国只身一人代表中国，应邀参加了在瑞典哥德堡召开的第四届国际创伤弹道学会议。由于中国是临时决定参会，王正国带的两篇论文并没有列入大会的报告名单，会议组织者为了表示对中国参会的欢迎，破例调整议程，挤出 30 分钟，让他作报告。王正国用流利的英语报告了自己在创伤弹道学研究上的新发现"高速武器致伤时伤道周围肌原纤维 Z 线呈阶梯分布，损伤区呈相嵌性"，论证了为什么"早期清创难以将坏死组织全部切除"的理论依据，引起国际同行广泛的注意。

在这次国际会议上，与会代表一致决定，1988 年的第六届国际创伤弹道学会议，就在中国的第三军医大学大坪医院野战外科研究所召开，就让眼前这个如同横空出世的中国人担任会议的秘书长。在 1988 年的会议上，大会收到的全部论文中，中国代表就有 100 余篇，占论文总数的 70% 以上。随后与刘荫秋等共同主编了我国第一部《创伤弹道学》专著，研究成果"创伤弹道学——弹头、破片的杀伤效应及机理"获得国家科技进步奖三等奖。只用了短短十年，王正国和战友们就让中国的创伤弹道研究从零起步，一跃鼎立世界三强（美国、瑞典、中国）之一。

1998 年 5 月，在贝塞斯达市美国联合保健勤务大学迪贝克国际军医奖授奖仪式上，面对王正国这个第一次获此殊荣的来自共产党国家的亚洲人，迪贝克先生说："我们承认为人类和平和战伤研究做出巨大贡献的每一个国度里的军人。"1999 年 3 月，王正国因在我国战创伤医学研究做出的杰出贡献而荣获一等功！

（三）我国交通医学研究的先驱者

改革开放以来，我国的经济实力不断增强，特别是近二十年来，迅猛发展的国民经济快速地改变着人民的生活，然而新的问题——交通事故也伴随而来，其危害日趋严重，已成为威胁人民生命财产安全的"第一公害"。

如何才能控制交通事故的发生，有效提高交通伤的救治率，减轻交通伤的危害是一个世界性难题，尤其在发展中国家，一方面经济需要高速增长以满足国民的各种物质需求，另一方面伴随着经济的高速增长，交通事故也不断增加，死伤人数逐年攀升并由此而带来了沉重的社会负担和重大的经济损失，反过来又制约着经济的持续发展，这一矛盾已成为各国政府需要解决的重大社会问题之一。

作为军事医学科技工作者，让科研成果造福于全体人类是和平时期军人的最高使命。20 世纪 80 年代末，国际形势趋于缓和，王正国敏锐地感到交通事故伤将会是今后危害我国人民生命健康的主要伤类之一。他结合形势迅速调整研究方向，和研究所里的其他同志在国内率先开展了交通事故伤（撞击伤）的研究。先后对重庆市近 10 年内发生的交通事故伤进行了流行病学调查，建立了可与国际接轨的交通事故伤数据库和国内领先的大型综合撞击伤实验室,研制出了能较真实地模拟 50~300 千米/小时车速致伤的系列生物撞击机,进行了大量的动物模型、量效关系、致伤机理等方面的创新性研究,提出颅内应力集中和剪切力是引起颅脑损伤的主要原因;高速牵张变形致心脏破裂;剪切力致肺表面损伤;微血管扩张性撕裂致肺内出血;腹腔脏器不均匀性的相对位移和变形致脏器撕裂和肝内血流压力剧增,由此发生肝内点片状出血;此外还揭示黏性标准(即躯干变形的瞬间速度 V 与压缩程度 C 的最大乘积)与伤情的关系最为密切,两者间呈"S"形曲线关系,黏性标准可作为有效的伤情指数和诊断指标。在此基础上,领导建立起了国际上唯一拥有生物力学、撞击伤、流行病学、交通心理学、交通防护与诊疗的综合性交通医学研究所,研究成果"系列生物撞击机的研制及撞击伤发生机制与应用研究"获国家科技进步奖二等奖。主编了国内第一部《交通医学》专著和《交通伤临床救治手册》,直接应用于指导临床救治,对提高交通伤治愈率做出了积极贡献。1999 年,他在重庆成功主办了"意外事故和交通医学会议",担任大会主席;2000 年,他获颁国际交通医学重大成就奖;2003 年当选国际交通医学学会副主席、西亚地区主席,并担任国际 Traffic Injury Prevention 杂志副主编。由此,继冲击伤、创伤弹道学之后,王正国又在国内建立了交通医学这门新学科,并迅速确立了我国在该领域的国际学术地位。

(四)我国创伤医学走向世界的推动者

作为我国战创伤研究的先驱者之一,为了更好地推动我国创伤医学的发展,提高我国整体创伤诊治水平,王正国积极组织和领导我国战创伤医学的各种学术活动。先后创办了反映我国创伤医学最高水平的《中华创伤杂志》中英文版,其中《中华创伤杂志》英文版是中华医学会内继《中华医学杂志》英文版后的第 2 种医学英文刊物。组建创伤学会,每年组织一次全国创伤学术会议,每 2~3 年组织一次全国交通医学学术会议,任历届会议主席并作专题报告,创伤学术会议现已成为与会同行专业层次最高的全国性会议,有力地推动了我国创伤医学的发展。

1995 年,王正国出席了在新加坡举行的第 14 届国际交通医学会议。根据国内交通伤的研究现状,王正国决心代表中国申办第 15 届会议,以扩大中国的学术影响。行前,他准备了大量介绍中国交通医学研究成果及有关重庆风土人情的材料、图片,一有机会便大力宣传。他身材魁梧、风度翩翩、谈吐不俗,同行开玩笑道:"您不像医学专家,倒像外交家。"由于王正国的出色表现,他的提议得到了与会代表的普遍支持,但"半路杀出个程咬金",土耳其籍的学会主席突然提出下届会议在安卡拉举行且基本已内定了。面对困境,王正国不卑不亢,据理力争,充分展示中国科学家高尚的人格魅力和对事业的执著，终于打动了理事会，破例通过将 16 届会议安排在中国重庆举行，这是该学会成立以来首次同时敲定两届会议的举办地点（2009 年在荷兰海牙召开的第 21 届国际交通医学会议上，王正国代表中国再次申办并获得成功，2011 年重庆迎来了一次国际学术盛会）。

王正国还多次应邀参加其他国际和地区学术会议，介绍我国创伤医学研究的经验和成果；率中国工程院代表团和中华医学会创伤学分会代表团两次访问台湾，拓展两岸医学交流；组织召开"第一届亚洲创伤论坛"，成立了亚洲创伤学会，并当选该学会第一任主席；担任世界卫生组织国际交通安全策略研讨会顾问、国际医学科学院联盟执委、国际交通医学学会副主席等职，为推动我国创伤医学走向世界，并使之能在国际上占有一席之地做出了重要贡献。

（五）精心育人，桃李芬芳的一代名师

1983 年，王正国从美国宾夕法尼亚大学归来后，就开始承担培养硕士研究生的任务。1985 年，他被评为博士研究生导师，成为国家重点学科——野战外科学的第一位博导。

一个学科要保持良好的发展势头，就必须有源源不断的新生力量加入，这是科学事业的先进性得以延续和发展的根本所在。为此，王正国把人才培养视为事业延续和发展的基础，放在重要的位置，不仅在学术思想、技术方法等方面严格要求学生，而且在治学态度、科研道德、人品人格等方面言传身教。他始终认为，求实与创新是科研工作的灵魂，也是科学工作者的地平线，而一门学科源源不竭的新意识和新观念正是这地平线上不断升起的太阳。

一次，有位研究生完成了论文，王正国看了初稿，发现实验动物家兔的体重只写上平均数而无标准差，显然不够严谨，就让该生补上准确的数据。这位研究生很快就将标准差的数据填毕送了回来。王正国立即看出了破绽，追问之下，学生只得承认造了假。王正国顿时气得眼泪都掉下来了："你太恶劣了！一个科学工作者怎能用虚假的东西欺骗自己、欺骗科学！你若不做出深刻检查、保证不再犯类似错误，我就不承认你这个学生！"随后王正国意识到这不是个人的问题，如果研究生们都以这种态度对待科研，后果不堪设想，他马上打电话给研究生处，请他们普遍检查弄虚作假的事。这位研究生为此紧张了很长时间，但后来因其努力、勤奋，同样得到了王老师的赞扬。还有一位博士研究生在做创伤实验时，发现了分子量为 9000 道尔顿的异常血清蛋白，他预感这是一种新的血清蛋白，立即喜出望外地向王正国汇报。王正国听罢却冷静地交代说："你一定得确定，创新也要实事求是，你回去继

续跟踪研究。"该生反复做了几次实验结果仍相同,复告王正国,希望结题,却没得到王正国的肯定。他不得不推倒重来,从小鼠、家兔到人体的血清共做了100多次实验,结果确定无疑:这是一种新的血清蛋白,对创伤病人预后判定有重要价值。此时王正国才露出了赞许的笑容,后来该课题获得军队科技进步奖二等奖。

王正国对青年人的成长倾注了大量心血,给予了无私帮助,迄今已培养博士后17名、博士生51名、硕士生7名,还为部队师以上医院培训了600余名战、创伤医务人员,并先后送十多名学生出国留学,部分已学成归来。在他的关心和指导下,年轻一代已逐步成长起来,他们有的成为国家"973"项目首席科学家、长江计划特聘教授、国家有突出贡献的博士、国家科技新星、总后优秀共产党员、全军科技新星。1998年,王正国被解放军总后勤部授予军队科学技术"一代名师"荣誉称号,他培养的学生正成长为我国战创伤医学界的栋梁之材。

五十余载的科研生涯,王正国身后是一行永不满足、永不停步的足迹。中央军委荣记一等功、香港何梁何利基金医学科学技术奖、陈嘉庚医学科学奖、中国光华工程科技奖、吴阶平医学奖、国际交通医学重大贡献奖、第一位获得美国迪贝克国际军医奖的亚洲人,面对至高的荣誉,王王正国始终牢记的还是祖国科学事业的繁荣,牵挂的还是国家和民族的尊严。年逾古稀的他仍然一刻也没有停止过对军事医学事业的执著追求和不懈努力,凭着坚定的信念和坚韧的精神继续谱写人生华章,展现了一代大师心静如水、无欲无求的坦荡胸怀!

三、王正国主要论著

王正国,唐承功,刘大维,等. 1982. 创伤弹道的超微结构变化. 解放军医学杂志, 7 (3): 129.

王正国,郑世钢,张清华,等. 1983. 冲击波瞬时生物效应的研究. 解放军医学杂志, 8 (5): 329.

王正国. 1983. 冲击伤. 北京: 人民军医出版社.

Wang Z G. 1987. The effect of oxygen intoxication on the morphology of intercellular junctions of pulmonary endothelium and alveolar epithelium, A freeze-fracture study. Chin Med J, 10 (3): 177.

刘荫秋,王正国,马玉媛. 1991. 创伤弹道学. 北京: 人民军医出版社.

Wang Z G. 1996. A study on mechanism of thoracic impact injury. International Review of the Armed Forces Medical Services, 69 (7~9): 230.

Wang Z G. 1997. An overview of recent developments in the management and research of trauma. Ann Acad Med Singapore, 26 (1): 54.

黎鳌,盛志勇,王正国. 1998. 现代战伤外科学. 北京: 人民军医出版社.

王正国. 2000. 创伤修复的分子生物学研究. 中华创伤杂志, 16 (6): 326.

王正国. 2003. 干细胞研究的回顾与展望. 中华烧伤杂志, 19 (1): 1.

盛志勇，王正国．2004．高原战创伤——基础与临床．北京：人民军医出版社．

王正国．2005．灾难和事故的创伤救治．北京：人民卫生出版社．

Wang Z G. 2005. Some Aspects of Road Traffic Injuries. World J Surgery, 29：S105.

王正国．2007．创伤学——基础与临床．武汉：湖北科技出版社．

付小兵，王正国，吴祖泽．2008．再生医学——原理与实践．上海：上海科学技术出版社．

Wang Z G, Jiang J X. 2009. An overview of research advances in road traffic trauma in China. Traffic Injury Prevention, 4：9.

王正国．2010．野战外科学．北京：人民卫生出版社．

王正国．2011．现代交通医学．重庆：重庆出版社．

王正国．2012．再生医学展望．中华创伤杂志，28（1）：1.

付小兵，王正国，李建贤．2013．中华创伤医学．北京：人民卫生出版社．

主要参考文献

徐殿国，许文良．1995-5-3．高风亮节，大智慧——教授王正国扎根黄土地干出大事业．解放军报．

徐殿国，陈琳，张占辉．2000-6-14．科技创新精神的模范实践者——记我国著名战创伤专家、中国工程院院士王正国教授．解放军报．

撰写者

徐殿国（1962～），第三军医大学野战外科研究所。

肖凯（1977～），第三军医大学野战外科研究所。

张良（1977～），第三军医大学野战外科研究所。

高润霖

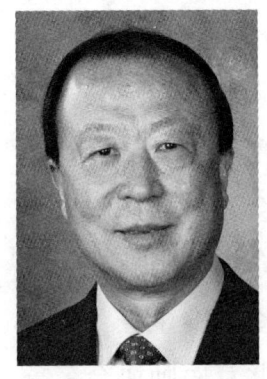

高润霖（1941～），河北唐山人。心血管病学专家。1999年当选为中国工程院院士。1965年毕业于北京医科大学，1981年在中国协和医科大学获硕士学位，1985～1986年在美国罗马琳达大学医学院进修介入心脏病学。曾任中国医学科学院心血管病研究所、阜外心血管病医院（所）长、心内科主任，中国医师协会副会长，中华医学会心血管病学分会主任委员，中华心血管病杂志总编辑。现任国家心血管病中心专家委员会主任委员，阜外医院学术委员会主任，心内科首席专家、研究员、博士生导师；并任中华医学会常务理事、北京医师协会名誉会长、中华医学杂志总编辑及多种国内外杂志编委。曾担任第九、十、十一届全国政协委员。长期工作在临床第一线，从事心血管病临床及科研工作，是我国介入心脏病学的先驱者之一。在国内首先开展急性心肌梗死及并发心原性休克的急诊介入治疗，使病死率明显降低，达到国际先进水平，并在国内首先报道冠状动脉支架置入术等多种新技术的临床应用。在国际上首先报道经胸腔镜微创搭桥手术与介入治疗相结合的"杂交"（Hybrid）手术治疗冠状动脉多支病变。他致力于介入治疗再狭窄机制和预防研究，产学研结合，促进药物洗脱支架创新及国产化。为我国冠心病介入治疗的推广、普及和规范化以及器材国产化做出贡献。近年来在冠心病临床、循证医学研究和新药临床试验、心血管病人群防治研究方面也取得一定成绩。先后获得国家科技进步奖二等奖3项、北京市科技进步奖二等奖3项、中华医学科技奖二等奖2项、卫生部科技进步奖三等奖2项。发表论文500余篇，其中第一作者或通讯作者论文140篇；主编和参编专著12部；培养硕士生4名、博士生16名、博士后2名。

一、成长经历

高润霖，1941年5月4日出生于河北省唐山市，1965年毕业于北京医科大学后，被分配到陕西省宝鸡市中心医院做了一名内科医生。13年的基层医疗经历，使他积累了丰富的临床经验，同时也看到了基层群众受到疾病缠绕的痛苦。1978年，高润霖考取了中国协和医科大学研究生，导师为陶寿淇、陈在嘉教授，并于1981年获硕士学位。1982年，高润霖被分配到中国医学科学院阜外心血管病医院心内科，重点开展冠心病的临床与科研工作。1985～1986年，高润霖在美国罗马琳达大学医学院进修介入心脏病学。回国后，他积极开展冠心病介入治疗，推动这项技术在我国普及推广和规范化；并从事冠心病临床、急性心肌梗死再灌注治疗、床旁血流动力学监测、心绞痛病理生理、新药临床试验、介入器材国产化及转化医学研究等方面的课题研究。他作为主要研究者完成多项新药研究及国际多中心临床试验，亲自或指导完成经皮冠状动脉介入治疗（PCI）上万例。

高润霖曾任中国医学科学院中国协和医科大学心血管病研究所、阜外心血管病医院院（所）长、心内科主任，中国医师协会副会长，中华医学会心血管病学分会主任委员，中华心血管病杂志总编辑，全国科协常务理事，亚太介入心脏病学会主席。现任国家心血管病中心专家委员会主任委员，阜外医院学术委员会主任，心内科首席专家、研究员、博士生导师；并任中华医学会常务理事、北京医师协会名誉会长、美国心脏病学院院士（FACC）、欧洲心脏学会专家会员（FESC）、美国心导管及心血管介入治疗学会专家会员（FSCAI）；《中华医学杂志》总编辑、《中华心血管病杂志》名誉总编辑、《中华医学杂志》（英文版）顾问、《英国医学杂志》（中文版）和《中国循环杂志》副总编辑；《中华内科杂志》、《中国介入心脏病学杂志》、《临床内科杂志》、《岭南心血管病杂志》，*European Heart Journal*、*Asian Cardiovascular & Thoracic Annals*、*Journal of Interventional Cardiology*、*Journal of American College of Cardiology（JACC）Cardiovascular Intervention* 及 *Cardiovascular Intervention and Therapeutics*（日本）等杂志编委。

高润霖1992年开始享受国务院政府特殊津贴，1999年被批准为有突出贡献的中青年专家，同年当选为中国工程院院士，并担任第九、十、十一届全国政协委员。2011年5月20日，高润霖获欧洲经皮心血管介入治疗大会"Ethica Award"终身成就奖，成为获此殊荣的第一位中国专家。2013年获美国心血管研究基金会（CRF）授予的"国际合作奖"。

二、主要学术成就

（一）中国冠心病介入治疗（PCI）的先驱者之一，对介入心脏病学发展做出贡献

高润霖是中国经皮冠心病介入治疗（PCI）的先驱者之一。他于1986年10月

起在阜外医院开展经皮冠状动脉腔内成形术（PTCA），并在国内首先开展急性心肌梗死（1989年）和并发心原性休克的急诊介入治疗（1990年），使心原性休克病死率降至50%以下，达到国际先进水平。于1992年始在国内首先开展冠状动脉支架置入术，1999年始在国内首先开展血管内放射治疗预防支架内再狭窄，2002年始在国内首先开展药物洗脱支架置入术，对我国介入性心脏病学的建立和发展做出突出贡献。20世纪90年代末，与本院心外科胡盛寿教授合作在国际上首先开展经胸腔镜微创搭桥手术与介入治疗相结合的"杂交"（Hybrid）手术治疗冠状动脉多支病变。他通过发表论文、述评、领导编写指南、参与规范制定、举办学术会和示教演示等多种形式，促进介入性心脏病学在我国普及、推广，并对学术发展起导向作用。80年代末期及90年代他先后到20几个省、市、自治区医院进行技术交流、操作演示、指导开展工作，并举办多种类型学习班数十次，积极在我国推广冠心病介入治疗技术。他先后主持大型国际介入治疗研讨会20次，由于其较高的学术水平和良好的会议效果受到国内外专家的好评，其主持的中国介入心脏病学大会（CIT）已成为国际上知名的介入心脏病学品牌学术会议之一。近年来，他作为大会主席团成员，多次受邀参加在美国、法国、日本、西班牙、意大利、新加坡、澳大利亚、新西兰、韩国、马来西亚、印度、泰国、以色列、巴西、智利及中国台湾、中国香港等地举行的学术会议，在会上演讲或参加示教演示，并应邀向美国经导管介入治疗大会（TCT）、法国欧洲介入心脏病学大会（EuroPCR）、新加坡介入会议（SingLive）和印度介入大会（IndiaLive）等现场直播在阜外医院心导管室进行的复杂PCI手术，促进了国际学术交流，扩大了我国冠心病介入治疗在国际上的影响。为表彰其在介入心脏病学方面做出的贡献，2011年欧洲心血管介入治疗协会（EAPCI-EuroPCR）授予其"终身成就奖"（Ethica Award），该奖每年在全球范围内选出一位对心血管介入事业做出杰出贡献的导师、科学家、临床医师和先驱者，表彰其终身成就。高润霖作为"中国心血管介入治疗的先驱者"，是全球第13位获奖者，也是首位获此殊荣的中国专家。2013年美国心血管研究基金会（CRF）授予其"国际合作奖"。其研究成果"心血管介入性治疗技术及应用研究"获国家科技进步奖二等奖（1997年）。

（二）介入治疗后再狭窄机理及预防的研究

在药物洗脱支架问世前，再狭窄是介入治疗后面临的最主要问题。高润霖与北大医院唐朝枢教授合作，在"九五"国家攻关项目"血管成形术后再狭窄机理及预防的实验研究"中研究了再狭窄发生的关键因素，有助于进一步阐明再狭窄的生物学机制；研究了血管内转基因的一些技术关键；筛选出6种有预防再狭窄作用的有效基因或反义寡核苷酸，并构建了转基因载体；解决了血管内转基因的方法如蛋白涂层支架、多聚赖氨酸球囊及电泳冲基因转移和肌肉内介导基因转移等局部给药方法。蛋白涂层支架携载抑制平滑肌细胞（VSMC）增殖的基因，将可能通过抑制支架本身导致的 VSMC 增生而进一步降低再狭窄发生率。蛋白涂层支架转基因技术获得美国专利（6004943）和中国发明专利（ZL 95 1 18371.0）。"心血管介入治疗后再狭窄机理及预防的实验研究"获中华医学科技奖二等奖和北京市科技进步奖二等奖（2001）。

（三）推动介入治疗材料和器械的转化医学研究

近年来，高润霖努力推进药物洗脱支架的转化医学研究，与国内厂家合作研发新型药物洗脱支架。他积极参加了我国第一个国产药物洗脱支架 Firebird 的研制，从产品设计、动物实验到临床试验直到产品上市，使之成为进口支架的竞争者。他又相继完成了 Firebird-2、NOYA、Tivoli、Firehawk 等新型药物洗脱支架从动物实验到临床研究到产品上市的转化，推进药物洗脱支架创新及国产化，促进了民族医疗器械产业的发展，使更多患者能承受这项先进医疗技术服务。其合作科研成果"一种冠脉药物洗脱支架设计与制造关键技术"获国家科技进步奖二等奖（2007）。

近年来他积极参与国家"863"项目——产学研结合开发全降解支架的研究，与厂家合作研制国际上第一个可降解铁药物洗脱支架取得重要进展；并作为主要研究者领导国产 Venus-A 经导管主动脉植入装置（TAVR）临床试验，探索我国老年退行性主动脉瓣狭窄的特点及 TAVR 装置的改进，为国产 TAVR 尽快上市、为患者造福做出努力。

（四）循证医学及新药临床研究

高润霖作为主要研究者（PI）完成了国家 I 类新药重组葡激酶临床试验，被药监局批准上市；作为 PI 完成了国家 I 类新药重组人纽兰格林治疗慢性心力衰竭的 II 期临床试验，初步证明本药安全、有效，可改善左室收缩功能，增加左室射血分数（EF），在 NYHA 心功能 III 组患者可降低病死率，目前正在进行以降低病死率为主要终点的 III 期临床试验。该药为国际上唯一一个作用于心肌细胞改善心功能的药物，为国家重大创新药物之一，目前在美国同步进行 III 期临床试验。

他作为国家主要研究者或指导委员会成员参与了多项具有重要价值的大型国际多中心临床试验，如 TIMI-25、TIMI-46、ATLAS ACS TIMI-51、dal OUTCOME、PLATO 和 SOLID TIMI-52 等，为急性冠状动脉综合征的抗凝、抗血小板治疗及新型抗血小板药物、升高高密度脂蛋白药物和抗炎治疗的价值，提供了重要的循证医学证据。

他又作为 PI 组织了介入治疗方面的国内多中心注册研究和临床试验，如我国第一个药物洗脱支架（Cypher）的前瞻性注册研究，探索了真实世界中我国患者应用药物洗脱支架的效果及安全性；左主干 PCI 的注册登记研究，在国际上对左主干 PCI 仍有较大争议的情况下，总结了我国左主干 PCI 的经验。他作为 PI 主持了可降解药物洗脱支架（BVS）与 XIENCE V 的中国随机对照研究（ABSORB China RCT）及四个新型国产药物洗脱支架上市前的随机对照研究，其中包括 Firehawk 可降解涂层靶向释放雷帕霉素支架，这是我国第一个严格按照 CFDA《冠状动脉药物洗脱支架临床试验指导原则》进行的上市前研究，经 1000 例的研究证明该支架的临床有效性及安全性不劣于目前国际公认最好的支架之一 XIENCE V。Firehawk 支架是当前国际上唯一一个单面刻槽工艺携载可降解多聚物和药物的冠脉支架，受到广泛重视。他又作为国家主要研究者和指导委员会成员参与了全球规模最大的药物洗脱支架的国际性前瞻性注册研究 E-SELECT 和规模最大的药物支架之间随机对比的 PROTECT 研究，为药物洗脱支架在真实世界中应用的安全性、有效性及支架内血栓形成发生和影响因素提供了重要的循证医学证据。

（五）缩小临床实践与循证医学指南差距的研究

当今循证医学研究日新月异，在循证医学证据基础上编制的指南层出不穷，但临床实践中指南应用情况并不理想。国际上通常采用"临床路径"规范疾病诊疗，使之符合指南。我国原卫生部也制定了百多种疾病诊治的临床路径。为了了解我国临床实践与指南之间的差距，并客观评价临床路径在改善诊疗效果、改善患者预后、减少医疗经费方面的作用，高润霖从严重危害生命和健康的急性冠状动脉综合征（ACS）入手进行研究，他作为共同主要研究者（Co-PI）与澳大利亚悉尼大学乔治中心合作进行了"中国急性冠状动脉综合征临床路径（CPACS）研究"。在第一阶段（CPASC-1）抽样调查了我国三级和二级医院 ACS 患者临床诊疗状况，找出临床实践与指南的差距；第二阶段（CPACS-2）应用整群随机的方法，研究在指南指导下编制的临床路径对临床实践的影响，结果表明对 ACS 患者临床路径仅改善了医生按指南用药的比例，对其他涉及医疗环境、医保、医患关系等社会问题的主要指标无明显改善。表明，只有随着医疗体制改革的深化，临床路径才能发挥更大作用。第三阶段（CPACS-3）研究临床路径对二级医院 ACS 治疗的影响，仍在在进行之中。

(六) 重视临床实践，积累临床经验

高润霖作为临床医生，毕业近 50 年来一直工作在临床第一线，在心血管内科特别是介入心脏病学、冠心病临床、各类心绞痛病理生理和治疗、急性心肌梗死再灌注治疗、溶栓抗凝抗血小板药物临床应用、床旁血流动力学监测、经皮主动脉内球囊反搏及心血管危重病抢救等方面都积累了丰富经验，并取得突出成绩。他重视临床实践，善于总结经验。在国内首先报道了胸痛、冠状动脉造影正常的"X 综合征"（1992 年）；首先报道了原发性冠状动脉夹层（1990 年）；在国内首先提出了急性心肌梗死时评价冠状动脉再通的无创性检查指标（1991 年），并被我国制定的第一个溶栓治疗再通标准所采用，对"八五"期间急性心肌梗死溶栓治疗在我国正确开展及推广应用起到了促进作用。高润霖在随机临床试验（TUCC）基础上，首次提出应用小剂量 rt-PA（50mg）治疗中国人急性心肌梗死，减少了脑出血并发症，节省了经费（1999 年）。

在临床和科研工作的基础上，发表论文 500 余篇，其中第一作者或通讯作者论文 140 篇。他与陈在嘉主编的《冠心病》一书，获国家图书奖提名奖；与冷希圣主编的"国家执业医师、护士'三基'训练丛书"《临床医学分册》被推荐作为执业医师的案头必备书。他与金有豫组织编写的《中华人民共和国药典临床用药须知》是国家药典配套丛书；《中国国家处方集》是卫生部委托中国医院协会组织编写的国家处方集；该两部著作均密切结合临床实际，反映我国目前临床用药水平，指导临床合理用药，提高临床用药水平。

(七) 人群流行病学及心血管病预防研究

在做了多半辈子的临床医生以后，高润霖深刻认识到病人是治不完的，只有预防才能降低心血管病的发病和死亡。他承担了国家"十二五"科技支撑计划项目"我国高血压及重要心血管病患病率调查"，作为主要研究者牵头进行全国第五次高血压调查，在全国各省 50 万人群完成高血压患病率抽样调查，并在 7 万人群完成高血压靶器官损害发生率及血脂异常、房颤、瓣膜病、周围血管病、冠心病、成人先心病、心力衰竭等重要心血管病患病率调查，以及 4 万新生儿围产期先心病的调查，为国家制定心血管病防治规划提供科学的基础数据。他又参与高血压社区防治的研究，参加心血管病预防咨询建议的撰写，利用媒体进行心血管病防治的科普知识宣传，为早日实现我国心血管病死亡率下降拐点付出自己的努力。

三、工作作风

高润霖对工作兢兢业业，对病人认真负责，对每位患者，不论职务高低都同样热情周到，为抢救患者，他经常通宵达旦地守护在患者床旁。他在不同场合，利用不同媒体，宣传做人文医生。以精湛的医术和高尚的医德在无数患者中立下口碑。他在临床实践中善于总结经验，不断提高诊疗水平，成为心血管内科领域具有较深造诣的心内科医生，获得"中国医学科学院终生成就奖"，并曾获得原卫生部"全国卫生系统先进工作者"称号。

自20世纪90年代他参加中央保健工作以来，能全心全意为保健对象服务，遵循循证医学证据，尊重专家会诊意见，集思广益，全面衡量受益与风险，只要对首长可获益的治疗，敢于承担风险。在操作上做到精益求精，争取万无一失。既把保健对象看作可敬的首长，又对保健对象的治疗怀有"平常心"，使之得到最有效的治疗。他曾受到中央保健委员会授予的"特别贡献奖"和"中央保健工作突出贡献者"奖励。

高润霖热爱学会工作，在担任中华医学会心血管病学会主任委员期间，他团结老、中、青三代心血管病学工作者，为促进学术交流、推动学科发展做出了努力。他在中华医学会各专科分会中率先施行候任主任委员制度，率先选举专家会员（Fellow）及资深专家会员，增加学会凝聚力。作为杂志总编辑，他认真负责，全身心投入，曾获得中华医学会突出贡献总编奖。

身为博士生导师，高润霖学风正派，治学态度严谨，对学生言传身教。他已培养出培养硕士生4名、博士生16名、博士后2名。

四、投身公益活动，关爱老少边穷地区居民心脑血管健康

高润霖深谙高明医术可以救人，但健康促进才是医学的根本。"健康从心做起"。近几年来，高润霖积极参与中华医学会健康大讲堂等科普活动，为社区群众普及健康知识，提高人们对心脑血管疾病的认识及预防的知识。高润霖大力宣传运动及合理饮食是健康所必需的"真金"和"白银"，而戒烟限酒，天天好心情是健康生活方式的重要组成部分。坚持"健康四大基石"是预防心血管病的基础。他还主编了"健康咨询系列丛书"，宣传高血压、冠心病、血脂异常、心律失常和心力衰竭等方面的防治知识，提高广大群众的保健知识水平。

曾经在基层工作多年的高润霖深知边远地区群众看病、就医的困难。2009年起，他积极参加了由步长集团发起，中央统战部、北京红十字会组织的以关注老少边穷地区心脑血管健康为主题的"共铸中国心"大型健康公益活动。他作为项目专家团的团长，不顾自己的健康状况，先后到宁夏固原、内蒙古阿拉善盟、青海省海西地区、云南迪庆地区等边远地区参加义诊、巡诊；为当地医务人员讲课，帮助提高县医院及社区医院防治心脑血管病的水平；为群众做科普宣传，增强健康意识；把党中央和首都人民的关爱带给老少边穷地区的群众。所到之处受到当地农牧民的热烈欢迎。

攀医学高峰，塑百姓健康。高润霖用精湛的医疗生涯诠释着一位医者的社会责任感和使命感。他孜孜不倦、精益求精的严谨态度，开拓进取、勇攀高峰的顽强作风，诲人不倦、循循善诱的教学风格，处处体现了他的人格魅力和高尚情操，值得每一位医学界同仁尊敬和学习。

五、高润霖主要论著

高润霖，陈在嘉，徐义枢，等.1991.急性心肌梗塞时冠状动脉再通的临床指标的评价.中华心血管病杂志，19（3）：139.

高润霖，姚康宝，陈纪林等.1994.冠状动脉内支架临床应用的初步报告.中国循环杂志，9（3）：132.

Gao R L, Yao K, Chen J, et al. 1996. Emergency PTCA in acute myocardial infarction complicated with cardiogenic shock. Chin Med J, 109（8）：583.

重组组织型纤溶酶原激活剂与尿激酶对比研究组（通讯作者：高润霖）.1999.国人小剂量重组组织型纤溶酶原激活剂与尿激酶治疗急性心肌梗塞随机对照研究.中华心血管病杂志，27（3）：174.

Gao R L, Hu S, Zheng Z, et al. 2001. "Hybrid" revascularization: video-thoracoscopy assisted MIDCAB combined with angioplasty. J Invasive Cardiol, 13（3）：257.

高润霖，何作祥，陈纪林，等.2002.冠状动脉内放射治疗对支架内再狭窄的作用.中华心血管病杂志，30（5）：259.

陈在嘉，高润霖.2002.冠心病 北京：人民卫生出版社.

Sino-SIRIUS 研究组（通讯作者：高润霖）.2003.国人应用雷帕霉素药物洗脱支架预防再狭窄的初步经验-Sino-SIRIUS 临床试验.中华心血管病杂志，31（11）：814.

Gao R L, Xu B, Chen J L, et al. 2006. Prognosis of unprotected left main coronary artery stenting and the factors affecting the outcomes in Chinese. Chin Med J, 119（1）：14.

瑞舒伐他汀中国注册临床研究协作组（通讯作者：高润霖）.2007.瑞舒伐他汀治疗中国高胆固醇血症患者疗效和安全性的随机双盲多中心对照研究.中华心血管病杂志，35（3）：207.

急性心肌梗死再灌注治疗研究协作组（通讯作者：高润霖）.2007.重组葡激酶与重组组织型纤溶酶原激活剂治疗急性心肌梗死的随机多中心临床试验.中华心血管病杂志，35（8）：691.

Gao R L, Patel A, Gao W, et al. 2008. Prospective and observational study of acute coronary. syndrome in China: practice patterns and outcomes. Heart, 44: 554.

Gao R L, Xu B, Chen J L, et al. 2008. Immediate and long-term outcomes of drug-eluting stent implantation for unprotected left main coronary artery disease: comparison with bare-metal stent implantation. Am Heart J, 155 (3): 553.

Gao R L, Xu B, Lu S Z, et al. 2008. Safety and efficacy of the CYPHER Select Sirolimus-eluting stent in the "Real World" —clinical and angiographic results from the China CYPHER Select registry. Int J Cardiol, 125 (3): 339.

高润霖, 冷希圣. 2009. 临床医学分册（国家执业医师、护士"三基"训练丛书）. 北京: 人民军医出版社.

《中国国家处方集》编委会（金有豫, 高润霖主编）. 2010. 中国国家处方集. 北京: 人民军医出版社.

Gao R, Zhang J, Cheng L, et al. 2010. A phase II, randomized, double-blind, multicenter, based on standard therapy, placebo-controlled study of the efficacy and safety of recombinant human neuregulin-1 in patients with chronic heart failure. J Am Coll Cardiol, 55 (18): 1907.

Gao R, Abizaid A, Banning A, et al. 2013. One-year outcome of small-vessel disease treated with sirolimus-eluting stents: a subgroup analysis of the e-SELECT registry. J Interv Cardiol, 26 (2): 163.

Gao R L, Xu B, Lansky A J, et al. 2013. A randomised comparison of a novel abluminal groove-filled biodegradable polymer sirolimus-eluting stent with a durable polymer everolimus-eluting stent: clinical and angiographic follow-up of the TARGET I trial. EuroIntervention, 9: 75.

Xu B, Gao R L, Wang J, et al. 2014. A prospective, multicenter, randomized trial of paclitaxel-coated balloon versus paclitaxel-eluting stent for the treatment of drug-eluting stent in-stent restenosis: results from the PEPCAD China ISR trial. JACC Cardiovasc Interv, 7: 204.

主要参考文献

朱兴彦, 星玫. 2003. 打开心门的人——记中国工程院院士、中华医学分会心血管病学会主任委员高润霖院士. 中华医学信息导报, 18 (7): 14.

雍伟哲. 2006. 支撑起生命的蓝天——记中华医学会心血管病学分会主任委员高润霖. 中华医学信息导报, 21 (21): 封2.

刘立. 2008. 为提高猝死抢救成功率立法——访全国政协委员、中国工程院院士高润霖. 中国医药导报, 5 (9): 3.

刘立. 2009. 完善医学教育体系, 满足各级医疗机构人才需求——访中国工程院院士、全国政协委员高润霖. 中国当代医药, (5): 5.

徐波. 2011. 高润霖院士荣获介入心脏病学终身成就奖. 中国循环杂志, 26 (3): 215.

撰写者

张程达（1988~），北京协和医学院医学博士。

马劼（1985~），中国医学科学院阜外心血管病医院学术秘书。

谢立信

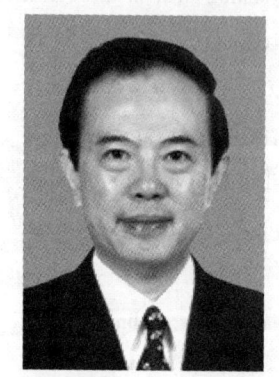

　　谢立信（1942～），山东莱州人。临床医学眼科学专家，中国角膜病专业的领军者，中国白内障超声乳化手术的开拓者，中国眼库建设的主要创始人之一。2001年当选为中国工程院院士。1965年8月毕业于山东医学院医疗系。1987～1988年赴美国路易斯安那州立大学眼科中心从事角膜病博士后研究。1990年在青岛创建了山东省眼科研究所。1991年起享受国务院政府特殊津贴。现任山东省医学科学院名誉院长、山东省眼科研究所所长、青岛大学眼科学院院长、山东省眼科学重点实验室——省部共建国家重点实验室培育基地主任、潍坊医学院名誉院长、济南大学、山东省医学科学院医学与生命学院院长。兼任中华医学会眼科学分会副主任委员、《中华眼科杂志》副总编辑、亚洲角膜学会副主席、美国眼科学会国际会员、国际眼表疾病学会理事、国际泪膜与眼表学会学术委员会委员、亚太接触镜眼科医师协会理事等。现为北京大学、浙江大学、武汉大学和青岛大学博士生导师。主要从事眼科角膜病、白内障的应用基础研究和临床诊治，特别在角膜内皮细胞应用理论、感染性角膜病和眼内植入缓释药物等方面做出了重大贡献。先后承担国家"863"、"973"子课题和国家自然科学基金重点项目等省部级以上科研项目共30项，获国家和省级科技进步奖15项。出版国内首部《角膜移植学》、《角膜病学》专著，主编、主译、主审书籍10部，参编18部。在国内外专业刊物上发表学术论文380余篇，以第一或通讯作者发表SCI收录论著42篇。他的研究成果和学术思想对中国现代眼科学的发展具有重要的指导意义。

一、妇产科与眼科

　　谢立信，生于1942年12月12日。1965年，谢立信毕业于山东医学院，它的前身是齐鲁大学医学院，新中国成立后更名为山东医学院，现为山东大学医学院。大学毕业后他被分配到潍坊医学院，开始做妇产科医生。妇产科的手术比较复杂、时间长，当时的妇产科主任希望培养一个男医生，正巧看中了刚刚踏上工作岗位的、朝气蓬勃的谢立信，因此谢立信便成为了当时潍坊医学院妇产科唯一的男医生。妇产科的许多疾病经常与眼科有关，如妊高征，要诊断病情首先要查看患者的眼底是否出现血管痉挛现象，这时妇产科只好请眼科医生来帮忙，为便于工作，妇产科决定派谢立信去眼科学习相关知识。年轻的谢立信凭着超强的求知欲和惊人的毅力，不久便掌握了眼科的基本知识。眼科主任见谢立信学习刻苦，接受力强，从内心里喜欢上了这个稚气未脱的小伙子。有一天，眼科主任问谢立信喜欢做什么，谢立信说："主任，我什么都喜欢，因为我没什么长时间的经历，每个专业都有兴趣去研究、尝试。"眼科主任认为谢立信身上潜伏着巨大的潜力，一旦认准方向深入研究必将有非凡的成就，于是决心将他留在眼科深造。因此，眼科主任向院领导提出将谢立信从妇产科调到眼科的申请。谢立信得知消息后，到妇产科主任家里征求意见，热情的主任为他准备了莲子八宝粥，并对他说："好吧，眼科主任看好你，那你就到眼科去吧。妇产科虽然很需要你，但我感觉你更需要眼科……"这样，谢立信便进入了眼科工作，开始了他不断追求光明事业的生涯。至今，谢立信依然记得那天在妇产科主任家的情景，主任的直率和支持深深印在了他的脑海中。有人说，如果不是那位眼科主任慧眼识珠，如果不是那位妇产科主任的理解和支持，谢立信现在很有可能是一名优秀的妇产科医生。

二、事业在艰难中起步

1965年，刚刚参加工作不久的谢立信创建了潍坊医学院眼科教研室，此后的10年内，他除了大部分时间做临床工作外，还要给医学院的学生讲课。这段时间，谢立信把自己埋进了剪、剥、缝中，在实践中，他选择了角膜病作为自己的主攻方向，他说患角膜病的绝大多数是农民，是劳作中麦芒、稻穗、玉米叶扎伤眼后没引起注意，导致细菌、真菌等感染，以致角膜坏死、失明。一个农民没有了眼，还怎么劳动、怎么生活？就是这份责任感，让他辛勤耕耘在这片只有0.5毫米厚的薄薄的透明"土地"上，人体眼球少、动物眼球贵，谢立信就在卫生纸、薄胶皮纸上练习，披星戴月，冒暑迎寒，勤奋不辍。

1975年，山东省建设兵团二师医院改建为潍坊医学院附属医院，谢立信筹建了附属医院的眼科，当时，眼科分进来两个人，一个是原兵团炊事班长，另一个是从没有做过临床的微生物教研室技术员。当时条件非常艰苦，资金和设备极度缺乏，谢立信就从一张视力表、一只手电筒、一台检眼镜做起。有时一天也不见一个患者，但他没有丝毫懈怠，没有被困难所束缚，一直坚持自己的理想，保持积极乐观的态度。1977年，他建立了一个小研究室，即眼库。他白天承担临床、教学工作任务，晚上在自己的研究室搞科研，遇到难题就反复找老师请教、学习，每天只有三四个小时的睡眠。"不经一番寒彻骨，怎得梅花扑鼻香。" 1976 年冬天，他首次为 3 位盲人成功地施行了角膜移植手术，消息传出后，全国慕名而来的求医者络绎不绝。1978 年，他完成了"角膜保存液"的研究。1981 年，他首次（在国内）研制成功"人脐带血清角膜活性保存液"，使角膜保存时间达到 4 天。同年，谢立信在中华眼科杂志发表了他第一篇学术论文。

谢立信令人称叹的手术技巧和患者良好的治疗效果，很快便引起了国际眼科界的注意。他们不相信在中国潍坊医学院这么个地方，在设备如此落后的条件下能成功完成如此精湛的眼科手术。1983 年，来华交流的美国眼科专家侯克博士，特意赶到潍坊医学院观看了谢立信的角膜移植手术。手术中，侯克惊呆了，他从没想过在这种仪器设备条件下能做出这么精彩的手术！

1983 年，改革开放不久，美国的一支眼科手术队到潍坊医学院传授人工晶状体植入手术技术，谢立信发现跟国外专家交流的最大障碍是语言，英语非常重要。为此，他被批准上了潍坊医学院首批英语扫盲班，这一学便一发而不可收，家中的锅碗瓢盆上都贴满了英语单词，天天看着，嘴里念着。1985 年，已过不惑之年的他到山东师范大学的外语系进修了半年。回忆起那段时光，谢立信颇有感慨地说："那个时候也挺难的，以前在学校学的是俄语，而现在要从头学起，所有学生都是二十几岁的年轻人，而我当时是 43 岁，第一节课上完，我一个单词都没听懂，为了跟上进度，我每一天都付出比别人更多的努力"。如今的谢立信，已能在国际会议上用流利的英语发言和交流。

潍坊医学院的工作经历对谢立信的影响很大，可以说是他事业发展的第一个重要平台。对于一个全面发展的医生来说，科研、教学和医疗是相辅相成的，如果一个临床医生没有教学和研究背景，就很难成为优秀的医生。谢立信曾说："如果我当时被分到地区医院，只能从事临床，我的手术可能会做得很熟练，但不可能像现在这样。说起来，在当时那个年代，我能在潍坊医学院还是很 lucky 的。"谢立信在 2008 年 9 月 7 日潍坊医学院开学典礼上的讲话中提到："潍坊是我的第二故乡，是我事业发展的基础。我的一些重要学术成就都是在潍坊医学院取得的；我的一些指导思想和为后来向上冲刺奠基的基础性研究，都是在潍坊医学院打下的良好基础。"

三、国外求学深造和拳拳报国心

谢立信在与国内老一辈专家的交流过程中，深深感觉到他们广博的学识和流利外语的重要性，这让他产生了一定要走出去深造的想法。美国防盲协会（RPB）每年有4~5个资助名额给眼科中有一定研究背景的医生，它接受全世界的申请。谢立信抓住时机，仔细填了很多表格，向美国防盲协会提出了申请，1986年6月，他通过了审核，获得了RPB的奖学金。他十分珍惜这次机会，为了学到世界上最先进的眼科知识，谢立信选择了美国角膜病的权威Kaufman教授作为导师。1987年1月，谢立信怀揣着省吃俭用结余的400美元，来到了美国路易斯安那州立大学眼科中心，成为世界顶尖角膜病专家Kaufman教授的第一个中国学生，开始了博士后的研究工作。他在美国的学习困难重重，语言不过关、没有实验室技术……每一个困难都非常人所能克服。置身于国际最先进的眼科实验室和临床设备之间，谢立信深深体会到中国的眼科基础研究和显微手术技术与国外的差距，他决心克服困难、学习美国先进技术，并把这项先进技术带回中国，发展中国人自己的眼科事业。首先，他在病毒学实验室工作。在国内他连病毒学中文的书籍都没读过，刚开始进入实验室的时候，里面的东西从来没见过，更谈不上操作，他什么都不敢动，经常是拿着说明书反复看。面对这些难题，谢立信丝毫没有退缩，时刻牢记自己的使命，珍惜来之不易的学习机会，每天一早就来到实验室，中午也不吃饭，喝点水应付一下，周末的两天就泡在实验室。这样钻研了一段时间，才逐渐有了起色。学习了一年的时间，他终于掌握了这门技术和相关理论。第二年，他去做免疫病理学，这都是他一个临床医生从来没有涉足过的领域。夜以继日地工作了一个月以后，他的信箱里便每月多出1000美元的支票，那是导师对他出色工作的奖励。短短不到两年，谢立信先后在国际学术期刊发表了3篇学术论文，其中2篇被推选到"世界视觉和眼科年会"上宣读，并成为RPB年度报告中表彰的5名国际眼科工作者之一，研究所的教授、同学惊叹地称他为"中国来的天才"。《佛罗里达州报》头版头条、大篇幅地报道了他在美国所取得的研究成就。在美国的系统学习，谢立信接触到了世界上最先进的眼科技术，他对眼科基础研究有了更深的认识，后来发表的一些水平很高的文章，与那时打下的基础紧密相连。可以说，美国的求学经历是他事业发展的第二个平台。

在国外深造一段时间后，谢立信对国内外眼科现状有了更深刻的理解。他认为国内眼科在基础研究方面和国外相比还差距很大，国内的实验室设备要比西方落后得多，但临床技术水平和国外相比相对差距较小。他认为中国眼科发展应加大基础学科的研究，其中最主要的是要有一批尖端的学术带头人。1988年，谢立信无意中在《纽约时报》上看到一条山东在北京招聘人才的消息，感动于家乡这种纳才求贤的精神，他立刻给当时的山东省政府写了一封信。这封信引起了省领导的高度重视，他们一方面派人看望谢立信在国内的亲属，另一方面给谢立信写了一封热情洋溢的回信，表达了祖国和山东省重视人才的情怀，希望他回国工作和发展。省领导的回信更加坚定了谢立信回国创业的信心。1988年年底，完成博士后学习的谢立信提出回国的要求，导师卡夫曼舍不得放他离开，想以优厚的待遇将他留在美国。谢立信婉拒了导师的挽留，卡夫曼理解这位中国学生的抱负，沉默了一会对他说："实验室的器材试剂，你想要的都可以带走。"这样，谢立信带着导师赠送的眼科书籍和常用实验用品，怀着一颗拳拳报国之心，回到了求贤若渴的祖国母亲怀抱。

回到潍坊的谢立信迫切希望将自己学到的先进技术在国内宣传和普及，提高全国眼科医生的医疗技术水平。他认为，中国眼科与国外在临床上的最大差别在于显微手术技术的应用。于是，刚回国的谢立信顾不得拍拍身上的灰尘，自己带着干粮、带着助手，到苏州眼科医疗器械厂举办全国学习班，对显微手术技术进行培训。他一个人授课，且是无偿培训，巨大的工作量和超负荷的运转使他异常劳累，但想到自己的抱负，他又感到非常开心。当时有17个省、市的眼科医生参加了谢立信的显微手术技术培训班。20年弹指一挥间，如今眼科显微手术技术在中国得到广泛的普及，正是有了以谢立信为代表的眼科医生敏锐的思维和多年来的鞠躬尽瘁，中国的眼科经历了沧桑巨变，取得了令国外同行瞩目的成绩。

四、创建山东省眼科研究所，搭建更高的发展平台

谢立信不仅是一名优秀的眼科医生、一位让人尊敬的教授，更是一名优秀的创业者。"给我一个支点，我就能撬起整个地球。"谢立信的支点在哪里呢？第一个支点应当是潍坊医学院附属医院眼科。第二个支点当属人到中年出国留学，考取美国国家防盲研究会的奖学金，到美国路易斯安那州立大学眼科中心做角膜病博士后研究。第三个支点，当属他呕心沥血创建山东省眼科研究所。

回国后的谢立信在潍坊工作一段时间之后，为了打造一个新的、更高的学术平台，创造一个更好的科研环境，深思熟虑后，1990年，他向省政府申请离开潍坊医学院到青岛创业，筹建山东省眼科研究所。潍坊是一个较小的城市，在交通、通讯以及信息等方面与其他大城市相比毫无优势，做得再好也不可能成为山东的眼科中心，谢立信的想法得到了山东省省委和省政府的支持，给他在山东挑选地方的权利，并建议他去济南发展。但谢立信从小在青岛长大，并且对青岛的对外开放和发展前景很有信心，他毫不犹豫地选择了青岛。如今谢立信回忆起来，还幽默地说："如果现在让我重新选择地址，我可能不会选择青岛，而选上海或者北京；再叫我建医院，我可能更喜欢建在北京同仁医院的对面，患者你不需要去找啊，只要你有实力，

患者就会来，但在偏远的地方你就是有实力，也要相当长的过程，所以学术发展的平台很重要！" 1990 年 12 月 21 日，国家科学技术委员会（现科技部）批准成立山东省医学科学院眼科研究所（2000 年更名为山东省眼科研究所），定址青岛，明确其三大任务：角膜病、眼前节显微手术的应用基础和临床学研究；眼科疾病的临床诊治；为省内外培养防盲治盲人才。1991 年，山东省医学科学院任命谢立信为省医科院眼科研究所所长，将省医科院眼科研究所确立为省属社会公益性独立科研机构。1992 年，青岛市政府无偿提供当时还是一片菜地的燕儿岛路上的 10 亩（1 亩 = 666.6 平方米）土地作为眼科所建设地点，同时免交全部城市配套费用。提起这些，谢立信对国家和地方政府领导充满了感激，如果没有改革开放的大环境，没有国家和各级领导的大力支持作为后盾，他的理想和抱负只能像空中楼阁一样难以实现。谢立信的成功烙上了时代的烙印，也是当代知识分子不断奋斗取得成功的缩影。

同时谢立信也意识到，目前中国眼科在基础研究方面与国外还存在较大差距，因此，山东省医学科学院眼科研究所获得国家批准成立后，他克服资金短缺等各种困难成立了山东省眼科研究所实验室；1998 年，该实验室被山东省科技厅批准为山东省眼科学重点实验室，并对外开放；2006 年 2 月山东省眼科学重点实验室被科技部批准为省部共建国家重点实验室培育基地；2006 年 7 月 1 日山东省眼科研究所科研大楼正式投入使用，2007 年，青岛市科技局批准成立青岛市致盲性眼病防治重点实验室；2007 年 8 月，该实验室被国家教育部批准为"眼科学国家重点学科"建设单位。

为搭建一个更高的医疗平台，更方便地服务于山东甚至全国的患者，实现"以山东省眼科研究所和省部共建眼科学国家重点实验室培育基地为龙头，以青岛大学眼科学院为人才培养基地，以山东省眼科医院和青岛眼科医院为临床基地"的集科研、教学、医疗于一体的"山东大眼科"夙愿，谢立信于 2004 年在山东省省会城市济南创建了山东省眼科医院。山东省眼科医院的创建，是年逾花甲之年的谢立信又一次创业，也是他事业发展的第四个平台。它的成立，使山东眼科形成了一定的规模，增强了对周边的辐射力，使越来越多的眼疾患者受益。2006 年 10 月 15 日，山东省眼科医院在济南市经四路 372 号的新院内隆重举行了新院开业庆典仪式，标志着山东省眼科研究所发展史上的第二次创业顺利完成，揭开了新的历史篇章。

历经 17 年艰苦创业，山东省眼科研究所建筑面积由建所初期的挂靠其他医院，发展到现在的 35 000 平方米，职工总数由 3 人发展到 350 人，床位由零张发展到 400 张，固定资产由 25 万元发展到 3.6 亿元，形成了由山东省眼科学重点实验室（省部共建眼科学国家重点实验室培育基地）、青岛大学眼科学院、青岛眼科医院、山东省眼科医院（济南）、山东省眼科验光配镜中心等独立实体组成的集团式发展规模，一跃跨入国内集科研、教学、医疗于一体的眼科专业机构的先进行列。

五、勇于创新，不断攀登眼科学高峰

谢立信从事眼科学科研、教学和医疗工作四十余年来，勤耕不辍，不遗余力地勇攀眼科学高峰，取得了一个又一个令世人瞩目的成就，将中国的眼科事业推向了世界前沿。

（一）眼科角膜病领域

谢立信是目前中国角膜病专业的领军者。在人民卫生出版社出版了中国首部《角膜移植学》和《角膜病学》专著。

1. 角膜内皮细胞功能失代偿标准的研究

1983年，谢立信在国内首先使用接触型角膜内皮显微镜对活体角膜内皮细胞的生理与病理学进行了系统化研究。他在多次试验中发现，角膜内皮细胞呈六边形时，生理功能最佳；而一旦内皮细胞呈五边形、四边形时，就表明其代偿功能下降了。因此，判断角膜移植的预后，不仅要看术后角膜内皮细胞的数量，更要看其形态变化。为了计算这些"六边形细胞"，谢立信把细胞形态学、结构力学和几何学结合在一起，通过对细胞对角线的计算，来反映细胞的功能。通过这些研究在国际上首先提出并论证了角膜内皮细胞功能失代偿的临床早期诊断标准，应用该标准可在内皮细胞功能失代偿前3～6个月即做出诊断；并创造性地提出了眼库供体角膜活性新的判定标准——"活性密度"的概念，用活性密度代替活性率，完善了正确评价内皮细胞活性的方法，此理论已广泛应用于角膜内皮显微镜的设计，对指导临床和提高手术成功率具有重要价值。1989年，这项具有开创性的成果"穿透性角膜移植术后角膜植片内皮细胞功能失代偿的研究"，获得了国家科技进步奖二等奖，这也是中国眼科第一个国家奖。

2. 单纯疱疹病毒性角膜炎的研究

单纯疱疹病毒性角膜炎是一种严重致盲性眼病，反复发作且机理不明，传统理论认为病毒潜伏在三叉神经节为复发的根源，但是这个理论不能完整地解释临床特征和指导治疗。针对这一难题，谢立信开展了"单纯疱疹病毒Ⅰ型（HSV-Ⅰ）在角膜内潜伏感染的研究",并先后3次得到国家自然科学基金资助。通过大量的实验研究,在国内外第一个从分子水平上系统化地论证并提出了除三叉神经节外,角膜组织是单纯疱疹病毒 I 型又一潜伏地和复发源地的创新理论,该成果对临床诊断和治疗单纯疱疹病毒性角膜炎具有重要指导意义,在此理论指导下的角膜移植手术清除角膜潜伏感染病灶后,复发率从100%下降至10%左右。此项成果1996年获山东省科技进步奖一等奖。

3. 真菌性角膜炎临床诊治和发病机理的研究

真菌性角膜炎是一种严重的致盲性眼病,其发病与植物性外伤密切相关。中国是农业大国,真菌性角膜炎已跃居中国感染性角膜疾病的首位。真菌性角膜炎治疗面临的主要问题是对其发病机理不清楚,临床缺乏特异性药物,穿透性角膜移植治疗真菌性角膜炎的远期预后差。谢立信围绕相关领域存在的主要问题和讨论的热点进行了研究,取得了丰硕的学术成果,先后在眼科专业杂志发表被 SCI 收录论著18篇;创建了模拟人真菌感染的动物模型,为真菌的基础研究提供了必要的手段,这种新的模型不仅在理论上被国际眼科学界接受,而且角膜真菌感染大国印度最著名的研究所(LV Prasad Eye Institute)应用了此模型,并在 Current eye research 上赞扬了其科学性和实用性(2006,Curr Eye Res,31:469-470);首次发现并提出了不同真菌菌种在角膜内存在不同生长方式,并通过进一步的动物实验证实了这一理论,这是国际上首次就真菌菌丝的生长方式提出的创新理论,根据这一理论创造性提出真菌性角膜炎是板层角膜移植主要适应证,不仅使药物不能治愈的患者得以挽救眼球,而且术后免疫反应排斥极低,一次手术成功率达到93%以上,这在真菌性角膜炎治疗学术上是一次划时代的进步,取得感染性角膜病治疗方面的重大进展,该研究成果被编入2005年版国际权威性角膜病学专著 Cornea,并被邀请在2006年美国眼科年会上作一小时的专题讲座。该研究获得国家自然科学基金重点项目和山东省重大科技攻关项目资助(资助号30630063和2004GG2202154);对真菌性角膜炎的诊断与治疗技术进行了研发,在国内外首次报告了应用共焦角膜显微镜对真菌性角膜炎诊断的方法,阳性率高达96%以上;应用液相芯片技术对常见的五种真菌菌种进行了研究,这是国内外首次应用该技术对真菌性角膜炎进行临床快速诊断。此领域的研究成果共申请了5项国家专利。

(二)中国的眼库建设和眼库技术的系列化研究

谢立信为中国眼库发展做了大量开拓性工作。在谢立信进行角膜移植手术不断精熟后，凭借着他在科研上敏锐的思维和超乎常人的洞察力，在医学攀岩的道路上几乎没有遇到什么阻力，但他在施展所学回报社会的时候却遇到了前所未有的困难——手术用的眼角膜来源匮乏。谢立信无法忘记，因缺少眼角膜无法为患者开展手术的痛苦，这种痛苦不仅属于他一个人，更属于许多从事角膜移植的眼科医生。中国每年有因角膜病致盲患者约400万，其中80%以上可以通过角膜移植手术复明，而现在每年仅能提供3000个供体角膜。连任两届全国人大代表谢立信把扩大角膜来源当做己任，多年来，他始终以一个眼科医生和一个参政者的身份向中国人那种"全尸习俗"和"体肤毛发父母所授不能残缺"的观念进行着挑战。1978年创建了中国最早的眼库之一——山东眼库，还起草并向全国人大提交了《关于角膜捐献法立法的方案》，呼吁政府通过立法，改变供体角膜匮乏的现状。议案中，谢立信振聋发聩地指出，身后捐献器官代表的是一个民族的文明程度，立法部门应尽早考虑，不应等到全民都有这个觉悟时才立法。1991年，谢立信因在眼库方面杰出的成绩当选为中华眼库协会会长，2007年顺利完成山东省内首次捐献眼角膜移植术，2007年青岛红十字眼库在青岛眼科医院挂牌。迄今为止，谢立信创建的山东眼库已为中国角膜盲患者提供了万余只角膜供体，主持起草了中华眼库协会章程和中国眼库医学标准，为缓解中国的角膜材料短缺和推动眼库的国际化建设做出了重大贡献，有力地推动了中国眼库事业的发展。

  谢立信创造性地推动了中国角膜保存技术的研究和发展。角膜是长在眼球正前方的一层透明的薄膜，厚度仅半毫米，活性保存难度极高。它必须在人死亡后6～8小时内取下在眼库内保存备用，但放冰箱内只能保存24小时，超过这一时限就无法再用于角膜移植。国际上通行的是用一种含有56种氨基酸的M-K活性营养液保存眼球，角膜的存活时间为5天，但价格昂贵，中国的眼疾患者大多无力承担。一心为了患者光明的谢立信立志要发明一种适合中国国情、患者能承担得起的保存液。1984年，他在国际上首次成功研制了"人脐带血清角膜活性保存液"，可保存角膜内皮细胞活性达4天；1991年撰写的《眼库技术与管理》在中国首次阐述了角膜保存理论。1997年研制出了效果达到国际同类产品先进水平的"DX角膜活性保存液"，活性保存时间由原来的4天提高到11天，价格仅为同类进口产品的1/5，并在全国推广使用。2002年，谢立信同他的博士生成功研制出"角膜器官培养保存液"，可保存角膜活性达4周，已成功用于临床。这些研究使角膜短期、中期和长期的保存方法都得以完善，结束了中国角膜保存液完全依靠进口的历史，此项研究成果获得国家发明专利（专利号200410091007.5），2007年此项专利成功转让。谢立信把中国眼库角膜保存技术提升到国际领先水平，并为中国角膜捐献立法后眼库的发展提供了技术保障。

(三) 眼科白内障领域

1. 中国小切口白内障超声乳化手术的开拓者之一

20世纪90年代初,中国开始推广常规的白内障囊外摘除联合人工晶状体植入术,而当时超声乳化技术在国外刚开始起步,在这个历史转折点,1993年春,谢立信引进美国 STORZ 公司第一代超声乳化仪,在国内率先引进具有划时代意义的白内障超声乳化术并在全国推广,掀起了中国白内障手术的一场历史性变革。1994年,谢立信在人民卫生出版社主编出版《人工晶体植入学》,1997年再版。他为推动中国白内障学科的发展,中国白内障手术技术达到国际先进水平做出了重要贡献。

2. 改进儿童白内障手术治疗方法

儿童白内障术后后囊膜混浊的发生率高达100%,严重影响视力恢复,是手术失败的主要原因。为解决这一国际性难题,1993年在国内最先开展白内障摘除联合后囊膜切开联合前段玻璃体切除联合人工晶状体囊袋内植入术,改进了儿童白内障手术治疗方法,使后发性白内障的发生率由100%下降至8.1%。该手术为目前治疗儿童白内障的公认手术方式。对术后患儿长期随访的论文被评为2005年美国眼科年会最佳张贴论文,美国 *Ocular Surgery News* 杂志报道了该研究内容;在后发性白内障预防及白内障手术药物的研制方面,创造性的用乙交酯-L-丙交酯-己内酯三元无规共聚物(PGLC)做载体制作了肝素缓释药物(HPDDS)系统,植入眼内防治后发性白内障发生,此项研究成果获得国家发明专利(专利号 ZI02102478.2)。

3. 对复杂白内障手术方式进行创新

谢立信对复杂眼外伤(无虹膜、无晶状体和无玻璃体眼)行带虹膜隔人工晶状体植入,解决了其术后视力差和畏光两大难题;对硬核白内障采用"W"型挑眉式巩膜切口,使切口由12毫米缩小为6毫米,减少了手术后散光;对葡萄膜炎和青光眼术后继发硬核白内障行角膜切口囊外摘除,简单安全有效。2005年,谢立信获得山东省科技进步奖一等奖。

(四) 眼科创新药物的研制和开发

眼科用药难以达到眼内有效药物浓度,眼内植入缓释药物是目前解决此问题的最佳手段,但是中国没有一个可供眼科应用的缓释药用辅料,美国 FDA 已批准

PLA、PLGA 等应用于临床，均在保护期内。针对这些问题，谢立信和中国科学院化学研究所合作研制并开发中国第一个具有独立知识产权的可供眼内植入的环孢素缓释系统，该载体辅料可随药物释放而逐渐生物降解，与眼内组织相容性好，极具临床应用价值，历经 11 年研究，应用此辅料制作的前房植入型环孢素缓释系统可有效防治高危角膜移植术后免疫排斥反应，是目前国际上最佳药物剂型和用药途径。该新药现已获得国家食品药品监督管理局的药物临床试验批件（批件号 2006L02840）。这些研究得到国家"863"重大专项等课题的资助并已获得 3 项国家发明专利，专利已成功转让。

六、老百姓喜欢的医生

谢立信常说，"一个农民没有了眼睛，还怎么劳动、怎么生活？他们把所有的希望都寄托在你身上。"就是这份责任感的驱使，使他对每一位患者都高度重视，在治疗上精益求精，力求完美，受到人民群众的爱戴。早在潍坊医学院时，谢立信便以其高尚的医德闻名远近。"对医生而言只是一例手术，对患者却关系到一只眼睛、一辈子的生活。我的患者大多是老人和孩子，许多人都是从全国各地赶来，有的只剩下一只眼睛。他们把所有的希望都寄托在你身上。所以，不管你对手术的把握有多大，都必须小心谨慎，从心理上一定要认真对待每一例手术。有人说我'觉悟高'，我觉得这是一个医生起码的职业道德，工作就应该这样做。"在谢立信身上时刻能够感受到这样的职业道德。黑龙江省佳木斯市一名患者年轻时两眼被碱烧伤，20 多年来跑遍全国各地求治，屡屡碰壁，却在谢立信的手术刀下重新获得了光明；莱州有一患者，祖孙三代患家族性白内障，在谢立信的手术刀下双眼复明。谢立信一年手术量约 1300 台，这就是说，365 天他一天不休息，平均每天得做 4 台手术。

谢立信是一位饮水思源、知恩图报的人，从他创建省眼科所的那一天起，始终牢记曾经给过他巨大帮助的党和人民，立志将眼科医院建设成一所"老百姓的医院"，让进院的患者时刻体会到党的关爱。因此，谢立信立下一条规矩：对患者不论贵贱亲疏，一视同仁，决不允许因交不起费用而耽误治病的现象发生。他经常给干部职工们讲，"前来看病的老百姓有的是卖了口粮来治病的，我们一定要想到他们的难处，为他们解决实际困难"。他不忍心外地看病的农民拿着多年积蓄白白地把钱花在医院周围昂贵的旅馆里，经他提议，医院专门在寸土寸金的地面上盖了 30 张床位的康复病房，每天 7～10 元，为那些来自贫困地区的老百姓解决实际住宿困难。2001 年 12 月 12 日，谢立信双喜临门，这一天，他当选为中国工程院院士，同日，他也迎来了自己59岁的生日。但即使是在这样特殊的日子，谢立信也没有改变特有的工作节奏，当天照例为14位患者做了手术。在谢立信的领导下，青岛眼科医院医护人拒收"红包"，在当地人民群众中有着很高的知名度和美誉度，这不仅来自高超的医疗水平，更来自对患者的人性化服务和关爱。

自1965年至今，谢立信一直奋斗在临床和科研一线，始终坚持科学的态度，严谨治学，实事求是。鉴于谢立信为中国眼科事业所做出的突出贡献，他先后被授予全国"五一"劳动奖章、潍坊市劳动模范、青岛市劳动模范、山东省劳动模范、全国劳动模范、卫生部优秀留学回国人员，是第八、九届全国人大代表、中国共产党第十六大代表。他1998年获中华眼科学会奖，1999年获美国路易斯安那州立大学眼科中心国际杰出成就奖，2004年获中美眼科学会"金钥匙奖"，2005年获青岛市科学技术功勋奖，2006年被评为"山东省2005年度十大自主创新人物"并获得"中华眼科杰出成就奖"，2008年获山东省2007年度科学技术最高奖，2008年获美国眼科学会成就奖。

"雄关漫道真如铁，而今迈步从头越"，谢立信以"为了人类光明"、发展中国人自己的眼科事业为自己终生努力的方向，至今仍在科研、教学和医疗第一线辛勤耕耘，为实现自己的人生信条而不懈努力！

七、谢立信主要论著

谢立信，康凤英，杜玉欣. 1981. 单纯疱疹病毒性角膜炎的E-玫瑰花结（E-RFC）测定及转移因子治疗的结果. 中华眼科杂志，17（4）：204.

谢立信. 1985. 诊疗常规. 北京：人民卫生出版社（1997，第2版）.

谢立信. 1987. 临床眼科手册. 北京：人民卫生出版社.

Xie L X, Gebhardt B M. 1989. A simplified technique for the short-term tissue culture of rabbit corneal cells. In Vitro Cell Dev Biol, 25 (1): 20.

谢立信. 1990. 小外科学. 北京：人民卫生出版社.

谢立信. 1991. 医技科室诊疗技术. 北京：人民卫生出版社.

谢立信. 1991. 眼科新编. 北京：人民卫生出版社.

Xie L X, Dong X G, Kaufman H E. 1993. Investigation of herpes simplex virus type-1 latency in corneas. Chin Med J, 106 (4): 288.

谢立信. 1994. 人工晶体植入学. 北京：人民卫生出版社（1997，第2版）.

谢立信. 2000. 角膜移植学. 北京：人民卫生出版社.

Xie L X, Dong X G, Shi W Y. 2001. Treatment of fungal keratitis by penetrating keratoplasty. Br J Ophthalmol, 85 (9): 1070.

Xie L X, Shi W Y, Wang Z Y, et al. 2001. Prolongation of corneal allograft survival using cyclosporine in a polylactideco-glycolide polymer. Cornea, 20 (7): 748.

Xie L Y, Shi W Y, Guo P. 2003. Roles of tumor necrosis factor-related apoptosis-inducing ligand in corneal transplantation. Transplantation, 76 (11): 1556.

谢立信. 2004. 眼科手术学. 北京: 人民卫生出版社.

Xie L Y, Zhong W X, Shi W Y, et al. 2006. Spectrum of fungal keratitis in north China. Ophthalmology, 113 (11): 1943.

谢立信. 2007. 角膜病学. 北京: 人民卫生出版社.

Xie L Y, Song Z, Zhao J, et al. 2007. Indications for penetrating keratoplasty in north China. Cornea, 26 (9): 1070.

Xie L Y, Hu J Z, Shi W Y. 2008. Treatment failure after lamellar keratoplasty for fungal keratitis. Ophthalmology, 115 (11): 33.

Xie L Y, Zhai H L, Shi W Y, et al. 2008. Hyphal growth patterns and recurrence of fungal keratitis after lamellar keratoplasty. Ophthalmology, 115 (6): 983.

Xie L Y, Zhai H L, Zhao J, et al. 2008. Antifungal susceptibility for common pathogens of fungal keratitis in Shandong Province. China. Am J Ophthalmol, 146 (2): 260.

撰写者

王银忠（1979~），山东省眼科研究所。

林萍（1972~），山东省眼科研究所。

20 世纪中国医学大事记

1900　· 丁福保刊行通俗西医常识读物《卫生问答》。

1901　· 光绪皇帝诏张百熙为管学大臣，并把已有 41 年历史的同文馆并入京师大学堂。

1902　· 袁世凯将北洋医学堂改为海军医学堂，同时还建立了北洋军医学堂。

1903　· 京师大学堂增设医学实业馆，成为中国早期开展西医学的教育机构之一。

1904　· 周雪樵在上海成立"医学研究会"，创办《医学报》，至 1908 年前，该报成为中国唯一的中文医学报刊。

　　　· 沈敦和等成立万国红十字会，成为中国红十字会的前身。

　　　· 在双旗杆医院的基础上由英国伦敦会、美国长老会、美国公理会、美以美会国外布道会、英国圣公会、伦敦教会医事协会等联合创建北京协和医学堂（北京协和医学院前身）。

1905　· 清政府巡警部警保司设卫生科，中国政府机关第一次使用"卫生"一词。

1906　· 6 月，余伯陶、李平书、陈连舫、蔡小香、黄春圃等成立"上海医务总会"，成为中国近代最早的中医学术团体。

　　　· 袁世凯将北洋军医学堂更名为陆军军医学堂。

1907　· 周雪樵、丁福保等在上海创办"中国医学会"。

　　　· 冬，留日学生王焕文、伍晟、曾贞等在日本发起成立"中国药学会"，是中国最早的全国性自然科学团体。

1908　· 8 月，中国第一所公办护士学校"北洋女医学堂"在天津成立。金韵梅任堂长兼总教习，钟茂芳任看护教习。

　　　· 英美教会在四川成都开设牙科诊所。

　　　· 博医会名词委员会在统一医学各科名词的基础上，编辑出版《英汉医学词典》和中文的《医学字典》。

1909　· 8 月，中国最早的护理学术团体"中国看护组织联合会"在江西牯岭成立，以后曾更名为"中华护士会、中华护士学会、中国护士学会"，1964 年更名为"中华护理学会"至今。

　　　· 中西汇通派医家张锡纯著《医学衷中参西录》。

1910　· 清政府派伍连德赴哈尔滨主持防灭鼠疫的工作。

1911	• 中国在沈阳召开第一次国际医学会议"万国鼠疫大会",伍连德担任大会主席。
1912	• 1月,中国红十字会加入红十字会协会,成为国际红十字组织的一员。
• 10月,国立北京医学专门学校成立,这是中国政府依靠自己的力量开办的第一所国立西医学校,汤尔和为首任校长。
• 10月,中华民国教育部颁布《大学令》(壬子学制),废除封建教育体制,建立近代教育体系,医学被列入其中。
• 余伯陶、颜伯卿、葛吉卿等在上海发起成立"神州医药总会",获内务部备案,成为当时国内规模最大、影响最广的中医药团体。
1913	• 北洋政府教育总长汪大燮公开主张废除中医中药,引发中医药界代表组成"医药救亡请愿团"赴京请愿。
• 陈邦贤等在上海发起组织医史研究会,成为中国近代最早的医学史学术团体。
1915	• 2月,颜福庆、俞凤宾、伍连德等21位医师在上海集会,宣布"中华医学会"成立,英文名称 National Medical Association of China。选举颜福庆为会长,伍连德为书记。
• 洛克菲勒基金会接收北京协和医学堂。
1916	• 3月,北洋政府内务部卫生司颁布了《传染病预防条例》,成为中国近代史上第一部传染病防治法规。
• 博医会、中华医学会、中华基督教青年会共同组织成立中华公共卫生教育联合会,这是中国最早的公共卫生机构。
1918	• 奉天(现沈阳)成立中国近代第一家中医院"立达医院",张锡纯为院长。
1919	• 3月,中央防疫处在北京成立,主要从事细菌学研究和各种生物制品的研制。
1920	• 1月,《中国护士四季报》在上海创刊,以中英文对照形式出版,是中国最早的护理学刊物。
• 2月,中国解剖学会及人类学会在北京成立,会议推选协和医学院解剖教研室主任、美籍组织学家考德里(E. V. Cowdry)为理事长。
1921	• 谢观编成《中国医学大辞典》,这是中国近代第一部综合性医学辞典。
1922	• 恽铁樵著《群经见智录》,首次正面回应余云岫提出的"废医存药"主张。
1923	• 中国齿科专门学校在上海成立。
1924	• 陈克恢等揭示麻黄素的止喘功能,并撰文在美国医学期刊上发表,被认为

是研究中药成功的典范，揭开了中药实验研究的序幕。

1925
- 北京协和医学院公共卫生系与京师警察厅协商，在东城区试办公共卫生事务所，开创了中国公共卫生学最早的实习基地。
- 恽铁樵与章太炎、张破浪等共同组织"中医通函教授学社"，首创中医函授教育。

1926
- 中华麻风救济会在上海成立，出版《麻风季刊》，是中国研究麻风的最早刊物。
- 中国生理学会在北京成立，林可胜任会长。

1927
- 12月，王一仁、秦伯未、许半龙、严苍山等在上海创办上海中国医学院，章太炎鼎力赞助并任院长。

1928
- 7月，国民政府教育部在杭州设立热带病研究所，汤尔和任所长。
- 协和医学院公共卫生科在河北定县试验区开展卫生工作，使河北定县成为中国在农村首创的公共卫生教学基地。

1929
- 国民政府卫生部召开第一次中央卫生委员会议。余云岫等提出四项有关废止中医中药的提案，后合并为《规定旧医登记案原则》，引发全国中医药界的反对。
- 第一国立助产学校在北平成立，杨崇瑞任校长，推广新法接生。

1930
- 5月，陈立夫、焦易堂等七位国民政府中央委员会委员提出设立国医馆的议案。
- 国民政府卫生部公布中国第一个全国性的《海港检疫章程》，在上海成立全国海港检疫管理处，建立海港检疫医院。这是中国政府首次独立设置的海港检疫机构。
- 胡传揆与北平协和医院皮肤科主任傅瑞思（C. N. Frazier）合作《维生素甲缺乏性皮肤病》的论文，在世界上首次提出并详细论述维生素甲（维生素A）缺乏与皮肤病的关系。

1931
- 11月，中央军委批准在瑞金成立红军军医学校，贺诚任校长。毛泽东为该校确立"培养政治坚定、技术优良的红色医生"的办学方针。
- 《健康报》在江西瑞金创刊，成为中国报刊史上第一份卫生专业报刊。

1932
- 春，施今墨、魏建宏、刘肇甄、陈公素等创立华北国医学院，施今墨任院长。
- 王吉民、伍连德合著《中国医史》（英文版）出版。这是中国人用英文撰写的第一部中国医学史著作。

1933	· 由上海市卫生局发起，吴铁城组织官方、医界人士和社会名流，以及红十字会、扶轮社、青年社、基督教男女青年会、慈幼会等机关团体筹建中国预防癞病协会（简称中国防癞协会）。
	· 王良从法国巴斯德研究所带回卡介苗菌株，在重庆建立中国首个卡介苗制造室。
1934	· 中国首个公开发行的法医学杂志《法医月刊》创刊。
1935	· 中国预防花柳病协会在上海成立。
1936	· 1月，国民政府颁布《中医条例》，虽然以限制中医为宗旨，但是承认了中医和中医学校的合法性。
	· 国立药学专科学校在南京成立，成为中国首个独立设置高等药学教育的机构。
1937	· 中国红十字会救护总队在汉口成立，林可胜担任总队长。
	· 中华医学会外科学会在上海成立，牛惠生任会长。
	· 中华医学会儿科学会在上海成立，高镜朗任主任委员。
1938	· 杨叔澄著《中国制药学》，上编介绍制药学总论、制剂和成药贮藏方法；下编介绍生药炮炙法，对中国近代制药学发展影响深远。
1939	· 时逸人、施今墨等在上海创办复兴中医专科学校。
1940	· 八路军军医学校更名中国医科大学，王斌任校长。
	· 吴英恺在北平协和医院开展中国首例食管癌切除、食管-胃吻合术。
1941	· 毛泽东为中国医科大学题词"救死扶伤，实行革命的人道主义"，成为新中国医务工作者的职业准则。
1942	· 中央防疫处首次分离出青霉素菌种，并开始试行生产青霉素。
1943	· 诸福棠《实用儿科学》第一版出版，是中国第一部大型儿科学教科书。
1944	· 国民政府公布《传染病防治条例》。
	· 吴英恺在重庆中央医院开展我国首例未闭动脉导管结扎术。
1945	· 10月，中共中央军委为统一领导全军卫生工作，恢复军委卫生部，苏井观任部长。
1946	· 延安总部卫生部成立，明确提出"预防为主"的主张，推动了边区和各根据地的群众卫生运动。
1947	· 中华医学会被批准加入世界医学会。
1948	· 北平中央防疫处设立实验室生产卡介苗。
	· 吴英恺在天津中央医院开展我国首例慢性缩窄性心包炎切除术。

1949	· 10 月，全国卫生行政会议在北京召开，拟定卫生建设方针和任务，组建中央人民政府卫生部，筹备全国卫生会议。
	· 11 月，中央人民政府卫生部成立，李德全任部长。
1950	· 1 月，为了预防结核病，卫生部决定在各城市免费接种卡介苗。
	· 4 月，卫生部发布《关于血吸虫防治工作的指示》、《关于预防霍乱的指示》。
	· 8 月，第一届全国卫生会议制定"面向工农兵"、"预防为主"、"团结中西医"的三大卫生工作方针。
	· 10 月，卫生部发布《种痘暂行办法》。
	· 华东人民制药公司筹建青霉素试验所，在童村的领导下，试验成功以玉米粉饼、棉籽粉饼、花生粉饼生产青霉素的工艺，为青霉素的大量生产创造了条件。
1951	· 1 月，卫生部正式接收私立北京协和医学院。
	· 9 月，卫生部召开全国中级卫生教育会议，确定以中级卫生教育为主的方针。
1952	· 2 月，中国首批由医药卫生科学界人士组成的抗美援朝志愿防疫检验队奔赴朝鲜。
	· 7 月，卫生部召开无痛分娩法座谈会，苏联专家介绍苏联推广无痛分娩法的经验。
	· 8 月，卫生部颁发经政务院批准的《国家工作人员公费医疗预防实施办法》。
1953	· 5 月，卫生部通知各地试用口服卡介苗预防结核病。
	· 8 月，中国现代第一部药典《中华人民共和国药典》正式出版发行。
1954	· 5 月，中央皮肤性病研究所（现中国医学科学院皮肤病研究所）在北京成立，是中国最早成立的从事皮肤病（包括性病、麻风病）的国家级专业机构。
	· 9 月，中国红十字会总会举行成立 50 周年纪念会。
	· 12 月，卫生部开始中医政策学习。
	· 谢毓晋领导的武汉生物制品研究所科研小组，研制成功国际领先的耐热真空冷冻干燥乙醚灭活狂犬病疫苗，并在国内率先试制冻干抗狂犬病血清获得成功。
1955	· 12 月，中国中医研究院（现中国中医科学院）在北京成立。

- 东北制药总厂首先试制合霉素（消旋氯霉素）获得成功，这是中国第一个采用化学合成方法生产的抗生素，后被氯霉素取代。
- 中央防治血吸虫病研究委员会在上海成立。

1956
- 2月，天谊医疗器械厂研制成功第一台国产鼻咽内窥镜。
- 8月，国务院批准在北京、上海、成都、广州建立四所中医学院，奠定了中国现代中医高等教育的基础。
- 中央指出继承和发扬祖国医学的关键在于西医学习中医，并提出"系统学习，全面掌握，整理提高"的方针。

1957
- 卫生部发出中国协和医学院与中国医学科学院合并的通知，合并后仍称中国医学科学院，协和医院为其附属医院，称为北京协和医院，受中国医学科学院领导。
- 顾方舟首次用猴肾组织培养法分离出脊髓灰质炎病毒，并确定型别。

1958
- 2月，中共中央、国务院发出《关于除四害，讲卫生的指示》。
- 西安军医大学附属一院，在国内首次成功地运用体外循环技术为先天性心室间隔缺损患者实施修补手术。
- 上海第二医学院附属广慈医院（现上海交通大学医学院附属瑞金医院）抢救烫伤面积达89.3%的钢铁工人邱财康获得成功。
- 上海医疗器械厂与多家医院协作，研制出中国第一台鼓泡式人工心肺机，应用于体外循环心内直视手术获得成功。
- 中国第一所心血管病专科医院"北京阜外医院"成立，隶属中国医学科学院。

1959
- 1月，中央防治血吸虫病9人小组成立，证明消灭钉螺可以有效地防治血吸虫病。
- 9月，上海精密医疗器械厂与中国科学院长春光学精密机械研究所、上海市电子光学技术研究所合作，研制成功20万倍高分辨率电子显微镜。
- 顾方舟研制出中国首批脊髓灰质炎（Sabin型）活疫苗，生产2000万人份。

1960
- 中国第一批脊髓灰质炎减毒活疫苗研制成功。
- 中国首个神经外科研究所在北京成立，赵以成担任所长。
- 吴孟超等提出中国人肝脏解剖"五叶四段"新说，为肝脏手术奠定了解剖学基础。同年，吴孟超在国内首创常温下间歇性肝门阻断切肝法。

1961
- 卫生部在哈尔滨召开全国防治地方病经验交流会，会议总结交流了大骨节病、克山病防治研究经验。
- 邹冈首次提出吗啡镇痛的作用部位在第三脑室和大脑导水管周围中央灰质的新观点。
- 天花在中国被消灭。

1962
- 4月，卫生部发出《关于进一步开展计划生育避孕知识的宣传与技术指导工作的通知》。
- 8月，教育部、卫生部发出《关于改变高等医药院校学制的通知》，医疗、卫生、儿科、口腔四个专业学制由5年改为6年，药学专业学制由4年改为5年。

1963
- 1月，上海市第六人民医院陈中伟等为王存柏实施断手再植手术，5个指头全部成活，这是世界首例成功的断肢再植手术。
- 吴孟超突破肝脏禁区，成功实施中国首例中肝叶切除术，标志着中国肝脏外科进入国际领先行列。

1964
- 5月，卫生部确定北京医学院、上海第一医学院、四川医学院、南京药学院、沈阳药学院为第一批中央级医学进修教育基地。
- 中国研制非锑剂口服新药治疗急性血吸虫病获得成功。
- 陆道培成功完成亚洲首例骨髓移植。
- 王世臣首创大剂量维生素C疗法治疗急性克山病，使急型克山病得到有效控制。

1965
- 2月，为响应毛泽东提出"把医疗卫生工作的重点放到农村去"的号召，112位北京医学专家组成北京第一批农村巡回医疗队，深入农村进行巡回医疗。
- 9月，中国科学家首次人工合成结晶牛胰岛素获得成功，这是世界上第一次人工合成多肽类生物活性物质，开创了人工合成蛋白质的新篇章。
- 长海医院蔡用之为风湿性心脏病、二尖瓣狭窄与闭锁不全患者成功完成人造心脏瓣膜置换术。

1966
- 1月，国务院批准成立中国医疗器械工业公司。
- 2月，卫生部在北京召开全国半农（工）半医培养工作座谈会。
- 麻疹活疫苗通过鉴定，开始大量投产和使用。

1967
- 6月，国务院、中央军委发出《关于开展夏季爱国卫生运动的通知》。

1968
- 1月，卫生部成立"六二六办公室"。
- 9月，《红旗》杂志发表《从"赤脚医生"的成长看医学教育革命的方向》

	的调查报告。
1969	·北京制药厂和中国科学院微生物研究所协作试验维生素C两步发酵新工艺，改进了使用莱氏法生产维生素C的传统工艺。
	·上海仁济医院成功实施肾脏移植手术，是国内开展器官移植最早的单位之一。
1970	·5月，中央防治血吸虫病领导小组在上海召开血吸虫病防治工作会议。
1971	·7月，国务院转发卫生部、商业部、燃化部《关于作好计划生育工作的报告》，要求加强避孕药品、器具的研究、生产和供应工作，表明了国家对计划生育工作的态度和决心。
1972	·6~7月，卫生部在北京召开全国防治慢性气管炎工作会议。
1973	·12月，国务院计划生育领导小组办公室召开第一次计划生育汇报会。
	·上海第一医学院中山医院和中国医学科学院北京阜外医院开展选择性冠状动脉造影。
	·湖南长沙马王堆三号汉墓出土大量古代文献，其中医学文献14种。
1974	·6~7月，卫生部在北京首次召开全国援外医疗队工作会议。
	·上海第二医学院在针刺麻醉下进行体外循环心内直视手术获得成功。
	·中国医学科学院阜外医院进行中国首例主动脉-冠状动脉旁路移植术获得成功。
1975	·陕西省咸阳地区地方病防治所用中草药（海藻、昆布、夏枯草、牡蛎等）配制消瘿注射液，有效地控制了地方性单纯性甲状腺肿的发生。
	·吴孟超成功地为一患者切除了18kg的肝海绵状血管瘤，这是迄今国际文献报道的被切除的最大血管瘤。
1976	·5月，中国派出以吴阶平为团长的中国卫生代表团，参加在日内瓦召开的第29届世界卫生大会，介绍中国发掘传统医学遗产和中西医结合医学取得的成果。
	·6月，卫生部在上海召开全国赤脚医生工作会议。
1977	·7月，来自11个国家的18名医生参加了卫生部为中西医结合治疗关节损伤外国医生学习班举行的结业典礼。
	·8月，北京医疗器械研究所、清华大学、北京市肿瘤防治研究所等多家单位共同完成医用电子直线加速器的设计制作，并首先在北京市肿瘤防治所投入使用。这是中国自主研制的治疗恶性肿瘤的大型精密设备。
	·10月，上海第二医学院瑞金医院开展了国内首例人体原位肝移植手术，并

与武汉华中科技大学同济医院器官移植研究所相继开展肝脏移植。

1978
- 2月，北京医学院、上海第一医学院、中山医学院、四川医学院等11所医学院校恢复招收研究生。

1979
- 2~3月，卫生部在北京召开中西医结合座谈会。
- 5月，中华全国中医学会在北京成立。
- 北京中医医院与中国科学院自动化研究所、北京第二医学院合作编制出关幼波对肝炎的辨证论治诊疗经验的电子计算机程序，把患者的症状和化验指标作为数据输入计算机，编制电子病历，实现对中医标准化的一种探索。
- 上海医疗器械研究所与上海硅酸盐研究所等单位协作试制颅脑CT，标志中国医疗器械的生产技术达到一个新水平。

1980
- 中国计划生育协会在北京成立。
- 中华医学会、中国药学会、中华护理学会、中国防痨协会、中国生理科学会和中国解剖学会在山西太原联合召开首届全国医药卫生科普大会。
- 世界卫生组织核定中国为彻底消灭天花的国家之一。

1981
- 7月，《中西医结合杂志》（中文版）创刊，是最早的全国性中西医结合学术刊物。
- 11月，中国中西医结合研究会在北京成立，是最大的全国性中西医结合学术团体，季钟朴担任研究会理事长。
- 抗疟新药蒿甲醚（青蒿素衍生物）由中国科学院上海药物研究所研制成功，并通过鉴定，在云南昆明药厂投入生产。
- 上海市胸科医院胸部肿瘤研究室和中国科学院上海细胞生物学研究所共同完成中国第一株人体肺腺癌细胞系体外培养，对于早期诊断肺腺癌提供了科学的依据。
- 18万黑龙江儿童服用亚硒酸钠，经研究确认为防治大骨节病的较理想药物。
- 存于中国第一历史档案馆的清代宫廷原始医药档案经系统整理研究后陆续出版，实现了一项传统医学的传承工作。

1982
- 新镇痛药拉巴乌头碱由中国科学院上海药物研究所与西北师范学院合作研究成功。
- 世界卫生组织、联合国儿童基金会、联合国开发计划署和世界银行联合在山东召开初级卫生保健区间讨论会，肯定了中国农村基层卫生事业的三级医疗卫生网的建设经验。

- 宋鸿钊等经过 20 余年研究，创用大剂量化学药物治疗恶性滋养叶细胞肿瘤取得显著疗效。

1983
- 8 月，中国预防医学中心成立，由卫生研究所、流行病学微生物学研究所、病毒学研究所、寄生虫病研究所、食品卫生检验所、环境卫生监测站、工业卫生实验所等七个单位组成，受卫生部直接领导。
- 12 月，中国人工器官及生物材料学会在重庆成立。
- 上海第二医学院附属第九人民医院、上海市口腔医学研究所成功建立中国第一株人体舌鳞状细胞癌细胞系。
- 中国成功研制超声导盲器。
- 上海长征医院、光华医院成功利用国产人造膝关节完成膝关节置换术。
- 由 4000 多位医药专家参加编写的《中国医学百科全书》由上海科学技术出版社陆续出版发行。

1984
- 2 月，北京红细胞血型研究人员与日本专家合作研究，在中国发现第一例 K°红细胞抗原，证实了中国红细胞血型的多样性和特殊血型分布的规范性，为建立中国完整的标准血型系统补充了新内容。
- 4 月，中国抗癌协会在天津成立。
- 12 月，卫生部批准华中科技大学同济医学院附属同济医院成立器官移植专科病房，为中国首家器官移植病房。
- 中国第一台测定微细血管中血流速度的激光多普勒显微镜在上海研制成功。
- 昆明医学院第一附属医院细胞病理研究室在中国首次建立胰腺癌动物瘤株。
- 北京大学附属第三医院成形外科完成了中国首例男变女变性手术。

1985
- 3 月，中国药理学会在北京成立，王振纲任理事长，学会编辑出版了《中国药理学通报》和《临床药理学杂志》。
- 6 月，北京协和医院报告中国境内首例艾滋病，患者发病 5 天后死亡。
- 11 月，广州南方医院引进中国第一台核磁共振（MRI）机。
- 北京积水潭医院发明大面积异体皮加微粒自体皮播散植皮法，提高了大面积烧伤的救治水平。
- 第四军医大学西京医院完成中国第一例经皮冠状动脉腔内成形术（简称 PTCA），开创了中国介入心脏病学的新时代。

1986
- 4 月，国务院批准成立全国儿童计划免疫协调小组，卫生部副部长何界生任组长。
- 10 月，青蒿素获一类新药证书。这是中国得到国际承认的唯一的抗疟新药，对脑型疟疾和抗氯喹疟疾具有速效和低毒的特点，成为世界卫生组织推荐的抗疟药品。

1987
- 6月，卫生部、中国红十字会总会联合发布《无偿志愿献血奖励办法》（试行）。
- 中国医学基金会成立，主要承担民间医疗预防组织工作和国际医学科学技术交流活动。
- 世界针灸学联合会在北京成立，胡熙明当选主席。
- 国务院颁布《麻醉药品管理办法》。

1988
- 3月，中国大陆首例试管婴儿在北京医科大学第三附属医院诞生。
- 12月，中华预防医学会国境卫生检疫学会成立暨首届学术会议在广东深圳召开。
- 中国药典英文版出版发行，这是中国出版的第一部英文版中国药典。

1989
- 2月，全国人大批准实施《传染病防治法》。
- 4月，中国优生优育协会在北京成立。
- 5月，陈敏章率中国卫生代表团参加第42届世界卫生大会，并担任大会主席。
- 9月，国家中医药考试中心、国家针灸考试中心成立。

1990
- 3月，中国吸烟与健康协会在北京成立，吴阶平当选会长，钱正英为名誉会长。
- 10月，全国各卫生检疫所圆满完成亚运会期间入出境检疫任务。

1991
- 1月，卫生部部长陈敏章获得世界卫生组织颁发的"人人享有卫生保健"金质奖章，成为世界上获此荣誉的第一位卫生部部长。
- 10月，国际传统医药大会在北京召开，大会通过了《北京宣言》，确定每年的10月22日为"世界传统医药日"。
- 11月，中国医学科学院血液学研究所血液病医院成功地进行了中国首例成人异基因移植，用于治疗急性再生障碍性贫血。
- 上海第二医科大学附属瑞金医院外科在国内率先采用向胆囊灌注高效溶石剂的方法，治疗胆石症患者获得成功。
- 北京医科大学精神卫生研究所所长沈渔邨获美国精神病学会颁发的学会院士奖章，成为中国首位获奖者。
- 云南曲靖医院完成中国首例经腹腔镜胆囊切除术。

1992
- 5月15日，中国首例宫腔配子移植婴儿在山东省立医院诞生。

- 6月12日，中国大陆首例赠卵试管婴儿在北京医科大学第三临床医院诞生。
- 6月，中国中医研究院王孝涛研究员获得1991年度爱因斯坦世界科学奖状，中国中药炮炙人员首次获此殊荣。
- 中国开始分阶段推广乙肝疫苗接种。
- 中国首次在国际上发现艾滋病病毒包含体，并从相关制剂中分离出艾滋病病毒。
- 人α_1型基因工程干扰素投产，这是中国生物高技术研发的重要成果。
- 上海中山医院运用胃肠外营养支持无小肠孕妇成功分娩。
- 经络研究项目专家委员会在北京召开第一次全体会议，讨论和通过了《经络研究项目总体计划》，将经络研究列入国家攀登计划。
- 中国首例心肺联合移植手术在牡丹江市心血管医院取得成功。

1993
- 世界首例双下肢再植术在上海获成功。
- 胃癌放射免疫导向术在国内首获成功。
- 国际首例腹腔镜下肝癌切除术在第二军医大学东方肝胆外科医院获得成功。

1994
- 中国人工合成麝香成功。
- 中国率先在国际上实现采用动物骨骼代替人体植骨材料。
- 上海第二医科大学王振义率先在国际上应用诱导分化疗法治疗白血病，获国际凯特林医学奖。
- 中国大陆首例冻融胚胎临床移植妊娠在北京医科大学第三医院获成功。

1995
- 中国开始实施《中医病证诊断疗效标准》，是中国第一个中医行业标准，并成为考评各级各类中医医疗质量的标准。
- 抗癌特效药紫杉醇研制成功。
- 医疗卫生信息网建立，"金卫"工程正式实施。国家医药经济技术数据库、中医药文献检索中心建成，军队医药卫生系统建成信息网络。
- 中国首例活体供肝异体部分肝移植在南京医科大学第一附属医院获得成功。

1996
- 中国药品生物制品鉴定所牵头，确立了13种中成药重金属元素的检测法，制定了13种出口中成药微量重金属元素的限量标准，为中药走向世界奠定了基础。
- 北京医科大学首次为急性白血病患者进行异基因外周血干细胞移植获得成功，上海医科大学华山医院完成国内首例非血缘供者外周血干细胞移植。解放军307医院、华西医大第一附属医院等也陆续移植成功。

- 中国预防医科院病毒学研究所等单位对新生儿接种乙肝疫苗后的观察表明，免疫后第10年保护效果仍高达85%~90%，说明国产乙肝疫苗具有很好的免疫持久性。
- 中国培育人工牛黄技术获得成功，缓解了国内市场天然牛黄缺乏的局面。
- 北京医科大学微生物系和中国药品生物制品检定所协作，从分子生物学水平证实中国存在庚肝病毒C型感染。军事医学科学院王海涛实验室在国内首次完成中国庚肝病毒全部基因克隆和序列测定。

1997
- 三种流行性出血热灭活疫苗在中国研制成功，保护率达94%以上。
- 中国人类基因组研究取得进展，建立了汉族及几个少数民族的733个永生细胞系，首次克隆出典型遗传病基因。
- 微侵袭立体定向技术研究获得突破，医用机器人走上神经外科手术台。
- 世界首台旋转式伽马刀在中国研制成功，并获准进入国际市场，实现了国产大型医疗器械设备参与国际竞争的目标。
- 复方丹参滴丸成为第一批通过美国FDA审批的复方中药制剂，成为中国第一个进入美国医药市场的中药制剂。

1998
- 11月，夏家辉在世界上首先克隆了神经性高频听力下降的耳聋疾病基因，这是中国查明的第一个人类疾病基因。
- 国家科学技术部、卫生部共同制定、发布《人类遗传资源暂行管理办法》。
- 上海医科大学宋后燕等研制的抢救急性心肌梗塞的特效药重组链激酶（γ-SK）成为中国第一个一类生物技术新药。
- 中国首次证实第七种肝炎病毒非甲非庚病毒（TTV）的存在，并完成该病毒全基因的克隆和序列测定。

1999
- 中国成为世界上第四个能生产螺旋CT的国家。
- 由国家中医药管理局主持、南京中医药大学编辑的《中华本草》，收载中药8980味，插图8534幅，2800余万字，全面总结新中国成立以来中药发展成就。
- 中国成为世界上第一个实现基本消灭（有效控制）丝虫病的发展中国家。

2000
- 6月，六个参加人类基因组计划（HGP）的国家（美国、英国、法国、德国、日本和中国）的科学家联合宣布，人类基因组工作草图基本绘制完毕。中国完成了1%的测序任务，是参与该计划的唯一的发展中国家。
- 上海第二医科大学曹谊林等运用组织工程研究技术，在动物身上成功复制人体软骨、颅骨和肌腱，推进了中国组织工程学的研究。

- 北京大学神经科学研究所韩济生等揭示针刺镇痛个体差异的原因，发现中枢八肽胆囊收缩素（CCK-8）的抗阿片作用是决定针刺镇痛和吗啡镇痛有效性的重要因素。
- 四川大学华西校区附属第一医院魏于全等的免疫基因治疗开辟了癌症治疗的新途径。第二军医大学免疫研究所曹雪涛等从人体树突状细胞的基因库中，首次发现一种新型免疫分子的全长新基因。第四军医大学免疫学教研室金伯泉等克隆出人血小板/T细胞活化抗原1（PTA1），首次系统阐明该基因的功能，为中国在世界上获得首个CD编号。
- 第一军医大学南方医院完成亚洲首例双前臂异体移植术。

主要参考文献

中国医学百科全书编辑委员会.1986.中国医学百科全书·护理学.上海：上海科学技术出版社.
中国医学百科全书编辑委员会.1987.中国医学百科全书·预防医学.上海：上海科学技术出版社.
邓力群，马洪，武衡.1988.当代中国的医药事业.北京：中国社会科学出版社.
邓力群，马洪，武衡.1988.当代中国的卫生事业（上、下卷）.北京：中国社会科学出版社.
新中国预防医学历史经验编委会.1988.新中国预防医学历史经验.北京：人民卫生出版社.
中国医学百科全书编辑委员会.1997.中国医学百科全书·临床医学.上海：上海科学技术出版社.
中国医学百科全书编辑委员会.1997.中国医学百科全书·中医学.上海：上海科学技术出版社.
中国医学百科全书编辑委员会.1998.中国医学百科全书·基础医学.上海：上海科学技术出版社.
蔡景峰，李庆华，张冰完.2000.中国医学通史·现代卷.北京：人民卫生出版社.
程之范.2000.医学史.北京：北京医科大学，中国协和医科大学联合出版社.
邓铁涛，程之范.2000.中国医学通史·近代卷.北京：人民卫生出版社.

撰写者

甄橙（1970~），北京大学医史学研究中心博士、教授、博士研究生导师。中华医学会医史学分会常委兼副秘书长，《中华医史杂志》副总编辑。主要研究方向：医学专科史、中西医学比较史、女性与医学的历史。撰有《病与证的对峙》、《走进神奇医学》等著作，参加编写编译著作20余部，在 The Journal of Clinical Ethics、《中华医史杂志》、《医学与哲学》、《中国科技史杂志》等杂志发表学术论文40余篇，在《健康报》、《中国卫生画报》等报刊发表科普论文100余篇。

(R-5176.01)
ISBN 978-7-03-042943-8